Hicks, A., Hicks, J., Mole, P.

Konstitutionelle Akupunktur nach den Fünf Wandlungsphasen

AF815896

Angela Hicks, John Hicks, Peter Mole

Konstitutionelle Akupunktur nach den Fünf Wandlungsphasen

Deutsche Übersetzung von Walburga Rempe-Baldin

ELSEVIER
URBAN & FISCHER

URBAN & FISCHER
München • Jena

Zuschriften und Kritik an:
Elsevier GmbH, Urban & Fischer Verlag, Lektorat Komplementäre und Integrative Medizin, Karlstr. 45, 80333 München

Titel der Originalausgabe
Five Element Constitutional Acupuncture
Third Edition 2007, ISBN 10: 0-4430-7170-5, ISBN 13: 978-0-4430-7170-6
Erschienen bei Chuchill Livingstone, Imprint of Elsevier Limited
© 2004 Elsevier Limited. All rights reserved.

Wichtiger Hinweis für den Benutzer
Die Erkenntnisse in der Medizin unterliegen laufendem Wandel durch Forschung und klinische Erfahrungen. Herausgeber und Autoren dieses Werkes haben große Sorgfalt darauf verwendet, dass die in diesem Werk gemachten therapeutischen Angaben dem derzeitigen Wissensstand entsprechen. Das entbindet den Nutzer dieses Werkes aber nicht von der Verpflichtung, anhand weiterer schriftlicher Informationsquellen zu überprüfen, ob die dort gemachten Angaben von denen in diesem Buch abweichen und seine Verordnung in eigener Verantwortung zu treffen.

Bibliografische Information der Deutschen Nationalbibliothek
Die Deutsche Nationalbibliothek verzeichnet diese Publikation in der Deutschen Nationalbibliografie; detaillierte bibliografische Daten sind im Internet über http://dnb.d-nb.de abrufbar.

Alle Rechte vorbehalten
1. Auflage 2008
© Elsevier GmbH, München
Der Urban & Fischer Verlag ist ein Imprint der Elsevier GmbH.

08 09 10 11 12 5 4 3 2 1

Das Werk einschließlich aller seiner Teile ist urheberrechtlich geschützt. Jede Verwertung außerhalb der engen Grenzen des Urheberrechtsgesetzes ist ohne Zustimmung des Verlages unzulässig und strafbar. Das gilt insbesondere für Vervielfältigungen, Übersetzungen, Mikroverfilmungen und die Einspeicherung und Verarbeitung in elektronischen Systemen.

Planung und Lektorat: Christl Kiener, München
Projektmanagement und Lektorat: Annekathrin Sichling, München
Übersetzung: Walburga Rempe-Baldin, München
Herstellung: Antje Arnold, München; Kerstin Wilk, Leipzig
Satz: abavo GmbH, Buchloe/Deutschland, TNQ, Chennai/Indien
Druck und Bindung: Uniprint International, Meppel
Umschlaggestaltung: SpieszDesign, Büro für Gestaltung, Neu-Ulm
Gedruckt auf 90 g Eurobulk

Printed in The Netherlands
ISBN 978-3-437-57550-1

Aktuelle Informationen finden Sie im Internet unter **www.elsevier.de** und **www.elsevier.com**

Einführung

Neuere Entwicklung

Die in diesem Buch beschriebene Methode der Fünf-Elemente-Konstitutionsakupunktur ist relativ neuen Ursprungs, da sie erst um 1970 von dem Engländer J.R. Worsley (1923–2003) entwickelt wurde. Worsley bezog sich auf Auszüge aus dem *Nei Jing* und *Nan Jing* sowie seine eigenen Studien bei einer Reihe von Lehrern in Ost und West in den sechziger Jahren (Eckman 1996). Später unterrichteten Worsley und einige seiner Schüler Tausende von angehenden und ausgebildeten Akupunkteuren in Großbritannien und den USA (sowie in geringerem Umfang auch in Ländern wie Norwegen, Holland, Kanada, der Schweiz und Deutschland) in dieser Behandlungsmethode. Eine 1995 unter den Mitgliedern des British Acupuncture Council durchgeführte Studie zeigte, dass 38% der Therapeuten in Großbritannien die Methode „regelmäßig" anwandten – während 66% TCM (Traditionelle Chinesische Medizin) und 8% die japanische Meridiantherapie praktizierten (Dale 1996). (Anm.: TCM steht in diesem Buch ausschließlich für die aktuell in China übliche Form der Behandlung.)

Vielfältigkeit der chinesischen Medizin

Vielfältigkeit und Innovation kennzeichnen die Geschichte der chinesischen Medizin, deren Grundlagen bereits im Altertum gelegt wurden und deren Methoden je nach Ort und Zeit ihrer Anwendung variierten. Neuere Forschungsarbeiten lassen erahnen, wie facettenreich und innovativ die Akupunktur angewandt wurde (Unschuld 1985, Hsu 2001, Schweid 2002).

Es wird unvermeidlich zu einer Weiterentwicklung der Akupunktur kommen, indem von abendländischen Philosophie- und Denktraditionen geprägte Therapeuten neue westliche Behandlungskonzepte und -methoden einführen werden, die traditionellen chinesischen Vorstellungen dabei aber weiterhin in Ehren halten.

Im Westen wird derzeit eine Reihe von Akupunkturmethoden praktiziert, die zum Teil nur noch wenig oder nichts mehr mit den klassischen Grundlagen der chinesischen Medizin zu tun haben und alle im Wesentlichen Ende des 20. Jahrhunderts entstanden. Einige stammen aus Ländern mit einer langen Tradition in klassischer Akupunktur, andere wurden im Westen entwickelt. Auf traditionelle Akupunkturkonzepte beziehen sich unter anderem *TCM* (China; in Klammern jeweils die Herkunftsländer), *Tong-Familienmethode* (Taiwan), *Acht Konstitutionen* (Korea), *Meridiantherapie* (Japan), *Sechs Energie-Ebenen* (Frankreich), *Stämme und Zweige* (China) und *Fünf-Elemente-Konstitutionsakupunktur* (Großbritannien). Selbst die Methoden dieser Richtungen werden von einzelnen Therapeuten und Lehrern noch unterschiedlich angewandt.

Die relative Wirksamkeit dieser unterschiedlichen Diagnose- und Behandlungsmethoden ließ sich bisher noch nicht ausreichend belegen. Bevorzugte Methode der meisten Therapeuten ist die TCM, die von der chinesischen Regierung gefördert wird und entscheidend zur weltweiten Verbreitung und Akzeptanz der Akupunktur beigetragen hat. Doch auch Methoden, bei denen der Akzent auf anderen traditionellen Konzepten liegt, haben Patienten und Therapeuten viel zu bieten.

In der chinesischen Medizin zeigte sich schon immer „eine beständige Neigung zum Synkretismus [Zusammenführen] aller Ideen, die (innerhalb anerkannter Grenzen) existierten. Auf irgendeine Weise fand sich in China immer ein Weg, gegensätzliche Standpunkte auszusöhnen und Brücken zu bauen" (Unschuld 1985, p. 51). Es bleibt zu hoffen, dass Schulen, Berufsverbände und Körperschaften die Methodenvielfalt der traditionellen Akupunktur weiterhin respektieren und sie wachsen und gedeihen lassen.

Geschichte der Fünf-Elemente-Akupunktur in Großbritannien

Ab 1960 schlossen sich Therapeuten unterschiedlicher medizinischer Richtungen, die sich für Akupunktur interessierten, zu einer lockeren Gruppierung zusammen. Zu dieser Gruppe gehörte J.R. Worsley, der eine Ausbildung in Physiotherapie und Naturheilkunde absolviert hatte und verschiedene Akupunkturseminare in Großbritannien besuchte (Worsley 1987). Mangels chinesischer Lehrer lernten er und andere Schüler bei Akupunkteuren aus Japan, Korea, Taiwan, Vietnam, Hongkong und Singapur sowie Europa. J.R. Worsley hielt sich auch mehrmals in Fernost auf.

Damals hatte die Fünf-Elemente-Theorie den größten Einfluss auf die Gruppe, was daran lag, dass sie sich hauptsächlich von japanischen und taiwanesischen Quellen inspirieren ließ. In der Folgezeit schrieben drei Gruppenmitglieder Bücher, die sich vorrangig mit den Fünf Elementen befassten (Austin 1972, Lawson-Wood & Lawson-Wood 1965).

In Japan war die Fünf-Elemente-Theorie immer das vorherrschende philosophische Prinzip. Als ein wichtiger Klassiker der chinesischen Medizin beruht das *Nan Jing* ebenfalls nahezu ausschließlich auf dieser Theorie. J.R. Worsley besuchte auch Taiwan, das fast das ganze 20. Jahrhundert hindurch von Japan beherrscht wurde und dessen Akupunktur entsprechend stark vom japanischen Denken beeinflusst war. In Japan wurde Akupunktur üblicherweise eher mit Massagen statt mit Kräutermedizin wie in China kombiniert und oft von Blinden durchgeführt. (Bunkei Ono, einer der wichtigsten Lehrer J.R. Worsleys, machte seine Grundausbildung an einer Akupunkturschule für Blinde, wo naturgemäß körperliche Berührung eine wichtige Rolle in der Diagnostik spielt.) Japanische Therapeuten hatten auch nicht die Schwerpunktverlagerung, wie sie in der chinesischen Medizin während der Qing-Dynastie (1644–1911) stattfand, nachvollzogen.[1]

Es ist auch wichtig, daran zu erinnern, dass es bis kurz nach Präsident Nixons Besuch im Jahre 1972 praktisch unmöglich war, nach China zu reisen. In den wenigen Büchern, die damals aus China kamen, wurde die TCM nicht in zusammenhängender Form dargestellt. Die einzige offizielle chinesische Veröffentlichung in englischer Sprache war z. B. *The Academy of Traditional Chinese Medicine* (1975). Sie enthielt praktisch keine theoretischen Erläuterungen, sondern konzentrierte sich auf Punktlokalisationen, Nadeltechniken und die rein symptomatische Behandlung verschiedener Störungen. Die 1980 vom gleichen Verlag herausgegebenen *Essentials of Chinese Acupuncture* enthielten zwar genau dasselbe Material, wurden aber durch eine kurze Übersicht über die theoretischen Grundlagen der TCM etwas aufgewertet.

Die meisten britischen Therapeuten erhielten erst ab 1979 eine Einführung in diese Methode, als Ted Kaptchuk, der eine Ausbildung in Macao gemacht hatte, eine Reihe von Vorlesungen zum Thema TCM in London hielt. Etwa zur gleichen Zeit wurde die TCM auch in den USA bekannt. Zuvor war eine Vertretung der „British Acupuncture Association and Register", die 1976 China besucht hatte, mit ersten Eindrücken über die in China übliche Akupunktur zurückgekehrt. Eine von der Schule für Chinesische Medizin in Peking 1960 zusammengestellte „Allgemeine Übersicht über häufige Erkrankungen und ihre Akupunkturbehandlung" legte Mann (1963) in englischer Übersetzung vor. Darin wurde zwar eine vereinfachte Form der TCM-Differenzierung von Krankheiten beschrieben, nicht aber die Theorie selbst. Auf die allgemeine Entwicklung der Akupunktur in Großbritannien scheint sie nur einen geringen Einfluss gehabt zu haben.

Ende der 60er Jahre brach J.R. Worsley mit den meisten seiner Kollegen und begann seine Version der Fünf-Elemente-Akupunktur in Leamington Spa (Mittelengland) zu lehren. Nachdem er seine Lehrtätigkeit eine Zeit lang unterbrochen hatte, ließ er sich 1972 doch dazu überreden, eine Gruppe von Amerikanern zu unterrichten. In den folgenden Jahren bildete er mehrere amerikanische Klassen (mit ein paar britischen Schülern) in der Nähe von Oxford am Buddhistischen Zentrum in Famoor aus.

Von 1972 bis 1993 war Worsley Rektor des College of Traditional Chinese Acupunkture in Lea-

[1] Obwohl ihre Grundlagen schon in frühen Klassikern beschrieben wurden, wuchs den Acht Grundprinzipien *(ba gang bian zheng)*, *Zang-fu*-Syndromen und der Zungendiagnose erst in dieser Periode die Bedeutung zu, die sie gegenwärtig in der chinesischen Akupunktur haben.

mington Spa und unterrichtete Hunderte von Schülern. Vergleicht man Aufzeichnungen des Ausbildungsjahrgangs 1972 mit denen von Schülern in den 90er Jahren, fällt auf, dass er im Wesentlichen das Gleiche lehrte.[2] In den 80er Jahren dürfte seine Methode eine Zeit lang die am häufigsten praktizierte Akupunkturmethode in Großbritannien gewesen sein. Da ihr diagnostischer Schwerpunkt auf einem individuellen konstitutionellen Ungleichgewicht lag, mussten sich Therapeuten in hohem Maße auf ihre Sinne und ihre Intuition verlassen.

Nach Einführung der TCM in Großbritannien wechselten einige Therapeuten von der esoterischen Fünf-Elemente-Theorie zur TCM mit ihrem energetischen Verständnis physiologischer (Körper-)Funktionen und dem analytischeren diagnostischen Ansatz. Andere integrierten die TCM in ihre bisherige Praxis, während sich wieder andere entschieden, auch zukünftig ausschließlich die Fünf-Elemente-Konstitutionsakupunktur anzuwenden.

Ehemalige Schüler von J.R. Worsley wie Bob Duggan und Dianne Connelly kehrten 1974 aus Großbritannien in die USA zurück und gründeten das Institut für Traditionelle Akupunktur in Columbia, Maryland. Bei Drucklegung dieses Buch gab es in den USA und Großbritannien mehrere Colleges, an denen die Fünf-Elemente-Konstitutionsakupunktur als wichtigste Methode gelehrt wird, und andere, bei denen sie auf dem Lehrplan steht. Am College of Integrated Chinese Medicine in Reading (Großbritannien), an dem die Autoren tätig sind, wird sie z. B. zusammen mit TCM gelehrt, um einen integrierten Behandlungsansatz anzubieten.

[2] Connelly (1975) stellt J.R. Worsleys Lehren aus den frühen 70er Jahren vor. Darin findet sich allerdings nur ein Hinweis auf das konstitutionelle Ungleichgewicht, das als konstitutioneller Faktor (KF) bald zum markantesten Begriff der Fünf-Elemente-Konstitutionsakupunktur werden sollte. Mit diesem Konzept waren Worsleys Schüler in den 60er Jahren jedenfalls noch nicht vertraut. Da sich ab Mitte der 70er bis heute weitere leichte Bedeutungsverschiebungen ergeben haben, dürften Schüler der unterschiedlichen Ausbildungsjahrgänge als Therapeuten vermutlich etwas andere Schwerpunkte gesetzt haben.

Was ist Fünf-Elemente-Konstitutionsakupunktur?

Der Begriff „Fünf-Elemente-Konstitutionsakupunktur“, den wir in diesem Buch verwenden, geht nicht auf J.R. Worsley zurück, der nur von „Fünf-Elemente-Akupunktur“ sprach. Auf die Fünf Elemente als Ausgangsbasis berufen sich jedoch verschiedene Akupunkturmethoden. Worsleys Methode unterscheidet sich in mehrerlei Hinsicht von ihnen, insbesondere aber im Hinblick auf den Nachdruck, den er auf Diagnose und Behandlung eines primären Ungleichgewichts legte. Wenn Therapeuten diese Methode anwenden, bemühen sie sich in erster Linie darum, das grundlegende individuelle konstitutionelle Ungleichgewicht innerhalb der Fünf Elemente zu diagnostizieren und zu behandeln. In Kapitel 64 des *Ling Shu* ist ein Fünf-Elemente-Modell von Persönlichkeitstypen beschrieben, das von der Vorstellung ausgeht, dass alle Fünf Elemente in jedem einzelnen Element repräsentiert sind. Demnach lassen sich insgesamt 25 Konstitutionstypen diagnostizieren. Die Hauptschwierigkeit in Worsleys Diagnosemethode waren die im *Nei Jing* und *Nan Jing* festgelegten Zuordnungen (Assoziationen) zu den Fünf Elementen. Ab den frühen 70er Jahren wurde sein Konzept des „Kausalen Faktors“ (KF) bzw. des konstitutionellen Ungleichgewichts zur zentralen Frage seiner Arbeitsmethode.

Dieses Behandlungsverfahren ist in mehrfacher Hinsicht bemerkenswert, denn die KF-Diagnose stützt sich vollständig auf die Sinnes-/Wahrnehmungsschärfe des Therapeuten; der Gesundheit von Körper, Seele und Geist wird besondere Bedeutung beigemessen; es kennt vier spezifische Blockaden, die vor einer Behandlung beseitigt werden müssen, und legt Wert auf die Krankheitsprävention.

Die von einem „westlichen“ Therapeuten entwickelte Fünf-Elemente-Konstitutionsakupunktur fügt sich in einen Gesamtprozess der Übernahme der chinesischen Medizin ein, indem sie so umwandelt wird, dass sie sich besser für westliche Patienten und Therapeuten eignet. In China selbst wird Akupunktur oft in Ambulanzkliniken praktiziert, deren Schwerpunkt auf Akutfällen und kurz währenden gesundheitlichen Problemen liegt. Im Westen haben wir einen hohen Anteil von Patienten mit langwierigen chronischen Erkrankungen, bei denen es sich oft um psychosomatische Mischformen handelt. In der Klinik am College of Integrated Chinese Medicine (CICM) wird ein relativ junges Patientengut betreut; doch über 50% der Patienten litten bereits seit mehr als fünf Jahren an ihren Hauptbeschwerden (CICM Audit and Outcome Study 2004). Das bedeutet, dass westliche Therapeuten nach Diagnose- und Behandlungsprotokollen Ausschau halten müssen, die anders sind als die derzeit in China praktizierten. Ted Kaptchuk schrieb dazu:

Wir westlichen Therapeuten brauchen Zugang zu genauen Informationen aus erster Hand. Gleichzeitig muss uns deutlich bewusst sein, dass Kultur und Geschichte uns andere Antworten abverlangen als die gegenwärtig in der Tradition festgelegten, wie sie in verschiedenen asiatischen Ländern verstanden wird.
(Einleitung zu Wiseman et al. 1985)

Zu Recht wurde in einem Redebeitrag ausgeführt, „dass wir ständig eine Geschichte der chinesischen Medizin erfinden, um uns zu rechtfertigen und zu legitimieren" (V. Scheid auf dem Rothenberg Congress 2001). Das trifft mehr oder weniger auch für die Autoren zu – so wie für jeden anderen. Trotz einiger wichtiger Neuerungen wollen wir zeigen, dass die Fünf-Elemente-Konstitutionsakupunktur fest in den Klassikern der chinesischen Medizin aus der Zeit der Han-Dynastie (202 v. Chr. bis 220 n. Chr.) verwurzelt ist. Diese Form der Akupunktur hält sich tatsächlich sogar sehr eng an die im *Nei Jing* und in anderen Klassikern formulierten Werte der Heilkunst. Sie neigt nicht dazu, biomedizinische Krankheitsdiagnosen zu stellen *(bianbing)*, sondern bleibt den traditionellen Werten treu – die Behandlung auf den Geist-*Shen* des Patienten zu konzentrieren, die Sieben Emotionen als Krankheitsursachen *(qi qing zhi bing)* zu berücksichtigen, die Notwendigkeit einer vorbeugenden Behandlung (Prävention) zu bedenken und das Prinzip der minimalen Intervention zu befolgen.

Zum Buch und zu den Autoren

Dies ist das erste umfassende Lehrbuch, in dem die theoretischen Grundlagen der Fünf-Elemente-Konstitutionsakupunktur und ihre Anwendungsmöglichkeiten in Diagnose und Therapie erklärt werden. Das von uns vorgelegte Material ist von verschiedenen Seiten beeinflusst worden. In erster Linie natürlich von dem, was wir als Schüler von J.R. Worsley und später als Lehrer an seinem College lernten. Das schließt die Supervision von Schülern in der klinischen Praxis mit ein, bei der wir lange Zeit mit ihm zusammengearbeitet haben. Eingeflossen ist zum anderen auch unsere eigene Erfahrung mit der Fünf-Elemente-Konstitutionsakupunktur, die wir seit Anfang 1970 in unserer Praxis anwenden. Mit diesem Buch versuchen wir beidem treu zu bleiben, dem von J.R. Worsley Gelernten und unseren eigenen Erfahrungen. Darüber hinaus haben uns die klassischen Schriften der chinesischen Medizin ebenso wie das von zahlreichen Autoren und Kollegen zusammengetragene Fachwissen beeinflusst. Als dieses Buch entstand, konnten die Autoren auf eine 25- bis 30-jährige Erfahrung mit der praktischen Anwendung dieser Akupunkturmethode und eine über 20-jährige Lehrtätigkeit zurückblicken.

Unser Buch unterscheidet sich von allen anderen, die bisher über die Fünf-Elemente-Konstitutionsakupunktur geschrieben wurden. Denn es hebt zum einen hervor, an welchen Zeichen Therapeuten ein konstitutionelles Ungleichgewicht ihrer Patienten erkennen können, und konzentriert sich zum anderen auf die klinische Praxis.

Wir glauben, dass diese Behandlungsmethode TCM-Therapeuten, Schülern sowie allen, die andere Akupunkturmethoden praktizieren, eine Menge zu bieten hat. Wie alle medizinischen Richtungen haben auch Akupunkturmethoden ihre Stärken und Schwächen, so dass die Stärken der Fünf-Elemente-Konstitutionsakupunktur die Schwächen der TCM und die Stärken der TCM die Schwächen der Fünf-Elemente-Konstitutionsakupunktur ausgleichen könnten. Beide ergänzen sich und passen so perfekt zusammen, dass wir davon überzeugt sind, ihre Integration böte Therapeuten ein ausgezeichnetes Behandlungsmodell. Durch einen integrierten Behandlungsansatz lassen sich sowohl körperliche (somatische) Erkrankungen effektiv behandeln als auch eine patientenzentrierte Form von Akupunktur anwenden, die psychische Gesundheit als wesentlich für das persönliche Wohlbefinden erachtet.

Anmerkung zu dieser Ausgabe

Die Autoren setzen voraus, dass der Leser mit den Grundlagen und Grundbegriffen der chinesischen Medizin vertraut ist (z. B. Qi, Yin/Yang, Fünf Elemente, *Jing; Xue, Shen* usw.). Unserer Meinung nach bietet Giovanni Maciocias Buch „Grundlagen der chinesischen Medizin“ (1989) eine klare und gründliche Darstellung dieser Konzepte, so dass wir es jedem empfehlen können, der sich mit chinesischer Medizin noch nicht gut auskennt. [Anm. d. Übers.: 2. Aufl. in Deutsch erschienen 2008 im Verlag Elsevier, Urban & Fischer]. Wir möchten außerdem darauf hinweisen, dass wir keine Punktlokalisationen angeben. Zu dem Zweck sei auf das „Manual of Acupuncture [Handbuch der Akupunktur]“ von Peter Deadman, Mazin Al-Khafaji und Kevin Baker (1998) verwiesen, dessen herausragende Qualität kaum zu überbieten sein dürfte.

Bis auf wenige Ausnahmen wird im gesamten Buch *Pinyin* verwendet. Eine Ausnahme bilden z. B. die Quellenangaben zu den chinesischen Schriftzeichen aus dem Buch von L. Weiger (1963), die in Wade-Giles geschrieben sind. Begriffe wie Konfuzius oder I Ging sind so bekannt, dass ihre Transkription in *Pinyin* verwirrend wäre.

Danksagung

Dieses Buch widmen wir mit großem Respekt J.R. Worsley.

Wir möchten uns bei allen Freunden und Kollegen bedanken, die mit uns an der Oxforder Akupunkturklinik in Farmoor zusammengearbeitet haben, sowie bei Judy Becker-Worsley, Meriel Darby, Julia Measures und Allegra Wint. Wir haben so viel mit euch zusammen in all den Jahren gelernt! Inspirieren ließen wir uns durch die außergewöhnliche Gelehrsamkeit von Claude Larre und Elisabeth Rochat de la Vallée. Für ihre Unterstützung bei der Veröffentlichung dieses Buches möchten sich die Autoren ganz herzlich bedanken bei:

Allegra Wint, Peter Eckman, Jeremy Poynton, Ben Wint, Carey Morgan und Rebecca Avern, die unser Buch gegengelesen und viele wertvolle Hinweise in den verschiedenen Stadien seiner Herstellung gegeben haben. Dankbar sind wir auch denjenigen, die uns Kopien von Bildern und Diagrammen zur Verfügung stellten: Eric Goodchild, der sämtliche Diagramme besorgte; Liong Sen Liew, der viel Zeit und Rat opferte und uns mit den chinesischen Schriftzeichen versorgte; David Hatfull für seine Geduld beim Fotografieren und schließlich Sharon Ashton, die sich mit so vielen verschiedenen Gesichtsausdrücken ablichten ließ.

Dank schulden wir James Rodriguez für das Auffinden der Weiger-Quellen und für die Hilfe bei der Übersetzung von Wade-Giles- und *Pinyin*-Begriffen. Dank auch an Viv Lo für ihre Hilfe bei Zitaten und Sara Hicks für die Übersetzung der Punktebezeichnungen.

Unser Dank gilt auch Giovanni Maciocia für all seine Unterstützung, Inta Ozols als unserer Buchagentin sowie Karen Morley und Kerry McGechie als unseren Lektorinnen.

Und schließlich möchten wir uns bei allen Patienten und Therapeuten bedanken, die uns freundlicherweise ihre Kenntnisse, Erfahrungen und Fallgeschichten für dieses Buch zur Verfügung stellten: Rebecca Avern, Gill Black, Sally Blades, Janice Booth, Charlotte Bryden, Sarah Collison, Di Cook, Ian Dixon, Clare Dobie, Susan East, Janice Falinska, Janet Hargreaves, Gaby Hock, Mary Kaspar, Chris Kear, Sandra King, Magda Koc, Sylvie Martin, Carey Morgan, Keith Murray, Barbara Pickett, Jo Rochford, Marcus Senior, James Unsworth, Julie Wisbey und Helen Vlasto.

Ach, Medizin ist so subtil, dass wohl niemand je ihre ganzen Geheimnisse kennen wird. Die Möglichkeiten der Medizin sind so weit gefasst, dass ihr Spielraum so unermesslich wie Himmel und Erde und ihre Tiefe so unergründlich wie die vier Meere ist.

(Su Wen, Kap. 78; Lu 1972)

Vorwort

Wer könnte für die Fünf-Elemente-Akupunktur sprechen? Als J.R. Worsley noch lebte, war er **der** anerkannt größte Meister. Nach seinem Tod bietet sich jedoch der nächsten Generation eine Chance zu beweisen, wie gut sie seine Lehren aufgenommen hat – nicht nur das förmliche System, das durch ihn Verbreitung fand, sondern auch die Methoden, die ihn dorthin geführt hatten: dass er sich intensiv mit jedem befasste, der heilungsförderliche Ideen und praktische Übungen beisteuern könnte; sein Hang zur Integration unterschiedlicher Traditionen, seine Selbstverpflichtung auf die uralte Sichtweise, dass Geist/ Psyche eine Grunddeterminante von Gesundheit ist, und seine jahrelange klinische Erfahrung mit Akupunktur – Bewährtes bewahren und Untaugliches fallenlassen. Ich glaube, niemand könnte seine Tradition besser fortsetzen als die Autoren, die hiermit das erste allgemeine Lehrbuch herausgeben.

Ich konnte die Laufbahn der Autoren über die Jahre verfolgen und sehen, wie sie sich mit den Herausforderungen herumschlugen, die jeder praktischen Anwendung der Fünf-Elemente-Konstitutionsakupunktur innewohnt. Mit diesem Buch präsentieren sie die Früchte ihrer Bemühungen. Im Prinzip klingt es doch erstaunlich einfach: nur auf eine Farbe, einen Klang, einen Geruch, eine Emotion achten! Natürlich brauchen wir dann meist Jahre dazu, unsere Sinne und Wahrnehmungsfähigkeit so weit zu entwickeln, dass sie es akkurat tun können.

Die Autoren haben eine Reihe von Übungen entwickelt, die diesen Prozess der eigenen (Weiter-) Entwicklung beschleunigen können und in Kapitel 25 vorgestellt werden. In Kapitel 24 lernen wir eine „Anpassungstechnik" kennen, die den Aufbau einer guten therapeutischen Beziehung fördert. In Kapitel 26 bekommen wir eine auf die Fünf Elemente bezogene Analyse der Körpersprache (Haltung und Gesten) geboten, die uns hilft, die Diagnose zu erstellen. Kurzum: der Lernprozess wird deutlich erleichtert.

Das ganze Buch ist gespickt mit Zitaten aus Klassikern, die selbst dem bewanderten Leser zum Teil neu sein dürften und einmal mehr unterstreichen, dass die Grundlagen der Fünf-Elemente-Konstitutionsakupunktur so authentisch wie die jeder anderen Lehre sind. Schließlich zeigen die Autoren, wie sich selbst TCM-Befunde in ihren Ansatz integrieren lassen, um Patienten ganzheitlicher und schneller zu heilen. Wie die Fallbeispiele verdeutlichen, ist die Fünf-Elemente-Konstitutionsakupunktur eine unübertroffene Methode und dieses innovative Buch ein ausgezeichnetes Hilfsmittel, sie zu erlernen.

Peter Eckman md, phd, mac (uk)
San Francisco

Inhaltsverzeichnis

Teil I Grundlagen

KAPITEL 1 Philosophische Grundlagen der Fünf-Elemente-Konstitutionsakupunktur

1.1 Einleitung

Die Fünf-Elemente-Konstitutionsakupunktur entstand in ihren Grundzügen schon vor über 2000 Jahren. Bis heute ist die praktische Anwendung dieser medizinischen Richtung von den Wertvorstellungen und Überzeugungen der damaligen Ärzte geprägt.

Die theoretischen Grundlagen der Fünf-Elemente-Konstitutionsakupunktur bilden im Wesentlichen zwei Schriften: Das früher (ca. 200 v. Chr.) entstandene *Nei Jing* beinhaltet zwei Teile, *Su Wen* („Einfache Fragen“) und *Ling Shu* („Spirituelle Wende“), und befasst sich mit der Übertragung des Yin/Yang- und des Wandlungsphasen- bzw. Fünf-Elemente-Konzepts auf die Medizin. Im *Nei Jing* („Klassiker der Schwierigkeiten“, ca. 200 n. Chr.) werden die vom *Nan Jing* propagierten Ideen weiterentwickelt und ihre Anwendungsgebiete ausgeweitet.

Beide Schriften stammen aus der Ära der Han-Dynastie (202 v. Chr. bis 220 n. Chr.). Während dieser Zeit entstand aus unterschiedlichen Vorstellungen über Gesundheit, Störungs-/Krankheitsursachen und ihre Behandlung ein komplexes Medizinsystem (zum Wandel in der chinesischen Medizin unter der Han-Dynastie vgl. Unschuld 1985). Da es zu jener Zeit keine klaren Grenzen zwischen Religion, Philosophie, Naturwissenschaft und Medizin gab, sind die Klassiker der chinesischen Medizin durchdrungen von Ideen des Taoismus, Naturalismus, Konfuzianismus sowie anderen religiösen und philosophischen Denkmustern (eine gute Einführung in dieses Gedankengut und seinen Einfluss auf die chinesischen Wissenschaft geben Ronan & Needham 1993, pp. 78–84, 85–113, 127–190).

1.2 Naturalismus und Taoismus

Naturalismus und Taoismus sehen den Menschen als integralen Bestandteil der Natur und des *Tao*, nicht als Schöpfung eines göttlichen, übernatürlichen Wesens. Beide Lehren betonen die Einheit der Phänomene im Universum. Was alles miteinander vereint, ist *Qi*. Als nichtstoffliche Materie liegt Qi sämtlichen manifesten Erscheinungsformen zugrunde.

氣

Das chinesische Schriftzeichen für „Qi“ (Weiger 1965, Übung 98A) zeigt den Wasserdampf bzw. gasförmigen Aggregatzustand von Wasser, der beim Reiskochen aufsteigt. Qi lässt sich nicht wörtlich übersetzen, sondern wird normalerweise mit „Energie“ (z. B. Porkert 1982), „Einfluss“ (Unschuld 1985) oder „Lebenshauch“ (Larre & Rochat de la Vallée 1995) wiedergegeben. Im chinesischen und taoistischen Denken kann Qi kontextbezogen mehrere unterschiedliche Bedeutungen haben. Unabhängig von der Situation ist allerdings letztlich immer entscheidend, welche Art von Qi vorliegt. Wenn beispielsweise Krankheitssymptome auftreten, sind sie nur aus einem gestörten Qi-Gleichgewicht heraus zu verstehen und entsprechend zu behandeln.

Qi erfüllt das gesamte Universum. Im naturalistischen und taoistischen Denken sind alle Naturphänomene, ob unbeseelte Gegenstände oder Lebewesen voller Lebenskraft, in dieses Qi eingetaucht. In Wen Tian Xiangs Loblied (ca. 400 v. Chr.) klingt es so:

Himmel und Erde haben das richtige Qi in flexibler und fließender Form. Im unteren Teil sind es die Flüsse und Gebirge der Erde, im oberen Teil die Sonne und Gestirne des Himmels. Die Menschen sind sozusagen überwältigend und universell darin eingetaucht. (Manaka et al. 1995, p. 5)

1.2.1 Natur als Inspiration

Taoismus und Naturalismus widmeten sich der Frage, wie Menschen am besten in Einklang mit den Naturgesetzen leben könnten. Tatsächlich haben ja Metaphern für grundlegende Konzepte der chinesischen Philosophie ihre Wurzel oft in der Natur. *Tao* (der Weg), *De* (Tugend), *Wu Wei* (Untätigkeit), *Xin* (Geist/Herz), Qi, Yin/Yang, *Wu Xing* (Fünf Elemente) und andere könnte man als deskriptive Begriffe für unterschiedliche Aspekte in der natürlichen Welt auffassen (Allan 1977). Tao wird z. B. als „Weg, wie das Universum funktioniert" (Waley 1965, p. 30) oder als „Naturgesetz" (Ronan & Needham 1993, p. 85) verstanden. Um das Tao besser zu begreifen, bezogen die Taoisten der Han-Dynastie ihre Naturbeobachtungen mit ein. Für Laotse stand fest: „Tao heißt, dem Weg der Natur zu folgen" (Zhang & Rose 1995, ➤ Kapitel 25).

Der chinesische Wissenschaftshistoriker Joseph Needham formuliert es so:

Wenn es eine Idee gab, die von den Taoisten stärker als jede andere hervorgehoben wurde, war es die Einheit der Natur und das nicht erschaffene, ewige Wesen des Tao. Der Weise nimmt das Einssein (Universum) an und macht es zu seinem Prüfinstrument für alles unter dem Himmel. (Ronan & Needham 1993)

Dagegen heißt es im *Su Wen:* „Das höchste Tao ist nicht wahrnehmbar und in endlosen Veränderungen und Umwandlungen begriffen" (Larre et al. 1986). Bei näherer Untersuchung dieser Veränderungen und Umwandlungen unterteilt sich die Einheit des Tao in Yin/Yang (Dualität) und die Fünf Elemente oder Wandlungsphasen. Im *Huainanzi,* einer etwa zur selben Zeit wie das *Nei Jing* entstandenen taoistischen Schrift aus der Han-Dynastie, wird die Beziehung zwischen Tao, Yin/Yang und den Fünf Elementen folgendermaßen beschrieben:

Es [das Tao] macht Himmel und Erde weicher und harmonisiert Yin und Yang. Es reguliert die vier Jahreszeiten und harmonisiert die Fünf Elemente. (Chan 1963)

Durch die Betonung von Naturbeobachtungen wuchs die intellektuelle und wissenschaftliche Neugier während der Han- und nachfolgender Dynastien ungewöhnlich stark an und führte auf allen Gebieten von Wissenschaft und Technologie, einschließlich der Medizin, zu raschen Fortschritten. (Mit vielen dieser Entwicklungen, etwa Schmelzen von Gusseisen, Erfindung des Papiers, Porzellanmanufaktur oder Messingverarbeitung, konnten westliche Zivilisationen erst Jahrhunderte später gleichziehen.)

So wie es in den Mustern der Natur aufscheint, weist das Tao auch der Menschheit den Pfad oder Weg, wie sie leben sollte. Stille, Kraft und Anpassungsfähigkeit sind z. B. von Wasser symbolisierte Eigenschaften, denen die Menschen nacheifern sollten. Und Bäume, die sich im Wind biegen und deshalb nicht zerbrechen, könnten den Menschen als Vorbild für den richtigen Umgang mit den wechselhaften Launen des Schicksals dienen (z. B. *Dao de Jing,* ➤ Kapitel 8 und ➤ Kapitel 22).

Der Weise leitet das Ferne vom Nahen ab und kommt zu dem Schluss, dass die unzähligen Dinge auf einem einzigen Prinzip beruhen. (*Huainanzi;* zit. in Needham 1956, p. 66)

In ihrem Bemühen, die richtige Lebensführung zu ergründen, wurde den taoistischen Philosophen die Einheit zwischen dem Mikrokosmos des menschlichen Lebens und dem Makrokosmos der Natur zum Leitmotiv. Im taoistischen Klassiker, dem *Huainanzi,* ist es so dargestellt:

Ich blickte forschend nach oben zum Himmel und untersuchte die Erde unter mir und um mich herum, während ich versuchte, die Grundgesetze der Menschheit zu verstehen. (De Bary et al. 1960, p. 185)

1.2.2 Der Mensch zwischen Himmel und Erde

Der Himmel ging aus der Akkumulation von Yang Qi hervor und die Erde aus der Akkumulation von Yin Qi. (*Taisu;* zit. in Unschuld 1985, p. 283)

Die Vorstellung, dass die Menschen eine Brücke zwischen Himmel und Erde bilden, wurde gewöhnlich als „Himmel *(Tian)*, Erde *(Di)* und Mensch *(Ren)*" ausgedrückt. Von den Bewegungen der Sterne bis zu kleinen zyklischen Veränderungen in der Pflanzen- und Tierwelt schienen dieselben unveränderlichen Naturgesetze alles in der Natur zu vereinen. Jeder Mensch wurde als Mikrokosmos im Universum gesehen, dessen Qi sich mit dem Qi von Himmel und Erde in Einklang befand (diesem Thema ist größtenteils ➢ Kapitel 71 des *Ling Shu* gewidmet). Wang Kubei wird von Needham (1956, p. 300) mit den Worten zitiert: „Der menschliche Körper imitiert sehr deutlich und genau Himmel und Erde."

Der große taoistische Gelehrte Chuang Tse hob auch die Übereinstimmung (Resonanz) zwischen Menschen und Außenwelt hervor. Durch jahreszeitliche oder klimatische Veränderungen würden individuelle Qi-Veränderungen induziert: „Der Himmel existiert innerhalb [des Menschen] und der Mensch existiert außerhalb [seiner selbst]" (Merton 1970, ➢ Kapitel 17). Das Mikro-/Makrokosmos-Konzept lässt sich auch im *Huainanzi* (➢ Kapitel 7) finden. In der natürlichen Ordnung kommt dem Menschen daher die Rolle zu, eine Brücke zwischen dem Yang des Himmels und dem Yin der Erde zu schlagen. Im *Huainanzi* heißt es:

Der lebendige Geist gehört zum Himmel und der materielle Körper zur Erde: Wenn der lebendige Geist heimgeht und der materielle Körper zu seinem Ursprung zurückkehrt, wo bleibt dann das Selbst? (Cleary 1998, p. 29)

1.2.3 Drei Schätze

Den Menschen kam ein besonderer Platz unter allen Lebewesen zu, da nur sie mit den „Drei Schätzen" *(San Bao)* Jing, Qi und Shen (Begriffserläuterung im Glossar) ausgestattet sind. In schriftlicher Form fand dieses uralte chinesische Denkmodell zum ersten Mal im *Guanzi* Erwähnung, einem zeitlich vor dem *Nei Jing* zu datierenden taoistischen Klassiker. Diese „Schätze" bestimmen die gesundheitliche Verfassung jedes Einzelnen.

Von unseren Eltern erben wir Jing-Essenz – unsere konstitutionelle oder körperliche Energie. Wir wissen inzwischen, dass wir uns mit unseren engsten Verwandten, den höheren Primaten, rund 99,4% der Gene teilen. Schon in der Antike war den Chinesen unsere große Nähe zu Tieren bekannt. (Vielleicht ist es besonders treffend, dass Wu Ch'eng-en [Affe], nicht nur die Hauptfigur einer beliebten chinesischen Erzählung ist, sondern auch den intelligentesten Charakter verkörpert.) Im Jing besteht unsere biologische Verbindung zur Tierwelt. Das Verhalten von Tieren, einschließlich des Menschen, ist weitgehend von Urinstinkten gesteuert. Mit höheren Primaten haben Menschen den Überlebenstrieb, das Bedürfnis nach sozialen Bindungen, ihren Aggressions- und Sexualtrieb gemeinsam. Diese Urinstinkte sind großenteils vom Jing vermittelt und spielen für unsere Art zu leben eine wichtige Rolle. Menschliches Leiden und Krankheiten entspringen zum wesentlichen Teil einem gestörten Gleichgewicht des Instinkt- bzw. Triebverhaltens.

Qi, das wir mit jeder anderen Materie im Universum oder den Zehntausend Dingen *(Wan Wu)* teilen, gibt uns buchstäblich Leben und Vitalität.

Shen oder Geist ist eine Gabe, die Menschen von Tieren unterscheidet. Tiere besitzen wie wir Jing und Qi, aber kein Shen. Der vom Himmel verliehene Shen-Geist gibt Menschen Herrlichkeit und ihr menschliches Bewusstsein. Aus dem Grund ist die Menschheit „das Wertvollste im Universum" (Xunzi, zit. in Larre et al. 1986, p. 59).

Im *Huainanzi* heißt es: „Aus grobem Qi werden Tiere, aus feinem Qi Menschen" (Major 1993). In den Drei Schätzen spiegeln sich daher die Vorstellungen von Himmel, Menschheit und Erde wider. Als unser biologisches Bindeglied zu Tieren steht Jing mit der Erde in Beziehung. Qi teilen wir uns mit den abertausend Dingen im Universum und Shen ist ein einzigartiges Himmelsgeschenk an den Menschen. In ➢ Tab. 1.1 sind die Drei Schätze im Verhältnis zu Yin/Yang dargestellt.

Die Beziehung zwischen Tao, Natur und Menschheit bringt der große Arzt Zhang Jiebin kurz und bündig auf den Punkt:

Tab. 1.1 Die Drei Schätze, bezogen auf Himmel, Erde und Menschheit

Himmel	Yang	Shen
Menschheit	Yin/Yang	Qi
Erde	Yin	Jing

Vom Tao werden abertausend Dinge produziert und komplettiert. Es ist nichts anderes als der Austausch zwischen Yin und Yang und dem hellen Strahlen des Geistes(Shen Ming). Zum Lebendigsein benötigt die Menschheit Yin- in Verbindung mit Yang-Qi und die vereinigte Essenz (Jing) des Vaters und der Mutter. Mit der Kombination der beiden Essenzen vollenden sich dann Körperform und Geist, indem sich das Qi des Himmels und der Erde vereint und die Menschheit entsteht. (Larre & Rochat de la Vallée 1995)

Wie Tiere und sämtliche Lebewesen haben Menschen einerseits einen materiellen Körper, der sich von den Früchten der Erde ernähren muss. Auf der anderen Seite benötigen sie noch eine andere Form von Nahrung, da ihre Verbindung zum Himmel das Wunder des menschlichen Bewusstseins und menschlichen Geists bewirkt. Die Menschen haben nicht nur für ihren Körper Sorge zu tragen, sondern auch für ihre geistige Gesundheit, deren zentrale Rolle für den Lebensweg vom *Nei Jing* betont wurde. Um ihre Bestimmung oder ihr Schicksal *(Ming)* zu erfüllen, sollte sich das Streben der Menschen auf ihre Verbindung zum Himmel richten. Die taoistische Sichtweise während der Han-Dynastie wird im *Huainanzi* folgendermaßen zusammengefasst:

Der Himmel ist ruhig und klar, die Erde stabil und friedlich. Während Lebewesen, die ihnen nacheifern, leben, werden diejenigen, denen diese Eigenschaften verloren gehen, sterben. (Cleary 1998, p. 24)

ZUSAMMENFASSUNG

- In der Zeit der Han-Dynastie (202 v. Chr. bis 220 n. Chr.) gründete sich die chinesische Medizin auf die Untersuchung von Naturprozessen und ihrer Erscheinungsformen in menschlichen Lebewesen.
- Allen manifesten Erscheinungsformen liegt als immaterielle Substanz Qi zugrunde.
- Die frühen Taoisten machten noch keine großen Unterschiede zwischen dem Qi von Himmel, Erde und Menschheit.
- Die Menschen bilden eine Brücke zwischen Himmel und Erde.
- Nur die Menschen verfügen über „Drei Schätze". Während Tiere ebenfalls Jing und Qi besitzen, wurde der Geist-Shen als Geschenk des Himmels ausschließlich dem Menschen verliehen.

KAPITEL

2 Die Theorie der Fünf Elemente

2.1 Die Fünf Elemente

Das Herzstück der chinesischen Medizin ist die Vorstellung, dass alles in der Natur von Yin/Yang und den Fünf Elementen beherrscht wird (➤ Abb. 2.1). Mit diesem Thema hat sich Zhu Yen (ca. 350–270 v. Chr.) sehr ausgiebig befasst; die Fünf Elemente finden sowohl im *Buch der Geschichte* als auch im *Buch der Riten* (beide mit unbekanntem Erscheinungsjahr) Erwähnung. Im *Ling Shu* heißt es: „Nichts auf Erden oder im Universum existiert unabhängig von den Fünf Elementen, und der Mensch bildet keine Ausnahme" (➤ Kapitel 64, zit. in Liu 1988, p. 48).

Die Fünf Elemente Holz, Feuer, Erde, Metall und Wasser verkörpern die Grundeigenschaften sämtlicher Materie im Universum. *Xing*, der chinesische Begriff für „Element", bedeutet so viel wie „gehen" oder „sich bewegen". Insofern ist die Übersetzung irreführend, da „Element" oft eher als Grundbaustein von Materie verstanden wird. Aus dem Grund wird häufig von den Fünf Wandlungsphasen gesprochen. Allerdings hat sich die Bezeichnung Fünf Elemente inzwischen so etabliert, dass wir sie hier weiterhin verwenden. Der Leser sollte sich aber im Klaren sein, dass es sich eher um einen Prozess, eine Bewegung oder eine Eigenschaft von Qi als um einen „festen Baustein" handelt (Kaptchuk 2000, p. 437; Maciocia 1989, p. 15; Needham 1956, p. 244).

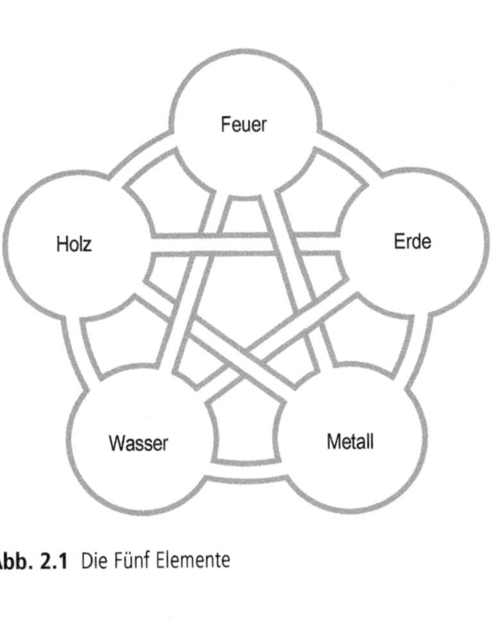

Abb. 2.1 Die Fünf Elemente

Jedes Element hat seine eigene besondere Qi-Qualität: „Sobald sich die Fünf Elemente bilden, hat jedes seine spezifische Eigenart" (Chou Tun-I, zit. in Needham 1956, p. 461). In einer der frühesten Schriften zu den Fünf Elementen sind sie unter Hervorhebung ihrer unterschiedlichen Eigenschaften beschrieben:

In der Natur hat Wasser die Eigenschaft, die wir als nass und hinabfallend beschreiben. Feuer beschreiben wir als lodernd und aufsteigend. Holz erlaubt Rundungen oder scharfe Kanten. Metall lässt sich in eine Form gießen und aushärten. Die Erde ermöglicht Aussaat, Wachstum und Ernte. (Shu Ching, 4. Jhdt. v. Chr.; zit. in Needham 1956, p. 243)

Vor allem aber dienen die Fünf Elemente als Modell, um die unerbittliche, stetige Abfolge der Jahreszeiten zu verstehen. Für viele Taoisten und Naturalisten bestand praktisch kein Unterschied zwischen der Art der Jahreszeiten und dem Klima, das mit ihnen in Einklang steht, sowie den zyklischen Veränderungen im Leben von Menschen, Tieren und Pflanzen. Aus der endlosen Wiederkehr von Wachstum, Blüte, Ernte, Verwelken und Speichern von Pflanzen ließen sich unterschiedliche Eigenschaften jeder einzelnen Jahreszeit ablesen. Denselben Gesetzen ordnete sich auch das Verhalten von Tieren und Menschen in der jeweiligen Jahreszeit unter.

Menschen haben keine andere Wahl, als diese Abfolge mitzumachen. Beamte haben keine andere Wahl, als diesen Kräften entsprechend zu handeln. Denn so sind die Berechnungen des Himmels. (Tung Chung-shu, ca. 135 v. Chr.; zit. in Needham 1956, p. 249)

Im Laufe der Geschichte gab es verschiedene Modelle der Fünf-Elemente-Theorie, die sich zum Teil aus der praktischen Anwendung in der Landwirtschaft oder Politik herleiteten (z. B. Cheng 1987, pp. 18–22; Maciocia 1989, pp. 15–35; Matsumoto & Birch 1983, pp. 1–8). Die Fünf-Elemente-Konstitutionsakupunktur beruht auf dem im *Nei Jing* und *Nan Jing* entwickelten Modell. Es sieht die Fünf Elemente als einen sich regelmäßig erzeugenden Zyklus und war immer schon das vorherrschende Modell für die Akupunktur.

Wie jedes andere medizinische System bemüht sich auch die chinesische Medizin vorrangig um ein Verständnis und die Linderung körperlicher und seelischer Leiden. Die Verfasser der medizinischen Klassiker versuchten zu begreifen, wie sich die Fünf Elemente auf Menschen auswirken und woran es die Ärzte erkennen könnten. In welchem inneren Zustand sich die Fünf Elemente eines Menschen befinden, zeigt sich an der „Resonanz" der einzelnen Elemente. In dem Zusammenhang wird meist von „Korrespondenz" oder „Assoziation" gesprochen, was allerdings eine Beziehung zwischen getrennten Einheiten impliziert. Um ihre grundlegende Gleichartigkeit auszudrücken, haben wir den Begriff „Resonanz" gewählt.

2.2 Entsprechungen („Resonanzen") der Fünf Elemente

Wenn sich ein Qi-Mangel *(Xu)* oder –Fülle-Zustand *(Shi)* innerhalb eines Elements entwickelt, beginnen sich in vielerlei Hinsicht Veränderungen im Körper wie auch in Seele und Geist eines Menschen abzuspielen. (Diese im *Nei Jing* und *Nan Jing* enthaltene Vorstellung wird besonders in ➤ Kapitel 16 des *Nan Jing* auf den Punkt gebracht.)

Solche funktionellen Störungen sind für Therapeuten anhand einer merklichen Disharmonie von Geruch, Stimmklang, Gesichtsfarbe und äußerem Ausdruck des inneren Zustands der Patienten zu diagnostizieren. Es ist nicht so, dass eine Qi-Dysbalance die Veränderungen „verursacht", sondern dass Geruch, Farbe, Klang und Gefühl mit dem Qi-Zustand des jeweiligen Elements harmonisch „mitschwingen" *(Ying)*. Für Chinesen ist das Resonanz-Konzept verständlicher als für uns im Westen (wieso das so ist, erklären Birch & Felt 1998, p. 93).

Im *Ling Shu* steht: „Zwischen Himmel und Erde ist die Zahl Fünf unverzichtbar. Auch der Mensch steht damit in Einklang" (Yang & Chace 1994, p. 54). Im frühen chinesischen Verständnis von Naturwissenschaft und Medizin spielte Resonanz, wie z. B. der Widerhall von Gongschlägen in einer Tempelhalle, eine entscheidende Rolle (Needham 1956, pp. 282–283). „Die Grundidee im *Buch der Wandlungen (I Jing)* lässt sich in einem Wort ausdrücken – Resonanz" (Shih Shuo Hsu Yu, zit. in Needham 1956, p. 304).

Die mit dem Holz-Element in Einklang stehende Qi-Eigenschaft manifestiert sich im Bereich des Himmels als Frühling (Jahreszeit) und Wind (klimatisch) und in Personen (emotional) als Wutgefühl. Die Menschen stehen zwischen Himmel und Erde, und genauso wie in allen Erscheinungsformen des Tao sind die Fünf Elemente in uns vorhanden.

Dem Su Wen zufolge gibt es die Fünf Elemente im Himmel und auf Erden. Das Qi der Erde wird im Himmel zu Feuchtigkeit ... das Qi von Holz wird im Himmel zu Wind. (Shen Kua, zit. in Needham 1956, p. 267)

Von den unterschiedlichen Entsprechungen (Resonanzen), die über die Jahrhunderte den Fünf Elementen zugeschrieben wurden, standen nicht viele in einem medizinischen Kontext. In ➤ Tab. 2.1 sind die in der Fünf-Elemente-Konstitutionsakupunktur gebräuchlichsten Entsprechungen aufgelistet (dabei wird oft auf die Klassiker verwiesen, doch ➤ Kapitel 34 des *Nan Jing* widmet sich ganz dem Thema). Aus diesen Resonanzen wird besonders gut verständlich, wie sich die Fünf Elemente bei Menschen manifestieren. Es lässt sich leicht sagen, dass das Holz-Element dieselbe Rolle im Charakter eines Menschen spielt wie der Frühling im Zyklus der Jahreszeiten. Doch um aufgrund der beobachtbaren individuellen Erscheinungsform von Resonanzen eine genaue Diagnose stellen zu können, sind beträchtliche Erfahrung und tiefgehendes Verständnis erforderlich. Wenn das Wasser-Element z. B. aus dem Gleichgewicht geraten ist, werden sich auch ein fauliger Geruch, ein gestörter Umgang mit Angst, ein Stöhnen

Tab. 2.1 Entsprechungen (Resonanzen) der Fünf Elemente

	Holz	Feuer	Erde	Metall	Wasser
Farbe	Grün	Rot	Gelb	Weiß	Blau
Stimmklang	schreiend	lachend	singend	weinend	stöhnend
Emotion	Ärger/Wut	Freude	Mitgefühl, Kummer	Trauer	Angst
Geruch	ranzig	beißend	duftend	faulig	stinkend
Jahreszeit	Frühling	Sommer	Spätsommer	Herbst	Winter
Klima	Wind	Hitze	Feuchtigkeit	Trockenheit	Kälte
Geschmack	sauer	bitter	süß	scharf	salzig
Stärke	Wachstum	Reife	Ernte	Abnahme	Speicherung

in der Stimme und ein bläulicher Gesichtston bemerkbar machen. Für Anwender der Fünf-Elemente-Konstitutionsakupunktur stellt es eine große Herausforderung dar, ihre Fähigkeiten anhand solcher diagnostischen Zeichen zu schulen.

Insbesondere die menschlichen Gefühle werden als Äquivalent zu verschiedenen Qi-Formen in der Natur angesehen. Oft sind sie als sichtbarste Erscheinungsform eines Elements im Menschen erkennbar.

Wie Wind und Regen des Himmels gibt es Freude und Ärger im Menschen. (*Ling Shu*, Kapitel 71; Lu 1972)

Der Himmel hat vier Jahreszeiten und fünf Elemente oder Wandlungsphasen, um hervorzubringen (Sheng), wachsen zu lassen (Zhang), zu sammeln (Shou) und zu speichern (Cang), um Kälte, Hitze, Trockenheit, Feuchtigkeit und Wind zu erzeugen. Der Mensch hat fünf Zang-Organe und durch Transformation fünf Qi-Formen, die zu Begeisterung (Xi), Wut (Nu), Traurigkeit (Bei), Kummer (You) und Angst (Kong) führen. (Su Wen, Kapitel 5; Larre & Rochat de la Vallée 1996, p. 27)

Wer z. B. den Winter als Phase der Speicherung *(Cang)* und Vorratshaltung mit ruhender, kaum wahrnehmbarer Aktivität zu begreifen lernt, kann die Rolle des Wasser-Elements bei einem Menschen besser verstehen. Beobachtung und Kenntnis der unterschiedlichen Qi-Eigenschaften von Jahreszeiten versetzen Therapeuten in die Lage, den Zustand der Fünf Elemente bei ihren Patienten zu diagnostizieren. Im Wissen um den Unterschied zwischen dem Qi des Frühlings und des Sommers oder zwischen dem Qi bei Feuchtigkeit und bei Kälte erfährt man auch, welche Unterschiede zwischen den Elementen einer Persönlichkeit bestehen.

2.3 Wechselseitige Beziehungen der Fünf Elemente

Ein anderer Grundgedanke in der Fünf-Elemente-Theorie und Praxis der konstitutionellen Akupunktur sind wechselseitige Beziehungen der Elemente untereinander, die besonders im *Nan Jing* näher charakterisiert sind. Dieser wichtige Klassiker der chinesischen Medizin hatte großen Einfluss auf die Entwicklung des japanischen Shiatsu und der Fünf-Elemente-Akupunktur (vgl. Unschuld 1986, p. 3). Die Fokussierung auf Fragen der wechselseitigen Beziehungen und Abhängigkeiten ist eine typisch fernöstliche Sichtweise der Dinge, die vielen westlichen Schülern und ausgebildeten Akupunkteuren nicht immer leicht fällt. Sie sind es eher gewohnt, sich auf die „Dinge" selbst als auf deren Beziehungen zueinander zu konzentrieren. Möglicherweise hat die Übersetzung mit „Element" statt „Wandlungsphase" oder „Prozess" diese Denkweise noch gefördert.

Nach fernöstlichem Verständnis ist bei der Gartengestaltung, im *Feng Shui*, beim Kochen und bei vielen anderen Aspekten des Lebens der Schwerpunkt auf die Beziehung zwischen den Objekten und nicht auf den Gegenstand selbst zu legen. Vom Konfuzianismus wird die Bedeutung von „korrekten"

Beziehungen zwischen den Mitgliedern einer Familie oder einer Gesellschaft hervorgehoben, deren Aufrechterhaltung entscheidend für das richtige Funktionieren der Gesellschaft und das persönliche Wohlbefinden sei. In China werden psychische Probleme von Einzelnen meist auf Schwierigkeiten in der Beziehung zu anderen Menschen, besonders zu Familienmitgliedern, zurückgeführt. Die Yin/Yang- und die Fünf-Elemente-Theorie beruhen beide auf einer gründlichen Untersuchung und Kenntnis von Beziehungen.

Die Betonung der wechselseitigen Beziehungen bedeutet, dass es ein ganz entscheidender Aspekt der konstitutionellen Akupunktur ist, Harmonie und Balance zwischen den Fünf Elementen herzustellen. Therapieziel ist daher ein Gleichgewicht zwischen allen Fünf Elementen. Im *Ling Shu* heißt es: „Die Prinzipien der Akupunktur schreiben vor, dass sofort mit dem Nadelsetzen aufgehört werden sollte, sobald sich das Qi harmonisiert hat" (Lu 1972, ➤ Kapitel 9).

Um eine größere Harmonie mit anderen Elementen zu erreichen, kann es wichtig sein, das Qi eines Elements zu stärken oder zu verringern. Wenn sich die Fünf Elemente in relativer Harmonie befinden, kann ein Qi-Mangel zwar das Wohlbefinden des Patienten trüben, aber kaum zu einer schweren Störung führen. Dagegen kann es ernste körperliche oder psychische Symptome verursachen, wenn zwischen dem Qi einzelner Elemente eine größere Diskrepanz besteht. Dies ist im *Nei Jing* wie folgt zusammenfasst:

Es ist nötig, den Qi- und Blut-Fluss gemäß den Gesetzen der sich gegenseitig besiegenden Fünf Elemente zu fördern, um ein Gleichgewicht zwischen ihnen zu erzielen und für Frieden zu sorgen. (*Su Wen*, Kapitel 74; Lu 1972)

Am wichtigsten sind die vom *Sheng*- und *Ke*-Zyklus kontrollierten Beziehungen der Fünf Elemente untereinander.

2.3.1 Der Sheng-Zyklus

Für diesen Zyklus der Fünf Elemente liefern die Übergangsphasen der Jahreszeiten das einleuchtendste Modell. So wie der Sommer auf den Frühling und der Winter auf den Herbst folgt, bringt jede Jahreszeit schon die nächste hervor. Dieser *Sheng*-Zyklus ist in ➤ Abb. 2.2 gezeigt. Das *Sheng*-Schriftzeichen (Weiger 1965, Übung 79F) sieht so aus:

生

Der Taoist Liu I Ming beschrieb den *Sheng*-Zyklus folgendermaßen:

Wenn sich Yin und Yang teilen, geraten die Fünf Elemente in Unordnung (Luan). Die Fünf Elemente – Metall, Wasser, Holz, Feuer und Erde – verkörpern fünf Qi. Die frühhimmlischen Fünf Elemente erzeugen einander im Sheng-Zyklus und verschmelzen dann, um ein vereintes Qi zu bilden. (Übers. von Jarret 1998; auf der Grundlage von Cleary 1986b, p. 66)

Denselben Zyklus wie das Himmels-Qi in sichtbarer Form der aufeinander folgenden Jahreszeiten durchläuft auch das Qi der Erde. TCM-Therapeuten beschreiben ihn so:

- Holz erzeugt durch sein Brennen Feuer.
- Feuer erzeugt Erde aus seiner Asche.
- Erde erzeugt durch Aushärten Metall. (Metall ist in dem Zusammenhang gleichbedeutend mit Gestein oder Erzlagern in der Erde.)

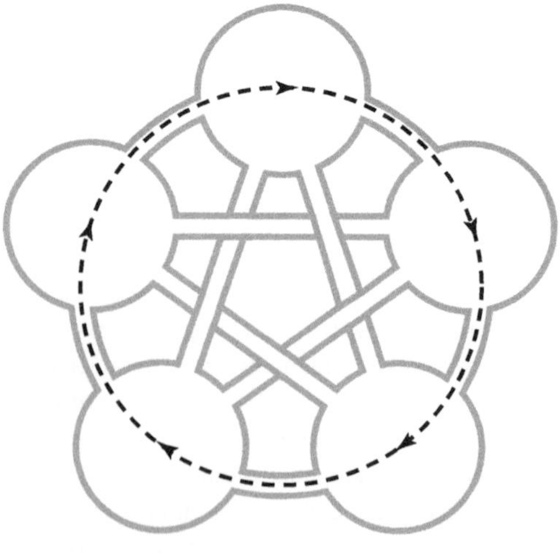

Abb. 2.2 Der *Sheng*-Zyklus

- Metall erzeugt durch Bindung Wasser.[1]
- Wasser erzeugt Holz, indem es Nährstoffe liefert.

2.3.2 Mutter-Kind-Beziehung

Für die Fünf-Elemente-Konstitutionsakupunktur hat der *Sheng*-Zyklus große Bedeutung, weil er dem Gedanken zugrunde liegt, dass sich Veränderungen in Organen eines Elements durch Behandlung eines anderen Elements bewirken lassen. In ➤ Kapitel 69 des *Nan Jing* wird der *Sheng*-Zyklus wie eine Mutter-Kind-Beziehung geschildert. Ein Mangel des „Kind"-Elements kann bedeuten, dass es von seiner „Mutter" nicht genügend Qi bekommt. In dem Fall kann es wirksamer sein, die „Mutter" statt das „Kind" zu behandeln, um so mehr Qi für das „Kind"-Element zu erzeugen. Ist beispielsweise das Feuer-Element von einem Mangel betroffen, kann der Therapeut das Holz-Element stärken, damit es dem Feuer-Element mehr Qi liefert (analog zu den stärker auflodernden Flammen, wenn Holz ins Feuer geworfen wird). Diese Art von Verbindung entsprach genau den Vorstellungen während der Han-Dynastie.

Es besteht eine unveränderliche Abhängigkeit der Söhne von den Vätern und eine Richtung von den Vätern zu den Söhnen. Dergestalt ist das Tao des Himmels. (Tung Chung-shu, ca. 135 v. Chr.; zit. in Needham 1956, p. 249)

In der Fünf-Elemente-Theorie wird auch angeführt, dass es schädliche Auswirkungen auf das „Mutter"-Element haben kann, wenn sich in einem „Kind"-Element zu große Fülle *(Shi)* entwickelt. Wenn beispielsweise das Holz-Element übervoll ist, könnte es die Energie vom Wasser-Element „geraubt" und dort einen Qi-Mangel hinterlassen haben. Dieser Zusammenhang wird als *Zi Dao Mu Qi* („Der Sohn stiehlt seiner Mutter Qi") bezeichnet.

2.3.3 Der Ke-Zyklus

克

Das hier gezeigte chinesische Schriftzeichen für *Ke* stammt aus dem Buch von Weiger (1965, Übung 29A und 75K). Der *Ke*- oder kontrollierende Zyklus beschreibt eine Beziehung zwischen den Fünf Elementen, deren Wesen sich nicht so schnell erschließt wie beim *Sheng*-Zyklus. Mit ihrem Interesse für wechselseitige Beziehungen hatten die Verfasser des *Nei Jing* und *Nan Jing* neben dem *Sheng*-Zyklus auch pathologische Auswirkungen auf zwei Element-Phasen beobachten können.

Im Geheimnis der Natur ist weder die Förderung von Wachstum (Sheng) noch seine Kontrolle (Ke) verzichtbar. Ohne Wachstumsförderung gäbe es keine Entwicklung, ohne Kontrolle würde übermäßiges Wachstum schaden. (*Ling Shu;* Liu 1988, p. 53)

Der in ➤ Abb. 2.3 dargestellte *Ke*-Zyklus wird folgendermaßen beschrieben:

- Feuer kontrolliert Metall durch sein Einschmelzen.
- Metall kontrolliert Holz durch Schneiden (Zersägen).
- Holz kontrolliert Erde durch den Bodenbewuchs.[2]
- Erde kontrolliert Wasser durch Dämme.[3]
- Wasser kontrolliert Feuer durch sein Auslöschen.

Auch durch den kontrollierenden Zyklus wird die Einheit der Fünf Elemente aufrechterhalten. Wie es im *Ling Shu* heißt: „Ohne Kontrolle würde übermäßiges Wachstum schaden." Wenn eine Funktionsstö-

[1] Joseph Needham führt als mögliche Erklärung für „Metall erzeugt Wasser" den rituellen Gebrauch von Metallspiegeln an, die als Sammelbehälter für Kondensationswasser dienten. Wir halten es aber für viel wahrscheinlicher, dass damit der felsige Untergrund gemeint ist, der verhindert, dass Wasser einfach vollständig in der Erde versickert. Elisabeth Hsu erzählt, dass sie den Ausspruch von einem taoistischen Mönch hörte, als er in einer Granithöhle im Berg Hua auf der Oberfläche der Felsen Wassertropfen sah (Hsu 1999, p. 211).

[2] Ohne Vegetation, die die Erde zusammenhält, würde es schnell zu einer Bodenerosion kommen, wie die staubigen Hügel im amerikanischen Mittleren Westen zeigen.

[3] Wegen der großflächigen Nutzung überfluteter Felder zum Reisanbau dürfte dieser Vergleich den Chinesen gut nachvollziehbar erschienen sein.

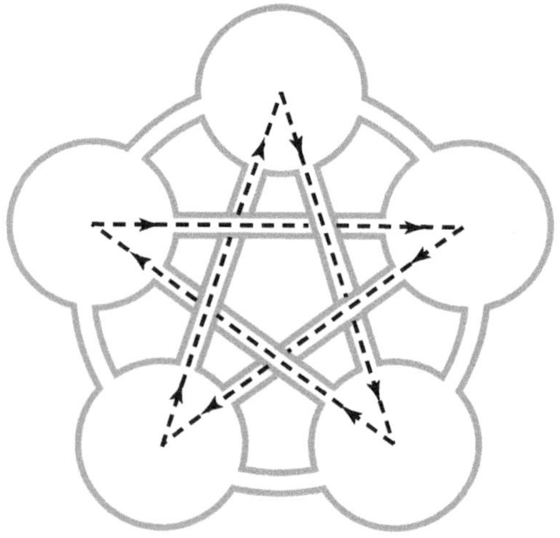

Abb. 2.3 Der *Ke*-Zyklus

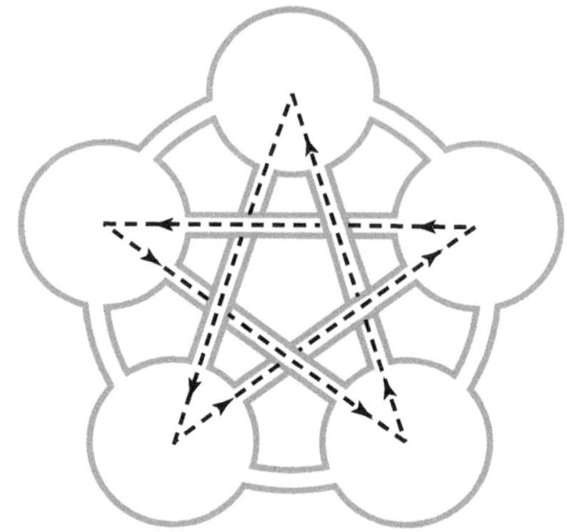

Abb. 2.4 Sich „lähmende Elemente"

rung auftritt, kann es allerdings leicht passieren, dass ein Element die Kontrolle über das ihm nachfolgende Element im *Ke*-Zyklus verliert oder „überreagiert" und es zu stark kontrolliert. (Ein pathologisch gewordener *Ke*-Zyklus wird als „Unterdrückungs"-Zyklus bezeichnet.) So beginnen z. B. bei angeschlagenen Holz-Organen die Organe des Erd-Elements oft erste Anzeichen von Überlastung zu zeigen. ➢ Abb. 2.4 demonstriert, wie die Organe und Elemente in den *Sheng*- und *Ke*-Zyklen miteinander verbunden sind.

2.3.4 Sich „lähmende" Elemente

Die wichtigste Beziehung der Elemente untereinander verkörpert der *Sheng*-Zyklus, da der Mangel eines Elements leicht zu einem Mangel oder Überschuss seines „Kind"-Elements führen kann. Über den *Ke*-Zyklus kommen dagegen verwickeltere Beziehungen zustande.

Überschüssiges Qi wirkt sich nicht nur auf das [Element] aus, das es beeinflussen sollte, sondern bekämpft auch dasjenige, welches es nicht beeinflussen sollte. Bei einem Qi-Mangel macht sich nicht nur der normale Einfluss [auf ein Element] übertrieben stark bemerkbar, sondern auch eine hemmende Wirkung, der es eigentlich nicht unterliegen sollte. (Abhandlung über den Kreis der Fünf Wandlungsphasen im *Su Wen;* Liu 1988, p. 56)

Das bedeutet, dass ein Element, das aus dem Gleichgewicht geraten ist, auf organischer Ebene dasjenige Element „lähmen" kann, das es eigentlich kontrollieren sollte (➢ Abb. 2.5). So kann z. B. ein Leberleiden zu einer Lungenfunktionsstörung führen.

2.3.5 Behandlung eines konstitutionellen Ungleichgewichts

Über den *Sheng*- und/oder den *Ke*-Zyklus kann sich jede Funktionsstörung eines Elements nachteilig auf die anderen Elemente auswirken (zur Erörterung dieser Zusammenhänge Scheid 1988). In der Praxis sehen sich Therapeuten aber komplizierten klinischen Bildern gegenüber, bei denen sich oft nur schwer feststellen lässt, wie eine Dysbalance auf die anderen Elemente übergegriffen haben könnte. Aufschluss darüber gibt die Erkenntnis, welches Element zuerst aus dem Gleichgewicht geraten war. Die Behandlung sollte sich auf dieses Element konzentrieren, weil darüber auch die anderen mitbetroffenen Elemente beeinflusst werden können. So lässt sich eine Besserung auf der Qi-Ebene erreichen, indem der Therapeut eine Disharmonie des Patienten an der Wurzel behandelt.

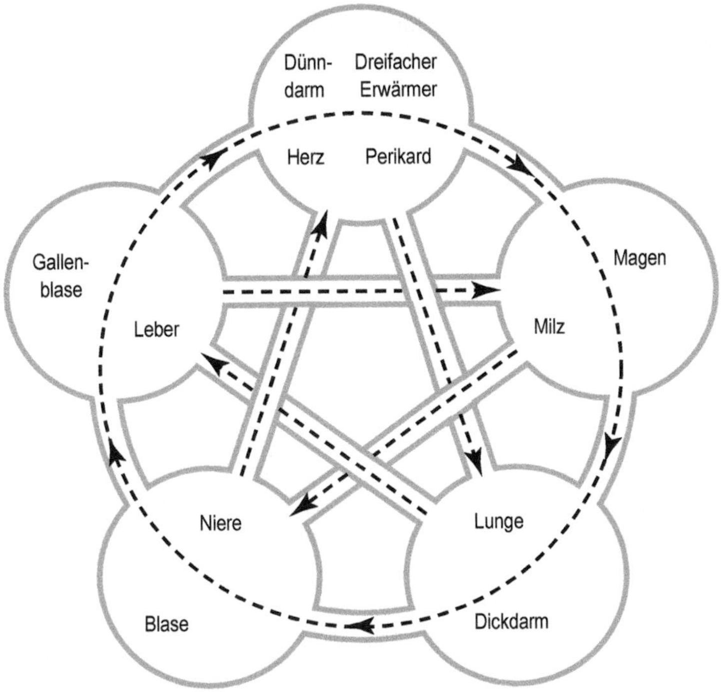

Abb. 2.5 Den Fünf Elementen zugeordnete Organe

2.4 Die Organe oder „Beamten"

Seit der Zeit, in der das *Nei Jing* entstand, werden die 12 Organe mit bestimmten Elementen assoziiert. Neben der Vermittlung allgemein akzeptierter Organfunktionen legt die Fünf-Elemente-Konstitutionsakupunktur bei der Ausbildung besonderen Wert auf ➢ Kapitel 8 des *Su Wen* (vgl. dazu den ausführlichen und zum Nachdenken anregenden Kommentar von Larre & Rochat de la Vallée 1992b). In dem Kapitel sind die 12 Organe wie „Beamte" an einem Hof beschrieben, die bestimmte Ministerien oder Funktionen innehaben. Dieses Organmodell wies Ähnlichkeit mit einer taoistischen Auffassung der damaligen Zeit auf, der zufolge Menschen verschiedenen Gottheiten innewohnten, denen sie angehörten. Chang Heng beschreibt im *Ling Hsien* (ca. 7–139 n. Chr.), wie im Himmel verschiedene Götter herumsitzen, die alle eine Position als höfische Beamte bekleiden.

In ➢ Kapitel 8 des *Su Wen* werden die Organfunktionen eher im Hinblick auf Seele und Geist des Menschen als auf die Physiologie seines Körpers geschildert.

Es gibt Beamte mit folgenden Ministerien oder Funktionen (Larre & Rochat de la Vallée 1992b, pp. 151–152):

- Das **Herz** hat den Rang eines Herrschers und Gebieters. Von ihm strahlt der Geist aus.
- Die **Lunge** hat das Amt des Premierministers und Kanzlers inne. Von ihr wird das Leben spendende Netz (der Atmung) reguliert.
- Die **Leber** fungiert als General der bewaffneten Streitkräfte. Von ihr werden Beurteilung der Rahmenbedingungen und strategische Planung übernommen.
- Die **Gallenblase** ist für alles verantwortlich, was rechtmäßig und genau ist. Von ihr gehen Entschlossenheit und Entscheidungen aus.
- *Tan zhong* (der frühere Name vom Perikard) ist sowohl ortsansässiger Funktionsträger als auch Gesandter. Von ihm gehen stolze Begeisterung und Freude aus.

- **Magen und Milz** sind für Lagerhäuser und Kornspeicher zuständig. Von ihnen leiten sich die fünf Geschmacksqualitäten her.
- Der **Dickdarm** ist für den Transport verantwortlich. Von ihm stammen die nach der Umwandlung verbleibenden Rückstände.
- Der **Dünndarm** ist für Aufnahme und Antrieb verantwortlich. Von ihm geht die stoffliche Umwandlung aus.
- Die **Nieren** sind für Stärke und Kraft verantwortlich. Von ihnen leiten sich Können und besondere Fähigkeiten ab.
- Der **Dreifache Erwärmer** ist für ungehinderte Passage und Durchspülung zuständig. Von ihm geht die Regulierung der Körperflüssigkeiten aus.
- Die **Blase** ist für Städte und Regionen zuständig. Sie speichert die Körperflüssigkeiten und verleiht ihnen durch Qi-Transformation ihre Stärke.

Soweit den Autoren bekannt ist, gibt es derzeit keine andere diagnostische Methode, die so viel Wert auf diese Organfunktionen bei der Fünf-Elemente-Konstitutionsakupunktur legen würde. In Kenntnis der „Beamten"/Funktionen kann ein Therapeut viel nachdrücklicher die Verhaltensweisen und Denkmuster von Patienten diagnostizieren. Dieser Schwerpunkt ersetzt alle anderen Indikationen, die sich aus körperlichen Symptomen ergeben könnten (vgl. ➤ Kapitel 3, ➤ Kapitel 4 und Teil 2 zu der Frage, weshalb es für uns oberste Priorität hat, die Diagnose auf psychologische Eigenschaften der Patienten zu stützen).

2.5 Tag-Nacht-Gesetz (Organuhr)

Jeder Beamte hat eine zweistündige Tageszeit, in der sein Qi stärker als sonst ist (➤ Abb. 2.6). Dies ist ein sehr altes Konzept, das in der biorhythmischen Methodenlehre als *Zi Wu Liu Zhu Fa* bekannt ist und mindestens bis in die Zeit um 618–906 n. Chr., d. h. auf die Tang-Dynastie, zurückgeht. Soulié de Morant (1994, p. 121) datiert es sogar bis ins Jahr 104 v. Chr., d. h. die Han-Dynastie, zurück, ohne allerdings Quellen anzugeben.

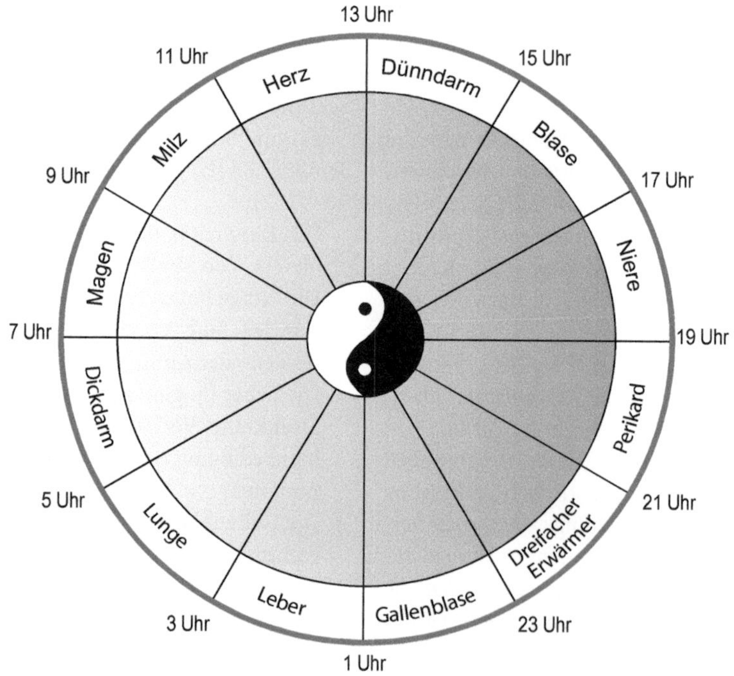

Abb. 2.6 Die Organuhr

In etwa 12-stündigem Abstand zur Zeit der stärksten Aktivität gibt es genauso eine Phase, in der die Organ-Energie am schwächsten ist.

In der Praxis lassen sich daraus diagnostisch nützliche Informationen über den Zustand eines Organs gewinnen. Patienten berichten z. B. oft darüber, dass sie während der Phase maximaler Leber-Aktivität (1–3 Uhr nachts) schlecht schlafen und sich andererseits nach dem Mittagessen (13–15 Uhr) nur mit Mühe wach halten können.

In der Behandlung kann die Organuhr dazu verwendet werden, um ein Organ zum Zeitpunkt seiner stärksten Aktivität zu tonisieren (Teil 6). Stellenwert und diagnostischer Nutzen der Tageszeit sind in Teil 2 für jedes Organ gesondert besprochen.

ZUSAMMENFASSUNG

- Alle Fünf Elemente besitzen ein unterschiedliches Qi. Jahreszeiten, klimatische Faktoren und menschliche Gefühle stellen Variationen der Fünf Elemente dar.
- Wenn eines der Fünf Elemente aus dem Gleichgewicht gerät, manifestiert sich das in den Entsprechungen (Resonanzen) des betroffenen Elements.
- Die diagnostisch wichtigsten Zeichen (Resonanzen) sind Gesichtsfarbe, Stimmklang, Emotion und Geruch.
- Ein kompliziertes Geflecht wechselseitiger Beziehungen verbindet die Fünf Elemente untereinander. Das bedeutet, dass sich Veränderungen eines Elements auf alle anderen auswirken können.
- Von primärer Bedeutung ist ein harmonisches Gleichgewicht zwischen den Fünf Elementen.
- Auf die Beschreibung der Organe als „Beamte" im *Su Wen* (➤ Kapitel 8) wird besonderer Wert gelegt.
- Jeder „Beamte" bzw. jedes Organ hat eine zweistündige Tageszeit, in der sein Qi besonders stark ist.

KAPITEL

3 Die Bedeutung des Geistes

3.1 Primat des Geistes

Die Fünf-Elemente-Konstitutionsakupunktur stellt eine sehr personenzentrierte Therapieform dar. Bei jedem Patienten, der zur Akupunkturbehandlung kommt, wird sich der Therapeut überlegen, wie er die Person – statt nur ihre Symptome – behandeln könnte. Denn die Anwender der Fünf-Elemente-Konstitutionsakupunktur konzentrieren sich bei ihrer Diagnostik und Therapie auf die Gesundheit und weniger auf die vordergründige körperliche Symptomatik des Patienten.

Chronische somatische Symptome gelten als Ausdruck einer Krankheit *(Biao)*, deren Wurzel *(Ben)* gewöhnlich im Geist oder Verstand zu suchen ist. Das trifft natürlich nicht für alle Symptome zu. Durch ein körperliches Trauma oder eine akute Infektion bedingte Symptome entspringen z. B. höchstwahrscheinlich einem äußeren pathogenen Faktor und keiner tiefer liegenden inneren Ursache.

Im Westen begibt sich die Mehrzahl der Patienten primär wegen eines gestörten geistig-seelischen Gleichgewichts in Behandlung, auch wenn die zugrunde liegende Störung aus einer Dysbalance des Körper-, des Geistes- oder des Gemütszustands entspringen kann. Nach Erhebungen des National Health Service in Großbritannien wird rund ein Viertel der Medikamente für Patienten mit geistig-seelischen Gesundheitsproblemen verordnet (The Stationery Office, 1996). Viele Patienten haben auch psychosomatische Symptome. Hinzu kommt, dass zur Symptomlinderung unzählige Substanzen wie Koffein, Alkohol und sog. Freizeitdrogen eingenommen werden. Krankheitsbedingte Fehlzeiten sind in der Hälfte der Fälle auf Stress zurückzuführen (Patel & Knapp 1998). Eine neuere Untersuchung in Großbritannien fand heraus, dass von den 22 000 Teilnehmern

- 58% unter Stimmungsschwankungen litten,
- 52% sich apathisch und antriebsarm (unmotiviert) fühlten,
- 50% Angststörungen,
- 47% Schlafstörungen und
- 43% Gedächtnisschwäche oder Konzentrationsschwierigkeiten hatten, während
- 42% an Depressionen litten (Holford 2003, pp. 2–3).

Schon lange vor dem Aufkommen moderner Lebensweisen und aktueller Neurosen konnte Cicero beobachten, dass „Krankheiten der Seele viel gefährlicher und zahlreicher als körperliche Krankheiten“ waren. Gerechterweise muss man sagen, dass heutzutage das seelische Unwohlsein vieler westlicher Patienten von einer starken Komponente geistiger Funktionseinbußen begleitet zu sein scheint.

3.1.1 Ganzheitliche Diagnose und Behandlung

In der Fünf-Elemente-Konstitutionsakupunktur wird zunächst untersucht, welches Element bei einem Patienten in Distress geraten ist, um davon ausgehend die Diagnose zu stellen. Die Diagnose stützt sich auf Eindrücke wie emotionales Gleichgewicht, Gesichtsfarbe, Geruch und Stimme/Tonlage des Patienten. Von größter Bedeutung ist auch seine/ihre Persönlichkeit. Der Schwerpunkt liegt allerdings auf der diagnostischen Einschätzung der Fünf-Elemente-Konstellation eines Patienten und weniger auf der Differenzialdiagnose der Symptome. „Krankheiten können übereinstimmen, doch die Personen, die daran leiden, unterscheiden sich“, schrieb der große Heilkundige Xu Dachun (Unschuld 1990, p. 17). Dies spiegelt sich auch in dem chinesischen Sinnspruch *Yin Ren Zhi Yi* wider – der so viel bedeutet wie „unterschiedliche Patienten brauchen eine unterschiedliche Behandlung“.

Eine Behandlung hat nur dann vollen Erfolg, wenn sich die Patienten (subjektiv) besser fühlen und sich (objektiv) eine Besserung ihrer Symptome und klinischen Befunde zeigt. Manche Patienten stellen überrascht eine positive Befindensänderung fest, obwohl sie vorher nicht einmal ahnten, dass etwas „nicht in Ordnung" war. Mit der Fünf-Elemente-Konstitutionsakupunktur lässt sich die Behandlung gezielt auf die geistig-seelische Ebene richten, mit deren Hilfe die Patienten ihre Gesundheit wiedererlangen.

3.2 Geist und Verstand

3.2.1 Was ist „Geist"?

Viele Menschen haben eine – mitunter nur vage, diffuse – Vorstellung von dem, was „Geist" bedeutet. Andere wollen nicht akzeptieren, dass menschliche Wesen überhaupt einen Geist oder eine Seele besitzen. Der englische Begriff „spirit" hat zahlreiche Bedeutungen (allein das Oxford English Dictionary nennt 34 verschiedene Möglichkeiten) und ist aus dem Grund ein schwieriger Diskussionsgegenstand.

Dem Verständnis der chinesischen Medizin am nächsten kommt „Geist" im Sinne von „beseelendem oder vitalem Prinzip des Menschen". Cicero sprach vom „wahren Selbst, nicht der körperlichen Gestalt, auf die man (mit dem Finger) zeigen kann". Die beiden chinesischen Bezeichnungen *Shen* und *Jing-Shen* drücken wohl am besten aus, was unter Geist zu verstehen ist, und schließen auch einige intellektuelle, verstandesmäßige Aspekte mit ein. Der Sinologe Claude Larre definiert *Shen* so:

Shen ist das, was ein menschliches Wesen von anderen unterscheidet; erst Shen macht den Einzelnen zu einem Individuum und zu mehr als einer Person. (Larre et al. 1986, p. 164)

„Geist" wird häufig mit den spirituellen und religiösen Seiten eines Menschen gleichgesetzt, doch der Begriff umfasst noch viele andere Aspekte des Seins. Nicht nur Religion, Mystik und spirituelles Bewusstsein entströmen dem menschlichen Geist, sondern auch das Bedürfnis, einen glühenden Sonnenuntergang zu sehen, gute Musik zu hören oder sein menschliches Potenzial zu entfalten. Aufzuwachen und sich auf einen heraufdämmernden wunderschönen Tag zu freuen, sind Erlebnisse, die den Geist anrühren. Liebe und Mitgefühl sind Ausdrucksformen des Geistes.

Menschen mit geistig-psychischen Problemen haben in belastenden Situationen schwer zu kämpfen und überhaupt Schwierigkeiten, ihr Leben zu bewältigen. Das kann sich auf Bereiche wie zwischenmenschliche Beziehungen, Kommunikationsverhalten, Körperhaltung und Sprachgebrauch auswirken oder sich beim Blickkontakt zeigen (Näheres ➤ Kapitel 27). Bis zu einem gewissen Grad sind fast alle unsere Patienten von Resignation, Selbstqualen, Hoffnungslosigkeit, Depression, Enttäuschung, Traurigkeit, Angst und anderen Zuständen erfüllt. „Die Masse der Menschen führt ein Leben in stiller Verzweiflung", sagt Thoreau in *Walden*.

3.2.2 Was ist „Verstand"?

Die Denkfähigkeit des Menschen beruht auf seinem Verstand oder kognitiven Funktionen, zu denen Konzentrationsvermögen, Gedächtnisleistung, Handlungsentwürfe (Planung) und Entscheidungsfindung gehören. Von der westlichen Medizin wurden Patienten mit Wahrnehmungs-, Persönlichkeits-, emotionalen oder Verhaltensstörungen als „geisteskrank" (heute: psychisch krank) angesehen. Der Gebrauch des Begriffs ging weit über den ursprünglichen Bedeutungsgehalt von „mental" hinaus. In psychiatrischen Krankenhäusern befinden sich viele Patienten, die äußerst scharfsinnig und klar denken können. Denn es ist ihre Psyche (Geist im Sinn von Seele), die leidet.

Im Rahmen der chinesischen Medizin zählen unter anderem Obsessionen, Vergesslichkeit, Unentschiedenheit, Konzentrationsstörungen, Unstrukturiertheit, Konfusion, Vagheit, Artikulationsschwierigkeiten und Dyslexie zu den Symptomen auf psychischer oder mentaler Ebene. Die chinesische Medizin sieht den Geist (Verstand und Psyche) als Qi-Aspekt eines Menschen. Wie das Qi ist auch der Geist eines Menschen in jeder seiner Körperzellen vorhanden (vgl. Pert 1997).

3.2.3 Shen in der chinesischen Medizin

Von den Begriffen, die in Schriften der chinesischen Medizin für Geist/Seele verwendet werden, ist *Shen* der geläufigste und hat kontextbezogen unterschiedliche Bedeutungen. Einige Autoren übersetzen ihn mit Geist im Sinne von Verstand (vgl. Maciocia 1989, p. 72), andere im Sinne von Seele (vgl. Kaptchuk 2000, p. 58) und wieder andere im Sinne von „Lebensgeister" oder „Energien" (vgl. Larre & Rochat de la Vallée 1995, p. 4). Durch die Verwendung des Plurals wird unterstrichen, dass *Shen* mehr ist als nur die Energie des Herzens (s. u.), sondern die „ganze Sphäre der emotionalen, geistigen und spirituellen Aspekte eines menschlichen Wesens" beschreibt (Maciocia 1989, p. 72). So verstanden, beinhaltet *Shen* die geistigen und spirituellen Aspekte sämtlicher Organe.

Die folgenden zwei Zitate verdeutlichen, dass *Shen* das menschliche Bewusstsein vermittelt.

Lebensenergien (De Shen) verleihen dem Leben Glanz. Seine Lebensenergien zu verlieren (Shi Shen) ist gleichbedeutend mit Vernichtung. (Su Wen, Kapitel 13; Larre & Rochat de la Vallée 1995)

Sprechen wir über den Geist, überShen. Was ist der Geist? Mit den Ohren ist er nicht hörbar. Damit sich der Geist plötzlich durch das eigene Bewusstsein offenbaren kann, muss das Auge brillant sehen können und das Herz offen und aufmerksam sein. Der Geist kann sich nicht durch den Mund ausdrücken; nur das Herz kann all das äußern, worauf der Blick fällt. Wenn man genau aufpasst, erkennt man ihn plötzlich, doch genauso plötzlich kann dieses Wissen wieder verloren gehen. Doch als hätte der Wind die Wolken verjagt, klärt sich Shen, der Geist, vor dem Menschen. Daher wird von Shen als Geist gesprochen. (*Su Wen*, Kapitel 26; Veith, 1972)

Da es für Therapeuten der Fünf-Elemente-Konstitutionsakupunktur wichtig ist, die Art einer geistig-psychischen Balancestörung erkennen zu können, sollten sie danach streben, diese Fähigkeit weiterzuentwickeln.

3.3 Geistige Gesundheit im Verständnis der chinesischen Medizin

Schon in den frühen Klassikern wird durchgängig darauf Bezug genommen, dass die geistig-seelische Gesundheit des Menschen vor allem anderen Vorrang hat. Zwei Beispiele:

Wenn die Lebensgeister überwältigt werden, verflüchtigen sie sich; wenn sie in Ruhe gelassen werden, bleiben sie. Daher ist die Erhaltung der Lebensenergien die wichtigste Sache im Verhalten und in der Behandlung eines Lebewesens, und erst danach kommt die Gesunderhaltung des Körpers. (Zhang Jiebin, zit. in Larre & Rochat de la Vallée 1995)

Wenn der Geist der Meister ist (den Ton angibt), gehorcht ihm der Körper und der Mensch gedeiht. Wenn der Körper der Meister ist (den Ton angibt), verkommt der Mensch. (*Huainanzi,* Kapitel 1; Larre et al. 1986)

Diese Zitate unterstreichen, dass der geistig-seelischen Gesundheit oberste Priorität zukommt. Die meisten Menschen haben zu irgendeinem Zeitpunkt ihres Lebens mit Krankheiten zu kämpfen. Dabei hängt der Ausgang oft von ihrem Willen und ihrer geistigen Verfassung ab. Es ist eine bekannte Tatsache, dass das Ende naht, sobald sich jemand aufgibt und „sich mit dem Gesicht zur Wand dreht".[1]

Der entscheidende Punkt in der Krankheitsbehandlung besteht darin, die fünf Lebensenergien eines Patienten zu ergründen, um zu wissen, ob sie ihm noch innewohnen oder verloren gegangen sind, ob er sie besitzt oder gerade verliert, und zu erfahren, ob er sterben oder leben will. (Taisu; Larre & Rochat de la Vallée 1995)

Wie kann eine Krankheit geheilt werden, wenn keine spirituelle Energie mehr im Körper verblieben ist? (Su Wen, Kapitel 14; Veith 1972)

[1] In vielen neueren Lehrbüchern der chinesischen Medizin wird kein Bezug mehr auf den Geist genommen und nicht einmal erwähnt, dass viele körperliche (somatische) Erkrankungen eine psychische Ursache haben. Das steht in deutlichem Widerspruch zu den im *Nei Jing* angeführten Prioritäten.

Vor der Anwendung einer medizinischen Behandlung muss man zuallererst an die Psyche des Patienten denken. (Ling Shu, Kapitel 8; Sunu 1985)

Damit Akupunktur gründlich und wirksam sein kann, muss zuerst die Psyche geheilt werden. (*Su Wen,* Kapitel 25; Veith 1972)

3.3.1 Mit Akupunktur Geist und Psyche behandeln

Nei Jing und *Nan Jing* entstanden in der Hochzeit des taoistischen Einflusses auf die chinesische Medizin, als Akupunktur die meistdiskutierte Behandlungsmethode war. Das *Ling Shu* befasste sich sogar ausschließlich mit Akupunktur. Wegen der Möglichkeit, das Qi in den Leitbahnen zu beeinflussen, galt Akupunktur als bestgeeignete Therapieform, um eine geistig-seelische Veränderung anzustoßen.

Wenn der Körper gesund ist und Xin (Herz-Geistals Heimstatt der Lebensenergie) leidet, entstehen Krankheiten in den Meridianen (Leitbahnen). Dann sind Moxa und Nadeln die richtige Behandlung. (*Su Wen,* Kapitel 24; Unschuld 1985, p. 293; ergänzende Xin-Übersetzung von Claude Larre)

Die Tradition, der Gesundheit von Geist und Psyche oberste Priorität einzuräumen, findet in der Fünf-Elemente-Konstitutionsakupunktur ihre Fortsetzung. Für die Behandlung dieser Persönlichkeitsebenen erweisen sich Akupunktur und Moxibustion als höchstwirksame Therapieformen.

3.4 Die fünf Shen

Der Begriff *Shen* wird in zweierlei Hinsicht verwendet. Wie oben bereits erläutert, umfasst er einerseits die Gesamtheit der emotionalen, geistigen und seelischen (spirituellen) Aspekte eines Menschen. Obwohl der Geist letztlich eine unteilbare Einheit bildet, werden im Chinesischen fünf verschiedene geistige Energien unterschieden, die miteinander interagieren. Jede ist für einen anderen Persönlichkeitsaspekt verantwortlich und einem der Yin-Organe zugeordnet. In diesem Zusammenhang steht *Shen* spezifisch für die „Herz-Energie". Daneben werden für die Energien der anderen Yin-Organe die Bezeichnungen *Hun, Po, Zhi* und *Yi* verwendet (➤ Tab. 3.1).

Tab. 3.1 Die fünf Shen (Lebensenergien)

Organ	Spiritueller Aspekt	Übersetzung
Herz	*Shen*	Geist
Milz	*Yi*	Intellekt/Intention
Lunge	*Po*	Körperseele
Nieren	*Zhi*	Wille/Trieb
Leber	*Hun*	Ätherische Seele

Die fünf *Shen* sind in vielerlei Hinsicht eng mit den im 8. Kapitel des *Su Wen* beschriebenen „Beamten" verwandt (➤ Kapitel 2). Beide verkörpern wichtige Energieaspekte. Besonders *Hun* und *Po* sind die geistigen Energien, die eine Beziehung zu Leben und Tod herstellen. Das ist diagnostisch kaum von Nutzen, aber dennoch interessant für Therapeuten.

3.4.1 Die fünf Shen im Überblick

Im Folgenden wird ein Überblick über die fünf *Shen*-Energien gegeben. Eine ausführlichere Beschreibung folgt im zweiten Teil des Buches.

Hun

Als Lebensenergie der Leber oder „ätherische Seele" kommt *Hun* der westlichen Vorstellung von der Seele eines Menschen am nächsten. *Hun* betritt den Körper bei der Geburt und verlässt ihn beim Tod wieder, um außerhalb des Menschen weiterzuexistieren. Wenn sich Menschen getrennt von ihrem Körper erleben oder über eine Nahtoderfahrung berichten (Moody 1973), schlafwandeln oder in Trance geraten, sind es Erlebnisse, die mit *Hun* zu tun haben. In pathologischen Fällen hilft es, die Leber-Energie zu stärken, um *Hun* im Körper zu halten. In weniger schweren Fällen neigen die Betroffenen zu Vagheit und Tagträumen.

Dass *Hun* mit der menschlichen Fähigkeit zusammenhängt, seinen Lebensplan zu erfüllen sowie spirituelle Visionen oder Einsichten zu erlangen, gibt auch diagnostisch wichtige Hinweise. Wenn jemand – tagsüber oder nachts – ständig träumt, sich ziemlich unbestimmt verhält oder über den Wolken schwebt, könnte sich eine gestörte Leber-Energie negativ auf *Hun* auswirken. Das fällt oft besonders bei Leuten auf, die Unmengen von Freizeitdrogen konsumieren.

Po

Als Lebensenergie der Lunge oder „Körperseele" ist *Po* eine ausschließlich chinesische Vorstellung. Dieser geistige Aspekt ist an den materiellen Körper gebunden und stirbt, wenn der Körper aufhört zu funktionieren. Von *Po* werden instinktive Reaktionen gesteuert, wie die Fähigkeit, eine Hand auszustrecken und etwas im Fliegen aufzufangen. *Po* lässt Menschen beseelt oder animiert erscheinen; einen geistig beflügelten oder angeregten Menschen bezeichnen die Chinesen z. B. als *Po-Li*. Der Begriff steht für starke Beteiligung an einer Aktivität (vgl. Yang 1997, p. 293). Wegen der engen Beziehung zur Atmung eines Menschen wird auch vom „Pulsieren" des *Po* gesprochen. Bei guter Atmung schlägt *Po* Wurzeln im Körper, so dass sich die Menschen beseelter oder lebendiger fühlen können. Es verleiht auch die Befähigung zu körperlichen Empfindungen. Menschen mit schwacher Lungen-Energie registrieren kaum, welche körperlichen Empfindungen ihr Fühlen, Sehen und Hören auslösen kann. Daher beginnen Menschen, deren Lungen-Energie aus dem Gleichgewicht geraten ist, sich distanzierter oder träger zu verhalten bzw. sich von anderen zu isolieren.

Shen

Als Geist/Seele oder Herz-Energie richtet Shen das Bewusstsein eines Menschen nach außen und ermöglicht ihm/ihr die Kommmunikation bzw. den Austausch mit anderen. Weil sie Klarheit des Denkens und richtiges Handeln in sozialen Beziehungen ermöglicht, ist diese geistige Energie am deutlichsten sichtbar; sie kann sich aber auch legen und beruhigen und so Entspannung und Schlaf fördern. Die geistige Verfassung eines Menschen allgemein und besonders der Zustand seiner Herz-Energie kommt im Strahlen der Augen und in der Bereitschaft zum Blickkontakt zu anderen zum Vorschein.

Zhi

Als Lebensenergie der Nieren wird *Zhi* oft mit Wille oder Trieb übersetzt. Da sich Menschen unter seinem Einfluss auch ohne bewussten Antrieb oder Impuls im Leben voranbewegen, ist *Zhi* auch als „nichtwillentlicher Wille" bezeichnet worden. Eine starke Nieren-Energie kommt in dem starken Bedürfnis zum Ausdruck, sich „lebendig zu fühlen". Menschen mit weniger starker Nieren-Energie sind dagegen eher antriebsarm oder kompensieren ihre mangelnde Lebenslust durch Härte gegen sich selbst; sie erscheinen extrem getrieben oder äußerst willensstark.

Yi

Yi, die Milz-Energie, wird manchmal als Intellekt oder Intention übersetzt. *Yi* sorgt dafür, dass unsere Gedanken und Ideen Früchte tragen und sich nach außen manifestieren oder realisieren können. Menschen mit schwacher Milz-Energie sind unfähig, etwas zu vollenden, und fühlen sich bei ihren Tätigkeiten meist unausgefüllt. Sie können Dinge nicht so ausführen, dass sie „zum Ernten heranreifen". Dieses Bild verwendet J.R. Worsley häufig, wenn bei Patienten ein Erd-Konstitutionsfaktor diagnostizierbar ist.

3.5 Geist und Gefühle (Emotionen)

Die geistige Verfassung eines Menschen wird von intensiven und lang anhaltenden Gefühlen beeinflusst. Obwohl sich die Wirkung konkret im *Shen, Hun, Po, Zhi* oder *Yi* des Patienten bemerkbar macht, wird der Therapeut häufig konstatieren, dass die „geistige Ebene" des betreffenden Elements der Behandlung bedarf. Unter dem Eindruck, dass die Psyche des Patienten durch starken Kummer Schaden genommen haben könnte, würde er seine Aufmerksamkeit z. B. auf die psychischen Aspekte des Metall-Elements richten. Das therapeutische Bemühen gilt immer dem harmonischen Ausgleich zwischen den Emotionen, die den jeweiligen Elementen zugeordnet sind. Im *Zhong Yang*, einer Schrift aus der Han-Dynastie, ist dazu zu lesen:

Als Harmonie wird ein Gefühlszustand bezeichnet, in dem die Emotionen wach und entspannt sind und die richtige Stärke, Begrenztheit und Ausdrucksweise erlangen. (Davis 1996)

ZUSAMMENFASSUNG

- Dass die geistig-psychische Gesundheit bei Diagnostik und Therapie im Mittelpunkt steht, ist ein Grundprinzip der Fünf-Elemente-Konstitutionsakupunktur.
- Der chinesische Begriff *Shen* steht für Geist und seelische Energie eines Individuums, die ihm sein menschliches Bewusstsein vermitteln.
- Jedem Organ wird ein spiritueller Aspekt zugeordnet, der als *Shen* (Geist), *Hun* (ätherische Seele), *Po* (Körperseele), *Zhi* (Wille/Trieb) und *Yi* (Intellekt/logisches Denken bzw. Intention) bezeichnet wird.

KAPITEL

4 Konstitutionelle Faktoren

4.1 Konstitutionelles Ungleichgewicht in der chinesischen Medizin

Dass Menschen ein bestimmtes konstitutionelles Ungleichgewicht haben können, ist eine altbekannte und weit verbreitete Vorstellung in der chinesischen Medizin. Die Untersuchung der Konstitutionstypen nach den Fünf Elementen, der sich Kapitel 64 des *Ling Shu* widmet, beruht hauptsächlich auf der Körperform (Gestalt) und charakterlichen Aspekten einer Person. Im Kapitel 72 des *Ling Shu* ist nach dem Yin/Yang-System eine andere Einteilung mit vier Persönlichkeitstypen – *Taiyang, Shaoyang, Taiyin* und *Shaoyin* – beschrieben (Flaws & Lake 2000, p. 27). In Japan hat die Berücksichtigung des Konstitutionstyps bei der Behandlung eine lange Tradition und erfolgt z. B. nach der im *Shanghan Lun*, dem Klassiker der späten Han-Dynastie, skizzierten Methode. Leicht unterschiedliche Kriterien ermöglichen eine Unterteilung in die sechs Persönlichkeitstypen *Taiyang, Shaoyang, Taiyin, Shaoyin, Yangmimg* und *Jueyin* (Schmidt 1990). Von Meistertherapeuten wie Fukushima und Honma (Eckman 1996) wurden Methoden zur Diagnose und Behandlung der Konstitutionstypen entwickelt. In Korea wird von Kuon Dowon noch eine weitere konstitutionelle Methode gelehrt (vgl. Eckman 1996, p. 209).

Die Konstitution des Menschen wird von der heutigen chinesischen Medizin mit *Chang Ti* umschrieben, was so viel wie „körperlicher (somatischer) Typ" bedeutet. Für eine Diagnose, die sich in erster Linie auf die körperliche Gestalt gründet, ist es ein geeigneter deskriptiver Begriff (zur Diskussion der Typisierungen sei auf Maciocia 1989, pp. 320–322, oder Requena 1989, pp. 81–93, verwiesen). J.R. Worsley hat seine Methode allerdings aufgrund völlig anderer, im *Nei Jing* und *Nan Jing* dargestellter diagnostischer Kriterien entwickelt. Hierbei konzentriert sich der Therapeut auf solche Symptome, die einem gestörten Gleichgewicht des Patienten-Qi entspringen können.

4.2 Was bedeutet konstitutioneller Faktor?

Eines der wichtigsten Konzepte der Fünf-Elemente-Konstitutionsakupunktur ist der sog. konstitutionelle Faktor (KF). Weil er die primäre Störung ist, die ein Ungleichgewicht der anderen Elemente verursacht (bzw. kausal ist) – auch wenn natürlich noch weitere Ursachen hinzukommen können –, verwendete J.R. Worsley den Begriff „Kausalfaktor". Aus Gründen der begrifflichen Klarheit ziehen wir es aber wie viele andere Vertreter der Fünf-Elemente-Konstitutionsakupunktur vor, von konstitutionellen Faktoren zu sprechen. Den Begriffsteil „Faktor" übernehmen wir in Anlehnung an J.R. Worsley und auch als geläufigen Begriff der chinesischen Medizin, wie etwa die „pathogenen Faktoren". Für Therapeuten steht der konstitutionelle Faktor eines Patienten im Mittelpunkt der Diagnose und weitgehend auch im Zentrum der Behandlung. Aus diesem eigentlichen, zugrunde liegenden Ungleichgewicht erklären sich oft im Bereich der anderen Elemente nachweisbare Störungen. Deshalb sprechen sie meist ebenfalls gut an oder klingen ab, wenn sich im Zuge der Behandlung der Gesundheitszustand wieder bessert. Eine gezielt auf ihre Grundstörung gerichtete Akupunkturbehandlung lässt Patienten oft eine dramatische und tiefgehende Veränderung ihres Befindens erleben.

Im Oxford English Dictionary ist Konstitution als „körperliche Merkmale wie Gesundheit, Stärke, Vitalität etc., geistige Verfassung, Veranlagung, Temperament" definiert. So verstanden, bezieht sich Konstitution sowohl auf den Körper wie den Geist und das Temperament eines Menschen. Der Begriff impliziert auch die Vorstellung, dass sich lebenslang bestehende konstitutionelle Merkmale in der körperlichen Gesundheit oder psychischen Verfassung niederschlagen können.

Ob der konstitutionelle Faktor (KF) immer angeboren ist oder in frühester Kindheit erworben werden kann, wird von Vertretern der Fünf-Elemente-Konstitutionsakupunktur kontrovers diskutiert. Untersuchungsergebnisse, die das Auftreten desselben KF über mehrere Generationen bei den Mitgliedern einer Familie belegten, lassen vermuten, dass viele konstitutionelle Dysbalancen genetisch übertragbar sind. Da das betroffene Element durch die individuelle Reaktion auf belastende Lebenssituationen später noch mehr aus dem Gleichgewicht gerät, wirkt sich das im Laufe der Zeit auch auf die anderen Elemente aus. Doch der KF bleibt die Achillesferse, die stärkste Schwachstelle jedes Einzelnen.

Genauso wie Erkrankungen oder Funktionsschwächen bestimmter Organe können auch angeborene Störungen von Temperament oder charakterlicher Disposition aus einem gestörten Gleichgewicht der Fünf Elemente resultieren. Die Debatte über die vermutlich unlösbare Streitfrage, ob dies naturgegeben oder sozialisationsbedingt („nature versus nurture") ist, dürfte so lange weitergehen, wie sich Psychologen und Pädagogen oder Akupunkteure und andere Interessierte mit der Charakterbildung des Menschen befassen. Dem Akupunkteur fällt im Wesentlichen die Aufgabe zu, das energetische Störungsmuster zu diagnostizieren und die gesundheitliche Besserung zu unterstützen.

Nach den Vorstellungen der chinesischen Medizin dient vor allem *Jing* als Vehikel, mit dem energetische Störungen von einer Generation zur nächsten weitergegeben werden. Das von den Nieren kontrollierte Jing determiniert die konstitutionelle Stärke oder Schwäche eines Menschen. Es unterscheidet sich aber insofern vom KF, als natürlich nicht alle angeborenen energetischen Störungen in den Nieren angesiedelt sind. Wie Herz- oder Hautkrankheiten kann auch ein Ungleichgewicht jeder beliebigen Element- oder Organenergie vererbt sein.

4.3 Wie wird der KF diagnostiziert?

4.3.1 Die vier diagnostischen Zeichen

Als die vier diagnostischen Zeichen gelten:

- *Emotion,* die am schlechtesten zum Ausdruck kommt
- *Gesichtsfarbe,* besonders im unteren Schläfenbereich neben den Augen (Jochbogen)
- *Geruch,* der vom Körper ausströmt
- *Stimmklang,* besonders wenn er nicht mit dem Gefühlsausdruck übereinstimmt.

Neben diesen vier Zeichen wird sich der Therapeut auch auf den Charakter des Patienten konzentrieren und sich bemühen, ihn im Lichte der Fünf Elemente (vgl. Kapitel 8–Kapitel 22) und 12 Beamten einzuschätzen. Die Vorstellung, dass solche energetischen Symptome aus der Dysbalance einer Organ- oder Element-Energie herrühren, geht auf das *Nei Jing* und das *Nan Jing* zurück. Eine Zuordnung („Resonanz") von Emotion, Gesichtsfarbe, Stimmklang und Geruch zu den Organen wird unter anderem im *Nan Jing* (Kapitel 34), *Su Wen* (Kapitel 4 und Kapitel 5) und *Ling Shu* (Kapitel 49) vorgenommen. Auch im *Huainanzi,* einer nichtmedizinischen Schrift aus der Han-Dynastie, sind Geruch, Farbe, Jahreszeit und Klima zueinander in Beziehung gesetzt.

Bei Distress (Überforderung) eines Organs zeigen sich von selbst die Emotion und Farbe, die dem betreffenden Element zugeordnet sind, heißt es im *Nan Jing* (Kapitel 16). Die Grundidee steckt schon in der Anweisung: „Untersuche die äußeren Organentsprechungen [Resonanzen], um über die Eingeweide im Körperinnern Bescheid zu wissen" (*Ling Shu,* Kapitel 47, zit. nach Wu 1993). Die Konstellation der vier Zeichen ermöglicht Therapeuten, ihre Sinne und Intuition zu schulen und herauszufinden, welche Elemente funktionell geschwächt sind.

4.3.2 Bedeutung der Zeichendiagnose

Ein Unterscheidungsmerkmal dieser Methode liegt in der Betonung, dass ausschließlich Zeichen diagnostiziert werden (zur Durchführung von Pulsdiagnose und Palpation ➤ Kapitel 28). Da chronische körperliche Symptome gewöhnlich als bloßer Ausdruck *(Biao)* der primären Grundstörung *(Ben)* anzusehen sind, sollten sich Therapeuten nicht davon ablenken lassen. Selbst eindeutige Anzeichen oder Symptome einer kongenitalen oder konstitutionellen Organschwäche, z. B. ein Herzfehler oder eine angeborene Einzelniere, geben keinen Aufschluss über den konstitutionellen Faktor (KF) des Patienten. Für die KF-Diagnose haben die vier Zeichen immer Vorrang vor somatischen Symptomen. Auch wenn eine signifikante körperliche Funktionsschwäche in der Praxis oft genau im Bereich des KF-Elements auftritt, darf man sich diagnostisch keineswegs darauf verlassen.

Dass die Diagnose nicht allein anhand von Symptomen gestellt werden darf, wird sowohl vom *Su Wen* (Kapitel 54) als auch vom *Ling Shu* (Kapitel 3) herausgestellt. Wer hofft, den KF durch Fragen zu körperlichen Symptomen oder gar zur subjektiv empfundenen emotionalen Befindlichkeit von Patienten diagnostizieren zu können, hat das Wesentliche nicht begriffen. Schon im *Nan Jing* (Kapitel 61) steht:

Um eine Diagnose allein durch Inspektion stellen zu können, muss man göttliche Macht besitzen. Um eine Diagnose allein durch Auskultation stellen zu können, muss man ein Weiser sein. Um eine Diagnose allein durch Befragen stellen zu können, muss man ein erfahrener Arzt sein. (Lu 1972)

Das besagt, es wäre zweifellos ein äußerst schwieriges Unterfangen, die Diagnose vorwiegend auf Zeichen und praktisch überhaupt nicht auf körperliche Symptome stützen zu wollen. Wer die Fünf-Elemente-Konstitutionsakupunktur nicht mit anderen Methoden kombiniert, wird Informationen, die sich durch Befragen des Patienten gewinnen lassen, kaum Beachtung schenken. Ein gesprächsorientierter Stil stellt hohe Anforderungen an Therapeuten und gefällt einigen besser als anderen.

Um die Diagnosestellung anhand der vier Zeichen zu üben und zu perfektionieren, müssen auch Therapeuten der Fünf-Elemente-Konstitutionsakupunktur ihre Sinne schulen. Liu I Ming spricht von „Verkrustung der Sinne" (Cleary 1986b, p. 66). Es gilt unsere Sinnestaubheit oder abgestumpfte Wahrnehmungs- und Empfindungsfähigkeit zu überwinden. Ein Großteil der Aus- und Weiterbildung von Akupunkteuren besteht darin, dass sie ihre sensorischen und intuitiven Fähigkeiten durch ständiges Üben verfeinern.

4.3.3 KF-Diagnose über die Emotion

Von den vier diagnostischen Kriterien dürfte die Emotion der verlässlichste Indikator für den KF sein. Daher zählt die Fähigkeit, durch Intuition *(Zhiguan)* Einblick ins Gefühlsleben der Patienten zu gewinnen, zu den wichtigsten Kompetenzen von Therapeuten, die sie noch weiterentwickeln sollten. Wie schon das *Huainanzi* anmerkt: „Das Äußere ist sichtbar, das Innere verborgen" (Major 1993, Kapitel 7).

Um das Qi-Gleichgewicht der Fünf Elemente stetig besser verstehen zu lernen, treten Therapeuten mit den Gefühlen ihrer Patienten in Interaktion. Wenn Emotionen aufkommen, versetzen sie das Qi des Patienten in Bewegung (➤ Kapitel 5). Besonders intensive oder schmerzliche Gefühle versuchen Patienten oft zu verbergen. Wer sich in Großbritannien perfekt unter Kontrolle hat („steife Oberlippe"), wird meist noch dafür bewundert. Die Kunst von Therapeuten besteht nun gerade darin, hinter aller vorgeblichen Selbstbeherrschung die versteckten Qi-Bewegungen zu entdecken. Es ist unvermeidlich, dass Qi-Bewegungen auch subtile Veränderungen des Stimmklangs, der Augen, der Mimik und der Körpersprache hervorrufen (➤ Kapitel 26). Sie ermöglichen es dem Therapeuten einzuschätzen, welche Emotionen die größten Störungen im Patienten-Qi bewirken und wie angemessen oder disparat diese Gefühle zum Ausdruck kommen.

„Unangemessene" Gefühle

Der Weise ist erfreut, weil es dem Wesen der Dinge vor ihm gemäß ist, sich zu freuen, und er ist zornig, weil es dem Wesen der Dinge vor ihm gemäß ist, sich zu ärgern. (Ch'eng Hao, zit. in Chan 1963, p. 526)

Nach dem plötzlichen Ende einer Liebesbeziehung würde jeder Therapeut von seinem Patienten erwarten, dass er sich traurig und verletzt fühlt.

„Unangemessen" wäre es dagegen, wenn sich ein anderes Gefühl zeigen oder länger vorherrschen würde, z. B. Wut, Mitleid (Bedürfnis nach Sympathie) oder Angst. Das könnte bedeuten, dass:

- Verletztheit und Zurückweisung so schwer zu ertragen sind, dass es dem Betroffenen leichter fällt, stattdessen ein anderes Gefühl zum Ausdruck zu bringen. Manchmal kann es z. B. weniger schmerzlich sein, seine Wut zu äußern, als sich dem tiefen Gefühl von Verlassenheit voll auszusetzen. Das heißt, das Feuer-Element befindet sich in einem ungesunden Zustand und beinhaltet möglicherweise den KF.
- Falls der KF nicht in der Feuer-Energie angesiedelt ist, kann eine unangemessene Gefühlsäußerung diagnostisch wertvolle Hinweise auf ihn geben.

In dieser Situation können Therapeuten relativ mühelos entscheiden, welche emotionalen Reaktionen von Patienten zu erwarten wären. Doch es gibt viele weitaus weniger klare Situationen, in denen ein breites Spektrum von Gefühlsäußerungen beurteilt werden muss. Die Angemessenheit von Emotionen lässt sich leichter einschätzen, wenn Therapeuten die „Gefühlsstruktur" bewusst ist (nähere Einzelheiten ➢ Kapitel 25). Für diese Art von Diagnose sind jedoch keine einfachen objektiven Kriterien verfügbar.

Entscheidend ist, dass Therapeuten die Individualität von Patienten respektieren, während sie ihre Schlüsse über die Angemessenheit von Gefühlsäußerungen ziehen. Welche Emotionen schwächen und welche unterstützen die Selbstäußerung gegenüber der Außenwelt? Reizbar und ungeduldig zu werden kann für den einen bedeuten, sich jedes Mal weiter vom gesunden emotionalen Gleichgewicht zu entfernen, während eine andere Persönlichkeit deutlich stärker wird, sobald sie lernt, sich gegenüber einem tyrannischen Chef oder Partner durchzusetzen und selbst zu behaupten. Ist es ein Zeichen von Stärke oder Schwäche, wenn ein Patient weint? Nehmen Vitalität und Lebensfreude durch eine bestimmte Gefühlsäußerung zu oder ab?

Die Antwort liegt zum Teil in der Vorstellung, die sich Therapeuten davon machen, wie die stärker an ihre „wahre Natur" angenäherte Persönlichkeit des Patienten aussehen würde. Aus Angst vor den Folgen ihres aufbrausenden Temperaments unterdrücken viele Menschen bereits im Kindesalter weitgehend jedes Zorngefühl, so dass sie emotional reduziert und stark gehemmt erscheinen. Sosehr ihnen ihr feuriges Temperament im späteren Leben vielleicht auch Schwierigkeiten bereitet hätte, bleibt ihnen nichts anderes übrig, als durch Wiederannäherung an ihre „wahre Natur" hoffentlich ihre sprühende Energie und innere Stärke zurückzugewinnen.

Eine rein an Zeichen orientierte Diagnose muss nicht immer schwierig sein. Wenn sie die wesentlichen Zuordnungen kennen, können sogar Akupunkturschüler bei manchen Patienten sofort die richtige Diagnose stellen. Einige Patienten tragen ihren KF wie ein sichtbares Abzeichen. Wenn sie mit einem Lachen in der Stimme sprechen und mühelos Freude und Wärme um sich herum verbreiten, ist ihr KF höchstwahrscheinlich im Feuer-Element angesiedelt. Um bei der Diagnose ganz sicherzugehen, sollten Therapeuten auch Geruch und Gesichtsfarbe berücksichtigen, doch für eine vorläufige Diagnose reichen bereits zwei der vier diagnostischen Kriterien aus.

4.3.4 Bestätigung der KF-Diagnose

In der Fünf-Elemente-Konstitutionsakupunktur liefern die Behandlungsergebnisse eine Bestätigung der Diagnose. Das geschieht hauptsächlich durch eine

- erkennbare Besserung der diagnostischen Zeichen oder
- allgemeine Besserung von Gesundheit und Wohlbefinden des Patienten.

Besserung der diagnostischen Zeichen

Während der Behandlung richtet sich die Aufmerksamkeit verstärkt auf erkennbare Veränderungen der diagnostischen Zeichen, z. B. indem der Therapeut darauf achtet, ob sich Gesichtsfarbe, Stimmklang, Emotion und Geruch des Patienten im Laufe der Sitzung abschwächen. Wenn das der Fall ist, spricht das eindeutig für eine gezielte Behandlung des KF. Die Befundkonstellation sollte der Therapeut während der Behandlung fortlaufend überprüfen.

Sehr wichtig sind auch Veränderungen der Pulsqualität; bessert sie sich insgesamt, wurde vermutlich genau das KF-Element behandelt.

Allgemeine Besserung von Gesundheit und Wohlbefinden

Eine symptomatische Besserung im Laufe der Behandlung ist natürlich von entscheidender Bedeutung. Für die Bestätigung der KF-Diagnose wird sie aber besonders dann signifikant, wenn die Symptome mit Organen zusammenhängen, die keinen Bezug zum KF haben, z. B. wenn die Behandlung des Feuer-Elements eine Verbesserung der Lungenenergie bewirken würde.

Ein positiv verändertes „subjektives" Befinden kann sich in stärkerer Vitalität und Lebensfreude der Patienten manifestieren. Vielleicht fühlen sie sich entspannter, toleranter, selbstsicherer, emotional gelassener oder einer anderen, schwer in Worte fassbaren Weise verändert, erleben es aber dennoch als sehr real. Ein verändertes Selbstgefühl hilft bei vielen chronischen Symptomen oft entscheidend mit, die Selbstheilungskräfte zu stärken. Emotionen beeinflussen in erster Linie die geistige Verfassung. Ohne eine Veränderung auf dieser Persönlichkeitsebene können stress- oder belastungsinduzierte Störungen und ungelöste emotionale Probleme nicht geheilt werden (Krankheitsursachen ➤ Kapitel 5).

Ein positiv verändertes Wohlbefinden ist viel mehr als nur das „Sahnehäubchen" auf der Symptomlinderung, nämlich wesentliche Voraussetzung eines langfristig besseren Gesundheitszustands.

4.4 Elemente in Elementen

Nach der KF-Diagnose kann noch ein Versuch zur feineren Differenzierung unternommen werden, um die Art eines gestörten Gleichgewichts genauer zu bestimmen. Eine Möglichkeit besteht darin, das Element im Element festzustellen. Die Vorstellung, dass jedes Element in allen anderen Elementen verkörpert ist, wird im *Ling Shu* (Kapitel 64) dargelegt. Qi Bo sagt:

Bestimme zunächst die fünf Erscheinungsformen von Metall, Holz, Wasser, Feuerund Erde. Trenne sie in die fünf Farben auf. Teile sie in die fünf Körpertypen des Menschen und schließlich in die 25 Menschentypen als Ganze auf. (Lu 1972)

Das spiegelt sich auch darin wider, dass jedem Element ein bestimmter Meridianpunkt auf allen Leitbahnen zugeordnet wird. Auf dem Herz-Meridian ist z. B. *Shen Men* oder He 7 der Erdpunkt und *Shao Hai* oder He 3 der Wasserpunkt.

Bei einem Erd-KF könnte z. B. ein Mangel an Wasser-Energie innerhalb des Erd-Elements vorliegen. Das führt möglicherweise zur Austrocknung von Körperflüssigkeiten und einer leicht erregbaren, instabilen Persönlichkeit. Patienten mit Wasser-Fülle im Erd-Element könnten einen Überschuss an Körperflüssigkeiten haben und zu geistiger und charakterlicher Schwerfälligkeit oder Trägheit neigen. Diese Diagnose lässt sich aber nur stellen, wenn z. B. eine bläulich-gelbe Gesichtsfarbe, ein Krächzen im Singsang der Stimme, ein faulig-duftiger Geruch und ein ängstliches Verlangen nach Sympathie wahrnehmbar ist. Sicherlich keine einfache Diagnose! Aber noch viel schwerer lassen sich Patienten mit einem Erd-KF und einem Wasser-Ungleichgewicht im Erd-Element von Patienten mit einem Erd-KF und einem Ungleichgewicht im Wasser-Element selbst unterscheiden.[1]

Da Diagnose und Behandlung auf diesem hohen Niveau beträchtliche Erfahrung und fachliches Können voraussetzen, würde ihre Darstellung den Rahmen dieses Buches sprengen. Auf die Schwierigkeit, Störungen eines Elements innerhalb eines anderen Elements zu diagnostizieren und zu behandeln, wies schon Po-Kao in seinem Gespräch mit dem Gelben Kaiser hin.

Gelber Kaiser: ... Ich möchte etwas über die Körpergestalt der 25 Menschenkategorien hören, wie ihr Qi und Blut gesteuert wird, wie sie von ihrer Erscheinung her unterscheidbar sind, wie sich aus ihrem Äußeren

[1] TCM-Therapeuten erkennen darin möglicherweise die Entsprechung zu einem Milz-Qi-Mangel und Feuchtigkeit. Mi 9, der Wasser-Punkt auf dem Milz-Meridian, ist jedenfalls unabhängig vom Standpunkt des Betrachters ein Punkt, der ins Auge springt.

(Aussehen) auf ihren inneren Zustand schließen lässt. Könntest du mir etwas darüber sagen?

Po-Kao: Das ist in der Tat eine komplexe Frage. Doch es bleibt ein Geheimnis der alten Lehrer, und selbst ich begreife es nicht. (*Ling Shu,* Kapitel 64; zit. in Lu 1972)

4.5 Wie wirkt sich der konstitutionelle Faktor (KF) aus?

4.5.1 Einfluss auf Emotionen

Wie Patienten auf ihre individuellen Lebensumstände reagieren, wird unvermeidlich von ihrem KF geprägt. Er kann Körperform und -funktionen, Denkmuster und das Wesen oder den Charakter des Menschen beeinflussen. Definitionsgemäß liegt immer auch eine Störung der dem KF-Element zugeordneten Emotion vor.

Manche Situationen provozieren zwangsläufig eine emotionale Reaktion. Wie sich Gefühle konkret äußern, hängt wiederum vom KF ab. Ganz offensichtlich sind bestimmte Situationen besonders geeignet, bestimmte Emotionen zu wecken. Wenn ein geliebter Mensch stirbt, ist es normal zu trauern. In dieser besonderen Situation neigen Patienten mit einem Metall-KF jedoch eher zu einer dysfunktionalen Reaktion als andere Menschen, indem sie von derart starken Verlustgefühlen überwältigt werden, dass sie sich psychisch nie wieder richtig erholen. Sie können auch somatische Symptome entwickeln und nie wieder den relativ ausgewogenen vorherigen Zustand erreichen. Manchmal bewirkt ein Metall-KF auch ein Umschlagen ins andere Extrem und verhindert einen Zugang zu Verlustgefühlen. Auch das kann die Gesundheit von Metall-Typen dauerhaft schädigen. „Nur wenn wir unser Leiden voll erleben, werden wir davon geheilt", schrieb Proust („Auf der Suche nach der verlorenen Zeit").

Tiefe Trauer kann natürlich auch bei Menschen ohne einen Metall-KF ernste Nachwirkungen haben. Wie stark ihr Metall-Element davon betroffen ist, hängt vom Zustand der Metall-Energie im Besonderen und ihres Qi im Allgemeinen ab. Allerdings fällt ein adäquater Umgang mit ihrer Trauer gerade Menschen mit einem Metall-KF oft schwer.

Bestimmte Situationen rufen auch häufig eine komplexe Mischung von Gefühlen hervor. Auf den Verlust ihres Arbeitsplatzes reagieren Menschen mit widersprüchlichen Empfindungen. Ärger auf die Firma kann z. B. mit Verlustgefühlen, Zukunftsangst, einem Bedürfnis nach Unterstützung und Solidarität oder einem Gefühl emotionaler Verflachung gepaart sein. Welche Gefühle dominieren, hängt zwar zum Teil von der spezifischen Situation, aber im Wesentlichen vom Temperament ab. Die leicht erregbaren, jähzornigen Holz-Typen werden infolge einer „Gefühlsredundanz" am stärksten mit ihrem Ärger zu kämpfen haben, während die eher furchtsamen Wasser-Typen in dieser Situation besonders anfällig für Ängste sind. Aus dem KF und dem Qi-Zustand der anderen Elemente erklärt sich, weshalb Menschen so unterschiedlich auf ein und dasselbe Ereignis reagieren.

4.5.2 Positive Eigenschaften durch den KF

Verständlicherweise konzentrieren sich Therapeuten gewöhnlich auf die KF-bedingten Schwierigkeiten, die Patienten davon abhalten, ein spontanes, glückliches und erfülltes Leben zu führen. Der KF verleiht jedoch auch Stärke. Ausgelassene Freude in Verbindung mit einem Feuer-KF wird manchmal als pathologisch diagnostiziert. Doch ansteckende Fröhlichkeit kann auch bedeuten, dass diese Menschen die außergewöhnliche Fähigkeit besitzen, Freude in das Leben von anderen zu bringen. Ein Clown mag innerlich bittere Tränen weinen, doch wenn die Musik einsetzt und der Scheinwerfer ihn erfasst, erweckt er die Figur zum Leben. Einer große Menschenmenge Freude zu bereiten ist eine Fähigkeit, über die nur bestimmte Menschen verfügen (zu Charakterstärken der unterschiedlichen Konstitutionstypen Kapitel 8–Kapitel 22).

4.6 Behandlung des konstitutionellen Faktors

4.6.1 Die Wurzel nähren (Yangben)

Zu den Stärken der chinesischen Medizin zählt das Verständnis, wie sich ein gestörtes Qi-Gleichgewicht mit individuellen Zeichen wie Puls, Gesichtsfarbe, Stimmklang, Geruch usw. manifestieren kann. Das versetzt TCM-Therapeuten in die Lage, sich bei der Behandlung auf die Elemente zu konzentrieren, von denen diese Zeichen ausgehen – und zwar manchmal schon bevor sich Symptome einstellen. Dadurch lassen sich direkt an der Wurzel des gestörten Gleichgewichts Veränderungen initiieren. Wie im *Su Wen* ausgeführt wird, legten viele große Therapeuten schon in der Antike Wert darauf, Krankheiten bis zu ihrem Ursprung zurückzuverfolgen: „Die Weisen ... kannten die Wurzel und den Beginn einer Krankheit“ (Kapitel 77; zit. in Unschuld 1985).

Das kommt auch in folgendem Zitat zum Ausdruck:

Grundlage der Behandlung ist die Suche nach der Wurzel einer Krankheit ... wenn man nicht weiß, wie man ihre Wurzel herausfindet, bleibt die Behandlung so vage, als würde man auf die weite See blicken und nicht wissen, wie man um Wasser nachfragt. (Yu Chang)

Jedes Element steht über den *Sheng*- und den *Ke*-Zyklus mit den anderen Elementen in Verbindung. Dies ist ein wichtiger Aspekt für das Verständnis, dass sich durch die KF-Behandlung in jedem beliebigen Element etwas verändert. Dass die Fünf Elemente nicht als klar abgrenzbare Einheiten, sondern als Wandlungsphasen in einem Zyklus zu verstehen sind, wurde schon in ➤ Kapitel 2 erläutert. Jede Zustandsänderung eines Elements wirkt sich unweigerlich in einem gewissen Grad auf die anderen Elemente aus. Wie weitreichende Veränderungen sie in den anderen Elementen hervorruft, stellt einen wesentlichen Aspekt der auf den KF, das schwächste Glied in der Kette, konzentrierten Behandlung dar. Die Pulse werden normalerweise ausgeglichener und kräftiger.

Für Patienten mit lebensbedrohlichen Krankheitszuständen ist eine ausschließlich auf die Wurzel gerichtete Behandlung allerdings nicht geeignet. Es gibt auch Situationen wie z. B. akute Infektionen oder Erkrankungen des Bewegungsapparats, in denen eine konstitutionelle Behandlung relativ kontraindiziert sein kann.

Im Westen sehen sich TCM-Therapeuten jedoch größtenteils mit chronischen Erkrankungen konfrontiert, die gut auf eine KF-Behandlung ansprechen.

4.6.2 Bedeutung minimaler Interventionen

Eine Fokussierung der Behandlung auf den KF hat den Vorteil, dass sich der Therapeut auf eine kleine Anzahl von Akupunkturpunkten beschränken kann. Manche Patienten benötigen unter Umständen erst eine Behandlung unterschiedlicher Leitbahnen, bevor sie ein zufrieden stellendes Ansprechen zeigen. Doch selbst bei schweren und komplizierten Störungen bessert sich der Zustand der meisten Patienten allein schon durch die Behandlung weniger Akupunkturpunkte sehr eindrucksvoll.

Im Laufe der langen Akupunkturgeschichte wurde von zahlreichen Therapeuten das Ethos der minimalen Intervention gepriesen. Für seine Behandlungen unter Verwendung von lediglich ein oder zwei Punkten erntete z. B. der große Arzt Hua To (110 – 207 n. Chr.) viel Bewunderung:

Was Moxa betraf, so wandte er es nie häufiger als an zwei Stellen und nicht mehr als sieben- oder achtmal an derselben Stelle an. Beim Nadelsetzen reichten ihm zwei Stellen und oft sogar nur eine aus. (Li Chan, zit. in Soulié de Morant 1994, p. 10)

Im *Da Cheng,* einer den großen Akupunkteuren der Vergangenheit gewidmeten Ode aus dem 13. Jhd., wird versichert:

Was diese Heilkundigen (die spirituelles Heilen anwandten) in aller Aufrichtigkeit am höchsten achteten, war das Ansprechen der Krankheit auf die Hand, wenn sie eine einzelne Nadel in ein Loch einstach und herauszog. In jüngerer Zeit hat diese Klasse von Ärzten fast vollständig mit der Tradition gebrochen (zit. in Bertschinger 1991, p. 17).

Diese Art von spiritueller Heilung ist nur möglich, weil sich über die komplexe Beziehung der Elemente untereinander (in Form des *Sheng*- und *Ke*-Zyklus) jede Veränderung im Qi des einen auch auf das Qi der anderen Elemente auswirkt. Wer diesen Prozessen keine Chance gibt, sich zu entfalten, verpasst als Therapeut auch die Gelegenheit herauszufinden, ob sich der Zustand des Patienten nicht allein schon durch „Nähren der Wurzel“ bessert.

4.6.3 Präventive Behandlung (Vorbeugung)

4

Von der Fünf-Elemente-Konstitutionsakupunktur wird viel Wert auf eine präventive (vorbeugende) Behandlung gelegt. Sobald sich ein harmonischeres Gleichgewicht der Fünf Elemente untereinander eingestellt hat, steht zu erwarten, dass sich die Patienten wieder einer besseren physiologischen und psychischen Gesundheit erfreuen. Vielleicht möchten sie die Behandlung fortführen, um gesund zu bleiben. In den Klassikern der chinesischen Medizin finden sich oft Anspielungen, dass eine ärztliche Behandlung dazu beitragen kann, Patienten vor Krankheiten zu bewahren. Allerdings scheint die anrührende Geschichte, dass Ärzte im Altertum nur bezahlt wurden, wenn ihre Patienten gesund blieben, und nicht, wenn sie krank wurden, in Wirklichkeit jeder Grundlage zu entbehren.

Wenn die medizinische Behandlung erst beginnt, nachdem jemand krank geworden ist, oder der Versuch, die Ordnung wieder-herzustellen, erst nach dem Ausbruch von Unruhen unternommen wird, ist das so ähnlich, als würde jemand mit dem Graben eines Brunnens warten, bis er von Durst geschwächt ist, oder seinen Speer erst schmieden, wenn der Kampf schon voll im Gange ist. Wäre das nicht zu spät? (*Su Wen*, Kapitel 1; zit. in Unschuld 1985, p. 283)

Ein wirklich hervorragender Arzt wird Krankheiten unter Kontrolle bringen, bevor sie sich mit Symptomen manifestieren. Ein Mann von mäßigem Können wird vor der krisenhaften Zuspitzung einer Krankheit rechtzeitig Akupunktur anwenden, und ein schlechter Therapeut macht es erst, wenn der Patient hinfällig wird und stirbt. (*Nan Jing*, Kapitel 61; zit. in Yang & Chace 1994)

Durch eine symptomorientierte Behandlung lässt sich das Auftreten einer Erkrankung letztlich nicht verhindern. Das hängt damit zusammen, dass zur Krankheitsprävention eine Harmonisierung des zugrunde liegenden Ungleichgewichts schon vor der Ausbildung von Symptomen nötig wäre. Unter Beachtung der vier diagnostischen Zeichen kann man die richtige Diagnose stellen, bevor sich Symptome entwickeln. Mit einer auf den KF oder die Wurzel konzentrierten Behandlung lässt sich jedoch die Anfälligkeit für künftige Leiden verringern. Dieses Modell der „Achillesferse“, die zu somatischen und/oder psychischen Störungen führen kann, stellt einen grundlegenden Aspekt des KF-Konzepts dar.

Im Jahre 500 n. Chr. schrieb T‘ao Hung-Ching im *Shen Nong Ben Cao,* dem klassischen Werk der Kräuterheilkunde:

Wer, außer einem brillanten Arzt, könnte eine Krankheit, die noch keine manifeste Krankheit ist, schon daran erkennen, dass er den Klang der Patientenstimme hört, die Gesichtsfarbe untersucht oder den Puls tastet? (Chung 1982)

4.6.4 Das eigene Potenzial ausschöpfen

Für manche Therapeuten besteht das Diagnoseziel darin, Patienten in eine bestimmte „Schublade“ stecken zu können, doch das wäre ein gründliches Missverständnis dessen, was mit dieser Akupunkturmethode beabsichtigt wird. Jeder Mensch ist einzigartig. Und es fällt in die Verantwortlichkeit von Therapeuten, diese Einzigartigkeit zu honorieren. Ein Behandlungsziel ist die Unterstützung von Patienten, damit sie ihr eigenes Potenzial voll ausschöpfen können und so ihren „Vertrag mit dem Himmel“ oder ihre Bestimmung erfüllen.[2] Das bedeutet aber

[2] Vgl. Jarret (1998), z. B. pp. 28–32, zur Erläuterung des chinesischen Konzepts, dass jeder Mensch einen „Kontrakt mit dem Himmel“ (ming) hat und die individuelle Verpflichtung eingeht, seine eigene Bestimmung zu erfüllen. Während Konfuzianer dazu neigten, diese Bedingungen als erfüllt anzusehen, wenn jemand seinen gesellschaftlichen und familiären Pflichten nachkam und die klassischen konfuzianischen Tugenden pflegte, hatten Taoisten typischerweise eine weniger strukturierte und mystischere Vision, wie ihr Schicksal am besten zu „hegen“ wäre.

nicht, sich eine innere Balance der Patienten zu wünschen, die ihnen ihre Individualität nähme. Im Gegenteil hält sie doch gerade eine Qi-Disharmonie (manchmal im Körper, häufiger jedoch im Geist oder in der Psyche) davon ab, ihr Potenzial zu verwirklichen. Gestärkt durch eine erfolgreiche Akupunkturbehandlung, scheint die Kreativität von Schriftstellern, Künstlern oder Musikern oft viel deutlicher in ihren Werken auf. (Die Autoren selbst kennen eine Reihe von Schriftstellern und Künstlern, die es der Akupunkturtherapie zuschrieben, dass sie unfruchtbare Schaffensperioden überwinden konnten.) Die sichtbare Veränderung von Menschen, die sich in der Tiefe ihrer Seele von der Behandlung berührt fühlen, zählt zu den erfreulichsten Erlebnissen in unserer Praxis.

4.6.5 Das eigene Qi harmonisieren

Zur Zeit der Han-Dynastie war es das Ziel von Akupunkturbehandlungen, das Patienten-Qi mit dem Qi von Himmel und Erde in Einklang zu bringen: „Vereinige diese zwei, um eine Person ganzheitlich zu machen. Befinden sie sich in Harmonie, besteht Vitalität. Wenn sie nicht harmonisch sind, ist keine Vitalität vorhanden" (Nei Yeh, zit. in Roth 1986, p. 619).

Auch die Fünf-Elemente-Konstitutionsakupunktur strebt Ganzheitlichkeit an und verwendet dazu die Methode, sich auf die Stärkung und Harmonisierung der Fünf Elemente zu konzentrieren. Das lässt sich durch Behandlung des konstitutionellen Faktors (KF) schon weitgehend erreichen. Je mehr sich die Fünf Elemente ihrem Gleichgewicht nähern, desto stärker beruhigen sich Geist oder Psyche der Patienten und desto weniger disparat sind ihre Emotionen. Häufig fühlen sich Patienten nach eigenen Angaben wie neugeboren, d. h. genauso wohl wie im früheren Leben. Behandlungsziel ist demnach ein angemessener Ausdruck von Gefühlen aufgrund eines harmonischen Gleichgewichts der Fünf Elemente. Das aus der Zeit der Han-Dynastie stammende *Zhong Yang* beschreibt es so: „Als Harmonie wird der wache und entspannte emotionale Zustand bezeichnet, in dem es gelingt, alle Gefühle maßvoll und in angemessenen Grenzen auszudrücken" (Davis 1996).

Konfuzius stellt es anders dar:

Vor dem Aufsteigen von Gefühlen wie Vergnügtheit, Ärger, Kummer und Freude nennt man es Gleichgewicht oder Äquilibrium (Chung). *Wenn jedes einzelne der aufkommenden Gefühle und alle zusammen ein geziemendes Maß erreichen, nennt man es Harmonie. Das Gleichgewicht ist die große Grundlage der Welt und Harmonie ihr universeller Weg. Wenn sich Gleichgewicht und Harmonie im höchsten Grad verwirklichen, werden Himmel und Erde ihre richtige Ordnung erlangen und alle Dinge blühen.* (Chan 1963, p. 98)

ZUSAMMENFASSUNG

- Das primäre Qi-Ungleichgewicht eines Menschen ist sein konstitutioneller Faktor (KF). Er ist gewöhnlich schon bei der Geburt vorhanden, mit Sicherheit aber gegen Ende der frühkindlichen Phase und bleibt konstant während der gesamten Lebenszeit erhalten.
- Die Diagnose wird hauptsächlich anhand von Zeichen (statt Symptomen) gestellt. Darunter sind vor allem unangemessener Ausdruck von Emotionen, Gesichtsfarbe, Stimmklang und Geruch zu verstehen.
- Die Betonung liegt weniger auf der Symptomlinderung als vielmehr auf der Besserung der diagnostischen Zeichen und des persönlichen Wohlbefindens.
- Wie – positiv oder negativ – Menschen auf unterschiedliche Lebenssituationen reagieren, wird zutiefst von ihrem konstitutionellen Faktor (KF) beeinflusst.
- Es wird großer Wert darauf gelegt, nur möglichst wenige Akupunkturpunkte zu „nadeln".
- Durch eine präventive Akupunkturbehandlung den Gesundheitszustand zu stabilisieren und die Erkrankungswahrscheinlichkeit zu senken wird ebenfalls als wichtig erachtet.

KAPITEL

5 Krankheitsursachen

5.1 Geschichtliches

Die chinesische (Natur-)Wissenschaft wurde hauptsächlich von den naturbegeisterten Taoisten begründet. Der starke taoistische und naturalistische Einfluss während der Zeit der Han-Dynastie stellte sicher, dass sich – auf der Grundlage von Naturstudien – eine systematische ätiologische Sichtweise in der chinesischen Medizin entwickelte. „Die Ursachen herausfinden" lautete die Losung der taoistischen Wissenschaftler (Ronan & Needham 1993, p. 93). Shi Chun Jiu etwa schrieb 239 v. Chr.:

Alle Phänomene haben eine Ursache. Wenn man die Ursachen nicht kennt, ist es so, als wüsste man gar nichts; selbst wenn man tatsächlich zufällig richtig liegt, wird man schließlich doch irregeführt. (Needham 1956, p. 55)

Vor dieser Zeit galt Krankheit in der chinesischen Medizin als etwas Feindliches außerhalb des Körpers. Seit der Zeit der Han-Dynastie rückte man von dieser Vorstellung ab und sah Krankheit stattdessen als „Zusammenbruch des harmonischen Gleichgewichtszustands im Körper" (Lo 2000). Im *Nei Jing* sind Emotionen, Invasion von Klimafaktoren und schlechte Lebensführung als Hauptursachen von Krankheiten beschrieben. Das von Chen Yen verfasste *San-yin Fang* (1174 n. Chr.) entwickelte sich zu einem Standardwerk über Krankheitsursachen, dessen Kategorien noch heute in China gelehrt werden. Chen unterschied zwischen inneren *(Nei Yin)*, äußeren *(Wai Yin)* und „gemischten" (*Bu Wai Bu Nei Yin* – weder inneren noch äußeren) Krankheitsursachen.

5.2 Krankheitsursachen

Von den Vertretern der Fünf-Elemente-Konstitutionsakupunktur wird inneren (endogenen) Krankheitsursachen, die im Inneren eines Menschen entstehen und sich direkt auf Organe und die Fünf Elemente auswirken, größeres Gewicht beigemessen. Es sind Ärger bzw. Wut, Freude, Traurigkeit, Grübeln, Kummer, Angst und Schrecken (Schock). Die äußeren pathogenen Faktoren sind klimatisch bedingt – Wind, Kälte, Feuchtigkeit, Trockenheit, (Sommer-)Hitze und Feuer. Die gemischten Krankheitsursachen hängen überwiegend mit dem persönlichen Lebensstil zusammen. Dabei kann es sich um schwache Konstitution, Überarbeitung und Müdigkeit, zu viel oder zu wenig Bewegung/Sport, Ernährungsweise, zu viel oder zu wenig Sexualität, Trauma, Parasitenbefall, Vergiftung und falsche Behandlung handeln. Äußere (exogene) und gemischte Krankheitsursachen sind in Anhang B ausführlicher geschildert. Mit diesem Kapitel und Teil 2 sollen die endogenen Krankheitsursachen gründlicher beschrieben werden.

5.3 Innere (endogene) Krankheitsursachen

Im *San-yin Fang* und *Su Wen* wird sehr entschieden die Ansicht vertreten, dass sich vor allem endogene statt äußere oder gemischte Krankheitsursachen auf die Gemütsverfassung des Menschen auswirken. Im *San-yin Fang* heißt es:

Im Inneren (des Körpers) haben Jing und Shen, Hun und Po, Verstand (Chih) und Gefühle (I), Trauer (Yu) und Gedanken ihren Sitz. Sie sind anfällig für eine

Schädigung durch die sieben Emotionen. (Unschuld 1988, p. 102)

Genauso klar sieht auch das *Su Wen* (Kapitel 5) die Rolle der Emotionen:

Freude und Ärger sind für den Geist-Shen schädliche Emotionen. Kälte und Hitze sind schädlich für den Körper. (Veith 1972)

Obwohl übertriebene Emotionen in erster Linie als schädlich für den Geist angesehen wurden, bestand doch nie ein Zweifel, dass auf eine Gemütsstörung vermutlich bald eine Krankheit folgen würde.

Der Geist-Shen herrscht über den ganzen Körper. Er kontrolliert die sieben Affekte. Eine Schädigung des-Shen wird zur Erkrankung führen. (Dong Yi Bao Jian)

5

Böse Vorahnungen und Angst, Kummer und Besorgtheit schädigen den Geist-Shen ... Ist die Gemütsverfassung von Furcht getrübt, verliert man die Selbstbeherrschung, wohlgerundete Formen erscheinen zunehmend ausgemergelter und die Muskelmasse ausgezehrt. (*Ling Shu*, Kapitel 8; Larre Rochat de la Vallée, 1995)

Natürlich werden für die Fünf-Elemente-Konstitutionsakupunktur, die ihren Schwerpunkt auf die seelisch-geistige Gesundheit legt, eher die endogenen als äußere oder gemischte Krankheitsursachen im Vordergrund stehen. In den westlichen Wohlstandgesellschaften verursacht psychische Überforderung (Distress) der Menschen viel Leid und Krankheit. Das galt sogar schon für die Reichen im alten China.

Der Grund für Krankheiten von Adeligen liegt darin, dass sie keine Harmonie in ihre Freuden und Leidenschaften bringen ... Der Grund dafür, dass die Niedergestellten krank werden, ist ihre Erschöpfung durch Arbeit, Hunger und Durst. (*Yinshu;* Lo 2003)

Dagegen neigt die Traditionelle Chinesische Medizin (TCM) dazu, den äußerlichen oder gemischten pathogenen Faktoren größere Aufmerksamkeit zu schenken. Sie erkennt zwar auch die Bedeutung endogener Krankheitsursachen an, hält sie aber für nicht so wichtig wie die anderen (zur veränderten Einstellung gegenüber endogenen Ursachen in der jüngeren chinesischen Medizingeschichte vgl. Mole 1998).

5.3.1 Krank machende Emotionen

Es ist normal, dass Menschen situationsabhängig eine Reihe unterschiedlicher Emotionen durchleben. Den Verlust eines Menschen oder einer Sache zu betrauern ist z. B. eine ganz normale Empfindung. Ärger hilft, für die eigenen Rechte einzutreten, und Angst kann vor Gefahren schützen. Während angemessene emotionale Reaktionen also erstrebenswert sind, können Gefühle, die länger anhalten oder sehr stark sind, die unterdrückt oder nicht akzeptiert werden, eine Störung des Qi-Gleichgewichts verursachen. Fortwährende oder intensive Gefühle bewirken eine exzessive oder unharmonische Qi-Bewegung, und wenn Gefühle ständig verdrängt werden, hemmt das die normale Qi-Bewegung. Im *Li Ji*, einem Text aus der Zeit der Han-Dynastie, heißt es: „Die Bewegungen des Herzens werden von Dingen herbeigeführt; daher entsteht Bewegung [motion], wenn es von Dingen beeinflusst wird (Davis 1996).

Während der Zeit der Qing-Dynastie erklärte Shen Jin-ao, dass übertriebene Emotionen abträglich seien: „Wer starke Furcht, Freude, Angst oder Schrecken erlitten hat, wird am Ende den Verstand verlieren" (zit. in Flaws & Lake 2000, p. 18). Dies ist eine typische konfuzianische Sichtweise, die dafür plädiert, intensive emotionale Zustände unbedingt zu vermeiden.

Viele Patienten haben ein Trauma oder Situationen erlebt, die so intensive Gefühle in ihnen hervorriefen, dass ihr Qi danach nicht mehr zu seinem früheren relativen Gleichgewicht zurückfindet. Von diesen Emotionen werden Geist und Körper durchdrungen. Daher sind unvermeidlich Gefühlsleben und physiologische Körperfunktionen mit betroffen.

Das beste Beispiel für emotionales Gleichgewicht und Gesundheit bietet ein kleines Kind. Auch wenn traurigerweise Kinder mit schweren Störungen geboren werden, haben die meisten Neugeborenen doch nur leichte Verschiebungen ihres Qi-Gleichgewichts. Die außerordentliche Lebendigkeit von Körper, Seele und Geist sowie ihre spontanen und freien Gefühlsäußerungen gehören sicher zu den beeindruckendsten und liebenswertesten Eigenschaften kleiner Kinder. Wenn sich ein Kleinkind verletzt, geht es meist zur Mutter, um sich trösten zu lassen. Es bleibt aber nur so lange wie nötig, um seine Bedürfnisse zu stillen. Dann ist es plötzlich weg und rennt und schreit wieder genauso wie vorher. Ein Wutanfall dauert selten länger als ein paar Minuten, selbst wenn das Kind noch so tobt. Kindliche Gefühle können leidenschaftlich sein, stauen sich aber nicht auf. Schon ein Säugling kann sehr intensiv Ärger, Freude, Furcht oder Kummer empfinden, doch diese Gefühle halten selten über längere Zeit an und werden auch nicht zur Gewohnheit (habituel).

Die emotionale Ausgeglichenheit von Kindern ist aber nicht von Dauer. Um es mit Wordsworth zu sagen (aus seiner Ode *Intimations of Immortality*):

Heaven lies about us in our infancy! Shades of the prison-house begin to close around the growing boy. [Wörtlich: Im Kleinkindalter breitet sich der Himmel um uns aus. Den heranwachsenden Knaben beginnen Schatten des Gefängnisses zu umschließen.]

Wenn Kinder älter werden, geht ihnen allmählich das wunderbare Gefühl von Freiheit und Glück verloren – der Zustand, in dem alle Gefühle verfügbar sind, ohne gewohnheitsmäßig oder versteckt zu werden. Dass bestimmte Emotionen stärker und intensiver sind, lässt sich schon bei Kleinkindern feststellen. Dafür kann es zahlreiche Gründe geben, doch es dürften besonders die Lebensumstände sowie die Beeinflussung durch andere Familienmitglieder sein, die ihren Tribut fordern. Ernest Becker meint z. B., dass sich Kinder nie wieder ganz erholen, sobald ihnen in frühester Kindheit gewahr wird, dass ihr Leben und auch das aller Menschen, die sie lieben und von denen sie abhängig sind, unausweichlich mit dem Tod endet (Becker 1975). Wo das Qi der Fünf Elemente einst ungehindert floss und sich harmonisch der *Sheng*- und der *Ke*-Zyklus vollendeten, gerät nun der Kreislauf der Elemente aus dem Gleichgewicht.

Wenn die Fünf Elemente vereint und die fünf Tugenden vorhanden sind, bilden Yinund Yang eine chaotische Einheit. Sobald sich die Fünf Elemente teilen, erwacht allmählich der kritisch unterscheidende Geist (Shishen) und es findet eine Verkrustung der Sinne statt; die Wahrheit flüchtet und das Falsche etabliert sich. Selbst der (unschuldige) kindliche Zustand geht verloren. (Liu I Ming, zit. in Cleary 1986a, p. 66)

Mit der Zeit können die Auswirkungen auf Körper und Geist chronisch werden. Es entwickeln sich somatische Störungen und geistige Einschränkungen. Alle Patienten haben ihre eigene Geschichte, die ihre einzigartige Persönlichkeit geformt und Störungen im Gleichgewicht der Fünf Elemente geschaffen hat.

5.3.2 Gefühlsbewegung

Im lateinischen Begriff „Emotion" ist bereits die Vorstellung einer Bewegung (motio) von Gefühlen enthalten. Auch die Chinesen verstanden Bewegungen und Störungen des persönlichen Qi als gefühlsbedingt. Das chinesische Schriftzeichen für Emotion ist *Qing* (Weiger 1965, Übung 79F). Elisabeth Rochat de la Vallée beschreibt es so:

情

Es besteht aus zwei Teilen, links das Herz und rechts die grünlich-blaue Farbe des Lebens. Die rechte Seite bringt mit ihrer Farbe die tiefe Lebenskraft und den Reichtum an Säften, die in Bäumen und Pflanzen der Vegetation fließen oder zirkulieren, zum Ausdruck. Sie setzt sich aus dem Sinnbild für das Leben selbst (Sheng) – einer Pflanze, die aus der Erde wächst – und dem Zeichen für Zinnober/Quecksilbererz (Dan) zusammen. Auf den ersten Blick vermittelt das Schriftzeichen den Eindruck, als würde es eine Art Lebenskraft auf der Herzebene darstellen. (Larre & Rochat de la Vallée 1996, p. 21)

Wie sich unterschiedliche Gefühle auf das Qi auswirken, ist im *Su Wen* beschrieben. Als stärker Yang-betonte Emotionen erzeugen Freude und Ärger eine aufsteigende, expansive Qi-Bewegung, Yin-betonte Emotionen wie Traurigkeit und Angst dagegen eine absteigende und kontrahierende Bewegung. Das lässt sich gut in Akutsituationen erkennen. Herz und Nieren sind besonders stark von den Yin- und Yang-

Wirkungen eines Schockzustands oder Schreckens betroffen. Wenn Menschen unter Schock stehen oder zu Tode erschrocken sind, beginnt ihr Körper sofort riesige Mengen Adrenalin zu produzieren. Die Wirkung der gesteigerten Adrenalinproduktion wurde von Physiologen ausgiebig erforscht; es kommt unter anderem zu stärkerer Perspiration, erhöhter Herzfrequenz, gesteigertem Miktionsdrang und vermehrter Muskeldurchblutung – kurz gesagt, zur Vorbereitung auf Aktivität. Die Qi-Abwärtsbewegung dürfte eher die Blasen- und Darmtätigkeit beeinflussen, während sich die Aufwärtsbewegung eher auf das Herz auswirkt. Obwohl sich im Großen und Ganzen ähnliche Effekte zeigen, reagiert doch jeder anders auf die Adrenalinausschüttung: Der eine bekommt z. B. Herzklopfen, während die andere vielleicht stärkeren Harndrang verspürt. Der eine kann zu Eis gefrieren, während sich die andere sehr erregt. Diese unterschiedlichen Reaktionen sind weitgehend vom individuellen Yin/Yang- und Fünf-Elemente-Gleichgewicht bestimmt.

So vielfältig und verschieden wie das Klima sind auch die Gelehrten ... Da das so ist, werden hochrangige Ärzte sehr sorgfältig die Qi-Bewegungen berücksichtigen, die Disposition ihrer Patienten genau beobachten und darin die Wurzel von Krankheit sehen. (*I Hsien*, übers. von Wang 1990)

Wer stark genug empfindet, kann erleben, dass sämtliche Gefühle tief reichende körperliche Wirkungen entfalten. In westlichen Ländern haben es Therapeuten ständig mit Patienten zu tun, deren Erkrankung emotional bedingt ist. Anhaltende persönliche Schwierigkeiten führen zu einer chronischen Störung des Qi-Gleichgewichts. Eine gesundheitliche Verschlechterung ist bei vielen Menschen auf die mangelnde Bewältigung belastender Lebensereignisse (wie Scheidung, Kündigung, Einsamkeit, Enttäuschung, ungelöster Konflikt mit jemand Nahestehendem) zurückzuführen. Im Extremfall, etwa dem Tod des Ehepartners, können die Gefühle so stark sein, dass die Patienten ihren Lebenswillen verlieren. Das stellt eine vollständige Negierung des wesentlichen Aspekts von *Qing* dar – der Wurzel des Lebens *(Sheng)*.

5.4 Endogene Krankheitsursachen

Chen Yen führt im *San-yin Fang* sieben innere (endogene) Krankheitsursachen an, nämlich Ärger *(Nu)*, Freude *(Xi Le)*, Traurigkeit *(Bei)*, Kummer *(You)*, Grübeln *(Si)*, Angst/Furcht *(Kong)* und Schock *(Jing)*. Der Leser sollte aber wissen, dass die inneren Krankheitsursachen in zeitgenössischen chinesischen oder von westlichen Therapeuten verfassten Lehrbüchern etwas anders unterteilt werden. Das von Chen Yen dem Feuer- und Metall-Element zugeordnete *Bei* (üblicherweise als Traurigkeit übersetzt) und das mit dem Metall-Element assoziierte *You* (üblicherweise als Kummer übersetzt) haben viele Autoren zu einem Gefühl vereint und als *Si* (Traurigkeit) bezeichnet. *Si* hat zwei Bedeutungen und steht einerseits für Kummer und andererseits für Grübeln, Trübsinn, übermäßige Nachdenklichkeit. Durch diese Doppelbedeutung bleibt auch in der veränderten Klassifikation die Anzahl Sieben erhalten.

5.4.1 Zorn oder Ärger – Nu

Zorn oder Ärger ist seinem Wesen nach eher Yang. Er kann sich in unterschiedlicher Form äußern und ist eine der häufigsten Krankheitsursachen. Um es – wie im *Su Wen* – genauer zu sagen: „Ärger lässt das Qi aufsteigen *(Shang)*." Denn die Beziehung zwischen Emotion und Qi ist eher als ein Muster statt kausal als Ursache und Wirkung zu sehen.

Zorn ist ein Gefühl, das Menschen empfinden, wenn sie an ihren äußeren Umständen oder persönlichen Grenzen etwas ändern wollen. Schaffen sie es nicht, den ersehnten Wandel herbeizuführen, reagieren sie oft frustriert oder wütend. *Cuozhegan*, der chinesische Begriff für Frustration, bedeutet wörtlich übersetzt so viel wie „Gefühl von Niederlage". Frustriert können sich Menschen in ganz unterschiedlichen Situationen fühlen, z. B. wenn es ihnen nicht gelingt, die Welt oder die Gesellschaft zu verbessern, wenn sie berufliche oder private Schwierigkeiten haben oder wenn sie ihre Partner- oder sexuellen Beziehungen als einengend erleben. Frustrationen wirken sich besonders dann negativ auf das Qi aus, wenn die Betroffenen ihre Gefühle nicht ausdrücken oder besänftigen können, so dass ihr Qi nicht wieder zu seiner normalen Bewegung zurückkehrt. Statt eine kreative, produktive, aufwärts gerichtete Yang-Kraft zu sein, staut sich ihr Ärger auf. (Als Qi-Stau oder -Stagnation wird oft die Auswirkung eines gestörten Gleichgewichts in der Leber beschrieben.) Den Patienten ist oft gar nicht bewusst, wie stark sich tief sitzende Frustgefühle, Wut, Verärgerung und Bitterkeit in ihnen verfestigt haben.

Manche Menschen äußern ihren Zorn, indem sie wütend werden, bei anderen zeigt er sich dagegen oft durch Gereiztheit, Verärgerung oder Schuldzuweisungen. Auch wenn z. B. Familienmitglieder, Arbeitskollegen, Autofahrer oder Politiker das „Ziel" sind, liegt die eigentliche Ursache doch in den persönlichen Lebensumständen oder der eigenen Geschichte begründet. Anderen Menschen fällt es schwer, überhaupt zornig zu werden, so dass sie Hilfe brauchen, um sich behaupten zu können. Beide Formen dieser emotionalen Störung wirken sich nachteilig auf das Holz-Element aus. Akupunktur kann in beiden Fällen helfen, entweder indem sie wütenden Zorn besänftigt oder aber die Fähigkeit verbessert, seinem Ärger Luft zu machen und sich durchzusetzen. Das gilt besonders für Menschen, die selbst erkannt haben, dass sie ihr Verhalten ändern sollten.

5.4.2 Freude – Xi Le

Während *Xi* mit Hochstimmung übersetzt werden kann, entspricht *Le* eher dem Aspekt der Zufriedenheit. In den Klassikern stehen meist die schädlichen Folgen maßloser, übertriebener Freude im Vordergrund. Ein Überschuss an *Xi* kann krank machen, denn er entfesselt das Qi und macht es „locker" *(Huan)*, wie es im *Su Wen* heißt, was Erregtheit und einen Kontrollverlust impliziert. Im *Guanzi* wird davor gewarnt:

Lass dein Herz nicht wie ein Pferd rennen, sonst wirst du seine Energie verbrauchen. Lass dein Herz nicht wie einen Vogel fliegen, sonst wirst du seine Flügel verletzen. (Fruehauf 1998, p. 17)

In Frankreich erzählt man sich die Geschichte von Veteranen des I. Weltkriegs, die eine Sonderzahlung zu ihrer Pension erhalten sollten; innerhalb weniger Stunden nach dem Bekanntwerden dieser Nachricht starben gleich mehrere der hochbetagten Männer. Ein chinesisches Sprichwort lautet: „Ein freudiges Ereignis hisst die *Jing-Shen*-Flagge." Doch das Leben besteht nicht nur aus einer endlosen Reihe freudiger Ereignisse.

Traurigkeit und Freude wechseln sich ab und bringen einander hervor. Der lebendige Geist bewegt sich in ungeordneter Weise, ohne einen Moment lang auszuruhen. (*Huainanzi*, Kapitel 1; zit. in Larre et al. 1986, p. 96)

Obwohl sie manchmal auch manische und exaltierte Patienten zu Gesicht bekommen, haben es Therapeuten in der Praxis doch häufiger mit freudlosen *(Bu Le)* oder „ungeordnet" zwischen beiden Zuständen schwankenden Patienten zu tun.

In dem Klischee „Niemand ist eine Insel" steckt auch ein Körnchen Wahrheit. Denn ein gesundes Feuer-Element setzt die Befriedigung des Kontaktbedürfnisses mit anderen Menschen voraus. Freudlosigkeit *(Bu Le)* bzw. ein krank machender Mangel an Freude tritt häufig auf, wenn es Menschen an Spaß, Wärme und Lachen im Leben fehlt. Obwohl man sich auch still vergnügt freuen kann, speist sich dieses Gefühl doch vor allem aus sozialen Interaktionen. Gefühle von Einsamkeit und sozialer Isolation breiten sich in der modernen Gesellschaft epidemieartig aus und führen oft zu Freudlosigkeit. Und Menschen, die sich nicht mehr freuen können, haben umgekehrt oft Schwierigkeiten, enge Beziehungen einzugehen.

5.4.3 Traurigkeit – Bei

In diesem Schriftzeichen befindet sich über der Herz-Wurzel am Boden das Zeichen für Verneinung *(Fei)*. Es beinhaltet demnach eine Art Unterdrückung des Herzens und des strahlenden Geistes *(Shenming)*. Im *Su Wen* heißt es, dass bei Traurigkeit Qi „verschwindet". Traurigkeit schlägt sich in erster Linie auf die Organe des Metall- und Feuer-Elements nieder. Mit dem Metall-Element ist eine Emotion assoziiert, die zwar als Kummer oder Gram

(You) bezeichnet wird, aber nicht, wie viele meinen, die aktive Bezeugung von Kummer beschreibt. Für das rituelle Heulen und Klagen während der Trauerzeit, das in China zum Normalverhalten gehört, oder das bittere Klagen und Lamentieren, mit dem manche Menschen auf den Tod eines nahestehenden Menschen reagieren, wird dagegen das chinesische Wort *Ai* verwendet. *Bei* lässt sich besser mit Traurigkeit oder Melancholie übersetzen.

Viele Patienten, die eine abgrundtiefe Traurigkeit in sich tragen, leiden an gebrochenem Herzen. Unter dem Ansturm resignativer Gefühle (durch enttäuschende Beziehungen, unerfüllte Ambitionen oder nicht verwirklichte jugendliche Träume und Ideale) liegen ihre Lebensgeister zerschmettert darnieder. Der Auslöser ist meist eine Kombination aus Frustration, die primär das Holz-Element beeinträchtigt, und Traurigkeit *(Bei)*, von der die Vitalität des Feuer- und Metall-Elements niedergedrückt wird. Die auffallende Ähnlichkeit zwischen Traurigkeit *(Bei)* und Freudlosigkeit *(Bu Le)* kann die Diagnose oft erschweren, so dass sich nicht sofort erkennen lässt, ob sich die Traurigkeit zuerst auf das Feuer- oder das Metall-Element konzentriert hat. Daher müssen sich Therapeuten eventuell auf die anderen diagnostischen Kriterien (Farbe, Klang und Geruch) stützen.

Die Lebenslust neu zu entfachen ist ein wirksames Gegenmittel gegen Traurigkeit und Resignation, damit den Patienten klar wird, dass auch ihr Leben etwas Wertvolles ist – trotz aller früheren Enttäuschungen. Sie sollten niemals die Hoffnung verlieren, dass sie ihr Leben wieder als reichhaltig und erfüllend erleben werden.

5.4.4 Kummer – You

Die dem Metall-Element zugehörige Emotion wird im *Nei Jing* und *Nan Jing* als Kummer bezeichnet. Kummer oder Gram ist im Unterschied zu Traurigkeit *(Bei)*, die meist schon am Verhalten und vor allem am Augenausdruck erkennbar ist, oft ein intensives Gefühl im tiefsten Innern. Manche Patienten haben ihren Kummer *(You)* so tief begraben, dass er sich schwierig diagnostizieren lässt, solange noch keine engere Therapeut-Patienten-Beziehung besteht oder ein Therapeut noch nicht genug Übung in der Aufdeckung verborgener Gefühle besitzt.

Ähnlich wie Zorn ist auch Kummer ein Gefühl, das sich bei Menschen einstellt, deren Leben nicht so verläuft, wie sie es gern hätten. Sie empfinden es als Verlust, mit Bedauern oder als Enttäuschung, wenn die äußeren Umstände oder ihr Selbstbild nicht ihren Erwartungen entsprechen. Hin und wieder gibt es Situationen, in denen sich Menschen noch ausreichend weiterentwickeln können, so dass sie nicht länger von sich selbst oder ihren Schwächen enttäuscht sein müssen. Häufiger wird es allerdings dazu kommen, dass sie schmerzliche Gefühle von Kummer, Bedauern und Enttäuschung verarbeiten müssen, bevor sie ihr Leben neu bewerten können und sich selbst sowie ihre Lebensumstände anzunehmen bereit sind.

5.4.5 Grübeln – Si

Si wurde im Laufe der Jahre in unterschiedlicher Weise übersetzt, doch im Grunde wird kein einziger Begriff dem Sinn des chinesischen Schriftzeichens gerecht (nähere Einzelheiten in ➢ Kapitel 14). Einige Übersetzer haben versucht, durch Bezeichnungen wie „Trübsinn" oder „sorgenvolles Nachdenken" die Wortbedeutung des ständigen Sich-Kümmerns, Besorgtseins oder im Extremfall obsessiven Grübelzwangs wiederzugeben. Sich ständig um andere Sorgen zu machen kann zum Hauptbestandteil ihres bewussten Denkens werden, was diesen Patienten allerdings selten gut tut. Der Kommentar zu einem der Hexagramme im *I Ching* bringt es auf den Punkt: „Die Gedanken sollten sich auf die unmittelbare Situation beschränken. Alles Denken, was darüber hinausgeht, dient lediglich dazu, das Herz wund zu machen" (Hexagramm 52 R; Wilhelm 1951).

Mit *Si* kann aber auch Nachdenken in dem Sinne gemeint sein, dass man sein Gehirn durch intensives Lernen oder geistig-intellektuelle Tätigkeit „überstrapaziert". Weil Grübeln *(Si)* keine echte Emotion ist, werden dadurch nicht dieselben kräftigen Qi-Bewegungen wie z. B. durch Ärger oder Freude erzeugt. Es bewirkt eher „Knoten" im Qi-Fluss und ist daher weder stark Yang- noch Yin-betont. Diese „Knoten" unterbinden die Qi-Zirkulation und verhindern auch, dass grüblerische Menschen ihre

Gedanken erfolgreich in Handlungen umsetzen: „Dort wo sich Qi-Knoten bilden *(Jie)* ... bewegt sich das Aufrechte Qi nicht vom Fleck und kann nicht zirkulieren“, heißt es im *Su Wen* (Kapitel 39, zit. in Larre & Rochat de la Vallée 1996).

5.4.6 Angst – Kong

Obwohl Angst oder Furcht in erster Linie die Emotion des Wasser-Elements ist, leiden oft auch das Herz und andere Organe des Feuer-Elements, wenn jemand von Furcht ergriffen ist. Angst kann in Abstufungen von leichter Ängstlichkeit bis hin zu schweren Phobien und Panikattacken Krankheit verursachen. Dabei dominiert ein antizipierter Erregungszustand. Die Menschen fürchten sich vor der Zukunft, und getrieben von der Angst, später eventuell leiden zu müssen, beschäftigen sich einige geradezu zwanghaft mit Störungen und Situationen, die eintreten könnten oder eben auch nicht. Sie sehen darin gewöhnlich nur den Versuch, „alles zu durchdenken“ und sich auf alle möglichen Szenarios vorzubereiten. In Wahrheit ist es aber so, dass „diejenigen, die sich fürchten zu leiden, bereits an dem leiden, wovor sie sich fürchten“ (Montaigne, Essais 3), und „Freiheit liegt im Mutigsein“ (Robert Frost).

Wer Angst hat, versucht sich meist selbst zu beruhigen und sich zu sagen, dass es keinen Grund gibt, sich zu fürchten. Menschen mit Flugangst z. B. bemühen die Statistik, dass Flugreisen relativ sicher sind, und andere reden sich ein, dass sie sowieso nicht viel daran ändern könnten, falls der III. Weltkrieg ausbräche. Ob ihre Angst überhand nimmt oder nicht, hängt weitgehend von ihrer persönlichen Willensstärke *(Zhi)* in Verbindung mit ihrer Klugheit, der „Tugend des Wasser-Elements“, ab. Ein japanisches Sprichwort besagt: „Durch jedes kleine Nachgeben vor der Angst entfernt sich der Mensch einen Schritt weiter von seinem natürlichen Herzen.“

5.4.7 Schock – Jing

Beim Beginn von Jing hat das Herz keinen sicheren, verlässlichen Wohnsitz mehr. Der Geist-Shen hat nicht länger einen Ort, an den er sich zurückziehen kann, planendes Denken findet keine Stelle mehr, um sich setzen zu können. So ist es, wenn das Qi in Unordnung (Luan) gerät. (*Su Wen*, Kapitel 39; Larre & Rochat de la Vallée 1996)

Charles Dickens schilderte, wie sich ein schwerer Schock, den er bei einem schrecklichen Zugunglück erlitt, bei ihm auswirkte: „Über mehrere Wochen gab es nicht mehr so etwas wie Ich in meinem Bewusstsein. Ich war nicht ich“ (aus einer BBC-Dokumentation über Dickens, die am 25. Februar 2002 gesendet wurde). Anscheinend hatte der Geist-Shen wirklich keine Rückzugsmöglichkeit mehr.

Ein Schock, der manchmal auch mit Schrecken übersetzt wird, hat Auswirkungen auf Herz und Nieren. Zhang Jiebin beschreibt es folgendermaßen: „Die durch Angst und Schrecken *(Jing)* fürchterlich erschrockenen Lebensgeister verflüchtigen sich, ... so dass Herz und Nieren den Angriff abbekommen“ (Larre & Rochat de la Vallée 1995, p. 127). Unter Schock wirken manche Menschen agitiert und andere wie gelähmt. Ein Schock kann durch ein seelisches oder körperliches Trauma ausgelöst werden. Dabei ist es unerheblich, ob jemand gerade eine schlimme Nachricht erfahren oder unbeschadet einen schweren Autounfall überstanden hat – die Wirkung ist gleich. Unmittelbar nach dem Ereignis fühlen sich die Betroffenen oft desorientiert, emotional angespannt, erregt oder erschöpft und haben Herzbeschwerden. Nach schweren Schockerlebnissen in der Kindheit – z. B. in Form von Gewaltanwendung, Missbrauch, Psychodramen – leiden die meisten Patienten an einer Störung ihrer Feuer- und Wasser-Energie. Vielleicht kehrt sogar nie wieder das richtige Gleichgewicht in Herz und Nieren zurück. Während in akuten Fällen kurzzeitig das Herz stärker belastet wird, führen wiederholte Schockerlebnisse zu einer signifikanten Erschöpfung der Nierenenergie.

5.4.8 Qi-Bewegung im Einklang mit Gefühlen

Welche Qi-Bewegung bei bestimmten Emotionen auftritt, ist im *Su Wen* (Kapitel 39) beschrieben. Da sich in pathologischen Bewegungen die Störung eines Elements offenbart, sollten sich Therapeuten

Tab. 5.1 Wie Emotionen das Qi in Bewegung versetzen

Emotion	primär betroffenes Element	Qi-Bewegung
Ärger/Zorn *(Nu)*	Holz	steigt hoch *(Shang)*
Freude *(Xi)*	Feuer	wird „locker" *(Huan)*
Traurigkeit *(Bei)*	Feuer und Metall	verschwindet *(Xiao)*
Angst *(Kong)*	Wasser	steigt ab *(Xia)*
Grübeln *(Si)*	Erde	mit „Knoten" *(Xie)*
Schock *(Jing)*	Feuer und Wasser	„ungeordnet", durcheinander *(Luan)*

Nach der Übersetzung von Larre & Rochat de la Vallée 1996. Für Kummer/Sorge *(You)* ist keine Qi-Bewegung angegeben, sie dürfte aber ähnlich wie bei Traurigkeit *(Bei)* nach unten gerichtet sein.

5

bemühen, die entsprechenden Qi-Bewegungen unterscheiden zu lernen. Sie lassen sich aus Veränderungen der Körpersprache, der Stimme, des Augenausdrucks, der Gesichtsfarbe und vielen anderen Aspekten ablesen (mehr dazu in ➤ Kapitel 26). Pathologisch ist eine exzessive Qi-Bewegung, z. B. wenn ein Patient leicht aggressiv wird. Aber auch eine schwache Qi-Bewegung, z. B. wenn ein Patient nicht richtig auf emotionale Wärme und Freude reagieren kann, ist Ausdruck eines Ungleichgewichts. Auch eine unberechenbare Qi-Bewegung spricht dafür, etwa wenn ein Patient aussieht, als müsse er weinen, aber jegliche Überforderung abstreitet, und im Grunde in dem Augenblick überhaupt kein starkes Gefühl bewusst wahrnimmt. In ➤ Tab. 5.1 sind die Qi-Bewegungen in Anlehnung an das *Su Wen* (Kapitel 39) wiedergegeben.

5.5 Die Emotionen der Fünf Elemente und die Rolle des Mitgefühls (Sympathie)

Obwohl es sieben endogene oder emotionale Krankheitsursachen gibt, werden meist nur die Emotionen der Fünf Elemente herangezogen, um den inneren Zustand eines Menschen zu diagnostizieren. Als diese fünf Emotionen sind im *Su Wen* (Kapitel 5) Freude, Ärger/Zorn, Angst, Grübeln und Kummer/Sorge angegeben. In Japan und anderen Ländern, die den Schwerpunkt auf die Fünf-Elemente-Theorie legen, werden diese fünf Emotionen – manchmal als fünf Affekt- oder Gemütszustände bezeichnet – besonders hervorgehoben.

Tab. 5.2 Üblicherweise zur Diagnose herangezogene Emotionen

Emotion	Element	Yin/Yang
Ärger/Zorn	Holz	Yang
Freude	Feuer	Yang
Mitgefühl/Sympathie	Erde	Yin/Yang
Trauer/Kummer	Metall	Yin
Angst	Wasser	Yin

J.R. Worsley unterzog das System einer Neuerung, da sich Grübeln oder Nachdenklichkeit insofern von den anderen vier Emotionen unterscheidet, als es eher ein Geisteszustand ist. Interessanterweise hatte schon Konfuzius (vgl. den in ➤ Kapitel 4 zitierten Textabschnitt) auf Freude, Ärger, Kummer und Angst Bezug genommen, Grübeln jedoch ausgelassen. Bei vielen seiner Patienten konnte J.R. Worsley beobachten, dass bei einer Funktionsstörung des Erd-Elements das Mitgefühl (Sympathie) oder das Bedürfnis, sich umsorgt oder verstanden zu fühlen, die aus dem Gleichgewicht geratene Emotion darstellte.

Jeder braucht irgendwann im Leben Zuwendung. Wer sich als Kind nicht ausreichend geliebt fühlt, neigt später zu einem überstarken und unstillbaren Bedürfnis nach Unterstützung und Zuwendung oder findet es umgekehrt schwierig, Zuwendung und Hilfe von anderen anzunehmen. Wenn diesen Menschen Mitgefühl (Sympathie) oder emotionale Unterstützung zuteil wird, löst das bei ihnen eher Beunruhigung als das beabsichtigte tröstende Gefühl aus (ausführlicher zu dem Thema ➤ Kapitel 16).

In der Fünf-Elemente-Konstitutionsakupunktur wird bei der Diagnose besonderes Gewicht auf die in ➤ Tab. 5.2 genannten Emotionen gelegt, da sich die Therapeuten besonders dafür interessieren, welche Gefühle zur chronisch gestörten psychischen Verfassung des Patienten beitragen.

5.6 Diagnose der Emotionen

Innere und äußere Krankheitsursachen lassen sich auf dieselbe Weise diagnostizieren. Ein TCM-Therapeut wird auf die Zeichen und Symptome des Patienten achten, um so das Vorliegen eines äußeren pathogenen Faktors festzustellen. Manchmal sind von außen in die Leitbahnen eingedrungene Hitze, Kälte, Feuchtigkeit, Wind und Trockenheit sogar direkt spürbar oder an Gelenkproblemen, die sie verursachen, sichtbar. Zusätzlich kann durch Puls- und Zungendiagnose sowie durch Fragen an den Patienten geklärt werden, ob diese Krankheitsursache noch immer auf ihn einwirkt. Ein altes chinesisches Sprichwort lautet daher: „Untersuche das Muster, um die Ursache zu suchen." Auch Ted Kaptchuk beschreibt diese Vorgehensweise, wenn er sagt:

Feuchtigkeit ist an dem erkennbar, was sich im Inneren abspielt, und nicht aus dem Wissen um eine äußere Einwirkung. Feuchtigkeit ist nicht ursächlich für einen Zustand, sondern ist selbst der Zustand. Die Ursache ist die Wirkung, und die Linie schließt sich zum Kreis. (Kaptchuk 2000, p. 117)

Wir im Westen sind allerdings eher an lineare Kausalbeziehungen gewöhnt. Aus „westlicher" Sicht verständlicher könnte man es etwa so wie Bergson (1988) formulieren: „Die Gegenwart enthält nicht mehr als die Vergangenheit, und in der Wirkung lässt sich nur das finden, was bereits in der Ursache angelegt war."

Aus dem Vorhandensein oder Fehlen von Emotionen lässt sich wie bei den äußeren Krankheitsursachen auf die Diagnose schließen. Der Prozess ist derselbe. Wenn eine bestimmte Emotion stärker oder schwächer als normal erscheint, kann daraus die Diagnose abgeleitet werden. Der Therapeut könnte z. B. die Verärgerung eines Patienten als völlig unangemessen einstufen. Das heißt nicht unbedingt, dass sie rein endogen bedingt sein muss, sondern es kommen auch gemischte Ursachen (vor allem Alkohol oder Drogen) in Betracht. Trotzdem spiegelt sich im Ärger oder Zorn noch die Gemütsverfassung wider. Während manche Menschen mit intensiven Gefühlsumschlägen auf Alkohol reagieren, müssen andere vielleicht körperlich für seine stimulierende Wirkung „bezahlen". Das ist vergleichbar mit der unterschiedlichen Anfälligkeit für die Invasion äußerer pathogener Faktoren; dass manche Menschen anfälliger als andere sind, hängt mit der Stärke des Aufrechten Qi in bestimmten Organen zusammen.

5.7 Sonstige Krankheitsursachen

Bedeutung bzw. Wortsinn der Begriffe, mit denen die inneren Krankheitsursachen übersetzt werden, dürfen nicht zu eng gefasst werden. Es hat sich oben schon gezeigt, dass sich ganz verschiedene Bezeichnungen für Emotionen unter einem Schirm versammeln. Es gibt allerdings Gefühlszustände, die sich nicht so leicht in Chen Yens System der sieben Emotionen einordnen lassen, obwohl sie die Gesundheit ruinieren können. Oft werden sie als Kombinationen der „sieben Übel" gesehen, doch auch das kann sie nicht adäquat beschreiben. Manche Menschen werden z. B. von Eifersucht, Scham- und Schuldgefühlen überwältigt. Da sich solche Gemütszustände auf mehrere Elemente auswirken können, müssen Therapeuten besonders sorgfältig vorgehen, wenn sie die richtige Diagnose stellen wollen. Dennoch wird sich der emotionale Zustand des Patienten durch Behandlung des konstitutionellen Faktors gründlicher bessern als bei Behandlung der anderen Elemente.

5.7.1 Nicht mit der Natur in Harmonie leben

Neben der traditionellen Unterteilung in innere, äußere und gemischte Ursachen finden sich in den Klassikern auch Anmerkungen zu anderen der Gesundheit abträglichen Faktoren. Im ersten Kapitel des *Su Wen* fragt beispielsweise der Gelbe Kaiser, wieso es schlechter um die Gesundheit der Menschen bestellt sei als in „den alten Zeiten". Qi Bo erklärt ihm, dass sich die Menschen „zu Sklaven ihrer Gefühle und Sorgen" machen würden. Dann schildert er die Menschen von früher und fährt fort:

Innerlich hatten sie ruhige und friedliche Emotionen, ohne übersteigerte Bedürfnisse. Von außen hatten sie nicht den heutigen Stress. Sie lebten ohne Habgier oder Begierde – nahe an der Natur. So konnten sie ihren inneren Frieden und ihre geistige Konzentration aufrechterhalten. Das hielt Pathogene von der Invasion ab. (Ni 1995, p. 50)

Dass Menschen durch „übersteigerte Bedürfnisse", Begehrlichkeiten oder fehlende Nähe zur Natur krank werden können, wird in modernen Lehrbüchern an keiner Stelle berücksichtigt. In Einklang mit der Energie der Jahreszeiten zu leben ist ein Thema, das wiederholt im *Su Wen* auftaucht; so befasst sich z. B. Kapitel 2 in weiten Teilen mit der Bedeutung, die ein Leben in Harmonie mit den Jahreszeiten hat. Wer Naturgesetze mutwillig verletzt und nicht mit Raum und Zeit in Harmonie lebt, hat als unausweichliche Konsequenzen eine Verschlechterung seiner Gesundheit und eine kürzere Lebensspanne zu befürchten. Im *Su Wen* heißt es unmissverständlich:

Sich dem Frühlings-Qi entgegen zu verhalten ... wird das Leber-Qiim Innern schädigen. Sich dem Sommer-Qi entgegen zu verhalten ... wird das Herz-Qi im Innern entleeren.

Und so weiter für die übrigen Jahreszeiten (Larre 1996, p. 130).

Was meinten die Verfasser des *Nei Jing*, als sie davon sprachen, sich einer Jahreszeit entgegen zu verhalten? Frühling und Sommer gelten als Yang-betont. Das heißt, es sind ihrer Natur entsprechend Zeiten, in denen Menschen ihre höchste Aktivität und Dynamik entfalten sollten. Dagegen sind Herbst und Winter mit ihrer Yin-Betonung naturgemäß Zeiten der Ruhe und Besinnlichkeit. So sieht es auch das später erschienene *Da Cheng* (1601):

Im Frühling und Sommer erreicht die Yang-Energie ihren Höchststand – ebenso wie die menschliche Energie. Im Herbst und Winter befindet sich die Yang-Energie auf ihrem Tiefststand – ebenso wie die menschliche Energie. (Zit. in Soulié de Morant 1994, p. 48)

Während der Han-Dynastie galt der Frühling den Therapeuten praktisch als Synonym für Wind und Ärger oder Zorngefühle. Sie passten zueinander und befanden sich im Einklang (zum Konzept der „Resonanzen" zwischen Jahreszeiten, Klimafaktoren und Emotionen ➤ Kapitel 2). Für die – somatische und psychische – Gesundheit kann es schädlich sein, wenn Menschen den Frühling nicht als aktive Veränderungs- und Wandlungsphase für sich nutzen. Dies kann sich genauso nachteilig auswirken, wie vom Wind gebeutelt oder von heftigem Zorn durchwallt zu werden.

Sich einer Jahreszeit entgegen zu verhalten bedeutet auch, dass es nicht gelingt, sich an die Veränderungen, die den Yin/Yang- und Fünf-Elemente-Wandlungsphasen innewohnen, anzupassen. Dass unausweichlich Veränderungen eintreten, war eine zentrale Vorstellung im Denken während der Han-Dynastie; Yin muss sich immer in Yang umwandeln, und im erzeugenden *Sheng*-Zyklus der Jahreszeiten geht jede in die nächste über. Nichts ist von Dauer. Es liegt an der mangelnden Fähigkeit, sich harmonisch an diese Veränderungen anzupassen, wenn Menschen körperlich oder psychisch erkranken. Im 3. Jahrhundert schrieb Kuo Hsiang:

Freude und Leid sind das Ergebnis von Gewinnen und Verlusten. Was immer die Zeit bringen mag, wird den Mann, der bis in die Tiefe der Dinge vordringt und sich in Harmonie mit ihren Umwandlungen befindet, zufrieden stellen. In jeder beliebigen Situation folgt er dem Lauf der Natur und wird intuitiv mit der Schöpfung vereint sein. Wo er auch sein mag, wird er immer er selbst bleiben. Was kümmert ihn Gewinn oder Verlust, Leben oder Tod? Deshalb wird es keinen Platz für Freude oder Leid geben, wenn man den Dingen, die einem die Natur geschenkt hat, den natürlichen Lauf nehmen lässt. (Chan 1960, p. 245)

5.7.2 Ein unerfülltes Leben als Ursache von Krankheit

Die chinesische Medizin betrachtet Gesundheit noch unter anderen Blickwinkeln. Obwohl es im *San-yin Fang* nicht ausdrücklich erwähnt wurde, sahen Chinesen es als abträglich für die Gesundheit an, sein menschliches Potenzial nicht voll ausschöpfen zu können. Ein wichtiger Glaubensgrundsatz des Konfuzianismus und Taoismus war *Ming*, der Vertrag mit dem Himmel, den jeder Mensch geschlossen hatte. Wer seine Vertragspflichten – sich selbst zu behaupten *(Zi De)* und sein eigenes Potenzial voll zu entwickeln – nicht erfüllt, sorgt zwangsläufig für Frustration und Enttäuschung.

Yu Tuan, ein Arzt aus der Zeit der Ming-Dynastie, vertrat die Ansicht, von Geisteskrankheit *(Dian-Kuang)* würden meist Menschen befallen, deren hochtrabende Ziele unerreichbar wären (Dey 1999, p. 6). Und Li Chan befand: „Diese Krankheit *(Dian-Kuang)* bekommen oft Menschen, die depressiv geworden sind, weil sich ihre Pläne nicht erfüllten (Dey 1999, p. 6).

Der Verlust der Selbstachtung kann lähmend wirken. In seiner Schlusserklärung über das Heilen schrieb der große Arzt Sun Si-miao (581–682 n. Chr.), dass Menschen erkrankten, „weil sie in ihrem Leben keine Liebe gekannt und keine Wertschätzung erfahren" hätten (zit. in MacPherson & Kaptchuk 1997). In unserer Gesellschaft stehen Arbeit und Liebe für die meisten Menschen im Mittelpunkt ihres Lebens. Und bei vielen Patienten, mit denen es Therapeuten heute ständig zu tun haben, leiten sich psychische und/oder somatische Krankheiten aus ihrer Unfähigkeit ab, in diesen Lebensaspekten Befriedigung und Zufriedenheit zu finden.

Chinesische Lehrer und Philosophen haben sich über alle Jahrhunderte bis heute um eine Anleitung für ihre Zeitgenossen bemüht, wie sie am besten ein erfülltes Leben führen, ihrem Geist Nahrung geben und ihre Gesundheit erhalten könnten. Im *Ling Shu* heißt es: „Wenn die Weisen ihre Gesundheit pflegen ..., gleichen sie Freude und Ärger harmonisch aus und leben in Ruhe und Frieden" (Dey 1999, p. 95).

Um sich gesundheitsschädlichen Emotionen widersetzen zu können, ist ein pfleglicher Umgang mit dem eigenen Herzen entscheidend.

Die „Kunst des Herzens" besteht darin, aus dem Herzen ein Zentrum zu machen, das alle Anregungen von außen empfangen kann und doch weiterhin mit der Natur (Xing) übereinstimmt. (Larre & Rochat de la Vallée 1995, p. 47)

Jeder entscheidet selbst, wie er seine „Herzenskunst" pflegen möchte. Diese Wahl wird weitgehend von Persönlichkeit und kulturellem Hintergrund des Einzelnen bestimmt. Es liegt an jedem selbst, sich um seine Psyche (und damit Gesundheit) zu kümmern, um so Krankheiten vorzubeugen: „Wenn *Jing-Shen* (der Geist eines Menschen) fest verankert ist, wird kein Übel von außen einen Ansturm auf den Körper wagen" *[Xu Ling Tai Yi Shu Quan Ji]* (zit. in Unschuld 1985, p. 337).

Der große Philosoph Chuang Tzu schrieb:

In jeder Hinsicht darf der Weg (Tao) nicht behindert sein; denn ein Hindernis sorgt für eine Drosselung [des Energieflusses]; wenn ein Engpass nicht behoben wird, kommt es zur Störung, und Störungen schaden jedem lebendigen Geschöpf. Alle Lebewesen mit Bewusstsein sind auf Qi angewiesen. Doch wenn sie nicht die ganze Fülle an Qi erlangen, ist es nicht die Schuld des Himmels. Der Himmel öffnet die Leitbahnen und versorgt sie ohne Unterlass Tag und Nacht [mit Energie]. Der Mensch dagegen verstopft die Öffnungen. (Watson 1964, p. 138)

5.7.3 Mit Patienten über die Ätiologie sprechen

Es wäre vermessen, wenn Therapeuten meinten, ihren Patienten – ähnlich wie bei einer Ernährungsberatung – Ratschläge zu Gefühlen oder ihrem Innenleben erteilen zu können. Es ist allerdings eine andere Sache, Patienten zu helfen, sich auf den Ursprung einer Störung zu konzentrieren, und gemeinsam mit ihnen zu untersuchen, wie sie besser mit emotionalen Schwierigkeiten umgehen könnten. Manchmal brauchen Patienten nur eine Ermutigung, um endlich Veränderungen anzupacken, von denen sie seit langem wissen, dass sie anstehen und dass sie ihnen guttäten. Das kann dazu beitragen, dass sich emotionale Belastungen in Zukunft nicht mehr so negativ auf die Gesundheit auswirken. Die Arbeit des Therapeuten besteht demnach in der Hilfestellung für Patienten, damit sie selbst die Verantwortung für ihr körperliches und seelisches Wohlbefinden übernehmen und ein bisschen näher am Tao leben.

ZUSAMMENFASSUNG

- Für Therapeuten der Fünf-Elemente-Konstitutionsakupunktur liegt der Schwerpunkt auf Emotionen als Krankheitsursache, da sich in erster Linie die Emotionen auf Geist/Psyche eines Patienten auswirken.
- Im *San-yin Fang* werden sieben innere (endogene oder emotionale) Ursachen von Krankheiten angegeben; dies sind Ärger/Zorn, Freude, Traurigkeit, Grübeln, Kummer, Angst und Schock.
- Obwohl alle sieben als wichtige Krankheitsursachen angesehen werden, kommt den mit den Fünf Elementen assoziierten Emotionen im Hinblick auf die Diagnosestellung in der Fünf-Elemente-Konstitutionsakupunktur oberste Priorität zu. Eine Ausnahme bildet das Erd-Element, dem neuerdings Mitgefühl (Sympathie) als wichtigste Emotion zugeordnet wird.
- Im *Su Wen* (Kapitel 39) sind die unterschiedlichen Qi-Bewegungen beschrieben, die von einzelnen Emotionen verursacht werden.
- Eine wichtige Krankheitsursache kann auch die Lebensweise sein, d. h. nicht im Einklang mit der Natur zu leben oder ein unerfülltes Leben zu führen.

KAPITEL

6 Innere Entwicklung des Therapeuten

6.1 Einleitung

Durch die Geschichte der chinesischen Medizin zieht sich wie ein roter Faden die Auffassung, dass die Persönlichkeit des Therapeuten enormen Einfluss auf die Wirksamkeit der Akupunkturbehandlung hat. Da in der Fünf-Elemente-Konstitutionsakupunktur Wert auf die Behandlung selbst der subtilsten Qi-Ebenen gelegt wird, erscheint es nur natürlich, dass viele Therapeuten ihrem inneren Zustand große Bedeutung beimessen.

Wu war das alte Schriftzeichen für einen Heiler oder Arzt. Es zeigt eine Schamanin mit Pfeil und Lanze unter einem Köcher (Weiger 1965, Übung 82a).

巫

In der Shang-Dynastie, dem Zeitalter vor dem Erscheinen des *Nei Jing* (Han-Dynastie), übten hauptsächlich in der Dorfgemeinschaft lebende Schamanen medizinische Tätigkeiten aus. Es wurde allgemein anerkannt, dass nur bestimmte Menschen das Talent zum Schamanen oder Heiler besaßen und nicht jeder mit dieser Gabe ausgestattet war. Das *Nei Jing* läutete dagegen eine Ära ein, in der sich Diagnosen auf systematischere Kriterien wie Yin/Yang und die Fünf Elemente stützten. Dennoch wurde den Gaben und Fertigkeiten des für Diagnose und Behandlung zuständigen Heilers noch immer entscheidende Wichtigkeit beigemessen. Was solches Erfahrungswissen oder Können bedeutete, zeigt folgendes Zitat:

Wenn jemand sagt, eine lang anhaltende Krankheit lasse sich nicht beheben, ist das eine falsche Behauptung. Für jemand, der gekonnt mit Nadeln umzugehen weiß, ist die erfolgreiche Behandlung einer solchen Krankheit so, als hätte er einen Dorn herausgezogen, etwas Verschmutztes gereinigt, einen Knoten entknotet und eine Blockade aufgelöst. Selbst eine seit langem persistierende Erkrankung kann wahrscheinlich doch zum Abklingen gebracht werden. Wer behauptet, solche Krankheiten könnten nicht geheilt werden, hat offenbar nicht die erforderlichen Fertigkeiten. (*Ling Shu*, Kapitel 1)

Für besonders erfahrene Heilkundige wird im *Nei Jing* die Bezeichnung *Sheng Ren* verwendet. Weiger übersetzt sie mit „Gelehrter“ oder „kluger Mann, der selbst weise wird, weil er auf den Rat eines Weisen hört und ihn verstanden hat“ (Weiger 1965, p. 211). Richard Wilhelm meint, ein *Sheng Ren* könne „durch seine Stärke die höhere Natur von Menschen erwecken und entwickeln“ (Wilhelm 1951, p. 3).

Dass Qualität bzw. Qualifikation eines Therapeuten unterschiedlich wahrgenommen werden, lässt sich nicht vermeiden (vgl. Hsu 1999, pp. 94–104). In der von Konkurrenz geprägten medizinischen Welt im heutigen China sagt man Ärzten mit einer gut gehenden Praxis und gutem Ruf nach, sie hätten *Jingyan*. Obwohl es mit „Erfahrung“ übersetzt wird, bedeutet *Jingyan* viel mehr. Ein erfahrener, aber unbeliebter Arzt besitzt z. B. kein *Jingyan*. Was in *Jingyan* mitschwingt, ist unter anderem Virtuosität *(Linghuo)* bzw. das meisterhafte technische Können, das die hervorragenden Mediziner aller Richtungen auszeichnet. Sich *Jingyan* anzueignen ist ein realistisches Ziel für Therapeuten und eine notwendige Voraussetzung für alle, die sich zumindest einige Attribute eines *Sheng Ren* erwerben möchten.

Ob jemand weiterhin gesund lebt oder ob eine Krankheit auftritt, ob es in der menschlichen Macht steht, dies zu kontrollieren und ob der Patient geheilt werden kann, ob jemand erst am Anfang seines Studiums von Akupunktur (und Moxibustion) steht oder ob er sie schon voll beherrscht – all dies hängt von seinem

Verständnis [der Funktion] des Netzwerkes der 12 Leitbahnen im System der Yang- und Yin-Meridiane ab. Einem schludrigen Therapeuten oder Anfänger mag alles sehr einfach erscheinen; nur ein guter Arzt weiß, wie schwierig es in Wirklichkeit ist. (*Ling Shu*, Kapitel 11, Lu & Needham 1980, p. 28)

6.2 Wieso ist innere Entwicklung wichtig?

Um genaue Diagnosen stellen und wirksame Behandlungen durchführen zu können, ist es sinnvoll, als Therapeut nach Meisterschaft oder Virtuosität *(Linghuo)* zu streben.

6.2.1 Diagnostik

Zeichen oder Symptome

Eine diagnostische Untersuchung setzt voraus, dass der Therapeut die Zeichen und Symptome eines Patienten richtig versteht. Sich bei der Diagnose auf die (vier) Zeichen zu stützen ist viel schwieriger zu erlernen als die Erhebung von Symptomen. Eine rein symptomorientierte Diagnose lässt sich aus der Aufzeichnung der Krankengeschichte stellen, sie hilft aber nicht, subtilere Persönlichkeitsaspekte eines Patienten zu verstehen. Den konstitutionellen Faktor (KF) kann man anhand der beobachtbaren Zeichen diagnostizieren – jedoch nur mit sensorischem Scharfsinn und Intuition *(Zhiguan)*. Diese Kombination erlaubt Therapeuten, das emotionale Gleichgewicht und das Temperament ihrer Patienten zu erkennen.

Chuang Tzu beschrieb es folgendermaßen:

Nur mit den Ohren zu hören ist eine Sache, auf den Verstand zu hören eine andere. Aber auf den Geist zu hören beschränkt sich weder auf das Hörvermögen noch auf den Verstand. Es erfordert vielmehr Leere von allen Eindrücken. Unbelastet (leer) von allen anderen Einflüssen ist dann das Ganze hörbar. Direkt vor dir ist dann zum Greifen nahe, was du niemals mit den Ohren gehört oder mit dem Intellekt verstanden hättest. (Übers. aus Merton 1970, Kapitel 4)

Da es ausdrücklich um die Diagnose einer relativen emotionalen Unausgewogenheit geht, müssen sich Therapeuten auf das Gefühlsleben ihrer Patienten einlassen. Denn nur wenn Patienten bereit sind, Aspekte ihres inneren Selbst gegenüber dem Therapeuten zu enthüllen, kann das Gleichgewicht der fünf Hauptemotionen beurteilt werden. Das setzt eine sehr gute Arzt-Patienten-Beziehung voraus.

Wenn ein Mann schroff vorgeht, werden andere nicht mit ihm zusammenarbeiten wollen. Wenn er erregt spricht, werden seine Worte kein Echo bei anderen hervorrufen. Wenn er um etwas bittet, ohne vorher zunächst die Beziehung gefestigt zu haben, wird es ihm nicht gegeben. (Konfuzius: Aphorismen)

Innerer Zustand des Therapeuten

Therapeuten sollten sich auch ihrer eigenen Gefühle bewusst sein. Je nach den eigenen konstitutionellen Störungen und emotionaler Disposition können Therapeuten im Umgang mit bestimmten Gefühlen mehr Schwierigkeiten haben als mit anderen. Das ist besonders dann der Fall, wenn sie eigene Gefühle sehr intensiv empfinden. Manche Therapeuten verleugnen z. B. Kummer oder Traurigkeit und fühlen sich daher unbehaglich, wenn sie diese Bereiche bei jemand anderem erforschen müssen. Das kann dazu führen, dass sie sich kaum eine Vorstellung machen, was ihr Gegenüber wirklich bedrückt. Anderen Therapeuten fällt es vielleicht schwer, echtes Mitgefühl zu entwickeln oder das ganze Ausmaß der Angst bei einem anderen Menschen zu erkennen. Nur wenn es ihnen gelingt, die eigene Begrenztheit zu überwinden, können Therapeuten ihre diagnostischen Fähigkeiten voll ausschöpfen.

Bewusste Wahrnehmung schulen

Um die Diagnose stellen zu können, bedarf es bei dieser Form von Akupunktur unbedingt einer hochkonzentrierten Bewusstheit. Ohne diese beständige wache Konzentration, mit der Therapeuten aufmerksam auf Nuancen der Stimme und der Gesichtsfarbe achten und den Geruch sowie Emotionen, die in einem Patienten aufsteigen, wahrzunehmen versuchen, würde sich die Fünf-Elemente-Konstitutionsakupunktur in der Praxis bald als steril und ungeeignet erweisen. Aufmerksamkeit und Bewusstheit führen den Therapeuten in einem stimulierenden, fortschreitenden Prozess zur Diagnose.

Wenn ein Patient lange von seinen Verwandten getrennt und deswegen beunruhigt ist, können unregelmäßige Schwankungen, denen seine Gefühle (Kummer, Angst, Freude und Ärger) unterliegen, einen Leere-Mangel der fünf Viszeralorgane verursachen, weil Blut und Qi ihre übliche Funktion als Wachposten aufgeben. Als guter Arzt kann ein Arzt nur gelten, wenn er solche Dinge diagnostizieren kann. (*Su Wen*, Kapitel 76; Lu 1972)

Ob er diesen Bewusstheitsgrad erreichen und aufrechterhalten kann, hängt vom inneren Zustand des Therapeuten ab.

Präsent sein

Ein weiterer wichtiger Aspekt bei der Diagnose ist die Aufmerksamkeit, die Therapeuten ihren Patienten schenken. Wenn sie ganz für ihre Patienten da sind, können sie ihnen zuhören und annehmen, was sie erzählt bekommen, ohne das Gefühl zu entwickeln, sie müssten eingreifen und Patienten ändern. Diese besondere Qualität gibt Patienten das Gefühl, respektiert und anerkannt zu werden, so dass sie sich leichter selbst akzeptieren können. Auf dieser Grundlage werden sie mit der Zeit Vertrauen zu ihrem Therapeuten aufbauen, sich öffnen und bisher verborgen gehaltene Anteile ihres Selbst enthüllen können. Durch diese Selbstoffenbarung lernt der Therapeut, tiefere geistig-psychische Aspekte des Patienten zu verstehen und sich mit ihnen zu verbinden (Näheres zum Herstellen dieser Verbindung ➤ Kapitel 24).

Um ihre Präsenz zu steigern, müssen sich Therapeuten um einen Zustand fokussierter Aufmerksamkeit und Selbstakzeptanz bemühen. Denn wer sich selbst akzeptiert, wird auch bei den Patienten aufsteigende Gefühle leichter akzeptieren können. Von der Qualität dieser Zuwendung hängt es ab, ob sich zwischen Therapeut und Patient eine tiefe, vertrauensvolle Beziehung entwickeln kann, die nicht nur für die Diagnose, sondern auch für die Behandlung von oberster Bedeutung ist.

6.2.2 Behandlung

In der medizinischen Praxis wird unter Therapeut-Patienten-Beziehung (Rapport) oftmals lediglich verstanden, dass beide gut miteinander auskommen und eine therapeutische Verbindung eingegangen sind. Wer mit der Fünf-Elemente-Konstitutionsakupunktur arbeitet, weiß aber, dass es viel mehr bedeutet, weil der Kontakt zwischen Therapeuten und Patienten die Wirkung einer Behandlung potenziert. Dies wiederum ruft geistig-psychische Veränderungen im Patienten hervor. Wie gut das Qi des Behandlers mit dem des Patienten harmoniert, hat Einfluss auf die Wirksamkeit jeder einzelnen Akupunktur.

Zwei, die sich ähnlich sind, werden verschmelzen. Noten, die sich entsprechen, werden Resonanz erzeugen. (Chun Qiu Fa Lu, ca. 200 v. Chr.; zit. in Needham 1956, p. 281)

Im Idealfall sollten sich Patienten entspannt und sicher fühlen, während ihr Therapeut die Nadeln setzt. Das macht sie empfänglich für die Veränderungen, die das Stechen des Akupunkturpunkts auslösen kann.

Im Geiste frei von eigenen Bedürfnissen muss der Arzt nur eine rezeptive und akzeptierende Haltung einnehmen, damit sein Geist Shen werden kann. Arzt und Patient sollten auf geistiger Ebene in Harmonie mit den Bewegungen der Nadel übereinstimmen. (*Da Cheng*, Zhen 1996)

Erst die eigene innere Entwicklung gestattet es Therapeuten, die Bewusstseinsebene und tiefe Verbindung zu erreichen, die im Behandlungszimmer erforderlich sind.

6.3 Bestmögliche Verbindung und Wirksamkeit

Durch eigene Lebenserfahrung häufen Therapeuten *Jingyan* bei sich an. Therapeuten, die sich nicht „hinterfragen" und ihr Leben ohne Rücksicht auf Moral oder Selbstentwicklung leben, können allerdings nicht erwarten, sich dadurch beträchtliche Mengen an *Jingyan* zu erwerben. Sun Si-miao bringt es auf den Punkt: „Der überlegene Arzt strebt nach Reinheit des Geistes und schaut nach innen."

6.3.1 Wu Wei – nicht handeln

Das taoistische Konzept *Wu Wei* ist häufig falsch als Nichthandeln übersetzt worden. Was die Taoisten der Han-Dynastie aber eigentlich mit *Wu Wei* meinten, war, jegliches Handeln auf die Besonderheit der Zeit abzustimmen. Ein entscheidender Aspekt des *I Ging* liegt darin, dass es helfen kann, eine bestimmte Zeit oder Situation besser zu verstehen. Handeln, das sich eher an Erfordernissen der Situation orientiert, statt von Bedürfnissen oder Wünschen des Handelnden motiviert zu sein, ist *Wu Wei.* Die Taoisten der Han-Dynastie sahen ein Leben in Einklang mit der Natur als wesentliche Voraussetzung für ein harmonisches, zeit- und situationsgemäßes Leben und Handeln. Im *Huainanzi* heißt es: „Die Weisen befolgen in allen ihren Handlungsweisen die Natur der Dinge" (Morgan 1877).

Zeitlos wie der Wechsel der Jahreszeiten ist das, was sie über die Menschheit und das Tao von Himmel und Erde lehren.

6.3.2 Mit der Natur in Harmonie leben

Im *Nei Jing* finden sich an zahlreichen Stellen Ermahnungen, dass Menschen den Prinzipien gemäß leben sollten, auf denen die Medizin gründet.

In den alten Zeiten lebten die Menschen einfach. Sie jagten, fischten und waren den ganzen Tag in der Natur. Wenn sich das Wetter abkühlte, wurden sie aktiv, um die Kälte abzuwehren. Wenn es im Sommer heiß wurde, zogen sie sich an kühle Plätze zurück. Im Inneren hatten sie ruhige und friedliche Emotionen, ohne übersteigerte Bedürfnisse. Von außen hatten sie nicht den heutigen Stress. Sie lebten ohne Habgier oder Begierde – nahe an der Natur. So konnten sie ihren inneren Frieden und ihre geistige Konzentration aufrechterhalten. Das hielt Pathogene von der Invasion ab. (Ni 1995, Kapitel 13)

Für viele Therapeuten waren Zeiten, die sie draußen in direktem Kontakt mit Himmel und Erde verbrachten und in denen sie die unterschiedlichen energetischen Eigenschaften der Jahres- und Tageszeiten beobachten konnten, eine Quelle der Inspiration. Es fördert nicht nur ihre Gesundheit, sondern hilft ihnen auch, sich zu sammeln (Konzentrationsfähigkeit) und ihren Lebenssinn zu finden. Das ist für qualitative hochwertige Akupunkturbehandlungen ebenso unverzichtbar wie für ein tieferes Verständnis der Fünf-Elemente- und Yin/Yang-Theorie.

6.3.3 Geist und Gemüt besänftigen

Das *Nei Jing* erklärt Konzentrationsfähigkeit und geistige Gelassenheit zu den wesentlichen Attributen eines Weisen *(Sheng Ren).* Wer es nicht schafft, seine eigenen Sorgen und Nöte beiseitezuschieben, bevor er das Behandlungszimmer betritt, kann sich als Therapeut nicht voll auf seine Patienten einstellen.

„Das *Jingshen* des *Sheng Ren* würde sich nicht verteilen", behauptet das *Su Wen* (Larre & Rochat de la Vallée 1995, p. 34), solange sich Therapeuten nicht aktiv bemühen, einen Gefühlsaufruhr zu besänftigen und weitschweifige Gedanken zu bündeln.

Wenn ein Arzt keine umfassende Diagnose stellen kann, ist das durch mangelnde geistige Konzentration und Unordnung im Wollen und Fühlen bedingt, die Widersprüchlichkeit zwischen Innerem und Äußerem verursacht und Zweifel weckt. (*Su Wen*, Kapitel 78; Lu 1972, p. 634)

Übungstechniken wie Qigong und Taiji dienen der Qi-Entwicklung und sind wie Meditationen geeignet, Geist und Gemüt zu beruhigen. Historisch wurden sie von Therapeuten sämtlicher TCM-Gebiete als Selbsthilfemethoden angewandt. Da Akupunkteure direkt mit dem Patienten-Qi arbeiten, können solche Übungen für sie besonders vorteilhaft sein.

Praktische Erfahrung mit diesen Künsten lässt Therapeuten viel bewusster ihren inneren Zustand während der Behandlung empfinden. Durch regelmäßiges Üben gelingt es ihnen, ihr Qi besser unter Kontrolle zu haben und sich vor einer Behandlung zu entspannen sowie innerlich zu sammeln. Nach regelmäßigen Qi-Übungen werden Therapeuten das Patienten-Qi empfindsamer wahrnehmen und ihr Qi bei der Behandlung gezielter auf den Patienten richten können.

6.3.4 Aufmerksamkeit fokussieren

Für die Fünf-Elemente-Konstitutionsakupunktur haben die vier diagnostischen Zeichen vorrangige Bedeutung. Daher zählen Schärfung der Sinne und Intuition ebenfalls zu den Mitteln, mit denen sich eine stärkere Fokussierung der Aufmerksamkeit bewerkstelligen lässt. Um seine eigenen diagnostischen Fähigkeiten des Sehens, Hörens, Riechens und Tastens in dieser Akupunktur-Tradition auszuweiten, ist es nötig, die „Taubheit bzw. Stumpfheit der Sinne“ zu überwinden.

So wie Maler oder Musiker ihre Sensibilität pflegen, um ihre künstlerische Ausdrucksfähigkeit zu steigern, kann die Kultivierung dieser empfindsamen, sublimen menschlichen Seiten zu mehr Gelassenheit und Feingeistigkeit bei Therapeuten führen. Eine gute Pulsdiagnose erfordert geistige Gelassenheit. Sie ist selbst vergleichbar mit Meditationsübungen, die dazu zwingen, seine Aufmerksamkeit auf subtile Empfindungen in bestimmten Körperbereichen zu lenken (z. B. die *Vipassana*-Übung der buddhistischen Mönche in Birma). Qigong-Meister, die sich oft stärker mit ihrer inneren Entwicklung befassen als die meisten Akupunkteure, sind im Allgemeinen überzeugt, dass ihre Meditations- und Qigong-Übungen entscheidend dazu beitragen, ihre Yuan-Qi-Reserven aufzufüllen (vgl. Hsu 1999, p. 74).

Der japanische Akupunkteur Yanagiya sagte unmissverständlich, welche innere Verfassung seiner Meinung nach entscheidend für die Pulsdiagnose wäre: „Richte deine Aufmerksamkeit voll auf die Fingerspitzen – ohne zu reden, zu schauen, zu horchen, zu riechen oder zu denken. Das ist das Grundprinzip der Pulsdiagnose” (Matsumoto & Birch 1988).

6.3.5 In aller Ruhe die Nadeln setzen

Ein harmonischer innerer Zustand ist die Grundvoraussetzung, wenn Therapeuten nach entscheidenden diagnostischen Hinweisen bei ihren Patienten suchen. Für Guo Yu (1. Jhrdt.) war klar, dass nur ein fehlerlos arbeitender und versierter Akupunkteur ein entsprechend hohes Niveau erreichen könnte.

Selbst die haarkleinste Abweichung beim Einstechen der Akupunkturnadel ist unverzeihliche Pfuscherei. Kunstfertigkeit bei der Akupunktur hängt von einer perfekten Shen-Handmotorik-Kombination ab. Sie ist erlernbar, aber nicht mit Worten zu beschreiben. (Chuang 1991, p. 27)

Therapeuten müssen ihren Geist zur Ruhe kommen lassen und lernen, die eigenen Sorgen vor der Tür des Behandlungsraums zurückzulassen.

Ohne irgendwas zu sehen – als würden deine Hände einen Tiger halten, Ohne irgendwelche inneren Bedürfnisse zu spüren – die Aufmerksamkeit auf einen edlen Gefährten gerichtet. (Bertschinger 1991, p. 43)

Wer bestrebt ist, Akupunktur anzuwenden, „ohne irgendwelche inneren Bedürfnisse zu spüren“, hält sich an das Wu-wei-Konzept. Je mehr sich Akupunkteure dem Idealzustand annähern, desto stärker können sie ihre „Aufmerksamkeit auf einen edlen Gefährten“ konzentrieren.

6.3.6 Intention (Zielgerichtetheit)

Das chinesische Wort *Yi* kann kontextbezogen verschiedene Bedeutungen haben. In einer Schrift aus der Zeit der Han-Dynastie steht *Yi* für „etwas, was sich ein Arzt wünscht, in Gedanken vorstellt oder erreichen will, aber auch für etwas, das durch eine Art gezielte Fokussierung zustande kommt“ (Scheid & Bensky 1998). Wie wichtig der innere Zustand des Therapeuten aus seiner Sicht ist, hat der für seine versierten Nadeltechniken berühmte Akupunkteur Guo Yu anschaulich geschildert.

Wenn es nun dazu kommt, dass ich Adlige behandle, die aus ihrer gehobenen, vornehmen Stellung auf mich herabblicken, habe ich Angst, ich [es] würde ihnen nicht gefallen. Obwohl das Setzen der Akupunkturnadeln genaues Augenmaß verlangt, unterläuft mir bei ihnen oft ein Fehler. Die Last meines furchtbebenden Herzens wird durch Schwäche der Willenskraft noch verstärkt. Daher ist meine Intention/Zielgerichtetheit (Yi) nicht voll da. Bedenke, welchen Einfluss das auf die Behandlung einer Krankheit hat. Aus dem Grund könnte ich keine Heilung erreichen. (Zhou 1983)

In der Fünf-Elemente-Konstitutionsakupunktur wird großer Wert auf die Intention bzw. Zielgerichtetheit gelegt und die meisten Akupunkteure dürften mit Sun Si-miao übereinstimmen, wenn er schreibt: „Medizin ist Intention *(Yi)*. Gute Ärzte sind Meister der Zielgerichtetheit" (zit. in Scheid & Bensky 1998).

Es ist ein Riesenunterschied, ob eine Behandlung von Therapeuten durchgeführt wird, die zielgerichtet arbeiten oder überhaupt nicht darin geübt sind. Es dürfte so ähnlich sein wie mit der Wirkung einer wunderschönen Klaviersonate – von einem sensiblen, begabten Musiker gespielt, kann sie den Geist beruhigen und als Handy-Klingelton den Nerv töten. Während der Pianist im Moment der Darbietung sein *Yi* sammelt und die Musik mit seinem eigenen Geist erfüllt, haben dieselben Noten im anderen Fall eine Wirkung, als würde der Geist von einem Roboter gepiesackt.

Hinweise auf den inneren Zustand und die erforderliche Empfindsamkeit des Akupunkteurs beim Nadeleinstechen gibt auch das *Su Wen:* „Der Arzt muss wie ein Armbrustschütze sein, der den Auslöser genau zum richtigen Zeitpunkt betätigt, keinen Moment zu früh und keinen Moment zu spät – als würde er einen Tiger packen – und den Kopf frei von anderen Dingen hat."[1]

[1] vgl. in Merton 1970 z. B. die Übersetzungen von Kapitel 19 Der Holzschnitzer, Kapitel 13 Graf Hwan und der Radmacher oder Kapitel 3 Einen Ochsen aufschneiden, in denen Chuang Tzu die Eigenschaften beschreibt, die ein Handwerker zur Ausübung seiner Tätigkeit benötigt; vgl. auch Lu & Needham 1980, p. 91.

6.3.7 Interaktion mit Patienten

Entscheidende Faktoren im Behandlungsraum sind die aufgebaute Beziehung zum Patienten und die geistig-psychische Befindlichkeit des Therapeuten während des Nadelsetzens. Doch ein Akupunkteur muss nicht nur präsent sein, sondern auch den richtigen interaktiven Zugang zur Bedürfnisbefriedigung der Patienten finden.

Hilfreich kann auch die Fünf-Elemente-Diagnose sein. Bei einem konstitutionellen Faktor im Feuer-Element (Feuer-KF) brauchen die Patienten z. B. manchmal ein Gefühl von Wärme, um sich wirklich zu entspannen und empfänglich für die Akupunktur zu werden. Patienten mit Holz-KF möchten eher das Gefühl haben, ihr Therapeut könne sich durchsetzen und habe die Situation unter Kontrolle. Schüchternheit oder Unentschiedenheit des Therapeuten würde ihre Ängstlichkeit so verstärken, dass auf der Beziehungsebene keine tiefere Verbindung zustande käme. Zartgefühl und Behutsamkeit sind weitere Qualitäten, die Patienten empfänglich für die Akupunkturbehandlung machen, weil sie ihnen ein Gefühl von Sicherheit und Fürsorglichkeit vermitteln. Um eine gute Verbindung herzustellen, sollten Therapeuten den eigenen Geist so ausstrahlen lassen, als suchte er die Berührung mit dem Geist des Patienten.

Die Fünf-Elemente-Diagnose hilft Therapeuten zu verstehen, welche Art von Beziehung sich am besten zu einzelnen Patienten aufbauen lässt. Unabhängig von der medizinischen Richtung, der sie angehören, gelingt es guten Ärzten, immer die richtige Beziehungsebene zu finden, wenn sie über ein ausgezeichnetes *Jingyan* verfügen. Entscheidend ist, dass ein Therapeut bereitwillig seine inneren Ressourcen nutzen und mit Freude verschiedene neue Methoden erproben möchte, um ein Höchstmaß an Entspannung und Vertrauen bei den Patienten zu erreichen.

6.3.8 Mitleid/Mitgefühl

Neben der Beruhigung von Geist und Gemüt sowie dem geübten Einsatz von Intention ist „Pflege des Herzens" ein weiteres wichtiges Attribut von Therapeuten. Viele hochgeschätzte chinesische Heiler stammten aus den Reihen der konfuzianischen „Ehrenmänner“ *(Ruyi)*. Zu den Eigenschaften, die sie traditionell kultivierten, zählte *Ren*, was sich mit „einfühlsames Sorgen für andere“ (Elvin, in Carrithers 1985, pp. 156–189) oder „Humanität“ (Allan 1997) übersetzen lässt. Bei einem Vortrag in London (1978, organisiert vom Journal of Chinese Medicine) sagte der berühmte chinesische Arzt Dr. John Shen, ein Therapeut müsse „ein gutes Herz“ (Herzensgüte) haben. Dass ein Arzt seine Patienten akzeptiert und sich um sie kümmert, ist ein integraler Bestandteil des Heilungsprozesses.

Wie kann man sein *Ren* denn kultivieren? Es fängt damit an, die Bedeutung zu erkennen und sich die Entwicklung des *Ren* zum Ziel zu setzen. Therapeuten, die es selbst erlebt haben und sich bewusst sind, dass sie leiden, können sich leichter mit dem Schmerz und Leid von anderen identifizieren. Ein arabisches Sprichwort lautet: „Wer niemals krank war, kann kein guter Arzt sein.“ Und um André Gide zu zitieren: „Wahre Güte setzt voraus, dass man sich Leiden und Freude der anderen als seine eigenen vorzustellen vermag.“

Für die Therapeuten, die sich glücklich schätzen können, weil sie nicht mit chronischen Schmerzen leben müssen, kann das gelegentliche Ertragen körperlicher Schmerzen eine wertvolle Erfahrung bedeuten, um einen Einblick in das Leiden vieler Patienten zu gewinnen. Das gilt genauso auf geistig-seelischer Ebene. Mitgefühl oder Mitleid entwickeln wir größtenteils unter dem Eindruck von selbst erlebtem Unglücklichsein und Leiden. Als drittgrößte Religion in China lehrt der Buddhismus, dass Begierde oder Verlangen die Ursache von menschlichem Leiden ist. Die Unerfüllbarkeit der eigenen Wünsche lässt Menschen oft schmerzliche Zustände durchleben. Wer jedoch leugnet, selbst zu leiden, wird nie die ganze Fülle des Mensch- und Menschlichseins erfahren.

Über seine Auswirkung auf die anderen Elemente führt ein konstitutionelles Ungleichgewicht unvermeidlich dazu, dass bestimmte Gefühle schwieriger voll ausgelebt werden können als andere. In den letzten Jahren fand die Vorstellung vom „verwundeten Heiler“ weitgehende Anerkennung. Dahinter verbirgt sich die Annahme, dass selbsterlebte psychische Verletzungen das Mitgefühl und Verständnis von Ärzten für ihre Patienten vertiefen. Wie oben bereits erwähnt wurde, bestehen nur geringe Chancen, dass Therapeuten bestimmte Persönlichkeitsaspekte ihrer Patienten erkennen, solange sie nicht bereit sind, ähnliche und für sie unangenehme Anteile ihrer eigenen Persönlichkeit näher zu erforschen.

6.3.9 Empathie

Ähnlich schlecht stehen die Chancen, dass Therapeuten ein echtes Mitgefühl für ihre Patienten entwickeln, wenn es nicht mit ihrem eigenen Erleben übereinstimmen würde. Liebeskummer („gebrochenes Herz“) und das Verlustgefühl nach dem Zerbrechen einer Liebesbeziehung können z. B. die meisten Menschen gut nachempfinden. Dagegen fällt es Therapeuten oft viel schwerer, dieselbe Empathie für Gefühle von Eifersucht, Groll, Unsicherheit und Selbsthass ihrer Patienten aufzubringen. Solche Emotionen gelten als negativ (weniger akzeptabel) und können die Missbilligung von Therapeuten erregen, besonders wenn sie von ihnen selbst unterdrückt werden mussten. Sun Si-miao schrieb dazu:

Wann immer ein großer Arzt eine Krankheit behandelt, muss er im Geiste ruhig und vom Wesen her standhaft sein. Er sollte sich nicht von seinen Wünschen und Begierden leiten lassen, aber doch eine von Mitgefühl (Empathie) geprägte Haltung entwickeln. Er sollte sich fest zu der Bereitschaft verpflichten, alle erforderlichen Anstrengungen zur Rettung eines Lebewesens zu unternehmen.

Wut auf persönliche Schwächen der Patienten, auf ihre Ablehnung gut gemeinter Ratschläge, auf ihr übersteigertes Verlangen nach Sympathie oder Ärger über andere Eigenschaften und Verhaltensweisen dürfen jedoch nie dem Aufbau einer Anteil nehmenden therapeutischen Beziehung im Wege stehen. Bob Dylan hat Recht, wenn er in “Open the door, Homer” singt: “And remember when you are out there trying to heal the sick, that you must always first forgive them” (Bob Dylan auf CBS Records 1975).

Vergeben ist nur aus einer Demutshaltung des Therapeuten gegenüber den Patienten und der medizinischen Schule, der er sich zugehörig fühlt, möglich. Was immer Therapeuten über ihre TCM- und Akupunkturkenntnisse denken – es wäre eine Selbsttäuschung, wenn sie nicht realisierten, dass sie in Wirklichkeit nur ganz wenig über Yin/Yang, die Fünf Elemente und Qi wissen.

Medizin ist leider so subtil, dass niemand fähig erscheint, ihre Geheimnisse vollständig kennen zu lernen. Der Weg der Medizin ist so weit, dass ihr Gebiet unermesslich wie die vier Meere ist. (*Su Wen*, Kapitel 74; Lu 1972, p. 635)

6.4 Virtuosität (Linghuo) kultivieren

In jeder Sitzung gibt es einen natürlichen Handlungsablauf. Von der Kunstfertigkeit (Virtuosität) des Therapeuten werden diagnostische Qualität und therapeutische Wirksamkeit beeinflusst.

Therapeuten müssen:

- eine sehr gute Beziehung zu ihren Patienten herstellen. Das gelingt nur, wenn sie ihre Empathie *(Ren)* richtig zum Ausdruck bringen können. Eine tragfähige Beziehung gestattet den Patienten, die Art ihrer Gefühle und Leiden aufzudecken. Im Idealfall bleibt die Verbindung im Verlauf der gesamten Sitzung mit derselben Intensität bestehen.
- mit geschärften Sinnen und klarem Bewusstsein darangehen, Farbe, Geruch und Stimmklang zu unterscheiden;
- mithilfe ihrer eigenen Gefühle Emotionen im Patienten hervorrufen;
- ihre Intuition *(Zhiguan)* pflegen und schulen, um ein gestörtes emotionales Gleichgewicht ihrer Patienten diagnostizieren zu können;
- mit ruhigem Geist und Gemüt ihre Sinne schärfen, um die Pulsbefunde richtig zu interpretieren;
- sich eine geeignete Form der Behandlung überlegen;
- ihre Intention *(Yi)* und ihr Qi auf das Einstechen der Akupunkturnadeln konzentrieren.

Bei dieser Form von Akupunktur müssen vornehmlich die oben genannten Qualitäten entwickelt werden, um sich ein gewisses Können *(Jingyan)* oder Virtuosität *(Linghuo)* anzueignen. Jeder schlägt einen individuell unterschiedlichen Weg der persönlichen Entwicklung ein. Traditionelle Akupunkteure wählen für sich oft spirituelle Übungen wie Meditation, Qigong oder Taiji. Andere glauben, dass ihnen die Zwiesprache mit der Natur helfen kann, und wieder andere finden es hilfreich, sich durch Selbsterfahrung besser verstehen zu lernen.

Die innere Entwicklung von Therapeuten dient in erster Linie dazu, auf die Bedürfnisse der Patienten eingehen zu können. Es gibt allerdings noch ein anderes Ziel, nämlich die Arbeit mit Patienten als einen Quell der Freude und als eine Möglichkeit, sich selbst menschlich weiterzuentwickeln, zu erleben. Es besteht ein großer Unterschied zwischen Therapeuten, die nicht mit ganzem Herzen dabei sind, und Therapeuten, die es für eine anregende und aufregende Aufgabe halten, Kranke zu behandeln. Im letzteren Fall ist nicht nur die therapeutische Wirkung beim Patienten größer, sondern die Behandlung zudem eine Quelle von Vitalität und Wachstum für den Therapeuten.

Manche Akupunkteure sagen, sie würden sich durch die Arbeit mit Patienten wie ausgelaugt fühlen. Offen bleibt dabei, ob es etwas mit dem „Weggeben“ ihres Qi zu tun hat oder ob dieselben Faktoren wie bei anderen Ärzten eine Rolle spielen, d. h. die schwere Last der Verantwortlichkeit und Selbstzweifel. Beim Einstechen der Akupunkturnadeln findet ein Qi-Austausch statt, der keineswegs einseitig, sondern immer wechselseitig erfolgen sollte. Erfahrene Therapeuten spüren es im eigenen Körper, wenn sie mit dem Qi des Patienten in Berührung gekommen sind. Das ist aber nur möglich, wenn in beiden Richtungen Qi fließt, zum Therapeuten hin und von ihm weg. Wichtig ist, dass Akupunkteure diesen wechselseitigen Qi-Austausch nicht zulassen, wenn sie langfristig therapeutisch tätig sein wollen, weil sich ihr eigenes Qi sonst durch schwierige Situationen verringern würde.

Den Auftrieb an Energie, den Therapeuten bei der Behandlung von Patienten spüren, ist ein Gefühlszustand, den sie sich hoffentlich über eine längere Zeitdauer bewahren können. Denn ohne ihn wäre es schwierig, das diagnostisch benötigte Aufmerksamkeitsniveau oder die therapeutische Intention aufrechtzuerhalten. Der berühmte amerikanische Arzt John Lettsom meinte: „Medizin ist kein lukrativer, sondern ein göttlicher Beruf.“ Und im Tao te Ching heißt es:

Der Weise hamstert nicht. Je mehr er für seine Mitmenschen arbeitet, desto mehr besitzt er. Je mehr von sich er seinen Mitmenschen schenkt, desto reicher wird er selbst werden. (Chen 1989)

6

ZUSAMMENFASSUNG

- Therapeuten müssen ihre Virtuosität oder Kunstfertigkeit *(Linghuo)* entwickeln, um Erfahrung oder *Jingyan* zu sammeln.
- Aufmerksamkeit ist eine wichtige diagnostische Fähigkeit, die Therapeuten schulen sollten, wenn sie sich in der Diagnostik der Fünf-Elemente-Konstitutionsakupunktur perfektionieren wollen.
- Bei jeder Akupunktur hat der Harmonisierungsgrad zwischen dem Qi des Therapeuten und dem Qi des Patienten Einfluss auf die Wirkung. Verbessert wird die Harmonie durch eine tiefe und vertrauensvolle Therapeut-Patienten-Beziehung.
- Um sich selbst weiterzuentwickeln, müssen Therapeuten lernen, ihren Geist und ihr Gemüt zu beruhigen, sich auf das Ziel (Intention) zu konzentrieren und eine warmherzige mitfühlende (empathische) Haltung gegenüber den Patienten einzunehmen.
- Im Hinblick auf die Gefühle von Patienten die eigenen Sinneseindrücke und die eigene Intuition zu verbessern ist eine Möglichkeit, wie Therapeuten empfindsamer und feinfühliger werden können.

Teil II Elemente und Organe

KAPITEL

7 Einführung in die Fünf Elemente

7.1 Einleitung

Die Fünf Elemente bilden sozusagen das „Herzstück" der Diagnose in der Fünf-Elemente-Konstitutionsakupunktur. Dieses Kapitel gibt eine Übersicht über die nachfolgenden Kapitel (Kapitel 8–Kapitel 23), in denen die Fünf Elemente einzeln beschrieben werden. Jedem Element sind drei Kapitel gewidmet:

- Im ersten Kapitel dieser „Trilogie" werden neben dem chinesischen Schriftzeichen die Hauptentsprechungen („Resonanzen") des Elements vorgestellt. An zahlreichen Stellen verweisen wir nicht nur auf das Schriftzeichen, sondern gleichzeitig auf Quellen zur weiteren Information. Auf diese Weise finden auch Schüler einen Zugang zur Darstellung der Zeichen und können ihre Kenntnisse vertiefen.
- Im zweiten Kapitel der Trilogie werden die Organfunktionen erklärt, die mit dem Element assoziiert werden.
- Im letzten Kapitel der Trilogie beschreiben wir einige typische Verhaltensaspekte von Menschen, die im betreffenden Element ihren konstitutionellen Faktor (KF) haben.

Alle drei Kapitel bilden zusammen die Grundlage für die KF-Diagnose bei Patienten.

7.2 Das Element und seine „Resonanzen" (im ersten Kapitel der Trilogie)

7.2.1 Die Fünf Elemente

Das erste Kapitel jeder Trilogie beginnt mit der Beschreibung des Elements. Erde, Wasser, Feuer, Metall und Holz beschwören aussagestarke Bilder herauf. Aus ihrem Verständnis können Therapeuten tiefere Einsichten über Patienten mit einer konstitutionellen Schwäche des betreffenden Elements gewinnen. Nach Darstellung des chinesischen Schriftzeichens diskutieren wir über Parallelen zu seinem Symbolcharakter im Leben des jeweiligen Persönlichkeitstyps. Erwähnung finden außerdem die Erscheinungsweisen der Elemente in der Natur und ihre Verbindung zu anderen Elementen über den *Sheng*- und *Ke*-Zyklus.

7.2.2 Resonanzen

In den meisten Übersetzungen werden den Fünf Elementen zugeordnete Bereiche als „Assoziationen" oder „Entsprechungen" bezeichnet. „Assoziation" lässt an eine empirisch oder zufällig zustande gekommene Verbindung denken. „Entsprechung" bringt zwar besser die Zugehörigkeit zum Ausdruck, verdeutlicht aber nicht, dass es sich um eine energetische Verbindung handelt. Eine Verbindung über energetische Schwingungen klingt dagegen in „Resonanz" an; deshalb sprechen wir – abweichend vom Sprachgebrauch der meisten anderen Autoren – lieber von Resonanzen. Weil z. B. Holz, Grün, Ärger/Zorn, Wind und Frühling dieselbe Art von Qi haben, besteht zwischen ihnen eine Resonanz (➤ Kapitel 2).

In den nachfolgenden Kapiteln beschreiben wir zwei Arten von Resonanzen:

- Haupt- oder primäre Resonanzen und
- Neben- oder sekundäre Resonanzen.

Haupt- oder primäre Resonanzen

In der Fünf-Elemente-Konstitutionsakupunktur werden Gesichtsfarbe, Stimmklang, Emotion und Geruch als die Haupt- oder primären Resonanzen verwendet, auf deren Grundlage sich der konstitu-

Tab. 7.1 Hauptresonanzen (Man beachte, dass Übersetzungen der chinesischen Begriffe je nach Übersetzer leicht voneinander abweichen können)

	Holz	Feuer	Erde	Metall	Wasser
Farbe	grün	rot	gelb	weiß	blau/schwarz
Klang	schreiend	lachend	singend	weinend	stöhnend
Emotion	Ärger/Zorn	Freude	Mitgefühl, Kummer	Traurigkeit	Angst
Geruch	ranzig	verbrannt	blumig	verfault	eitrig/stinkend

tionelle Faktor (KF) diagnostizieren lässt. In Kapitel 47 des *Ling Shu* heißt es: „Untersuche die äußeren Resonanzen des Körpers, um etwas über die Viszeralorgane im Inneren zu erfahren" (Wu 1993). Doch diese Resonanzen können Therapeuten diagnostisch nur nutzen, wenn sie auf ihre Sinneseindrücke und ihre Intuition achten. Im Idealfall sollte ein Therapeut anhand aller vier Resonanzen den KF eines Patienten diagnostizieren können. In ➤ Tab. 7.1 sind die Hauptresonanzen zusammengestellt.

In allen Resonanzen drückt sich eine Störung des energetischen Gleichgewichts etwas anders aus. Die Farbe ist z. B. am Gesicht ablesbar. Dagegen lässt sich die Emotion nur im Kontext eines Gesprächs beurteilen, um die emotionale Reaktion auf ein bestimmtes Thema als „angemessen" einschätzen zu können.

Nachfolgend einige Anmerkungen, wie sich Balance und Dysbalance des energetischen Gleichgewichts in den verschiedenen Resonanzen bemerkbar machen (zur diagnostischen Verwendung der Hauptresonanzen ➤ Kapitel 26).

Farbe

Solange sich ein Element im Gleichgewicht befindet, wird sich seine Farbe nicht im Gesicht zeigen. Wenn sie erscheint, ist das zugehörige Element aus dem Gleichgewicht geraten. Die Farbresonanz eines Elements lässt sich unter oder neben den Augen, in den Lachfalten oder rund um den Mund erkennen. Anders als Emotionen oder Stimmklang ist die Gesichtsfarbe relativ beständig.

Mit der Zeit kann sich die Farbe auch ändern, etwa wenn sich der Balancezustand des Elements wieder bessert. Nach einem Schock, bei akuten Krankheiten oder intensiven Gefühlen kann die Farbe schlagartig wechseln. Doch im Allgemeinen dürfte sie als die konstanteste der vier primären Resonanzen anzusehen sein.

Klang

Die Stimme äußert sich normalerweise mit differenzierten und passenden Lauten. Die unterschiedlichen Tonlagen hängen mit den persönlichen Emotionen zusammen. Bei Gefühlsregungen macht sich die typische Qi-Bewegung auch in der Stimme bemerkbar. Wer wütend ist, schreit, weil das bei Ärger oder Zorn aufsteigende Qi der Stimme mehr Kraft verleiht. Therapeuten achten darauf, ob ihnen ein Klang oder Tonfall unangebracht oder unstimmig vorkommt.

Im Gespräch zwischen Patient und Therapeut bestimmen Gesprächsinhalt und andere Ausdrucksformen, welche Äußerung angemessen ist. Wenn Patienten z. B. von einem höchstvergnüglichen Erlebnis erzählen, wäre natürlich Freude die passende Äußerung. Im Normalfall klingt daher ein Lachen in der Stimme an – als Resonanz des Feuer-Elements. Wenn Patienten über den Tod eines geliebten Menschen sprechen, wäre Weinen die passende Äußerung ihrer Trauer – als Resonanz des Metall-Elements. Eine nicht mit dem Inhalt übereinstimmende Gefühlsäußerung, z. B. lachend über schmerzliche Dinge zu sprechen, weist auf ein gestörtes Gleichgewicht der Element-Energie hin.

Da ein Beiklang in der Stimme nur im Gespräch mit Patienten auffällt, muss der Therapeut mit Geschick und Entschlossenheit unterschiedliche Themen zur Sprache bringen, um so auch unterschiedliche Gefühlsreaktionen hervorzurufen.

Geruch

Im Idealfall strömt kein besonderer Geruch von Patienten aus. Wenn es doch dazu kommt, ist das zugehörige Element aus dem Gleichgewicht geraten. Geruch ist als Resonanz weniger konstant als die Gesichtsfarbe, aber beständiger als der Stimmklang. Gerüche sind zarter als die Farbe und können im Laufe der Behandlung schwächer oder stärker werden. Bei einer veränderten Gesichtsfarbe steht zu erwarten, dass sie auch auf den zweiten Blick noch zu sehen ist, während sich Therapeuten an einen Geruch relativ schnell gewöhnen oder unempfindlich werden und ihn nicht mehr bemerken. Bei akut kranken oder älteren Patienten kann der ein oder andere Geruch verstärkt sein.

Emotion

Eine angemessene Gefühlsäußerung passt zu dem Kontext, in dem sie geäußert wird. Dieser „Kontext" ergibt sich im Therapeut-Patienten-Gespräch hauptsächlich aus dem Gesprächsinhalt. Der Therapeut hat dann zu entscheiden, welcher der fünf Emotionen am schlechtesten zum Ausdruck gebracht wurde. Ähnlich wie der Stimmklang lassen sich Emotionen nur kontextbezogen als angemessen beurteilen, wobei zu berücksichtigen ist, ob die entsprechende Qi-Bewegung fließend und in der richtigen Intensität erfolgt. In der modernen Psychologie gibt es keine klare Definition für Emotionen. In einem Lexikon heißt es z. B.: „Historisch betrachtet erwies sich der Begriff als äußerst refraktär gegenüber allen Definitionsversuchen; diese Kombination aus Undefinierbarkeit und häufigem Gebrauch trifft vermutlich auf keinen anderen Begriff in der Psychologie zu" (Reber & Reber 1985, pp. 236–237). Wir würden sagen, dass Emotionen üblicherweise drei Dinge einschließen: nämlich körperliche Empfindungen (an die man sich gewöhnen kann, so dass man sie kaum noch spürt), gewisse kognitive Anteile (z. B. interpretierende Wahrnehmung aus der Erinnerung) und motivierende Eigenschaften (da sie als treibende Kraft für Aktivitäten/Handlungen eine Rolle spielen können).

Therapeuten wird auffallen, welche der fünf Emotionen am zögerlichsten und ungeeignetsten zum Ausdruck kommt. Bezogen auf das obige Beispiel, würde das bedeuten, dass ein Patient, der mit einem Lachen in der Stimme seinen Schmerz beschreibt und dabei fröhlich erscheint, eine falsche, unangebrachte Emotion äußert. Normal wären dagegen Anzeichen von Angst bei jemandem, der eine bevorstehende, ernsthaft bedrohliche Situation schildert – und seien sie noch so schwach.

Emotionen sind um einiges schwieriger als eine veränderte Gesichtsfarbe zu beobachten. Aus therapeutischer Sicht lassen sich Emotionen als Muster in dem, was Patienten sagen, im Stimmklang, in Mimik, Gestik und Körperhaltung erkennen. Emotionen sind vielschichtiger als die Gesichtsfarbe und können sich innerhalb weniger Augenblicke ändern. Um Ekman & Friesen (1975, p. 7) zu zitieren: „Mit unseren Körperstudien, die in professionellen Zeitschriften veröffentlicht wurden, haben wir die Unterschiede zwischen dem, was Gesicht und Körper erzählen, untersucht. Gefühle zeigen sich besonders im Gesicht, nicht im Körper. Der Körper zeigt stattdessen, wie Menschen mit ihren Emotionen fertig werden (Coping-Mechanismen)."

➢ Tab. 7.1 lässt vermuten, dass es genau fünf Emotionen gibt. In die Alltagssprache übertragen stimmt das natürlich nicht. Das im *Nei Jing* entwickelte Konzept der fünf Hauptemotionen postuliert, dass diese fünf emotionalen Bereiche jeweils mit einem der Elemente in Einklang stehen. Auch wenn in der Tabelle die wichtigste Emotion der betreffenden Resonanzen genannt wird, stellt diese Emotion in Wirklichkeit nur einen Ausschnitt aus einem Kontinuum mit verschiedenen Extremen dar. Freude ist z. B. eine natürliche, normale Empfindung. Doch hier wird sie im Sinne einer Emotion verwendet, deren Bogen sich von völliger Freudlosigkeit oder Unglücklichsein am einen Ende bis hin zu Euphorie am anderen Ende spannt. Beide Extreme werden gewöhnlich als unangemessene Gefühlsäußerung aufgefasst.

Ein anderes Problem in Bezug auf Emotionen ist die sprachliche Ebene. Wenn Patienten sagen, was sie fühlen, können Therapeuten ihren subjektiven Gefühlsäußerungen nicht unbedingt trauen, denn Sprache dient nicht in erster Linie zur Beschreibung von Gefühlen. Viele Patienten sind z. B. von Natur aus ängstlich und furchtsam, würden sich selbst aber nie so wahrnehmen. Verbale Beschreibungen erfüllen sicher ihren Zweck, doch selbst Romanautoren verlassen sich weniger auf die Sprache der Gefühle als auf den Kontext, Gedanken und „sprechende" nonverbale Zeichen, wenn sie Gefühle vermitteln wollen.

Im ersten Kapitel jeder Element-Trilogie werden die Emotionen geschildert, die mit den konstitutionellen Faktoren (KF) assoziiert sind. Wie Therapeuten zu einem tieferen Verständnis nonverbaler Gefühlsäußerungen ihrer Patienten gelangen können, ist in ➢ Kapitel 26 erläutert. Verborgenere Emotionen von Patienten lassen sich nur aufdecken, wenn Therapeuten nachempfinden können, was sie fühlen, und imstande sind, eine enge Beziehung aufzubauen. Der Zugang zu diesen Emotionen hilft Therapeuten besser zu verstehen, wie sich ihre Patienten wirklich fühlen, als wenn sie sich nur die subjektive Beschreibung von Gefühlen anhören würden.

Mit den Elementen assoziierte Emotionen sind weder einfach noch einförmig. Das zeigt sich besonders dann, wenn Patienten von einer erwartungsgemäßen oder als angemessen empfundenen Reaktion zu eher pathologischen Gefühlsäußerungen überwechseln. Das entscheidende Kriterium für pathologische Emotionen ist ihre Unangemessenheit. Therapeuten sollten sich fragen,

- ob Emotionen des Patienten zu intensiv oder lang anhaltend (prolongiert) für den Anlass sind;
- ob Patienten in unterschiedlichen Situationen immer zu derselben emotionalen Reaktion neigen;
- welche Emotionen eine besonders unharmonische Qi-Bewegung erzeugen, die sich durch stimmliche, mimische oder körpersprachliche Veränderungen bemerkbar macht.

Aus der subjektiven Beantwortung derartiger Fragen lässt sich schließlich die Diagnose herleiten.

Neben- oder sekundäre Resonanzen

Neben den Haupt- oder primären Resonanzen gibt es weitere diagnostische Kriterien, die in den folgenden Kapiteln als „sekundäre Resonanzen" beschrieben werden. Sie helfen nicht nur, die Fünf Elemente besser zu verstehen, sondern können auch ergänzend zu den Hauptresonanzen für die KF-Diagnose herangezogen werden. Sekundäre Resonanzen lassen sich zwar als Indikatoren für Funktionsstörungen verwenden, wenn es um das energetische Gleichgewicht eines Elements geht, nicht aber als Beweis, dass es sich dabei um den KF handelt. Sie sind weitaus weniger verlässlich als die primären Resonanzen und können die Vermutung eines KF nur stützen, aber nicht bestätigen.

Wind ist z. B. die klimatische Resonanz des Holz-Elements. Er ist unsichtbar, kommt und geht und lässt die Zweige von Bäumen zittern oder hin und her schaukeln. Über das Wesen des Winds lernen Therapeuten das Wesen des Holz-Qi besser zu verstehen.

Wind kann auch Einfluss auf Menschen mit einem aus der Balance geratenen Holz-Element haben. Wind stört sie, selbst wenn sie vor ihm geschützt sind. Sie empfinden ihn als lästig oder hassen ihn sogar und können gereizt reagieren, wenn sie sich ihm ausgeliefert fühlen. Diese Symptomatik tritt allerdings mit schwankender Häufigkeit auf. Während die Mehrheit der Menschen mit Holz-KF nicht über derartige Beschwerden klagt, liegt bei den Patienten, die das Phänomen kennen, definitiv eine Dysbalance und vermutlich auch ein KF des Holz-Elements vor.

Ein anderes Beispiel ist das Sprechen, das von der Zunge, dem Sinnesorgan des Feuer-Elements, ausgeht. Sprechen hat mehrere Bedeutungen, angefangen vom Sprechakt selbst bis hin zum Kommunikationsbedürfnis. Bei den meisten Menschen mit einem Feuer-KF wird keine Sprechstörung erkennbar sein. Doch diejenigen, die sich unbeholfen artikulieren, die stottern oder Wörter vertauschen, könnten Probleme oder ihren KF im Feuer-Element haben.

Wenn die sekundären Resonanzen eines Elements Dysbalancen aufweisen, ist das ein starkes Indiz für ein Ungleichgewicht des betreffenden Elements. Die Neben- oder sekundären Resonanzen sind in ➢ Tab. 7.2 aufgeführt.

Unterschied zwischen Haupt- und Nebenresonanzen

Aus Sicht des Therapeuten besteht zwischen Haupt- und Nebenresonanzen insofern ein großer Unterschied, als Farbe, Stimmklang, Geruch und Emotion über seine Wahrnehmung diagnostiziert werden, während sich die Neben- oder sekundären Resonanzen vorwiegend aus den subjektiven Beschreibungen

Tab. 7.2 Neben- oder sekundäre Resonanzen

	Holz	Feuer	Erde	Metall	Wasser
Jahreszeit	Frühling	Sommer	Spätsommer	Herbst	Winter
Entwicklungsphase	Geburt	Wachstum	Ernte	Rückbildung	Speichern oder Kraft
Klimafaktor	Wind	Hitze	Feuchtigkeit	Trockenheit	Kälte
Sinnesorgan oder Körperöffnung	Augen, Sehsinn, Tränen	Zunge und Sprechen	Mund und Geschmackssinn	Nase und Geruchssinn	Ohren und Hörsinn
Gewebe und Körperteile	Sehnen und Bänder	Blut und Blutgefäße	Muskeln und Fleisch	Haut und Nase	Knochen, Knochenmark, Kopfhaar
Rudimente, Reste	Nägel, rudimentäre Bänder	Haare, Blutreste	Fett, Fleischreste	Körperhaare, Hautreste	Zähne, Knochenreste
Geschmack	sauer	bitter	süß	scharf	salzig

der Patienten ergeben. Aber die Grundlage der Diagnose müssen eigene Sinneswahrnehmungen der Therapeuten bilden.

7.3 Organfunktionen (im zweiten Kapitel der Trilogie)

Im zweiten Kapitel der Element-Trilogien werden jeweils die Organfunktionen behandelt. Die chinesische Medizin bezieht ihr Verständnis der Organfunktionen vornehmlich aus den klassischen Schriften. Von der Fünf-Elemente-Konstitutionsakupunktur wird dabei besonderer Wert auf die Beschreibungen im Kapitel 8 des *Su Wen* gelegt.

Mit Ausnahme des Feuer-Elements gehören zu jedem Element zwei Organe, zum Holz-Element z. B. Leber und Gallenblase oder zum Erd-Element Magen und Milz. Das Feuer-Element hat mit Herz und Dünndarm zwei „echte" Organe sowie mit dem (herzschützenden) Perikard und dem Dreifachen Erwärmer zusätzlich zwei „Funktionsorgane". In ➢ Tab. 7.3 sind die Organe aufgelistet.

Die Kapitel über die Organfunktionen sind jeweils folgendermaßen aufgebaut:

- Funktionen des Yin-Organs
- Funktionen des Yang-Organs
- Tageszeit der höchsten Organaktivität
- Beziehung zwischen den Partnern des Organpaares.

Bei der Besprechung der Organfunktionen stehen die Auswirkungen auf Körper, Geist und Seele der Patienten für die Fünf-Elemente-Konstitutionsakupunktur im Vordergrund. Zu den Lungenfunktionen gehört beispielsweise, „Qi vom Himmel zu empfangen". Das wird von Vertretern der Fünf-Elemente-Konstitutionsakupunktur nicht nur als Beschreibung der Atmung, sondern buchstäblich als Qi-Aufnahme aus der spirituellen himmlischen Sphäre aufgefasst. Das heißt, auch der spirituelle Aspekt des Yin-Organs (im Fall des Metall-Elements wäre es *Po*) wird erwähnt.

Viele Klassiker scheinen den Funktionen der Yang-Organe weniger Bedeutung beizumessen als den Funktionen der Yin-Organe. Von der Fünf-Elemente-Konstitutionsakupunktur werden sie jedoch als gleichwertig angesehen, daher finden auch die Auswirkungen der Yang-Organe auf Körper, Seele und Geist Berücksichtigung. So hat z. B. der Dünndarm durch seine Funktion, Reines von Unreinem zu trennen, großen Einfluss – sowohl auf Geist und Seele wie auch den Körper. Dies ist insofern ein nützlicher Standpunkt, als sich im Laufe der Behandlung oft herausstellt, dass eines der Yang-Organe eine entscheidende Rolle spielt, was Therapeuten nicht bemerken würden, wenn sie immer die Yin-Organe für wichtiger hielten.

Tab. 7.3 Yin- und Yang-Organe

	Holz	Feuer	Erde	Metall	Wasser
Yin-Organe	Leber	Herz und Perikard	Milz	Lunge	Nieren
Yang-Organe	Gallenblases	Dünndarm und Dreifacher Erwärmer	Magen	Dickdarm	Blase

7.4 Für den konstitutionellen Faktor (KF) typisches Verhalten (im dritten Kapitel der Trilogie)

7.4.1 Verhaltensmuster

Das dritte Kapitel jeder Element-Trilogie beschäftigt sich im Wesentlichen mit typischen Verhaltensmustern von Menschen mit einem bestimmten konstitutionellen Faktor (KF). Verhaltensmuster sind im Endeffekt eine Ergänzung zu den altbekannten Resonanzen aus neuerer Zeit, da sie auf Beobachtungen an Patienten beruhen und sich nicht direkt aus klassischen Texten herleiten lassen. Es handelt es sich weitgehend um eine Schilderung, wie unausgewogene Emotionen das Verhalten von Menschen steuern können. In einigen Fällen schließen sich daran Exkurse auf die Beschreibungen der Organe oder Beamten im Kapitel 8 des *Su Wen* an.

Selbst wenn Farbe, Klang, Geruch und Emotion als diagnostische Kriterien oberste Priorität haben, kann ein Verständnis der Beweggründe (Motive), die hinter einem bestimmten Verhalten stehen, eine wichtige Hilfestellung für Diagnose und Verlaufskontrolle geben. Ausführlicher wird die Methode in ➤ Kapitel 27 (Abschnitt „Goldene Schlüssel") beschrieben. Aus dem Verständnis der Triebkräfte und Bedürfnisse von Patienten gelingt es Therapeuten auch, eine tiefere Beziehung zu ihren Patienten aufzubauen. Um diese Verhaltensmuster beschreiben zu können, ist es wichtig, vorab einiges zu den Hintergründen zu sagen und folgende Fragen zu klären:

- Was ist mit Verhalten gemeint?
- Wie äußert sich eine Dysbalance von Elementen in typischen Verhaltensweisen?
- Welche Verhaltensweisen sind bei einer Dysbalance von Elementen zu erwarten?

7.4.2 Was ist mit Verhalten gemeint?

In der Alltagssprache wird häufig das Wort „Verhalten" verwendet. Doch der Versuch einer Definition kann sich als schwierig erweisen. In unserem Kontext ist Verhalten das, was Therapeuten von außen beobachten können: z. B. dass ein Patient ängstlich und in sich gekehrt (introvertiert) ist und ungern seine Meinung äußert oder dass ein anderer fast anmaßend ist, aus sich herausgeht (extrovertiert) und überaus bereitwillig seine Meinung kundtut. Verhalten in dem Sinne kann die Selbsteinschätzung von Patienten bestärken, die von sich selbst sagen „Ich mag mich nicht vordrängeln" oder „Ich sage immer, was ich denke". Therapeuten würden in beiden Fällen nicht nur das augenblickliche Verhalten sehen, sondern auch Verhaltensmuster, die zum Teil von Selbstbeschreibungen der Patienten verdeckt werden. Um beurteilen zu können, ob das beobachtete Verhalten typisch für einen Patienten ist, werden Therapeuten nicht nur auf bestimmte Verhaltensweisen im Behandlungszimmer achten, sondern auch andere, vom Patienten geschilderte Erlebnisse mit einbeziehen.

Damit es überhaupt dazu kommen kann, müssen sie viel größere Themenbereiche mit ihren Patienten besprechen, als nur die üblichen „zehn Fragen" zur körperlichen Gesundheit zu stellen. Es ist wichtig, Patienten etwas über ihre Familie, ihren Beruf und ihre Kindheit zu „entlocken", denn nur daran lässt sich erkennen, wie sie mit anderen umgehen und sich in schwierigen Situationen verhalten (Näheres zu diesen Diagnosefeldern in ➤ Kapitel 25). Im Behandlungszimmer bedarf es höchster Aufmerksamkeit, genauer Beobachtung und guten Zuhörens, bis der Patient im Idealfall selbst das Verhaltensmuster bestätigt.

Die subjektive Wahrnehmung eines Patienten kann allerdings der Wahrnehmung des Therapeuten völlig widersprechen. Das geschieht besonders häufig, wenn Patienten gewisse Verhaltensaspekte leugnen oder durch ihre Verhaltensweisen in ein „schlechtes Licht" gerückt werden. Als freudlos, extrem liebesbedürftig oder cholerisch würden sich z. B. nicht viele Menschen bezeichnen, und doch erleben ihre Therapeuten sie genau so.

Hier einige Beispiele für Verhaltensweisen, die Therapeuten beobachten können:

- Clown spielen und jede Menge Witze „reißen"
- sehr strukturiert oder sehr chaotisch
- übermäßig auf Bedürfnisse von anderen achtend
- distanziert und emotional unbeteiligt
- gefährliche Spiele, ohne sich der Gefahr richtig bewusst zu sein.

Was im Inneren von Patienten vor sich geht, kann zu einem gewissen Grad ihrem Verhalten widersprechen. Ähnliche Verhaltensweisen haben oft völlig verschiedene Ursachen. So kann es z. B. unterschiedliche Gründe für den Rückzug von Menschen geben. Der eine möchte sich vielleicht selbst schützen, weil er sich wegen einer Dysbalance der Herz- oder Perikard-Energie verletzlich fühlt. Ein anderer zieht sich vielleicht zurück, weil seine Lungen-Energie labil und er selbst emotional überempfindsam ist.

7.4.3 Wie äußert sich eine Dysbalance von Elementen in typischen Verhaltensweisen?

Wenn wir die Beziehung zwischen dem Verhalten und dem KF eines Menschen näher betrachten wollen, ist es wichtig zu überlegen, weshalb sich die konstitutionelle Schwäche eines Elements auf das Verhalten auswirken müsste. Weiter oben wurde schon behauptet, dass sich in kleinen, aber doch merklichen Veränderungen des emotionalen Zustands (wie auch der Farbe, der Stimme und des Geruchs) ein gestörtes Gleichgewicht des betreffenden Elements manifestieren würde.

Ein gestörtes emotionales Gleichgewicht lässt Menschen ganz unterschiedlich auf bestimmte Situationen reagieren. Auch ihre Reaktionen auf Lebensereignisse in unterschiedlichen Entwicklungsphasen werden davon geprägt sein. Von der Geburt bis zur Einschulung sind Kinder z. B. absolut auf ihre Eltern oder Betreuer angewiesen. Eine frühe Trennung von der Mutter wird sich bei einem Kind mit Feuer-KF anders auswirken als bei einem Kind mit Holz-KF. Als Erstklässler treten sie aus der nahezu vollständigen Abhängigkeit von den Eltern heraus und in die Welt der Lehrer und der sozialen Bezugsgruppen ein. Ein Schüler mit Metall-KF wird mit Frotzeleien anders umgehen als ein Schüler mit Erd-KF. Da der KF die emotionalen Reaktionen, Grundwerte und Überzeugungen eines Menschen beeinflusst, werden seine Reaktionen zum großen Teil vom KF und von der Balance der anderen Elemente bestimmt. Das in Kasten 7.1 gezeigte Grundmuster wird in Kasten 7.2 am Beispiel eines Feuer-KF verdeutlicht. Es gilt aber für alle KF und wird jeweils im dritten Kapitel einer Element-Trilogie beschrieben.

Kasten 7.1 Wie sich eine konstitutionelle Dysbalance im Verhalten manifestiert

Konstitutionelle Schwäche eines Elements

↓

Schwäche oder Labilität damit assoziierter Emotionen

↓

Wiederholt auftretende emotionale Zustände ergeben ein Muster

↓

Grundwerte und Überzeugungen entwickeln sich z. T. als Reaktion auf das gestörte emotionale Gleichgewicht

Kasten 7.2 Wie sich eine konstitutionelle Dysbalance im Verhalten manifestiert (z. B. ein Feuer-KF)

Das Feuer-Element verleiht die Fähigkeit, in der richtigen Abstufung von Offenheit und Nähe Liebe und Wärme anzunehmen.

↓

Eine Dysbalance des Feuer-Elements prädisponiert dazu, sich verletzt, verlassen und ungeliebt zu fühlen. Menschen mit Feuer-KF ziehen stark in Zweifel, ob sie liebenswert sind. Sie haben mehr als alle anderen KF-Typen Probleme, sich selbst zu mögen.

↓

Mit der Gewöhnung an diesen Zustand verändert sich ihre Wahrnehmung und ihr Bedürfnis nach Liebe, Wärme, Glück und Nähe wird immer größer.

↓

Sie gelangen zu der Überzeugung: „Ich muss glücklich sein, um gemocht zu werden", oder: „Ich fühle mich besser, wenn ich nicht zu viel Zeit allein verbringe."

Zu der Wirkung von schlechten oder labilen Gefühlen eines Menschen, die sich auf den KF zurückführen lassen, gesellt sich noch der Umgebungseinfluss. Wahrscheinlich werden Menschen mit einem Feuer-KF in einer liebevollen Familie emotional stabiler und gesünder heranwachsen, als wenn sie ungewollt und von den Eltern ungeliebt wären. In beiden Fällen formt aber der KF das Innenleben eines Menschen und prägt viele seiner Grundwerte und Weltanschauungen. Werte und Überzeugungen helfen ihrerseits, eigene Erfahrungen mit der Außenwelt zu sammeln.

7.4.4 Welche Verhaltensweisen sind bei einer Dysbalance von Elementen zu erwarten?

Zwei Menschen, die eine Frau in der Öffentlichkeit reden hören, werden sie vermutlich unterschiedlich beschreiben. Sie könnten darüber streiten, was sie gesagt oder nicht gesagt hat, und auch über die von ihr verwendeten Begriffe und Gesten (hat sie mit der Faust auf den Tisch geschlagen?) uneins sein. Durch eine Videoaufzeichnung ließe sich schnell klären, wie es tatsächlich war.

Schwieriger wäre dagegen zu beschreiben, was der Rednerin wichtig erschien oder welche tieferen Beweggründe sie hatte. Sie könnte z. B. als „Angeberin" bezeichnet werden, als jemand, der „um Aufmerksamkeit heischt", „auf Anerkennung hofft" oder „sich aufspielt". Hier würde auch ein Video nicht helfen, wenn zwei Beobachter nicht übereinstimmen, und alle beide können sich nicht auf das Innenleben der Sprecherin berufen. Sie könnten jemand anderen überreden, ihre Schilderungen kritisch zu prüfen, doch es werden trotzdem immer Zweifel zurückbleiben. Zur Beschreibung solcher Vorgänge fehlt uns einfach das passende Vokabular.

Die neuere wissenschaftliche Forschung stützt die Hypothese, dass sich das schwächste Element in beobachtbaren Verhaltensweisen niederschlägt. Ekman (2003) fasst im ersten Kapitel seines Buches Forschungsergebnisse zusammen, die belegen, dass sich Gefühle universell im Gesichtsausdruck zeigen. Im vierten Kapitel geht er auf sog. „Affekt-Programme" ein, die dazu dienen, Emotionen in Verhaltensweisen umzusetzen. Wenn sich z. B. jemand ärgert, strömt mehr Blut in die Hände und er ist versucht, auf das Objekt seines Ärgers loszugehen. Bei ängstlichen Menschen fließt mehr Blut in die Beine, und sie sind eher geneigt, sich von der Gefahrenzone fortzubewegen. Nach diesem Konzept sind „Affekt-Programme" zum Teil schon vorinstalliert und zum anderen Teil ein Lernergebnis. Daher gibt es universelle Programmteile wie den Gesichtsausdruck und andere, die erst noch erlernt werden.

Aus dem Verständnis der unterschiedlichen Elemente und ihrer „Verhaltensresonanzen" beginnen Therapeuten allmählich tiefere und genauere Einblicke in die Gründe für unterschiedliche Verhaltensweisen von Menschen zu entwickeln. Statt lediglich über die Beweggründe (Motivation) zu spekulieren, können sie, wenn sie das Verhalten im Kontext betrachten, die Grundmuster erkennen, aus denen das individuelle Verhalten resultieren könnte. Dieses Verständnis können Therapeuten lernen und mit der Zeit weiter ausbauen. In ➤ Tab. 7.4 sind die wichtigsten Verhaltensmuster für die einzelnen konstitutionellen Faktoren angegeben, die im dritten Kapitel jeder Element-Trilogie dann noch ausführlicher beschrieben werden.

➤ Tab. 7.4 beschreibt, wie das Verhalten von Patienten einer konstitutionellen Dysbalance entspringen kann. Das gestörte Gleichgewicht eines Elements veranlasst Menschen zu bestimmten emotionalen Reaktionen, die ihrerseits zu Frage- oder Problemstellungen von größerer Tragweite führen. Wenn sie sich fragen, womit sich jemand tagaus, tagein am meisten zu beschäftigen scheint, können Therapeuten die Hauptschwierigkeiten eines Patienten entdecken. Je nach KF reagieren Menschen mit bestimmten Verhaltensweisen auf ihre Sorgen. Auch wenn sich „das typische Verhalten" eines KF nicht definieren lässt, zeigen die beschriebenen Verhaltensmuster doch, für welche natürlichen Verhaltensoptionen sich Menschen in einer bestimmten inneren Verfassung entscheiden werden.

Vom KF geprägte Verhaltensweisen bilden ein Kontinuum zwischen zwei Extremen. Menschen mit einem Erd-KF reagieren auf „ihre" Probleme z. B. damit, dass sie zwischen extremer Abhängigkeit und betonter Unabhängigkeit schwanken. Menschen mit einem Wasser-KF neigen zu unbekümmertem Leichtsinn oder übergroßer Vorsicht. Allerdings muss das Verhalten nicht unbedingt immer am

Tab. 7.4 Verhaltensmuster der Konstitutionstypen bzw. KF

	Holz	Feuer	Erde	Metall	Wasser
Ein im Gleichgewicht befindliches Element befähigt dazu:	Im richtigen Verhältnis zu fordern und nachzugeben, um zu wachsen und sich zu entwickeln	Mit richtig dosierter emotionaler Nähe Liebe zu geben und zu empfangen	Angemessene emotionale Unterstützung und „Nahrung" zu geben und zu empfangen	Trotz Verlusten weiterzumachen, den Reichtum des Lebens in sich aufzunehmen und sich befriedigt zu fühlen	Risiken zu beurteilen und „Gefahren" richtig einzuschätzen
Wenn diese Fähigkeit einschränkt ist, zeigen sich zwei Extreme der normalen Emotion:	Sanftmut – Durchsetzungskraft – Wut/Jähzorn	Trübsinn (Depression) – Freude – Euphorie	Ablehnung von Zuwendung – Ausgeglichenheit – Angewiesensein auf Zuwendung von anderen	Melancholie – Zufriedenheit – kein Kummer/ Apathie	Panik – Sicherheit – Furchtlosigkeit
Dies führt zu Problemen auf folgenden Gebieten:	Grenzen ziehen können Stärke/Kraft Recht haben Wachstum Entwicklung	Glück Emotionaler Beständigkeit Nähe und Intimität Liebe und Wärme Klarheit und Konfusion	Sich unterstützt fühlen Genährt werden Ausgeglichen und stabil sein Geistige Klarheit Verstanden zu werden	Anerkennung finden Wertschätzung Sich „ganz" fühlen Mit der Welt klarkommen Sinnsuche	Bedürfnis nach Sicherheit Beruhigt sein Vertrauen entwickeln Antrieb Aufregung in Gefahr
Auf Probleme kann mit einer Bandbreite von Verhaltensweisen reagiert werden:	Aktiv/direkt – passiv/ indirekt Recht haben – apathisch Rigide – überangepasst Extrem ordentlich – chaotisch Frustriert und misstrauisch – unterwürfig und fügsam	Zwanghaft fröhlich – tieftraurig Offen und gesellig – verschlossen und isoliert Clown spielen – ernsthaft sein Verletzlich – gepanzert Flatterhaft – langweilig (fade)	Bemuttern/mit Liebe ersticken – keinen Halt geben Bedürftig sein – Bedürfnisse unterdrücken Übertriebene Unabhängigkeit – Abhängigkeit Unausgeglichen und zerstreut – schwerfällig und festgefahren Auf häusliche Sicherheit aus – keine Wurzeln schlagen können	Zerbrechlich – unbeugsam Abgeschnitten/ distanziert – verbindlich/ kontaktfreudig Resigniert oder träge – mit Arbeit überlastet und zielstrebig Nach Güte und Reinheit streben – schlampig und unsauber Tief bewegt – nonchalant (unbekümmert)	Bereit zum Risiko – das Schlimmste befürchten/ übervorsichtig Misstrauisch – vertrauensvoll Einschüchternd – beruhigend Getrieben – antriebslos Erregtheit – Lähmung

selben Ende des Spektrums angesiedelt sein. Menschen mit einem Erd-KF können in bestimmten Situationen abhängig und in anderen unabhängig sein und Menschen mit einem Wasser-KF sind manchmal leichtsinnig und dann wieder vorsichtig. Therapeuten werden darauf achten, welche Verhaltensweisen falsch oder unausgewogen wirken.

Wichtig ist daran zu denken, dass sich auch einige charakteristische Züge der anderen Elemente bemerkbar machen können. Denn die Fünf Elemente sind in jedem Menschen vertreten und mit Sicherheit werden – neben dem Element mit der konstitutionellen Schwäche – auch alle anderen ein gewisses Ungleichgewicht aufweisen.

Verhaltensmuster treten oft als unmittelbare Folge des KF in Erscheinung. Bei manchen Menschen sieht es nur so aus, als würde ihr Verhalten von den Problemstellungen eines Elements gesteuert, während es tatsächlich von anderen Triebkräften und Bedürfnissen motiviert ist. So könnte das Verhalten eines Menschen, der losgelöst und distanziert erscheint (oft mit Metall-KF assoziierter Charakterzug), in Wirklichkeit von dem Wunsch geleitet sein, seine Angst (eine Resonanz des Wasser-Elements) zu verbergen. Obwohl es sinnvoll ist, auf solche Verhaltensweisen zu achten, können sie keineswegs Gesichtsfarbe, Stimmklang, Emotion und Geruch als primäre diagnostische Kriterien des konstitutionellen Faktors ersetzen.

In den Kapiteln über typische Verhaltensmuster der einzelnen Konstitutionstypen wird ein Blick auf die Problemstellungen geworfen, die sich aus der konstitutionellen Schwäche des betreffenden Elements ergeben können. Diese Probleme haben etwas mit tief in der Persönlichkeit verankerten Grundfragen und Ungewissheiten zu tun. Sie mögen so unterschiedlich wie die Menschen sein; trotzdem zeigen sich manche Reaktionsweisen häufiger als andere – sie werden in den Kapiteln skizziert, sind aber nicht als definitive Beschreibung zu verstehen. Es bleibt zu hoffen, dass sogar weitere Verhaltensmuster aufgedeckt werden, sobald Therapeuten mehr Erfahrung mit dieser Behandlungsform sammeln konnten.

KAPITEL

8 Hauptresonanzen des Holz-Elements

8.1 Holz als Symbol

木

Das chinesische Schriftzeichen für Holz ist *Mu*. Es stellt einen Baum dar (Weiger 1965, Übung 119A). Mit der senkrechten Linie werden das hölzerne Gerüst – d. h. Stamm und Wurzeln – sowie das Astwerk des Baumes im oberen Teil symbolisiert. Die waagerechte Linie steht für die Erde oder den Boden und erinnert uns daran, dass sich viel von dem Baum im Untergrund befindet.

8.2 Das Holz-Element im Leben

8.2.1 Kreislauf der Natur

Theoretisch schließt das Holz-Element sämtliche Vegetationsformen – von Bäumen über Blumen bis zu Gräsern – ein, doch sein Urbild (Archetyp) ist der Baum. Denken wir an eine Eichel als früheste Erscheinungsform einer Eiche. Wenn Blätter und Früchte im Herbst herabfallen, werden einige Eicheln im Erdboden begraben. Dort schlummern und überwintern sie. Auf die zunehmende Yang-Energie, d. h. Wärme und Licht des Frühlings, hin beginnen die Samen (Eicheln) zu keimen. Für ihr Wachstum benötigen sie außerdem Feuchtigkeit, ausreichend viel Erde und Spurenelemente.

In diesem Stadium ist in der Eichel nur ein Plan oder eine Bestimmung angelegt: eine Eiche (oder nichts) zu werden. Der heranwachsende Schössling kann auf Hindernisse wie Felsen oder benachbarte Bäume treffen, die ihn behindern. Doch er wird sich nicht abhalten lassen und nicht aufgeben. Immer bereit, sich anzupassen, um sein Wachstum zu maximieren, schießt er in die Höhe und nimmt dabei allmählich die Form einer Eiche an – dem besten Baum, zu dem sich eine Eichel unter den gegebenen Umständen entwickeln konnte.

8.2.2 Holz-Energie der Persönlichkeit

Auch Menschen starten mit einem inneren Entwurf oder Plan ins Leben, der ihre Fähigkeiten und ihre Neigungen festlegt. Während sie sich bemühen, eine eigene Form von „Baum“ zu werden, begegnen ihnen Hindernisse und Schwierigkeiten auf dem Weg. Ob sie weiter wachsen und sich entwickeln können, indem sie flexibel auf Hindernisse reagieren, hängt von ihrer Holz-Energie ab. Wenn sie Anpassungsschwierigkeiten haben, werden sie stecken bleiben. Wie Bäume benötigen Menschen gewisse Talente, um ihr eigenes Potenzial zu verwirklichen, sowie Flexibilität, um sich an veränderliche Umstände anpassen zu können.

Bezogen auf das menschliche Wachstum bestehen Hemmnisse oft in einer feindlichen Umgebung. Für ein Kind mit mathematischer Begabung wäre das z. B. eine auf Theater und Sport ausgerichtete Schule, an der es keine engagierten Mathelehrer gibt. Wie eine Eiche die Ressourcen aus dem Boden, so brauchen Menschen eine Umgebung, in der ihre Fähigkeiten und Neigungen angenommen, gefördert und respektiert werden. Die meisten spüren, wenn es die falsche Umgebung (nicht die richtige Schule, nicht der richtige Beruf) für sie ist. Denn es behindert – wie bei einem Baum – ihr Wachstum und zwingt sie zu größeren Anstrengungen oder zur Suche nach gedeihlicheren Bedingungen. Im Unterschied zu einer Eiche, die sich nicht selbst entwurzeln und ihren Standort wechseln kann, erkunden Menschen häufiger, ob nicht eine andere Umgebung die Strukturen und Angebote zu bieten hat, von denen sie sich mehr Wachstum und persönliche Entwicklung versprechen.

8.2.3 Erscheinungsformen

Obwohl es bei Bäumen am offensichtlichsten ist, verkörpern sämtliche Pflanzen die Holz-Energie. Es gibt über 200 Baumarten. Aber auch Algen, Flechten, Moose, Farne, Blumen und Pilze durchlaufen in ihrem Wachstum einen Entwicklungszyklus, an dessen Ende eine erkennbar reife Form steht. Viele (wenn auch nicht alle) Pflanzen sind grün. Die meisten haben Wurzeln in der Erde und reagieren auf den zyklischen Wechsel der Jahreszeiten. Als die Akupunktur aufkam, war China noch ein Agrarland, so dass sich Ärzte vermutlich gut mit dem Wachstum von Pflanzen auskannten und wussten, was sie zum Gedeihen brauchten. Das Leben der Pflanzen bot chinesischen Philosophen in der Frühzeit viele Metaphern zum Verständnis der menschlichen Lebensumstände (Allan 1997).

8.3 Holz und die anderen Elemente

Über den *Sheng*- und den *Ke*-Zyklus steht das Holz-Element in wechselseitiger Beziehung zu den anderen Elementen (➤ Kapitel 2).

8.3.1 Holz als „Mutter" von Feuer

Ein Feuer brennt nur mit Brennstoff richtig gut. In den alten Zeiten wurde dazu meist Holz aus nahen Wäldern verwendet. Mit Holz als „Mutter" von Feuer ist gemeint, dass von einem zur Holz-Energie gehörenden Organ z. B. Feuer-Symptome wie Herzschmerzen ausgehen können. Wenn sich Symptome eines bestimmten Organs manifestieren, empfiehlt es sich immer, sich den Qi-Zustand des vorausgehenden Elements (das Mutter-Element) im *Sheng*-Zyklus anzuschauen. Ein anderes Beispiel: Menschen mit konstitutioneller Holz-Schwäche (Holz-KF) bekommen bei Ärger leicht Herzbeschwerden.

8.3.2 Wasser als „Mutter" von Holz

Im *Sheng*-Zyklus ist Wasser das Mutter-Element von Holz. Dass Wasser Holz erzeugt oder gebiert, ist leicht nachvollziehbar, weil Pflanzen ohne ausreichende Bodenfeuchtigkeit nicht überleben könnten. Manchmal liegt die Ursache von Symptomen, die mit dem Holz-Element zusammenzuhängen scheinen, in einem gestörten Gleichgewicht des Mutter- bzw. Wasser-Elements. In dem Fall bessern sich die Symptome der Patienten durch Behandlung des Mutter-Elements.

8.3.3 Holz kontrolliert Erde

Im *Ke*-Zyklus hat Holz die Kontrolle über die Erd-Energie. Bei funktionellen Störungen zwischen beiden Elementen kann es zu einem breiten Spektrum von Symptomen kommen. Neben einer Anfälligkeit für Verdauungsstörungen neigen die Patienten zu psychischen Problemen, die sich besonders aus der Spannung zwischen ihrem Bedürfnis, gemocht zu werden, und ihrem Ärger oder Zorn ergeben können. Obwohl sie z. B. frustriert und verärgert wirken, schreien diese Patienten z. B. regelrecht nach Unterstützung und Sympathie. Wenn sie sich unterstützt fühlen, lässt der Ärger nach.

8.3.4 Metall kontrolliert Holz

Dass Metall das Holz-Element kontrolliert, wird oft am Beispiel einer Metallsäge, mit der ein Baum gefällt wird, verdeutlicht. Wenn die Metall-Energie eines Menschen geschwächt ist und die Kontrolle über das Holz-Element verliert, wird die Holz-Energie zu stark. Das kann dazu führen, dass sich Fülle-Symptome wie extrem starker Ärger und Feindseligkeit entwickeln.

8.4 Hauptresonanzen von Holz

Die diagnostischen Kriterien (Hauptresonanzen) von Holz sind grünliche Gesichtsfarbe, schreiender

Stimmklang, ranziger Geruch und Ärger- oder Zorngefühle. Sie deuten auf den konstitutionellen Faktor (KF) eines Menschen hin.

8.4.1 Grün – die Farbe von Holz

Chinesisches Schriftzeichen

青

Das chinesische Schriftzeichen für grün ist *Qing* und es zeigt den Farbton frisch sprießender Pflanzen (Weiger 1965, Übung 79F).

Grün in der Natur

Das überall in der Natur vorkommende üppige Grün von Blättern der meisten Pflanzen und Bäume macht es leicht verständlich, weshalb in der Farbe Grün das Holz-Element anklingt. Grün bildet eine besonders starke Resonanz mit der Frühlingszeit, wenn grüne Triebe aus dem Boden sprießen und sich an den kahlen Ästen der Bäume wieder die ersten grünen Blätter zeigen.

Gesichtsfarbe

Bei chronischen Störungen von Organen, die der Holz-Energie zugeordnet werden, zeigt sich ein grünlicher Farbton im Gesicht. Am deutlichsten lässt sich dieser Farbton meist seitlich neben oder unter den Augen und rund um den Mund erkennen. Von den vielen möglichen Farbschattierungen sind Blaugrün, Gelbgrün und Flaschengrün die häufigsten Nuancen.

Grün ist nicht nur Farbe der Holz-Energie, sondern spricht auch für eine Qi-Stagnation, die vor allem bei einer Insuffizienz der Leber auftritt, die den glatten, ungestörten Qi-Fluss nicht länger aufrechterhalten kann. Ein grünlicher Farbton im Mundbereich deutet gewöhnlich auf eine zeitweilige Überlastung der Leber hin, etwa bei einem „Kater“ oder bei prämenstrueller Qi-Stagnation einer Frau. Diese Farbnuancen geben jedoch keinen Hinweis auf den konstitutionellen Faktor (KF).

8.4.2 Schreien

Chinesisches Schriftzeichen

呼

Das chinesische Schriftzeichen für Schreien ist *Hu* (Weiger 1965, Übung 72A).

Schreiende Stimme

Schreien bildet als stimmliche Äußerung eine Resonanz mit dem Holz-Element und steht natürlich mit Ärger- oder Zorngefühlen in Verbindung, die ebenfalls dem Holz-Element zugeordnet werden. Ärger lässt Qi hochsteigen und diese Aufwärtsbewegung des Qi macht die Stimme lauter und kräftiger.

Eine schreiende Stimme ist Zeichen von Durchsetzungsstärke. Wer so spricht, will gehört werden und fordert oft – ausdrücklich oder implizit – Veränderungen ein. Gerade in Momenten, in denen es gar nicht nötig wäre, sich Geltung zu verschaffen, klingt die Stimme häufig noch lauter. Therapeuten fühlen sich vielleicht eher angeschnauzt als angesprochen. Es wird auch häufiger vorkommen, dass Therapeut und Patient gleichzeitig reden. Entlarvend ist die Beobachtung, dass Patienten lautstark ihre Ansicht vertreten und sich behaupten müssen.

Viele Menschen unterdrücken ihren Ärger aber so weitgehend, dass sich die wahre Stärke ihrer Durchsetzungsfähigkeit nicht in der Stimme zeigt. In dem Fall klingt die Stimme schneidend und abgehackt. Zwei kleine Experimente sollen Ihnen eine Vorstellung davon vermitteln. Sagen Sie zunächst einmal „pre*cise*ly inar*tic*ulate“, mit scharfer Betonung auf „cise“ und „tic“ und abruptem Wortende. Als Nächstes stellen Sie sich vor, Sie würden jemandem, der Sie wütend macht, genau sagen, was Sie denken. Sie könnten dann eine ähnliche Betonung oder Abgehacktheit in Ihrer eigenen Stimme hören.

Schreien im Kontext

Doch welche Verbindung hat Schreien zu Ganzheit oder einem Ungleichgewicht? Dieser Stimmton entsteht durch unterschiedlich starke Gefühle von Frustration oder Ärger und klingt nach Selbstbehauptung. Für Patienten, die ihren Ärger ausdrücken oder sich durchsetzen wollen, ist es eine normale Stimme. Wenn Schärfe oder Lautstärke der Stimme aber nicht mit der Gefühlsäußerung übereinstimmen, deutet dies auf ein gestörtes energetisches Gleichgewicht hin. Es ist auch nicht normal, wenn Patienten ständig grundlos sagen dass sie sich ärgern. Eine lautstarke oder schneidende Stimme kann schon aufgrund der Häufigkeit, mit der diese Tonlage angeschlagen wird, unangemessen erscheinen.

Nicht schreien können

Auf eine andere Art von Störung weist mangelnde Kraft in der Stimme hin, wenn es eigentlich gute Gründe gäbe, sich zu behaupten. Das nennt man „Fehlen von Schreien" (nicht schreien können). In dem Fall schafft es das Qi nicht, richtig aufzusteigen. Die aus dem Mund dringenden Töne sind dann zu schwach, um bis zum Zuhörer durchzudringen. Therapeuten bekommen so fast das Gefühl, als müssten sie den Abstand zum Patienten halbieren, um einigermaßen gut hören zu können.

8.4.3 Der ranzige Geruch von Holz

Chinesisches Schriftzeichen

臊

Das chinesische Schriftzeichen für ranzig ist *Sao*. Es besteht aus zwei Zeichenstämmen oder Radikalen (die sich in anderen Schriftzeichen wiederholen). Der erste, *Jou*, steht für Fleisch oder Bündel aus getrockneten Fleischstreifen, der zweite, *Tsao*, symbolisiert singende Vögel auf einem Baum. Beide zusammen geben *Sao* die Bedeutung von Vogel- oder Uringeruch (Weiger 1965, Übung 72A).

Geruchsqualität

Dem Holz-Element wird ranziger Geruch zugeordnet. Als „ranzig" wird altes, nicht mehr frisches Fett bezeichnet, z. B. ranzige Butter. Ranzig kann auch an frisch gemähtes Gras denken lassen, allerdings ohne die angenehme Duftnote. Von anderen wird ranzig mit dem leicht säuerlichen Geruch von getrocknetem Schnittlauch umschrieben. Der in der Nase leicht stechende ranzige Geruch lässt manche Menschen die Nase rümpfen.

8.4.4 Zorn oder Ärger – die Emotion von Holz

Chinesisches Schriftzeichen

怒

Das chinesische Schriftzeichen für Ärger oder Zorn ist Nu (Weiger 1965, Übung 67C). Es symbolisiert eine Sklavin in der Gewalt ihres Herrn. Obwohl sie natürlich wütend ist, hält sie ihren Ärger in der Situation im Zaum. Rochat de la Vallée meint:

Eine Bedeutung von Ärger (Nu) könnte sich auf die Anstrengung beziehen, die erforderlich ist, um etwas aus der Erdanziehung bzw. gegen die Schwerkraft hochzuheben. Kapitel 1 des Chuang Tzu beginnt z. B. mit der Beschreibung eines großen Fisches im nördlichen Ozean, dem abgrundtiefen nördlichen Schlund, dem das Leben, die Nieren usw. entstammen. Aus dem Fisch wird ein großer Vogel, der sich aus dem Wasser in die Lüfte erhebt. Für die Anstrengung des Aufsteigens – beim Übergang von Wasser zu Luft, bei der Verwandlung des schwimmenden Fisches in einen fliegenden Vogel – steht das Schriftzeichen Nu. Auf dieser Ebene impliziert es nichts Pathologisches. Hier bedeutet Nu nicht Ärger oder Zorn, sondern die Urgewalt, die jedem Neubeginn innewohnt. (Larre & Rochat de la Vallée 1996, p. 64)

Bedeutung von Ärger

Wegen seiner teilweise schmerzlichen und destruktiven Auswirkungen wird Ärger oder Zorn oft als „negative" Emotion betrachtet. Es handelt sich jedoch um eine wichtige Emotion, die bei allen höheren Primaten vorkommt und eine notwendige Voraussetzung für die Initiierung eines Wandels darstellt. Ärger oder Zorn lässt – als kraftvoller Ausdruck des Yang – Qi aufsteigen *(Shang)*. Ohne diese Gefühle gäbe es kein Wachstum oder kaum Fortschritte, weder in persönlicher noch in kultureller Hinsicht.

Menschen mit einem Holz-KF leiden jedoch an ihrem Ärger. Chronische Gefühle von Frustration, Groll, Bitterkeit und Wut, die disharmonische Qi-Bewegungen bewirken, sind für viele von ihnen so schmerzlich, dass sie alles dafür tun, um sie nach Möglichkeit zu vermeiden. Ständig beschäftigt zu sein, Rückzug, extreme sportliche Betätigung und Alkohol- oder Drogenkonsum sind nur einige Beispiele, wie sie die Intensität ihrer Gefühle abzuschwächen versuchen. Für Menschen, die sich mit Alkohol vom Alltagsstress erholen wollen, scheint „Jetzt brauch ich erst mal einen Drink" zum Mantra zu werden. Nur die wenigsten schaffen es, wirklich effektiv mit Ärger im Leben umzugehen. Aristoteles schrieb:

Einer Leidenschaft lässt sich leicht entfliehen – das kann jeder –, doch es ist nicht so leicht, auf die richtige Person in richtigem Maße und zur richtigen Zeit, aus dem richtigen Grund und in richtiger Weise ärgerlich zu sein – und nicht jeder kann es.

Bandbreite der Ärgergefühle

Nur einen einzigen Begriff (Ärger oder Zorn) für die Bandbreite von Gefühlen zu verwenden, die mit der Holz-Energie in Beziehung stehen, ist sicher bequem, aber aus zwei Gründen auch irreführend. Denn unter Ärger als Schlüssel- oder Hauptbegriff werden zum einen verwandte Gefühle subsumiert, die sich zumindest für einen außenstehenden Beobachter auf teilweise subtile Art unterscheiden. Zum anderen dient die Beurteilung von Emotionen in der Fünf-Elemente-Konstitutionsakupunktur zur Einschätzung, ob ein Gleichgewicht oder eine Dysbalance vorliegt. Je nach Kontext und Gefühlsintensität kann Ärger angemessen (oder unangebracht) sein. Daher müssen die emotionalen Resonanzen der Holz-Energie in einem größeren Zusammenhang untersucht werden.

Frustration ist auf emotionaler Ebene ein Schlüsselbegriff für die Holz-Energie (vgl. Felt & Zmiewski 1989, die abweichend von den meisten anderen Autoren „Unzufriedenheit" als eine Holz-Emotion angeben). Frustration *(Cuozhegan)* beschreibt ein aus unerfüllten Wünschen und Erwartungen entspringendes Gefühl von Unzufriedenheit. Jeder wird sich von Zeit zu Zeit frustriert fühlen und entsprechend reagieren. Von drei möglichen Grundreaktionen auf Frustrationen ist eine normal (oder angemessen), während die beiden anderen pathologisch sind – sowohl bis zu Wut gesteigerter Ärger als auch sein Umschlagen in Apathie oder Depression. Darauf gehen wir im Folgenden näher ein.

Normalreaktion auf Frustration

Auf ein erstes Frustrationserlebnis gibt es zwei normale Reaktionen: entweder einen Plan B zu entwerfen, um das Gewünschte auf anderem Wege zu erreichen, oder das Ziel neu zu bewerten. Nehmen wir einfach an, eine Familie hätte ein Picknick geplant und es würde im entscheidenden Moment anfangen zu regnen. Daraufhin ändert sie die Planung und geht in einen Gemeindesaal, um dort die Lunchpakete zu verzehren und mit den Kindern zu spielen. So würde am Picknick festgehalten und es lediglich nach innen verlagert.

Als zweite Option wäre zu überdenken, was eigentlich beabsichtigt war. Im Fall des Picknicks hieße das, sich zu fragen, wozu es dienen sollte: um Kinder und Großeltern zusammenzubringen, einen erholsamen Nachmittag zu genießen, den Umgang der neu eingestellten Kinderfrau mit den Kleinen zu beobachten, usw.?

Hierbei spielt Flexibilität die Hauptrolle. Allgemeine Flexibilität bedeutet, sich einen Plan B auszudenken oder zielgerichtet gewisse Pläne leicht abwandeln zu können. Obwohl sie weiterhin ihr gewünschtes Ziel verfolgen, lässt die Frustration dieser Menschen nach, so dass sie geistig-psychisch motiviert und konzentriert wirken. Dies sind die Anzeichen einer ausbalancierten Holz-Energie. Bernard Shaw brachte es in „Man and Superman" auf den Punkt:

The reasonable man adapts himself to the world: the unreasonable man persists in trying to adapt the world to himself. Therefore all progress depends on the unreasonable man. [Der Vernünftige passt sich an die Welt an, während der Unvernünftige andauernd versucht, sich die Welt zu adaptieren. Daher hängt aller Fortschritt vom Unvernünftigen ab.]

Pathologischer Ärger – Wut

Überzogener Ärger oder Wut ist eine mögliche Reaktion auf Frustration. Chinesen, die es mit der konfuzianischen Sichtweise intensiver Gefühlsäußerungen halten, finden eine derart stürmische „Leidenschaft" abträglich für das Holz-Element. So heißt es z. B.:

Unter den sieben menschlichen Emotionen ist nur Ärger von Natur aus intensiv. Er trocknet das Blut aus und verscheucht Hun. Wer es versteht, seine Leber zu nähren, wird daher nie von Wutanfällen gepackt. (Zhang Huang, zit. in Fruehauf 1998, p. 4)

Bei aufsteigendem Qi *(Shang)* müssen Menschen hart kämpfen, um seine Stärke zu zügeln. Das lässt sie unter Umständen eine rigide, unbeugsame Haltung einnehmen. Von Wut absorbierte Menschen können ihre Wünsche nicht länger zielstrebig verfolgen. Da ihre Frustration überhandnimmt, können sie nicht mehr klar und konzentriert denken. Dessen war sich Sun Tzu wohl bewusst, als er seine „Kriegskunst" verfasste (Cleary 1991, pp. 8, 19). Er empfahl nämlich, einen feindlichen General wütend zu machen, um ihn so zu verwirren, dass er falsche Strategien planen würde, weil er nicht mehr richtig durchblickte. Im Westen fangen wir gerade erst an, die Schädlichkeit von chronischem Ärger oder Wut zu dokumentieren. Während sich Goleman (1996, Kapitel 11) mit dem Stand der Forschung zu unerwünschten Wirkungen diverser Emotionen befasst, erweist sich besonders Martin (1997, pp. 195–196, 207–209, 211–213) als reichhaltige Quelle. Ihm ist auch das folgende Zitat entnommen:

Feindseligkeit und Ärger/Wut sind durchweg mit (koronarer) Herzkrankheit, schlechterem Gesundheitszustand und erhöhter Mortalität korreliert. Das traf fast ausnahmslos für jede Studie zu, in der diese Parameter gemessen wurden. 1995 wurde eine Follow-up-Studie zur Gesundheit von Ärztinnen mittleren Alters veröffentlicht, die in den sechziger Jahren ihren Abschluss an der University of California School of Medicine in San Francisco gemacht hatten. Es zeigte sich, dass Ärztinnen, denen bei der Ersterhebung ein niedriger Grad an Feindseligkeit attestiert wurde, in ihren mittleren Jahren gesünder waren als ihre feindseliger eingestellten gleichaltrigen Kolleginnen.

Resignation und Apathie

Frustration kann aber auch in Resignation, Apathie und Depression münden, so dass das ursprüngliche Ziel, unabhängig von seinem früheren Stellenwert, aufgegeben wird. Diese Menschen zeigen wenig bis keinen Einfallsreichtum, wie sie Hindernisse überwinden könnten. Genauso wenig, wie ihr Qi hochsteigt, stellen sie sich der Herausforderung, ihr Potenzial voll auszuschöpfen oder zu verwirklichen. Wenn der Zustand chronisch wird, beginnt sich ihr Leber-Qi aufzustauen. Diese Qi-Stagnation manifestiert sich als Muskelverspannung oder mit einer Reihe anderer körperlicher Symptome. Weil ihr Geist und Verstand nicht länger auf ein klares Ziel gerichtet sind, lässt sich ihre Einstellung eher als indifferent, apathisch, gleichgültig oder gelangweilt beschreiben. „Bloß kein Aufstand" könnte ihr persönliches Motto lauten. Ein resignierter Rückzug nach Frustrationen ist oft nur durch verräterische Zeichen von einer echten, wohlwollenden Hinnahme *(Ren)* zu unterscheiden. Während Geist und Vitalität bei wirklicher Akzeptanz ungebrochen bleiben, führt Resignation zu unterdrückter Lebensfreude und Depression.

Beide Reaktionsweisen sind einfach nur Tendenzen, die sich auch bei ein und derselben Person zeigen können. Jemand kann zu unterschiedlichen Zeiten resigniert oder wütend werden. Menschen mit ausbalancierter Holz-Energie werden aber in der Regel imstande sein, ihre Frustration herauszulassen, ihre Bedürfnisse durchzusetzen, Alternativen zu entwickeln und höhere Ziele anzustreben, ohne sich zu sehr in Wut zu steigern oder in Apathie zu versinken. Pathologisch wird es, wenn sich eine oder beide Reaktionsweisen zu einem Verhaltensmuster verfestigen. Konfuzius hat beide Extreme gut zusammengefasst.

Wenn du dich zu Menschen gesellst, deren Handlungen nicht ausgewogen sind, wirst du zu wenig oder zu stark gehemmt. Während sehr Ungehemmte zu aggressiv werden, werden zu stark Gehemmte zu passiv. (Cleary 1992, Analects 13.21)

Beide Extreme lassen einen konstitutionellen Faktor (KF) im Bereich der Holz-Energie vermuten.

8.5 Nebenresonanzen von Holz

Die Neben- oder sekundären Resonanzen sind viel nebensächlicher für die Diagnose als die oben genannten Hauptresonanzen. Auch wenn sie oft auf ein gestörtes Gleichgewicht der Holz-Energie hinweisen, zeigen sie nicht unbedingt den konstitutionellen Faktor an.

8.5.1 Frühling als Jahreszeit von Holz

Chinesisches Schriftzeichen

春

Das chinesische Schriftzeichen für den Frühling ist *Chun* (Weiger 1965, Übung 79A, 47P und 143A für Sonne). Es symbolisiert die unter Sonneneinwirkung keimenden Pflanzen/Samen.

Frühling

Nach dem Winterschlaf regt die Yang-Wärme des Frühlings Pflanzen dazu an, erneut zu wachsen und sich zu entfalten. In den Bäumen steigt der Saft hoch (so wie Ärger das Qi aufsteigen lässt, vgl. *Su Wen*, Kapitel 39) und es zeigen sich die ersten grünen Blätter. Jetzt beginnt ein neuer Jahreszyklus des Wachstums. Auch Menschen mit einem Holz-KF spüren das Frühlings-Qi meist sehr deutlich und erleben die Zunahme des Holz-Qi in der Natur gewöhnlich als eine Resonanz mit positivem Einfluss.

Claude Larre beschreibt das Wesen des Frühlings und den Symbolcharakter des chinesischen Schriftzeichens wie folgt:

So ist der Frühling eine Zeit, in der Leben sprießt. … Auf diese Weise bringen chinesische Schriftzeichen den Zustand des Universums zum Ausdruck, in dem Leben hervorkommt, neu entsteht und zu sprießen beginnt. In dieser Bewegung steckt eine ähnliche Spannung wie in einem gespannten Bogen. (Larre & Rochat de la Vallée 1994, p. 8)

Elisabeth Rochat de la Vallée fährt fort:

In der Leber manifestieren sich Stärke sowie der größte und sichtbarste Lebensimpuls. In der Natur oder im Universum entspricht dies der Kraft und der Vegetation des Frühlings, wenn sich Blumen und Kräuter gerade frisch auf der Erde ausbreiten. (Larre & Rochat de la Vallée 1994, p. 9)

Im Frühlings-Qi zeigt sich die vom Holz-Element erzeugte Kraft. Es ist dasselbe Qi, das Keime und Schösslinge zur Oberfläche drängt. Dieses Qi kann uns einen Einblick in unser menschliches Potenzial vermitteln, Wachstum und Wandel initiieren und den Entschluss, diese Entwicklung zu vollbringen, entstehen lassen.

Wer sich im Frühling draußen in der Natur aufhält und das typische Qi dieser Jahreszeit selbst spürt, macht als Therapeut seine eigenen Erfahrungen mit dem Holz-Element. Wenn sie begreifen, wie sich dieses Qi in Patienten manifestieren kann, wird es Therapeuten leichtfallen, den Zustand des Holz-Elements zu diagnostizieren.

8.5.2 Geburt als Stärke der Holz-Energie

Chinesisches Schriftzeichen

生

Das chinesische Schriftzeichen für Geburt ist *Sheng* (Weiger 1965, Übung 79F). Es entspricht auch dem Frühling, da Pflanzen in dieser Jahreszeit gewissermaßen „neugeboren" werden. Mit dem Schössling, der sich aus dem Samenkorn im Boden nach oben schiebt, beginnt der Wandlungsprozess von der Eichel zum Baum.

Kreativität

Im Begriff der Geburt klingen Neubeginn (Frühling), Wachstum und Entwicklung mit an. Bei näherer Betrachtung der Eigenschaften werden wir wahrscheinlich feststellen, dass Menschen mit einem Holz-KF sehr unkreativ oder im Gegenteil sehr erfinderisch und kreativ sind. Erst durch aufsteigendes Qi entsteht die schöpferische Energie, mit der neue Projekte, Ideen und Veranstaltungen in die Welt gesetzt werden, und die einige Menschen mit Holz-KF im Überfluss haben. Auch wenn es pathologisch sein mag, fällt es ihnen dadurch mit Sicherheit leichter, kreativ zu sein und Veränderungen anzustoßen. Bei anderen stagniert das aufsteigende Qi möglicherweise oder hat zu viel Kraft eingebüßt, um noch weiter den Impuls zu Veränderungen und Neuerungen geben zu können.

8.5.3 Klimafaktor Wind

Chinesisches Schriftzeichen

風

Das chinesische Schriftzeichen für Wind ist *Feng* (Weiger 1965, Übung 21B). Es zeigt einen Hauch oder Atem und im Inneren ein Insekt. Insekten besitzen wie der Wind ein verborgenes schädliches Kraftpotenzial.

Wind

Wind ist von Natur aus Yang und dynamisch. Als äußerer pathogener Faktor induziert er „überschießende aufsteigende und kreisende Bewegungen der Leber-Energie" (Larre & Rochat de la Vallée 1994, p. 76). Daher überrascht es nicht weiter, dass Menschen mit einem Holz-KF starken Wind oft unangenehm finden. Viele reagieren gereizt, wenn sie Wind ausgesetzt sind, und entwickeln manchmal Symptome wie eine Nackenmuskelverhärtung und Kopfschmerzen. Ein Holz-KF lässt viele Menschen selbst dann noch unter heftigen Windböen leiden, wenn sie sich – offensichtlich geschützt – in geschlossenen Räumen aufhalten. Dass sie sich unbehaglich und unruhig fühlen, scheint oft mit dem Anblick schwankender Baumwipfel und spürbaren Qi-Störungen zusammenzuhängen. Andererseits zeigen manche Menschen mit Holz-KF auch eine besondere Vorliebe für den Wind. Sie fühlen sich erfrischt und belebt, wenn es windig ist.

FALLBEISPIEL

Nachdem er bisher gute Fortschritte gemacht hatte, berichtete ein Patient mit Holz-KF, dass er sich seit drei Tagen völlig gelähmt fühle. Er sehe keine Zukunft mehr und würde nur noch herumsitzen, ohne zu wissen, was er tun könne. (Die Holz-Energie steht mit Augen, Vision, Planung und Zukunftsplänen in Resonanz.)

Sein Therapeut wunderte sich, wieso die Fähigkeit, an die Zukunft zu glauben und Pläne zu schmieden, plötzlich verschwunden war. Auf Nachfragen stellte sich heraus, dass der Patient in der Nacht vor seiner Zustandsänderung aufgewacht war, als ein heftiges Unwetter mit starken Windböen tobte. Er habe sich schrecklich geängstigt und schwer wieder einschlafen können. Nach einer Leber-stärkenden Behandlung durch den Therapeuten meinte der Patient, dass sich sein Zustand spürbar wieder normalisierte.

8.5.4 Sinnesorgan und Körperöffnung

Dem Holz-Element werden Sehen (Sehsinn), die Augen (als Körperöffnung) und die Tränensekretion zugeordnet.

Chinesisches Schriftzeichen

眼

Das chinesische Schriftzeichen für die Augen ist *Yan* (Weiger 1965, Übung 158A und 26L). Es besteht aus zwei Grundstrukturen oder Radikalen, die das Auge bzw. die plötzliche Drehung des Blicks symbolisieren.

Augen und Sehen

Augenprobleme lassen sich oft auf die Leber-Energie zurückführen und Menschen mit einem Holz-KF haben häufiger ein eingeschränktes Sehvermögen. Dies kann – etwa im Sinne von mangelndem Durchblick – psychisch bedingt sein, wie bei dem Patienten im Fallbeispiel, der sein Lebensziel nicht mehr sehen konnte. Es kann aber auch eine Visusminderung auf körperlicher Ebene vorliegen, z. B. durch Kurzsichtigkeit (Myopie), Schwebeteilchen (Mouches volantes), Nachtblindheit oder Augenermüdung gegen Ende des Tages.

Aus der Perspektive eines Fünf-Elemente-Konstitutionsakupunkteurs lässt sich bei Patienten mit einem Holz-KF oft ein Mangel an geistiger Weitsicht beobachten. Als „General" sollte die Leber vorausschauend planen, alle verfügbaren Optionen sichten und dann die richtige auswählen. Das wird sich bei Patienten mit einem Holz-KF in unterschiedlicher Weise äußern. Einige können z. B. nicht erkennen, welche Möglichkeiten sich ihnen bieten, nehmen ihr Gegenüber nicht richtig wahr oder haben keine Vorstellung, welchen Lebensweg sie einschlagen wollen. Das andere Extrem bilden Patienten mit einem Holz-KF, die in manchen Lebensbereichen klarsichtig und fast visionär veranlagt sind, während es ihnen gleichzeitig auf anderen Gebieten an Durchblick oder der Fähigkeit zur Voraussicht mangelt.

Die Einschätzung, dass ein Patient bestimmte Dinge nicht (richtig) sehen kann, beruht gewöhnlich auf zahlreichen Beobachtungen des Therapeuten. Gesellschaftlich bzw. kulturell scheuen wir uns, die geistig-psychische Verfassung eines Menschen als „pathologisch" einzustufen. Doch ohne die Bereitschaft, genau das zu tun, lässt sich diese Art der Akupunktur kaum praktizieren.

Tränen

Zur Holz-Energie gehört auch die Tränensekretion. Verschiedene Emotionen können Menschen zum Weinen bringen, denn Tränen können z. B. aus Kummer, aus Traurigkeit oder sogar vor Freude vergossen werden. Tränen können allerdings auch das Überborden lang zurückgehaltener Frustration bedeuten. Wenn Patienten wiederholt in Tränen ausbrechen, könnte unterschwellige Wut der Grund sein.

8.5.5 Sehnen und Bänder als Körpergewebe/-strukturen der Holz-Energie

Chinesisches Schriftzeichen

筋

Das chinesische Schriftzeichen für Sehnen und Bänder (Ligamente) ist *Jin* (Weiger 1965, Übung 77B, 65A und 53A). Es besteht aus drei Grundgerüsten (Radikalen), die sich zusammen als „elastische Körperstrukturen, die persönliche Stärke verleihen" übersetzen lassen.

Sehnen und Bänder

Sehnen und Bänder (Ligamente) werden von Blut genährt. Wenn sie gut funktionieren, wirken die

Körperbewegungen nicht tolpatschig, sondern geschmeidig. Im *Su Wen* heißt es:

Wenn Blut die Leber nährt, kann man sehen. Wenn Blut die Füße nährt, kann man gehen. Wenn Blut die Hände nährt, können sie greifen. Wenn Blut die Finger nährt, kann man tragen. (Ni 1995, p. 43)

Sobald das Holz-Element aus dem Gleichgewicht gerät, versteifen sich die Bänder oder werden zu schlaff und infolgedessen funktionsgeschwächt. Die Bewegungsabläufe sind weniger genau, und die Gelenke können sich entzünden und ihre Stabilität einbüßen. Eine unausgewogene Holz-Energie kann bei Frauen zu prämenstruellen Koordinationsstörungen und Ungeschicklichkeit führen.

Blut wird von der Leber gespeichert. Wenn die Leber gut funktioniert, kann sie im Fall von Körperbewegungen Blut freisetzen, damit die Bänder, Sehnen und Gelenke versorgt und bewegt werden. Wenn Sehnen und Bänder verspannt sind und sich die Blut-Zufuhr verzögert, sind Körperbewegungen weniger fließend. Der mangelnde Energiefluss lässt sich oft an der individuellen Bewegungsweise ablesen.

Eine Funktionsschwäche der Sehnen und Bänder kann zwar auf ein gestörtes Gleichgewicht der Holz-Energie hindeuten, ist aber kein geeigneter Indikator für den konstitutionellen Faktor (KF). Es fällt allerdings auf, dass Menschen mit einem Holz-KF oft stark vorspringende, harte Fußsehnen haben. Eine Verspannung der Nacken- und oberen Rückenmuskulatur ist ebenfalls ein häufiges Problem.

8.5.6 Nägel als Rudimente

Nägel werden als Rudimente von Sehnen angesehen. Geriffelte, trockene, weiche, brüchige Nägel lassen ein gestörtes Gleichgewicht der Holz-Energie vermuten. Der Zustand der Nägel hängt davon ab, wie gut die Leber Blut speichern und Blut sie nähren und feucht halten kann. Nicht alle Menschen mit einem Holz-KF müssen schlechte Nägel haben, doch wenn Nagelprobleme bestehen, liegt ihnen wahrscheinlich ein gestörtes Gleichgewicht der Leber-Energie zugrunde – ob mit oder ohne Holz-KF.

8.5.7 Geschmacksqualität sauer

Chinesisches Schriftzeichen

酸

Das chinesische Schriftzeichen für sauer ist *Suan* (Weiger 1965, Übung 41G *[Yu]* und 29E *[Tsun]*). Es stellt ein Aufbewahrungsgefäß für vergorene Flüssigkeiten dar.

Sauer

In der chinesischen Kräutermedizin wird saurem Geschmack eine adstringierende Wirkung zugeschrieben. Sauer schmecken z. B. Zitronen, grüne Äpfel, Stachelbeeren und Essig.

Eine starke Vorliebe oder Abneigung gegen Saures kann auf eine Störung des Holz-Elements hindeuten, muss aber nicht unbedingt heißen, dass ein Holz-KF vorliegt.

FALLBEISPIEL

Ein polnischer Patient mit einem Holz-KF hatte im Anamnesegespräch erzählt, wie sehr er Borschtschsuppe liebte. Das war nicht weiter überraschend. Doch dann antwortete er auf die Frage, ob er Essig möge, mit strahlendem Lächeln: „Natürlich, ich kippe doch immer eine ganze Tasse Essig in meine Borschtschsuppe."

ZUSAMMENFASSUNG

- Im *Sheng*-Zyklus ist Holz die „Mutter" von Feuer und Wasser die „Mutter" von Holz. Im *Ke*-Zyklus kontrolliert Holz Erde und wird selbst von Metall kontrolliert.
- Ein Holz-KF lässt sich in erster Linie durch Beobachtungen wie grünliche Gesichtsfarbe, schreiende Stimme oder „Nicht-schreien-Können", ranziger Geruch und unausgewogene Ärger- oder Zorngefühle diagnostizieren.
- Menschen mit einem Holz-KF sind anfällig für Frustrationen.
- Eine Dysbalance des Holz-Elements äußert sich meist durch Wut und übertriebene Selbstbehauptung, aber auch mit Gefühlen von Resignation und Apathie.
- Weitere Resonanzen des Holz-Elements sind unter anderem die Jahreszeit des Frühlings, Wind, Geburt (als Kraft) und saurer Geschmack.

KAPITEL

9 Holz – Organe

9.1 Einleitung

Die beiden Organe, die mit dem Holz-Element in Resonanz stehen, sind die Leber als Yin-Organ und die Gallenblase als Yang-Organ. Trotz ihrer unterschiedlichen Funktionen arbeiten die beiden Organe eng zusammen und haben teilweise sich überlappende Aufgabenbereiche.

9.2 Die Leber als Planer

Chinesisches Schriftzeichen

肝

Das chinesische Schriftzeichen für die Leber ist *Gan*. Es besteht aus dem Fleischsymbol auf der linken sowie einem Mörser mit Stößel auf der rechten Seite. Aus dem Fleischsymbol geht hervor, dass sich das Schriftzeichen auf ein Organ oder sonstigen Körperteil bezieht. Der Stößel verdeutlicht, wie kraftvoll ein stumpfes Instrument alles im Mörser Befindliche zermahlen und verändern kann. Nach einer anderen Interpretation sind darin der Stamm (Stängel) einer Pflanze und ihre eindeutig nach oben drängende Kraft zu erkennen (Weiger 1965, Übung 65A und 102A). Das erinnert an die Eicheln innewohnende Kraft, zu wachsen und sich zu einer Eiche zu entwickeln.

Organfunktionen nach dem Su Wen

In Kapitel 8 des *Su Wen* heißt es:

Die Leber hat den Rang eines Generals der Streitkräfte inne. Er übernimmt die Bewertung der Umstände und die strategische Planung. (Larre & Rochat de la Vallée 1992b, p. 53)

Als Kommandeur der Streitkräfte muss ein General:

- das Endziel und für die jeweilige Situation relevante Ergebnisse (Zwischenstände) kennen;
- stark sein und seine Schlagkraft auch unter Beweis stellen, sei es im Bedarfsfall (wie ein Pflanzentrieb, dem ein Felsen im Weg steht) oder jederzeit bei neu eintretenden Ereignissen (wie einer Geburt);
- planen und neue Strategien entwickeln sowie im Fall von Schwierigkeiten sich notfalls sofortige Handlungsalternativen ausdenken können.

9.2.1 Das Endziel im Auge behalten

Sich das Endziel klarzumachen ist ein wichtiger Bestandteil von Planungsprozessen. Ein Plan wird erstellt, um zu einem beabsichtigten Ergebnis zu führen, doch im Idealfall sollte es darüber hinaus noch höhere, übergeordnete Ziele geben. Kinder spielen und vergnügen sich z. B. gern. Dadurch entwickeln sie motorische und soziale Fertigkeiten, die ihnen wiederum helfen, zu produktiven Erwachsenen heranzuwachsen usw.

Es ist wichtig, dass Menschen solche höheren Ziele haben. Ein nicht zu meisterndes Ziel würde zu einer Bürde und Frustrationen bewirken, die in einer Sackgasse münden. Im Alltagsleben denken die meisten zwar nicht allzu oft an ihre höheren Ziele. Doch die Leber bewahrt einen Sinn für Endziele.

9.2.2 Ein General zeigt bei Bedarf Stärke und Schlagkraft

Zwischen Stärke und General stellt sich leicht eine Verbindung her. Der Archetyp eines militärischen Kommandeurs entspricht keinem schwächlichen Wesen ohne Rückgrat oder „Mumm". Seine Stärke ist die des Schösslings, die sich darin zeigt, dass er sich gegen sein Wachstum behindernde Steine oder Baumkonkurrenten durchsetzt und oder dem Hindernis ausweicht, wenn es nicht anders geht. Bei Menschen konzentriert sich diese Energie auf das Festhalten und Erreichen wichtiger Ziele.

9.2.3 Ein General muss strategisch planen können

Die meisten Menschen verstehen Planung als bewussten Denkvorgang, doch es gibt auch unbewusste Prozesse. Dass im Körper einer Frau zurückgehaltenes Menstruationsblut z. B. pünktlich zum Termin zu fließen beginnt, ist letztlich das Ergebnis eines perfekt organisierten Plans. Typischer erscheint uns die Vorstellung, dass sich Planungen im Kopf abspielen. Planen beinhaltet z. B., darüber nachzudenken, was und wie etwas zu tun ist, seine Gedanken schriftlich festzuhalten oder wie ein Architekt eine Planzeichnung oder Skizze anzufertigen.

Pläne entwerfen wir ständig und auf allen Ebenen von Körper, Geist und Seele. Tatsächlich bemerken wir die planerische Funktion der Leber meist erst, wenn sie ausfällt – z. B. an Menstruationsstörungen, Chaos im Kopf, Planlosigkeit in Bezug auf Erledigungen oder wenn um 2 Uhr früh beim nächtlichen Aufwachen geschmiedete Pläne am Tag im Sande verlaufen.

Wir verdanken es daher der Leber-Energie, dass wir den Lebensanforderungen mit Kraft und Anpassungsfähigkeit begegnen können.

9.3 Hun – die Seele der Leber

In allen Yin-Organen ist geistige Energie gespeichert. Die Leber beherbergt z. B. *Hun*, was gewöhnlich als „ätherische Seele" übersetzt wird.

Chinesisches Schriftzeichen

魂

Das chinesische Schriftzeichen für die Seele *(Hun)* besteht aus zwei Teilen (Weiger 1965, Übung 93A und 40C), die Wolken und einen Geist darstellen. Es verweist auf das immaterielle (nichtstoffliche) Wesen der Seele *Hun* und ihre Fähigkeit, sich vom Körper zu lösen. In dem Geist-Symbol des Schriftzeichens sind außerdem eine wirbelnde Bewegung und ein Kopf ohne Körper zu erkennen (eine hervorragende Beschreibung des geistigen Aspekts von Leber und Lunge gibt Maciocia 1994, pp. 201–207).

Die „ätherische Seele" kommt recht nahe an das heran, was Menschen im Westen als Seele bezeichnen. Man stellt sich vor, dass sie kurz nach der Geburt in den Körper einzieht und ihn beim Tod wieder verlässt, um weiterzuleben und dorthin zurückzukehren, wo sich subtiles Qi oder Geistwesen versammeln.

9.3.1 Funktionen von Hun

Die Funktionen von *Hun* und Leber überlappen sich zum Teil. Wenn wir von Geist oder Seele sprechen, beziehen wir uns allerdings auf eine feinstofflichere Ebene. So wie Qi verfeinerter und subtiler als *Jing* ist, ist *Shen* noch feiner und subtiler als Qi. *Hun* beeinflusst Hirnfunktionen wie Denken, Schlafen, Bewusstsein und Konzentrationsfähigkeit sowie strategisches, einsichtsvolles und kluges Denken.

Denken, Schlafen und Bewusstsein

Man sagt, *Hun* sei in der Leber-Blut-Energie verwurzelt. Wenn die Leber-Blut-Energie nicht gesund ist, haben Menschen beim Einschlafen ein Gefühl, als würden sie wegdriften. Da sie auch schlafwandeln, ein Gefühl von Körperlosigkeit, unwillkürliche Reisen „zu den Sternen" erleben und Tagträume haben können, fällt es ihnen schwer, Traum und Wirklichkeit zu unterscheiden. Alkohol- und Drogenkonsum machen *Hun* sehr störungsanfällig. Bei relativ ausgeglichener Leber-Energie bleibt *Hun* weiterhin so verwurzelt, dass die Betroffenen Realität und Traumwelt auseinander halten können. Doch bei Störungen der Leber-Energie entwickeln sich Symptome, deren Spektrum von leichter Geistesabwesenheit bis grober Wahrnehmungsverzerrung reicht.

FALLBEISPIEL

Ein 32-jähriger Patient mit Holz-KF erwähnte nebenbei, dass nachts andere Leute in seinem Schlafzimmer sitzen würden, wenn er aufwachte. Die ersten Male fand er es verwirrend, doch mittlerweile würde er sie kennen und lange Gespräche mit ihnen führen. Er wisse schon, dass es eigentlich keine „wirklichen" Menschen seien, doch sie verhielten sich wie normale Besucher. Sie würden eigene Ansichten haben und ihren Standpunkt auch vertreten. Mit der Zeit habe er einfach akzeptieren gelernt, dass sie da seien, wenn er nachts aufwache.

Aufgrund eines Leber-Blut-Mangels konnte sich seine Seele *(Hun)* nachts von seinem Körper trennen.

Strategisches Denken voll Einsicht und Weisheit

Diese Funktion deckt sich mit dem, was oben über die planerische (Generals-)Funktion der Leber gesagt wurde. Der „General" übt seine Funktionen – strategische Pläne zu entwickeln und Taktiken zur konkreten Umsetzung zu erarbeiten – nicht nur im Alltag, sondern auch auf geistig-psychischer Ebene aus. „Einsicht" lässt eine rasche Auffassungsgabe vermuten, so dass Denkprozesse oder strategische Überlegungen schnell voranschreiten. Mit „Weisheit" ist gemeint, dass Menschen dank ihrer Lebenserfahrung Zusammenhänge besser verstehen und einen Sinn in bestimmten Mustern erkennen können. Wie ein guter Fußballtrainer, der seine Spieler, die gegnerischen Mannschaften und verschiedene Spieltaktiken kennt, kann sich die Seele *(Hun)* sehr effektiv auf die Probleme des Lebens einstellen.

Unterschiedlich häufig tauchen Fragen von unterschiedlicher Wertigkeit an der Oberfläche auf. Es kann z. B. darum gehen, mit wem ich Freundschaft schließe, ob und wen ich mir als Partner aussuche, ob ich einem Lehrer folge, was ich studiere, ob ich eine Arbeit annehme, wo ich leben möchte usw. Menschen, deren *Hun* gut verwurzelt ist, können dank ihrer Einsicht und Weisheit kluge Entscheidungen fällen bzw. Pläne machen. Sie können auch richtig einschätzen, was ihnen die Welt zu bieten hat. Noch wichtiger ist aber, dass sie ihre langfristigen Bedürfnisse und Kapazitäten berücksichtigen, wenn sie ihre Wahl treffen. Für sie liegt die Herausforderung darin, den ihnen gemäßen Weg zur Verwirklichung ihres eigenen Potenzials zu finden. Wer zu solchen Planungen nicht imstande ist, muss letztlich mit Frustrationen und Enttäuschungen rechnen.

Thomas Cleary hat ein Buch mit dem Untertitel „A Course in Resourceful Thinking" (Ein Kurs in findigem Denken) herausgegeben und viele der angeführten Zitate aus chinesischen Klassikern mit einem Kommentar versehen. Ein Zitat lautet beispielsweise: „Impulsive Handlungen, die scheitern können, sind ein Fehler." Der Kommentar des Herausgebers erinnert uns an die Funktion von *Hun*.

Erfolgreiche Bemühungen sind das Ergebnis von strategischer Planung mit richtiger Zielsetzung und richtigem Timing. Wird ein Pfeil abgeschossen, bevor die Bogensehne voll gespannt war, verfehlt er vermutlich sein Ziel; wird er abgeschossen, ohne das Ziel vorher zu fixieren, fliegt er sicher weit daneben. Wenn etwas schiefgeht, ist es leicht, andere Menschen oder die äußeren Umstände anzuschuldigen; wenn aber die eigene Impulsivität der Grund für das Scheitern war, liegt die Verantwortlichkeit ausschließlich bei einem selbst. (Cleary 1996, p. 86)

Mit einer einfachen Frage lässt sich die Seele *(Hun)* eines Patienten einschätzen: „Inwieweit wächst und entwickelt er sich näher auf seine eigentliche Bestimmung oder sein Schicksal zu?" Auch wenn sie schwierig zu beantworten ist, führt diese Frage oft mehrere Aspekte oder Wirkungsebenen der Leber-Energie zusammen. Wie in dem alten englischen Witz: „Ist das Leben [life] lebenswert?" „Das hängt ganz von der Leber [liver] ab."[1]

---

1 Dies ist der seltene Fall, dass ein Wortspiel auch in einer anderen Sprache funktioniert. Auf Französisch hieße die Antwort: C'est une question de foie (das ist Sache der Leber) bzw. C'est une question de foi (das ist Glaubens-/Ansichtssache).

9.4 Die Gallenblase – der „Macher" (Entscheidungen treffen)

Chinesisches Schriftzeichen

膽

Das chinesische Schriftzeichen für Gallenblase ist *Dan* (Weiger 1965, Übung 1, 143B und 65A).

Funktionen nach dem Su Wen

Das „Amt" oder die Funktion der Gallenblase lässt sich auf unterschiedliche Weise beschreiben.

Die Gallenblase ist für alles Richtige und Genaue verantwortlich. Entschlossenheit und Entscheidungsfindung gehen von ihr aus. (Larre & Rochat de la Vallée 1994, p. 4)

Oder:

Für kluge Urteile und Entscheidungen zuständiger Beamter. (Felt & Zmiewski 1989, p. 19)

Wesentliche Qualitäten der Gallenblasen-Energie sind klares Unterscheidungsvermögen, Urteilskraft und Entscheidungsfindung. Wie bei der Leber-Energie beziehen sich ihre Funktionen auf Körper, Seele und Geist. Ihre Rolle sollte auf sämtlichen Ebenen menschlicher Funktionsweisen verstanden werden.

Bei allem, was wir tun, ist eine Wahl zu treffen, und dass wir dazu imstande sind, bewirkt dieser „Beamte" ... Jemand muss über die Aktivierung der Blutgerinnung, die Hormonausschüttung und die Gallensekretion entscheiden ...In jeder Körperbewegung summieren sich in Sekundenbruchteilen getroffene Entscheidungen, damit wir uns im Gleichgewicht halten und Arme, Beine und Körpergewicht richtig bewegen bzw. verlagern. (Worsley 1998, pp. 10–11)

Die Gallenblase entscheidet im Namen der anderen Organe. Im *Su Wen* (Kapitel 9, Ni 1995) heißt es, die anderen Beamten würden zur Gallenblase kommen, damit sie Entscheidungen treffen könne. Obwohl nach chinesischer Auffassung stets die wechselseitigen Beziehungen im Vordergrund stehen, ist diese Aussage doch bemerkenswert. Die anderen Beamten können demnach nichts entscheiden. Das bedeutet, dass spontane Entschlüsse – einem Entgegenkommenden nach links oder rechts auszuweichen, eine viel befahrene Straße bei Rot zu überqueren, eine Party zu verlassen oder einen Abschiedsbrief zu schreiben – immer in den Aufgabenbereich der Gallenblase fallen.

FALLBEISPIEL

Ein Patient schilderte im Anamnesegespräch eine Reihe von unglücklichen Zufällen, deren Ort, Datum und Tageszeit er noch genau wusste. Beim sechsten Beispiel fragte sich der Therapeut, ob die „unglücklichen Zufälle" nicht auf mangelndes Unterscheidungsvermögen und Unschlüssigkeit hinwiesen. Zwischen Unglück und negativer Bewertung einer Situation verläuft eine feine Trennlinie. Der Patient war Lehrer und hatte eine tiefe Venenthrombose, die sich unter bestimmten Bedingungen (starker Ärger und Wind als äußerlicher pathogener Faktor) mit Schmerzattacken äußerte. Als Geschichtslehrer bereitete er seine Stunden immer in allen Einzelheiten vor, um dann im letzten Moment nach einem ganz anderen Plan zu unterrichten. Bei ihm lag ein Holz-KF vor.

Viele Gallenblasen-Funktionen haben etwas mit Verordnungen und Regeln zu tun. Menschen, die sich an Vorschriften halten, möchten extreme Handlungsweisen lieber vermeiden. Durch die Gallenblase erfolgende Regulierungen weisen Ähnlichkeiten mit den Kursanpassungen auf, die der vorausschauende Kapitän eines großen Ozeandampfers vornimmt. Eine ähnliche Wirkung haben auch Gallenblasenpunkte, über die Menschen oft einen direkten Mittelweg zu einem gesünderen Gleichgewicht finden. Der als „Sonne und Mond" bezeichnete Gallenblasenpunkt bringt schon in seinem Namen die Möglichkeit einer Balance zwischen beiden Extremen zum Ausdruck (➢ Kapitel 43).

Extreme Ängstlichkeit, ein entschiedener Mangel an Durchsetzungsfähigkeit sowie fehlende Ausgewogenheit, Ordnung und Entschiedenheit sind ein häufiges pathologisches Muster bei Gallenblasen-Störungen. In Kapitel 8 des *Su Wen* heißt es, dass

Entschlossenheit oder Bestimmtheit von der Gallenblase ausgeht; nicht vorhandener Nachdruck ist dasselbe wie das Fehlen von Ärger, das einen wichtigen Hinweis auf einen Holz-KF geben kann. In China werden couragierte oder erfolgreiche Persönlichkeiten als *Ta Ganzi Da* (so viel wie: „jemand mit großer Gallenblase") beschrieben.

9.5 Tageszeit der Organaktivität

Auf der Organuhr der chinesischen Medizin sind die Tageszeiten verzeichnet, zu denen die Organe ihre maximale Leistungsfähigkeit erreichen. Die Gallenblase hat von 23 Uhr abends bis 1 Uhr morgens ihre höchste Aktivität und die Leber in der Zeit von 1 – 3 Uhr in der Frühe. Bei einer Überlastung der Leber und/oder Gallenblase wachen die Betroffenen häufig in den frühen Morgenstunden auf und berichten später, sie seien ziemlich wach und geistig aktiv gewesen. Verstärkt wird die Situation, wenn spätabends noch schwer gegessen oder Alkohol getrunken wird, da beides die Leber belastet. Beim Konsum von Freizeitdrogen bleiben manche Menschen bis tief in die Nacht und über die Zeit der höchsten Leberaktivität hinaus wach. Um schneller wieder einschlafen zu können, hilft es bei Schlaflosigkeit in den frühen Morgenstunden, z. B. Schäfchen zu zählen oder sich auf die Atmung zu konzentrieren. Das beendet alle Gedanken und Pläne, die im Kopf gewälzt werden und die Leberaktivität meist noch zusätzlich stimulieren.

Am frühen Nachmittag sinkt die Leber-Energie auf den niedrigsten Stand. Gerade wenn die Leber geschwächt ist, fühlen sich manche Menschen um die Zeit sehr müde. Viele merken auch, dass ihre Konzentration nachlässt. Ein schweres oder fetthaltiges Mittagessen kann diese Erschlaffung noch verstärken. Auch beim Alkoholkonsum zeigen sich oft deutliche Unterschiede: Wird Alkohol gegen Mittag – wenn die Leber-Energie am schwächsten ist – getrunken, wirkt er viel stärker als zu einer späteren Tageszeit.

9.6 Beziehung zwischen Leber und Gallenblase

Die Leber plant und die Gallenblase entscheidet. Man könnte auch sagen:

Die Leber analysiert oder bewertet die Umstände und legt den Handlungsplan fest. Als Yang-Aspekt der Leber verfügt die Gallenblase über Festigkeit, um eine klare Entscheidung zu treffen und eine Situation zu erzwingen, in der die Entscheidung durchgesetzt werden kann; auf diese Weise gibt sie die Befehle des Generals weit und breit bekannt. (Larre & Rochat de la Vallée 1992b, pp. 71–72)

Es sind ähnliche und doch unterschiedliche Funktionen. Der General hat Visionen und kann entsprechende Pläne erstellen, aber Pläne ohne praktische Durchführung sind sinnlos. In Planungen können auch alle Eventualitäten („was wäre, wenn…") eingehen. Im Fall eines Krieges wird ein General verschiedene Strategien ins Auge fassen. Er könnte sich z. B. überlegen, was der General auf der Gegenseite plant. Er wird abwägen, ob es einen Unterschied macht, wenn er seine Truppen direkt über einen Pass schickt oder an den Berghängen ausharren lässt. Während der Schlacht muss sich der General von einem Augenblick zum nächsten für die bestgeeignete Taktik entscheiden. Seine gründlich durchdachte Planung bildet zwar die Grundlage, doch seine konkrete Lageeinschätzung erfolgt erst vor Ort. Entscheidend sind auch vorausschauende Überlegungen zur Truppenstärke, zum Einfluss der Witterung und zur Menge der mitzuführenden Vorräte. In dem Bereich überschneiden sich die Funktionen der beiden Organe.

In der Praxis können Therapeuten über die Arbeit mit Patienten, die im Verständnis der Fünf-Elemente-Konstitutionsakupunktur einen Holz-KF haben, ihr Bewusstsein für das Zusammenwirken von Planungen und Entscheidungen schärfen. Da Organpaare oft gemeinsam behandelt werden, bekommen Therapeuten nur selten einen Eindruck von den eigenständigen Funktionen der einzelnen „Beamten" (Organe).

ZUSAMMENFASSUNG

- Im *Su Wen* (Kapitel 8) wird die Funktion der Leber-Energie folgendermaßen beschrieben: „Die Leber hat den Rang eines Generals der Streitkräfte inne. Sie übernimmt die Bewertung der Umstände und die strategische Planung."
- *Hun,* die Seele der Leber, ist verantwortlich für geistige Aspekte wie:
  - Denken
  - Schlafen
  - Bewusstsein
  - Einsicht und kluge Planung.
- Im *Su Wen* (Kapitel 8) wird die Funktion der Gallenblasen-Energie folgendermaßen beschrieben: „Sie ist für alles Richtige und Genaue verantwortlich. Entschlossenheit und Entscheidungsfindung gehen von ihr aus."
- Mit der Gallenblase wird die Zeit von 23 Uhr abends bis 1 Uhr morgens assoziiert und mit der Leber die Zeit von 1–3 Uhr in der Frühe.

KAPITEL

10 Verhaltensmuster bei einem konstitutionellen Faktor im Holzelement (Holz-KF)

10.1 Einleitung

Dieses Kapitel widmet sich den Fragen, wie sich jemand mit Holz-KF möglicherweise verhält oder woran sich ein Holz-KF erkennen lässt. Beschrieben werden einige der wichtigsten Verhaltensmerkmale von Menschen mit einem Holz-KF. Doch selbst, wenn das Verhalten einen Hinweis auf die Diagnose gibt, kann es letztlich nur zur Bestätigung für das Vorliegen eines konstitutionellen Faktors herangezogen werden. Verhalten sollte immer in Verbindung mit Farbe, Klang, Emotion und Geruch – den vier primären diagnostischen Kriterien – gesehen werden. Ist ein KF nachgewiesen, können typische Verhaltensmuster jedoch die Diagnose stützen.

In ➤ Kapitel 7 wurden die Ursprünge unterschiedlicher Verhaltensweisen beschrieben. Durch ein Ungleichgewicht im betreffenden Element kann es zu Labilität oder Einschränkung der mit ihm assoziierten Emotion kommen. Daher ist anzunehmen, dass Menschen mit dem einen KF andere emotionale Erfahrungen machen als Menschen mit einem anderen KF. Als Reaktion auf negative Gefühlserlebnisse entwickeln sich oft bestimmte Verhaltenszüge, die hier geschildert werden. Im Fall von Holz-Typen sind es häufig Frustrationen und die emotionale Reaktion auf solche Gefühle.

10.2 Verhaltensmuster bei Holz-KF

10.2.1 Ausgeglichenes Holz-Element

Ein gesundes Gleichgewicht der Holz-Energie schärft den Blick von Menschen für ihren einzigartigen Lebensweg und verleiht ihnen die Geduld, ihr eigenes Entwicklungstempo zuzulassen. In diesem natürlichen Prozess können sie ihr Potenzial voll verwirklichen. Jedes Wachstum vollzieht sich im Wechsel zwischen Aktivitäts- und Ruhephasen. Menschen mit einem gesunden Holz-Element können richtig einschätzen, wann sie sich zurückhalten sollten oder ob es Zeit für eine Veränderung ist. Sie wissen, dass sie nichts zu forcieren brauchen oder ungeduldig versuchen müssten, die Dinge zu beschleunigen.

Jeder macht bewusst oder unbewusst Pläne oder trifft seine Entscheidungen, um innerlich zu wachsen und sich weiterzuentwickeln. Unter dem Einfluss des Holz-Elements werden sich Menschen ansehen, welche Optionen sie haben, und in Gedanken durchspielen, was bei ihren Plänen voraussichtlich herauskommen wird. Als Nächstes werden sie eine Feinabstimmung vornehmen, um ihre Planung an ihre eigenen Bedürfnisse und die der anderen Beteiligten anzupassen. Manchmal dauert es nur Sekunden, einen (kurzfristigen) Plan zu durchdenken, während langfristige Planungen viel mehr Zeit beanspruchen können.

Falls ein Plan keine Früchte trägt, werden sich Menschen mit einem gesunden Holz-Element überlegen, was schiefgelaufen sein könnte, und sich bei Bedarf einen alternativen Plan ausdenken. Das Muster, wie sich jemand behauptet, plant und entscheidet, wird schon in jungen Jahren festgelegt.

10.2.2 Prägende Einflüsse für Holz-KF

So wie aus Eicheln die ersten Schösslinge von Eichen hervorsprießen, beginnen sich Kinder gleich nach der Geburt zu verändern und zu entwickeln. Mit größer werdender Reichweite erforschen sie ihre Umgebung, erkennen ihre Mutter und ihren Vater und hängen an ihrem Lieblingsteil. Kleinkinder sind für die Einforderung ihrer Wünsche bekannt, doch es lässt sich natürlich nicht vermeiden, dass sie nicht alles bekommen, was sie wollen. Aus dem Grund gibt es in Familien bestimmte Regeln und Strukturen, z. B. wem welches Spielzeug gehört, wer wo sitzt, wer sich einen Nachschlag nehmen darf, wann ins Bett gegangen wird, wie die Geschwister zu behandeln sind, usw. – fast alles von Bedeutung für das Kind. Manche Verhaltenweisen werden belohnt, andere bestraft. Auch wenn einzelne Regeln bekämpft und verhandelt werden, steht doch außer Frage, dass unser Zusammenleben Regeln unterliegt.

Wenn Eltern diese Regeln durchsetzen, stellen sie sicher, dass die Kinder lernen, wo ihre Grenzen sind. Auf die Weise finden die Kinder allmählich heraus, wie sie sich durchsetzen und vorgehen müssen, um zu bekommen, was sie wollen, und in welcher Situation sie sich fügen müssen, weil es nicht anders geht. Dass Kinder mit einem Holz-KF oft Schwierigkeiten haben, mit Frustrationen umzugehen, die ihnen die Nichterfüllung ihrer Wünsche bereitet, wirkt sich auf ihr Wachstum und ihre Entwicklung aus. Auf der anderen Seite fällt es ihnen ebenfalls schwer, sich in einer Welt mit wenigen Regeln und Grenzen behaupten zu lernen und Pläne erfolgreich zu verwirklichen.

Obwohl ein KF vermutlich angeboren ist, machen viele Menschen besonders in der Kindheit emotionale Erfahrungen, die das vorhandene Ungleichgewicht noch verstärken. Ein Holz-KF schränkt die Fähigkeit, sinnvolle Pläne zu schmieden und Entscheidungen zu treffen, drastisch ein. Die Betreffenden kennen oft nicht einmal ihre inneren Ziele. Das führt dazu, dass sie immer wieder erleben müssen, wie ihre Bemühungen, etwas zu bekommen, fehlschlagen.

Mit diesen Problemen haben Menschen mit einem anderen KF oft weniger Schwierigkeiten. Da ihre Leber- und Gallenblasen-Energie relativ gesund ist, können sie gut planen und Entscheidungen fällen und auch problemlos Frustrationen im Leben bewältigen. Das heißt, sie reagieren weniger unangebracht (dysfunktional) mit Zorn oder Wut und müssen nicht ständig gegen Hindernisse ankämpfen.

10.3 Kernprobleme bei einem Holz-KF

Dass bestimmte Bedürfnisse von Menschen mit einem Holz-KF unerfüllt bleiben, schafft eine Situation, in der die Probleme vorwiegend um folgende Themenbereiche kreisen:

- Grenzen
- Kraft/Stärke
- Aufrichtigkeit
- persönliches Wachstum und
- Entwicklung.

Wie stark sich die Auswirkungen auf den einzelnen Gebieten bemerkbar machen, hängt von der körperlichen, geistigen und seelischen Gesundheit des Einzelnen ab. Während sich bei relativ gesunden Holz-Konstitutionstypen nur leichte Störungen zeigen, können sich größere Probleme stärker in der Persönlichkeit niederschlagen. Menschen mit solchen Störungen stellen sich bewusst oder unbewusst vielleicht Fragen wie:

- Warum kriege ich nicht, was ich will?
- Warum fehlt mir die Kraft?
- Wieso schaffe ich es nur, bestimmte Dinge zu organisieren, andere aber nicht?
- Warum wurde ich dermaßen behindert oder aufgehalten?
- Was will ich eigentlich?

10.4 Reaktionen auf die Kernprobleme

Bisher haben wir beschrieben, wie es durch eine Schwäche des Holz-Elements dazu kommt, dass sich Menschen weniger gut durchsetzen oder in richtiger Weise anpassen können. Das behindert ihr persönliches Wachstum und ihre Entwicklung. Die Problemstellungen, die sich daraus ergeben, führen zu einem Spektrum typischer Verhaltensweisen gegenüber der Umwelt. Obwohl sie alle Menschen mit einem Holz-KF betreffen, sind es keineswegs ausschließlich deren Problembereiche. Wenn sich ähnliche Verhaltenmuster auch bei Menschen mit einem anderen KF zeigen, spricht das entweder dafür, dass in dem Fall eine unterschiedliche Problemkonstellation zugrunde liegt oder dass im Holz-Element zwar ein gestörtes Gleichgewicht, aber kein KF vorliegt. Daher erscheint es sinnvoll, auf solche Reaktionsweisen zu achten, auch wenn sie nicht Farbe, Klang, Emotion und Geruch als Hauptkriterien für die Diagnose eines konstitutionellen Faktors (KF) ersetzen können.

Bei einem Holz-KF bewegen sich die Verhaltensmuster in einem Spektrum zwischen folgenden Extremen:

- fordernd und direkt – passiv und indirekt
- gerechtigkeitsliebend – apathisch
- rigide – überangepasst
- übertrieben strukturiert – unorganisiert
- frustriert und trotzig – unterwürfig und botmäßig.

10.4.1 Fordernd und direkt – passiv und indirekt

Ein Ungleichgewicht der Holz-Energie wirkt sich auf das persönliche Wachstum und die Entwicklungsmöglichkeiten aus. Menschen mit einem Holz-KF neigen dazu, sich ständig zu behaupten und Veränderungen anzustreben, oder verhalten sich im Gegenteil eher passiv und führen keine Veränderung herbei. Manchmal lässt ein Holz-KF Menschen sehr fordernd, aber im Grunde wirkungslos auftreten, weil sie ihre Konzentration nicht beharrlich auf ein Ziel richten können.

Jeder Mensch verspürt von Zeit zu Zeit das Bedürfnis nach Veränderung, doch gewöhnlich halten sich Änderungswünsche und Zufriedenheit mit dem Status quo die Waage. Diese Ausgeglichenheit deutet auf ein gesundes Holz-Element hin.

Überzeugungskraft

Menschen mit einem Holz-KF wissen oft, dass sie stark und überzeugend sein können. Wie sie ihre Stärke ausspielen, hängt von ihrer Funktion ab. In einer Führungsposition fühlen sie sich wohl und sind oft bereit, ihre Stärke in positiver Weise und sogar für wohltätige Zwecke einzusetzen. Eine Frau mit Holz-KF und Coaching-Ausbildung, die am liebsten allen helfen würde, wenn sie könnte, sagte z. B. über sich: „Wenn jemand zu mir kommt, bin ich sofort da, um zu helfen. Ich kann Menschen eine Vision vermitteln und ihnen zeigen, wie sie es schaffen. Ich weiß, dass es möglich ist; und weil meine eigene Stärke mir bei Veränderungen hilft, kann ich sie mit anderen teilen.“

Schwierig wird es für Menschen mit einem Holz-KF, wenn sie sich genötigt fühlen. In solchen Situationen versuchen sie als Erstes, die herrschenden Regeln, Strukturen und Grenzen herauszufinden und zu klären, wer die Macht ausübt. Denn dann wissen sie, wer ihnen was zu sagen hat, wer sie beurteilen und somit ihr Wohlergehen beeinflussen kann. Diese Information ist für sie besonders wichtig, wenn sie die Situation nicht unter Kontrolle haben. Viele Menschen mit einem Holz-KF sind lieber Lehrer als Schüler oder Unternehmer statt Angestellter. Schon dass von Therapeuten in der Behandlungssituation subtile Grenzen definiert werden, empfinden sie möglicherweise als Herausforderung.

Manchmal bedeutet es ständigen Kampf, mit Menschen zusammen zu sein, die einen starken Holz-KF haben, besonders wenn es sehr fordernde, starke Persönlichkeiten sind. Sie können so durchsetzungsstark und selbstsicher sein, dass sie leicht die Geduld und das Verständnis für andere verlieren, die nicht genauso durchsetzungsfähig, gut organisiert oder reaktionsschnell wie sie selbst sind. „Narren mit heiterer Gelassenheit ertragen“ können sie eben nicht.

Bedürfnis nach Veränderung

Ein positiver Aspekt dieses Bedürfnisses ist Abenteuerlust. Über Jahrtausende hat diese expansive, innovative und fordernde Energie die Fortschritte der Menschheit angetrieben. Bei Menschen mit Holz-KF kann sich diese Energie dergestalt äußern, dass sie mit ihrer visionären Kraft und Kreativität in allen möglichen verfahrenen Situationen Veränderungen in Gang setzen.

Da ihre Durchsetzungskraft im Anstoßen von Veränderungen liegt, fällt es Menschen mit Holz-KF natürlich oft schwer, sich selbst zu bremsen und nicht ständig auf Neuerungen zu drängen. Antrieb und Durchsetzungsstärke von Menschen mit Holz-

KF können sich zu einer „Bedrohung" für Arbeitspraktiken, bewährte Methoden der Aufgabenerfüllung, die Beachtung sozialer Unterschiede oder für sämtliche Konventionen, an denen die meisten Menschen normalerweise festhalten, entwickeln. Diese ruhelose Triebkraft bleibt natürlich weitgehend unbewusst. Doch mit den schmerzlichen Gefühlen, die ein Fehlschlag auslösen kann, dringt das Problem vielleicht ins Bewusstsein vor.

Frustration der Unveränderbarkeit

Menschen mit dieser Neigung müssen allerdings auch gegen Frustration und die Wut der Verzweiflung ankämpfen. Denn es ist nicht immer möglich, Situationen in der von ihnen gewünschten Weise zu verändern. Zu einem Stillstand kann es kommen, wenn die Zeit noch nicht reif ist oder wenn sich ein Interessenkonflikt mit anderen Beteiligten ergeben hat. Manchmal steht es auch nicht in der Macht von Einzelnen, beispielsweise die politische Lage oder eine Institution zu verändern. Alles ändert sich irgendwann – nur nicht unbedingt dann und so, wie man es gern hätte. Wer das nicht akzeptieren kann, wird unweigerlich frustriert oder resigniert werden. Aus den Beschränkungen, die das Leben im Allgemeinen und das eigene Leben im Besonderen bereithält, kann sich chronische Unzufriedenheit entwickeln. In der Situation neigen Menschen mit einem Holz-KF zu Schuldzuweisungen und Klagen. Wenn sich dieses Verhalten verfestigt hat, kann es ihre Gespräche völlig dominieren, während ihre Zufriedenheit kaum fassbar ist.

Chronische Frustration kann auch in den Problemen aufscheinen, die Patienten gegenüber ihren Therapeuten zur Sprache bringen. Vielleicht schimpfen sie auf das Weltgeschehen, auf ihre Arbeit, den Chef, Partner, Kinder oder Freunde. Aus einem Gefühl moralischer Überlegenheit werden sie ihre Frustration über Probleme oder Konflikte viel ungehemmter herauslassen, als wenn sie unsicher sind, ob ihr Ärger gerechtfertigt oder richtig ist.

FALLBEISPIEL

Auch wenn andere sie für stark und kraftvoll halten, fühlen sich Menschen mit einem Holz-KF innerlich oft unsicher und schwach, weil sie keine oder nur eine mangelhafte Verbindung zu ihrer inneren Stärke haben. Eine Patientin mit Holz-KF zeigte sich überrascht, dass sie von anderen als zornig und dominant wahrgenommen wurde. Als sie es erfuhr, sagte sie mit klarer und lauter Stimme: „Aber das verstehe ich nicht, ich bin nicht wütend. Ich will doch nur meinen Standpunkt klarmachen."

In einigen Fällen leiden Patienten ständig an schmerzlichen Gefühlen von Bitterkeit, Groll, Depression und Hoffnungslosigkeit. Ohne Visionen und Pläne für eine Verbesserung ihrer Situation wird sich ihre Seele *(Hun)* eintrüben und ihre Holz-Energie nicht länger harmonisch fließen können.

Passivität und passive Aggression

Jeder kennt Situationen, in denen wir wütend sind, uns aber bemühen, nicht zu explodieren. Bei Menschen mit einem Holz-KF kann es sich dabei um einen Dauerzustand handeln. Sie hüten sich, ihren Ärger nach außen zu zeigen, fühlen sich aber frustriert und innerlich wütend. Es muss ihnen nicht einmal bewusst sein, dass sie sich ärgern, sondern nur, dass sie sich deprimiert oder schuldig fühlen, empört oder den Tränen nahe sind. Umgekehrt können sie sich charmant und freundlich geben, obwohl sie wissen, dass sie wütend sind, weil sie sich für ein indirektes Verhalten in einer Konfliktsituation entschieden haben.

Indirektheit

Einige Menschen mit Holz-KF können nicht geradeheraus sagen, was sie wollen, sondern verhalten sich indirekt, d. h. mit Andeutungen oder Intrigen. Ihre wahren Wünsche zeigen sie nicht. Dieses Muster entwickelt sich normalerweise schon in frühester Kindheit. Ein Beispiel: Wenn ein Kind von Hunger getrieben zur Keksdose gehen will und die Mutter „nein" schreit, wird es zurückweichen. Seine Strategie, auf direktem Weg ans Ziel zu kommen, hat nicht funktioniert. Weil sein Bedürfnis aber noch immer ungestillt ist, beschließt es, einen Keks zu stehlen. Das Kind hat also gelernt, sich indirekt zu holen, was es braucht.

Indirektes Verhalten kann unterschiedliche Formen annehmen. Manche Menschen sind z. B. sehr freundlich und können ihren Ärger, wenn sie wütend werden, nicht richtig ausdrücken. Daher zeigen sie sich vordergründig nett und freundlich, um dann aber hinter dem Rücken abfällige Bemerkungen zu machen oder über jemand herziehen.

Eine weitere Möglichkeit besteht darin, andere zu instrumentalisieren. Wer jemandem nicht direkt sagen kann, dass er wütend ist, versucht vielleicht stattdessen Freunde oder Kollegen vorzuschicken. In Gruppen kann es zu Problemen kommen, wenn jemand mit einem Holz-KF andere aufwiegelt, aber sich den Anschein gibt, als hätte er nichts damit zu tun.

FALLBEISPIEL

Eine Frau mit Holz-KF hatte Eheschwierigkeiten, war aber nicht imstande, sich zu lösen. Als es im Frühling besonders schlimm für sie war, sagte sie zu ihrer Therapeutin, sie hasse den Frühling, „weil sich die Welt draußen verändert und ich nicht".

Depression

Wer seinen Ärger über längere Zeit nicht ausdrücken kann, wird depressiv. Denn die Wut muss sich nach innen entladen (implodieren), und weil sie feststeckt, erscheint das Leben allmählich hoffnungslos und ohne jeden Sinn. Den meisten Menschen wird nicht bewusst sein, dass sie sich ärgern. Etwas zu ändern, kommt ihnen viel zu schwer vor, so dass sie jedes starke Bedürfnis unterdrücken, um nicht mehr durch mangelnde Befriedigung frustriert zu werden. In dieser Situation, wo ihr Ärger in Passivität umgeschlagen ist, fühlen sie sich deprimiert, frustriert, unkreativ und zunehmend resignierter, weil sie doch nie bekommen, was sie wollen.

Wenn sich Menschen mit einem Holz-KF in dieser Art von Niedergeschlagenheit verfangen haben, kann ihnen körperliche Betätigung oft helfen, sich wieder besser zu fühlen. Das liegt daran, dass ihr gestautes Qi bei sportlichen Aktivitäten zumindest zeitweilig wieder fließt. Einige Holz-KF-Typen können ihre Depression durch regelmäßige Übungen für gewisse Zeit abwehren. Weil damit aber nicht die Ursache des Problems, die in der Stärke/Schwäche der Leber- und Gallenblasen-Energie liegt, behandelt wird, fallen sie wieder in die Depression zurück, wenn sie nicht mehr aktiv sind.

FALLBEISPIEL

Ein Patient mit Holz-KF erzählte seinem Therapeuten, er habe als Jugendlicher so viele Schlägereien gehabt, dass er zu dem „Entschluss" gekommen sei: „Mit Ärgern geht's nicht." Er nahm sich vor, nur noch auf sich selbst und nie auf andere wütend zu sein. Das gelang ihm und so schaffte er es schon in jungen Jahren zum Kaufhausmanager. Egal was seine Angestellten machten, er ärgerte sich nie. Mit der Zeit entwickelten sich allerdings Nacken- und Schulterbeschwerden mit Dauerschmerzen. Nach einer ersten Behandlung wurde ihm klar, dass seine Nacken- und Schulterschmerzen nachließen, wenn er seinen Ärger zum Ausdruck brachte. Im Laufe der Behandlung lernte er, sich in einer ausgewogeneren Weise selbst zu behaupten.

Manche Menschen mit Holz-KF schwanken zwischen zwei Extremen – sie können vorpreschen und sich durchsetzen, aber auch entschlossen und hartnäckig Widerstand leisten, wenn sie der Meinung sind, sie würden sich umsonst anstrengen oder eine andere Idee fände mehr Zustimmung als ihre eigene. In dem Fall beschuldigen sie andere, die Veränderungen, die sie sich wünschen, nicht zuzulassen. Den goldenen Mittelweg in dieser Frage hat Lao Tse am besten beschrieben: „Der Einfühlsame hat seine Jas und seine Neins" (Übersetzung aus Bynner 1962, ➤ Kapitel 12).

FALLBEISPIEL

Viele Menschen mit Holz-KF sagen von sich selbst, dass sie Bäume und Gärten lieben, und spüren in der Hinwendung zu dieser Seite der Natur, dass sie wachsen und sich verändern können. Während es ihnen oft schwerfällt, zu meditieren oder Entspannungsübungen zu machen, schenkt ihnen die äußere Umgebung spirituellen Trost. Einige fühlen sich in ganz banalen Situationen tief vom Grün der Natur bewegt. Eine Patientin erzählte in der Therapie: In schwierigen Lebenssituationen sagte ich mir immer, „lass dir von den Bäumen den Kopf zurechtrücken". Ich suchte den dicksten Baum, den ich finden konnte, und setzte mich darunter, damit er mich mit seinen Wurzeln erden und mit seinen Blättern meinen

Ärger und Frust abfiltern könnte. Das würde alle aufwühlenden Gefühle verscheuchen.

10.4.2 Gerechtigkeitsempfinden – Apathie

Gegen Ungerechtigkeit angehen

Durchsetzungsstarke Holz-KF-Typen zeichnet auch aus, dass sie oft als Erste auf die Barrikaden gehen, wenn vor ihren Augen Unrecht geschieht. Sie haben ein ausgeprägtes Gerechtigkeitsempfinden, das von ihrem starken Wunsch nach Veränderung angeheizt wird. Selbst wenn sie Schwierigkeiten haben, sich für die Erfüllung ihrer eigenen Bedürfnisse einzusetzen, fällt es ihnen oft viel leichter, für die Rechte anderer und für eine bessere Welt zu kämpfen. Bewusst oder unbewusst halten sie die Werte hoch, die Henry Ward Beecher im 19. Jhd. predigte: „Wer nicht richtig zornig werden kann, kann auch nicht gut sein. Hin und wieder sollte die Empörung über die Schlechtigkeit einen bis ins Mark erschüttern“ (*Proverbs from the Plymouth Pulpit* [Bibelsprüche von der Plymouth-Kanzel], 1887).

Viele wichtige Reformen in der Geschichte wurden im Kampf für Menschenrechte und Gerechtigkeit erreicht. Wir könnten darüber spekulieren, ob nicht Menschen, die sich wie Martin Luther King in der Bürgerrechtsbewegung, in der frühen Gewerkschaftsbewegung oder der Antiapartheidsbewegung in Südafrika für Reformen engagierten, Holz-KF-Typen waren. Nur Auflehnung gegen die Obrigkeit führt zum grundlegenden Wandel, und dazu fühlen sich viele Holz-KF-Typen berufen. Das heißt aber nicht, dass alle Aktivisten einen Holz-KF hätten. Wie wichtig es ist, die Lebensverhältnisse der Menschen zu verbessern, sehen zwar auch andere Menschen ein, doch an vorderster Front dieser humanitären Organisationen und Bewegungen werden sich oft Holz-KF-Typen finden, die bereit sind, Zeit und Mühe in den Kampf um Gerechtigkeit zu investieren.

Ihr Kampf für Gerechtigkeit spielt sich oft in der Form ab, dass sie Lobbyarbeit bei Politikern leisten, Protestmärsche organisieren oder auf Kundgebungen und Versammlungen Reden halten. In den 1960er Jahren erschienen die ersten Protestsongs von Bob Dylan und anderen mit Titeln wie *Masters of War*, *The Times They Are A-Changin'* oder *Blowin'in the Wind*. Menschen mit Holz-KF haben immer wieder mit einfallsreichen, interessanten Mitteln gegen Ungerechtigkeit gekämpft. Derzeit bietet sich das Internet als Plattform für globalere Proteste an, denn auf zahlreichen Websites können Menschen ihrem Ärger und ihrer rechtschaffenen Empörung über Ungerechtigkeiten Ausdruck geben.

Wofür gekämpft wird

In den letzten Jahren haben noch andere Ziele an Bedeutung gewonnen, z. B. Abrüstung (Antikriegsbewegung), Gleichberechtigung der Frau (Frauenbewegung), Geschlechterrollen, Tier- und Umweltschutz. Doch auch wenn sich die Ziele verändert haben, kanalisiert sich weiterhin dieselbe Holz-Energie darin.

Nicht alle Menschen mit Holz-KF schließen sich Gruppen an, um für Gerechtigkeit zu kämpfen. Viele betreiben in aller Stille ihre Suche nach Gerechtigkeit, indem sie sich um Kranke, Notleidende und Opfer kümmern. Sie besuchen sie im Krankenhaus oder im Gefängnis und unterstützen alle, die in ihren Augen benachteiligt und unterdrückt sind oder in anderer Form Unrecht erlitten haben. Wieder andere sind anderweitig beschäftigt, doch wenn ein Unrecht geschieht, sind sie sofort zur Stelle, um es anzuprangern. Schon ein Anflug ungerechter Behandlung veranlasst sie, sich gegen einen Chef zu stellen, sich gewerkschaftlich zu engagieren oder sich für ein Familienmitglied einzusetzen. In größerem Maßstab wird der Kampf um Gerechtigkeit – egal in welcher Angelegenheit – wahrscheinlich immer unter Beteiligung von Holz-KF-Typen ausgefochten.

Manchmal ist das Verhalten von Menschen, die für Gerechtigkeit kämpfen (d. h. einen Holz-KF haben), dem Verhalten von Menschen, die anderen helfen möchten (d. h. einen Erd-KF haben), zum Verwechseln ähnlich. Trotz äußerlicher Ähnlichkeit ist ihr Verhalten aber völlig unterschiedlich motiviert.

FALLBEISPIEL

Eine Patientin mit Holz-KF kam sehr aufgebracht in die Therapiesitzung. Sie lebte in einer Hausgemeinschaft und erzählte, ein Mitbewohner würde sich nicht an der Hausarbeit beteiligen. „Jetzt ist eine Neue eingezogen, die abwäscht und putzt, während er sich zurücklehnt und sie alles tun lässt. Wenn ich den ganzen Müll sehe, den er hinterlässt, macht es mich wirklich sauer, weil es so unfair ist. Mich persönlich betrifft es ja nicht, aber wenn ich sehe, wie sie die Arbeit macht, werde ich wütend. Ich weiß, dass ich mit ihm streiten muss, das kann ich ihm einfach nicht durchgehen lassen."

Apathie

Am anderen Ende der Skala befinden sich dagegen Menschen mit einem Holz-KF, die überhaupt nicht für sich oder für andere eintreten können. Politisch aktive Menschen verzweifeln oft, weil sie nicht verstehen, wieso sich andere in Fragen, die ihrer Meinung nach selbstverständlich wichtig und richtig sind, völlig apathisch verhalten. Während Menschen mit Holz-KF oft klare Ansichten haben und sich im Recht fühlen, müssen andere mühsam um Gewissheit im Leben ringen. Selbst wenn sie glauben, sie wüssten, was sie von einer Sache halten, lassen sie sich rasch verunsichern, sobald sie eine gegenteilige Meinung hören. „Lieber einen Tag als Tiger statt ein Leben lang als Schaf leben", wie es Tippo Sahib, der kriegerische Herrscher von Mysore, ausdrückte, ist definitiv nicht ihre Philosophie. Mit ihren Beschwichtigungsversuchen („immer mit der Ruhe") werden sie für jeden zum Hemmschuh, der entschlossener, selbstsicherer oder durchsetzungsstärker ist.

Diese Haltung führt unweigerlich zur Jasager-Mentalität von Menschen, die sich vor jeder Auseinandersetzung drücken – aus Angst vor den schmerzlichen Gefühlen, die ein Konflikt bei ihnen auslösen könnte. Dass es ihnen widerstrebt, sich hinzustellen und Farbe zu bekennen, könnte mit Ängstlichkeit oder Verletzlichkeit verwechselt werden, doch im Fall eines Holz-KF überwiegt eher die Unfähigkeit oder Abneigung, sich selbstbewusst in der Welt zu behaupten.

Wenn sie sich in ihrer Seele *(Hun)* keine lebbare Wachstumsstrategie vorstellen können, wirken Menschen mit einem Holz-KF apathisch. Umgekehrt kann es ihnen aber auch – trotz Vision und sinnvollen Lebensziels – an der nötigen Entschiedenheit und Flexibilität fehlen, um bei sich selbst oder anderen Veränderungen herbeizuführen. Im Extremfall scheinen sie sich nach einem Alltagstrott zu sehnen, in dem sie sich häuslich einrichten. In der Sprache des *I Ging* ausgedrückt, fällt es ihnen leichter, rezeptiv (Yin) als kreativ (Yang) zu sein. Sie sind zwar leichter zufrieden zu stellen, doch es fehlt an Dynamik in ihrem Leben. Langeweile, Apathie und ein Leben ohne inneren Reichtum können die Folge sein.

10.4.3 Rigide – überangepasst

Lao Tse schrieb: „Gib nach, dann brauchst du nicht zu zerbrechen" (Bynner 1962, Kap. 22). Ist der Wind stärker als er selbst, muss sich der Baum biegen. Ein trockener, spröder Baum kann bei stürmischem, windigem Wetter leicht brechen, weil er steif geworden ist. Genauso geht es Menschen; um den Stürmen des Lebens trotzen zu können, müssen sie flexibel und geschmeidig sein, aber auch eine gewisse Festigkeit bewahren. Ein Baum, den jeder Windhauch umblasen könnte, wird für mehr Widerstandskraft kämpfen, damit er zu voller Größe heranwachsen. Ähnlich ist es mit Menschen, die zu nachgiebig sind; ihnen fehlen die zum Wachstum und zur Selbsterfüllung benötigten Strukturen und Grenzen.

FALLBEISPIEL

Eine Patientin mit Holz-KF hatte Schwierigkeiten mit der Unpünktlichkeit von anderen. Wenn sich jemand verspäte, sei sie rüde und entwickle gleich eine Abneigung. Mit einer Freundin, die ohne eigenes Verschulden vier Stunden zu spät zu einem für 9 Uhr verabredeten Treffen kam und sich sogar noch telefonisch entschuldigt hatte, geriet sie in Streit. Die Patientin wollte jedoch daran arbeiten, flexibler zu werden, und nahm sich vor: „In Situationen, in denen ich mit dem Kopf durch die Wand will, muss ich daran denken, dass ich auch auf anderen Wegen bekommen kann, was ich will. Wenn ich flexibler bin, fühle ich mich wohler in meiner Haut. Ich muss mir ins Gedächtnis rufen, dass Flexibilität eine bessere Option ist.“

Körperliche Rigidität

Körperliche Steifheit (Rigidität) lässt sich ziemlich leicht anhand der Muskel-, Sehnen- und Faszienspannung diagnostizieren. Menschen mit einem Holz-KF neigen zu Nacken- und Schultersteife, Rücken- und/oder Hüftbeschwerden und auch zu Verhärtungen ihrer Fußbänder. Es fällt ihnen oft schwer, sich körperlich zu entspannen. Bei einigen entwickeln sich Tic-Störungen oder Tremor (Zittern). Obwohl die Organe meist stärker in Mitleidenschaft gezogen werden, ist das bei oberflächlicher Untersuchung kaum feststellbar.

Geistige und seelische Rigidität

Auf geistig-psychischer Ebene lassen sich die Auswirkungen einer übertriebenen Rigidität am leichtesten erkennen. Sie schlägt sich im Verhalten, Einstellungen und Wertbegriffen nieder. Manche Menschen mit einem Holz-KF sehen z. B. die Welt nur schwarz und weiß und sind den vielen farblichen Abstufungen konkreter Situationen gegenüber blind. Ihre innere Rigidität zeigt sich in unbeugsamen Auffassungen über das, was richtig oder falsch ist und wie sich Menschen benehmen sollten. Ihre Überzeugung, dass sie immer Recht haben, kann Beziehungen manchmal schwierig gestalten, weil sie eher dazu neigen, „Position zu beziehen“, statt nach einem gemeinsamen Nenner oder einem Kompromiss zu suchen. Weil sie auf der Richtigkeit ihres Standpunkts beharren, fällt es Menschen mit einem Holz-KF oft schwer, sich anderen gegenüber tolerant zu zeigen. So hart wie zu anderen sind sie auch zu sich selbst, wenn sie spüren, dass ihr Leben nicht den eigenen Erwartungen entspricht.

Besonders in Bezug auf Kleinigkeiten oder Termine kommt ihre unnachgiebige Strenge zum Ausdruck. Pünktlichkeit hat enorme Bedeutung für sie, so dass sie meist gereizt reagieren, wenn andere zu spät zu einem Treffen kommen. Aus Angst, selbst zeitliche Vorgaben nicht einhalten zu können, stehen sie unter beträchtlicher Anspannung. Sie erinnern sich oft noch genau an Daten und Ereignisse. Ihre Detailversessenheit zeigt sich auch in anderer Hinsicht, etwa indem sie eine Liste ihrer Medikamente und eine ausführliche Krankengeschichte zur Erstuntersuchung beim Arzt mitbringen. Da die Leber-Energie für Planung und Organisation zuständig ist, stellen ihre Genauigkeit und Ordentlichkeit einen Versuch dar, das Chaos im Alltagsleben besser unter Kontrolle zu halten.

Übertriebene Strenge kann zu geistiger Beschränktheit und seelischer Verarmung führen. Wenn ihr Leben nicht nach Plan läuft, fällt es Holz-KF-Typen z. B. schwer, ihre früheren Pläne neu zu überdenken und an die Realität ihrer Lage anzupassen. Das kann ihnen auch im Alter Probleme bereiten. Denn wenn für sie die Zeit kommt, in der es eigentlich besser wäre, altersbedingte körperliche und geistige Einschränkungen demütig hinzunehmen, verhalten sich Holz-KF-Typen oft stur weiter so, als blieben sie ewig jung. Daher reagieren sie depressiv, frustriert und wütend auf ihre verminderte Leistungsfähigkeit. Gemeint ist nicht, dass sie vorzeitig altern sollten, sondern dass sie ihre Erwartungen bei Bedarf flexibel anpassen können müssten. Auch wenn die Rigidität ihrer Planung bei älteren Menschen eher auffallen mag, sind jüngere Menschen keineswegs vor einem starken Bedürfnis nach Planung gefeit.

Rigidität wirkt sich auf viele Beziehungen negativ aus. Durch die Rigidität eines oder beider Partner verringert sich z. B. die Bindung in Ehen oder langfristigen Beziehungen. Auch die Unnachgiebigkeit eines Elternteils kann einer guten Beziehung zu den Kindern abträglich sein und zu Konflikten oder Entfremdung führen. Im therapeutischen Gespräch deckt die Beschreibung ihrer Beziehungen zu Arbeitskollegen oder Familienangehörigen oft die geistige Unbeweglichkeit von Patienten auf.

Überangepasstheit

Am anderen Ende des Spektrums ist Überangepasstheit angesiedelt. Körperlich kann sich übermäßige Flexibilität in Muskelhypotonus, Bindegewebsschwäche (schlaffe Sehnen und Bänder) sowie Überdehnbarkeit der Gelenke äußern.

Auf der psychischen und Verhaltensebene entspricht ihr „fehlende Wut“ oder ein schwaches Durchsetzungsvermögen. Solche Holz-KF-Typen fühlen sich außerstande, für sich selbst einzustehen. In Gruppen werden sie sich eher den Vorschlägen von anderen anschließen, als sich nach eigenen Vorlieben zu richten – sofern sie überhaupt eine Vorliebe haben, was häufiger nicht der Fall ist. In der Familie ziehen sie es vor, dem Ehepartner oder den Kindern nachzugeben. Da sie über eine empfindliche Antenne für Konflikte verfügen, lähmt allein schon die Vorstellung, sie könnten selbst einen heraufbeschwören, ihre Entschlossenheit, für sich einzutreten.

Diese Art von Nachgiebigkeit erklärt die anfängliche Anziehungskraft, die solche Holz-KF-Typen auf andere ausüben, weil sie deren Wünschen und Forderungen oft nachkommen. Sie hat allerdings auch Nachteile. Da ihr überangepasstes Verhalten auf Kosten der eigenen Persönlichkeit geht, erscheinen sie auf Dauer reizlos. Im Endeffekt kann die Beziehung mit ihnen auf seltsame Weise unbefriedigend verlaufen.

Passive Aggression

Um nicht immer den Wünschen der anderen entsprechen zu müssen, können sich diese Persönlichkeitstypen mit der Zeit ein passiv-aggressives Verhalten aneignen. An der Oberfläche geben sie sich fügsam und willfährig, doch innerlich haben sie sich „auf die Hinterbeine gestellt“, damit sich nichts ändert. Infolge der passiven Aggression werden sie manchmal auch verschlagen, d. h., sie stimmen vordergründig zu und verfolgen hinterrücks einen anderen Handlungsplan.

10.4.4 Übermäßig strukturiert – unorganisiert

Lang- und kurzfristige Planung

Wenn sich das Holz-Element im Gleichgewicht befindet, kann die Leber Pläne entwerfen und die Gallenblase Entscheidungen treffen. Diese Menschen können ihr Leben nicht nur im Alltag, sondern auch in größeren Lebensabschnitten oder in Form ihrer Lebensplanung erfolgreich organisieren und strukturieren. Die Tagesplanung kann z. B. Entscheidungen über Essen, Kleidung, Schlafenszeit, sportliche Aktivitäten oder die zeitliche Abstimmung von täglichen Pflichten wie Einkaufen, Herumfahren und Ruhephasen zur Entspannung beinhalten. Die meisten Menschen können diese Aktivitäten im Allgemeinen mühelos und ohne es zu merken organisieren.

Die Planung in größeren Zeitabschnitten bestimmt eher die Richtung, die man seinem Leben geben will. Dabei geht es z. B. um Fragen wie die Art der Beziehung zu anderen Menschen, einen möglichen Kinderwunsch oder verschiedene Optionen, Karriere zu machen.

Der Tagesablauf bzw. die Organisation des Alltags sollte zur großen Lebensplanung passen. Wer sich z. B. für eine andere berufliche Karriere entschieden hat, muss kleine Schritte unternehmen, um voranzukommen. Das kann bedeuten, sich näher über verschiedene Aufstiegsmöglichkeiten zu informieren, um beurteilen zu können, ob man die richtige Wahl getroffen hat, sein Wissen auffrischen muss oder eventuell wieder zur Schule gehen und sich weiterbilden sollte. Es können noch viele andere Schritte erforderlich sein, doch das große Ziel des angestrebten Berufswechsels lässt sich nur erreichen, wenn alle kleineren Pläne umgesetzt werden.

Natürlich sind nicht alle Pläne von Erfolg gekrönt. Wenn ein Plan nicht funktioniert, sind Menschen, deren Holz-Element sich in einem einigermaßen gesunden Zustand befindet, flexibel genug, sich für eine andere Option zu entscheiden.

Bedürfnis nach Strukturen

Menschen mit einem Holz-KF bereitet das Organisieren manchmal größere Schwierigkeiten. Wegen der Schwäche ihrer Leber-Energie haben sie wenig Gespür für Grundmuster oder Grundstrukturen in ihrem Leben und sind keine besonders guten Planer. Ihre Gallenblasen-Energie hilft ihnen nicht, vernünftig abzuwägen, richtige Entscheidungen zu treffen oder mit Entschiedenheit Veränderungen in Gang zu setzen. Persönlichkeiten mit einem Holz-KF versuchen ihre mangelnde Entschlussfreude dadurch zu kompensieren, dass sie viel Zeit für die Schaffung von Strukturen aufwenden und alle Eventualitäten bis ins Letzte durchplanen.

Andererseits können sie auch chaotisch und völlig unfähig zur Selbstorganisation sein. In dem Fall fühlen sie sich schnell frustriert und konfus, wenn ein Plan nicht aufgeht, weil sie meinen, dass es keine anderen Möglichkeiten gibt. Viele Menschen mit einem Holz-KF schwanken zwischen beiden Zuständen.

Übertriebene Planung

Ein übertriebenes Bedürfnis nach Planung kann sich bei einem Holz-KF in unterschiedlicher Weise zeigen. Wer z. B. ein starkes Geltungsbedürfnis hat, wird unter allen Umständen versuchen, die Kontrolle zu behalten, indem er alles und jeden in seiner Umgebung managt und strukturiert. Das heißt, dass Menschen mit einem Holz-KF oft prima organisieren können, weil sie viel Zeit darauf verwenden, von anderen einzuhaltende Regeln, Strukturen und Grenzen aufzustellen.

Viele Vertreter dieses Typs finden sich in Verwaltungs- und Managerfunktionen und haben gute Führungsqualitäten. Ein guter Organisator mit Holz-KF weiß, dass eine gut strukturierte Organisation scheinbar mühelos funktioniert. Alles läuft „wie geschmiert" und so effizient wie der Leber-Qi-Fluss, wenn er nicht stagniert. Schlecht geführte Organisationen schlingern dagegen von einer Krise zur nächsten. Bei ihnen sorgt nur eine schwache Innenstruktur für den Zusammenhalt. Viele Menschen mit einem Holz-KF fühlen sich ohne Strukturen unwohl, weil es ihnen lieber ist, wenn in jeder Situation „die Regeln" befolgt werden und alles „korrekt nach Vorgabe" erledigt wird. Sonst fühlen sie sich unsicher, frustriert oder wütend und sind darauf erpicht, das vermeintliche Chaos zu beseitigen.

In Arbeitssituationen, in denen der Chef die Zügel nicht straff in der Hand hält, kann es besonders lästig werden, weil Holz-KF-Typen sofort einspringen, um ihn besser zu organisieren – was gewöhnlich Reibung und noch mehr Frustration erzeugt. Umgekehrt können sie sich über das mangelnde Verantwortungsbewusstsein ihres Chefs auch resigniert und deprimiert zeigen. Jeder hat ein individuell unterschiedliches Bedürfnis nach Strukturen, und manche Menschen brauchen sie weniger stark als andere. Selbst bei anderen kann ein Mangel an Strukturen für einige Holz-KF-Typen schwer zu tragen sein. So kann sich viel Frustration und Groll aufbauen, wenn eine Mutter ein unordentliches Kind oder ein Lehrer nicht rechtzeitig mit den Aufgaben fertig werdende Schüler hat oder wenn ein Kollege undiszipliniert arbeitet.

FALLBEISPIEL

Eine Patientin mit Holz-KF erzählte, dass sie gewöhnlich abends um 11 Uhr zu Bett gehe, aber nicht schlafen könne. Stattdessen liege sie nachts wach, schmiede Pläne und sinniere allgemein darüber, was sie alles machen möchte. Einschlafen könne sie erst gegen 3 Uhr früh. Die Therapeutin erklärte ihr anhand der Organuhr (➤ Kapitel 9), dass die Gallenblase zwischen 23 und 1 Uhr und die Leber von 1–3 Uhr ihre maximale Aktivität hätten, weil zu der Zeit der Qi-Pegel seinen Höchststand erreicht. Das steigere auch die Denktätigkeit. Die Therapeutin schlug der Patientin vor, sie solle bereits früher (um 22 Uhr) zu Bett gehen und, wenn sie wieder zwischen 23 und 3 Uhr aufwache, an alles andere denken, nur nicht an ihre Zukunftspläne. Zusammen mit der Akupunkturbehandlung führte diese Verhaltensänderung zu einer allmählichen Besserung des Problems.

Statt alles so zu organisieren, dass es wie von selbst läuft, neigen manche Holz-KF-Typen in bestimmten Situationen dazu, etwas erzwingen zu wollen. Das macht sie unsensibel für die Bedürfnisse der anderen Beteiligten. So vermitteln sie den Anschein, als seien die Regeln und Strukturen wichtiger als die Menschen, die es betrifft. Das kann dazu führen, dass andere in der Organisation gegen die drakonischen Maßnahmen und die Zurechtweisung rebellieren. Da sie nicht merken, wie sie sich anderen gegenüber verhalten, fühlen sich solche Holz-KF-Typen selbst als „Opfer" und von den anderen herumgeschubst. Aus der Überzeugung, dass die Strukturen ja nur „zum Besten" der anderen geschaffen wurden, sind sie darüber besonders erbost.

Unorganisiert bzw. unstrukturiert sein

Am anderen Ende der Skala gibt es Menschen mit einem Holz-KF, denen jede Vision für ihr Leben fehlt und die große Schwierigkeiten haben, ihren Alltag zu bewältigen. Ohne Ziel und Richtung „wursteln" sie sich so gut sie eben können durchs Leben. Wenn sie Haschisch rauchen, wird es noch schlimmer, weil sich Cannabis besonders auf die Planungs- und Entscheidungsfunktion von Leber und Gallenblase auswirkt. „Mit dem Strom schwimmen" klingt zwar nach einer bewundernswerten taoistischen Lebensweisheit, bedeutet aber in dem Fall nur „sich treiben lassen", weil es lediglich die Unfähigkeit maskiert, sein Leben in einer erfüllenden und sinngebenden Weise zu organisieren. Das Holz-Element ist nicht mehr in der Lage, eine ausreichende Dynamik für das Vorwärtskommen zustande zu bringen. Resignation, Hoffnungslosigkeit und Depression werden allmählich vertraute Gefühle. Für viele Menschen, die in stiller Verzweiflung leben, ist es ein entscheidender Schritt zur Besserung ihres Befindens, wenn sich ihr Holz-Element wieder erholen kann.

Gegenstrategien bei Ungeordnetheit

Patienten mit einem Holz-KF versuchen manchmal, sich einer Gruppe anzuschließen, die ihnen mit Ordnung und Regeln hilft, ihre innere Unstrukturiertheit in den Griff zu bekommen. Sie könnten z. B. zur Armee, in den Staatsdienst oder zu einer anderen hierarchisch strukturierten und auf Disziplin ausgerichteten Organisation gehen. Alternativ finden sie vielleicht auch in Sekten oder religiösen Organisationen die Strukturen, die sie suchen. Neben strengen Regeln und Vorschriften bekommen sie als zusätzlichen Bonus einen Lebenssinn vermittelt. Manche Menschen wählen sich einen Lebenspartner, der mit seiner Entschiedenheit und Strukturiertheit ihre mangelnde Fähigkeit in Bezug auf Planung und Entscheidungsfindung ausgleichen kann.

Es ist wichtig, daran zu denken, dass nicht äußerliche Verhaltensmuster den KF prägen, sondern die eigentliche Ursache. Wenn sich Menschen einer religiösen Gemeinschaft anschließen, wird das unterschiedliche Gründe haben. Bei einem Metall-KF dürfte die Suche nach einer höheren Quelle der Inspiration, bei einem Erd-KF das Gemeinschaftsgefühl, bei einem Wasser-KF das Sicherheitsbedürfnis und bei einem Feuer-KF der Kontakt zu anderen Menschen im Vordergrund stehen. Obwohl sich rein äußerlich alle gleich verhalten, sind ihre Beweggründe doch unterschiedlich.

Manchmal genügt es Menschen mit Holz-KF schon, wenn ihnen die äußere Form einer Gruppe Struktur und Halt gibt. Dagegen kann ihr eigener Mangel an innerer Strukturiertheit dazu führen, dass sie sich in diesem selbstgewählten Umfeld nicht wohl fühlen. Sie sind frustriert, während sie die Gruppenstruktur gleichzeitig schätzen, und empfinden eine Art Hassliebe, die zwischen beiden Polen hin- und herpendelt.

Von einem Extrem ins andere fallen

Ein Holz-KF bewirkt oft, dass Menschen von einem Extrem (Ordnung) ins andere (Chaos) verfallen. Sie können z. B. in der Arbeit bestens strukturiert sein und sich zu Hause völlig „schlampig" verhalten, indem sie keine Hand rühren und sich ganz darauf verlassen, dass ihr Partner sich um die Haushalts- und Urlaubsplanung kümmert, Entscheidungen trifft und die Rechnungen bezahlt.

Andere sind noch zu einer gewissen Planung und Organisierung imstande, schaffen es aber nicht, ein Vorhaben bis zum Ende durchzuführen. Weiter oben haben wir von den kleinen Schritten gesprochen, die man unternehmen muss, wenn man einen Berufswechsel anstrebt. Ein Holz-KF kann z. B. dazu führen, dass sich jemand alle erforderlichen Informationen zum gewählten Beruf verschafft, sich dann aber nicht noch den letzten Rück gibt und seine Kündigung einreicht. In dem Fall kann Zaudern zur Gewohnheit werden. Andere schmieden liebend gern Pläne und denken sich aus, was sie alles tun könnten, werden ihre Ideen aber nie verwirklichen. Konkret zu handeln ist eine Schlüsselfunktion des Holz-Elements.

FALLBEISPIEL

Ein Patient mit Holz-KF war vor seiner Ausbildung zum Akupunkteur Feuerwehrmann gewesen. In der Klasse erzählte er, welchen Zusammenhang er zwischen seinem KF und dem Dienst bei der Feuerwehr sah. „Ich mochte den Dienst bei der Feuerwehr, weil alles sehr geordnet und diszipliniert ablief, doch am Anfang fand ich die strengen Auflagen, Regeln und Vorschriften ziemlich kleinlich. Du musstest z. B. eine Ausrüstung für Übungen verwenden und sie bei anderen Anlässen wechseln. Als ich in höhere Ränge aufstieg, konnte ich jedoch die Regeln bestimmen. Da dachte ich, dass Regeln doch etwas Gutes haben. Ich liebte es, Kontrolle auszuüben. Die Männer standen da und warteten auf meine Befehle. Dann stellte ich mir vor, wie alle in Panik gerieten und ich käme, um mit meiner Entscheidung die Lage wieder zu beruhigen. Ich genoss diese Macht."

10.4.5 Frustriert und trotzig – botmäßig und fügsam

Wenn sie immer wieder frustriert erleben müssen, dass sie sich nicht durchsetzen oder etwas verändern können, reagieren Menschen mit Holz-KF darauf mit chronischem Trotz. Auf der anderen Seite können sie auch übertrieben botmäßig und nicht imstande sein, Veränderungen zu bewirken.

Rebellion

Es gibt Zeiten, in denen zu Recht rebelliert wird. Wer z. B. unterdrückt wird, entwickelt nach einiger Zeit das Bedürfnis, sich aufzulehnen. Aufständische werden auf die Barrikaden steigen, um ein diktatorisches Regime zu stürzen und ihr Land von der Tyrannei zu befreien. Auch Menschen, die sich im Berufs- oder Privatleben und in anderen Beziehungen unterdrückt fühlen, können sich auflehnen und ihre Freiheit zurückgewinnen.

Kinder und Jugendliche rebellieren oft. Dies ist eine notwendige Entwicklungsphase für ihre Persönlichkeit, um unabhängig und erwachsen zu werden. Menschen mit einem Holz-KF wachsen aber manchmal nie aus der Trotzphase heraus und rebellieren oft jahrelang gegen jede Form von Autorität. Weiter oben haben wir beschrieben, wie Holz-KF-Typen für Gerechtigkeit bzw. die Rechte anderer kämpfen, denen Unrecht widerfährt. Wenn sie allerdings zwanghaft trotzen müssen, lassen sie in ihrem Wunsch, sich zu behaupten, alle Zurückhaltung beiseite. Es hat fast den Anschein, als würden sie andere nur angreifen, weil es ihnen gefällt und weil sie keine andere Reaktionsweise kennen.

FALLBEISPIEL

Die Therapeutin gewann den Eindruck, als müsse ihre Patientin dauernd kämpfen und sich in jeder Lebenslage mit allen möglichen Dingen herumschlagen. Mit der Frage, was denn geschehen würde, wenn die Patientin nicht mehr auf Widerstand träfe, gelang es ihr, die Patientin nachdenklich zu machen. „Es wäre schrecklich und ich wüsste gar nicht, wer ich bin, wenn ich gegen nichts mehr anrennen müsste." Sie erklärte, es sei eine Art Kraftprobe, wenn sie Sachen kaputtschlug, kämpfte, sich widersetzte und ingrimmig war. Es schien so, als ließe sie ihre Muskeln spielen und würde austesten, wer sie war.

Ihr Trotz bringt Menschen mit Holz-KF oft in die Klemme. Einerseits zeigen ihnen Grenzen auf, wer sie sind, so dass sie ihre Innenstruktur bzw. deren Fehlen häufig deutlicher sehen. Andererseits fällt es ihnen meist schwer, sich in die Strukturen von anderen einzufügen; daher lassen sie keine Gelegenheit aus, dagegen anzurennen oder sie umzustoßen. Auch das vermittelt ihnen ein besseres Gespür für ihre eigenen Grenzen. Eine Patientin mit Holz-KF räumte ein, das Gefühl „Ich muss nichts tun, was ich nicht will" verleite sie fast zwanghaft dazu, sich etwas anders als ihre Freundinnen zu verhalten. „Ich klettere über Zäune und kaufe Zugfahrkarten nur, wenn sie mich bitten. Das gibt mir ein Gefühl von Abenteuer und befriedigt meinen Freiheitsdrang."

Das Bedürfnis, sich gegen Autoritäten aufzulehnen, wird oft auch in der Therapeut-Patienten-Beziehung auf subtile Weise ausgetestet. Da es keine gleichberechtigte Beziehung ist, fühlen sich einige Patienten zu einer Trotzhaltung gegenüber ihrem Therapeuten veranlasst oder möchten ihn in einen Machtkampf verwickeln. Diese Psychodynamik kann bei einigen so ausgeprägt sein, dass sie nie Hilfe bei irgendeiner Autoritätsperson suchen würden; dementsprechend selten begegnen sie uns als Patienten. In weniger schweren Fällen versuchen Patienten oft, die Grenzen der therapeutischen Situation auszutesten, indem sie z. B. die Empfehlungen zur Lebensführung infrage stellen. Nur wenn sie sich in ihrer Funktion behaupten können und trotzdem gewandt und flexibel genug sind, um einen offenen Triumph oder eine Demütigung für beide Seiten zu verhindern, werden Therapeuten das Vertrauen und den Respekt ihrer Patienten gewinnen. Es ist in gewisser Weise vergleichbar mit den Rädelsführern in der Schule, die schwächere Mitschüler verachten und stärkere respektieren.

Um ihr rebellisches Verhalten abzulegen, müssen Menschen mit einem Holz-KF oft lernen, gütiger zu werden und verzeihen zu können, d. h. die „Tugend" ihres Holz-Elements *(Ren)* zu kultivieren. Die Gewohnheit, sich gegen jede Autorität aufzulehnen, entwickelt sich bei Menschen mit KF meist schon in frühen Jahren, wenn eine erwachsene Autoritätsperson dem Kind zu starke Beschränkungen auferlegt. Vergeben zu können ist ein wichtiger Schritt, um das von Zorn angeheizte rebellische Verhalten zu ändern. Das wiederum lässt Holz-KF-Typen flexibler reagieren und zeigt ihnen, dass sie noch eine andere Wahl als ständig zu rebellieren haben.

Botmäßig

Am anderen Ende der Skala verhalten sich Menschen mit einem Holz-KF oft übertrieben botmäßig. Geplagt von Selbstzweifeln, sind sie unsicher in Bezug auf ihre eigene Meinung. Deshalb können sie sich schwer entscheiden und lassen sich leicht von anderen beeinflussen und dominieren. Dass es ihnen schwerfällt, nein zu sagen, erklärt sich aus ihrer Passivität und der Angst, andere zu verprellen. Um Konfrontationen zu vermeiden, geben sie den Ansprüchen von anderen nach und hüten sich, ihre Verärgerung zu zeigen. In der chinesischen Medizin wird in dem Fall von Schwäche der Gallenblase gesprochen. „Eine kleine Gallenblase" haben nach chinesischer Auffassung Persönlichkeiten, denen es an Mut oder eigenem Antrieb fehlt oder die schüchtern sind.

Die Hauptschwierigkeit besteht für sie meist darin, Verantwortung zu tragen. Wenn sie eigenverantwortlich Entscheidungen treffen oder Planungen durchführen müssten, wäre das eine unmittelbare Bedrohung für ihr Selbstgefühl. Die Vorstellung, wegen einer falschen Strategie oder einer Fehleinschätzung von einem anderen kritisiert zu werden, finden sie abschreckend. Lieber verdienen sie weniger in einer weniger interessanten Position, als dieses Risiko einzugehen.

Ihre Botmäßigkeit kann dazu führen, dass sie die Bedeutung von Regeln, Strukturen und Grenzen so sehr verinnerlicht haben, dass sie nie wagen würden, sich darüber hinwegzusetzen. Menschen mit diesem Holz-KF verstoßen nie gegen die Schulordnung und sind als Erwachsene schon fast zwanghaft gesetzestreu. Und wer die Sitten und Gebräuche der Gesellschaft oder ihrer eigenen Subkultur verspottet, wird mit einem Bann belegt. Weil sie sich nur schwer selbst behaupten können, verbringen sie letztlich die meiste Zeit mit Tätigkeiten, die andere ihnen auftragen. Wegen der Entscheidungsschwäche ihrer Gallenblasen-Energie wissen sie manchmal nicht einmal, was sie wollen, und befolgen stattdessen immer den Willen der anderen. Das zeigt sich z. B. daran, dass sie eine Stellung behalten, obwohl ihnen die Arbeit nicht gefällt, dass sie in einen Familienbetrieb einsteigen, statt sich ihren Beruf selbst zu wählen oder einen weniger verantwortlichen Job übernehmen.

FALLBEISPIEL

Eine Patientin mit Holz-KF kam wegen ihrer Kopfschmerzen zur Behandlung. Sie hatte ein Kind, wurde aber ständig von ihrer Schwiegermutter drangsaliert, noch mehr Kinder zu bekommen. Jetzt wusste sie nicht, wie sie sich verhalten sollte. Obwohl sie mit einem Kind glücklich war, wollte sie – um des lieben Friedens willen – so tun, als würden sie und ihr Mann der Schwiegermutter Recht geben und mehr Kinder wollen. Die Patientin liebte die Ruhe und den Frieden, die sie bei ihrer Arbeit in einer Bibliothek fand. Sie erlebe jede Art von Auseinandersetzung als schmerzlich und könne die Gewalt in Nachrichtensendungen oft kaum aushalten. Als die Therapeutin ihr vorschlug, einfach den Fernseher auszuschalten, war sie völlig überrascht, dass sie nie von selbst auf die Idee gekommen war!

ZUSAMMENFASSUNG

- Ein Holz-KF lässt sich in erster Linie anhand von Beobachtungen wie einer grünlichen Gesichtsfarbe, einer lautstarken oder nicht-schreien-könnenden Stimme, einem ranzigen Geruch und Unangemessenheit von Ärger oder Wutgefühlen diagnostizieren.
- Patienten mit Holz-KF haben besonders Schwierigkeiten mit:
  - Grenzen
  - Macht
  - Recht haben
  - persönlichem Wachstum
  - Entwicklung.
- Aufgrund dieser Schwierigkeiten neigen Holz-KF-Typen zu Verhaltensweisen oder Reaktionen, die der Situation nicht angemessen sind:
  - fordernd und direkt – passiv und indirekt
  - gerechtigkeitsliebend – apathisch
  - rigide – überangepasst
  - übertrieben strukturiert – unorganisiert
  - frustriert und trotzig – unterwürfig und botmäßig.

KAPITEL

11 Hauptresonanzen des Feuer-Elements

11.1 Feuer als Symbol

火

Das chinesische Schriftzeichen für Feuer, *Huo*, stellt auflodernde Flammen dar (Weiger 1965, Übung 126A). Es ist die vereinfachte Wiedergabe eines Feuers, über dem z. B. gekocht werden könnte. Als für das Feuer-Element ein Schriftzeichen gewählt wurde, verwendeten die Menschen nicht nur zum Kochen Feuer, sondern wärmten sich zweifellos auch daran. Wenn sich Menschen um Feuerstellen versammelten, dienten sie ihnen als Wärmespender und Ort für soziale Kontakte. In allen Kulturen symbolisiert der heimische Herd das Zentrum eines Haushalts.

11.2 Das Feuer-Element im Leben

11.2.1 Feuer und Außenwelt

In der Natur verkörpert natürlich die Sonne das Feuer-Element. Als Mittelpunkt unseres Sonnensystems ist sie Inbegriff der Feuer-Energie. Sie glüht und versorgt die meisten Tiere und Pflanzen mit Wärme und Licht. Genauso sind auch Menschen von der Sonnenwärme abhängig, und selbst kleinste Temperaturschwankungen können katastrophale Folgen haben. Zu viel Sonne (und zu wenig Regen) schadet der Ernte und kann Hungersnöte bewirken, das Polareis schmelzen lassen und zu Überflutungen führen. Das macht ortsständige Tier- und Pflanzenarten, die bestimmte Temperaturen gewöhnt waren, plötzlich anfälliger und weniger anpassungsfähig.

11.2.2 Inneres Feuer

Auf körperlicher Ebene manifestiert sich das Feuer-Element in der individuellen Wärme- und Kälteempfindlichkeit. Für physiologische Prozesse ist die richtige (Körper-)Temperatur eine wichtige Voraussetzung. Jeder Mensch verträgt zu einem gewissen Grad Schwankungen, doch bei Über- oder Unterschreiten des Normalbereichs verschlechtert sich sein Zustand. Der normale Temperaturbereich ist besonders bei Kindern noch sehr breit gefächert. Das liegt am harmonischen Gleichgewicht ihres inneren Feuers unter der Kontrolle des Wasser-Elements. Mit dem Älterwerden schwächt sich die Wasser-Energie dann ab, und das innere Feuer brennt nicht mehr so gleichmäßig. Ältere Menschen bemerken manchmal, dass sich ihr idealer Temperaturbereich verschmälert hat.

Emotional äußert sich das Feuer-Element in Fröhlichsein. Von den zahlreichen Faktoren, die Menschen glücklich machen, hat die mit der Feuer-Energie verbundene Freude den stärksten Einfluss. Mit anderen zusammen zu sein, sich mitzuteilen und auszutauschen entfacht und unterhält unser inneres Feuer. Zufrieden stellende zwischenmenschliche Kontakte nähren das Feuer-Element und halten es im Gleichgewicht.

Vom Zustand des Feuer-Elements hängt es ab, ob sich eine Auf- oder Abwärtsbewegung einstellt. Ein im Gleichgewicht befindliches Feuer-Element lässt Menschen aus sich herausgehen und Kontakte knüpfen, die sie seelisch bereichern. Zwischenmenschliche Kontakte nähren ihrerseits das innere Feuer und helfen, ein gesundes Gleichgewicht zu erhalten. Ein schwaches inneres Feuer kann Menschen so entmutigen, dass sie ihre Außenkontakte einschränken, wobei die mangelnde geistige Anregung umgekehrt zur weiteren Schwächung ihres Feuer-Elements beiträgt.

Mit Akupunkturbehandlungen zur Stärkung des Feuer-Elements lässt sich eine grundlegende Änderung des Verhaltens und der Kommunikationsfähigkeit von Patienten erreichen. Über zwischenmenschliche Kontakte gelingt es ihnen allmählich wieder selbst, ihr inneres Feuer zu nähren. Chronische Einsamkeit steigert nicht gerade die Lebenslust, denn Menschen wollen sich auch emotional von „Sonnenstrahlen" berührt fühlen. Wer unter einem Mangel der Fünf Elemente leidet, entwickelt ein sehnsüchtiges Verlangen, dass ihn Sonnenstrahlen durchdringen, wärmen und im innersten Kern zum Schmelzen bringen sollten. In diese Richtung gehen mit dem Feuer-Element assoziierte Probleme.

11.3 Feuer und die anderen Elemente

Das Feuer-Element steht über den *Sheng-* und den *Ke-*Zyklus mit den anderen Elementen in Verbindung (➤ Kapitel 2).

11.3.1 Feuer als „Mutter" von Erde

Im *Sheng-*Zyklus erzeugt Feuer Erde. Diese Verbindung ist nicht so einleuchtend wie die zwischen Holz und Feuer, doch niederbrennendes Feuer hinterlässt Asche, die zu Erde wird. Das bedeutet für die Behandlung von Patienten mit offensichtlichen Erd-Symptomen wie z. B. Verdauungsbeschwerden, dass deren Ursprung im Mutter-Element Feuer zu suchen sein könnte. Um dem „Kind" zu helfen, können Therapeuten das Mutter-Element behandeln.

11.3.2 Holz als „Mutter" von Feuer

Im *Sheng-*Zyklus bringt Holz Feuer hervor und ist daher die „Mutter" des Feuer-Elements. Wer schon einmal Holz für ein Lagerfeuer gesammelt hat, wird leicht nachvollziehen können, dass Holz Feuer erzeugen kann.

Dass Holz die „Mutter" von Feuer ist, kann bedeuten, dass Symptome wie Herzschmerzen, die scheinbar auf einer Störung des Feuer-Elements beruhen, in Wirklichkeit unter dem Einfluss des Holz- auf das Feuer-Element entstanden sind. Daher ist es bei Symptomen von Organen des einen Elements immer ratsam, sich auch den Zustand des vorhergehenden bzw. Mutter-Elements im *Sheng-*Zyklus anzusehen (Näheres dazu ➤ Kapitel 2).

11.3.3 Wasser kontrolliert Feuer

Wie Feuer durch Wasser eingedämmt und gelöscht werden kann, verdeutlicht am besten die Feuerwehrspritze. Auf zahlreiche Körper- und Hirnfunktionen, bei denen normalerweise Wärme eine Rolle spielt, kann sich zu starke Feuer-Energie (Hitze) negativ auswirken. Droht im Fall von Entzündungen, eintrocknender Gelenkflüssigkeit, Freudenausbrüchen oder Aufregung eine Überhitzung (Exzess der Feuer-Energie), wird das Wasser-Element zügelnd, kontrollierend und regulierend eingreifen.

11.3.4 Feuer kontrolliert Metall

Indem es Metall schmelzen und formen lässt, übt Feuer die Kontrolle über Metall aus. Um schöne Schmuckstücke anfertigen zu können, muss Gold erhitzt, geschmolzen und in der gewünschten Form geschmiedet werden. Bei geschwächtem Feuer-Element ist das Gleichgewicht des Metall-Elements schwieriger aufrechtzuerhalten. In dem Fall ist es sehr wahrscheinlich, dass auch die Lunge betroffen ist, so dass sie es nicht mehr schafft, schützendes Qi richtig zu verteilen und himmlisches Qi in sich aufzunehmen.

11.4 Hauptresonanzen von Feuer

11.4.1 Rot – die Farbe des Feuers

Chinesisches Schriftzeichen

赤

Das chinesische Schriftzeichen für rot ist *Chi* (Weiger 1965, Übung 60N und 126B). Neben einer einfachen Farbbezeichnung ist *Chi* auch der Fachausdruck für die Gesichtsröte, die als Begleiterscheinung von zu starker Hitze im Herzen auftritt. Unter „Herz-Feuer" wird ein pathologisches Muster verstanden, bei dem sich im Herzen ein Überschuss an Hitze angesammelt hat.

Rot in der Natur

Wäre die Welt das Werk eines göttlichen Künstlers, hätte er rot sehr sparsam verwendet. Der Himmel färbt sich manchmal in wunderschönen Rosa- und Rottönen. Etwas häufiger kommt Rot in allen Abstufungen bei Blumen und Blüten vor. Als gängigste Assoziation zu rot dürfte uns Blut einfallen. Wir werden weiter unten erklären, wieso Blut eindeutig mit dem Feuer-Element in Verbindung steht.

Auf emotionaler Ebene wird rot mit Leidenschaft und besonders mit dem Herzen assoziiert. Niemand würde ein grünes oder blaues Herz auf seine Valentinskarte malen. Herz und rot stehen in vielen Kulturen für Liebe und enge Verbindungen. Bezeichnenderweise heirateten Chinesen traditionell nicht in Weiß, sondern in Rot als Farbe der Liebe. Im Westen ist es üblich, geliebten Menschen am Valentinstag rote Rosen zu schenken oder eine Grußkarte mit roten Herzen zu schicken.

Gesichtsfarbe

Feuer-Energie kann sich mit zu starker oder fehlender Gesichtsröte manifestieren. Dieser rötliche Ton zeigt sich besonders unter und neben den Augen, in Lachfältchen oder um den Mund herum. Wenn das Gesicht an anderen Stellen gerötet ist, spricht das für einen Hitze-Überschuss, der jedoch nichts mit einem gestörten Gleichgewicht des Feuer-Elements zu tun haben muss. Aus dem Grund sollten sich Therapeuten streng an die relevanten Gesichtszonen halten, wenn sie eine Rotfärbung beurteilen wollen. Im Augenbereich, in den Lachfältchen oder peroral werden sie allerdings eher selten eine rötliche Nuance entdecken. Denn häufiger lässt sich „fehlende Gesichtsröte" bei Patienten beobachten.

Was ist unter fehlender Röte zu verstehen? Therapeuten erwarten normalerweise eine frische Rosarotfärbung des Gesichts. Wenn jedoch unter bestimmten Umständen, z. B. bei einem Ohnmachtsanfall, das Blut versackt, färbt sich das Gesicht aschgrau. Darunter verstehen Therapeuten einen ziemlich matten, blutleeren Teint, dem die normale rosige Tönung fehlt. Bei einer länger andauernden ernsten Störung des Feuer-Elements wird der matte, blutleere Teint noch grauer. Das ist im Allgemeinen der Farbton, auf den Therapeuten bei der Gesichtsinspektion achten. Seitlich neben den Augen kann die übliche rosige Farbe fleckförmig verschwunden sein. Bei einigen Patienten ist das „Fehlen von Rot" stattdessen überall an einer allgemein stumpfen und glanzlosen Gesichtsfarbe zu erkennen.

11.4.2 Lachen

Chinesisches Schriftzeichen

笑

Das chinesische Schriftzeichen für Lachen ist *Xiao*. Unter der Grundform (Radikal) von Bambus im oberen Teil ist ein Mann zu erkennen, der sich vorbeugt, vielleicht weil er sich den Bauch vor Lachen hält (Weiger 1965, Übung 77B und 61B).

Lachen im Leben

Lachen steigt als natürlicher Ausdruck direkt aus dem Herzen auf. Im Chinesischen gibt es viele Redewendungen mit Glücklichsein und Lachen. Ein Sprichwort besagt z. B., dass ein Mensch dreimal täglich lachen sollte, um länger zu leben. In einem anderen heißt es: „Lachen macht dich zehn Jahre jünger, Kummer hingegen färbt die Haare grau." Das legt den Schluss nahe, dass Lachen das Herz leicht werden lässt, für Entspannung sorgt und das innere Gleichgewicht stabilisieren kann.

Diesen Grundsatz machen sich Qi-Gong-Übungen zu eigen. „Das innere Lächeln" heißt eine einfache Übung, bei der das Gefühl eines Lächelns nach unten in den Körper geleitet wird, damit sich die Organe entspannen. Lachen stellt die erweiterte Form dar, denn es trägt dieses Gefühl nach außen. Aus vollem Herzen zu lachen kann unsere Bauchorgane massieren und entspannen und auch unsere Stimmung heben. Ein berühmter Qi-Gong-Lehrer pflegt durch gewollt lautes Lachen die Entspannung in seinen Gruppen zu steigern.

Lachen im Kontext sehen

In Momenten voll Freude und Spaß ist Lachen genau die richtige Gefühlsäußerung. Es kann die Wärme der Gefühle in zwischenmenschlichen Beziehungen ebenso zum Ausdruck bringen wie vergnügliche Erinnerungen an gemeinsame Erlebnisse. Über einen Verlust, aus Angst, Ärger oder Mitleid zu lachen wäre jedoch völlig unangemessen.

Lachen in der Stimme

Wer mit einem Lachen in der Stimme spricht, muss nicht unbedingt tatsächlich lauthals loslachen. Ein Lachen in der Stimme lässt eher die Vorstufe eines Lachens anklingen, das jederzeit hervorbrechen könnte, selbst wenn es nicht gleich geschieht. Da Feuer ein sehr Yang-betontes Element ist, erscheint es ganz natürlich, dass Lachen von innen aufsteigt und sich nach außen richtet – genauso wie der Stimmton. Für Zuhörer klingt es beinahe so, als würde ein sanfter Kitzel den Sprecher sofort in lautes Lachen ausbrechen lassen, was aber wegen des lachenden Untertons in der Stimme unnötig ist.

Wenn man zuhört, wie Menschen über freudige Ereignisse sprechen oder sich lustige Geschichten erzählen, lernt man den lachenden Unterton, den sie dabei in ihren Stimmen haben, ganz schnell kennen. Wenn er fehlt, klingt die Geschichte oder das Erlebnis gleich weniger komisch. Sich selbst wie einem unsichtbaren Gegenüber mit lauter Stimme und hellauf begeistert von einer wirklich vergnüglichen Episode zu erzählen ist eine andere Möglichkeit, den lachenden Unterton in der Stimme zu entdecken. Dabei merkt man, wie die Stimme höher wird und sich ein Lächeln auf dem Gesicht abzuzeichnen beginnt.

Im Hinblick auf die Fünf Elemente werden Therapeuten darauf achten, ob Stimmklang und Gesagtes übereinstimmen. Wenn jemand von lustigen Dingen erzählt, sollte seine Stimme einen lachenden Unterton haben. Aus unerfindlichen Gründen häufiger laut loszulachen und z. B. lachend über schmerzliche Erlebnisse zu reden wäre jedoch völlig unangebracht. Seltsam wäre es auch, wenn ohne die leiseste Andeutung eines Lachens über vergnügliche oder erfreuliche Dinge gesprochen würde. In dem Fall kann der Stimmklang auf einen konstitutionellen Faktor im Feuer-Element (Feuer-KF) hindeuten. Manche Menschen neigen jedoch dazu, ihre Nervosität mit Lachen zu überspielen. Das sollten Therapeuten wissen, damit sie nicht fälschlicherweise annehmen, dass jedes nervöse Lachen ein Beweis für einen Feuer-KF ist.

Fehlendes Lachen

Besonders wenn sie zu Freudlosigkeit neigen, sprechen Holz-KF-Typen mit einer Stimme, die nicht vor lauter Fröhlichkeit sprüht. Ihre monotone Sprechweise kann leicht mit dem stöhnenden Unterton in der Stimme von Menschen mit einem Wasser-KF verwechselt werden. Sie klingt oft krächzend, tief und ausdruckslos.

11.4.3 Verbrannter Geruch von Feuer

Chinesisches Schriftzeichen

灼

Das chinesische Schriftzeichen für verbrannt ist *Zhuo*. Es zeigt links das Symbol für Feuer und rechts „eine Art Löffel" (Weiger 1965, Übung 54H und 126A). Außer dem Feuer-Symbol scheint es kein besonders signifikantes (aussagekräftiges) Schriftzeichen zu sein.

Geruchsqualität

Von allen Geruchsqualitäten der Fünf Elemente lässt sich verbrannter Geruch vermutlich am leichtesten beschreiben, weil er ziemlich nahe an das herankommt, was wir auch im Alltagsleben als verbrannt kennzeichnen würden. Denken Sie z. B. an:

- verbrannten Toast
- aus dem Wäschetrockner entnommene Kleidung
- ein zu heiß gebügeltes Hemd
- nach Verdampfen der Flüssigkeit im Kochtopf anbrennendes Gemüse.

Je nachdem, was verbrannt oder angebrannt ist, verändert sich der Geruch. Das gilt auch für den verbrannten Geruch bei Menschen, dessen individuelle Note von ihrem Qi abhängt (zur Geruchsdiagnose ➤ Kapitel 25). Dass ältere Menschen völlig anders als Kinder riechen, trifft für alle Geruchsqualitäten zu.

Der Geruch eines Menschen lässt sich oft gut bei Fieber feststellen. Stark erhöhte, febrile Körpertemperaturen bedeuten besonders für Perikard und Dreifachen Erwärmer eine Belastung und führen zu einem zeitweiligen Ungleichgewicht der beiden Leitbahnen, durch das ein verbrannter Geruch entsteht.

11.4.4 Emotion des Feuers – Freude

Chinesische Schriftzeichen

喜
樂

Emotional entspricht dem Feuer Freude. Für Freude gibt es zwei chinesische Schriftzeichen, nämlich *Xi* und *Le*.

Xi (Weiger 1965, Übung 165B) lässt sich mit Hochgefühl und *Le* (Weiger 1965, Übung 88C, 119K, 119) mit Freude übersetzen (vgl. Larre & Rochat de la Vallée 1996, p. 106). In diesem Zusammenhang wird auch von *Bu Le* gesprochen (Weiger 1965, Übung 133A), was so viel wie fehlende Freude bzw. Freudlosigkeit bedeutet. Elisabeth Rochat de Vallée weist auf das Atypische dieses Ausdrucks hin, denn normalerweise wird ein Exzess und nicht das Fehlen einer Emotion als pathologisch bezeichnet (Larre & Rochat de la Vallée 1996, pp. 106–108 und 118–120). Sie setzt beides folgendermaßen in Beziehung: Wenn *Xi* aus dem Gleichgewicht geraten ist, macht das übertrieben euphorisch, während ein gestörtes Gleichgewicht von *Le* Freudlosigkeit *(Bu Le)* bewirkt.

不樂

Die Beschreibung dieser Schriftzeichen ist insofern nützlich, als sie Therapeuten ein tiefer gehendes Verständnis von Freude ermöglicht. *Xi* zeigt oben, wie mit der rechten Hand auf eine alte Trommel geschlagen wird, und darunter einen Mund, der sich zum Singen öffnet. Es steht für Singen und Musizieren – wenn sich Menschen vergnügen und es sich gut gehen lassen möchten. Aus der Trommel ist ersichtlich, dass sich um eine zwanglose Gelegenheit handelt. Mit Musik hat auch *Le* zu tun. Es zeigt eine große Trommel mit einem Glockenspiel auf beiden Seiten. Solche Trommeln werden eher bei förmlichen Gelegenheiten wie Ritualen und Zeremonien verwendet. Sie klingen tiefer als die kleine *Xi*-Trommel und rühren ans Gemüt. Dieses Schriftzeichen symbolisiert innere Harmonie und Einssein eines Menschen (Larre & Rochat de la Vallée 1996, pp. 107–108).

Angemessene Freude

In der Fünf-Elemente-Konstitutionsakupunktur achten Therapeuten darauf, ob sich Menschen normal freuen können. Freude kann z. B. ein geselliges Zusammentreffen mit Freunden, die Erinnerung an ein vergnügliches Erlebnis, ein genussvolles Essen, ein Tor des Lieblingsvereins oder die Nähe zu einem geliebten oder seelenverwandten Menschen bereiten. Auch wenn Art und Intensität des Gefühls situationsabhängig schwanken mögen, gibt hauptsächlich unser eigenes Empfinden den Ausschlag. Weil es sich gut anfühlt, zaubert es ein Lächeln in unser Gesicht und lässt unser Herz schneller schlagen.

Neben der Fähigkeit, sich überhaupt zu freuen, beurteilen Therapeuten auch noch, wie gut und problemlos Patienten zwischen Freude und „normaler Stimmung" hin- und herwechseln können.

Pathologische Muster von Freudenbekundungen

Kapitel 8 des *Ling Shu* kann uns einen Hinweis geben:

Das Herz wird von den Blutgefäßen kontrolliert, in denen der Geist-Shen ansässig ist. Durch eine Leere an Herz-Energie wird Traurigkeit verursacht und durch eine Verdichtung (Fülle) der Herz-Energie unaufhörliches Gelächter. (Lu 1972, p. 101)

Je stabiler die Feuer-Energie ihre Funktion ausübt, desto angemessener werden Patienten ihrer Freude Ausdruck verleihen können.

Ein Ungleichgewicht der Feuer-Energie kann sich in zweierlei Hinsicht negativ auswirken. Ist das Herz zu schwach, um den Qi-Fluss zu unterstützen, kommen nicht alle Stufen von Freude – d. h. Vorfreude und allmähliche Steigerung bis zum Gipfel der Freude, danach Rückkehr zum Ausgangsniveau – zum Ausdruck. Wer nicht alle Stufen der Freude durchlaufen kann, leidet an Freudlosigkeit *(Bu Le)*. Das gilt z. B., wenn in einer Gruppe alle freudig gelöst sind und lachen – außer einem, der traurig aussieht und sich zudem als Außenseiter fühlen muss, weil er sich der Hochstimmung nicht anschließen kann. Für strahlende Freude ist das Herz verantwortlich. Manche Leute versuchen, sich von der guten Stimmung anstecken zu lassen und mitzulachen, verziehen dabei aber nur ihr Gesicht. Ihre Freude wirkt weder überzeugend noch strahlend. Denn sie äußert sich nicht als echte, aus tiefstem Herzen empfundene Freude oder Wärme.

Übertriebene oder sprunghafte Freudenäußerungen sind ebenfalls Folge gestörter Feuer-Qi-Bewegungen. Obwohl man sie als pathologischen Fülle-Zustand begreifen könnte, sind sie wohl besser als Instabilität aufzufassen. Denn der Feuer-Qi-Fluss ist nicht stetig, sondern verstärkt sich episodisch zu einer Art hysterischem oder fast unkontrollierbarem Lachen vor lauter Begeisterung. Damit verbunden sein kann innere (manische) Erregtheit. Diese Freude kann überdreht sein oder genauso schnell wieder abflauen, wie sie ausbricht. Entscheidend ist die Beobachtung, dass es sich um pathologische Freude handelt, das Feuer-Qi also nicht ungehindert fließt. Auch wenn es äußerlich wie Freude aussieht, fühlen sich die Betreffenden keineswegs gut.

FALLBEISPIEL

Eine Patientin mit Feuer-KF erzählte, dass sie sich zwar mit Leuten, die sie wirklich mag, treffe, wenn es ihr schlecht gehe, aber sich nicht richtig einlassen könne. „Alle amüsieren sich und ich würde es liebend gern auch tun, doch ich schaffe es trotzdem nicht, fröhlich zu sein. Wenn Fremde da sind, ist es noch schlimmer. Ich fühle mich schrecklich unglücklich und ohne einen Funken von Begeisterung."

Schädliche Emotionen

Das Feuer-Element ist durch unterschiedliche Emotionen verletzbar. Übersteigerte Freude *(Xi Le)* schädigt seine Energie, indem es das Qi „lockert" (*Su Wen*, Kap. 39). Die dadurch entstehende Labilität des Geistes (Shen) bewirkt eine gewisse emotionale Flüchtigkeit bei Menschen mit einem Feuer-KF. Auch Freudlosigkeit *(Bu Le)* erweist sich als abträglich für sie. Ohne Fröhlichkeit, Wärme und den anregenden Austausch mit anderen Menschen fällt es schwer, sich seine Lebensfreude zu bewahren. Jeder ist auf den Kontakt und die Nähe zu anderen angewiesen, um als ganzer Mensch leben und sich selbst verwirklichen zu können. Nach längerer Isolation und Einsamkeit wird das Feuer-Element von einer wichtigen Brennstoffquelle abgeschnitten. Das ist ähnlich wie bei einer Pflanze, die zu lange im Schatten steht; sie wird zwar überleben, aber nicht gut gedeihen.

Doch am stärksten wird das Feuer-Element vermutlich durch die Traurigkeit *(Bei)* eines Patienten beeinträchtigt, denn sie bringt das Qi zum „Verschwinden". Traurigkeit ist jedoch nur eine annähernde Übersetzung für eine Reihe schmerzlicher Gefühle, die Menschen „ans Herz" gehen. Bei Kindern hat das schmerzliche Gefühl, von den Eltern, Geschwistern oder Klassenkameraden nicht geliebt zu werden, eine verheerende Wirkung auf das Feuer-Element.

Im Erwachsenenalter kann das Zerbrechen oder Ende einer intimen Beziehung dem Feuer-Element einen vernichtenden Schlag versetzen und das Herz brechen. Aus Liebeskummer können sich somatische und psychische Erkrankungen entwickeln. Durch den aktuellen Trend zur „seriellen Monogamie" wird ein Kreislauf des Verliebens und Entliebens in Gang gebracht, der eine ernstliche Belastung für das Feuer-Element bedeutet. Aufgeregtheit und himmelhoch jauchzende Freude, aber auch Verletzlichkeit der Gefühle begleiten die erste Phase des Verliebens. Dass die Beziehung unrealistisch hohe Erwartungen nicht erfüllen kann, wird dann meist als intensiver Schmerz erlebt. Er ist das beherrschende Thema in der Literatur, der Popmusik, in Opern und zahlreichen Unterhaltungen und kann auch im therapeutischen Gespräch mit Patienten eine herausragende Rolle spielen. Um die gesundheitliche Verfassung aller Fünf Elemente beurteilen zu können, ist es wichtig, bei der Diagnose vor allem das Gefühlsleben der Patienten zu erforschen.

Auch ein Schock *(Jing)* kann das Feuer-Element leicht aus dem Gleichgewicht bringen. Bei einem seelischen Trauma, Missbrauchserfahrungen oder emotionalem Aufruhr kann das Herz nur schwer ruhig bleiben. Durch einen Schock werden zwar vor allem die Organe des Feuer-Elements angegriffen, aber auch Nieren-Energie verbraucht. Das ist häufig der Grund, dass sich das Zusammenspielen von Wasser- und Feuer-Element verschlechtert.

11.5 Nebenresonanzen von Feuer

Neben- oder sekundäre Resonanzen sind natürlich weniger wichtig als die oben genannten Hauptresonanzen. Auch wenn sie geeignet sind, auf ein gestörtes Gleichgewicht des Feuer-Elements hinzuweisen, müssen sie trotzdem nicht unbedingt anzeigen, dass ein Feuer-KF vorliegt.

11.5.1 Sommer als Jahreszeit des Feuers

Chinesisches Schriftzeichen

夏

Das chinesische Schriftzeichen für Sommer ist *Xia* (Weiger 1965, Übung 160D). Es zeigt einen Bauern, der nach getaner Arbeit seine Hände ruhen lässt und nach Hause geht, weil seine Anpflanzungen jetzt von allein weiterwachsen werden.

Sommer

Der Sommer ist die stärkste Yang- und expansivste Jahreszeit. Das Pflanzenwachstum strebt dem Höhepunkt seiner Entwicklung zu und die Tierwelt zeigt sich im Allgemeinen höchst aktiv. In gemäßigten Klimazonen treibt der Sommer die Menschen wieder aus den Wohnungen ins Freie, um luftig bekleidet ein Sonnenbad zu nehmen, in einem Straßencafé zu sitzen, mit Freunden zu plaudern oder ans Meer zu fahren. Es ist die Jahreszeit, in der die Leute mitteilsamer sind und sich viele Gelegenheiten für Vergnügungen und zum Feiern bieten – klar, dass sie mit dem Feuer-Element in Verbindung steht.

Weil es im Sommer normalerweise am wärmsten ist, würde eine Befragung von Menschen zu ihrer liebsten Jahreszeit kein eindeutiges (d. h. aussagekräftiges) Votum ergeben. Denn die Vorliebe für bestimmte Temperaturen lässt sich nur schwer von der bevorzugten Energie einer Jahreszeit abgrenzen. Trotzdem erweckt ein Feuer-KF häufig ein stärkeres Verlangen nach der lichten Wärme des Sommers als jeder andere KF.

Zudem gilt in der chinesischen Medizin, dass das Herz Hitze hasst. In der Praxis erleben Menschen mit Feuer-KF den Sommer daher widersprüchlich. Während sie sich einerseits nach Sonne sehnen und Wärme lieben, können sie andererseits durch Mehrbelastung des Herzens – bei steigender Hitze weiten sich die Blutgefäße, damit die Körpertemperatur abkühlt – gesundheitliche Probleme haben. Hitze und Sommer können (unabhängig vom KF) auch anderen Menschen zu schaffen machen.

11.5.2 Reife als Stärke des Feuers

Chinesisches Schriftzeichen

成 熟

Das chinesische Schriftzeichen für Reife als Stärke der Feuer-Energie ist *Cheng* (Weiger 1965, Übung 50H *[Cheng]* und 75 *[Shu]*).

Reife

Reife markiert den Höhepunkt des Entwicklungszyklus vom Keimen der Saat (Geburt) bis zum Speichern der Ernte. So wie der Bauer seine Hände in den Schoß legen (bzw. seine Arme herunter hängen) und die angebauten Pflanzen von allein heranreifen lassen kann, entwickelt sich auch das sonstige Wachstum in der Natur zur Reife. Reife Früchte sind voll Sonne „getankt". Im Tageszyklus würde der Sommer dem Mittag entsprechen, an dem die Sonne im Zenit steht. Unter der Bedingung, dass sie ausreichend Feuchtigkeit, den richtigen Boden, Dünger sowie vor allem genügend Wärme haben, können sich Pflanzen von selbst voll entfalten – ohne dass dazu eine besondere Anstrengung nötig wäre.

11.5.3 Klimafaktor Wärme

Chinesisches Schriftzeichen

熱

Das chinesische Schriftzeichen für Sommerhitze ist *Re*. In seinem oberen Teil ist die Sonne dargestellt und im unteren Teil ein grammatikalischer Begriff, der so viel wie Dokument, Satz oder Sprache bedeutet (Weiger 1965, Übung 79K).

Sommerhitze

In der Sommerzeit scheint die Sonne am stärksten. Diese letzte Hitzebestrahlung brauchen Pflanzen noch zur Vollendung ihres Wachstums. Ähnlich wie der Bauer seine Hände jetzt in den Schoß legen kann, bleibt nur noch abzuwarten, dass die Wärme der Sonne Wirkung zeigt. Es ist wie bei sonnenhungrigen Strandurlaubern, die nichts weiter tun müssen, als Sonne zu tanken, um sich wohl zu fühlen.

Obwohl Sommer und Hitze eindeutig zusammengehören, ist weniger klar, wie durch einen Feuer-KF das Verhältnis zu Hitze beeinflusst wird. Manche lieben es heiß, andere hassen es. Während sich die meisten Menschen mit einem Feuer-KF nach Sommer und Hitze sehnen, halten sich andere an das Motto „Das Herz hasst Hitze“ und vermeiden es, in der Sonne zu sitzen, in sonnigen Gefilden Urlaub zu machen oder sogar eine Zentralheizung aufzudrehen. Hinsichtlich der Fünf Elemente müssen Therapeuten die doppelte Bedeutung von Wärme oder Hitze berücksichtigen. Neben der von der Sonne ausstrahlenden und mit dem Thermometer messbaren Wärme gibt es die innere Wärme, die durch zwischenmenschliche Kontakte und Kommunikation zustande kommt. Dieser Form von Wärme wird in der Fünf-Elemente-Konstitutionsakupunktur mehr Beachtung geschenkt (Feuer-Organe ➤ Kapitel 12).

Die nach der ersten Definition als messbare Temperatur zu verstehende Wärme betrifft alle Menschen. Feuer wird von Wasser kontrolliert. Da sich der Wassergehalt (Feuchtigkeit) des Körpers im Alter allmählich verringert, kann es sein, dass sich ältere Menschen, auch wenn sie früher gern in der Sonne lagen, lieber in den Schatten setzen.

In der zweiten Bedeutung hat Wärme oder Hitze schon eher mit einem Feuer-KF zu tun, denn es geht um die oben beschriebene Fähigkeit, von anderen Liebe und Wärme zu empfangen. Das bereitet Menschen mit einem Feuer-KF oft größere Schwierigkeiten als anderen. Doch für diese Art von Wärme gibt es leider kein einfaches Messgerät (wie das Thermometer). Daher sind Therapeuten beim Ausloten dieses Persönlichkeitsaspekts auf ihr eigenes, hochempfindliches Sensorium angewiesen. Um den Einfluss auf das Feuer-Element beurteilen zu können, müssen sie selbst mit dem Patienten „warm werden“. Kam es zu einer intensiven Veränderung, weil dadurch ein tiefes Bedürfnis befriedigt wurde? Schien der Patient den herrlichen Augenblick nur widerwillig verstreichen lassen zu wollen? War in seinem Geist-Shen eine Leere spürbar, die ihn abhält, Wärme und Zuwendung eines anderen voll genießen zu können? Der KF lässt sich wahrscheinlich eher auf diese Weise statt mit Fragen nach dem Temperaturverhalten von Patienten feststellen (➤ Kapitel 12).

11.5.4 Sinnesorgan und Körperöffnung

Auch wenn Sprechvermögen und Zunge im Deutschen weder als Sinn/Sinnesorgan noch als Körperöffnung verstanden werden, sind sie als solche eindeutig dem Feuer-Element zugeordnet.

Chinesisches Schriftzeichen

舌

Das chinesische Schriftzeichen für Zunge ist *She*. Sein unterer Teil symbolisiert einen offenen Mund und darüber ist eine ausgestreckte Zunge zu sehen (Weiger 1965, Übung 102C).

Zunge und Sprechen

Zwischen Zunge und Sprechen lassen sich zweierlei Verbindungen herstellen. Dass der Gebrauch der Zunge das Sprechen ermöglicht, ist offensichtlich und eine naheliegende Verbindung. Sprechen bezieht sich sowohl auf das Sprechvermögen (d. h. sich verbal bzw. in eigenen Worten äußern zu können) als auch auf die organische Fähigkeit, unter Beteiligung der Zunge Wörter zu bilden.

Die zweite Verbindung besteht zwischen Sprechen/Zunge und Herz. Als Hauptorgan des Feuer-Elements spielt das Herz eine wichtige Rolle, weil es sich zur Kommunikation mit anderen weitet und beim Austausch von liebevollen, warmherzigen Gefühlen Freude aufkommen lässt (vgl. den offenen Mund im chinesischen Schriftzeichen für Freude, *Xi*). Obwohl auch Berührungen und Blicke eine kommunikative Funktion erfüllen, ermöglicht üblicherweise eher die Sprache einen Einblick in das Innenleben eines Menschen und daher eine tiefer gehende Verständigung. In dem Zusammenhang ist Sprache ein wichtiges Kommunikationsmittel des Herzens.

Bei einem Mangel und daraus resultierender Labilität der Feuer-Energie fallen Therapeuten oft

Sprechstörungen auf, z. B. stockender Redefluss, Verstummen, Stammeln, Stottern, Wortverwechslungen sowie häufig Vergesslichkeit (in Bezug auf Namen und Begriffe).

Im Westen würden wir fragen: „Was genau stimmt da nicht?“ Für Chinesen ist klar, dass Sprechen und Zunge mit dem Feuer-Element (und besonders dem Herzen) verbunden sind und dass es deshalb behandelt werden muss, wenn noch weitere Anzeichen auf ein gestörtes Gleichgewicht hindeuten. Damit werden sich auch die Sprechstörungen wieder normalisieren.

Falls Sie sich nun fragen, ob bei allen Patienten mit Feuer-KF Sprechstörungen vorliegen, so lautet die Antwort: Nein. Sie können aber einen Hinweis auf ein gestörtes Gleichgewicht der Herz-Energie geben. Nur in Verbindung mit den vier Hauptresonanzen (Farbe, Klang, Emotion und Geruch) sind Sprachprobleme beweisend für einen Feuer-KF.

11.5.5 Körperstrukturen der Feuer-Energie – Blut und Blutgefäße

Von den Körpergeweben und -strukturen werden Blut und Blutgefäße dem Feuer-Element zugeordnet. Hinweise auf diese Resonanz finden sich in zahlreichen Quellen. Manchmal wird nur Blut erwähnt, doch in anderen Fällen (z. B. *Su Wen*, Kapitel 10 und Kapitel 44) sind es Blut und Gefäße.

Chinesisches Schriftzeichen

血脈

Das chinesische Schriftzeichen für Blutgefäße setzt sich aus den Zeichen für Blut, *Xue* (Weiger 1965, Übung 157D; beachte, dass die neue Pinyin-Bezeichnung *Xue* statt *Hsueh* lautet), und für Leitbahn oder Gefäß, *Mai* (Weiger 1965, Übung 65A und 125E), zusammen. Das Zeichen für Blut symbolisiert ein mit geweihter roter Flüssigkeit gefülltes Gefäß, das an den Heiligen Gral der westlichen Mythologie erinnert. Das Schriftzeichen für Gefäße gleicht dem für Wasser (➤ Kapitel 20), wobei aber die Hinzufügung des Fleisch-Symbols (Radikal) andeutet, dass es sich um eine Körperstruktur handelt.

Blut und Blutgefäße

Als Herrscher über Blut und Blutgefäße bildet die Herz-Energie das Bindeglied zwischen Herz-Organ, Körpergeweben und Körperstrukturen. Es kann hilfreich sein, sich Herz, Blut und Blutgefäße als ein (Herz-Kreislauf-)System vorzustellen. Das Herz pumpt Blut durch die Blutgefäße und sorgt so für einen ebenmäßigen Herz-Qi-Fluss, der sich in maßvoller Freude äußert. In der Vorstellung, dass das Herz über das Blut regiert, kommt auch zum Ausdruck, welche Rolle es für die Erzeugung von Blut und die Versorgung sämtlicher Körpergewebe (Ernährung und Befeuchtung mit Blut) hat. Der im Blut ansässige Geist-Shen (*Ling Shu,* Kapitel 32; Wu 1993) kann sich leicht eintrüben, wenn das Blut nicht gesund ist. Blut und Blutgefäße sind eng mit dem Feuer-Element verknüpft.

Trotzdem deuten spezifische pathologische Anzeichen nicht unbedingt auf einen Feuer-KF hin, da auch andere Elemente großen Einfluss auf Blut und Blutgefäße haben. Vor dem Hintergrund des oben skizzierten Zusammenhangs zwischen Herz, Blut und Blutgefäßen wird jedoch ersichtlich, dass Blut-/Kreislaufprobleme den Verdacht auf einen Feuer-KF stützen können.

11.5.6 Haare als Rudimente

Haare, Blut und Feuer-Haar werden auch als Überschuss oder Rest von Blut bezeichnet (Wiseman 1990, p. 76). Über das Blut sind Haar und Feuer-Energie miteinander verbunden. Da Blut nährt und befeuchtet, kann sich in der Beschaffenheit der Haare die Qualität der Blutversorgung zeigen. Das Blut wiederum erlaubt Rückschlüsse auf das Feuer-Element. Manchmal besteht ein unmittelbar einleuchtender Zusammenhang. Kurz vor der Periode kann das Haar einer Frau z. B. trockener und spröder werden, weil sich Menstruationsblut sammelt. Sobald sich ihr Blut im weiteren Verlauf des Menstruationszyklus erneuert hat, bessert sich auch die Haarqualität wieder. Wenn dagegen ein Mann einen Feuer-Blut-Mangel hat, ist der Zusammenhang weniger offensichtlich; seine ständig trockenen Haare werden leicht als Normalzustand angesehen.

11.5.7 Bitterer Geschmack

Chinesisches Schriftzeichen

苦

Das chinesische Schriftzeichen für bitter ist *Ku* (Weiger 1965, Übung 78B und 24F). Im oberen Teil sind „Pflanzen“ dargestellt, während der untere Teil besagt, dass etwas „durch zehn Münder gegangen, d. h. eine zehn Generationen zurückreichende Tradition“ ist. Damit ist hier vermutlich gemeint, dass alte oder verarbeitete Pflanzenteile oft einen bitteren Geschmack haben.

Bitter

Die chinesische Kräutermedizin schreibt bitterem Geschmack zwei Funktionen zu: Er soll Feuchtigkeit ausleiten bzw. trocknen oder Hitze-Fülle klären bzw. verteilen können. Bitter schmeckende Lebensmittel sind z. B. Kaffee, verbrannter Toast, Kürbiskerne, Rhabarber und Brunnenkresse. Das beste Beispiel sind Angostura-Bitter, die in vielen Bars ausgeschenkt oder mit Whisky gemischt werden. (Als pflanzlicher Hauptbestandteil von Bitterlikören wird Enzian in den Materia medica der chinesischen Kräuterheilkunde als *Long Dan Cao* geführt; indiziert ist es zum Klären von Feuchtigkeit und Hitze, die von der Leber erzeugt wurden.) Auch Bier schmeckt bitter, doch das Lieblings-Bittergetränk von Menschen mit einem Feuer-KF ist roter Campari.

Doch diese Vorliebe für Bitteres teilen nicht alle Menschen mit einem Feuer-KF. Daher ist bitterer Geschmack auch kein verlässlicher Indikator für einen Feuer-KF.

ZUSAMMENFASSUNG

- Im *Sheng*-Zyklus ist Feuer die Mutter von Erde und Holz die Mutter von Feuer. Im *Ke*-Zyklus kontrolliert Feuer Metall und wird selbst von Wasser kontrolliert.
- Ein Feuer-KF wird primär anhand der vier diagnostischen Zeichen (rote Farbe oder fehlende Gesichtsröte, lachender Unterton oder fehlendes Lachen in der Stimme, verbrannter Geruch und unausgewogene Freude) festgestellt.
- Ein Feuer-KF kann leicht zu Gefühlsschwankungen zwischen himmelhoch jauchzend und zu Tode betrübt führen.
- Durch ausgelassene Freude *(Xi)*, einen Schock *(Jing)* und durch Traurigkeit *(Bei)* kann das Feuer-Element leicht aus dem Gleichgewicht geraten.
- Sekundäre Resonanzen sind unter anderem Sommer, Hitze, Reife (als besondere Stärke) und bitterer Geschmack.

KAPITEL

12 Feuer – Organe

12.1 Einleitung

Mit seinen zwei Yin- und zwei Yang-Organen unterscheidet sich das Feuer-Element von allen anderen Elementen. Bei zwei dieser Organe handelt es sich nicht um Organe im üblichen Sinn, sondern um Funktionen. Die beiden Organe sind Herz und Dünndarm, während Herz-Kreislauf (Perikard) und Dreifacher Erwärmer eher als Organfunktionen aufzufassen sind.

Der Herz-Kreislauf ist auch als „herzschützendes" Perikard bekannt. Als Herzbeutel ist das Perikard eine physiologische Körperstruktur, wenn nicht gar ein Organ. Der Name des Dreifachen Erwärmers leitet sich von der Vorstellung ab, dass der Körper in drei „Brenner"-Räume unterteilt ist. Der Obere Brenner befindet sich oberhalb des Zwerchfells, der Mittlere Brenner zwischen Zwerchfell und Bauchnabel und der Untere Brenner liegt unterhalb des Nabels (➢ Abb. 12.1).

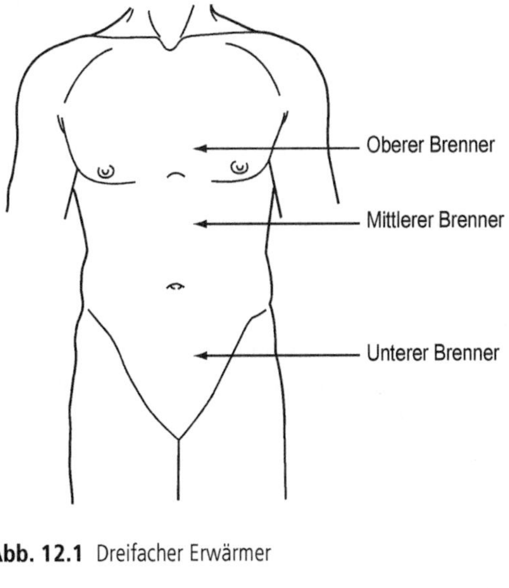

Abb. 12.1 Dreifacher Erwärmer

Tab. 12.1 Dem Feuer-Element zugeordnete Organe

	Organe	Organfunktionen
Yin	Herz	Herz-Kreislauf bzw. Perikard
Yang	Dünndarm	Dreifacher Erwärmer

Die vier „Organe" werden zu zwei Paaren mit jeweils einem Yin- und einem Yang-Organ des Feuer-Elements zusammengefasst – Herz mit Dünndarm und Herz-Kreislauf/Perikard mit Dreifachem Erwärmer (➢ Tab. 12.1). Gelegentlich bilden auch die Yin-Organe Herz und Perikard sowie die Yang-Organe Dünndarm und Dreifacher Erwärmer die Paare. Bei Vorliegen eines Feuer-KF wird meist eines der Yin/Yang-Paare behandelt, d. h. entweder Herz/Dünndarm oder Perikard/Dreifacher Erwärmer. Da sich aber bei manchen Patienten andere Kombinationen als klinisch wirksamer erweisen, muss diese Regel nicht strikt befolgt werden.

Im Folgenden befassen wir uns zunächst mit den zwei Yin-Organen/-Funktionen und im Anschluss mit den zwei Yang-Organen/-Funktionen.

12.2 Das Herz als höchster Beamter (Premierminister)

Chinesisches Schriftzeichen

心

Die chinesischen Schriftzeichen der meisten Organe enthalten zusätzlich das Symbol für „Fleisch" und deuten damit an, dass es sich um eine somatische Körperstruktur handelt. Bei *Xin*, dem Schriftzeichen für Herz, ist das anders (Weiger 1965, Übung

107A). Statt des Fleisch-Symbols zeigt es einen Raum und verdeutlicht damit, dass das Herz mehr ist als ein blutpumpender Muskel, nämlich ein Raum, der den Geist-Shen durchscheinen lässt. Das Herz steht eher für „sein“ als für „tun“.

Organfunktionen nach dem Su Wen

Im achten Kapitel des *Su Wen* heißt es: „Das Herz amtiert als oberster Herrscher und Monarch. Von ihm geht die geistige Ausstrahlung aus“ (Larre & Rochat de la Vallée 1992b, p. 33). Da von diesem Herrscher das Wohlbefinden der anderen Organe abhängt, steht das Herz zu allen in einer besonderen Beziehung. Im *Su Wen* (Kapitel 8) heißt es weiter:

Wenn der oberste Herrscher [Tugend] ausstrahlt, werden seine Untergebenen in Frieden leben. Dieser pflegliche Umgang mit dem Leben wird über Generationen Langlebigkeit verleihen und sein Reich in hellem Glanz erstrahlen lassen.

Wenn der oberste Herrscher aber keine Tugend ausstrahlt, werden die zwölf Verwalter in Gefahr sein und veranlassen, dass die Wege geschlossen und gesperrt werden, bis am Ende die Kommunikation abbricht und der Körper ernstlich geschädigt sein wird. Infolgedessen wird das Leben im Chaos versinken. In dieser Abstammungslinie werden alle Lebewesen unter dem Himmel von den größten Gefahren bedroht sein. (Larre & Rochat de la Vallée 1992b, p. 34)

Da jedes Organ von ihm regiert wird, ist das Herz so wichtig. Die anderen Organe sind mit Beamten am kaiserlichen Hof vergleichbar. Solange der Kaiser ruhig und gut herrscht, können seine Beamten ihre Pflicht erfüllen, wenn sich der Kaiser aber schwach oder beeinträchtigt zeigt, erledigen sie ihre Arbeit nicht mehr allzu gut.

Historisch galt der Kaiser von China als Halbgott. Die Menschen glaubten, durch den Kaiser und besonders durch sein *Ling* (Anhang) eine Verbindung zum Himmel und zu den Geistern/Seelen zu haben. Trotz seiner absoluten Autorität gegenüber den Untergebenen bestand die Rolle des Kaisers nur darin, den Willen des Himmels widerzuspiegeln. Auch ein uneingeschränkt gesundes Herz wird nichts weiter tun, als den Geist-Shen friedlich in sich ruhen zu lassen.

12.2.1 Shen – der Geist des Herzens

In sämtlichen Yin-Organen ist ein bestimmter „Geist“ gespeichert. Im Herzen ist der Geist-Shen zu Hause.

Chinesisches Schriftzeichen

神

Das chinesische Schriftzeichen für den Geist-Shen besteht aus zwei Teilen. Links ist das Zeichen *Shih* zu sehen, das so viel wie „vom Himmel kommender Zustrom“ bedeutet (Weiger 1965, Übung 3D). Die rechte Hälfte vermittelt mit *Shen* die Vorstellung von „zwei Hände[n], die ein Seil spannen, im Sinne von strecken, dehnen oder Expansion“ (Weiger 1965, Übung 50C). Beides zusammen hilft uns, die Kraft des Geistes (Shen) besser zu verstehen. Er strömt vom Himmel herab und kann sich mit unendlich expansiver Kraft in und aus uns heraus entfalten.

Funktionen des Geist-Shen

Geistige Ausstrahlung

Die geistige Ausstrahlung des Shen zeigt sich im funkelnden Glanz der Augen, der inneren Vitalität und der Lebensfreude eines Menschen und im wachen Bewusstsein. In dem hellen, in chinesischen Schriften als *Shen Ming* bezeichneten Strahlen kommen das Glühen und Strahlen des inneren Feuers zum Ausdruck. Therapeuten registrieren oft, dass *Shen Ming* nach einer Behandlung der Feuer-Organe viel stärker erscheint. Die Augen strahlen mehr, die geistige Verfassung ist ruhiger geworden, die Pulsqualität hat sich verbessert. Diese Veränderung erinnert an die Beschreibung des Herzens: Wie ein leerer Raum ist es da und braucht nichts weiter zu tun, als einfach nur da zu sein, um Einfluss auszuüben.

Wenn das leuchtende Licht des Geistes (Shen Ming) im Formlosen/Immateriellen gespeichert ist und die Essenz des Geistes (Jing Shens) zur höchsten Authentizität zurückfindet, wird das Auge strahlen und nicht länger nur auf Sehen ausgerichtet sein, das feine Gehör wird nicht mehr nur zum Hören dienen. Dann breitet sich auch das Herz aus und lässt seine Energie weit und breit verströmen, ohne länger Bedenken und Kummer in sich zu tragen. (*Huainanzi*, Kapitel 8; Larre & Rochat de la Vallée 1995, p. 88)

Beziehung zu anderen geistigen Energien

Mit jedem Yin-Organ wird ein bestimmtes geistiges Potenzial assoziiert. Shen ist nicht nur die geistige Kraft des Herzens, sondern des ganzen Feuer-Ele ments. Den anderen Elementen werden folgende geistige Energien zugeordnet:

- Holz – spirituelle bzw. Wanderseele *(Hun)*
- Erde – Verstand oder Intellekt *(Yi)*
- Metall – animalische bzw. Körperseele *(Po)*
- Wasser – Willenskraft *(Zhi)*.

Zu den Aufgaben des Geist-Shen gehört auch die Beaufsichtigung oder Anleitung der anderen geistigen Energien. Das bedeutet, dass deren volle Entfaltung in gewisser Weise vom Zustand des Geist-Shen abhängt. Nur unter der Voraussetzung, dass der Geist-Shen gesund ist, werden sie perfekt funktionieren können.

Sonstige Funktionen

Der im Herzen gespeicherte Geist-Shen hat noch spezifischere Funktionen. Wie viele andere Organfunktionen in der chinesischen Medizin betreffen sie nicht ausschließlich das Herz. Ihre Erfüllung obliegt zwar in erster Linie dem Geist-Shen, doch auch die Energien der anderen Organe beeinflussen sie mit.

Der Geist-Shen wirkt sich auf das Schlafverhalten und besonders auf das Einschlafen aus. Während er tagsüber aus sich herausgeht und sich von der Außenwelt in Anspruch nehmen lässt, zieht er sich nachts, wenn es Zeit zum Ausruhen ist, ins Herz zurück und begibt sich im Herz-Blut zur Ruhe. Wenn aber kein harmonischer Zustand herrscht, kann er sich nicht im Herz-Blut „verwurzeln", sondern irrt ruhelos und erregt umher. Das ist in etwa so wie bei einem Hund, der ständig Kreise um seine Schlafdecke dreht, weil er nicht zur Ruhe kommt. Erst wenn sich der Geist-Shen beruhigt, ist an Einschlafen zu denken. Geistige Unruhe kann auch dazu führen, dass aus dem Unbewussten Träume ins Bewusstsein hochsteigen und den Schlafenden aufwecken.

Der Geist-Shen beeinflusst auch unser Kurzzeitgedächtnis. Dass er verstört oder in anderer Weise beeinträchtigt ist, zeigt sich häufig in Vergesslichkeit; wir wissen z. B. nicht mehr, was wir in einem anderen Raum suchen wollten, wo wir Stift oder Autoschlüssel hingelegt haben oder wie jemand heißt, dem wir gerade vorgestellt wurden. Zerstreut, unkonzentriert, diffus oder geistesabwesend sind gängige Begriffe, um diesen Zustand zu beschreiben. Im Alter, bei Ärger oder wenn man sich mit anderen Dingen herumschlägt, wird es oft noch schlimmer.

Auch logisches Denkvermögen und Bewusstseinsklarheit werden vom Geist-Shen gesteuert. Mit logischem Denkvermögen ist die Fähigkeit gemeint, sein Denken konzentriert und ohne Umschweife auf ein Ziel zu richten. Wenn der Geist-Shen schwach oder erregt ist, kann es leicht passieren, dass die Gedanken abschweifen. Eine ähnliche Funktion wie das logische Denkvermögen hat auch ein glasklares Bewusstsein. Wer schon einmal meditiert hat, weiß, wie gern die Aufmerksamkeit umherwandert, ab und zu verschwimmt und wie aus einem Nebel wieder auftaucht. Bei einem epileptischen Anfall oder im Koma kann sich das Bewusstsein eintrüben oder schwinden (Bewusstseinsverlust, Ohnmacht), so dass der Geist-Shen keinen „Wohnsitz" mehr hat. Die gleichzeitig zu beobachtende fahle Blässe („fehlende Gesichtsröte") ist ein Zeichen, dass das Feuer-Element aus dem Gleichgewicht geraten ist.

12.2.2 Gestörtes Gleichgewicht der Herz-Energie

In der Fünf-Elemente-Konstitutionsakupunktur wird die Diagnose vorwiegend anhand der vier diagnostischen Kriterien Farbe, Klang, Emotion und Geruch gestellt. Selbst wenn sie Aufschluss über den konstitutionellen Faktor (KF) einer Persönlichkeit geben können, lässt sich nicht ableiten, welches Organ primär betroffen ist. Das ist im Fall des Feuer-Elements besonders wichtig, weil ihm nicht nur zwei, sondern gleich vier Organe/Funktionen zugeordnet werden. Entscheidend ist die Pulsdiagnose, doch auch die Art der Symptome kann diagnostisch weiterführen.

Besonders wenn der Geist-Shen beeinträchtigt ist, kann innerer Kontrollverlust das typische Kennzeichen für eine Funktionsstörung der Herz-Energie sein. Einschlafstörungen und ein von lebhaften Träumen unterbrochener Schlaf sind häufige Begleiterscheinungen. Ein akuter Schockzustand vermittelt einen guten Eindruck, wie sich eine Eintrübung des Herz-Shen im Extremfall bemerkbar machen könnte, z. B. mit äußerst starken Gefühlsschwankungen, unkontrollierbarem Weinen und tiefster Verzweiflung. Die emotionale Labilität liefert den Schlüssel zur Diagnose und zeigt, wie schwer es den Patienten fällt, bei den intensiven Qi-Bewegungen, die ein leichter Schock oder Streit auslösen kann, ein stabiles Gleichgewicht zu bewahren. Das gilt zwar besonders, wenn sie Beziehungsprobleme haben, aber auch unter anderen Umständen. „Nah am Wasser gebaut", so dass sie plötzlich in Tränen ausbrechen, sind sie meist nur vorübergehend. Besonders intensiv werden Ablehnung oder Zurückweisung durch andere Menschen empfunden. Manche Patienten geraten auch in Panik und spüren eine starke Beklemmung in der Brust.

12.3 Perikard

Chinesisches Schriftzeichen

心包

Xin Bao, das chinesische Schriftzeichen für das Perikard, symbolisiert links mit *Xin* das Herz (s.o.) und rechts mit *Bao* eine Umhüllung, die es schützt und hält (Weiger 1965, Übung 54B). Das erklärt die Übersetzung von Perikard mit Herzbeutel. [Anm. d. Übers.: Die Bezeichnung Herz-Kreislauf lässt sich nicht so einleuchtend erklären wie im Englischen Heart-Protector.]

Definition nach dem Su Wen

Im achten Kapitel des *Su Wen* wird das Perikard folgendermaßen beschrieben:

Der Herzbeutel (Perikard) repräsentiert die Staatsbeamten, die Freude und Vergnügen bereiten können. (Anonymous 1979b, p. 24)

(Offensichtlich hatten chinesische Staatsbeamte während der Han-Dynastie ein besseres Image als heutzutage!)

Dass es „die Staatsbeamten repräsentiert", legt die Vermutung nahe, dass das Perikard im Dienste des Herzens die Aufgabe hat, auf es aufzupassen und es zu schützen. Auch das unterstreicht, weshalb das Perikard im Englischen als Heart-Protector (Herzbeschützer) bezeichnet wird. Es fragt sich nur, wieso es „Freude und Vergnügen bereiten" kann. (Anm.: Im *Su Wen* wird die Perikard-Funktion noch als *Tan Zhong,* d. h. Qi-Zentrum im Brustraum, aufgefasst, bevor später ihr herzschützender Aspekt *Xin Bao* bekannter wird.)

12.3.1 Funktion des Perikards

Schutz für das Herz

Das Perikard fungiert als Leibwächter des Herzens, das als oberster Staatsbeamter dem Kaiser eines Feudalstaats gleicht, der halb Gott und halb Mensch nichts weiter als die spirituelle Verbindung zwischen Himmel und Erde darzustellen hat. Für diese vornehme Rolle benötigt er Schutz. Es ist ausgeschlossen, dass Untertanen ihre Beschwerden gleich dem Kaiser vortragen dürfen. Zur Abschirmung des Herzens entscheidet das Perikard darüber, wer vorgelassen wird und wer draußen bleiben muss.[1] Wenn das

[1] Zeitgenössische Lehrbücher der chinesischen Medizin suggerieren vielfach, dass Herz und Perikard identische Funktionen haben könnten. Im Gegensatz dazu lehrt die Erfahrung von Therapeuten der Fünf-Elemente-Theorie, dass es einen Unterschied macht, ob ein Feuer-KF über Perikard oder Herz behandelt wird. Wenn er sich seiner Diagnose eines Feuer-KF sicher ist, muss der Therapeut unbedingt feststellen, welches Organ die wichtigere Rolle spielt. Aufgrund der Erfahrung lässt sich also folgern, dass beide Organe unterschiedliche Funktionen haben müssen (➤ Kapitel 45).

Herz gut geschützt ist, können Freude und Vergnügen aufkommen.

Funktionsweise

Die Ausübung dieser Funktion setzt Flexibilität beim Perikard voraus, denn enge Freunde, Berater und Vertraute müssen vorgelassen, Fremde und feindselige Bittsteller dagegen abgewiesen werden. Die Funktionsweise des Perikards gleicht einer Flügeltür, die den richtigen Leuten offen steht und sich vor anderen verschließt. Wenn wir uns den Tagesablauf einer Mutter vorstellen, so könnte sie z. B. die Rechnung eines Lieferanten bezahlen, in die Sprechstunde eines Lehrers gehen, sich zum Mittagessen mit einer alten Schulfreundin treffen, mit einem unfreundlichen Nachbarn über das Haustier streiten, mit den Kindern über die Schule reden und abends noch mit dem Ehemann plaudern, nachdem die Kinder ins Bett gegangen sind. Sie wird sich nicht immer in derselben Offenheit äußern, sondern von Fall zu Fall feine Unterschiede machen. Mit der Freundin wird sie sicher über andere Dinge sprechen als mit dem Lieferanten. Bei normaler Funktionsweise des Perikards wird wohldosierte Offenheit zu einem „angemessenen Verhalten“ in der jeweiligen Situation führen.[2] Wenn die Perikard-Funktion geschwächt ist, zeigt sich oft ein fehlendes Gespür für den Gesprächsrahmen.

Die Perikard-Funktion lässt sich ganz einfach mit einer Flügeltür vergleichen, die dauernd offen oder verschlossen sein kann. Menschen, bei denen sie ständig weit auf steht, sind leicht verletzlich und neigen zu unangemessenem Verhalten. Wenn sie sich z. B. verlieben und noch am selben Tag heiraten wollen, klingt das romantisch, wäre aber etwas überstürzt. Statt geschützt zu werden, liegt das Herz frei und ist anfällig für die starken Emotionen, die im vorhergehenden Kapitel beschrieben wurden.

Andererseits kann anhaltende Abschottung durch das Perikard aber auch verhindern, dass Menschen andere an sich heranlassen und tiefer empfundene Bindungen eingehen. Infolgedessen fällt es ihnen schwer, Freunde zu finden, Beziehungen aufzubauen und sich zu öffnen, um von anderen Liebe und Wärme entgegengebracht zu bekommen. Manchmal scheint es, als hätten sie sich seltsamerweise selbst zu ausschließlich oberflächlichen Kontakten verpflichtet. Daraus kann ein „Mangel an Freude“ bzw. Freudlosigkeit resultieren (➤ Kapitel 11).

Beziehung zum Ming Men

Dass die Fünf-Elemente-Konstitutionsakupunktur im Feuer-Element die Quelle der Körperwärme sieht, steht in gewissem Widerspruch zu der stärker von Yin/Yang beeinflussten Theorie, der zufolge die Körperwärme aus dem *Ming Men* oder „Tor der Vitalität“ der Nieren stammt.

Auch durch seine Vermittlerfunktion zwischen Herz und Nieren *(Ming Men)* stellt sich das Perikard in den Dienst des Herzens. Interessanterweise wird der *Ming Men* manchmal als „ministerielles Feuer“ bezeichnet. Unter diesem Gesichtspunkt arbeiten Perikard und *Ming Men* eng zusammen, denn das Perikard sorgt für eine Verbindung zwischen dem Qi des *Ming Men* und dem Herzen, indem es das angeborene und erworbene Qi sowie die Essenz transformiert und harmonisiert. Für das geistige und seelische Wohlergehen eines Menschen ist ein harmonisches Verhältnis zwischen Herz und Nieren sehr wichtig (Larre et al. 1986; dort wird die Beziehung zwischen Herz, Perikard, *Ming Men* und Nieren erläutert). In Zusammenhang mit dem Dreifachen Erwärmer wird noch einmal näher auf den *Ming Men* eingegangen (➤ Kapitel 12.5).

12.3.2 Gestörtes Gleichgewicht des Perikards

Wegen der großen Ähnlichkeit lassen sich die Funktionen von Perikard und Herz oft kaum auseinanderhalten. Theoretisch kann es dem Herzen nicht schlecht gehen, solange das Perikard gesund bleibt. Doch in der Praxis gibt es konstitutionelle Herzstö-

[2] Manche Autoren führen zu jedem Element eine „Tugend" oder Stärke an. Kaptchuk (2000, p. 439) bezeichnet „Anstand oder Rechtschaffenheit" als Stärke von Feuer. Wir glauben, dass „Tauglichkeit" oder „Richtigkeit" durch das Zusammenwirken von Herz und Perikard zustande kommt.

rungen, die eine Fokussierung der Behandlung auf das Herz nötig machen können.

Dass primär das Perikard behandelt werden muss, zeigt sich am deutlichsten, wenn Patienten ihr Herz nicht mehr ausreichend vor einem Gefühl von Zurückweisung schützen können, weil ihre Abwehr schwer gestört ist. Häufige Behandlungsindikationen sind daher Überempfindlichkeit und leichte Verletzlichkeit. Wer sein Herz „auf der Zunge“ trägt, wird im Leben häufiger Ablehnung zu spüren bekommen. Trotz schmerzlicher Erfahrungen ist das Bedürfnis, geliebt zu werden, bei manchen Menschen aber so stark, dass sie bei schon bei vagen Anzeichen Intimität erzwingen wollen.

Andere können ihre Zurückweisung so schmerzlich empfunden haben, dass sie alles dafür geben, solche Gefühle nie wieder erleben zu müssen. Da sie nicht bereit sind, sich erneut dem Risiko auszusetzen, verzichten sie auf intime Beziehungen und führen lieber ein reduziertes Leben, statt weiter Schmerzen zu ertragen. In solchen Fällen werden oft Haustiere zum engsten und verlässlichen Begleiter.

12.4 Dünndarm – Trennung von Reinem und Unreinem

Chinesisches Schriftzeichen

小腸

Xiao Chang, das chinesische Schriftzeichen für Dünndarm, besteht aus zwei Teilen. Links ist *Xiao,* das Symbol für klein, und rechts ist *Chang* zu sehen. *Chang* setzt sich aus dem Symbol für Fleisch (weist auf eine Körperstruktur hin) und dem Zeichen für Yang (d. h. ein Organ mit viel Bewegung und starker Aktivität) zusammen (Weiger 1965, Übung 18H *[Xiao],* 65A [*Jou*, Fleisch] und 101B [*Yang*]).

Organfunktionen nach dem Su Wen

Im achten Kapitel des *Su Wen* heißt es:

Der Dünndarm ist dafür verantwortlich, Dinge in sich aufzunehmen und zum Erfolg zu führen. Aus ihm stammen transformierte Substanzen. (Larre & Rochat de la Vallée 1992b, p. 107)

Dieses Zitat vermittelt uns eine Vorstellung davon, wie Material aus einem anderen Organ aufgenommen und umgewandelt (transformiert) wird, um durch einen Trennungsprozess auszusortieren, was zurückbehalten und was ausgeschieden werden soll. Dies könnte genauso gut eine Kurzbeschreibung der Dünndarmfunktion aus westlicher Sicht sein.

12.4.1 Dünndarm-Funktionen

Körperliche Ebene

Aus dem Magen gelangt aufbereitete (reife) Nahrung nebst Flüssigkeit und Abfallprodukten in den Dünndarm, wo reine und unreine Substanzen getrennt werden. Sämtliche Nahrung und Flüssigkeit, die wir zu uns nehmen, muss im Zuge der Verdauung transformiert und aussortiert werden. Während die relativ reine Flüssigkeit zur Reabsorption in die Blase geleitet wird, muss der unreine Rest über den Dickdarm ausgeschieden werden (beachte, dass von Organfunktionen und nicht vom tatsächlichen Weg der Flüssigkeiten die Rede ist). Die Nährstoffe gehen ins Blut über und die Abfallprodukte werden in den Dickdarm weiter transportiert. Aus dem chinesischen Schriftzeichen ist ersichtlich, dass aktive Yang-Energie und damit Wärme für die Dünndarm-Funktionen benötigt wird.

Geistig-seelische Ebene

Unter Nahrung ist nicht allein die materielle, körperliche Nahrung zu verstehen. Auch unser Geist und unsere Seele brauchen ständig Nahrung. Was unsere geistige Nahrung betrifft, so haben wir in der heutigen Welt allerdings mehr denn je zuvor in der Menschheitsgeschichte auszusortieren. Die Welt verändert sich rasch. Vor uns breitet sich ein unüberschaubares Angebot an unterschiedlichen Lebensweisen, Lesestoffen, Hörmodalitäten, Urlaubsorten, Arbeitsmöglichkeiten, Mode, Freizeit-, Sportaktivitäten, Unterhaltung und Lebensmitteln aus. Hinsichtlich unserer seelischen (spirituellen) Nahrung sind wir viel mehr noch als vor hundert Jahren einer Vielzahl von Einflüssen ausgesetzt. Im Westen gab es nie zuvor so viele Wahlmöglichkeiten in Bezug auf das, was wir aufnehmen oder ausschließen wollen, was wir uns einverleiben oder loslassen wollen. Als zwei typische Betätigungen im modernen Leben setzen Einkaufen und Fernsehen den Dünndarm ständig unter Druck.

Ein Punkt auf dem Dünndarm-Meridian (Dü 11) wird als „Himmlische Ahnen" bezeichnet. Dazu erzählt man sich die Geschichte, dass nach Erschaffung der Welt und der Aufteilung von Yin und Yang die Himmlischen Ahnen beauftragt wurden, Yin und Yang auseinanderzuhalten, damit sie nicht mehr zu einer Einheit verschmelzen konnten (weitere Dünndarm-Punkte ➤ Kapitel 40). Da der Dünndarm Reines von Unreinem trennt, spielt er eine wichtige Rolle für das Unterscheidungsvermögen (Diskriminationsfähigkeit). Wenn wir den Sprüchen, Witzen und Sorgen anderer Menschen zuhören, merken wir manchmal, dass wir nicht imstande sind, Reines von Unreinem, Klares von Trübem oder das, was wir behalten müssen, und das, von dem wir uns trennen sollten, zu unterscheiden.

Die mangelnde Unterscheidungsfähigkeit zwischen Reinem und Unreinem kann bedeuten, dass man leicht verwirrt oder unentschieden wird. Wenn die Gallenblasen-Funktion gestört ist, haben Patienten oft Schwierigkeiten, sich zwischen zwei oder mehr Möglichkeiten zu entscheiden. Wenn sie aber darum kämpfen müssen, überhaupt zu erkennen, dass sie eine Wahl treffen sollten, liegt vermutlich eine Störung der Dünndarm-Funktion vor. Ihre Ambivalenz ist oft so ausgeprägt, dass sie sich nur schwer auf eine Vorgehensweise festlegen können, weil ihnen dauernd das Pro und Kontra im Kopf herumschwirrt.

12.4.2 Dünndarm und Beziehungen

Es mag den Anschein erwecken, als seien immer Herz und Perikard aus dem Gleichgewicht, wenn bei einem Patienten Beziehungsstörungen das Hauptthema sind. Doch auch der Dünndarm kann bei Beziehungsproblemen eine wichtige Rolle spielen. In Beziehungen gibt es Zeiten, in denen sich eine große Nähe entwickelt und die Partner nahezu verschmelzen, aber auch Zeiten der Abgrenzung, in denen sich die Aufmerksamkeit wieder mehr anderen Menschen zuwendet. Dieses Hin und Her kann eine starke Belastung für den Dünndarm bedeuten, der Reines und Unreines trennen muss.

Die Belastung des Dünndarms kann mit unterschiedlichen Gemütszuständen verbunden sein. Das Durcheinander im Kopf macht es Betroffenen oft unmöglich, Entscheidungen zu treffen oder herauszufiltern, was als Nächstes zu tun wäre. Manchmal sind sie auch (zu Recht) überzeugt, von anderen nicht verstanden zu werden, ohne sich aber klarzumachen, dass es an ihren konfusen Bemerkungen liegt.

FALLBEISPIEL

Das folgende Zitat stammt von einem Patienten mit Feuer-KF, der hauptsächlich auf dem Dünndarm behandelt wurde. „Bestimmte Frauen finde ich einfach umwerfend, obwohl sie vom Typ überhaupt nicht zu mir passen. Ich weiß, dass ich eine Dummheit begehe – und lasse mich trotzdem dazu hinreißen."

Ein gestörtes Gleichgewicht des Dünndarms kann auch zu einem extremen Bedürfnis nach Reinheit führen. Auf diese Menschen übt die Reinheit von Nahrung, Wasser, Luft, Geist, spirituellen oder sportlichen Übungen eine starke Anziehungskraft aus.

12.5 Dreifacher Erwärmer – für Balance und Harmonie zuständig

Chinesisches Schriftzeichen

三焦

San Jiao, das chinesische Schriftzeichen für den Dreifachen Erwärmer, besteht aus zwei Teilen. Mit den drei Linien links (*San*) wird die Zahl Drei dargestellt, während rechts *(Jiao)* ein Vogel mit kurzem Schwanz – vermutlich ein Hähnchen – über den Flammen geröstet wird. Das Schriftzeichen soll wohl symbolisieren, dass der Dreifache Erwärmer den drei Brennern (San Jiao) Wärme und Nahrung zuführt (Weiger 1965, Übung 3A und 126A). Dass es sich nicht um ein Körperorgan handelt, lässt sich aus dem Fehlen des Fleisch-Symbols folgern.

Die drei Brenner (San Jiao)

Der Dreifache Erwärmer ist Funktion, aber kein Organ. Denn man kann nicht auf eine bestimmte Körperstruktur zeigen und behaupten: „Das hier ist der Dreifache Erwärmer." Es gibt allerdings drei Räume, die als „Brenner" bezeichnet werden. Dahinter verbirgt sich die Vorstellung, dass in ihnen eine ähnliche Transformation stattfindet wie z. B. beim Garen von Fleisch, um es genießbar zu machen, oder der Hitzetrocknung von Kräutern, um ihre Eigenschaften zu verändern. Jeder der drei Brenner oder Transformationsräume hat eine besondere Lage und Funktion in dem Prozess, der sich von der Aufnahme von Nahrung, Wasser und Luft in den Körper über ihre Umwandlung und Auftrennung bis zur Resorption des verwertbaren und Ausscheidung des restlichen Anteils vollzieht.

Der Obere Brenner der San Jiao befindet sich im Brustraum und umfasst Herz, Lunge und Perikard. In Höhe des Zwerchfells liegt der Raum des Mittleren Brenners, der Magen, Milz, Leber und Gallenblase einschließt. Im unteren Abdominalbereich befindet sich der Untere Brenner mit Dünndarm, Dickdarm, Blase und Nieren (➢ Kapitel 24 zur Diagnose von Störungen der Wärmefunktion des Dreifachen Erwärmers). Manche Autoren sind der Ansicht, dass die Leber eher zum Unteren als zum Mittleren Brenner gehört.

Hinsichtlich der Flüssigkeiten ist zu sagen, dass sich im Oberen Brenner ein feiner Nebel bildet. Der Mittlere Brenner ist mit trübem Einweichwasser oder einer schlammigen Pfütze vergleichbar, und der Untere Brenner wird mit einer Sickergrube verglichen (➢ Tab. 12.2).

Darstellung im Su Wen

Im achten Kapitel des *Su Wen* heißt es:

Der Dreifache Erwärmer ist für die Öffnung der Kanäle/Durchflüsse und die Bewässerung zuständig. Von ihm geht die Flüssigkeitsregulierungaus. (Larre & Rochat de la Vallée 1992b, p. 129)

„Öffnung der Kanäle und Bewässerung" sind die Hauptaussage in diesem Satz. Flüsse haben in China eine besondere Bedeutung. Vom Hochwasserschutz und von der Nutzung von Flusswasser zur Bewässerung hängt das Wohl von Millionen Menschen ab. Ein chinesischer Autor meint, dass die Grundidee der Akupunktur in den Köpfen der Menschen entstanden sein muss, die den Gelben Fluss reguliert haben. Das bezieht sich auf die berühmte Geschichte vom Großen Yu, der von Kaiser Shun mit dem Hochwasserschutz für den Gelben Fluss beauftragt wurde. Nach 13 Jahren war er so erfolgreich, dass Kaiser Shun abdankte und seinen Thron dem Großen Yu überließ, der dadurch zum ersten Kaiser der Xia-Dynastie (ca. 2000–1500 v. Chr.) aufstieg (Xinghua & Baron 2001).

Tab. 12.2 Die drei Brenner (San Jiao)

Ähnlichkeit mit	Wichtige Organe	Organfunktionen
Feinem Nebel	Lunge	Verteilung von schützendem Qi
Einweichwasser	Magen, Milz	Transformation, Zersetzung und Reifung, Transport
Sickergrube	Nieren, Dünndarm, Blase und Dickdarm	Trennung von Reinem und Unreinem; Aufnahme, Speicherung und Ausscheidung von Urin; Wasserresorption aus festen Abfallprodukten und danach Ausscheidung

12.5.1 Funktionen des Dreifachen Erwärmers

Flüssigkeitstransport durch die San Jiao

Da er den Flüssigkeitsstrom in den drei Brennern *(San Jiao)* reguliert, ist der Dreifache Erwärmer so etwas wie ein Leitender Wasserbauingenieur. Eine Funktionsstörung bzw. ein gestörtes Gleichgewicht im Dreifachen Erwärmer äußert sich häufig nur indirekt, indem sich z. B. die Verteilung des schützenden Qi durch die Lunge oder Zersetzung und Aufbereitung (Reifung) der Nahrung durch den Magen verschlechtern. Das zeigt, wie wichtig es ist, den konstitutionellen Faktor (KF) zu diagnostizieren. Therapeutisch hat nämlich die Behandlung des KF Vorrang vor der scheinbaren Funktionsschwäche eines Organs.

Verteilung des Yuan-Qi

Yuan-Qi ist ein Qi, das sich vom *Jing* herleitet und über die *Yuan*-(Quell-)Punkte bei der Akupunktur erreichbar ist (➤ Kapitel 36). Von den Nieren gelangt es zum Dreifachen Erwärmer und wird von ihm über die drei Brenner in die Leitbahnen und besonders zu den *Yuan*-(Quell-)Punkten an den Handgelenken und im Knöchelbereich der Füße weitergeleitet. Die Verteilung des *Yuan*-Qi gleicht der oben beschriebenen Flüssigkeitsregulierung. Daher lässt sich verallgemeinernd sagen, dass der ungehinderte Qi-Fluss im Körper und vor allem im Bereich der *San Jiao* eine Teilfunktion des Dreifachen Erwärmers ist (Birch 2003).

Weil Qi auch Wärme bedeutet, umfasst die Untersuchung der *San Jiao* eine Überprüfung der Hauttemperatur über den drei Brennern (➤ Kapitel 24), um sie als normal, warm oder kühl einzuschätzen. Wenn sich z. B. die Haut über dem Mittleren Brenner kühl anfühlt, könnte eine Funktionsstörung von Magen, Milz, Leber oder Gallenblase vorliegen. Möglicherweise wird aber auch die Flüssigkeitspassage vom Dreifachen Erwärmer nicht richtig reguliert, so dass Qi und Körpertemperatur im unteren Bereich bleiben bzw. sinken. Die Bezeichnung als „zuständig für Balance und Harmonie" bringt genau auf den Punkt, wie wichtig die regulierenden Funktionen des Dreifachen Erwärmers sind (Felt & Zmiewski 1989, p. 19).

12.5.2 Körperwärme

Nach der Fünf-Elemente-Theorie sind weitgehend die Organe des Feuer-Elements dafür verantwortlich, das zur Erzeugung und Aufrechterhaltung von Leben benötigte Yang-Qi bereitzustellen. Ohne Wärme gäbe es kein Leben. Die chinesische Medizin schreibt dagegen dem „Tor des Lebens" *(Ming Men)* die Funktion zu, Körperwärme zu erzeugen. In Kapitel 36 des *Nan Jing* heißt es:

Die zwei Nieren fungieren nicht beide als Nieren. Die linke ist die Niere und die rechte ist das „Tor des Lebens", Ming Men. (Unschuld 1986)

Nachdem *Ming Men* jahrelang nur für eine Nieren-Funktion gehalten worden war, dachte man ab der Ming-Dynastie anders darüber. Im *Nan Jing* (Kapitel 36) wurde postuliert, dass *Ming Men* dort ist, wo die Geist-Essenz *(Jing-Shen)* ihren Sitz hat (Unschuld 1986).

Während *Jing* in den Nieren (Wasser-Element) residiert, ist der Geist-Shen jedoch im Herzen (Feuer-Element) zu Hause. Zhang Jiebin versichert, dass sich *Ming Men* „zwischen beiden Nieren" befinde und „das Organ von Wasser und Feuer" sei (Anonymous 1979a). Zhao Xian He bezeichnete *Ming Men* als „ministerielles Feuer" *(Xiang Huo)*, d. h. mit demselben Begriff, der auch auf die Doppelfunktion von Perikard und Dreifachem Erwärmer angewandt wird (Maciocia 1989, p. 98).

In Kapitel 66 des *Nan Jing* wird der Bereich zwischen den Nieren als Sitz des Dreifachen Erwärmers ausgewiesen. Auch wenn er keine materielle, körperliche Form *(Xing)* hat, wurde sein Energiezentrum schon immer in diesen Bereich projiziert. Obwohl sich das *Nei Jing* nur auf seinen Anteil an der Flüssigkeitsverteilung im Körper konzentriert (z. B. *Su Wen*, Kapitel 8), spielt er bei der Wärmeversorgung des Körpers eine entscheidende Rolle (Mole 1994). Li Shi-Zhen beschrieb den Dreifachen Erwärmer als „Funktion des *Ming Men*" (Matsumoto & Birch 1988, p. 125) und für Zhang Jiebin stand fest:

Als Fu[-Organ] für die gesamte Drainage und Bewässerung der Mitte sammelt und schützt der Dreifache Erwärmer zugleich auch alles Yang. (Larre & Rochat de la Vallée 1992a, p. 44)

Der Japaner Sawada formulierte es so:

Wie können wir den Dreifachen Erwärmer beschreiben? Als Brenner erzeugt er Wärme. Seine Wärme/ Hitze ist das Feuer und das Feuer ist die Körpertemperatur. Daher ist er auch ein Regler der Körpertemperatur. (Matsumoto & Birch 1988)

In Übereinstimmung mit anderen Vertretern der Fünf-Elemente-Theorie betont auch die Konstitutionsakupunktur, dass die Fünf Elemente – besonders Dreifacher Erwärmer und Perikard – für die Erzeugung von Körperwärme wichtiger sind als die Nieren.

12.6 Tageszeit der Organaktivität

Jedem Organ wird eine bestimmte Tageszeit zugeordnet, in der seine Qi-Aktivität den Höchststand erreicht. Für die vier Feuer-Organe gelten folgende Intervalle:

- Herz 11–13 Uhr
- Dünndarm 13–15 Uhr
- Perikard 19–21 Uhr
- Dreifacher Erwärmer 21–23 Uhr.

Dass besonders nachts in der Zeit von 23 Uhr–1 Uhr morgens, wenn die Herzaktivität am schwächsten ist, Fälle von Herzversagen auftreten, können viele Krankenschwestern und Ärzte bestätigen. Dagegen ereignen sich Herzattacken – durch zu großen Energieaufwand – häufiger in der Mittagszeit (Beinfield & Korngold 1991, p. 91).

Menschen mit geschwächter Perikard-Energie spüren oft, dass ihre Vitalität gegen Abend zunimmt. Denn die Abende waren schon immer Zeiten des geselligen Beisammenseins, in denen neue Bekanntschaften gemacht werden können.

12.7 Beziehung zwischen Herz, Perikard, Dünndarm und Dreifachem Erwärmer

Herz und Perikard stehen in einer klar definierten Beziehung zueinander. Als höchste Kontrollinstanz ist das Herz halb menschlich und halb göttlich. Dieser Erste Beamte im Staat residiert in einem Palast, der den Geist-Shen beherbergt und seinen Leuten den Kontakt zum Göttlichen vermittelt. Wegen seiner Empfindsamkeit braucht das Herz Schutz. Deshalb gibt es das Perikard, das zur besseren Abschirmung des Herzens den Kontakt mit der Außenwelt kanalisiert, d. h. sich gegenüber Einflüssen von außen öffnet oder verschließt. Das Herz regiert und wird vom Perikard geschützt.

Der Dünndarm teilt sich einige Aufgaben mit dem Perikard. Da er Unreines und Reines trennt, wird das Herz zusätzlich geschützt und kann weiterhin als moralisch einwandfreie oberste Kontrollinstanz walten.

Der Dreifache Erwärmer muss den Durchfluss durch die drei Brenner *(San Jiao)* aufrechterhalten und demnach für Harmonie sorgen. Wenn Herz und/oder Perikard schwach sind, verstärkt das die Neigung zu einem emotionalen Auf und Ab. Diese Schwankungen kann ein gesunder Dreifacher Erwärmer abmildern. Wenn es aber auch dem Dreifachen Erwärmer an Energie mangelt, verschlimmern sich die Gefühlsschwankungen sogar noch.

ZUSAMMENFASSUNG

- Im achten Kapitel des *Su Wen* wird das Herz als amtierender „Herrscher und Monarch" beschrieben, von dem „die geistige Ausstrahlung" ausgeht.
- Das Herz beherbergt den Geist-*Shen,* der für die Leitung der anderen geistigen Organ-Energien verantwortlich ist.
- Im achten Kapitel des *Su Wen* wird das Perikard als Herz-Schützer (Herzbeutel) beschrieben, der „die obersten Staatsbeamten repräsentiert, die Freude und Vergnügen bereiten können".
- Das Perikard ist hauptverantwortlich für den Schutz des Herzens und wird deshalb im Englischen z. B. als Heart-Protector bezeichnet.

- Der Dünndarm muss für die Aufnahme und den gedeihlichen Fortgang der Dinge sorgen, und „von ihm stammen die transformierten Substanzen." Er ist dafür bekannt, dass er „Reines von Unreinem trennt".
- Der Dreifache Erwärmer ist „für die Öffnung der Kanäle/Durchflüsse und Bewässerung zuständig. Von ihm geht die Flüssigkeitsregulierung aus". Er fungiert als Beamter für Balance und Harmonie.

KAPITEL

13 Verhaltensmuster bei einem konstitutionellen Faktor im Feuer-Element (Feuer-KF)

13.1 Einleitung

In diesem Kapitel werden die wichtigsten Verhaltensmuster beschrieben, die typisch für einen Feuer-KF sein können. Bestimmte Verhaltensaspekte lassen sich schon im Behandlungszimmer beobachten, andere erschließen sich erst aus der Beschreibung, die Patienten von sich und ihrem Leben geben. Wie bereits in den vorhergehenden Kapiteln konstatiert wurde, kann das Verhalten des Patienten zwar auf einen KF hinweisen, die Diagnose jedoch nur bestätigen. Daher muss es in Verbindung mit den diagnostischen Hauptkriterien Farbe, Klang, Emotion und Geruch gesehen werden. Bei nachgewiesenem KF können solche Verhaltensmuster die Diagnose jedoch zusätzlich stützen.

Die Ursprünge bestimmter Verhaltensweisen sind in ➤ Kapitel 7 beschrieben. Ein gestörtes Gleichgewicht im Element des KF führt zu emotionaler Labilität bzw. Schwächung der zugehörigen Emotion. Bestimmte emotionale Erfahrungen dürften daher eher bei diesem als bei einem anderen KF gemacht werden. Die hier beschriebenen Verhaltenszüge entwickeln sich oft als Reaktion auf negative Erlebnisse. Bei Menschen mit einem Feuer-KF geht es häufiger um das Gefühl, nicht geliebt zu werden (und entsprechende Reaktionen darauf).

13.2 Verhaltensmuster bei Feuer-KF

13.2.1 Ausgeglichenes Feuer-Element

Ein gesundes Gleichgewicht des Feuer-Elements ermöglicht Menschen, Liebe zu geben und anzunehmen und emotionale Nähe zuzulassen. Dadurch gelingt es ihnen, unterschiedlich intensive Beziehungen einzugehen und richtig einzuschätzen, wann und wie weit sie sich anderen gegenüber öffnen oder verschließen sollten.

In zwischenmenschlichen Beziehungen gibt es eine enorme Schwankungs- und Bandbreite in Bezug auf ihre Nähe. Einige sind sehr eng, was z. B. bei Ehe- oder Lebenspartnern bedeutet, dass sie sich normalerweise auf sexueller, emotionaler und geistig-seelischer Ebene verbunden fühlen. Freundschaften können – als enge Beziehung ohne körperliche Intimität – mit Menschen beiderlei Geschlechts geschlossen werden. Manchmal entwickeln sich auch unter Umständen, die nicht selbst bestimmt sind, enge Beziehungen, etwa in der Familie oder im täglichen Umgang mit Kollegen. Dagegen wird z. B. die Beziehung zum Arzt, Ladenbesitzer oder Bauunternehmer distanzierter und förmlicher sein.

Menschen mit einem gesunden Feuer-Element wissen, ob und wann es angebracht wäre, sich anderen gegenüber zu öffnen oder abzuschotten. Es hilft ihnen auch einzuschätzen, wie weit sie sich offenbaren möchten. Diese Fähigkeit beruht zum Teil auf Erfahrung, doch mit einem harmonisch ausgeglichenen Feuer-Element lässt sich dieser Lebensaspekt einfach besser meistern.

13.2.2 Prägende Einflüsse bei einem Feuer-KF

Weil ein KF vermutlich angeboren ist, werden viele persönliche Erfahrungen – besonders die emotionalen – davon geprägt sein. Wenn das Feuer-Element schon von Geburt an gestört ist, wird die Fähigkeit, Wärme zu geben und zu empfangen, darunter leiden. Das kann dazu führen, dass sich Menschen mit einem Feuer-KF schon in frühester Kindheit abgelehnt, im Stich gelassen oder ungeliebt fühlen, während andere, deren Feuer-Element weniger stark aus dem Gleichgewicht geraten ist, wahrscheinlich seltener solche Empfindungen haben.

Aus der intensiv erlebten Zurückweisung kann sich bei einem Feuer-KF ein Circulus vitiosus (Teufelskreis) entwickeln. Um sich selbst zu schützen, werden Kinder, die leicht verletzlich sind und sich abgelehnt fühlen, in einer Art Überkompensation ihr Herz gegenüber anderen verschließen. Daher fällt es ihnen schwer, Wärme und Nähe zuzulassen – mit dem Erfolg, dass sie sich erst recht nicht von anderen gemocht fühlen oder sich selbst überhaupt nicht liebenswert finden. Je mehr sich dieser Eindruck verstärkt, desto stärker gerät ihr Feuer-Element aus der Balance. Um das Gefühl der Ungeliebtseins zu kompensieren, sehnen sie sich immer verzweifelter nach Liebe und Zuwendung.

Durch eine Dysbalance von Herz oder Perikard kann bei einem Feuer-KF nicht mehr richtig mit Nähe und Distanz bzw. Offenheit und Verschlossenheit umgegangen werden. Wenn beide Organe ständig offen stehen, kann die leiseste Kränkung (z. B. übersehen, nicht beachtet oder irrtümlich übergangen werden) Wunden schlagen und schmerzen. Wenn sie dagegen hermetisch abgedichtet sind, ist keine Vertrautheit möglich, so dass Menschen mit Feuer-KF oft keine echte Nähe aufbauen können. Manchmal schwanken sie auch zwischen beiden Extremen und sind abwechselnd zu offen oder sehr verschlossen. Das Wechselbad der Gefühle, das ein Feuer-KF bewirken kann, lässt ihre Stimmung zwischen tiefstem Elend und höchstem Glück hin- und herpendeln.

13

FALLBEISPIEL

Eine Patientin mit Feuer-KF erzählte, sie sei das jüngste von drei Kindern. Da ihre Mutter nur zwei Kinder wollte, wusste sie schon seit langem, dass sie kein Wunschkind war. Sie fühlte sich von den älteren Geschwistern und von ihrer Mutter abgelehnt. Wenn ihr Bruder sich über sie lustig machte, als sie klein war, weinte sie oft. Doch sie hatte dann immer das Gefühl, die Mutter würde zu ihm halten und sie zurechtweisen. Daraufhin lernte sie allmählich, ihr Unglücklichsein zu verbergen und sich ständig glücklich zu geben. Die Täuschung gelang ihr so gut, dass andere Leute oft anmerkten, was für ein glückliches Kind sie doch sei. Nach einer Akupunkturbehandlung begann sie, sich besser zu fühlen. „Die meiste Zeit meines Lebens habe ich mich geschämt, weil ich mich selbst nicht besonders liebenswert fand.“

13.3 Kernprobleme bei einem Feuer-KF

Ein Feuer-KF bedeutet, dass bestimmte Bedürfnisse nicht voll befriedigt werden. Die Probleme kreisen im Wesentlichen um:

- Liebe und Wärme
- emotionale Unbeständigkeit
- Nähe und Intimität
- Glücklichsein
- Klarheit und Konfusion.

Wie stark sich solche Problembereiche auswirken können, hängt von der körperlichen, geistigen und seelischen Verfassung des Einzelnen ab. Eine relativ gesunde Persönlichkeit wird trotz Feuer-KF weniger Schwierigkeiten im Umgang mit diesen Lebensthemen haben als jemand, dessen Persönlichkeit stärker von dem gestörten Gleichgewicht des Feuer-Elements beeinflusst wurde. Menschen mit einem Feuer-KF werden sich aufgrund ihrer Schwierigkeiten bewusst oder unbewusst fragen:

- Bin ich liebenswert?
- Warum erlebe ich ein ständiges Auf und Ab?
- Wie kann ich echte Bindungen eingehen?
- Wie finde ich wahres Glück?
- Warum kann ich mir keinen Überblick verschaffen?

13.4 Reaktionen auf die Kernprobleme

Bisher haben wir beschrieben, wie durch eine Schwäche des Feuer-Elements die Liebes- und Beziehungsfähigkeit eingeschränkt wird. Aus der Schwierigkeit, Liebe zu geben oder zu empfangen oder mit unterschiedlichen Beziehungsebenen klarzukommen, ergeben sich typische Verhaltensweisen, mit denen Menschen auf ihre Umwelt reagieren. Diese Reaktionsmuster sind häufig, aber nicht ausschließlich bei einem Feuer-KF anzutreffen. Wenn sich Menschen mit einem anderen KF ähnlich verhalten, zeigt das nur, dass Verhalten unterschiedlich motiviert sein kann bzw. dass das Feuer-Element zwar gestört, aber nicht der KF ist. Solche Verhaltensmuster zu erkennen ist daher nützlich, obwohl sie keineswegs Farbe, Klang, Emotion und Geruch als diagnostische Hauptkriterien für den konstitutionellen Faktor (KF) ersetzen dürfen.

Die Verhaltensmuster bewegen sich in einem Spektrum zwischen folgenden Extremen:

- zwanghaft fröhlich – jammerelend
- offen und gesellig – verschlossen und isoliert
- lustig – ernst
- verletzlich – abgeschottet
- flatterhaft – verflacht.

13.4.1 Zwanghaft fröhlich – jammerelend

Menschen mit einem Feuer-KF kennen oft extreme Schwankungen zwischen Freude und Traurigkeit. Viele zeigen der Welt aber nur die heitere Seite ihrer Persönlichkeit und halten ihre traurige Seite oft privat unter Verschluss. Andere beschreiben sie vermutlich als sonniges Gemüt und Frohnatur, als Freundlichkeit in Person oder als „netten Kerl".

FALLBEISPIEL

Eine 56-jährige Krankenschwester mit Feuer-KF arbeitete seit über 30 Jahren in einem Altenpflegeheim. Wegen ihres heiteren Wesens taufte ihr Chef sie „Susie Sonnenschein". Sie erzählte der Therapeutin, ein Patient sage immer zu ihr: „Wenn Sie ins Zimmer kommen, ist es wie eine frische Luftbrise und Sonnenschein." Sie lache gern mit anderen und versuche sie nach Möglichkeit dazu zu bringen, das Positive zu sehen. Unter ihrer strahlenden Oberfläche war aber erkennbar, dass das Leben es nicht immer gut mit ihr gemeint hatte. Als sie das erste Mal zur Akupunktur kam, war sie sehr müde. Sie fühlte sich oft völlig erschöpft und elend, doch diese Seite zeigte sie selten nach außen.

Menschen mit einem Feuer-KF können sich manchmal dermaßen freuen, dass sich ihre Wärme und Aufregung auf jeden in ihrer Nähe überträgt. Ihr Enthusiasmus wirkt ansteckend, und an guten Tagen entfachen sie Funken sprühend auch bei den Umstehenden helle Begeisterung. So kann ein Lehrer, der selbst Feuer und Flamme ist, noch den langweiligsten Stoff so „zündend" vermitteln, dass er die Schüler mit seiner Leidenschaftlichkeit ansteckt. Wie bei der Patientin im obigen Fallbeispiel kann ein Feuer-KF Menschen anspornen, selbst dann noch andere aufzuheitern, wenn sie selbst ein bisschen niedergedrückt sind. Zu den fröhlichen, Wärme und Freundlichkeit verbreitenden Feuer-KF-Typen fühlen sich Menschen spontan hingezogen.

Zwanghafte Fröhlichkeit

Andere aufzuheitern kann allerdings auch zu einer etwas zwanghaften Angewohnheit werden. Sobald sie sich verpflichtet fühlen, stets für Heiterkeit zu sorgen, wird Spaß für solche Menschen mit einem Feuer-KF zum Maß aller Dinge. Sie können sich kaum vorstellen, dass man nicht ständig fidel sein möchte. Wer sich die eigene Stimmung nicht nehmen und sich nicht aufheitern lassen will, wird den demonstrativen Optimismus eher lästig als lustig finden. Es kann für eine Persönlichkeit mit Feuer-KF darin enden, dass sie sich abgewiesen und abgelehnt fühlt.

Glücklich sein ist ein wichtiges Thema. Denn im tiefsten Innern sind Menschen mit einem Feuer-KF überzeugt, dass sie andere glücklich machen müssen, um selbst glücklich und zufrieden zu werden. Wenn sie sich in einer Atmosphäre nicht wohl fühlen, weil sie z. B. glauben, dass man sie nicht mag, können sie oft kaum noch klar denken oder richtig arbeiten.

Trotz ihres Talents zum Glücklichsein wissen sie oft instinktiv, dass es mit der Freude nicht weit her ist. Wenn man Patienten mit einem Feuer-KF fragt, wann sie sich das letzte Mal wirklich gefreut hätten, überlegen sie oft, ob es überhaupt jemals der Fall war. Sie erinnern sich vielleicht, „glücklich", „ausgelassen", „enthusiastisch" oder „optimistisch" gewesen zu sein, doch wahre Freude, die aus einem offenen und friedlichen Herzen kommt, haben sie nie erlebt.

FALLBEISPIEL

Eine Patientin mit Feuer-KF erzählte von ihren Schwierigkeiten, echte Freude zu empfinden. „Das bedeutet aber nicht, dass ich die ganze Zeit herumlaufe und mich hundeelend fühle." Sie wäre gern vergnügt und glücklich, würde sich aber zutiefst einsam fühlen. Diese Einsamkeit empfand sie weniger beim Alleinsein, sondern vielmehr in Gesellschaft – je mehr andere Menschen um sie herum seien, desto isolierter fühle sie sich. „Manchmal baue ich eine unsichtbare Mauer auf und möchte niemand an mich heranlassen."

Im Extremfall führt ein Feuer-KF zu übersteigerter, völlig überzogener Freude. Diese Typen scheinen ständig in Hochstimmung zu sein, dauernd unterwegs, unterhaltsam und lachend. In kleinen Dosen wirkt es oft anregend, doch in höheren Dosen wird es bald zu viel. Wer derart „high" ist, zeigt sich oft unsensibel für die Schwierigkeiten und Bedürfnisse anderer Menschen. Eine Patientin mit Feuer-KF beschrieb es einmal als Gefühl, „hoch über den Wolken zu schweben" und immer zu wissen, dass sie herunterfallen könnte. Das mache aber nichts, weil sie das tolle Gefühl oben auf Wolke sieben auskosten wolle, selbst wenn es nur für einen kurzen Augenblick sei.

13

Im ersten Kapitel des *Huainanzi* ist beschrieben, wie auf Freude Traurigkeit folgt:

Die große Trommel und die Glocken sind aufgebaut, das Orchester der Flöten- und Lautenspieler steht bereit, die Kissen und Himmelbetten mit Elfenbeingestellen werden hergerichtet und verführerische Kurtisanen nehmen darauf Platz. Jetzt kommen Weinflaschen und die Becher kreisen in der Runde, bis das Fest den Tag mit der Nacht vereint. Vögel werden im Flug mit Pfeil und Bogen abgeschossen, Hase und Fuchs von Jagdhunden erlegt. Das nennt man Vergnügen. Gewiss können Erregtheit und heftige Wallungen unsere Herzen erhitzen und Verlockungen auf uns einwirken. Doch noch ehe die Pferde vom Wagen gespannt und in den Stall geführt wurden, die Flaschen geleert sind und die Musik endet, wird sich das Herz plötzlich voll Trauer zusammenkrampfen. Mit tiefem Bedauern empfinden wir einen herben Verlust.

Wie das möglich ist? Weil wir versucht haben, durch Lustbarkeiten von außen Freude nach innen zu bringen, statt Freude von innen nach außen zu tragen. Wenn die Musik aufspielt, erfüllt es uns mit Freude, doch wenn der letzte Ton verklungen ist, erfüllt es uns mit Kummer.

Traurigkeit und Freude folgen aufeinander, und eins bringt das andere hervor. Der lebendige Geist bewegt sich in ungeordneter Weise, ohne je einen Moment der Ruhe zu kennen. (Zit. in Larre et al. 1986, p. 96)

Jammerelend

Bei Persönlichkeiten mit einem Feuer-KF kann das Bedürfnis, stets ein lachendes Gesicht zu zeigen, tief in der Psyche verankert sein. Ihre Traurigkeit werden sie vermutlich hinter einem strahlenden Lächeln zu verbergen trachten und vorgeben, glücklich zu sein. Dahinter kann sich aber ein Mangel an Selbstvertrauen oder ein tiefer Argwohn verstecken, dass sie nicht gemocht oder geliebt werden, wenn sie ihre wahren Gefühle zeigen. In dem Fall müssen sie sich erst sehr sicher und geborgen fühlen, bevor sie ihre Traurigkeit eingestehen. Das ist für ihre Partner nicht immer leicht.

FALLBEISPIEL

Eine Patientin mit Feuer-KF erwähnte in der Therapie, dass ihr Mann manchmal sehr empört reagiere, wenn sie sich bei ihm „sterbenselend" fühle, später beim Ausgehen aber plötzlich zum strahlenden Mittelpunkt einer Party würde. „Wir haben auch schöne Zeiten miteinander, doch er versteht nicht, dass er einer der wenigen Menschen ist, bei denen ich mich aufgefangen fühle und auch meine traurige Seite zeigen kann."

Aufgrund ihres Selbstbildes als „glücklicher Mensch" trennen Persönlichkeiten mit einem Feuer-KF ihre traurigen Gefühle oft ab. Doch ihre Traurigkeit steckt im Innern und entwickelt sich mit der Zeit zu jammervollem Elend. Dann fehlt nur noch ein kleiner Anlass oder eine ungeschickte Bemerkung – und ihr lange verborgenes Unglück dringt an die Oberfläche und schwappt in einer großen Welle über sie hinweg. Sie brechen unvermittelt in Tränen aus und lassen die ganze Traurigkeit aus sich heraus. Für den perplexen „Schuldigen" ist es völlig unverständlich, wie seine banale Bemerkung eine derart heftige Gefühlsreaktion auslösen konnte. Nur wenn sie ihre

Traurigkeit aushalten und aus sich herauslassen können, finden Menschen mit einem Feuer-KF wieder zu ihrem inneren Glücksgefühl zurück.

Genauso ansteckend wie ihre Begeisterung kann auch ihre Traurigkeit sein. Durch ihre düstere Stimmung und ihr jammervolles Elend können Menschen mit einem Feuer-KF auch andere „herunterziehen".

Ichbezogenheit

Menschen mit einem Feuer-KF können so deprimiert sein, dass sie ziemlich ichbezogen werden. Weil ihr Herz, die oberste Kontrollinstanz, nicht funktioniert, können sie nur noch an sich denken, sich selbst bemitleiden und über sich reden. Belanglose Äußerungen bauschen sie zu schweren Kränkungen auf. Wenn sie nicht gerade über sich sprechen, weinen sie vielleicht vor Verzweiflung und Verlassenheitsgefühlen. In den Zeiten finden sie nichts zum Lachen und bringen nicht einmal die Andeutung eines Lächelns zustande, als wollten sich ihre Gesichtsmuskeln einfach nicht nach oben bewegen. Dass sie jemals glücklich waren, scheint in weiter Ferne zu liegen und ist nur noch eine schwache Erinnerung.

Andere können sich noch so sehr bemühen, niedergeschlagene Menschen mit Feuer-KF wieder aufzurichten, deren warme Ausstrahlung sie früher stets genossen hatten, doch sie werden weggestoßen. Obwohl sich Feuer-KF-Typen sonst immer versichern lassen wollen, dass sie liebenswert sind, können sie es in dieser Verfassung am wenigsten gebrauchen. Wenn sie schließlich alle zurückgewiesen haben und keiner mehr den Kontakt zu ihnen hält, haben sie den selbst erbrachten Beweis, dass niemand sie liebt.

13.4.2 Offen und gesellig – verschlossen und isoliert

Die meisten Menschen mit einem Feuer-KF legen viel Wert auf persönliche Verbindungen und Beziehungen, können sie aber gleichzeitig auch als bedrohlich erleben. Wenn das Perikard nicht richtig funktioniert, sorgt der KF für schutzlose Offenheit gegenüber anderen Menschen. Das kann daran liegen, dass die Sehnsucht nach Intimität und Beziehungen so stark ist, dass sie wichtige Schritte beim Kennenlernen überspringen lässt.

Sich schrittweise näher kennen lernen

Die meisten Menschen verhalten sich sehr vorsichtig und versuchen sich erst schrittweise näher kennen zu lernen, bevor sie intime sexuelle Beziehungen aufnehmen. Zunächst fühlen sie sich vermutlich angezogen und verabreden ein erstes Treffen, um sich gegenseitig kennen zu lernen. Wenn alles gut läuft, werden sie miteinander „gehen" und im Laufe der Zeit entwickelt sich eine feste Paarbeziehung. Sobald sie sich näherkommen, werden sie normalerweise auch ihre Sexualität ausleben.

Menschen mit einem Feuer-KF lassen die mittleren Schritte teilweise aus und stürzen sich Hals über Kopf in eine intime Beziehung. In dem Zusammenhang wird manchmal von „unverdienter Intimität" gesprochen. Ihr Bedürfnis nach Nähe lässt sie nicht lange darüber nachdenken, was es bedeuten könnte, eine enge Beziehung mit der fraglichen Person einzugehen. Das kann dazu führen, dass die mit großer Leidenschaft begonnene Beziehung bald scheitert.

13

Zu große Offenheit

Menschen mit einem Feuer-KF können allerdings auch allen anderen mit großer Offenheit begegnen, als wäre jeder ihr bester Freund oder ihre Busenfreundin. Für ihr Gegenüber kann es bestenfalls charmant sein, aber auch als völlig unangebracht empfunden werden. Weiter oben wurde bereits erwähnt, dass man normalerweise zu Leuten wie seinem Bankdirektor eine förmlichere Beziehung hat als zu anderen. Doch Patienten mit einem Feuer-KF fühlen sich selbst dann verletzt und zurückgewiesen, wenn der Bankdirektor ihnen aus objektiven und nicht aus persönlichen Gründen einen Kredit verweigert.

Eine Therapeutin, die selbst keinen Feuer-KF hat, berichtete über ihre Erfahrung mit solchen Patienten. Sie erlebte sie häufig als sehr offen und viel zu schnell bereit, alles Mögliche von sich preiszugeben.

„Ich finde, sie erzählen mir manchmal zu viel. Alles kommt schon zur Sprache, bevor ich sie überhaupt richtig kennen lernen konnte. Am Ende habe ich das Gefühl, als müsste ich sie erst wieder in die Schranken verweisen, weil sie jedes Gespür für ihre eigenen Grenzen verloren haben."

Aus dem zwanghaften Bedürfnis, gemocht zu werden, versuchen einige Feuer-KF-Typen, jedem zu gefallen und selbst zu Leuten, die sie nicht besonders gut leiden können, noch freundlich zu sein. Eine Patientin beschrieb es so: „Selbst wenn ich jemand nicht mag, ist mir wichtig, was er über mich denkt. Daher tue ich mein Bestes, um nett zu sein und von allen gemocht zu werden."

FALLBEISPIEL

Eine Studentin erzählte, dass sie ihren Partner (mit Feuer-KF) verwirrend und amüsant finde. Er leite seine eigene Firma und unterhalte sich z. B. öfter mit der Putzfrau über die finanzielle Lage der Firma. „Die anderen glauben, er kann kein Geheimnis für sich behalten, dabei ordnet er doch nur seine eigenen Gedanken. Wahrscheinlich führt er nur ein lautes Selbstgespräch."

Wegen ihrer Offenheit finden Menschen mit einem Feuer-KF oft leicht Kontakt zu anderen. Manche können z. B. tiefgründige Gespräche mit Fremden führen und neue Verbindungen herstellen. Andere plaudern einfach gern mit jedem, den sie treffen. Wer es im Waschsalon, beim Friseur oder im Laden um die Ecke schafft, alle Aufmerksamkeit auf sich zu ziehen, könnte gut einen Feuer-KF haben. Zu Hause mag er sich wieder traurig und miserabel fühlen, doch draußen hat er eine angenehme Zeit verbracht und das triste Leben von anderen etwas aufgehellt.

13

Isoliert und zurückgezogen

Einigen fällt es schwer, mit den Menschen um sie herum in Verbindung zu treten. Ihr Feuer-KF lässt sie äußerlich freundlich erscheinen, doch innerlich haben sie sich in ihr Schneckenhaus zurückgezogen und abgeschottet. Ohne engere Bindung müssen sie sich in Gesellschaft von anderen nicht weiter anstrengen. Vielleicht wünschen sie sich eine intime Beziehung, doch keine zu haben finden sie noch vorteilhafter. Dass sie den Schmerz kaum ertragen können, wenn ein anderer sie verletzt, ist ein weiterer Grund, sich Leute vom Leib zu halten.

FALLBEISPIEL

Eine ältere Patientin mit Feuer-KF neigte zu Vorhofflimmern. Es trat am häufigsten auf, wenn sie sich bei der Bewirtung von Gästen überfordert hatte. Sie fühlte sich verpflichtet, die perfekte Gastgeberin zu spielen und eine angenehme Atmosphäre zu schaffen. Doch es erschöpfte sie und forderte manchmal einen hohen Tribut.

Manche Menschen mit Feuer-KF sind gern allein, und da sie wenig Vertrauen in andere setzen, fühlen sie sich in ihrer eigenen Gesellschaft am sichersten und wohlsten. Deshalb sind sie nicht besonders gesellig und kaum zu bewegen, an gesellschaftlichen Ereignissen wie Essen oder Partys teilzunehmen. Man könnte meinen, dass Feuer-KF-Typen mit ihrer extrovertierten Fröhlichkeit eigentlich richtige Partygänger sind. Das trifft aber nur auf wenige zu, besonders dann, wenn sie sich mit Bekannten treffen, denn durch „neue Gesichter" fühlen sie sich rasch verunsichert. Diese Feuer-KF-Typen finden es anstrengend, aus sich herauszugehen und gesprächig zu sein; daher brauchen sie wahrscheinlich erst ein paar Drinks, bevor ihr Feuer vorübergehend auflodert. Die meisten ziehen einen kleinen Kreis von Leuten, die sie kennen und denen sie vertrauen, vor. Während vertraute Freunde sie vermutlich nicht verletzen, können neue Bekanntschaften eine unbekannte Größe sein.

FALLBEISPIEL

Manche Menschen mit Feuer-KF glauben, zumindest bis sie wirklich allein sind, dass sie niemand brauchen. Eine Patientin gestand, sie wäre liebend gern allein, solange Leute anriefen und sich erkundigten, ob alles in Ordnung sei. Von sich aus würde sie aber nie anrufen, weil sie annahm, dass keiner etwas von ihr hören wollte.

Menschen mit einem Feuer-KF neigen manchmal dazu, erst gute Beziehungen zu unterhalten und dann plötzlich den Kontakt abzubrechen. Eine Patientin erzählte, sie würde sich von vornherein selbst „ein Bein stellen". Sie war vor kurzem umgezogen und kannte niemand, fühlte sich aber wider besseres Wissen tief gekränkt, dass ihre neuen Nachbarn nicht vorbeikamen, um sie kennen zu lernen. Dabei hatte sie selbst nie versucht, von sich aus Kontakt aufzunehmen. Aus dem Grund blieb sie längere Zeit einsam.

Einige Feuer-KF-Typen sind introvertiert und finden es schwierig, mit anderen in Kontakt zu kommen, besonders wenn sie jemand nicht näher kennen und ihm vertrauen. Manchmal fühlen sie sich als Darsteller vor einem Publikum wohler, z. B. direkt als Schauspieler auf einer Bühne oder wenn sie in anderen Lebensbereichen die Hauptrolle spielen.

13.4.3 Den Clown spielen – ernst sein

Naturtalente

Das Herz regiert über die (geistige) Ausstrahlung des Shen. Viele Menschen mit einem Feuer-KF sind geborene Darsteller. Daher ist es nicht weiter überraschend, dass einige der berühmtesten britischen Schauspieler mit komödiantischem Talent vermutlich einen Feuer-KF hatten – z. B. Benny Hill, Eric Morecambe, Frankie Howerd, Tony Hancock, Billy Connolly, Tommy Cooper, Kenneth Williams und Les Dawson, um nur ein paar zu nennen. Andere zum Lachen zu bringen kann solchen Feuer-KF-Typen das Gefühl geben, liebenswert zu sein, und ihr Selbstwertgefühl steigern. Tony Hancock z. B. zeigte die skurrile Seite des Deprimiertseins und brachte damit die Menschen zum Lachen. Billy Connolly hatte die Lacher auf seiner Seite, wenn er über seine schreckliche Kindheit scherzte. Tommy Cooper, Les Dawson und Eric Morecambe sorgten für Heiterkeit, wenn sie den Dummen spielten.

Viele dieser Komödianten sind inzwischen tot und an Herzsyndromen gestorben. Tommy Cooper und Eric Morecambe starben so, wie sie es sich beide immer gewünscht hatten – an einem Herzinfarkt: Cooper auf der Bühne und Morecambe hinter den Kulissen eines Theaters. Bei anderen war es Traurigkeit. Benny Hill soll kurz nach der Mitteilung, dass sein TV-Vertrag nicht verlängert werde, an „gebrochenem Herzen" gestorben sein. Das, was er am liebsten mochte, war aus der Mode gekommen.

Obwohl sie in der Mehrzahl nicht berühmt sind, lieben es auch andere Feuer-KF-Typen, ihre eigenen Leute zu unterhalten. Sie spielen z. B. am Arbeitsplatz oder im Klassenzimmer den Clown, bringen Freunde zum Lachen oder blödeln mit ihren Kindern herum. Solange sie ein Publikum finden, ist alles gut. Besonders in jungen Jahren sind sie als Klassenclown oder bei anderer Gelegenheit immer zu Possen aufgelegt. Ein Patient meinte: „Ich war wie ein Stromkreis, der nur eingeschaltet werden konnte, wenn andere da waren."

FALLBEISPIEL

Ein Patient mit Feuer-KF erzählte von der schwierigen Zeit, als er neun Jahre alte war. Nach einem Umzug ging er auf eine neue Schule und fand keine Freunde. Dass er intelligent war und bei Prüfungen immer gut abschnitt, konnte mit ein Grund gewesen sein, dass niemand ihn mochte. Als er schikaniert wurde, entdeckte er eine andere Möglichkeit, die Situation zu entschärfen: Er spielte den Klassenclown. „Plötzlich war ich beliebt, brachte aber nicht mehr so gute schulische Leistungen. Erst als Teenager wurde mir klar, dass ich meine Ausbildung weitgehend vernachlässigt hatte, um gemocht zu werden, und jetzt eine Menge nachholen musste."

Therapeuten verstehen manchmal nicht, dass es ein guter Hinweis auf eine konstitutionelle Schwäche der Feuer-Energie sein kann, wenn ihre Patienten „gut drauf" sind. Nach einer falschen Diagnose räumen Schüler meist ein, sie hätten gedacht, das Feuer-Element sei in Ordnung, weil ihnen nicht bewusst war, dass äußerst unterhaltsame Patienten, die sie häufig spontan zum Lachen brachten, als Extrembeispiel für das Verhalten bei einem Feuer-KF den Clown spielen könnten.

Ernst und ernsthaft sein

Menschen, die überaus ernsthaft sind und sich selbst sehr ernst nehmen, verkörpern das andere Extrem der Verhaltensweisen bei einem Feuer-KF. In ihrer Gegenwart merken auch die anderen, dass es nicht viel zu lachen gibt. Wenn jemand einen Witz erzählt, werden diese Feuer-KF-Typen nicht kapieren, dass es ein Scherz war, oder so tun, als hätten sie ihn überhört. Das kann eine düstere, lastende Atmosphäre schaffen, die sich kaum einmal heben lässt.

13

13.4.4 Verletzlich – abgeschottet

Wenn das Feuer-Element aus dem Gleichgewicht geraten ist, belastet das oft die Fähigkeit, eine „von Herzen kommende“ Verbindung zu anderen aufzunehmen. Das spiegelt sich besonders in den Beziehungen der Patienten. Eine unterentwickelte Bindungsfähigkeit fällt stärker auf, wenn primär Herz oder Perikard (statt Dünndarm oder Dreifacher Erwärmer) betroffen sind.

Frei liegend und ungeschützt

Wechselseitige Anziehungskraft und intensive Gefühle können Verliebte in Hochstimmung versetzen; es geht ihnen gut und sie fühlen sich rundum glücklich. Das gilt besonders, wenn sie einen Feuer-KF haben, kann aber auch bedeuten, dass Herz und Perikard noch stärker als sonst gefordert sind, für das richtige Maß an Offenheit und Verschlossenheit zu sorgen. Menschen mit einem Feuer-KF „lieben“ manchmal mit solcher Leidenschaft und Hingabe, dass sie nur noch tun und sagen, was ihrem Partner gefällt. Das mag zunächst ganz schön sein, erweist sich aber nach der ersten Verliebtheitsphase als sehr problematisch.

Je mehr sie versuchen, dem Partner zu gefallen, desto abhängiger werden sie. Mit dem Dahinschwinden ihres Selbstbewusstseins werden sie zunehmend verletzlicher und spüren, wie ihnen die Kontrolle entgleitet. Am Ende bleibt von der liebenswerten und charmanten Persönlichkeit, zu der sich der Partner einst hingezogen fühlte, nichts weiter übrig als ein verletzliches Wesen, das nur noch jedem gefallen will und keine eigene Identität mehr zu haben scheint.

In dieser Situation wenden sich Menschen mit einem Feuer-KF oft ab, um wieder zu sich selbst zu finden und sich als getrennt vom Partner zu erleben. Wenn beide Partner die Beziehung retten wollen, muss der Feuer-KF-Typ bereit sein, mit dem neu gewonnenen Unabhängigkeitsgefühl wieder zurückzukehren.

Das „Tritt-mich-doch"-Syndrom (Masochismus)

In bestimmten Situationen kann die Beziehung allerdings in eine Abwärtsspirale geraten, weil der Partner mit dem Feuer-KF wie ein „rohes Ei“ behandelt werden muss, nie kritisiert und keinen einzigen Moment zu wenig beachtet werden möchte. Denn jede negative Äußerung wird als „Schlag ins Gesicht“ oder Fußtritt empfunden. Das führt im Endeffekt dazu, dass der andere nicht mehr die Wahrheit sagen darf, und bringt die Beziehung in Gefahr. Wenn der Partner mit dem Feuer-KF weiter mit einer Art „Tritt-mich-doch“-Schild um den Hals herumläuft, wird die Beziehung unter beider Belastung zerbrechen.

Psychisch ausgeglichenere Feuer-KF-Typen sind weniger verletzlich, weil sie noch den Mittelweg zwischen Offenheit und Verschlossenheit einschlagen können. Wenn Herz und Perikard weit offen stehen und sich nicht vor dem Gefühl emotionaler Fußtritte zu schützen vermögen, kommt ein Teufelskreis in Gang, der die Verletzlichkeit immer weiter steigert.

Leichte Verletzbarkeit

Seelische Verletzungen oder Kränkungen sind aber nicht nur in engen Beziehungen möglich, sondern können auch von wichtigen Bezugspersonen, z. B. Freund, Chef oder Verwandten, zugefügt werden. Die Wahrscheinlichkeit ist besonders hoch, wenn der Feuer-KF mit einem starken Bedürfnis, zu gefallen oder gemocht zu werden, verbunden ist. Manche Feuer-KF-Typen sind z. B. so sensibel, dass sie kleine Neckereien gleich als Beleidigung auffassen. Eine Patientin erzählte, wie sie sich über lustige Streiche ihrer Freunde im Kindesalter aufregte. Wenn sie ihr aus Jux etwas ins Bett gelegt hatten, brach sie in Tränen aus, weil sie darin ein Zeichen sah, nicht mehr gemocht zu werden. Daraufhin begann ein ständiger Wechsel zwischen Aufkündigen und Neuanfang ihrer Freundschaft. Erst Jahre später fühlte sie sich nach einer Akupunkturbehandlung weniger verletzlich und begriff, dass es sich eher um ihr Problem statt das ihrer Freunde handelte.

Weiter oben wurde schon beschrieben, dass ein Feuer-KF in Gruppensituationen zu Verunsicherung prädisponieren kann. Der Wunsch, gemocht zu werden, kann bei einigen so stark sein, dass sie sich sofort in ihr Schneckenhaus zurückziehen, wenn sie sich in einer neuen Gruppe nicht willkommen geheißen fühlen. Andere möchten sich vielleicht in die Gruppe einbringen, sind aber zu schüchtern. Da sie sich nicht hervortrauen und sich unsichtbar fühlen, gehen sie vermutlich am Boden zerstört nach Hause, weil sie nicht beachtet bzw. übergangen wurden. Neue Freundschaften entstehen nicht von heute auf morgen, doch ihr Wunsch nach sofortiger Nähe lässt Menschen mit einem Feuer-KF leicht die Geduld verlieren.

Abgeschottet

Wenn sie zu oft verletzt oder im Stich gelassen wurden, verschließen Menschen mit einem Feuer-KF ihr Herz und dichten es hermetisch gegenüber anderen ab. In dem Fall fällt es ihnen schwer, überhaupt eine engere Beziehung einzugehen. Bei oberflächlicher Betrachtung scheinen sie mühelos Kontakte zu knüpfen, doch wenn sich eine Beziehung vertiefen könnte, macht ihr Perikard sofort „die Schotten dicht". Weil es ihnen zu bedrohlich erscheint, werden Feuer-KF-Typen die Beziehung beenden oder sich zurückhalten und keine Zuwendung mehr zeigen. Eine intime Beziehung erscheint ihnen einfach zu riskant. Nach außen erwecken sie den Anschein, unverletzlich und völlig emotionslos zu sein. Mit ihrem seelischen Panzer halten sie sich zwar die Leute vom Leib und schützen sich vor Kränkungen, verhindern aber auch, von deren Liebe berührt zu werden.

FALLBEISPIEL

Eine Patientin mit Feuer-KF erzählte von ihrer glücklichen Kindheit. Ihre Mutter würde allerdings sagen, dass sie nie richtig an sie herankommen konnte, „weil ich stets leicht distanziert wirkte". Sie sei heute noch sehr zurückhaltend. Ihre Beziehungen waren immer schwierig. „Wenn ich jetzt eine neue Beziehung hätte, würde ich wahrscheinlich besser damit klarkommen, doch ich gelte als sehr verschlossen und kühl. Ich glaube, es ängstigt mich einfach, wenn mir Leute zu nahe kommen, und ich brauche lange, bis ich zu jemand Vertrauen entwickle."

Manchmal ersticken Feuer-KF-Typen jeden Annäherungsversuch gleich im Keim, weil sie nicht zeigen, dass sie sich zu anderen hingezogen fühlen. Wenn sie auf einer Party oder bei anderer Gelegenheit merken, dass jemand Blickkontakt zu ihnen sucht, gucken sie gleich weg oder geben sich uninteressiert. Ohne weiteren Blickkontakt fühlen sie sich dann aber unattraktiv und gehen. Es scheint so, als wäre ihnen eine auf Gegenseitigkeit beruhende Anziehungskraft viel zu gefährlich. Weil sie sich selbst nicht lieben, können sie sich auch nicht vorstellen, dass andere sie liebenswert finden oder mögen. Das kann so weit gehen, dass sie meinen, wer sich für sie interessiert, kann nichts Besonderes sein, denn sonst würde er sich doch nach jemand anderem umschauen.

13.4.5 Flatterhaft, leidenschaftlich – verflacht

Emotionale Unbeständigkeit

Ein Feuer-KF kann emotionale Labilität und ein ständiges Auf und Ab der Gefühle bewirken. Es dauert oft nur wenige Minuten, bis der Zustand von himmelhoch jauchzend in zu Tode betrübt umschlägt. Wie Dr. Jekyll und Mr. Hyde vergessen die Betroffenen schlagartig, wie sie sich vorher fühlten. Wenn sie „down" sind, erscheint es ihnen so, als wäre es ihnen schon immer miserabel gegangen, und wenn sie euphorisch sind, können sie sich nicht erinnern, jemals unglücklich gewesen zu sein. Während die Stimmung bei einigen Feuer-KF-Typen aus unerfindlichen Gründen umschlagen kann, besteht bei anderen oft ein unmittelbarer Zusammenhang zu ihren zwischenmenschlichen Beziehungen. Sie können z. B. morgens aufwachen und sich gleich elend fühlen. Wenn später jemand nett zu ihnen ist oder ihnen einen Kompliment macht, baut es sie wieder auf, und am Abend hängt ihre Stimmung davon ab, ob sie im Laufe des Tages genügend Zuwendung oder Wärme von anderen bekommen konnten.

Für manche Feuer-KF-Typen ist die Achterbahn der Gefühle so stark, dass sie regelrecht um ihr emotionales Gleichgewicht zu kämpfen haben. Andere dagegen genießen in vollen Zügen die Aufregung, die das ständige Auf und Ab mit sich bringt.

Verflachung der Gefühle

Einige Menschen mit Feuer-KF fühlen sich über längere Zeit fade und niedergeschlagen. Ihr Zustand ist aber im Unterschied zu dem oben beschriebenen traurigen, elenden Zustand eher von Monotonie und Langeweile geprägt. Da sie es nicht schaffen, sich selbst aus dem „Sumpf" ihres Trübsinns zu ziehen, erscheint ihnen das Leben grau und uninteressant. Wenn sich Patienten mit Feuer-KF so fühlen, können sich Überdruss und Phantasielosigkeit auch auf ihre Therapeuten übertragen.

FALLBEISPIEL

Eine Patientin mit Feuer-KF erzählte, dass ihre Gefühle oftmals innerhalb von 10 Minuten umschlügen. „Erst fühle ich mich wohl, dann geht es mir plötzlich schlecht und ich bin völlig verändert." Sie beschrieb sich selbst als einen „einzigen Widerspruch" in Bezug auf andere Menschen. Ab und zu hatte sie gern Leute um sich, dann aber wieder nicht. „Ich möchte wählen können, ob ich lieber allein sein will. Das kann ganz plötzlich über mich kommen. Ich kann das Haus voller Gäste haben und mir plötzlich wünschen, dass sie alle verschwinden. Mit mir zu leben muss die Hölle sein!"

13

Es überrascht nicht, dass einige Feuer-KF-Typen dauernd Sensationen brauchen, um gegen ihr Gefühl der Langeweile anzukämpfen. Aus dem Grund sind sie ständig auf der Suche nach Aktivitäten, die für Anregung oder Nervenkitzel sorgen. Nachdem sie alles mit großer Leidenschaft in Angriff genommen haben, verpufft ihre Energie aber bald, weil ihr inneres Feuer diese hohe Intensität nicht beibehalten kann.

Stimulieren lassen sie sich z. B. durch spannende Filme, romantische Lektüre oder auch Stars in Vorabendserien oder anderen Fernsehprogrammen, mit deren Leben sie sich identifizieren. Manche genießen es wiederum, sich leidenschaftlich zu verlieben, und müssen sofort nach einem neuen Abenteuer Ausschau halten, wenn die erste Verliebtheit verflogen ist. Ihre Beziehungen kommen daher nie über das aufregende Anfangsstadium hinaus.

FALLBEISPIEL

Eine Patientin mit Feuer-KF beschrieb einen 10-tägigen Urlaub mit ihrem Vater. „Nach den 10 Tagen fühlte ich mich schlapp und kaputt, jeder Zeh tat weh und mein Rücken schmerzte. Es war kein Vergnügen. Ich fand es nicht schlecht, aber auch nicht wirklich gut. Mir wurde klar, wie sehr ich im Alltag auf Radio, Fernsehen, Telefongespräche und Treffen mit Leuten angewiesen bin. Wenn ich gut drauf bin, bin ich energiegeladener, beschwingter, glücklicher, kontaktfreudiger und entspannter. Wenn ich down bin, verstecke ich mich hinter anderen und brauche meine ‚Krücken' mehr als sonst."

Menschen mit einem Feuer-KF greifen manchmal zu Drogen, Alkohol oder Stimulanzien, um den nötigen Pegel an An- und Aufregung zu erreichen. Dieser „Kick" kann in Suchtverhalten münden. Obwohl potenziell jeder Konstitutionstyp von Stimulanzien abhängig werden kann, sind die Beweggründe doch unterschiedlich. Bei einem Feuer-KF ist oft das unstillbare Verlangen nach Aufregung das Motiv, weil sie ein langweiliges, monotones Leben nicht aushalten würden.

Für Stabilität sorgen

Wenn sie langsam gesünder werden, finden Patienten mit einem Feuer-KF gewöhnlich Mittel und Wege, um sich emotional zu stabilisieren und die Achterbahn ihrer Gefühle abzustellen. Einigen kann Meditation oder Tiefenentspannung helfen, gelassener und friedlicher zu werden und stärker in sich selbst zu ruhen. Man sagt, dass Meditation eine „Übung für das Herz" sei (Hill 1997, p. 164) und dass es der Gesundheit von Feuer-KF-Typen zuträglicher sei, wenn ihr Herz zur Ruhe kommt, als wenn sie sich körperlich-sportlich betätigten.

Gute freundschaftliche, familiäre oder Partnerbeziehungen haben ebenfalls eine emotional stabilisierende Wirkung. In engen Paarbeziehungen können Partner mit einem Feuer-KF durch ständiges Nachfragen, ob sie wirklich geliebt werden, oder durch ihr zeitweilig abweisendes Verhalten die Liebe des anderen auf eine harte Probe stellen. Eine Patientin mit Feuer-KF gestand, dass sie Beziehungen häufig sabotierte: „Ich möchte ständig hören, dass er mich liebt, doch wenn er es zu oft beschwört, glaube ich ihm nicht mehr."

Wenn sie merken, dass der Partner die Beziehung aufrechterhalten will, fühlen sich Menschen mit einem Feuer-KF allmählich sicherer und ausgeglichener. Solange sie sich aber nicht selbst lieben können, werden sie nie voll darauf vertrauen, wirklich liebenswert zu sein.

ZUSAMMENFASSUNG

- Ein Feuer-KF lässt sich in erster Linie anhand von Kriterien wie der fehlenden oder vorhandenen Gesichtsröte, des fehlenden oder hörbaren lachenden Beiklangs in der Stimme, eines verbrannten Geruchs oder einer gestörten Gefühlsäußerung von Freude diagnostizieren.
- Menschen mit einem Feuer-KF neigen zu Schwierigkeiten in Bezug auf:
  - Liebe und Wärme
  - emotionale Unbeständigkeit
  - Nähe und Intimität
  - Glücklichsein
  - Klarheit und Konfusion.
- Wegen dieser Kernprobleme können Verhaltens- und Reaktionsweisen von Patienten mit einem Feuer-KF zwischen folgenden Extremen schwanken:
  - zwanghaft fröhlich – jammerelend
  - offen und gesellig – verschlossen und isoliert
  - lustig – ernst
  - verletzlich – abgeschottet
  - flatterhaft – verflacht.

KAPITEL

14 Erde – Hauptresonanzen

14.1 Erde als Symbol

Chinesisches Schriftzeichen

土

Tu, das chinesische Schriftzeichen für Erde, besteht aus zwei waagerechten und einer senkrechten Linie. Die obere Horizontale repräsentiert die Erdoberfläche, die untere den Boden im Untergrund. Die Senkrechte steht für alles, was die Erde hervorbringt (Weiger 1965, Übung 81A). Das Schriftzeichen symbolisiert zwei wesentliche Eigenschaften des Erd-Elements, das Nahrung spendet und Stabilität verleiht.

14.2 Das Element Erde in der Natur

14.2.1 Erde als Nahrungslieferant

Den Winter über liegen Samen scheinbar träge im Erdboden. Im Frühling sprießen die ersten Triebe hervor und beginnen zu wachsen, bis die Pflanzen im Sommer in voller Blüte stehen. Im Spätsommer können Bauern ihre Ernte einfahren. In dieser Zeit feiern die Menschen in Europa das Erntedankfest, um sich in alter Tradition für die Früchte der Erde zu bedanken.

14.2.2 Sorgsamer Umgang mit der Erde

Wenn hochwertige Samenqualität, günstige Wetterbedingungen und gute Vorbereitung von nährstoffhaltigen Böden zusammenkommen, wird die Erde reichlich Früchte tragen, an denen sich die Menschen gütlich tun können. Der Boden muss fruchtbar sein, damit die Erde nahrhafte und hochwertige Früchte hervorbringt. Früher arbeiteten die Bauern in Einklang mit der Natur und respektierten die Bedürfnisse der Erde, indem sie z. B. die Drei-Felder-Wirtschaft praktizierten, bei der einzelne Äcker in jährlichem Wechsel unterschiedlich bestellt wurden und in regelmäßigen Abständen brachlagen. Durch den zum Düngen verwendeten natürlichen Kompost kehrten tierische und pflanzliche Abfallprodukte wieder in den Schoß der Erde zurück. So entstand ein ununterbrochener ökologischer Kreislauf, der vollwertige und nahrhafte Ernten ermöglichte.

In jüngerer Zeit sahen sich allerdings viele Bauern gezwungen, die Produktivität zu steigern und ihr Land voll auszubeuten. Daher sind sie dazu übergegangen, Äcker mit Kunstdünger zu verseuchen, statt sie mit natürlichem Kompost anzureichern und sich durch regelmäßige Brache wieder erholen zu lassen. Das macht den Boden langsam unfruchtbar und bewirkt eine unter Ernährungsaspekten mindere Qualität der geernteten Früchte, bis hin zu den toxischen Nebenwirkungen von Pestiziden. Obwohl die Erde unser Nahrungslieferant ist, braucht sie selbst ebenfalls eine bedarfsgerechte Versorgung.

14.2.3 Nahrungs- und Energiespeicherung

Nahrungsmittel werden häufig nicht gleich verzehrt, sondern für spätere Zeiten aufbewahrt. Unsere Vorfahren entwickelten zahlreiche Konservierungsmethoden für Getreide und Früchte, um Ernteprodukte über längere Zeit zur Verfügung zu haben. Darauf verweisen auch noch Bezeichnungen von Akupunkturpunkten auf dem Magen- und Milz-Meridian (z. B. „Lagerhaus“ für Ma 14 oder „Kornkammer der Erde“ für Ma 4). Dass die Speicherung von Nahrung mit zu den Funktionen der Erde gehört, zeigen Lagerhäuser und Kornkammern.

14.3 Das Element Erde im Leben

Ein Ungleichgewicht des Erd-Elements kann zu Hunger führen. Darunter ist körperlicher Hunger zu verstehen, wenn die Erd-Organe aufgenommene Nahrung nicht in Nahrungs-Qi transformieren können. Der Spruch „Man ist, was man isst“ drückt nur die halbe Wahrheit aus. „Man ist, was man isst und daraus macht“ wäre wohl zutreffender. Wenn das Erd-Element damit zu kämpfen hat, Nahrung in Fleisch und Qi umzuwandeln, leiden die Betroffenen an Müdigkeit und diversen anderen körperlichen Symptomen.

Hunger kann sich aber auch auf geistiger oder psychischer Ebene bemerkbar machen. Können wir konzentriert zuhören oder lesen und uns hinterher erinnern, was es war? Können wir unsere Pläne ausreifen lassen und umsetzen, Hilfestellung geben und auch annehmen, Kinder aufziehen? Es können Schwierigkeiten auftreten, bis alles im Leben „reif zur Ernte“ ist, und mancher lernt vielleicht nie das Gefühl kennen, etwas ins Leben zu setzen, das schließlich auch Früchte trägt. Menschen mit einem Erd-KF leiden oft an chronischer Unzufriedenheit. Mangelnde geistige oder seelische Reife kann genauso schwerwiegend wie körperliche Symptome sein.

14.3.1 „Zwischen Himmel und Erde“ stehen die Menschen

Dass die Menschen „zwischen Himmel und Erde“ stehen, bedeutet, dass ihr Kopf bis zum Himmel reichen sollte, um himmlisches Qi aufzunehmen, während sie sich gleichzeitig „mit beiden Beinen auf dem Boden“ (bzw. der Erde) erden und stabilisieren können.

Erdbeben gehören zu den seltenen Gelegenheiten, bei denen sich die Erde als nicht stabil unter den Füßen erweist. Das kann einen schweren Schock und Unsicherheit auslösen. Bis sich Erdbebenopfer davon erholen und ihr Gleichgewicht wiederfinden, kann es lange dauern. Menschen, bei denen eine Störung im Erd-Element vorliegt, fühlen sich oft ähnlich instabil wie nach einem Erdbeben.

Es gibt noch andere Gründe, aus denen sich manche Menschen verunsichert und unsicher fühlen. So wie ausgetrocknete Erde Risse bekommt und zerbröckelt, geht es dem Erd-Element bei zu großer Trockenheit; es kann sich auch wie kurz vor einem Kollaps anfühlen. Das andere Extrem ist Erde, die unter Wasser steht. Da innerliche „Überschwemmungen“ pathogene Feuchtigkeit und Schlamm erzeugen, kommt es zu einem Schweregefühl im Körper, das mit eingeschränktem Denkvermögen und mangelnder Bewegungslust einhergehen kann.

14.3.2 Mutter Erde

地

Erde wird oft mit einer Mutter verglichen. In dem Sinne ist auch das häufig für das Erd-Element verwendete chinesische Schriftzeichen *Tu Di* zu verstehen (Weiger 1965, Übung 81A *[Tu]* und 107B *[Di]*). Es zeigt Erde und Himmel. Ihre Verbindung symbolisiert zum einen das Pflanzenwachstum aus dem Erdboden und zum anderen die Erde als „Mutterschoß“ (Larre & Rochat de la Vallée 1990, p. 18).

14.3.3 Mutter und Nahrung

Wie die Erde selbst geben auch Mütter (oder wichtige Bezugspersonen) ihren Kindern Halt und Sicherheit, solange sie noch klein sind. Mit der Zeit und vor allem im familiären Umfeld lernen Kinder dann, sich um andere und sich selbst zu kümmern.

In der Gebärmutter waren wir über die Nabelschnur genau in der Körpermitte mit unserer Mutter verbunden. Als wir nach der Geburt abgenabelt und an die Brust gelegt wurden, hat sie uns mit ihrer Muttermilch genährt. Nach dem Abstillen half sie uns, die Welt zu erkunden und allmählich eine eigene Identität zu entwickeln. Im besten Fall wird eine Mutter ihr Kind füttern, stützen und bedingungslos lieben. Ihre Umarmungen und Liebkosungen sind spürbar und sehr tröstlich. Mütterliche Pflege gibt Kindern innere Stabilität, während sie sich langsam aus der Abhängigkeit lösen, um von ihr unabhängig zu werden.

Ein angeborener Erd-KF wirkt sich auf die Mutter-Kind-Beziehung aus. Weil sie die mütterliche Sorge und Pflege nicht richtig annehmen können, haben solche Menschen größere Schwierigkeiten mit ihren Müttern.

14.4 Beziehung zu den anderen Elementen

Erde steht über den *Sheng-* und den *Ke-*Zyklus mit den anderen Elementen in Beziehung (➤ Kapitel 2).

14.4.1 Erde als „Mutter" von Metall

Im *Sheng-*Zyklus entsteht aus harter Erde bzw. Gestein Metall. Metalleinschlüsse werden häufig mit Spurenelementen (Mineralien) verglichen, die den Erdboden anreichern und die Bodenqualität verbessern. Mit dem Metall-Element zusammenhängende Symptome sind bei einigen Patienten durch ein gestörtes Gleichgewicht des Mutter-Elements Erde bedingt. So könnte Lungenproblemen und/oder Asthma eine Dysbalance des Erd-Elements zugrunde liegen. Wenn die Ursache im Erd-Element zu suchen ist, lässt sich durch seine Behandlung ein nachhaltigerer Erfolg erzielen als durch Behandlung des Metall-Elements, die nur eine zeitweilige Besserung bewirkt.

14.4.2 Feuer als „Mutter" von Erde

Nach dem Niederbrennen eines Feuers bleibt Asche zurück, die wieder zu Erde wird. Wenn Patienten offensichtliche Erd-Symptome (Verdauungsbeschwerden oder ein Gefühl von Verunsicherung) aufweisen, könnte ursprünglich das Mutter-Element Feuer aus dem Gleichgewicht geraten sein. Eine Behandlung des Mutter-Elements wird in dem Fall auch dem „Kind" helfen und ihm wieder mehr Stabilität verleihen.

14.4.3 Holz kontrolliert Erde

Dass Holz eine zu starke Kontrolle über Erde ausübt, kommt relativ häufig vor. Eine derartige Invasion von Holz-Energie kann zu Magenverstimmung, Verdauungsschwäche und/oder Übelkeit führen. Indem die hyperaktive Holz-Energie beruhigt und die Erd-Energie gestärkt wird, normalisiert sich das Gleichgewicht wieder.

14.4.4 Erde kontrolliert Wasser

Wenn ein Fluss über die Ufer getreten oder die Strömung zu stark ist, helfen Erddämme die Situation wieder zu entspannen. Bei Patienten, deren Erd-Energie zu schwach ist, um Körperflüssigkeiten und Wasserhaushalt zu kontrollieren, können sich Ödeme und „Feuchtigkeitssymptome" manifestieren. Sie machen sich körperlich, geistig und seelisch bemerkbar, z. B. als Schweregefühl, Müdigkeit, Unlust, Zerstreutheit und Antriebslosigkeit.

14.4.5 Erde in der Mitte

Das im *Sheng-*Zyklus zwischen Feuer und Metall befindliche Element Erde wird manchmal auch mitten zwischen die anderen vier Elemente platziert. Im vierten Kapitel des *Su Wen* heißt es: „Der zentrale Bereich gehört der Erde" (Larre & Rochat de la Vallée 1990, p. 14).

In dieser zentralen Lage wird Erde zum Dreh- und Angelpunkt der anderen Elemente. Hier befindet sich der Schwerpunkt, der Körper, Geist und Seele stabilisiert. Aus dieser stabilen Verankerung können Wandel und Wachstum hervorgehen. Magen und Milz können die aufgenommene Nahrung transformieren, weiterverarbeiten und in Qi umwandeln, das Körper, Seele und Geist mit Nahrung versorgt.

14.5 Hauptresonanzen von Erde

14.5.1 Die Farbe Gelb

黃

Im zehnten Kapitel des *Su Wen* heißt es: „Gelb entspricht der Milz" (Anonymous 1979a, p. 27). Das chinesische Schriftzeichen für gelb ist *Huang*.

Gelb in der Natur

Gelb wird in China eher mit der Farbe von Lehmböden oder umgepflügter Felder assoziiert als beispielsweise mit Zitronengelb. Für viele Chinesen bleibt *Huang* stets mit der Farbe des Gelben Flusses verbunden, der auf Chinesisch Huang He heißt und für seine wiederholte Versandung berüchtigt ist. Man kann sich gut vorstellen, dass sich das Konzept, der Qi-Fluss im Körper müsse unterstützt und Qi-Blockaden müssten aufgelöst werden, vor dem Hintergrund der ständigen Bemühungen, den Gelben Fluss von Schlamm zu reinigen und das Flussbett zu vertiefen, entwickelt haben könnte (Xinghua & Baron 2001, pp. 12–15). Weitere Beispiele für Gelb in der Natur sind reife Kornfelder kurz vor der Ernte oder die Farbe von Hirse.

Gelbliche Gesichtsfarbe

Wenn das Erd-Element aus dem Gleichgewicht geraten ist, wird sich ein gelber oder erdiger Farbton im Gesicht zeigen, der neben oder unter den Augen am deutlichsten hervorsticht. Dieser Farbton kann zwischen Hellgelb und einem schmutzigen, erdfarbenen Gelb liegen.[1]

14.5.2 Singender Stimmklang

Chinesisches Schriftzeichen

唱

Chang, das chinesische Schriftzeichen für Singen, besteht aus zwei Grundstrukturen. Die erste *(Kou)* stellt einen Mund dar und die zweite *(Chang)* steht für Glanz und Gloria (Weiger 1965, Übung 72A und 73A). Beide zusammen lassen sich vermutlich am besten mit „dem Mund entströmende Brillanz" übersetzen.

Singen

Wenn wir ein Kind mit einem Lied in den Schlaf wiegen, ein verängstigtes Tier oder einen verstörten Menschen beruhigen wollen, verfallen wir automatisch in einen Singsang. Auch wenn wir ein Kind tröstend in den Arm nehmen, mit einem Kranken sprechen oder einem Kollegen in schwierigen Zeiten beistehen, hat unsere Stimme oft diesen singenden Beiklang. Ein fortwährender Singsang – ohne erkennbaren Anlass – deutet allerdings auf ein gestörtes Gleichgewicht im Erd-Element hin.

[1] Ein gelblicher Ton im Gesicht kann auch bedeuten, dass sich durch einen Überschuss an Körperflüssigkeiten Feuchtigkeit im Körper gebildet hat. Bei Feuchte-Zuständen zeigt sich die gelbliche Tönung aber eher im Mund- und Wangenbereich. Da es infolge eines gestörten Gleichgewichts im Erd-Element aber häufig auch zu Feuchte-Zuständen kommt, wird der gelbliche Ton meist in beiden Gesichtsbereichen zu sehen sein.

Tonlage beim Singen

Beim Singen wird die Stimme höher. Ihre Tonhöhe wechselt häufiger und in stärkerem Umfang als bei der normalen Sprechstimme. Ein singender Beiklang lässt sich am einfachsten entdecken, wenn Sie überlegen, in welcher Situation Sie so sprechen würden. Stellen Sie sich z. B. vor, ein Kind hätte sich ohne eigenes Zutun verletzt und würde jetzt bequem liegen. Weil es noch Schmerzen hat und im Bett bleiben muss, verpasst es die Geburtstagsparty der besten Freundin. Darüber ist das Mädchen furchtbar enttäuscht. Wenn Sie jetzt im Geiste „Du armes Ding, es tut mir so leid für dich" vor sich hinsagen, wird Ihre Stimme ganz von selbst einen singenden Beiklang bekommen.

Bezugsgröße beim Singen

Einige Sprachen und Dialekte haben von Natur aus einen singenden Tonfall. Das trifft meist eher auf Dialekte der Landbevölkerung als auf Städter zu. Waliser sprechen z. B. mit starkem Singsang und sind auch dafür bekannt, dass sie gern singen. In Wales gibt es vermutlich mehr Chöre (im Verhältnis zur Einwohnerzahl) als in jedem anderen Land. Wenn man die Stimme eines Walisers richtig beurteilen will, muss man den Tonfall anderer Waliser als normale Bezugsgröße hinzunehmen. Dann wird sich herausstellen, ob der singende Tonfall stärker oder dem Gesagten nicht angemessen erscheint. Das heißt, dass Therapeuten bestimmte Sprachnormen und kulturelle Besonderheiten bei der Einschätzung einer Sprechstimme berücksichtigen sollten.

14.5.3 Süßlicher Geruch von Erde

Chinesisches Schriftzeichen

香

Xiang, das chinesische Schriftzeichen für süßlich (Weiger 1965, Übung 73 oder 121I), kann als angenehmer Duft oder als Geruch von fermentiertem Getreide oder gärender Hirse interpretiert werden.

Den Geruch von Erde als süßlich blumig zu bezeichnen ist wahrscheinlich ziemlich unpassend. Denn wir denken dabei an Blütenduft, den wir als angenehm empfinden, während der Geruch von Erde eher das Gegenteil ist. Es ist ein widerlicher, süßlich verwesender Geruch, der in der Nase haften bleibt und sich lange in geschlossenen Räumen halten kann.

14.5.4 Emotion von Erde – Nachdenklichkeit, Grübeln und/oder Mitgefühl

Chinesisches Schriftzeichen

思

思慮

Eine der Emotionen, die mit dem Erd-Element assoziiert werden, ist *Si*, das manchmal mit Gedankenschwere oder zwanghaftem (obsessivem) Denken übersetzt wird. Man könnte auch von Besorgtheit, Grübeln oder Nachdenklichkeit sprechen. Nach Weiger ist das Schriftzeichen so zu deuten: „Wenn man denkt, steigt die vitale Flüssigkeit des Herzens ins Gehirn hoch" (Weiger 1965, Übung 40A). Manchmal wird es mit *Lu*, das so viel wie meditieren bedeutet, zu dem Schriftzeichen *Si Lu* kombiniert (Weiger 1965, Übung 40A).

Das Schriftzeichen *Si* besteht aus der Grundform für Herz unter dem Symbol des Gehirns. Es zeigt, wie sich die Chinesen das Wesen des Denkens vorstellten – als Verbindung zwischen Gehirn und Herz. Wenn diese Verbindung abreißt, tauchen im Kopf Bilder auf, die kein konzentriertes Denken bedeuten. Denn zielgerichtetes, logisches Denken unterscheidet sich von den zufälligen Gedankenbildern und Assoziationen. Wenn Herz und Gehirn nicht miteinander verbunden sind, können sich die Gedanken wie unter einem Zwang ständig im Kopf herum drehen. In Kapitel 39 des *Su Wen* heißt es: „Bei obsessivem Denken ist der Qi-Fluss ‚verknotet' [gestaut]" (Larre & Rochat de la Vallée 1996, p. 159).

Grübeln ruft sicher nicht dieselben intensiven Qi-Bewegungen wie die anderen Emotionen (Angst, Zorn, Freude oder Kummer) hervor. In dem Sinne würde *Si* keine echte Emotion bezeichnen.

Mitgefühl (Sympathie)

Mit dem Erd-Element wird häufig noch eine andere Emotion assoziiert, nämlich Mitgefühl oder Sympathie. Obwohl es in chinesischen Schriften nicht erwähnt wurde, fand J.R. Worsley heraus, dass dieses Gefühl beeinträchtigt war, wenn das Erd-Element bei seinen Patienten aus dem Gleichgewicht geraten war. Seine Beobachtungen sind eine Neuheit für die chinesische Medizin und die Konstitutionsakupunktur und leisten einen wichtigen Beitrag zum besseren Verständnis der Fünf Elemente.

Sympathie geht in zwei Richtungen, denn sie kann anderen entgegengebracht oder von ihnen angenommen werden. Beides hat mit dem Element Erde zu tun. Solange es relativ ausgewogen ist, kann man problemlos seine Sympathie für andere zeigen und sie von anderen auch entgegennehmen.

Welche Emotion trifft den Kern von Erde?

Wie bei den anderen Elementen gibt es Emotionen oder Gefühle, die als natürliche, angemessene Ausdrucksform mit dem Element Erde in Einklang stehen. Es lässt sich allerdings nicht so leicht sagen, welche Emotion den Kern von Erde trifft. Auch wenn Grübeln, Nachdenklichkeit oder Sich-Sorgen einen dysfunktionalen Aspekt der Erd-Energie beschreiben, reichen sie nicht ans „Herz" der Emotion heran. J.R. Worsley hat den Begriff der Sympathie eingeführt, der sich mit unserem Alltagsverständnis von Mitgefühl bzw. Sympathie deckt.

Bei Sympathie kann es hilfreich sein, den Zusammenhang zu berücksichtigen. Menschen sind soziale Wesen. Daher können und wollen sie – bis auf wenige Ausnahmen – nicht allein leben. Jeder Einzelne gehört diversen Gemeinschaften oder Gruppen an, z. B. Familie, Stamm, Freundeskreis, Nachbarschaft, Clique, Sportverein oder Fanclub einer Mannschaft, Arbeitskollegen, Berufsverbänden, Ausschüssen, als Bürger eines Landes usw.

Was die Mitglieder einer Gruppe zusammenhält, sind gemeinsame Ziele und/oder emotionale Bindungen. Solche Bindungen steigern das Bewusstsein für das Wohlergehen der anderen und können zu gegenseitiger Unterstützung animieren. Unterstützung kann in unterschiedlicher Form gegeben werden – von körperlicher oder materieller Hilfe bis hin zur verbalen oder nonverbalen Bekundung, dass einem die missliche Lage des anderen nicht egal ist. Sympathie zu äußern oder Sympathie entgegengebracht zu bekommen, löst leicht unterschiedliche Gefühle aus, doch beides sind Resonanzen des Erd-Elements.

Diese Empfindungen lassen sich besser verstehen, wenn wir uns auf die erste Abhängigkeit von der Mutter oder einer anderen Bezugsperson zurückbesinnen. Säuglinge, die nie im Arm gehalten oder berührt werden, können sterben. Unsere früheste Erfahrung mit „Sympathie" besteht darin, gehalten und gefüttert zu werden, während es ein natürliches mütterliches Bedürfnis ist, das Kind zu halten, zu füttern und zu versorgen. Mit dem Älterwerden ändert sich die Art der mütterlichen Sympathie oder Zuwendung in dem Maße, wie das Kind allmählich unabhängiger wird. Zwischen eigenständig sein und sich bei Bedarf hätscheln und pflegen zu lassen die richtige Balance zu halten kann sich als schwierig erweisen. Eine Herausforderung kann es auch bedeuten, sich einerseits um sich selbst zu kümmern und andererseits noch sensibel für die Bedürfnisse von anderen zu bleiben.

Altersgemäße Sympathiebekundung

Wir halten es für sinnvoll, auch altersadäquate Veränderungen in die Überlegungen zur angemessenen Form von Zuwendung oder Sympathie mit einzubeziehen. Wenn ein Vierjähriger hinfällt und sich das Knie verletzt, wird die Mutter wahrscheinlich durch Inspizieren der Wunde und körperlichen Trost ihr Mitgefühl bekunden. Wenn es blutet, könnte sie fragen, ob er lieber ein Pflaster oder einen Verband hätte. Oder sie macht das Knie mit hingehauchten Küsschen wieder „heil" und/oder nimmt das Kind auf den Schoß, um es zu herzen.

Wenn dagegen ein Erwachsener klagt, dass nach einem anstrengenden Arbeitstag die Aussichten für den nächsten auch nicht besser stehen, wird sich sein Ansprechpartner nicht wie eine Mutter verhalten, sondern stattdessen vielleicht sagen: „Ja, das hört sich nicht gut an. Es sind schwere Zeiten für dich." Wenn sie ehrlich gemeint (authentisch) ist und von Herzen kommt, werden Stimmklang und Gesichtsausdruck zu dieser Gefühlsäußerung passen. Manchmal können Umarmung und Liebkosung genau das Richtige sein.

Verglichen mit der spontanen Reaktion der Mutter, die ganz natürlich erscheint, hat die Bekundung von Mitgefühl bei einem Erwachsenen eine ähnliche und doch unterschiedliche Wirkung. Für Erwachsene kann es im Endeffekt bedeuten, dass ihre Bürde leichter wird („geteiltes Leid ist halbes Leid") oder dass sie sich einfach besser fühlen, wenn sich ein anderer in ihre Lage versetzen kann.

Zum Thema Emotionen schrieb ein Autor, wie er sich mit 15 fühlte, als er in eine Rockband aufgenommen wurde. Seine ausführliche Beschreibung lässt sich in Kurzform zu einem „Gefühl von Anerkennung, Zugehörigkeit und Wertschätzung durch eine Gruppe, die ich voll Stolz als meine Freunde bezeichnete" verdichten. Später fand er heraus, dass es im Japanischen ein Wort gibt, das so viel wie „geborgen in der völligen Akzeptanz eines anderen" bedeutet. Angeführt wird auch das ursprüngliche chinesische Schriftzeichen: eine Mutterbrust, die ein Kind säugt. Das legt die Vermutung nahe, dass dieses Gefühl schon früh im Stillakt angelegt ist, bevor es sich entfaltet, und in anderer Form fortbesteht, wenn wir älter werden (Evans 2001, pp. 1–3).

Mit dem Heranwachsen sollten sich zwei Fähigkeiten entwickeln. Zum einen ist es wichtig zu wissen, wie man seine Unterstützung richtig zum Ausdruck bringt; einen 35-Jährigen würde niemand auf den Schoß nehmen und mit „Komm, es wird schon wieder gut" beschwichtigen wollen. Zum anderen ist es wichtig, das richtige Maß zwischen Hilfe annehmen und Hilfe gewähren zu finden. Immer nur geben oder immer nur nehmen spricht nicht gerade für einen ausgeglichenen Zustand des Erd-Elements.

Spielarten und Extremformen von „Sympathie"

Was geschieht nun, wenn das Element Erde aus dem Gleichgewicht geraten ist und nicht mehr für einen natürlichen, fließenden Ausgleich zwischen Geben und Nehmen sorgt? Die vier offensichtlichsten pathologischen Verhaltensmuster sind:

- übersteigertes Verlangen nach Sympathie und Unterstützung
- Ablehnen jeglicher Hilfe, Unterstützung oder Sympathiebekundung von anderen
- übertrieben stark empfundenes und geäußertes Mitgefühl
- ungerührt sein von den Nöten anderer.

Übersteigertes Verlangen nach Sympathie und Unterstützung

Dieses Muster entwickelt sich bei Persönlichkeiten, die nicht genügend Sympathie zu ihrer vollen Befriedigung erhalten. Eine gute Gelegenheit, diesen Persönlichkeitsaspekt zu beobachten, ergibt sich, wenn Patienten ihre Symptome schildern. Manchmal finden sich bei einer Qi-Schwäche von Erde unverdaute oder nicht transformierte Nahrungsreste im Stuhl. In ähnlicher Weise wissen die Patienten Sympathie, die ihnen entgegengebracht wird, nicht zu schätzen oder zu genießen. Es ist fast so, als würden sie Pralinen geschenkt bekommen und die Schachtel sofort leer essen, um sich dann zu wundern, wo denn die ganzen Pralinen geblieben sind.

Typisch für dieses Muster ist das fehlende Gefühl von tiefer Befriedigung. Die Betroffenen nehmen sich oft selbst als „bedürftig" wahr, weil sie ein zwanghaftes Bedürfnis nach der Unterstützung und Zuwendung von anderen haben. Auf das Gefühl, von anderen nicht beachtet oder gemocht zu werden, reagieren sie mit Ärger, Rückzug, Erbostheit oder Depression.

FALLBEISPIEL

Eine Patientin erzählte: „Wenn es mir nicht gut geht, brauche ich immer jemand, der für mich da ist und mir zuhört. Ich jammere und klage und kann gar nicht mehr aufhören. Dadurch habe ich schon Freunde verloren. Aber ich bin sehr fordernd und benehme mich wie ein verzogenes Gör. Die übrige Zeit bin ich meist ganz umgänglich."

Abwehr von Sympathie

Es gibt Zeiten und Situationen, in denen es ganz normal ist, sich von anderen helfen oder bemitleiden zu lassen. Menschen mit einem Erd-KF fällt es aber manchmal schwer, Mitgefühl oder Sympathie von anderen auszuhalten. Wenn sie sich z. B. über ihre Lage beklagen und ihnen daraufhin Mitgefühl entgegengebracht wird, müssen sie es sofort abschwächen, indem sie leugnen, sich überhaupt beschwert zu haben, oder ihre Aussage revidieren, damit es nicht mehr so schlimm klingt. Andere Patienten haben als Kind nie Fürsorglichkeit und Sympathie erfahren, so dass sie unbewusst spüren, dass ihr Verlangen nach Zuwendung ein Zeichen von Schwäche sein könnte. Wenn sie merken, dass andere ihnen mit Sympathie begegnen oder ihnen Unterstützung anbieten, spüren sie, wie sehr sie es brauchen. Doch das Bedürfnis, jedes Angewiesensein auf andere zu verleugnen und sich unabhängig zu gebärden, erweist sich als stärker. Dies ist vermutlich häufiger bei Männern der Fall, kommt aber auch bei Frauen vor.

Ein abwehrendes Verhaltensmuster kann leicht übersehen werden. Normalerweise ist es nötig, dass Therapeuten ihre Sympathie zeigen und darauf achten, ob es einem Patienten unangenehm ist. Die meisten können locker mit Sympathiebekundungen umgehen, doch bei Patienten mit deutlich ausgeprägtem Abwehrmuster ruft es ein Gefühl von Peinlichkeit hervor.

Übersteigertes Mitgefühl

Menschen mit einem Erd-KF neigen häufiger zu überzogenem Mitgefühl. Sie müssen sich ständig um andere kümmern, besonders wenn ihre eigenen Bedürfnisse unerfüllt bleiben. C.S. Lewis witzelte in seinen *Screwtape Letters* über diesen Persönlichkeitstyp: „Es ist die Sorte Frau, die für andere lebt – und sich immer durch ihren gehetzten Ausdruck verät."

Solche Menschen finden die Nöte von anderen unerträglich. Allein schon die Vorstellung, ihre Kinder oder andere Familienmitglieder könnten unglücklich sein, bereitet ihnen großen Kummer und macht sie frustriert oder traurig. Wenn sie traurige Filme sehen, an die Misshandlung von Tieren denken oder sich die raue Wirklichkeit von Armut und Hunger in der Welt vergegenwärtigen, steigen intensive Gefühle in ihnen hoch.

Das soll nicht heißen, dass es pathologisch wäre, sich um andere zu kümmern. Es gibt viele Lebenssituationen, in denen es durchaus angebracht ist, sein Mitgefühl oder seinen Beistand anzubieten. Pathologisch wird es aber, wenn sich jemand ständig nur um andere kümmert und darüber seine eigenen Bedürfnisse vernachlässigt.

Im Stereotyp der jüdischen „Mamme" zeigt sich eine Kombination. Sie überhäuft ihre Lieben mit Fürsorge („Iss doch noch eine Portion, du kannst es gebrauchen") und signalisiert gleichzeitig sehr deutlich: „Ach, ich Arme, um mich kümmert sich keiner."

FALLBEISPIEL

Eine Therapeutin mit Erd-KF nahm an einem Fortbildungskurs teil. Mittags verschwand sie immer und kam dann ein paar Minuten zu spät zur Nachmittagsveranstaltung. Auf Nachfragen erklärte sie, sie müsse mittags Patienten besuchen, die sie abends nicht einbestellen könne. Wie sich herausstellte, arbeitete sie mehr als 70 Stunden pro Woche, die sie häufig nicht abrechnete, und fand selten Zeit für ein richtiges Mittag- oder Abendessen. Sie meinte, es sei „ein Weltuntergang", wenn sie sich nicht so engagiert um ihre Patienten kümmere.

Ungerührt von den Nöten anderer

Zu diesem Muster neigen am häufigsten Menschen, die ihnen selbst entgegengebrachte Sympathie ablehnen. So regt sich kaum Mitgefühl bei ihnen, wenn andere Unterstützung oder Pflege benötigen, z. B. weil sie krank sind. Manchmal kann es sogar leichte Verachtung oder Geringschätzung bei ihnen hervorrufen. Im Extremfall reagieren sie völlig unbewegt auf das Leiden anderer, erst recht wenn sie meinen, es sei selbst verschuldet.

Diese Verhärtung ist ein typischer Charakterzug. Während man Menschen, die sich nach Sympathie sehnen oder sich rührend um andere kümmern, eher als „weich" beschreiben würde, ist es auffällig, wie schroff sie oft Sympathie zurückweisen und wie gefühlskalt sie anderen gegenüber sein können.

SCHLUSSFOLGERUNG

Als pathologische Verhaltensweisen sind Grübeln, übermäßige Nachdenklichkeit und Besorgtheit eindeutig dem Erd-Element zuzuordnen. Wir meinen allerdings, dass die normalen und pathologischen Gefühlsäußerungen des Erd-Elements am besten als Sympathie oder Mitgefühl in verschiedenen Abstufungen beschrieben werden können.

14.6 Nebenresonanzen

Die sekundären oder Nebenresonanzen sind diagnostisch erheblich weniger wichtig als die oben genannten Hauptresonanzen. Sie können als Hinweis auf ein gestörtes Gleichgewicht im Erd-Element aufgefasst werden, müssen aber nicht notwendigerweise bedeuten, dass der konstitutionelle Faktor (KF) auch in dem betreffenden Element vorliegt.

14.6.1 Jahreszeit von Erde – der Spätsommer

Chinesisches Schriftzeichen

長夏

Das chinesische Schriftzeichen für den Spätsommer ist *Chang Xia* (Weiger 1965, Übung 113A und 160D). Es zeigt, wie volles, langes Haar mit einer Hand zurückgehalten wird, und symbolisiert damit üppiges Wachstum in einer Jahreszeit, in der die Ernte eingebracht werden kann.

Spätsommer

Weiter oben wurde schon erwähnt, dass Erde manchmal in der Mitte zwischen den anderen vier Elementen dargestellt wird. Doch im *Sheng*-Zyklus hat sie ihren Platz zwischen Feuer und Metall, und mit dieser Anordnung wird auch in der Fünf-Elemente-Akupunktur gearbeitet. Wenn der Höhepunkt des Sommers überschritten ist, folgt der Spätsommer, der mit dem Fallen der Blätter in den Herbst übergeht. Diese Jahreszeit kann in Nordchina sehr markant sein, tritt aber in anderen Ländern oft überhaupt nicht in Erscheinung. Beginn und Dauer des Spätsommers sind von Land zu Land unterschiedlich; entscheidend ist, dass das Wachstum der meisten Pflanzen um die Zeit seinen Höchststand erreicht hat und dass jetzt reifes Getreide und Früchte geerntet werden können. (Die Autoren leben z. B. in Südengland, wo der Spätsommer gewöhnlich von Mitte August bis Anfang Oktober dauert.)

Am eindrucksvollsten an dieser Jahreszeit ist das Gefühl, die Zeit würde stillstehen. Der Gipfel des (Sommer-)Yang ist überschritten und die Tage werden kürzer, doch an den Bäumen hängen noch die Blätter und das Wetter kann noch immer schön warm sein. Aber auch ein erster Anflug von herbstlicher Melancholie ist spürbar. In dieser Zeit hat sich ein feines Gleichgewicht zwischen Yin und Yang eingependelt.

14.6.2 Ernte als die Stärke von Erde

Chinesisches Schriftzeichen

收

Shou, das chinesische Schriftzeichen für Ernte, besteht aus zwei Grundformen. Die eine steht für ein Gewirr von Kletter- oder Kriechpflanzen, die andere für die rechte Hand. Im übertragenen Sinn könnte es als eine Hand gedeutet werden, die voll ausgewachsene Feldfrüchte aufsammelt (Weiger 1965, Übung 45B und 43B).

Ernte

In dieser Jahreszeit wird das reife Getreide geerntet. Früher hieß Erntezeit auch, dass die Feldfrüchte sorgfältig gespeichert werden mussten, um die Versorgung über den Winter sicherzustellen. Bei ungünstigen Witterungsverhältnissen kam es zu Missernten. Heute würden wir Nahrungsmittel aus anderen Ländern importieren, doch damals drohten bei

Ernteausfällen Hungersnöte, weil es in den Wintermonaten nicht genug zu essen gab. In dieser Jahreszeit wird traditionell das Erntedankfest gefeiert.

Therapeuten sollten darauf achten, ob ihre Patienten „eine gute Ernte einfahren“, indem sie sich z. B. gesund und vollwertig ernähren. Vielleicht haben sie psychisch aus Erfahrungen gelernt? Hat ihr Studium sie geistig vorangebracht und Früchte getragen? Können sie die aufgenommenen Informationen verarbeiten und in sinnvolle Gedanken, Ideen oder nützliche Pläne umwandeln? Sind sie zufrieden mit dem, was sie bekommen haben, oder noch immer hungrig auf mehr?

14.6.3 Feuchtigkeit als Klimafaktor von Erde

Chinesisches Schriftzeichen

濕

Das chinesische Schriftzeichen für Feuchte oder Feuchtigkeit ist *Shi* (Weiger 1965, Übung 125A und 92E).

Pathologischer Faktor Feuchtigkeit

Wenn der Feuchtigkeitsgehalt in der Luft bzw. Atmosphäre höher ist als normal, wird von hoher Luftfeuchtigkeit gesprochen. Bezogen auf den menschlichen Körper, bedeutet Feuchte oder Feuchtigkeit, dass er übermäßig viel Flüssigkeit enthält. Das kann sich in Ödembildung, geblähtem Abdomen oder Zerstreutheit äußern. Wie bei hoher Luftfeuchtigkeit ist ihr Körperinneres mit Feuchtigkeit übersättigt.

Zwischen der Qualität von Erde und dem Auftreten von Feuchtigkeit besteht ein Zusammenhang. Denn das Erd-Element sorgt für die Umwandlung von Nahrung und Getränken und die richtige Verteilung der durch Transformation entstandenen Flüssigkeiten. Wenn Erde zu schwach ist, wird der Transformationsprozess beeinträchtigt, so dass es zu einer Flüssigkeitsakkumulation kommen kann.

Das ist diagnostisch wegweisend, weil Menschen mit einem geschwächten Erd-Element normalerweise kein feuchtes Wetter mögen. Bei Patienten mit inneren Feuchte-Zuständen ist es wahrscheinlicher, dass sie auch über hohe Luftfeuchtigkeit klagen. Ihre Anfälligkeit für Gelenk- und Muskelschmerzen, für Kopfschmerzen oder Lethargie verstärkt sich bei hoher Luftfeuchtigkeit.

Wenn Patienten angeben, dass sie Niederschläge oder ein feuchtes Klima „hassen“, lässt das ein gestörtes Gleichgewicht ihres Erd-Elements vermuten.

In der chinesischen Medizin gelten bestimmte Nahrungsmittel als feuchtigkeitserzeugend. Molkereiprodukte, Fette und Alkohol erhöhen den Feuchtigkeitsgehalt im Körper. Daher ist es wichtig, nach der Ernährung des Patienten zu fragen. Werden unverhältnismäßig viel Nahrungsmittel verzehrt, die eine Wasserretention verursachen, steht nicht zu erwarten, dass sie vom Erd-Element bewältigt werden können. Es ist in etwa vergleichbar mit einem Feld, das nach starken Regenfällen überflutet ist, weil das Wasser nicht richtig abläuft; der Erdboden ist viel zu stark durchtränkt, als dass noch weiter Getreide wachsen könnte.

FALLBEISPIEL

Eine Patientin mit Erd-KF und einem Feuchte-Zustand erwies sich als schwieriger Fall. Trotz aller therapeutischen Bemühungen zeigten sich nur langsam erste Fortschritte. In einem Konsultationsgespräch erwähnte sie jedoch, dass sie im Winter die Fenster offen stehen lassen würde, und begründete es mit den feuchten Wänden; sie hätte es lieber kalt und dafür einigermaßen trocken in ihrer Wohnung als warm und feucht. Ihr Therapeut riet ihr, ein „Luftentfeuchter“-Gerät zu kaufen. Schließlich zog sie aus, um ihre Lebenssituation zu verändern.

14.6.4 Sinnesorgan bzw. Körperöffnung des Erd-Elements

Chinesisches Schriftzeichen

口

Das chinesische Schriftzeichen für Mund ist *Kou* (Weiger 1965, Übung 72A).

Mund und Geschmack

Erde wird der Geschmackssinn und als Körperöffnung der Mund zugeordnet. Dass Mund und Geschmack eine Resonanz mit Erde bilden, ist nicht weiter überraschend. Denn wir nehmen das, was uns die Erde zu bieten hat, mit dem Mund auf. Dabei spielt auch eine wichtige Rolle, wie es schmeckt. Beim Essen lassen wir uns vom Geschmack leiten. Leider haben heutzutage noch andere Dinge als allein der Geschmack großen Einfluss. Daher ist die Fähigkeit, Frische, Nährwert und Bedeutung der Ernährung richtig einzuschätzen, häufig sehr unterentwickelt. In Kapitel 17 des *Ling Shu* heißt es:

Die Energie der Milz steht mit dem Mund in Verbindung; wenn die Milz gesund ist, kann die Nahrung im Mund normal resorbiert werden. (Anonymous 1979a, Kapitel 17)

Ein gesundes Erd-Element verleiht einen guten Geschmack. Wenn es geschwächt ist, kann es zum Geschmacksverlust (Ageusie), zu einem unangenehm klebrigen Geschmack im Mund oder zu Verdauungsstörungen kommen.

Die Lippen sollten rot und feucht glänzend sein. Trockene, stumpfe und blasse Lippen sind ein schlechtes Zeichen. Es sollte auch weder zu viel noch zu wenig Mundspeichel gebildet werden. Alle genannten Zeichen können auf eine Schwäche des Erd-Elements hindeuten, sind aber kein diagnostischer Beweis für einen Erd-KF.

14.6.5 Muskeln und Fleisch als Körperstrukturen des Erd-Elements

Chinesisches Schriftzeichen

肌肉

Das chinesische Schriftzeichen für Muskeln und Fleisch ist *Ji Rou* (Weiger 1965, Übung 65A *[Jou]*, 20A *[Ji]* und 65A *[Ju]*).

Muskeln und Fleisch

Qualität und Funktion des Muskel- und „fleischigen" Gewebes hängen vom Erd-Qi ab. Muskelschwäche kann direkt auf eine Schwäche des Erd-Elements hindeuten, während Knoten und subkutane Schwellungen für eine schlechte Transformation und damit indirekt ebenfalls für eine Schwäche des Erd-Elements sprechen.

Aus der normalen, tastbar weichen Konsistenz des Fleisches lassen sich Rückschlüsse auf die Wirksamkeit des Transformationsprozesses in Magen und Milz ziehen. Das mag dem Therapeuten Einblick in die Balance des Erd-Elements geben, ist aber nicht beweisend für einen Erd-KF.

14.6.6 Fett als Rudiment

Als Rudiment des Erd-Elements gilt Fett, und Fett wird wiederum als Überrest von Fleisch angesehen. Eine massive Fettansammlung im Unterhautgewebe, in der sich manchmal knotenförmige Fettkörper bilden, wird von der chinesischen Medizin als Feuchtigkeit oder Schleim aufgefasst, wobei Schleim eine Verdichtung oder Eindickung von Feuchtigkeit darstellt. Jede stärkere Fettansammlung lässt daher auf eine Schwäche der Erd-Energie schließen. Obwohl auch noch andere Schwächen zur Verfettung führen können, zählt ein gestörtes Gleichgewicht im Erd-Element zu den wichtigsten Einflussfaktoren.

14.6.7 Süßer Geschmack

Chinesisches Schriftzeichen

甘

Kan, das chinesische Schriftzeichen für „süß" (Weiger 1965, Übung 73B), bedeutet wörtlich übersetzt so viel wie „Süßes, das im Mund gehalten wird".

Geschmacksqualität süß

Im *Su Wen* heißt es: „Die Erde produziert süße Aromen" (Veith 1972, p. 119). Die meisten Menschen denken bei süßem Geschmack an stark nach Zucker schmeckende Bonbons, Kuchen, Schokolade und anderen Süßigkeiten, die besonders im Westen gern gegessen werden. In der chinesischen Medizin bezeichnet „süß" eine feinere Geschmacksqualität als die von raffiniertem weißem Zucker. Süß schmecken z. B. Reis, Karotten, Mais, Hühnchen, Kohl, Kürbis oder Erdnüsse – um nur ein paar Lebensmittel zu nennen. In der Materia medica der chinesischen Kräuterheilkunde wird süßem Geschmack eine stärkende Wirkung auf den Körper zugeschrieben.

Auch Muttermilch schmeckt vor allem süß. Als einzige Säuglingsnahrung in den ersten Lebensmonaten trägt sie zum gesunden und starken Wachstum des Kindes bei. Genauso wie durch Muttermilch wird das Qi auch gekräftigt, wenn sich Menschen mit der richtigen Menge solcher fein süß schmeckenden Lebensmittel ernähren.

Viele Menschen können sich aber nicht mit kleinen Mengen zufrieden geben, sondern haben ein unstillbares Verlangen nach mehr von dieser Süße. Werden zu viel süße Lebensmittel gegessen, schwächt das die Energie von Erde, Magen und Milz. Die Schwäche von Magen und Milz verstärkt wiederum das Verlangen nach Süßem. So kommt ein Teufelskreis in Gang – je mehr sich die Energie von Erde erschöpft, desto größer wird das Verlangen nach Süßem und desto stärker werden Magen und Milz geschwächt.

ZUSAMMENFASSUNG

- Im *Sheng*-Zyklus ist Erde das Mutter-Element von Metall und Feuer das Mutter-Element von Erde. Im *Ke*-Zyklus hat Erde die Kontrolle über das Wasser-Element und wird selbst vom Holz-Element kontrolliert.
- Ein Erd-KF wird in erster Linie anhand von Kriterien wie gelbliche Gesichtsfarbe, singende Stimme, süßlicher Geruch und emotionale Unausgewogenheit von Mitgefühl (Sympathie) diagnostiziert.
- Grübeln (Kummer) und mangelnde Unterstützung sind abträglich für das Erd-Element.
- Wenn das Erd-Element aus dem Gleichgewicht geraten ist, zeigen sich folgende Tendenzen:
  - übersteigertes Verlangen nach Sympathie und Unterstützung
  - Ablehnen jeglicher Hilfe, Unterstützung oder Sympathie von anderen
  - übertrieben stark empfundenes und geäußertes Mitgefühl
  - ungerührt sein von den Nöten anderer.
- Im Einklang mit dem Erd-Element stehen auch Spätsommer (als Jahreszeit), Feuchtigkeit, die Stärke des Erntens und süßer Geschmack.

KAPITEL

15 Erde – Organe

15.1 Einleitung

Die beiden Organe oder Ministerialbeamten, die mit dem Erd-Element in Einklang stehen, sind Milz als Yin-Organ und Magen als Yang-Organ. Trotz unterschiedlicher Funktionen haben sie doch auch Gemeinsamkeiten.

15.2 Die Milz kontrolliert Transformation und Transport

Die chinesische Medizin hat ein völlig anderes Verständnis der Milzfunktionen als westliche Mediziner. Nach Auffassung der chinesischen Medizin spielt die Milz eine weitaus größere und wichtigere Rolle für die normalen Funktionen von Körper, Seele und Geist als im Westen. Dass sie zum Teil auch Pankreasfunktionen übernimmt, dürfte sich aus den nachfolgenden Erläuterungen erschließen.

Chinesisches Schriftzeichen

脾

Das chinesische Schriftzeichen für die Milz ist *Pi* (Weiger 1965, Übung 152C und 46E). Das Fleischsymbol auf der linken Seite zeigt, dass es sich um ein Körperorgan handelt, während das Zeichen rechts so viel wie „gewöhnlich“, „ordinär“ oder „vulgär“ bedeutet. Ursprünglich stellte es wohl einen Wasserkessel dar, der im Unterschied zu geweihten Gefäßen nicht nur bei besonderen Gelegenheiten, sondern eben gewöhnlich verwendet wird.

Aus dem täglichen Gebrauch ergibt sich eine Gewöhnlichkeit des Wasserkessels, die auch die Arbeit der Milz kennzeichnet. Da sie das Verdauungssystem zu kontrollieren hat, ist die Milz 24 Stunden im Dienst. Wie ein Koch verrichtet sie eine grundlegende Tätigkeit, die aber im Gegensatz zu den glanzvollen Auftritten von Leber (General) oder Lunge (Kanzler) eher als gewöhnlich oder durchschnittlich betrachtet wird. Man könnte die Milz auch mit einer Mutter vergleichen, die rund um die Uhr bereitsteht, für ihre Familie zu sorgen. Welche wichtige Arbeit Mütter leisten, wird oft erst erkannt und gewürdigt, wenn sie krank oder nicht mehr sind.

Darstellung im Su Wen

Im achten Kapitel des *Su Wen* heißt es:

Magen und Milz sind für die Lagerhäuser und Kornspeicher zuständig. Von ihnen leiten sich die fünf Geschmacksqualitäten her. (Larre & Rochat de la Vallée 1992b, p. 97)

Aus diesem Zitat wird deutlich, wie eng Magen und Milz zusammenarbeiten, denn alle anderen Organfunktionen (Beamten) werden im *Su Wen* getrennt aufgeführt.

15.2.1 Transformation und Transport

Die Milz ist in erster Linie mit Transformation und Transport beschäftigt.

Ihre Funktionen bestehen darin, dass sie [die Milz] die Aufsicht über Transport und Transformation (Yun Hua) innehat, die Versorgung durch Weiterleiten und Verteilen der Nahrungsessenzen (jing wei) unterstützt und Klares aufsteigen bzw. Trübes absinken lässt. Transformationsprozesse in der Milz sind Ursprung der Blutbildung. (Larre & Rochat de la Vallée 1990, p. 124)

Daher wird die Milz oft als „Minister für Transport und Transformation" bezeichnet (Felt & Zmiewski 1989, p. 19; Maciocia 1989, pp. 89–90). Unter Transformation ist hauptsächlich die Umwandlung von Nahrung und Flüssigkeit in Qi zu verstehen. Das erklärt, weshalb Erde als Hauptquelle des Grundlagen-Qi angesehen wird. Obwohl sich der Umwandlungs- bzw. Transformationsprozess in mehreren Schritten vollzieht, behält die Milz doch immer die Oberaufsicht. Unter ihrer Kontrolle finden mechanische Zerkleinerung und Einspeicheln der Nahrung im Mund, die stärkere Aufschlüsselung von Nahrung und Flüssigkeit im Magen, der Weitertransport der verdauten Nahrung in Dünndarm und Dickdarm sowie die Ausscheidung der Abfallprodukte über Rektum und Anus statt.

In der Fünf-Elemente-Konstitutionsakupunktur wird zwar nicht von vitalen Substanzen (im Sinne von Blut-Qi, Körperflüssigkeiten, Jing und Shen), sondern nur von Qi gesprochen, doch es bleibt anzumerken, dass die Milz für die Umwandlung von Nahrung und Flüssigkeit in Qi und in Blut-Energie verantwortlich ist (Maciocia 1989, pp. 48–51).

Der Transport-Begriff bringt zum Ausdruck, dass der Transformationsprozess mit Bewegung einhergeht. Dies bezieht sich besonders auf die Bewegung der Nahrungsessenzen, die Peristaltik beim Verdauungsvorgang und die ungehinderte Diffusion/Verteilung von Flüssigkeiten im Körper, damit sich kein Rückstau in Form von peripheren Ödemen, Wasser in der Lunge oder Gelenksteife (durch Feuchte-Zustände) bildet.

Ein Zusammenbruch des Transportsystems kann sich auch geistig-seelisch auswirken. Denn Gedanken müssen verarbeitet werden, um Körper, Seele und Geist durchdringen zu können. Milz-Schwäche kann einen Abbau der geistigen Beweglichkeit und transformierenden Kraft bewirken. Das reduzierte Denkvermögen verhindert, dass Pläne in die Tat umgesetzt werden. Auch Merk- und Konzentrationsfähigkeit sind beeinträchtigt. Manche Menschen hängen zwanghaft ihren Gedanken nach oder beginnen zu grübeln und sich Sorgen zu machen. Sie fühlen sich wie besessen oder völlig wirr im Kopf.

FALLBEISPIEL

Eine Patientin mit Erd-KF klagte, dass sie manchmal nicht klar denken oder Gedanken zu Ende führen könne. Sie beschrieb es so: „Mein Kopf ist wie ein undurchdringliches Dickicht. Es erscheint mir viel zu mühsam, gründlich nachzudenken. Meine Gedanken drehen sich unentwegt im Kreis, ohne dass etwas dabei herauskäme. Am besten ist es zu warten, bis ich den Kopf wieder frei habe."

J.R. Worsley vergleicht die Milz mit einem Transportmanager oder Spediteur, der den Fuhrpark verwaltet. Solange der Mensch gesund ist, hat sie nicht viel mehr zu tun, als „vorverdaute und reife" Substanzen aus dem Magen zu übernehmen, um sie umzuwandeln und weiterzutransportieren. Ihre Lastwagen befördern Qi und andere Substanzen (z. B. Blut und Körperflüssigkeiten) in jeden Winkel des Körpers, zu Geist und Psyche (Worsley 1998, p. 13.7). Auf diese Weise wird das ganze System mit Nahrung versorgt.

Unwohlsein entspräche dem Ausfall einiger LKWs. Weil das Transportsystem nicht richtig funktioniert, können Nahrung und Flüssigkeit nicht sämtliche Bestimmungsorte erreichen. Es kommt zum Stillstand. Auf körperlicher Ebene können sich Feuchtigkeit/Nässe und Schleim bilden, wenn der Flüssigkeitsstrom stagniert. Da sie das Wegenetz „verstopfen", sammelt sich oft Fett an – besonders in der unteren Körperhälfte. Wenn das Transportsystem zusammenbricht, fühlen sich die Betroffenen aber auch müde und apathisch; sie haben weder Lust, sich zu bewegen, noch irgendetwas anderes zu tun.

15.2.2 Richtung des Milz-Qi

Das Milz-Qi bewegt sich meist aufwärts und lässt klares Yang-Qi zum Kopf hochsteigen. Wenn es keine besonders gute Qualität hat, verursacht es zunächst Müdigkeit. Bei müden Menschen ist die Qi-Bewegung eindeutig abwärts gerichtet, denn sie möchten sich am liebsten hinsetzen, hinlegen oder herumfläzen. Hinzu kommt oft noch ein körperliches Schweregefühl und eine leichte Depression. Diarrhöen sind ein typisches Zeichen für nicht richtig aufsteigendes Milz-Qi. Wenn Flüssigkeiten infolge einer Milz-Schwäche nicht vollständig transformiert werden, kann sich das Denkvermögen trüben; auch dies ist ein Zeichen, dass sich Milz vergeblich bemüht, klares Yang-Qi zum Kopf hochzuleiten.

Neben der Aufwärtsbewegung des Qi hat die Milz auch eine „haltende" Funktion. Sie hält z. B. das Blut in den Gefäßen. Bei Milz-Schwäche können Blutungsstörungen auftreten, z. B. uterine Blutungen, Nasenbluten, Hämatome, Petechien (punktförmige Hauteinblutungen). Kennzeichnend für eine Milz-Schwäche ist, dass eher Sicker- als herausströmende Blutungen auftreten und dass das Blut blassrot und wässrig statt rot und dickflüssig erscheint. Durch das Milz-Qi werden auch die Organe in der richtigen Position gehalten. Bei Funktionsschwäche der Milz kann es daher zu Organsenkungen (Prolapse) kommen.

15.2.3 Geistige Energie der Milz – Yi

Als geistige Energie der Milz könnte *Yi* mit „Bedacht" oder „Absicht" (Intention) übersetzt werden.

Chinesisches Schriftzeichen

意

Das chinesische Schriftzeichen *Yi* setzt sich aus *Li* und *Yue* zusammen. Der obere Teil *(Li)* bedeutet so viel wie etablieren oder begründen. Darunter ist ein Mund mit Zunge zu sehen, der für *Yue* (= sprechen) steht. Im untersten Teil ist außerdem noch das Schriftzeichen für Herz erkennbar (Weiger 1965, Übung 73E). Somit drückt das Schriftzeichen *Yi* folgenden Gedanken aus: „Prozess der Meinungsbegründung in der Welt mit Worten, die von Herzen kommen". Im Westen finden wir, dass es besser wäre, Herz und Verstand zu trennen, weil das Denken sonst emotional und gewissermaßen irrational gefärbt würde. Nach Auffassung der chinesischen Medizin wird das Denken jedoch „bodenständiger" und authentischer (sich selbst treu), wenn das Herz beteiligt ist. Die Milz ist zuständig für die Fähigkeit, „praktisch zu denken, zu lernen, sich etwas zu merken, Gedanken zu fokussieren, sich zu konzentrieren und Ideen zu entwickeln" (Maciocia 1994, pp. 207–208).

Klar denken und lernen können

Konkret bedeutet das, dass die Milz genauso wie das Herz aufgrund ihrer geistigen Energie *(Yi)* dafür sorgt, dass wir klar denken und lernen können. Wenn wir uns geistig zu sehr anstrengen, weil wir z. B. für eine Prüfung „pauken" oder stundenlang nachdenken und schreiben, kann das die Milz-Energie schwächen.

Ein gestörtes Gleichgewicht der Milz kann zu einem größeren Problem werden, weil sich die Betroffenen oft ständig mit ihren Gedanken beschäftigen und im schlimmsten Fall regelrecht besessen werden. Wenn eine Qi-Blockade (oder ein „Knoten", *Si*) entsteht, leidet darunter die Fähigkeit, einen Gedanken erst zu Ende zu denken, bevor man den nächsten aufgreift. Nicht mehr klar denken zu können schränkt Kreativität, Spontaneität und das Glücklichsein ein.

Zielgerichtetheit (Intention)

Yi beinhaltet auch Absicht, Zielgerichtetheit oder Intention. Damit ist gemeint, dass sich das Denken auf ein erstrebenswertes Ziel richtet. Kaptchuk (2000) hat es als „Bewusstsein der Potenziale" beschrieben. Durch eine Milz-Yi-Schwäche kann die Fähigkeit, sich auf die Arbeit oder Gesprächspartner zu konzentrieren, eingeschränkt sein. Auf psychischer Ebene bewirkt sie, dass Menschen nicht mehr unerschütterlich an ihren Zielen festhalten. Es fällt ihnen zunehmend schwerer, die selbst gewählten Pfade weiterzugehen, wenn sich Unruhe, Unsicherheit oder Lethargie breitmachen. Daraus kann sich leicht Depression, Angst oder Hoffnungslosigkeit entwickeln. Mit seiner Bemerkung, dass „Verrücktheit bedeutet, zu schnell über zu viele Dinge oder ausschließlich über eine Sache nachzudenken", scheint Voltaire genau den pathologischen Yi-Zustand getroffen zu haben.

Dass Yi auch die Vorstellungskraft beeinflusst, machen sich einige Qigong-Übungen zunutze. Bei diesen Übungen soll der Qi-Fluss gezielt durch den Körper nach außen geleitet werden, z. B. von den Schulterblättern durch Arme und Finger hinaus oder durch Beine und Füße bis tief in den Boden hinunter. Solche Qi-Projektionen setzen voraus, dass sich die Schüler bildlich vorstellen können, wie das Qi in Form eines Licht- oder Wasserstrahls genau den vom Qigong-Lehrer beschriebenen Weg nimmt. Mithilfe des Yi wird der Qi-Fluss voranbewegt. „Wenn Yi stark ist, ist auch das Qi stark; wenn Yi schwach ist, ist auch das Qi schwach", heißt es in einem Zitat (Yang 1997, pp. 30–31). Solche Übungen eignen sich zur Selbstmotivation und es ist klar, dass an der gezielten Lenkung des Qi-Flusses immer Yi beteiligt ist (Näheres zu Qigong-Übungen Hicks 2001, p. 88, oder Hicks & Hicks 1999, p. 139.)

FALLBEISPIEL

Ein Patient mit Erd-KF kam wegen seiner Depression, Drogenabhängigkeit und einiger Verdauungsbeschwerden zur Behandlung. Die Therapie begann mit der Behandlung der Inneren Drachen (➤ Kapitel 31) und einer Grundbehandlung von Milz und Magen. Nach drei Monaten fühlte er sich besser und konnte seine Arbeit als Musiker und Liedtexter wieder aufnehmen. Obwohl er eigentlich erreicht hatte, was er wollte, bat er, die Therapie noch fortsetzen zu dürfen. Es ginge ihm darum, seine Denkfähigkeit wieder zu verbessern. Als Texter und Dichter würde er seine eigene Lebenserfahrung in Worte fassen und in seinen Liedern ausdrücken, erklärte er. Diese Fähigkeit kehre langsam zurück, doch mehr als alles andere wünsche er sich, wieder richtig denken zu können. Sechs Monate später schenkte er dem Therapeuten dann seine neueste CD.

15.3 Der Magen kontrolliert Zersetzung und Reifung

胃

Wei, das chinesische Schriftzeichen für Magen (Weiger 1965, Übung 122C), zeigt einfach einen Magen, der mit Nahrung gefüllt ist. Chinesen sehen im Magen so etwas wie eine große Kornkammer oder ein Lagerhaus für die Nahrung. Hinsichtlich unserer Ernährung zählt der Magen zu den wichtigsten Yang-Organen.

15.3.1 Zersetzung und Reifung

Die Funktion des Magens besteht im Zersetzen und Reifenlassen. Im Mund wird die aufgenommene Nahrung zerkleinert, mit Speichel vermischt und angewärmt, bevor sie als Nahrungsbrei zusammen mit Flüssigkeit hinuntergeschluckt wird. Der Verdauungsprozess setzt sich im Magen fort. Im Magen wird der Nahrungsbrei so weit aufgeschlüsselt, dass Nahrungsessenzen oder brauchbare Bestandteile aussortiert und in Qi umgewandelt werden können. Für diesen Vorgang gibt es unterschiedliche Beschreibungen. Manchmal wird die Magenaktivität mit einem Komposthaufen oder einer Mazerationskammer (zur Gewinnung von Extrakten) verglichen.

J.R. Worsley vergleicht die zersetzende und reifende Funktion des Magens mit einem Betonmischer (Worsley 1998, p. 13.1). Nur mit den richtigen Bestandteilen und einem guten Gerät lässt sich ein guter Beton anmischen. Die richtige Menge an Zement, Sand und Wasser ergibt gut vermischt einen starken Beton, mit dem sich stabile und mindestens hundert Jahre überdauernde Gebäude errichten lassen. Bei falscher Zusammensetzung oder ungenügender Mischung des Betons wird die Qualität hingegen schlechter sein.

Eine andere Analogie stammt aus der Küche. Wer Brot backen will, braucht die richtigen Zutaten und muss Hefe und Zucker mit der richtigen Menge Mehl und Wasser mischen. Der Teig muss gut durchgeknetet werden, damit er aufgeht, und schließlich muss auch noch die Backtemperatur stimmen, damit das Brot genießbar (d. h. nicht klebrig, klumpig oder zu hart) wird. Richtige Zutaten, richtiges Durchkneten und richtiges Backen oder Kochen ist genau das, was vom Magen verlangt wird.

Nicht nur die richtige Nahrung, sondern auch eine gesunde und kräftige Funktionsweise des Magen-Beamten sind wichtige Voraussetzungen dafür, dass die körperliche, geistige und seelische Nahrung „verdaut“ werden kann. In der Umgangssprache gibt es bemerkenswert viele Anspielungen auf den Verdauungstrakt – z. B. „das schlägt mir auf den Magen“ oder „das finde ich schwerverdaulich“, wenn es um Essen oder auch um Ideen geht. Übelkeit kann rein psychisch bedingt sein. Beim Lernen ist es besser, sich den neuen Stoff in Portionen anzueignen und immer wieder Pausen einzulegen, um alles rekapitulieren und verarbeiten zu können. Aus dem chinesischen Verständnis des Erd-Elements wird deutlich, dass es sich um mehr als nur kluge Sprüche handelt.

FALLBEISPIEL

Eine Studentin mit Erd-KF erzählte, wie sie kurz vor dem Examen ein einziges Nervenbündel war und die Aufregung ihr auf den Magen schlug. „Alles war in Aufruhr, und ich bibberte nur noch. Wenn ich versuchte, was zu essen und mich zu beruhigen, brachte ich nichts runter, weil ich so zittrig war. Ich glaube, ich hätte alles wieder erbrochen.“

Die Beziehung zwischen Kopf und Magen funktioniert in beiden Richtungen. Wenn wir daran denken, dass Sorgen eine pathologische Gefühlsäußerung des Erd-Elements sind, wird verständlich, dass große Sorgen den Transformationsprozess im Magen leicht stören können. (Was Chinesen von guten Essmanieren halten, ist in Hicks 2001 beschrieben.)

15.3.2 Magen und Flüssigkeiten

Der Magen ist die erste Filterstation, an der aufgenommene Flüssigkeit weiterverarbeitet wird. Dass ein feuchtes Milieu gedeihlicher für den Magen ist, kommt auch in dem Satz zum Ausdruck: „Der Magen mag es lieber flüssig statt trocken.“ An Störungen des Wasser- bzw. Flüssigkeitshaushalt kann auch der Magen beteiligt sein.

15.3.3 Richtung des Magen-Qi

Die Bewegungsrichtung des Qi geht nach unten. Der Magen nimmt von oben Nahrung auf, zersetzt sie und macht sie reif zur Verdauung, bevor sie zum Dünndarm weiter befördert wird. Bei jeder Störung der Passage entsteht eine Bewegung in die Gegenrichtung, nach oben. Unter Umständen kann es auch zu einer Qi-Stagnation im Mittleren oder Unteren Brenner des Dreifachen Erwärmers kommen. Das führt zu Rülpsen, Aufstoßen, Übelkeit oder Erbrechen – lauter Symptomen, mit denen sich die falsche Bewegungsrichtung des – manchmal als „rebellierend“ bezeichneten – Qi manifestiert.

15.4 Tageszeit der Organaktivität

Jedem Organ wird eine bestimmte Tageszeit zugeordnet, in der seine Qi-Aktivität den Höchststand erreicht. Der Magen hat seine zweistündige Aktivitätsphase von 7–9 Uhr morgens, danach folgt von 9–11 Uhr die Zeit der Milz. Interessant ist, dass die meisten Leute morgens zwischen 7 und 9 Uhr frühstücken, wenn die Verdauung offenbar besonders gut funktioniert. Ein gutes, herzhaftes Frühstück verhilft Leuten mit einigermaßen gesundem Magen zu einem guten Start in den Tag. Doch es gibt auch Menschen, die um die Zeit noch keinen Appetit haben.

In der Aktivitätsphase der Milz (von 9–11 Uhr) wird dann das zum Frühstück Gegessene verdaut und anschließend zu den anderen Organen transportiert, um sie ebenfalls mit Nährstoffen zu versorgen.

Eine Schwäche der Erd-Organe kann dazu führen, dass die Vitalität in der Zeit zwischen 19 und 23 Uhr absinkt, wenn sich die Aktivität von Magen und Milz auf dem Tiefststand befindet. Ein Abendessen um diese Zeit ist viel zu schwer und bedeutet für den Magen eine ähnliche Überlastung wie für einen Schichtarbeiter, der noch einmal umkehren und weiterarbeiten soll.

15.5 Beziehung zwischen Magen und Milz

Magen und Milz arbeiten eng zusammen und ihre Funktionen überlappen sich zum Teil sogar. Beide spielen eine wichtige Rolle bei der Verdauung und helfen mit, dass Menschen sowohl Nahrung als auch Gedanken richtig „verdauen“ können. Während die Milz für die Umwandlung (Transformation) und den Transport von Nahrung und Ideen sorgt, hat der Magen die Funktion, sie weiter aufzuschlüsseln und reifen zu lassen.

Manche Funktionen unterscheiden sich aber auch. Weil der Magen ein Yang-Organ ist, bewegt sich sein Qi nach unten; er mag es lieber feuchter und kühler. Die Milz dagegen ist ein Yin-Organ, dessen Qi-Bewegung aufwärts geht; sie bevorzugt Trockenheit und Wärme.

ZUSAMMENFASSUNG

- Im achten Kapitel des *Su Wen* heißt es: „Magen und Milz sind für die Lagerhäuser und Kornspeicher zuständig. Von ihnen leiten sich die fünf Geschmacksqualitäten her."
- Die Milz kontrolliert Umwandlung (Transformation) und Transport, der Magen das weitere Aufschlüsseln (Zersetzen) und Heranreifen.
- *Yi*, die geistige Energie der Milz, kann mit Absicht, Zielgerichtetheit oder Intention übersetzt werden.
- Yi verleiht die Fähigkeit, klar zu denken und sich zu konzentrieren, aber auch die Aufmerksamkeit zu bündeln und auf ein Ziel zu richten.
- Dem Magen wird die Zeit von 7–9 Uhr und der Milz die Zeit von 9–11 Uhr zugeordnet.

KAPITEL

16 Verhaltensmuster bei einem konstitutionellen Faktor im Erd-Element (Erd-KF)

16.1 Einleitung

In diesem Kapitel werden die wichtigsten Verhaltensmuster beschrieben, die typisch für einen Erd-KF sein können. Bestimmte Verhaltensaspekte lassen sich schon im Behandlungszimmer beobachten, andere erschließen sich erst aus der Beschreibung, die Patienten von sich und ihrem Leben geben. Wie bereits in den vorhergehenden Kapiteln konstatiert wurde, kann das Verhalten des Patienten zwar auf einen KF hinweisen, die Diagnose jedoch nur bestätigen. Daher muss es in Verbindung mit den diagnostischen Hauptkriterien Farbe, Klang, Emotion und Geruch (ausführlicher dazu ➤ Kapitel 2 und ➤ Kapitel 25) gesehen werden. Bei nachgewiesenem KF können solche Verhaltensmuster die Diagnose jedoch zusätzlich stützen.

Die Ursprünge bestimmter Verhaltensweisen sind in ➤ Kapitel 7 beschrieben. Ein gestörtes Gleichgewicht im Element des KF führt zu emotionaler Labilität bzw. Schwächung der zugehörigen Emotion. Bestimmte emotionale Erfahrungen dürften daher eher Patienten mit diesem als mit einem anderen KF gemacht haben. Die hier beschriebenen Verhaltenszüge entwickeln sich oft als Reaktion auf negative Erlebnisse. Bei Menschen mit einem Erd-KF geht es häufiger um das Gefühl, nicht unterstützt und genährt zu werden (und entsprechende Reaktionen darauf).

16.2 Typisches Verhalten bei Erd-KF

16.2.1 Ausgeglichenes Element

Bei einem gesunden Gleichgewicht ihres Erd-Elements sind Menschen ohne weiteres imstande, emotionale Unterstützung und Zuwendung von anderen anzunehmen und auch zu geben. Es hängt weitgehend von der Mutterbeziehung ab, wie ausgeglichen das Erd-Element ist. Wie bereits in ➤ Kapitel 14 beschrieben, ist es kein Zufall, dass die Erde oft als „Mutter Erde" bezeichnet wird. Denn ihre Früchte nähren und versorgen uns genauso, wie die eigene Mutter es im Idealfall tut.

In einer gesunden Mutter-Kind-Beziehung bekommt das Kind alle Unterstützung, die es braucht, solange es klein ist. (Das gilt natürlich auch für wichtige Bezugspersonen, die als „Ersatzmutter" dienen.) Die Mutter nährt, hält und tröstet das Kind, wenn es Kummer hat. Die meisten Kinder holen sich bei ihrer Mutter Trost, wenn sie hingefallen sind und sich verletzt haben. Die Mutter wird die Wunde zärtlich streicheln oder alles tun, um ihr Kind zu trösten. Danach traut es sich wieder, eigene Wege zu gehen. Es weiß ja mit Sicherheit, dass seine Mutter jederzeit da ist, wenn es doch gern noch mehr Zuwendung hätte. Auf dieser äußeren Sicherheit und Verlässlichkeit baut im frühesten Kindesalter ein Gefühl von innerer Sicherheit auf, das Kinder später zu unabhängigen Erwachsenen werden lässt. Tierstudien haben gezeigt, dass junge Affen, die von Geburt an eine stabile und fürsorgliche (elterliche) Pflege erhielten, schneller und insgesamt unabhängiger wurden (Harlow & Harlow 1962).

Wer im frühesten Kindesalter Geborgenheit und Fürsorglichkeit erlebt hat, ist in den meisten Fällen später imstande, für sich selbst zu sorgen. Diese Menschen lernen bereits als Kinder, um Hilfe zu bitten, wenn sie es brauchen, und ihnen entgegengebrachte Zuwendung auch anzunehmen. Sie können anderen genau die richtige Hilfe und Zuwendung geben, ohne dabei ihre eigenen Bedürfnisse aus den Augen zu verlieren.

16.2.2 Prägende Einflüsse bei einem Erd-KF

Obwohl der konstitutionelle Faktor (KF) wahrscheinlich angeboren ist, wird er auch viele Erfahrungen und besonders emotionale Erlebnisse prägen. Der Wunsch nach Unterstützung und Zuwendung bei Schwierigkeiten ist ein menschliches Grundbedürfnis und keineswegs pathologisch. Pathologisch wird erst übersteigerte Hilfsbedürftigkeit.

Menschen mit einem Erd-KF leiden oft darunter, dass sie keine echte Bindung verspüren oder nicht genug mütterliche Zuwendung erhalten haben. Daher fehlt die für ein gesundes Gleichgewicht ihres Erd-Elements benötigte Nahrung. Manchmal ist die (Ersatz-)Mutter entweder nicht imstande, das kindliche Bedürfnis nach Zuwendung zu befriedigen, oder verhält sich so, dass es unmöglich als liebevolle Unterstützung empfunden werden kann. Auch daraus entsteht ein Gefühl der Entbehrung.

Wieder andere entwickeln eine starke Abhängigkeit von ihrer als dominant erlebten Mutter. Ihre Abhängigkeit und enge Mutterbindung können zu erheblichen Problemen führen, wenn es eigentlich an der Zeit wäre, auf eigenen Füßen zu stehen und sich „abzunabeln". Schwierig wird es auch, wenn die Mutter stirbt.

FALLBEISPIEL

Eine Patientin mit Erd-KF war das dritte Kind einer zehnköpfigen Familie und erinnerte sich, dass ihre Mutter ihr nicht viel Beachtung schenkte. „Als ich 18 Monate alt war, kam schon das nächste Kind, und so ging es weiter. Ich hatte nie das Gefühl, dass meine Bedürfnisse erfüllt wurden, und sehnte mich immer stärker danach." Die Auswirkungen zeigten sich, als sie ihre eigene Tochter großzog. „Ich glaube, dass ich sie zur Kompensation überfütterte. Denn ich sorgte mich ständig, ob sie wirklich genug von mir bekäme. Gleichzeitig ließ ich sie auf einer bestimmten Ebene nicht an mich heran. Jetzt ist sie 18 und ich versuche immer noch, ihr näher zu kommen."

Kinder mit einem Erd-KF verlieren oft den Zugang zu ihren eigenen Bedürfnissen. Daher kümmern sich manche als Erwachsene nur noch um die Bedürfnisse von anderen. Da sie verlernt haben, selbst Hilfe anzunehmen, wenn sie es bräuchten, oder sich unabhängig von anderen zu verhalten, fühlen sie sich bei der Akupunkturbehandlung oft schlecht, weil sie damit etwas für sich tun und sich helfen lassen. Andere denken nur an sich, ohne auf die Bedürfnisse anderer Rücksicht zu nehmen. Ihre innere Unsicherheit lässt sie vergessen, dass andere Schwierigkeiten haben könnten.

Manchmal fällt einem Therapeuten vorübergehend die Rolle der Mutter oder des Betreuers zu. Aus dieser Konstellation können sich Schwierigkeiten ergeben. Denn aus der dringend benötigten Hilfe kann sich unter Umständen eine ungesunde Abhängigkeit der Patienten entwickeln, die sie nicht mehr ohne therapeutische/ärztliche Hilfe auskommen lässt. Das Behandlungsziel sollte daher eine ausreichende Stärkung des Erd-Elements sein, damit Patienten auch wieder loslassen und für sich selbst sorgen können.

16.3 Kernprobleme bei einem Erd-KF

Bei Menschen mit einem Erd-KF bleiben bestimmte Bedürfnisse unbefriedigt. Daraus ergeben sich typische Problemstellungen, die um folgende Themen kreisen:

- sich gehalten und gestützt zu fühlen
- ausreichend genährt („satt") zu werden
- in sich zu ruhen und sich stabil zu fühlen
- geistige Klarheit zu besitzen
- sich verstanden zu fühlen.

Wie weitgehend ihr Einfluss ist, hängt von der körperlichen, geistigen und seelischen Gesundheit des Einzelnen ab. Bei relativ gesunder Persönlichkeitsstruktur wird sich ein Erd-KF weniger störend auswirken. Eine stärkere Dysbalance des Erd-Elements macht sich dagegen mit größeren Schwierigkeiten in Bezug auf diese Lebensaspekte bemerkbar.

Aufgrund ihrer Probleme werden sich Persönlichkeiten mit einem Erd-KF bewusst oder unbewusst fragen:

- Wer gibt mir den nötigen Halt?
- Wie werde ich satt (genährt)?
- Wie finde ich meine Mitte und werde stabiler?
- Wie kriege ich von der Welt, was ich brauche?
- Wie kann ich mich zugehörig fühlen?
- Wer versteht mich wirklich?

16

16.4 Reaktionen auf diese Kernprobleme

Bisher haben wir beschrieben, wie eine Schwäche des Erd-Elements dazu führen könnte, dass emotionale Unterstützung nicht in ausreichendem Maße angenommen oder gegeben werden kann. Dies ruft eine Bandbreite von Reaktionen hervor, die typischerweise, aber nicht ausschließlich bei einem Erd-KF auftreten. Wenn Menschen mit einem anderen KF scheinbar ähnliche Verhaltensmuster zeigen, spricht das für unterschiedliche Beweggründe oder ein gestörtes Gleichgewicht des Erd-Elements, ohne dass es sich um den konstitutionellen Faktor (KF) handeln muss. Die Beobachtung solcher Verhaltensweisen kann diagnostisch wegweisend sein, darf aber keinesfalls die Hauptkriterien (Farbe, Klang, Emotion und Geruch) für den KF ersetzen.

Die Verhaltensmuster bewegen sich entlang einem Spektrum zwischen folgenden Extremen:

- mit Liebe erdrücken/bemuttern – keine Hilfe gewähren
- bedürftig sein – eigene Bedürfnisse unterdrücken
- starke Abhängigkeit – übertriebene Unabhängigkeit
- unzentriert und aufgelöst – voll gestopft und schwer
- auf häusliche Sicherheit angewiesen – keine Wurzeln schlagen können.

Darauf wird im Folgenden näher eingegangen.

16.4.1 Mit Liebe erdrücken/bemuttern – keinen Halt geben

Wenn Menschen mit einem Erd-KF selbst gern mehr Unterstützung und Zuwendung bekommen hätten, fangen sie an, sich um andere zu kümmern und sie zu bemuttern. Bei einigen Patienten kann es zwanghafte Züge annehmen, so dass sie nicht widerstehen können, wenn sie meinen, ein verwahrlostes Kind oder streunendes Tier bedürfe ihrer Hilfe.

FALLBEISPIEL

Eine Patientin fühlte sich „völlig erschöpft und leer", als sie zur Behandlung kam. Sie hatte eine gutgehende Anwaltskanzlei und konnte nie Nein sagen. „Wenn man mich um etwas bittet, sage ich automatisch Ja und versuche, es irgendwie noch unterzubringen. Anderen zu geben und gebraucht zu werden ist mein Daseinsgrund." Sie beschrieb sich auch als sehr empathisch; sie würde sich alle Probleme ihrer Klienten zu eigen machen und völlig in ihnen aufgehen. „Manchmal verschmelze ich fast mit anderen und weiß nicht mehr, wer ich selbst bin."

Einige Menschen mit Erd-KF kanalisieren ihre Bemutterungstendenz auf Familie und Kinder. So meinte eine Patientin mit Erd-KF z. B., sie hätte ihren „Lebenssinn" gefunden, als sie schwanger wurde, und darüber „tiefe Befriedigung" empfunden. Doch es gab leider auch eine negative Seite, denn die Zeit der Kinderaufzucht näherte sich dem Ende und sie fühlte sich einsam und deprimiert. Sie wollte sich nicht damit abfinden, dass ihre Kinder größer und unabhängiger wurden.

Dem „Liebesobjekt" kann diese Art der Bemutterung völlig übertrieben erscheinen. Was als fürsorgliches Verhalten gedacht war, kann in Belästigung ausarten. In ihrem zwanghaften Bemühen, sich um andere zu kümmern, vergessen Menschen mit einem Erd-KF leicht zu fragen, ob ihre Unterstützung wirklich erwünscht ist. In dem Fall wird das Bemuttern so stark, dass es alles erdrückt.

FALLBEISPIEL

Eine 35-jährige Patientin beklagte sich ständig über die Einmischung ihrer Mutter, die jeden Tag anrief, um sich nach ihrem Wohlbefinden zu erkundigen, und bis ins letzte Detail wissen wollte, was sie den Tag über gemacht habe. Als die Patientin einmal versucht hatte, ihre Eigenständigkeit zu behaupten und sich die vielen Telefonanrufe zu verbeten, wurde ihre Mutter krank, bis sie ihr altes Verhaltensmuster wieder durchgesetzt hatte.

Bemuttern und Arbeit

Aus dem starken Wunsch, anderen zu helfen, suchen sich Menschen mit einem Erd-KF oft Berufe im Sozialwesen aus und arbeiten z. B. als Krankenschwester/Pflegekraft, in der (Rechts-)Beratung, im Sozialamt oder in komplementärmedizinischen Bereichen. Auch Seelsorge, Lehrerberuf oder Freiwilligenarbeit kommen diesem Bedürfnis entgegen. Im

Grunde kann eine mütterliche Ader jedoch in jede Tätigkeit einfließen. Wie eine Mutter verhält sich auch die Büroangestellte, die stets hilfsbereit ist und jedem mit Sympathie begegnet, die Friseurin, die sich die Sorgen ihrer Kunden anhört, die Tagesmutter, die fremde Kinder betreut. Da sie eine angenehme, verständnisvolle Atmosphäre um sich verbreiten, fällt es vielen Menschen leicht, sich zu öffnen und von ihren Problemen zu erzählen.

Ihre extrem fürsorgliche Haltung kann jedoch den Betreffenden selbst Schwierigkeiten bereiten. Denn das gestörte Gleichgewicht ihres Erd-Elements lässt sie ihre eigenen Bedürfnisse sublimieren, um wie unter Zwang anderen zu helfen („Helfersyndrom"). Sie können z. B. nicht einmal, wenn sie krank sind, im Bett bleiben und sich ausruhen, sondern müssen ständig wieder aufstehen und andere versorgen.

Wenn sie merken, dass sie Dinge nicht zum Besseren wenden können, neigen Menschen mit einem Erd-KF zu starker Besorgnis. In Gedanken müssen sie kleinste Probleme bis ins letzte Detail durchwälzen. Wenn sie sehr mitfühlend sind, verkraften sie es oft nicht, sich Abend für Abend die schlechten Nachrichten im Fernsehen anzuschauen.

Keine Hilfe gewähren

Menschen mit einem Erd-KF können auch ins andere Extrem verfallen und sich außerstande fühlen, anderen Halt und Unterstützung zu geben. Das kann daran liegen, dass sie als Kinder selbst kaum Sympathie und Zuwendung erfahren haben und es peinlich finden bzw. sich leer fühlen oder einen Groll hegen, wenn sie aufgefordert sind, anderen zu helfen. Die Sorgen und Nöte von anderen lassen sie weitgehend ungerührt. Nur auf sich selbst zu vertrauen zählt in ihrem strengen Meinungsgebäude mehr als alles andere. Für sie sind Menschen, die Hilfe ersuchen, nichts als „Jammerlappen", die sich „in Selbstmitleid suhlen" und besser zusehen sollten, wie sie „selbst mit ihrem Leben klarkommen", oder „sich zusammenreißen" sollten. Sie haben verdrängt, dass Menschen um Hilfe bitten, weil sie mit Schwierigkeiten zu kämpfen haben und in ihrer Situation etwas Mitgefühl und Anerkennung benötigen.

Das heißt nicht, dass man andere niemals auffordern dürfte, endlich aufzuhören, in ihrem Kummer zu versinken. Die Schwierigkeit liegt nur darin, richtig einschätzen zu können, wann Unterstützung nötig ist und wann nicht. Dazu sind Menschen, deren Erd-Element aus dem Gleichgewicht geraten ist, oft nicht in der Lage, weil ihre eigenen Bedürfnisse und Neurosen ihre Sicht beeinflussen. *Wu-wei* bedeutet, sich spontan und situationsgerecht zu verhalten. Das ist jedoch nicht möglich, wenn die eigenen Bedürfnisse zu sehr drängen.

Während die meisten Menschen mit einem Erd-KF weich und sympathisch wirken, verhalten sich einige eher hart und ablehnend. Bildlich gesprochen gleicht ihr Erd-Element eher einem kargen, steinigen Boden als einem mineralreichen, fruchtbaren Lehmboden. Ihre Lebenserfahrung ist weniger von der Erfüllung ihrer Bedürfnisse geprägt, für die es sich zu kämpfen lohnt, als von ihrer Distanz zu anderen Menschen.

In engen Beziehungen können Partner mit einem Erd-KF wegen ihrer Hilfsbedürftigkeit unsympathisch erscheinen. Das hängt damit zusammen, dass sie ihre eigenen Bedürfnisse und ihre Stabilität sofort in Gefahr sehen, wenn ihr Partner sie nicht mehr unterstützt, weil er selbst Sorgen oder Stress hat. Dadurch kann die Beziehung mit der Zeit trostlos und leer werden.

Die andere Seite der Medaille ist die Verweigerung jeglicher Hilfestellung. Manche Patienten mit einem Erd-KF schwanken in unterschiedlichen Situationen zwischen extremem Mitgefühl und völligem Fehlen (Gefühlskälte).

Geben, um zu nehmen

Wenn sie müde geworden sind oder sich verausgabt haben, brechen Menschen mit einem Erd-KF manchmal jede weitere Hilfeleistung ab. Sie fühlen sich erschöpft, weil sie nichts zurückbekommen haben. Eine Gegenleistung zu fordern wäre ihnen ein Gräuel und es würde ihre Geberlaune trüben, explizit etwas zurückzuverlangen – deshalb verhalten sie sich weiter großzügig. Mit ihrer Freigebigkeit demonstrieren sie oft unbewusst, wie sie es gern hätten, dass sich andere ihnen gegenüber verhielten. Selbst wenn der Wink nicht verstanden wird, geben sie weiterhin und hoffen, dass schließlich doch irgendeiner begreift, was sie sich im Gegenzug wünschen. Doch wenn ihre Bemühungen überhaupt nicht fruchten, entwickeln sie allmählich einen tiefen Groll und fühlen sich im Stich gelassen.

Einige Patienten mit Erd-KF können so wütend werden, dass man bei ihnen irrtümlich einen Holz-KF vermutet. Mitgefühl und Verständnis sind die einzigen Mittel, mit denen sich ihr Ärger besänftigen lässt.

FALLBEISPIEL

Eine Patientin mit Erd-KF, die sich meist sehr hilfsbereit verhielt, litt von Zeit zu Zeit an einem Gefühl, das sie als „mitleidsmüde" beschrieb. In solchen Fällen würde sie nicht wie sonst mitfühlen, wenn jemand klagte, sondern sich innerlich versteifen und sich wundern, warum er/sie sich denn nicht selbst helfen könnte. „Wenn mir Leute von ihren Problemen erzählen, denke ich mir: ‚Ihr habt vielleicht Sorgen – und was ist mit mir?', verliere aber kein Wort darüber."

Die engelhafte Geduld, mit der sie andere bemuttern und sich um sie kümmern, lässt solche Menschen fast wie Heilige erscheinen. Es ist aber klar, dass die meisten Menschen mit einem Erd-KF etwas zurück erwarten, wenn sie so viel geben – das Problem ist nur, wie sie bekommen, was sie wollen.

16.4.2 Bedürftig sein – eigene Bedürfnisse unterdrücken

Eine gute, befriedigende Beziehung beruht auf Geben und Nehmen. Das oben beschriebene Verhaltensmuster zeigt jedoch, dass Menschen mit einem Erd-KF oft viel mehr geben als nehmen. Das birgt die große Gefahr, dass sie sich am Ende ausgebrannt fühlen (Burn-out-Syndrom).

Aufmerksamkeit erheischen

Ein Erd-KF erschwert es nicht nur, die Befriedigung der eigenen Bedürfnisse einzufordern, sondern kann auch das Gegenteil bewirken. Denn Menschen mit einem Erd-KF fühlen sich oft seit frühester Kindheit nicht richtig „satt", weil sie immer erst schreien mussten, wenn sie der Hilfe ihrer (Ersatz-)Mutter bedurften. Sie werden auch als Erwachsene weiter nach Zuwendung „schreien", indem sie z. B. versuchen, übertrieben viel Zeit und Aufmerksamkeit für sich zu beanspruchen. Das kann sich in Form von stundenlangem Reden über ihre Probleme oder in Aufmerksamkeit erheischendem Verhalten äußern. Manche Menschen wirken derart bedürftig, dass andere sie nie zufrieden stellen können. Als Extremform ist das Münchhausen-Syndrom eine psychiatrische Störung, bei der Patienten eine Erkrankung vortäuschen oder sich selbst schädigen, um ins Krankenhaus zu kommen und dort die ersehnte Aufmerksamkeit zu erhalten.

Verbreiteter ist aber das Jammern und Lamentieren, mit dem sie um Aufmerksamkeit buhlen. Manche merken sogar selbst, dass sie zu ausgiebig über ihre Probleme sprechen. Eine Patientin mit Erd-KF meinte zu ihrer Therapeutin: „Ich weiß, es wäre besser, wenn ich schneller auf den Punkt käme. Ich will nur sichergehen, dass andere auch verstehen, womit es losging." Menschen, bei denen dieses Erd-KF-Verhalten sehr ausgeprägt ist, wundern sich womöglich, dass ihr Wunsch nach einem freundschaftlichen Treffen nicht immer auf Gegenliebe stößt, weil ihnen oft nicht bewusst ist, wie fordernd und egoistisch sie auftreten.

Patienten mit einem Erd-KF müssen sich gelegentlich zu Recht vorhalten lassen, dass sie die Zeit von Therapeuten unnötig lange in Anspruch nehmen. Schon die einfache Frage „Wie geht es Ihnen?" löst oft einen 20-minütigen Redeschwall über ihre Probleme aus. Weil die Patienten unentwegt und minutiös weiter über ihre Beschwerden sprechen, kann es für Therapeuten schwierig werden, die Sitzung zu beenden. Es kommt zum Türklinkensyndrom: Die Behandlung ist zu Ende, der Therapeut will aus dem Zimmer gehen und hat schon die Türklinke in der Hand. In dem Moment bringt der Patient jedoch noch ein anderes Problem zur Sprache, um den Therapeuten zurückzuhalten.

Im Unterschied zu den Patienten mit einem Erd-KF, die ihnen entgegengebrachte Sympathie bis ins Letzte auskosten möchten, sehnen sich andere weniger nach Sympathie oder dem Mitgefühl ihres Therapeuten, mit dem sie oft gar nicht richtig umgehen können. In ihrem Fall ist das starke Mitteilungsbedürfnis dadurch zu erklären, dass sie bis ins Kleinste verstanden werden möchten. Auch diesem Bedürfnis, bei dem es eher um den Verstand als die Gefühle des Therapeuten geht, ist entsprechend Rechnung zu tragen. Was hierbei auffällt, ist weniger die Zeit, die sie für sich beanspruchen, als vielmehr ihre offenkundige Genugtuung, endlich ein offenes Ohr für ihre Probleme zu finden. Daran lässt sich ihr Erd-KF erkennen.

FALLBEISPIEL

Ein Patient erzählte, dass er sich gleich beim Aufwachen selbst bedauere. Wie er sich erinnerte, durfte er als Kind nie quengeln, wenn er nicht auf sein Zimmer geschickt werden wollte. Daraus hatte er gelernt, nur indirekt zu jammern. „Statt: ‚Ich bin arm dran, helft mir doch bitte', sage ich eher: ‚Ich muss noch alles Mögliche erledigen und bin doch so müde.' Nur darüber beschwere ich mich."

Verkappte Bedürfnisse

Menschen mit einem Erd-KF haben manchmal das Gefühl, dass sie nicht die Anerkennung, Unterstützung oder Zuwendung bekommen, die sie eigentlich verdienten. Da es ihnen schwerfällt, Wünsche offen zu äußern, verhehlen sie ihre Bedürfnisse. In dem Fall steht auf ihrer Tagesordnung insgeheim, sich Hilfe zu holen, ohne direkt darum bitten zu müssen.

FALLBEISPIEL

Ein Patient mit Erd-KF beklagte sich ständig, dass andere ihn nicht genügend unterstützten. Obwohl es ihm offensichtlich schwerfiel, Forderungen zu stellen, riet ihm der Therapeut genau zu dieser Vorgehensweise. Im Laufe der Behandlung gab er zu, dass er eigentlich erwartete, die anderen würden wissen, was er wolle – ohne dass er seine Wünsche äußern müsste. „Es macht mich wütend, wenn Leute meine Bedürfnisse nicht gleich erahnen." Erst nach zahlreichen Sitzungen, bei denen sich die Behandlung primär auf sein Erd-Element konzentrierte, lernte er allmählich besser, um Hilfe zu bitten.

Die eigenen Bedürfnisse nicht zu äußern und trotzdem zu erwarten, dass sie erfüllt werden, kann für Patienten mit einem Erd-KF in einen Circulus vitiosus einmünden. Je mehr sie von sich preisgeben, desto weniger fühlen sich geschätzt, und je weniger sie sich geschätzt fühlen, desto schlechter können sie einfordern, was sie wollen.

Unterdrückte Bedürfnisse

Manchmal unterdrücken Patienten mit einem Erd-KF ihre Bedürfnisse und weisen jede Sympathie zurück, die ihnen entgegengebracht wird. Da ihre Bedürfnisse schon im Kindesalter nie erfüllt wurden, glauben sie, dass sie die Zuwendung von anderen gar nicht verdienten, oder haben Angst davor, sich in zu große Abhängigkeit zu begeben. Zu große Nähe könnte sie aufwühlen und verunsichern. Um sich diese unangenehmen, schwer auszuhaltenden Gefühle zu ersparen, weisen sie lieber jede Art von Unterstützung weit von sich.

Ein Patient verriet in der Therapie, dass er Floskeln wie „Pass auf dich auf" oder „Wie geht es dir?" hasste. Auf Sympathiebekundungen reagierte er sofort mit Abwehrspannung und versuchte sie durch brüskes Verhalten abzuschmettern. Fürsorgliches Verhalten empfand er als zuckersüß und klebrig und gab ihm das Gefühl, von anderen abhängig zu sein.

FALLBEISPIEL

Ein Patient mit einem Erd-KF litt an multipler Sklerose. Er war stark behindert und hatte Schwierigkeiten, sich allein anzuziehen. Er schlug es aber ab, sich nach der Behandlung beim Ankleiden helfen zu lassen, und kämpfte selbst mit Kleidung und Schuhbändern. Obwohl sein Verhalten an sich bewundernswert war und ihm eine gewisse Unabhängigkeit bewahrte, war es für seine Umgebung schwer erträglich. Denn von Zeit zu Zeit hätte er wirklich Unterstützung gebrauchen können, wies aber jedes Hilfsangebot barsch zurück.

Beide Verhaltensweisen schließen sich nicht aus und können auch nebeneinander bestehen. Gerade weil sie bedürftig sind, möchten Menschen mit einem Erd-KF manchmal zeigen, dass sie überhaupt keine Bedürfnisse haben. Letztlich kann sich eine Balance zwischen beiden Extremen einpendeln. Von einem relativ stabilen Schwerpunkt aus schaffen es Menschen mit einem Erd-KF besser, sich auf die Welt einzulassen.

16.4.3 Starke Abhängigkeit – übertriebene Unabhängigkeit

Wenn sich Kinder genährt und geliebt fühlen, entwickeln sie eher ein Zugehörigkeitsgefühl zu ihrer Familie oder Umgebung. Später erleichtert es ihnen den Aufbau eines eigenen Zuhauses, die Gründung einer Familie und die Verbundenheit mit Kollegen, Nachbarn und Freunden. Ohne Zugehörigkeitsgefühl würden sie sich in den Beziehungen zu anderen Menschen nicht wohlfühlen, was sich ebenso durch Distanz bzw. das Ablehnen von Kontakten wie durch ein starkes Verlangen, sich als Teil einer Gruppe zu fühlen, äußern kann. Manche Persönlichkeiten schwanken zwischen beiden Verhaltensmustern.

Für die meisten Menschen spielt das Gemeinschaftsgefühl eine wichtige Rolle. Bei einem Erd-KF kann es jedoch besonders stark sein und so etwas wie familiäre Bindung vermitteln. Das trifft erst recht zu, wenn sie sich in ihrer Herkunftsfamilie nicht geborgen fühlten. Daher kann das Gemeinschaftserleben für sie eine positive Form zwischenmenschlicher Kontakte bedeuten.

Wenn sie sich nicht zugehörig fühlen, wandern Menschen mit einem Erd-KF auf der Suche nach Nähe oft von einer Gruppe zur anderen. Da sie keinen richtigen Kontakt finden, fühlen sie sich ständig entfremdet und getrennt von anderen. Eine Patientin mit Erd-KF meinte, sie neige immer zu Extremen und würde sich entweder aufs Engste mit anderen in der Gruppe verbunden oder völlig abgeschnitten fühlen. „Wenn ich keinen Zugang zu mir selbst habe, finde ich auch keinen zu anderen. Ich kann aber auch mit anderen verschmelzen, wenn ich ihnen sehr nahe bin. Es ist schrecklich, als hätte ich gar keine eigene Identität."

Verschmelzungstendenz

Mit anderen zu verschmelzen kann für Menschen mit einem Erd-KF zu einem wichtigen Lebensthema werden. Wenn der Verschmelzungswunsch sehr ausgeprägt ist, verbirgt sich darunter oft die Schwierigkeit, auf eigenen Füßen zu stehen und unabhängig zu sein. In dem Fall droht der Verlust der eigenen Identität. Einige Patienten sind so in einem anderen Menschen aufgegangen, dass sie sich nicht mehr als zwei getrennte Personen wahrnehmen können.

FALLBEISPIEL

Eine Patientin mit Erd-KF beschrieb ihre sehr enge, symbiotische Paarbeziehung. „Zuerst schien unsere Nähe unglaublich, doch dann stellte sich heraus, dass es gar nicht so gut war. Er bekam mein prämenstruelles Spannungssyndrom (PMS) und ich seine Kopfschmerzen! Seine Stimmungslage übertrug sich auf mich und ich hatte keine eigene mehr. Wenn er schlecht gelaunt war, konnte ich ihm nicht heraushelfen, weil es mich selbst so herunterzog."

Für Menschen mit einem Erd-KF kann das Verschmelzen mit einem anderen eine sehr angenehme Erfahrung sein, solange sie sich jederzeit wieder als zwei getrennte Wesen verhalten können. Sonst büßen sie ihre Individualität ein. Eine Patientin mit Erd-KF sagte einmal, sie würde ihr Ichgefühl verlieren, wenn sie zu lange mit anderen zusammen war. Sie konnte am besten damit umgehen, wenn sie sich zurückzog, bis sie „wieder spüre, wo ich anfange und aufhöre". Sie könne sich dann „vom Kopf nach innen sinken lassen und wieder das Gefühl, ich selbst zu sein, zurückgewinnen".

Abgeschnittensein

Manchen Menschen mit einem Erd-KF fällt es schwer, in Beziehungen überhaupt eine größere Nähe zuzulassen. Bei ihnen hat es oft schon in frühester Kindheit begonnen, dass sie sich getrennt von anderen und entfremdet fühlen, und dieses Gefühl sich wie ein roter Faden durch ihr weiteres Leben gezogen hat. Wenn sich Kinder nicht verstanden oder umsorgt fühlen, panzern sie sich innerlich und gehen auf Distanz. Sie fragen sich womöglich unbewusst, warum sie sich nach Zuwendung sehnen sollten, wenn doch keiner ihren Wunsch erfüllt. „Ich bleibe lieber unabhängig", denken sie sich vielleicht, „statt immer von neuem enttäuscht und zurückgewiesen zu werden."

Das fehlende Bindungsgefühl bei einem Erd-KF könnte mit der distanziert-abgehobenen Art einer Metall-KF-Persönlichkeit verwechselt werden, doch die Ursache ihres Verhaltens ist verschieden. Während Menschen mit einem Erd-KF die Erfahrung gemacht haben, dass sie nicht gemocht oder umsorgt wurden, gehen Menschen mit einem Metall-KF auf Distanz, weil sie verletzlich sind und sich selbst schützen müssen.

16.4.4 Ohne Mitte und aufgelöst – voll gestopft und schwer

Eine gute Versorgung gibt Menschen eine solide Grundlage. Ohne diese tragfähige Basis fühlen sie sich, als hätten sie keine Mitte oder keinen Schwerpunkt. Das kann sich z. B. körperlich durch ein Leeregefühl in der Magengegend, aber auch durch ein allgemeines Unbefriedigt- oder Nicht-Sattsein äußern, das Betroffenen das Gefühl gibt, sie müssten sich selbst belohnen, um sich wieder aufzurichten. Das versuchen sie auf unterschiedliche Weise.

Essen als Ersatzbefriedigung

Viele Erd-KF-Typen haben Schwierigkeiten mit ihrem Appetit und Essverhalten. Manche trösten sich mit Essen über Unsicherheitsgefühle hinweg, während andere eine innere Leere spüren, die sich nie richtig auffüllen lässt. Das scheinbare Hungergefühl, das diese Leere erzeugt, ist aber durch mangelnde Sicherheit bedingt, weil sie nicht in sich ruhen können oder keinen inneren Schwerpunkt haben. Das lässt sich aber nicht durch körperliche Nahrungszufuhr beheben.

Eine Patientin beschrieb, wie sie jede Nacht den Kühlschrank plünderte, als ihre Beziehung in die Brüche ging – die Lücke aber nur vorübergehend stopfen konnte. Eine andere beschwor den Zusammenhang zwischen „Hunger und sinkender Energie“: Wenn sie nichts zu essen hätte, würde ihre „Mitte völlig verschwinden“ und ihr Denkvermögen sich trüben.

Es gibt auch Menschen, denen es den Appetit verschlägt, wenn sie Angst haben, wütend oder unglücklich sind. Nur wenn es ihnen einigermaßen gut geht, haben sie überhaupt Lust, etwas zu essen. In Extremfällen können daraus Störungen wie eine Anorexie oder Bulimie erwachsen.

Auflösungserscheinungen

Ihre Mitte oder ihren inneren Schwerpunkt können Menschen mit einem Erd-KF auch dadurch verlieren, dass sie sich zu stark auf andere fixieren und sich selbst nicht mehr spüren. Das kann z. B. passieren, wenn sie sich um andere sorgen. Manchmal können sie anderen leichten Herzens geben, weil sie ihre eigenen Bedürfnisse kaum noch wahrnehmen. Wenn sie stattdessen etwas für sich täten, würden sie sich wieder stärker als Individuum sehen können. Dieses Verhaltensmuster lässt sich oft bei Müttern beobachten, die ihre Bedürfnisse jahrelang hinter den vermeintlichen Interessen der Familie zurückgestellt und schließlich ihr Selbstgefühl verloren haben.

Um zu sich selbst zu finden, müssen Menschen mit einem Erd-KF bewusste Anstrengungen unternehmen. Das kann bedeuten, dass sie gezielt nach einem Weg suchen, sich wieder „zu erden“. Dabei entwickelt jeder seine eigenen Vorlieben. Für die einen kann es am besten sein, eine gewisse Zeit allein zu verbringen. Andere möchten sich vielleicht auf der Erde ausstrecken und die Erdenergie in sich aufnehmen. Wieder andere erden sich mit Qigong-Übungen oder machen einen Spaziergang und fühlen sich eins mit der Natur.

Wenn sie eine innere Leere aufgrund ihres instabilen Erd-Elements spüren, versuchen Menschen mit einem Erd-KF manchmal, sich selbst „etwas Gutes zu tun“. Ein Friseurbesuch, ein ausgiebiges Bad, eine Zigarette oder ein Drink nach der Arbeit sind Beispiele für solche kleinen Belohnungen. Während Einkaufen häufig als notwendiges Übel gesehen wird, kann sich ein Einkaufsbummel für sie zu einer Art Minitherapie gestalten.

FALLBEISPIEL

Eine Patientin mit Erd-KF hatte im Laufe der Behandlung schon große Fortschritte gemacht. Viele ihrer ursprünglichen Symptome waren kuriert. Sie fühlte sich besser, hatte wieder mehr Energie und eine bessere Verdauung. Nur ein Hauptsymptom bestand weiterhin – sie fühlte sich „ohne Mitte“. Weil sie das Problem schwer in Worte fassen konnte, suchte sie nach einem Bildvergleich und beschrieb ihr Körperinneres als „ausgehöhlten Baumstamm“ vom Zwerchfell bis zum Unterleib. Sie hatte es ihr

16

Leben lang so empfunden; es verschlimmerte sich, wenn sie müde war oder ihre eigenen Bedürfnisse verdrängte und sich nur um andere kümmerte. Mit dem Beistand ihrer Therapeutin lernte sie nach einjähriger Behandlungsdauer allmählich wieder besser, für sich selbst zu sorgen. Mit der Zeit wurde das Gefühl deutlich schwächer.

Bei Auflösungserscheinungen gerät die innere Stabilität in eine so prekäre Lage, dass solche Menschen oft ziemlich emotional reagieren und sich leicht aufregen. Da sie sich innerlich nicht sehr stabil fühlen, sehen sie alles im Leben dramatisch; jeder Maulwurfshügel wirkt auf sie wie ein Berg und jedes Problem wird zur Lebenskrise. In solchen Fällen zeigt sich eine starke Neigung zu Verdrießlichkeit und Unzufriedenheit. Aus der Überzeugung, „das Gras ist woanders sicherlich grüner", kommen sie nirgends richtig zur Ruhe, weder in der Arbeit noch in Beziehungen, weder zu Hause noch bei Interessengebieten.

Verstopft und schwer

Statt innerer Leere und Auflösungstendenzen spüren viele Menschen mit einem Erd-KF ein Gefühl von Verstopfung und Schwere. Diese Verstopfung kann auf unterschiedlichen Ebenen in Erscheinung treten. Eine geschwächte Transformations- und Transportfunktion der Milz kann sich z. B. körperlich durch Bewegungsmangel bemerkbar machen. Wie unter einer Gewichtslast fühlen sich solche Erd-KF-Typen niedergedrückt, träge und voll gestopft. Eine Patientin meinte, „Wieso stehen, wenn ich genauso gut sitzen kann, und wieso sitzen, wenn ich auch liegen kann" sei zu ihrem Lieblingsspruch geworden.

Andere Patienten erleben die Verstopfung eher auf geistiger Ebene. Wenn Informationen nicht richtig vom Magen assimiliert und von der Milz transformiert und transportiert werden, können im Kopf hängen gebliebene Gedanken das Denkvermögen beeinträchtigen. Was sie dabei empfinden, beschreiben die Patienten ganz unterschiedlich. Einer meinte: „Ich habe Gedanken im Kopf, bei denen ich nicht durchblicke, als würde mich etwas hindern, klar zu denken." Ein anderer verglich es mit einem Spaghetti-Knäuel, das er nicht entwirren könne. Andere Patienten sprechen von „einem Band, das sich fest um den Kopf legt" oder von „Stopfwatte im Kopf".

Die beiden Extreme (Verstopfungsgefühl oder innere Leere und Auflösungstendenz) dieses Gemütszustands können sich auch abwechselnd zeigen. Patienten mit einem Erd-KF müssen sich oft beim Essen vorsehen, weil es sie körperlich, geistig und psychisch belasten und ihre Stimmungsschwankungen verstärken kann. Wenn sie sich nicht richtig ernähren, fühlen sie sich halt- und orientierungslos, und wenn sie zu viel zu sich nehmen, neigen sie zu einem Völle- und Schweregefühl, zu Müdigkeit und funktionellen Störungen.

Das Gefühl von innerer Verstopfung kann mit einem ziemlich stoischen und phlegmatischen Temperament einhergehen. Solche Menschen erleben nur selten Hochs und Tiefs in ihrem Leben. Nichts kann sie besonders begeistern oder besonders empören. Sie führen ein erträgliches, aber sehr reduziertes Leben.

16.4.5 Auf häusliche Sicherheit angewiesen – keine Wurzeln schlagen können

Fehlende Stabilität und Unsicherheit

Unser Zugehörigkeitsgefühl erstreckt sich nicht nur auf die Menschen in unserer Umgebung, sondern kann sich auch auf die Erde selbst beziehen (Erdverbundenheit). Wer sich innerlich nicht umsorgt fühlt, wird nach einem gemütlichen Heim Ausschau halten. Im Idealfall sollten Kinder in einer stabilen, liebevollen und fürsorglichen familiären Umgebung aufwachsen.

Wenn diese Voraussetzungen fehlen, können sich Probleme ergeben. Manche Kinder wachsen in Familien auf, die oft umziehen müssen, z. B. weil ein Elternteil in der Armee ist oder weil berufliche Gründe einen häufigen Ortswechsel erforderlich machen. Das kann dazu führen, dass sich ein Kind nirgendwo wirklich zu Hause fühlt oder „Wurzeln schlagen" kann. Auch Freundschaften können selten länger gepflegt werden. Für Kinder bedeuten ständige Schulwechsel, dass sie immer wieder neue Freunde finden und sich auf veränderte Umstände einstellen müssen. Während es einigen mühelos gelingt, bereitet es anderen große Schwierigkeiten.

Problematisch wird es auch, wenn Kinder in emotionaler Unsicherheit aufwachsen, z. B. wenn sie spüren, dass ihre Eltern nicht zusammenbleiben wollen, oder ungewiss ist, wie lange ein krankes Familienmitglied noch zu leben hat. Unter solchen Umständen wird sich ein Kind schwerlich sicher fühlen. Die fehlende Stabilität trägt mit dazu bei, dass das Erd-Element aus dem Gleichgewicht gerät.

Ständig in Bewegung

Menschen mit einem Erd-KF bewegen sich auf der Suche nach mehr Erdverbundenheit oft von einem Ort zum anderen. Da es sich um ihr eigenes, inneres Problem handelt, finden sie lange nicht den „richtigen" Platz. Manchmal kommen sie erst später im Leben zur Ruhe und werden sesshaft. In dem Fall hat es für sie oft eine tiefere Bedeutung, dass sie sich endlich „geerdet" fühlen und ein Zugehörigkeitsgefühl entwickeln können.

Einige berichten, dass sie ständig auf Achse waren. Eine Patientin erzählte z. B.: „In meiner Jugend bin ich viel gereist und habe mich überall wie ein Fisch auf dem Trockenen gefühlt – als Flüchtling oder Fremder. Wo ich auch lebte, ich dachte immer, wenn ich weiterzöge, würde ich irgendwo mehr Geborgenheit finden." Mit dieser Patientin wird in der Therapie daran gearbeitet, dass sie an einem Ort sesshaft wird. „Ich versuche nur den Augenblick zu leben und hoffe, mich dadurch wieder zu stabilisieren."

Ortsgebunden

Das andere Extrem sind Menschen mit einem Erd-KF, die sich unsicher fühlen, wenn sie sich nicht an ihrem vertrauten Ort aufhalten. Eine Patientin erzählte, dass sie täglich 100 Meilen fuhr, um weiter mit ihren früheren Kollegen zusammenzuarbeiten, nachdem ihr Mann die Stellung gewechselt hatte und sie umgezogen waren. Als sie nach zwei Jahren völlig erschöpft war und krank wurde, musste sie sich widerwillig eingestehen, dass es so nicht weiterging und sie sich besser eine Arbeit im näheren Umkreis suchen sollte.

Andere können sich hartnäckig weigern, überhaupt zu verreisen; sind sie länger von zu Hause fort, geht es ihnen sehr schlecht. Souvenirs aus fremden Ländern mögen gut und schön sein, „wenn man es denn mag", aber sie richten sich lieber am heimischen Herd gemütlich ein. Menschen mit dieser Disposition entwickeln oft körperliche Symptome auf Reisen; besonders störanfällig sind ihr Schlafrhythmus, die Darmtätigkeit und der Menstruationszyklus.

Sich geborgen fühlen ist für jeden wichtig, hat aber bei einer Persönlichkeitsstruktur mit Erd-KF eine ganz besondere Bedeutung. Diesen Menschen hilft es, sich zu stabilisieren und in sich zu ruhen, wenn sie sich ein Heim schaffen und ein gemütliches Nest einrichten können. Die Chinesen stellten sich vor, dass Menschen auf der Erde stehen und mit dem Kopf bis in den Himmel ragen. Mit beiden Füßen auf dem Boden zu stehen ist eine Beschreibung für bodenständige, geerdete und praktisch veranlagte Persönlichkeitstypen. Da viele Taichi- und Qigong-Übungen mit Bildern wie Wurzelnschlagen arbeiten, sind sie für Menschen mit einem Erd-KF besonders wichtig. Mit einer Wurzel im Boden können sie sich von der Erde nähren und versorgen lassen, so dass sie ausgeglichener werden und stärker in sich selbst ruhen.

Gleichgewicht finden

Manchen Menschen mit einem Erd-KF fällt es schwer, einen Sinn für Ausgewogenheit zu entwickeln. Sie finden keinen stabilen, zentrierten Standpunkt. Selbst wenn sie meinen, sich stabilisiert zu haben, dauert es nicht lange, bis ihre Stimmung wieder ins andere Extrem umschlägt. Eine Patientin fühlte sich entweder „prächtig" oder „am Boden zerstört" und hatte Schwierigkeiten, ihren Gemütszustand in der „Mittellage" zu halten.

Mit der Zeit kann sich auch bei Patienten mit einem Erd-KF eine größere innere Stabilität entwickeln. Eine Patientin beschrieb ihr Empfinden als einen Balancezustand, aus dem heraus sie „positiv handeln" könne. Dieses Gleichgewicht versuchen viele Erd-KF-Typen zu finden – und eine Akupunkturbehandlung kann ihnen dabei wichtige Hilfestellung geben.

ZUSAMMENFASSUNG

- Ein Erd-KF lässt sich primär anhand von vier Kriterien (gelbliche Gesichtsfarbe, singende Stimmlage, süßlichduftender Geruch und Unausgewogenheit des Sympathieempfindens oder Mitgefühls) diagnostizieren.
- Menschen mit einem Erd-KF neigen zu Schwierigkeiten bzw. „Lebensthemen" wie:
  - sich gestützt und gehalten fühlen
  - ausreichend genährt werden
  - in sich ruhen und sich innerlich stabil fühlen
  - geistige Klarheit besitzen
  - sich verstanden fühlen.
- Aufgrund dieser Kernprobleme schwankt das Verhalten von Patienten mit Erd-KF zwischen folgenden Extremen:
  - erdrückende Liebe/bemuttern – keine Hilfe gewähren
  - bedürftig sein – eigene Bedürfnisse unterdrücken
  - starke Abhängigkeit – übertriebene Unabhängigkeit
  - unzentriert und aufgelöst – verstopft und schwer
  - auf häusliche Sicherheit aus – keine Wurzeln schlagen können.

KAPITEL

17 Metall – Hauptresonanzen

17.1 Metall als Symbol

Chinesisches Schriftzeichen

金

Jin, das chinesische Schriftzeichen für Metall, enthält auch das Schriftzeichen für Erde (➤ Kapitel 14). Zusätzlich zur Grundlinie und einer weiteren waagerechten Linie des Erd-Zeichens weist es noch eine dritte Horizontale auf, die andeutet, dass Metall tief unter der Erde liegt – oft viele Schichten tief wie ein Bergwerksschacht. Das schräg abfallende Dach im oberen Teil des Schriftzeichens markiert eine Schutzbedeckung und die zwei kurzen Striche am Boden stehen für tief in der Erde vergrabene Goldklumpen bzw. Nuggets (Weiger 1965, Übung 14T).

Bedeutung

Nur das chinesische Fünf-Elemente-System schließt auch Metall als Element mit ein. Seine Bezeichnung stammt aus einer Zeit, als es weder Stahlwerke noch Aluminiumproduktion oder Verwendung für die inzwischen entdeckten unterschiedlichen Metalle gab. Daher lässt das Schriftzeichen darauf schließen, dass es sich um ein seltenes, sehr wertvolles und tief in der Erde vergrabenes Edelmetall handeln muss.

17.2 Metall im Leben

Metalle waren immer wertvoll und Gold galt Jahrhunderte lang als edelstes Metall überhaupt. Das liegt unter anderem an seinem seltenen Vorkommen. Auch in jedem von uns liegt etwas sehr Seltenes, schwer Auffindbares und zugleich Wertvolles begraben.

Wir können bei Metall aber auch an mineralische oder Spurenelemente im Erdboden oder in der Nahrung denken. Der menschliche Körper besteht zu 4% aus Mineralstoffen, die er zur Regulation und Homöostase der chemischen Prozesse benötigt. Um ein Beispiel zu nennen: Im Vergleich zum Tagesbedarf von über 400 g Kohlenhydraten ist der Bedarf an Chrom verschwindend gering (weniger als 1 Millionstel); trotzdem ist auch Chrom essenziell. Tief darin ist wertvolles Metall eingeschlossen.

Von Chinesen wurde der Himmel manchmal als umgedrehte Schale bzw. Kuppel aus Metall mit den Sternen als Löchern beschrieben (Hicks 1999, p. 11). Weil die Lunge beim Atmen Himmlisches Qi in sich aufnimmt, besteht durch sie eine Verbindung zwischen Luft, Metall und Lebenshauch.

17.3 Metall in der Natur

Schon die Überschrift enthüllt uns eine Besonderheit des Metall-Elements. Denn die anderen Elemente – Wasser, Holz, Erde und Feuer – haben eindeutige Entsprechungen in der Natur. In Ebbe und Flut, Waldbränden, Urwaldriesen und Böden manifestiert sich etwas sehr Elementares. Doch wie tritt das Metall-Element in Erscheinung? Schließlich kannte man im alten China noch nicht dieselbe Vielfalt an Metallen wie in der heutigen Zeit.

In der Natur bewirkt das Metall-Element eine Revitalisierung der Erde. Wenn im Herbst die Blätter und Früchte von Bäumen auf den Boden fallen und verrotten, sickern Mineral- und Nährstoffe ins Erdreich ein und verbessern die Wachstumsbedingungen für neue Pflanzen. Heutzutage wird uns zunehmend stärker bewusst, welche Gefahren die Industrialisierung der Landwirtschaft mit sich bringt. Um den natürlichen Wachstumsprozess zu beschleunigen und den Ertrag zu maximieren, werden Felder künstlich gedüngt und alljährlich wieder bestellt. „Natürlich" wäre dagegen eine Landwirtschaft, die Felder regelmäßig brachliegen und einen Teil der Pflanzen verrotten lässt, damit der Erde nahezu unsichtbar vitale Nährstoffe zurückgeführt werden. In einem Agrarland wie China verstand man sich auf diese Art von Landwirtschaft und erkannte auch, wie notwendig die Anreicherung des Bodens mit essenziellen Mineral- und Nährstoffen war. Der Erdboden verdankt seine Qualität dem Metall-Element.

Metall verdeutlicht auch, welche Rolle ein undurchlässiger, felsiger Untergrund spielt. Denn ohne ihn würde Wasser einfach in der Erde versickern. Das Leben auf der Erde ist aber nur möglich, wenn das Wasser für Pflanzen und Tiere an der Oberfläche bleibt. Das erklärt, wie Metall über den *Sheng*-Zyklus Wasser erzeugen kann.

17.4 Beziehung zu anderen Elementen

Über den *Sheng*- und den *Ke*-Zyklus beeinflussen sich Metall und andere Elemente gegenseitig (➤ Kapitel 2).

17.4.1 Metall als Mutter-Element von Wasser

Indem es Wasser zusammenhält, erzeugt das Metall-Element im *Sheng*-Zyklus Wasser. Wenn es nicht von einer Schicht aus undurchlässigem Gestein zurückgehalten würde, hätte Oberflächenwasser keine Form. Harnwegssymptome gehören offensichtlich zum Wasser-Element, können aber ursprünglich vom Mutter-Element Metall ausgegangen sein. Daher können Therapeuten das Mutter-Element behandeln, um dem „Kind" zu helfen.

17.4.2 Erde als Mutter-Element von Metall

Im *Sheng*-Zyklus wird durch erzhaltiges Gestein (harte Erde) Metall geschaffen. Zwischen Erde und Metall besteht überhaupt eine enge Beziehung. Während Metall den Boden mit Mineral- und Nährstoffen anreichert, wird gleichzeitig in der Erde Metall erzeugt. Wenn Patienten offensichtlich zu Metall gehörige Symptome aufweisen, könnte ein gestörtes Gleichgewicht des Mutter-Elements Erde der Grund sein. Das heißt, dass weiche Stühle (Diarrhö) oder Atemprobleme manchmal auch durch eine Dysbalance des Erd-Elements verursacht werden. Wenn die Ursache beim Mutter-Element Erde zu suchen ist, lässt seine Behandlung einen anhaltenden Therapieerfolg erwarten, während die Behandlung des Metall-Elements nur eine vorübergehende Besserung bewirkt.

17.4.3 Metall kontrolliert Holz

Dass Metall das Holz-Element kontrolliert, wird üblicherweise mit einer zum Baumfällen benutzten Metallsäge verdeutlicht. Bei Schwäche des Metall-Elements kann das Holz-Element außer Kontrolle geraten und so stark werden, dass sich Füllesymptome wie kochende Wut und Feindseligkeit entwickeln. Eine scheinbare Dysbalance des Holz-Elements kann daher in Wirklichkeit auf das Metall-Element zurückzuführen sein.

17.4.4 Feuer kontrolliert Metall

Die Kontrolle besteht darin, dass Feuer Metall zum Schmelzen bringt und es gießen oder bearbeiten lässt. Um wunderschöne Schmuckstücke herzustellen, müssen Goldschmiede das Edelmetall zunächst erhitzen und in die gewünschte Form bringen. Bei geschwächtem Feuer-Element wird das Metall-Element nur mühsam sein Gleichgewicht halten. Wenn

Metall dann gestört ist, wird bald auch die Lunge schwächer und ihre Funktionen (Verteilung von schützendem Qi und Aufnahme des Himmlischen Qi) nicht mehr richtig erfüllen können.

17.5 Hauptresonanzen von Metall

17.5.1 Die Farbe Weiß

Chinesisches Schriftzeichen

白

Das chinesische Schriftzeichen für weiß ist *Bai* (Weiger 1965, Übung 88A). Es stellt eine gerade am Horizont aufgehende Sonne dar. Denn im Osten (wie in China) färbt sich der Himmel bei Sonnenaufgang weiß.

Weiß im Leben

Weiß ist die Farbe des Metall-Elements. Im Westen wird oft schwarze (Trauer-)Kleidung oder eine schwarze Armbinde getragen, wenn jemand gestorben ist. Im Osten hingegen ist weiße Kleidung der sichtbare Ausdruck von Trauer. Als Begräbnisfeier von dreitägiger Dauer wird das „Weiße Fest" begangen: Vor dem Hauseingang werden Girlanden aufgehängt, und während der auf drei Tage festgesetzten Übergangszeit für die Toten versammeln sich die Gäste, um miteinander zu essen, zu trinken, Mah-Jongg zu spielen und zu reden (Zhang & Rose 1995, p. 73).

Gesichtsfarbe

Wenn das Gleichgewicht des Metall-Elements chronisch gestört ist, zeigt sich ein weißer Farbton im Gesicht, und zwar gewöhnlich unter oder neben den Augen. Es handelt sich nicht einfach um Blässe oder eine fehlende rosige (normale) Gesichtsfarbe, sondern um ein glänzendes Weiß, das sich deutlich vom Gesicht abhebt. Daher ist es eine ganz eigene Farbe und entspricht nicht der fahlen Blässe wie beim „Fehlen von Rot".

17.5.2 Weinen und weinerlicher Klang

Chinesisches Schriftzeichen

泣

Qi, das chinesische Schriftzeichen für Weinen (Weiger 1965, Übung 125A und 1F), besteht aus zwei Teilen. Der eine symbolisiert Wasser *(Shui)* und der andere einen stehenden Mann *(Li).* Beide zusammen verkörpern also einen weinenden oder schluchzenden Menschen.

Weinen

Weinen ist eine sehr sprechende (expressive), aber nonverbale Gefühlsäußerung und normalerweise mit einem Verlustgefühl oder Trauer verbunden. Insofern passt der weinende Unterton der Stimme auch zu der Trauer, die dem Metall-Element als Emotion zugeordnet wird. Menschen mit einem Metall-KF haben oft Schwierigkeiten, ihre Trauer zu bekunden, und halten sie lieber unter Verschluss. Wenn daher ein weinender Unterton in der Stimme von Patienten zu hören ist, obwohl sich das Gespräch keineswegs um einen Verlust dreht, sollten Therapeuten hellhörig werden. Denn ein unangebracht weinerlicher Tonfall kann auf einen Metall-KF hindeuten.

Aus der Intensität, mit der Patienten weinen, wenn Traurigkeit in ihnen aufsteigt, lässt sich unter Umständen auf die Stärke eines Metall-Ungleichgewichts schließen.

Weinerlicher Stimmklang

Ein Beiklang oder Unterton in der Stimme lässt sich oft leichter aufzeichnen oder nachahmen als mit Worten beschreiben. Ein weinerlicher Klang weist jedoch einige typische Merkmale auf. Es hört sich so an, als stünden die Patienten kurz davor, beim Sprechen in Tränen auszubrechen, d.h. richtig zu weinen. Manchmal ist nur ein kurzes Zögern oder Stocken hörbar, als müssten sie ihre Gefühle niederringen, damit sie nicht durchbrechen. Oft klingt die Stimme kläglich schwach und verliert sich am Satzende in einem Hauchen.

Die Stimme gleicht einer Orgel, die nicht in voller Lautstärke gespielt werden kann, weil einige Orgelpfeifen blockiert sind und verhindern, dass alle Register gezogen werden.

SELBSTVERSUCH

Sitzen Sie mit hängendem Kopf und eingesunkenem Brustkorb so da, dass im Thorax kein ungehinderter Qi-Fluss mehr möglich ist. Denken Sie an etwas Trauriges und lassen Sie Ihre Trauer oder Verlustgefühle über das, was hätte sein können, einfach zu. Sagen Sie sich im Stillen: „Es ist schrecklich und ich kann nichts dagegen tun." Sagen Sie es danach auch laut – langsam, mit brüchiger, brechender, abreißender Stimme. Das ist der weinerliche Klang des Metall-Elements.

17.5.3 Verrotteter Geruch

Chinesisches Schriftzeichen

爛

Das chinesische Schriftzeichen für verrottet ist *Lan* (Weiger 1965, Übung 126A und 120J).

Bedeutung

Wie bei anderen Gerüchen gibt es keine wortgetreue Übersetzung für den verrotteten oder verwesten Geruch, der dem Metall-Element zugeordnet wird. Es entwickelt sich jedoch ein typischer Geruch, wenn tierische oder pflanzliche Substanzen verrotten oder verwesen. Die beste Umschreibung liefert vielleicht verwesendes Fleisch. Doch auch der aus Silos oder Müllautos aufsteigende Geruch unterschiedlicher zersetzter Substanzen kommt dem recht nahe.

Am besten lernt man den Geruch an Patienten mit einem Metall-KF kennen. Dabei können folgende Definitionen nützlich sein:

- wie verdorbenes Fleisch
- leicht stechend in der Nase
- haftet länger auf der Riechschleimhaut.

17.5.4 Trauer als Emotion

Chinesisches Schriftzeichen

Trauer wird mit den beiden chinesischen Schriftzeichen *You* und *Bei* ausgedrückt.

憂

Im Chinesischen heißt Trauer *You* (Weiger 1965, Übung 160). Das Schriftzeichen stellt oben einen Kopf, darunter ein Herz und unten ein Paar Beine dar, dessen schleppender Gang den Kummer von Kopf und Herz unterstreicht (Larre & Rochat de la Vallée 1996, pp. 145–149). Das gelegentlich auch mit Kummer oder Bedrängnis übersetzte *You* kann mit mehr als einem Element assoziiert sein.

悲

Dem Metall-Element wird auch Traurigkeit *(Bei)* zugeordnet. Dieses Schriftzeichen besteht aus zwei Teilen (Weiger 1965, Übung 170A und 107A). *Fei* im oberen Teil bedeutet so viel wie „in Opposition zueinander stehen", „nicht miteinander kommunizieren" oder „sich den Rücken zukehren". Darunter ist *Xin*, das Zeichen für das Herz, zu erkennen. Beides zusammen verdeutlicht eine Negierung des Herzens sowie schreckliche Traurigkeit, Trostlosigkeit oder Verlustgefühle.

Alltägliche Trauer

Bei Trauer denken die meisten an ein Gefühl, das sich ohne Vorwarnung einstellt, wenn ein geliebter Mensch stirbt. Nach dem anfänglichen Schockzustand bricht sich die Trauer plötzlich Bahn. Manchmal sind nach einem Flugzeugabsturz, einem Terroranschlag oder dem Untergang einer Fähre Hinterbliebene im Fernsehen zu sehen, die mit dem typisch eingesunkenen Gesicht von Trauernden die Opfer beweinen und beklagen. Das rituelle Heulen und Jammern in der Trauerzeit oder die laute Totenklage über den Tod naher Verwandter wird in China als *Ai* (statt *You*) bezeichnet.

Diese Extremform von Trauer ist aber eher untypisch. Stattdessen gibt es im Alltagsleben viele Situationen, in denen kleine oder auch größere Verluste emotional angemessen bewältigt werden müssen. Das hat mit der Fähigkeit, loslassen zu können, zu tun. Die Bandbreite variiert zwischen dem Verlust von (mehr oder weniger wertvollen) Gegenständen, der Trennung von Partnern oder Freunden und dem Abschied von Träumen, was man hätte erreichen oder werden können. Im Laufe des Lebens können sich nicht nur die Besitztümer verschleißen, sondern auch Beziehungen verändern und Prestige oder Selbstwertgefühl verloren gehen. Mit jedem potenziellen Verlust an Fähigkeiten und Möglichkeiten, an Gesundheits- und Zukunftsaussichten werden wir ein bisschen älter. Natürlich können sich viele Aspekte mit der Zeit auch zum Besseren wenden, doch am Ende werden wir alles verlieren, was wir uns im Leben angeeignet oder erworben haben, wenn nicht bereits auf dem Weg, dann spätestens mit dem Tod.

Es ist natürlich, dass Menschen etwas haben oder besitzen möchten und ihr Herz an materiellen Dingen „hängt". Eigentum und Privatbesitz sind in den meisten Gesellschaften und für sehr viele Menschen ein unumstößliches Prinzip. „Meins" scheint eines der ersten Wörter zu sein, die ein Kind lernt. Sich materielle Besitztümer zu erwerben dürfte eine der stärksten Triebkräfte im menschlichen Leben sein. Auch wenn spirituelle Lehrer ihre Schüler noch so sehr ermahnen, an nichts festzuhalten, loszulassen und einfach zu leben, haben Menschen doch einen Hang zu materiellen Dingen und Besitztümern. Ein Bauer wird immer von „seinem" Bauernhof sprechen, selbst wenn er ihn nur verwaltet oder auf Lebenszeit gepachtet hat (eine von vielen Anekdoten zum Verzichtüben aus Kornfield 1994, pp. 15–16).

Trauer und Loslassen

Anhänglichkeit gegenüber Menschen (und Dingen) ist unvermeidlich. Im Alter werden wahrscheinlich viele Menschen, die man im Laufe des Lebens geliebt hat, sterben oder bereits gestorben sein. Es erfüllt ein tiefes menschliches Bedürfnis, jemanden zu lieben, schafft aber unausweichlich auch eine gewisse Abhängigkeit. Der Verlust von jemand (oder etwas), von dem man abhängig war, ruft besonders intensive und nachhaltige Gefühle hervor. Starke Verlassenheits-, Trauer- und Verlustgefühle zählen bei Kindern zu den wichtigsten Krankheitsursachen überhaupt. Ein Verlustgefühl kann für manche Menschen so stark sein, dass sie es kaum ertragen. Ob sie es gesund an Leib und Seele überstehen oder ob etwas in ihnen abstirbt und sie für immer reduziert, hat enorme Auswirkungen auf das Metall-Element.

Ein Verlust kann natürlich auch andere Gefühle erwecken, z.B. Zorn oder Angst. Doch um den Verlust richtig zu betrauern und danach loslassen zu können und voranzukommen, scheint Trauer die angemessenere Emotion zu sein. Es würde jedenfalls seltsam anmuten, wenn jemand einen schweren Verlust mit einem Achselzucken abtäte und scheinbar völlig ungerührt unter den veränderten Umständen weitermachte, als wäre nichts geschehen.

Ausdrucksformen von Trauer

Trauer über einen Verlust kann ganz unterschiedlich empfunden werden. Manche Menschen reagieren mit tiefer Enttäuschung und Sehnsucht. Bei anderen überwiegt das Bedauern. Diese Gefühle können so intensiv und lang anhaltend sein, dass es oft zu schmerzlich wäre, sie voll auszuleben, besonders für Kinder.

Im *Su Wen* heißt es, dass bei Trauer Qi „verschwindet" *(Xiao)*. Als Yin-Gefühlsäußerung beinhaltet Trauer einen Abzug von Qi, der ein Vakuum hinterlässt. Das deckt sich genau mit dem Leere-Gefühl, das Menschen mit einem Metall-KF häufig haben. Obwohl sich die meisten nicht unbedingt selbst „leer" fühlen, steckt doch etwas Abgestorbenes, Untätiges in ihnen. Es ist so, wie Havelock Ellis schrieb: „Schmerzen und Tod sind Teil des Lebens. Sie abzuweisen hieße, das Leben selbst abzuweisen" (Life and Sex: Essays of Love and Virtue, Vol. 2 [Leben und Sex: Essays über Liebe und Tugend, Band 2]).

Wer diese Daseinsaspekte unterdrückt, zahlt einen hohen Preis, denn seinem Leben fehlt etwas und seine Seele ist nicht wirklich lebendig.

Trauer, Gesundheit und Krankheit

Die menschliche Fähigkeit, Verluste zu bewältigen, einstmals Besessenes loszulassen, den Schmerz zu spüren und dann weiterzumachen, wird vom Metall-Element sowie von Lunge und Dickdarm unterstützt. Wenn das Metall-Element einigermaßen im Gleichgewicht ist, verläuft der Prozess ohne Schwierigkeiten. Die Bewegungen beim „Verschwinden des Qi" spielen sich im Gesicht, Brust- und Bauchraum ab und zerstreuen sich dann wieder. Verbunden mit Schluchzen können Tränen fließen. Die Qi-Bewegungen vollziehen sich flüssig. Wenn das Metall-Element aus dem Gleichgewicht geraten ist, kann die Trauer im Inneren stecken bleiben, weil Qi und Tränen nicht richtig fließen und die Menschen sie nicht wirklich herauslassen wollen. Diese Stagnation oder Unfähigkeit, mit der veränderten Situation klarzukommen, hat die lähmende Wirkung auf den Geist, die mit dem Nachziehen der Beine im Schriftzeichen *You* angedeutet wird. Auch der Körper kann gesundheitlich beeinträchtigt sein.

Besonders der Brustkorb bemüht sich, das Gefühl hinter einem Panzer zurückzuhalten. Eine der gängigsten Beschreibungen für unterdrückte oder nicht gezeigte Trauer ist das Gefühl, als würden Brustkorb und Kehle zugeschnürt. Das verhindert den Qi-Fluss.

Umgang mit Trauer

Für viele ist es eine emotionale Notwendigkeit, den Schmerz von Trauer und Traurigkeit zu betäuben. Dass mit ihnen etwas nicht stimmt, müssen sie zwanghaft leugnen. Wenn es ihnen schlecht geht, würden sie sich nie damit rechtfertigen, weil es sonst ein öffentliches Eingeständnis vor sich und anderen wäre, dass sie sich in der Situation nicht angemessen verhalten.

Ein typisches Merkmal von Menschen mit einem Metall-KF ist häufig eine gewisse Trägheit und Leidenschaftslosigkeit. Manche wirken eher in sich gekehrt und mürrisch. Andere bemühen sich, nach außen eine glänzende Fassade aufrechtzuerhalten, um sich und andere zu überzeugen, dass alles in Ordnung sei. (Das erinnert an die literarische Figur des Doktor Pangloss in Voltaires Candide. Trotz seiner vielen Leiden beharrt er stur darauf, dass „alles nur zum Guten in dieser besten aller Welten" sei.) Feine Risse in der glänzenden Fassade zeigen jedoch, dass sie nur zur Maskierung oder Eindämmung der Trauer dient, die sich dahinter verbirgt. Dies darf nicht mit der strahlenden Freude von Menschen mit einem Feuer-KF verwechselt werden, die normalerweise fröhlicher sind, aber auch leicht ins Gegenteil verfallen, wenn sie etwas bekümmert.

FALLBEISPIEL

Eine Patientin mit Metall-KF litt seit ihrem 21. Lebensjahr an Endometriose. Beim Vorgespräch versicherte sie, dass zu dem Zeitpunkt nichts Besonderes vorgefallen war, zumindest könne sie sich an nichts erinnern. Als sie nach dem schlimmsten Ereignis ihres Lebens gefragt wurde, erzählte sie, dass sich ihr Freund umgebracht hatte, als sie 21 war. Mit nervösem Lachen meinte sie, sie hätte überhaupt nicht getrauert. Bald darauf zog sie weg. Als sie nach fünf Jahren wieder in ihre Heimatstadt zurückkehrte, bekam sie einen „kleinen Nervenzusammenbruch". Seitdem hatte sie „Panikattacken" und Albträume von seinem Tod.

17.6 Nebenresonanzen des Metall-Elements

Diese sekundären oder Nebenresonanzen sind viel weniger wichtig als die oben genannten Hauptresonanzen. Auch wenn sie oft einen Hinweis auf ein gestörtes Gleichgewicht des Metall-Elements geben können, muss es sich dabei nicht unbedingt um den konstitutionellen Faktor (KF) handeln.

17.6.1 Jahreszeit Herbst

Chinesisches Schriftzeichen

秋

Qiu, das chinesische Schriftzeichen für Herbst, besteht aus zwei Teilen. Links ist ein Maiskolben zu sehen, der sich unter seinem Gewicht nach unten biegt *(Ho),* und rechts das Zeichen für Feuer, *Huo* (Weiger 1965, Übung 121C *[Qiu]*, 121A *[Ho]* und 126A *[Huo]*). Denn der Herbst ist die Jahreszeit, in der sich die Blätter der Bäume feuerrot und goldgelb färben, bevor sie abfallen, und in der alles geschnitten und zurückgestutzt werden muss. Es ist auch die Zeit der abgeernteten Stoppelfelder.

Herbst

Der Jahreszyklus des Pflanzenwachstums lag den Menschen im Agrarland China sehr am Herzen. Analog zu den Wachstumsphasen, die jede Pflanze durchläuft, ändert sich auch die Qi-Qualität der Jahreszeiten. Der Herbst ist die Zeit, in der das Yang-Qi des Sommers wieder mehr zum Yin hinüberwechselt.

Die verwelkten Blätter der Bäume fallen auf die Erde – es ist eine Zeit des Sterbens und der Abwärtsbewegung. Doch die Spezies wird überleben, weil mit den Blättern auch Früchte bzw. Samen (z.B. Eicheln) zu Boden fallen. Somit sind im Fallen sowohl Sterben wie Geburt angelegt. Aus den Samen erwächst eine neue Generation von Setzlingen, zu deren Humus die abgestorbenen Blätter werden, indem sie verrotten und die Bodenqualität mit ihren Nährstoffen verbessern.

Diese Yin-Phase des Jahreszyklus bildet das Gegenstück zur Wachstumsphase des Holz-Elements, die ganz unter dem Zeichen von Geburt und Aufwärtsbewegung steht. Viele Menschen empfinden in der herbstlichen Jahreszeit Melancholie, einen undefinierbaren Anflug von Traurigkeit. „Jetzt kommen die Tage der Melancholie, die traurigsten im ganzen Jahr" (William Cullen Bryant).

17.6.2 Rückgang als Stärke des Metall-Elements

Chinesisches Schriftzeichen

減

Das chinesische Schriftzeichen für Abnahme, Rückgang oder Verringerung ist *Jian* (Weiger 1965, Übung 125A und 71P).

Rückgang

Nach dem auf- und vorwärts drängenden Frühling, dem üppigen Wachstum im Sommer und der Erntezeit im Spätsommer beginnt im Herbst eine Zeit des Rückgangs oder abnehmender Aktivität. Wenn sich das Qi nach innen zurückzieht, ist es an der Zeit loszulassen. Um diese Zeit halten die Nächte Einzug, die Tage werden kürzer und die Temperaturen kühler. Mit dem Fallen der Blätter und Samen kehrt oft Stille ein. Herbst und Trauer stehen miteinander im Einklang, weil in dieser Phase Sterben, Loslassen und Vorbereitung auf ein neues Leben zusammenkommen.

17.6.3 Trockenheit als Klimafaktor

Chinesisches Schriftzeichen

燥

In *Zao*, dem chinesischen Schriftzeichen für Trockenheit, verbindet sich das Feuer-Zeichen *Huo* mit *Tsao,* dem Symbol eines Baumes, auf dem drei Singvögel sitzen (Weiger 1965, Übung 126A und 72L). Es ist anzunehmen, dass die Vögel sehr durstig werden und ihre Kehle austrocknet, wenn sie bei Hitze auf dem Baum singen.

Trockenheit

Trockenheit oder Austrocknung gilt als pathogener Faktor, der von außen in den Körper eindringen und Krankheiten verursachen kann. Während herbstliche Trockenheit in England oder Deutschland eher selten ist, kommt sie im Norden Chinas sicher häufiger vor. Hier bietet sich zum besseren Verständnis ein Vergleich mit dem Erd-Element an. Für Erde kann das Gegenteil von Trockenheit, nämlich zu viel Feuchtigkeit, zum Problem werden. Wenn Patienten bereits an Feuchte-Symptome leiden, verschlimmern sich ihre Beschwerden (oft steife, schmerzende Gelenke oder Verwirrtheit) noch durch Feuchtigkeit von außen. Ähnlich verhält es sich mit trockenen Außenbedingungen und pathologischen Formen von innerer Trockenheit, die über die Lunge – und damit über das Metall-Element – behandelt werden müssen. Leitsymptome sind trockene Nasen- und Rachenschleimhaut, trockene Haut, trockener Husten und eventuell auch Durst. Diese Befundkonstellation kann bei Menschen auftreten, die bereits dehydriert sind oder in Regionen mit Wüstenklima bzw. geringer Luftfeuchtigkeit leben.

Bewohner von extrem trockenen Klimazonen sind anfällig für Atemwegserkrankungen. Dagegen entfaltet ein trockenes Klima oft heilsame (therapeutische) Wirkung, wenn Patienten wegen einer feuchten Umgebung an Asthma oder rezidivierender Bronchitis leiden.

17.6.4 Sinnesorgan/Körperöffnung: die Nase

Chinesisches Schriftzeichen

鼻

Das chinesische Schriftzeichen für Nase ist *Bi* (Weiger 1965, Übung 40C).

Nase

Das Metall-Element wird mit der Nase assoziiert und beherrscht damit den Geruchssinn oder das Riechvermögen. Es liegt auf der Hand, dass Nase und Lunge miteinander in Beziehung stehen und dass zwischen ihnen ein ungehinderter Luftaustausch möglich sein sollte. In der Nase wird die eingeatmete Luft erst angewärmt und gefiltert, bevor sie weiter in die Lunge strömt. Somit schirmt die Nase die leicht verletzliche Lunge gegen eindringende Pathogene ab. Bei verstopfter Nase können Pathogene leichter in die Lunge gelangen, weil die Atemluft bei Mundatmung nicht gefiltert oder richtig angewärmt wird. Wenn ständig durch den Mund geatmet wird, kommt es zur Schwächung des Lungen-Qi. Sie geht mit einem Gefühl von Erschöpfung und Energiemangel (Antriebsarmut) einher.

17.6.5 Körpergewebe/-struktur: die Haut

Chinesisches Schriftzeichen

皮

Das chinesische Schriftzeichen für Haut ist *Pi* (Weiger 1965, Übung 43H).

Haut

Als Körperstruktur ist dem Metall-Element die Haut zugeordnet. Von Heilpraktikern wird oft darauf hingewiesen, dass eine Hautkrankheit in die Lunge absteigen kann, wenn sie mit Steroiden behandelt (supprimiert) wird. Dass zwischen Asthma und atopischem Ekzem eine Verbindung besteht, wird allgemein anerkannt, von der chinesischen Medizin aber nicht gesondert hervorgehoben. Sie sieht den Kausalzusammenhang eher zwischen schwacher Lungen-Energie und einem schwachen schützenden Qi *(Wei-Qi)*. Das zwischen Haut und Muskeln fließende *Wei-Qi* fungiert als Schutzschild gegen äußere pathogene Faktoren wie Wind, Kälte und Feuchtigkeit/Nässe. Gleichzeitig nährt es aber auch die Haut, so dass die Gesundheit der Haut weitgehend mit der Qualität des Lungen-Qi zusammenhängt.

Hautprobleme wie Trockenheit, verstopfte Poren oder mangelnde Elastizität können auf eine Schwäche der Lungen- oder Dickdarm-Energie hinweisen. Da sich aber noch viele andere Einflussfaktoren auf die Haut auswirken können, sind Hautprobleme kein verlässlicher Indikator für einen Metall-KF.

17.6.6 Körperhaare als Rudimente

Genauso wie die Haut stehen auch die Körperhaare über die schützende Energie des *Wei-Qi* mit dem Metall-Element in Verbindung. Der Zustand der Körperhaare lässt Rückschlüsse auf eine mögliche Qi-Schwäche des Metall-Elements zu.

17.6.7 Geschmacksqualität scharf

Chinesisches Schriftzeichen

辛

Das chinesische Schriftzeichen für scharf oder pikant ist *Xin* (Weiger 1965, Übung 250H).

Scharfer (pikanter) Geschmack

Knoblauch, Zimt und Ingwer sind Beispiele für (beißend-)scharfe Nahrungsmittel. Man sagt, dass alles Scharfe stagnierendes Qi wieder in Bewegung versetzen oder zerstreuen könne. Ob das energetische Muster bei einer Erkältung oder Grippe z.B. als „Invasion von Wind-Kälte oder Wind-Hitze in die Lunge" zu deuten ist, hängt natürlich von den Symptomen ab. In beiden Fällen steckt im Subkutangewebe zwischen Haut und Muskeln ein pathogener Faktor fest. Daher muss das Qi bewegt werden, um den Wind zu vertreiben sowie die Kälte zu zerstreuen oder die Hitze auszuleiten.

Scharfe oder pikant schmeckende Nahrungsmittel mobilisieren nicht nur den Qi-Fluss, sondern führen auch oft zu Schweißausbrüchen. Schwitzen ist eine Möglichkeit, pathogene Faktoren aus dem Körper auszuscheiden. Wenn das Lungen-Qi allerdings geschwächt ist, ohne dass eine Invasion vorliegt, wäre es ein Fehler, allzu scharfe Nahrungsmittel zu essen. Ihre austreibende oder zerstreuende Wirkung ist nämlich nur bei einer Invasion äußerer pathogener Faktoren erwünscht.

Manche Menschen mit einem Metall-KF sind ganz wild auf scharfe Speisen. Ihre Vorliebe für Scharfes kann gelegentlich auf Lungensymptome hindeuten. Sie ist aber kein verlässliches Diagnosekriterium für einen Metall-KF.

ZUSAMMENFASSUNG

- Im *Sheng*-Zyklus ist Metall das Mutter-Element von Wasser und Erde das Mutter-Element von Metall. Im *Ke*-Zyklus hat Metall die Kontrolle über das Holz-Element und wird selbst vom Feuer-Element kontrolliert.
- Ein Metall-KF lässt sich primär anhand der vier diagnostischen Kriterien (weißliche Gesichtsfarbe, weinerlicher Stimmklang, verrotteter Geruch und unverhältnismäßige Trauer als emotionale Störung) feststellen.
- Menschen mit einem Metall-KF zeigen ihre Gefühle selten so stark und eindeutig, wie man es nach dem üblichen Verständnis von Trauer erwarten würde.
- Ein gestörtes Gleichgewicht des Metall-Elements kommt meist durch Verlustgefühle, Melancholie und Sehnsucht oder aber umgekehrt durch das „Abgeschnittensein" von Gefühlen wie Traurigkeit oder Trauer zum Ausdruck.
- Zu den Nebenresonanzen des Metall-Elements gehören Herbst (als Jahreszeit), Trockenheit, Rückgang (als Stärke) und beißend-scharfer Geschmack.

KAPITEL

18 Metall – Organe

18.1 Einleitung

Zum Metall-Element gehören zwei Organe bzw. Funktionen: der Dickdarm als Yang- und die Lunge als Yin-Organ. Während in alten chinesischen Schriften offenbar die Funktion im Vordergrund zu steht, da von der Lunge (im Singular) gesprochen wird, ist ab dem *Nei Jing* häufiger von zwei Lungenhälften die Rede (Larre & Rochat de la Valleé 1989, p. 56). Im Englischen ist der Plural (the lungs, die Lungen) gebräuchlich. Die Luftröhre teilt sich in den rechten und linken Hauptbronchus auf, die sich wiederum in eine Vielzahl von Bronchiolen im rechten bzw. linken Lungenflügel verzweigen.

18.2 Die Lunge nimmt Himmels-Qi auf

Chinesisches Schriftzeichen

肺

Fei, das chinesische Schriftzeichen für die Lunge (Weiger 1965, Übung 79G und 65A), besteht aus zwei Teilen. Das Fleischsymbol links deutet an, dass die Lunge nicht nur eine Organfunktion, sondern auch ein Körperorgan ist. Rechts ist eine Pflanze zu sehen, die sich auf dem Boden verzweigt. Dargestellt ist eine Kriechpflanze, die sich mit ihren unzähligen Ausläufern großflächig über der Erde ausbreitet statt in die Höhe zu wachsen (Larre & Rochat de la Vallée 2001).

Analogie

Die vielfältigen Verästelungen dieser Pflanze sind vermutlich eine direkte Entsprechung zur Aufzweigung der Luftröhre (Trachea) in Bronchien und immer kleinere Bronchiolen, die schließlich in einer Vielzahl von Lungenbläschen (Alveolen) mit hauchdünnen Wänden enden. In der westlichen Medizin hat sich eine andere Vorstellung von der Lungen- bzw. Bronchialstruktur als das Bild einer über den Boden kriechenden Pflanze durchgesetzt, nämlich der Tracheobronchialbaum, der sich von oben nach unten verzweigt (Thibodeau & Patton 1992, p. 372).

18.2.1 Darstellung der Funktionen im Su Wen

Minister und Kanzler

Im achten Kapitel des *Su Wen* findet sich folgende Beschreibung der Lungenfunktion: *Die Lunge hat das Amt eines Ministers und Kanzlers inne. Von ihr geht die Regulierung des lebenspendenden Netzwerks aus.* (Larre & Rochat de la Vallée 1992b, p. 45)

Wichtig für die Funktion eines Organs ist seine Lage. Die Lunge befindet sich im Oberkörper in Nähe des Herzens und ihre Funktion erstreckt sich auf die Luftwege zwischen Nase und Alveolen. Wegen ihrer Lage im Oberkörper steht die Lunge mehr mit dem Himmel als mit der Erde in Beziehung.

Die Bezeichnungen Minister und Kanzler lassen auf eine hierarchische Organisationsform schließen. Wenn das Herz der Herrscher ist, ist ihm die Lunge als Kanzler zur Seite gestellt, der Anordnungen des kaiserlichen Herrschers entgegennimmt und für ihre Durchführung sorgt. Wie eng sie zusammenarbeiten zeigt die Verbindung zwischen Herzfrequenz und Atemrhythmus. Obwohl der Herrscher höher in der Hierarchie steht, sind beide aufeinander angewiesen. Was wäre ein kaiserlicher Herrscher ohne seine Hofbeamten, die für ihn die Arbeit erledigen? Und was wäre ein Ministerialbeamter oder Kanzler, der keine Instruktionen zu befolgen hätte? Die wechselseitige Abhängigkeit wird noch deutlicher, wenn wir daran denken, dass das Herz die Blut-Energie und die Lunge das Qi kontrolliert, die beiden wesentlichen „Substanzen", die einen Menschen ausmachen.

Aufnahme von Himmels-Qi

In einem anderen Zusammenhang wird davon gesprochen, dass die Lunge „Empfängerin des Himmels-Qi" sei (Larre & Rochat de la Vallée 1992b, p. 54). In dieser Kurzbezeichnung stecken mindestens zwei Grundgedanken: zum einen, dass die Lunge wichtig für die Atmung und damit betraut ist, zur Erzeugung von Qi Luft aufzunehmen, und zum anderen, dass sie auch auf spiritueller Ebene eine wichtige Rolle spielt (s. u.). Die Kontrollfunktion über die Atmung teilt sich die Lunge jedoch mit den Nieren, die beim Einatmen „nach dem Qi greifen" und es herunterholen.

Lungenfunktion auf körperlicher Ebene

Eine schwache Lungenfunktion wirkt sich auf die Atmung aus; weil weniger Luft eingesogen bzw. nur flach geatmet wird, kommt es am Ende zu einer Qi-Schwäche. Das lässt sich durch bewusstes Atmen teilweise kompensieren. Doch ohne eine gewisse Qi-Stärke bleibt die körperliche Energie weiterhin auf einem relativ niedrigen Niveau. Nur ein starkes Lungen-Qi ermöglicht spontan tiefe Atemzüge unter Ausnutzung des maximalen Lungenvolumens.

Lunge und Inspiration

Die Lungenfunktion bezieht sich auch auf die spirituelle Ebene. Was die Lunge vom Himmel empfängt und in sich aufnimmt, stimmt weitgehend mit der Bedeutung von „Inspiration" überein. Menschen sehen die Welt häufig unter materiellen Aspekten. Waren, die in Kaufhäusern ausliegen, wecken ihre Begehrlichkeit, sie sich anzueignen. Anders ist es, wenn sie die Natur genießen, Gemälde betrachten, Musik hören oder ein ehrliches Kompliment bekommen – das hebt ihre Stimmung. In dem Fall geht es nicht um Aneignung, Besitz oder Gebrauchswert. Es rührt an ihr innerstes Wesen, ihre Essenz, und ist Nahrung für den Geist. Einen Moment lang rücken die schwer fassbaren Goldkörner (Nuggets) im chinesischen Schriftzeichen für das Metall-Element in ihr Blickfeld. Sie dachten, sie hätten den Berg gesehen, der Musik gelauscht oder echte Wertschätzung erfahren, doch in Wirklichkeit haben sie ihre Besonderheit, ihre inneren „Nuggets", gespürt.

Je gesünder das Lungen-Qi ist, desto leichter fällt es, inspiriert und vital zu sein. Das Selbstwertgefühl (die „Goldkörner") ist die Grundvoraussetzung, dass sich Menschen voller Lebenskraft und lebendig fühlen. Wenn das Lungen-Qi schwach ist, wird es viel schwieriger, bis zu den „Nuggets" vorzudringen. Denn tief hängende Wolken von Bedrücktheit und Traurigkeit versperren den Zugang. Wie gut passt da der Name eines Akupunkturpunkts auf dem Lungen-Meridian: Lu 2 ist das „Wolkentor", durch das wir den Himmel sehen können.

Für J.R. Worsley hat die Lungenfunktion etwas mit dem Kontakt zum himmlischen Vater zu tun. Er schreibt:

Das Metall-Element verkörpert den Vater in uns, über den wir mit dem Himmel verbunden sind. Das gibt unserem Leben einen Sinn für Werte und einen höheren Zweck. Durch Aufnahme der reinen Qi-Energie aus dem Himmel ist die Lunge der Beamte [Organfunktion], der die Verbindung herstellt und aufrechterhält. Als anschauliches Beispiel drängen sich uns religiöse Erlebnisse auf, wie sich eine buchstäbliche spirituelle Leere plötzlich und vollständig auffüllte. (Worsley 1998, p. 14.7)

Die fehlende Inspiration oder mangelnde Verbundenheit mit dem Himmel ist ein typisches Merkmal von Patienten mit einem Metall-KF. Zum Ausgleich strengen sie sich oft sehr an, nach ihrer Bestimmung im Leben zu suchen oder Beziehungen mit Leuten einzugehen, die sie respektieren und bewundern. Das Bestreben, die innere Leere zu füllen, wird zu einer der wichtigsten Triebkräfte in ihrem Leben.

18

Lunge und Abwehr-Qi

Zu den Aufgaben der Lunge gehört es auch, das Abwehr- oder schützende *Wei-Qi* richtig über den ganzen Körper zu verteilen. Als Unterform des gesamten Qi bildet das Abwehr-Qi einen Schutzschild direkt unter der Haut, der Klimafaktoren wie Wind, Kälte, Feuchtigkeit oder Nässe abhält. Wenn es diesen pathogenen Einflüssen gelingt, durch den Schutzschild des Abwehr-Qi in den Körper einzudringen, können sie Infektionen und Gelenkschmerzen verursachen. Menschen mit schwachen Abwehrkräften (infolge einer Schwäche des Lungen-Qi) fangen sich leicht eine Erkältung oder Grippe ein und sind auch anfällig für allergische Reaktionen.

Die Lunge als leicht verletzliches Organ

Die Atemluft wird direkt in die Lunge aufgenommen. Mit ihr können aber auch Schadstoffe oder raue klimatische Einflüsse von außen direkt bis in die Lunge vordringen. Das erklärt die Verletzlichkeit des Organs. Chinesen tragen bei kühlem Wetter oft Gesichtsmasken, um ihre Lunge vor der Kälte zu schützen. Manchmal äußert sich die Verletzlichkeit der Lungen-Energie auch in der Schwierigkeit, mit der tief in der Persönlichkeit verankerten Trauer oder Traurigkeit zurechtzukommen.

18.2.2 Po – das geistige Potenzial der Lunge

Chinesisches Schriftzeichen

魄

In der Lunge ist die „Körperseele" zu Hause. *Po,* das chinesische Schriftzeichen für die Körperseele, besteht aus zwei Teilen (Weiger 1965, Übung 88A und 40). Der linke Teil symbolisiert Weiß, die Farbe des Metall-Elements, und rechts ist das Zeichen für Geist oder Gespenst *(Gui)* zu sehen. *Po* bedeutet also so viel wie weißer Geist (weitere Erläuterungen in Maciocia 1994, pp. 205–207). Als Körperseele ist *Po* an den Körper gebunden und könnte als sein organisatorisches Grundprinzip angesehen werden.

Funktionen

Körperliche Aktivität

Po, die Körperseele, spielt für die Motorik eine wichtige Rolle, sie sorgt für „Beweglichkeit, Wendigkeit, Gleichgewichtsempfinden und Bewegungskoordination" (Maciocia 1994, p. 205). Jede körperliche oder sportliche Aktivität, die dazu beiträgt, die Sinneswahrnehmungen zu schärfen, das Körperbewusstsein zu verbessern und die Bewegungskoordination zu fördern, unterstützt die Entwicklung von *Po.* Ein Beispiel dafür sind Übungen in Kriegskunsttechniken. Dass sie genauso wie Meditationstechniken oft Atemübungen mit einschließen, dürfte nicht weiter überraschen.

Von besonderer Bedeutung sind zwei weitere *Po*-Funktionen.

Psychischer Schutz

Diese Funktion hat Ähnlichkeit mit dem oben erwähnten Abwehr- oder Wei-Qi. Dieser Schutzschild verleiht die Fähigkeit, Infektionen wie Husten und Erkältungen abzuwehren. Denn als verletzliches Organ ist die Lunge sehr anfällig für Infektionen durch äußere Pathogene. Verletzlich sind aber auch Geist und Psyche. Auf dieser Ebene schützt die Körperseele *Po* vor Angriffen von außen.

Menschen mit einem starken Lungen-Qi haben oft eine Naturbegabung, sich selbst zu schützen, während Menschen mit einem schwachen Lungen-Qi sehr empfindlich auf Kritik oder emotionale Angriffe reagieren. Da sie vordergründig gut damit fertig werden und auch sonst in vielen Lebensbereichen kompetent erscheinen, bleibt meist verborgen, wie sensibel Persönlichkeitstypen mit einem Metall-KF sein können. Um die Intensität ihrer Empfindungen abzuschwächen und zu verhindern, dass sie anderen oder möglicherweise auch sich selbst gegenüber allzu viel von sich preisgeben, töten sie ihren Geist in gewisser Weise ab.

Animiertheit

Die Körperseele sorgt auch für klare Wahrnehmungen. Wenn *Po* stark ist, schärft das die Sinne und trägt dazu bei, dass sich Menschen auf körperlicher wie geistiger Ebene wach, aufgeweckt und animiert fühlen. Die Chinesen bezeichnen es als *Po-Li,* wenn sich jemand beschwingt und voller Elan in Aktivitäten stürzt.

18.3 Dickdarm – Auffangbehälter für Bodensatz

Chinesisches Schriftzeichen

大腸

Das chinesische Schriftzeichen für den Dickdarm ist *Da Chang* (Weiger 1965, Übung 60 *[da]*, 130A *[Jou]* und 101B *[Chang]*).

Funktionen nach dem Su Wen

Wie immer in der chinesischen Medizin fällt die Beschreibung des Yang-Partners von Yin-Organen viel knapper aus. Im achten Kapitel des *Su Wen* heißt es über den Dickdarm:

Der Dickdarm ist für den Durchgang oder die Passage verantwortlich. Von ihm stammen die Überreste der Transformation. (Larre & Rochat de la Vallée 1992b, p. 103)

In den Lehrbüchern der chinesischen Medizin wird die Funktion des Dickdarms in drei Bereiche unterteilt. Er hat folgende Aufgaben:

- Aufnahme der transformierten Nahrung und Flüssigkeit aus dem Dünndarm
- Resorption noch enthaltener reiner Nahrungsbestandteile bzw. Nährstoffe
- Ausscheidung der nicht mehr verwertbaren (unreinen) Abfallprodukte.

In der Fünf-Elemente-Konstitutionsakupunktur hat sich noch eine andere Kurzfassung der Dickdarmfunktion durchgesetzt. Dort gilt er als Seiher bzw. Auffangbehälter für den Bodensatz.

Auffangbehälter für den Bodensatz

Als „Seiher des Bodensatzes" hat der Dickdarm die Aufgabe, alle unverwertbaren (unreinen) Substanzen und Flüssigkeiten aus dem Körper auszuscheiden. Das geschieht in Form des Stuhls (Fäzes) bei der Defäkation. Wie bei der Lunge erstreckt sich seine Funktion nicht nur auf die körperliche, sondern auch auf die geistige und seelische Ebene. Der Dickdarm hilft Bodensatz oder Schund aus Geist und Gemüt auszuscheiden.

Man könnte den Dickdarm mit der Müllabfuhr vergleichen, die für regelmäßige Leerung der Mülltonnen sorgt. Trotz ihrer wichtigen Arbeit erhalten Müllmänner nur wenig Anerkennung. Erst wenn sie streiken, lernt die Bevölkerung allmählich schätzen, was Müllarbeiter tun. Schon nach wenigen Streiktagen stapeln sich überquellende Müllsäcke in den Straßen. Während der Müllhaufen kontinuierlich anwächst, beginnt der Abfall zu verrotten und im ganzen Viertel breitet sich der durchdringende Gestank aus. Würde er nicht bald beseitigt, kann sich Müll rasch zum Gesundheitsrisiko entwickeln und weitere Unannehmlichkeiten oder sogar Krankheiten verursachen.

Die Situation bei einem Müllarbeiterstreik ist vergleichbar mit dem, was im Körper bei einer Funktionsstörung des Dickdarms geschieht. Werden Abfallprodukte nicht herausgelassen und ausgeschieden, häufen sie sich im Körper an und kontaminieren ihn von innen. Das kann zu unterschiedlichen Symptomen, vor allem aber zu Darm-, Haut- und Haarproblemen führen. Ein gestörtes Gleichgewicht des Dickdarms schlägt sich auch auf Geist und Psyche nieder. Manche Patienten fühlen sich „verstopft" – eine Art „geistige Obstipation" verhindert, dass sie sich von Unnützem trennen und im Leben weiter vorankommen können. Zugleich werden ihre Gedanken und Gefühle zunehmend negativer besetzt. J.R. Worsley beschreibt es so:

In unserer modernen Gesellschaft sind wir von allen möglichen schmutzigen und unerfreulichen Dingen umgeben ... Viele Menschen haben einen kranken Dickdarm, der sie im wahrsten Sinne des Wortes unflätig werden lässt. Dass sie schlecht über ihre Freunde und Kollegen sprechen, dreckige Witze über sie reißen oder gehässige Kommentare abgeben, deutet alles auf einen Haufen Müll oder Schund in ihrem Inneren hin. (Worsley 1998, p. 14.3)

Daher fällt dem Dickdarm die Entscheidung darüber zu, was abgelegt und aufgegeben werden sollte. Manche Menschen finden z. B. nur schwer Zugang zu ihrer Trauer. Andere haben damit zu kämpfen, einen Verlust zu verarbeiten und die veränderte Situation zu akzeptieren, bevor sie bereit sind, sich weiterzuentwickeln und neue Bindungen einzugehen. Bei Patienten, denen es sichtlich schwerfällt loszulassen, kann eine Dickdarm-Behandlung indiziert sein.

18.4 Tageszeit der Organaktivität

Jedem Organ wird eine bestimmte Tageszeit zugeordnet, in der seine Qi-Aktivität den Höchststand erreicht. Die Lunge hat ihre zweistündige Aktivitätsphase um 3–5 Uhr morgens, danach folgt von 5–7 Uhr die Zeit des Dickdarms.

Eine regelmäßig gegen 3 Uhr morgens eintretende Dyspnoe kann Zeichen einer Lungen-Qi-Schwäche sein, muss aber nicht unbedingt auf einen Metall-KF hindeuten. Interessant ist, dass Mönche und Nonnen in Klöstern und Konventen auf der ganzen Welt traditionell um 3 Uhr morgens aufstanden, um zu beten, zu meditieren oder Atemübungen zu machen. Es ist eine günstige Zeit, um vom Himmel Inspiration zu empfangen und sich bewusst auf den Atemrhythmus und den eigenen Körper zu konzentrieren.

Unter weltlicheren Aspekten ist bemerkenswert, dass der Stuhlgang bzw. die Anregung der Darmtätigkeit meist in die Zeit zwischen 5 und 7 Uhr morgens fällt, wenn die Bevölkerung eines Landes mit der Sonne aufsteht.

18.5 Beziehung zwischen Lunge und Dickdarm

Die Lunge nimmt Atemluft und himmlische Inspiration auf, während der Dickdarm für die Ausscheidung des Bodensatzes sorgt. Die Beziehung zwischen Aufnahme und Ausscheidung lässt sich auf unterschiedliche Weise beschreiben.

- Obwohl jedes der Organe vorrangig für das Aufnehmen oder für das Loslassen zuständig ist, erfüllen sie in geringerem Umfang beide Funktionen. Ein- und Ausatmung erfolgen über die Lunge, und mit der ausgeatmeten Luft werden Giftstoffe aus dem Körper freigesetzt. Da im Dickdarm vor der Stuhlausscheidung noch Flüssigkeit resorbiert wird, nimmt er ebenfalls etwas auf.
- Die Lunge steht mit dem Himmel in Kontakt und der Dickdarm mit der Erde, weil er die Endstufe des Verdauungsprozesses darstellt.

Wie sich Menschen auf Veränderungen in ihrem Leben einstellen, gibt Therapeuten oft einen Hinweis auf die Beziehung zwischen Lunge und Dickdarm. Bei Patienten mit einem Metall-KF sind häufig Rückzugstendenzen zu beobachten. Das mag bei einigen daran liegen, dass sie nur schwer etwas annehmen können, z. B. Nähe, neue Ideen, ein Lob oder Geschenke. Dagegen sind andere nicht imstande, unbedeutend gewordene Dinge loszulassen, und können aus dem Grund nichts Neues mehr aufnehmen. Aus Angst, etwas zu verlieren, klammern sie sich an alles, ob Überzeugungen oder eine Beziehung. Solange sie nicht „aufräumen" und Platz schaffen, kann nichts Neues entstehen.

Auf der anderen Seite gibt es Menschen, die ihre Bindungen erst lösen können, wenn sie einen Ersatz gefunden haben. Um sich z.B. über den Verlust eines geliebten Haustieres hinwegzutrösten, legen sie sich gleich ein neues zu. Sie entscheiden sich für eine neue Bindung, um die alte leichter aufgeben zu können. Andere trauern ziemlich lange um das geliebte Tier und behalten es in treuer Erinnerung; ein rascher Ersatz käme ihnen fast illoyal vor. Sie können erst wieder eine neue Beziehung aufnehmen, wenn sie den Verlust richtig bewältigt haben.

Manchmal sind solche Prozesse schwierig zu verstehen. Doch das subtile Zusammenspiel zwischen

Aufnehmen und Loslassen kann Therapeuten einen tiefen Einblick in den Zustand des Metall-Elements der Patienten geben.

ZUSAMMENFASSUNG

- Im achten Kapitel des *Su Wen* heißt es über die Lunge, sie habe „das Amt eines Ministers und Kanzlers inne. Von ihr geht die Regulierung des lebenspendenden Netzwerks aus."Manchmal wird sie auch als „Empfängerin des Himmels-Qi" bezeichnet.
- Als geistiges Potenzial der Lunge sorgt die Körperseele *(Po)* für Beweglichkeit, Wendigkeit, Gleichgewichtsempfinden und Bewegungskoordination.
- Über den Dickdarm steht im achten Kapitel des *Su Wen,* er sei „für den Durchgang oder die Passage verantwortlich. Von ihm stammen die Überreste der Transformation." Manchmal wird er auch als Filter oder „Auffangbehälter für den Bodensatz" bezeichnet.
- Mit der Lunge wird die Zeit von 3–5 Uhr morgens und mit dem Dickdarm die Zeit von 5–7 Uhr morgens assoziiert.

KAPITEL

19 Verhaltensmuster bei einem konstitutionellen Faktor im Metall-Element (Metall-KF)

19.1 Einleitung

In diesem Kapitel werden die wichtigsten Verhaltensmuster beschrieben, die typisch für einen Metall-KF sein können. Bestimmte Verhaltensaspekte lassen sich schon im Behandlungszimmer beobachten, andere erschließen sich erst aus der Beschreibung, die Patienten von sich und ihrem Leben geben. Wie bereits in den vorhergehenden Kapiteln konstatiert wurde, kann das Verhalten des Patienten zwar auf einen KF hinweisen, die Diagnose jedoch nur bestätigen. Daher muss es in Verbindung mit den diagnostischen Hauptkriterien Farbe, Klang, Emotion und Geruch gesehen werden. Bei nachgewiesenem KF können solche Verhaltensmuster die Diagnose jedoch zusätzlich stützen.

Die Ursprünge bestimmter Verhaltensweisen sind in ➤ Kapitel 7 beschrieben. Ein gestörtes Gleichgewicht im Element des KF führt zu emotionaler Labilität bzw. Schwächung der zugehörigen Emotion. Bestimmte emotionale Erfahrungen dürften daher eher bei diesem als bei einem anderen KF gemacht werden. Die hier beschriebenen Verhaltenszüge entwickeln sich oft als Reaktion auf negative Erlebnisse. Bei Menschen mit einem Metall-KF geht es häufiger um Verlustgefühle oder mangelndes Selbstwertgefühl (und die entsprechenden Reaktionen darauf).

19.2 Verhaltensmuster bei Metall-KF

19.2.1 Ausgeglichenes Element

Menschen mit einem gesunden Gleichgewicht des Metall-Elements können Verluste sowohl empfinden als auch darüber hinwegkommen. Zufrieden nehmen sie die ganze Fülle des Lebens an und akzeptieren auch, dass sie etwas loslassen müssen, wenn es vorüber ist. Während sie über die Lunge Himmels-Qi in sich aufnehmen können, sorgt ihr Dickdarm dafür, dass alles, was sich angesammelt hat und nicht mehr gebraucht wird, ausgeschieden wird. In einem ausgewogenen Verhältnis annehmen und loslassen zu können trägt zur Lebensqualität und zum Lebenssinn bei. Wer nichts annehmen kann, fühlt eine innere Leere, wer an allem festhält und nichts freigibt, wird innerlich „zugemüllt".

Menschen gehen auf ihrem Lebensweg Bindungen ein. Sie werden ihr Herz an alles hängen, was ihnen wichtig ist und sie „nährt". Das können Eltern, Freunde und Partner sein, aber auch Haustiere, Besitz, Religiosität, bestimmte Ansichten oder Einstellungen. Auf solche Lebensaspekte beziehen sich Menschen mit ihrem Metall-Element; es lässt sie ihre eigene Bedeutung und ihren Stellenwert erleben und voll am Leben teilnehmen.

Da sich ihre Bindungen in verschiedenen Lebensphasen ändern, müssen Menschen loslassen und sich weiterentwickeln. Wenn Kinder erwachsen geworden sind und aus dem Haus gehen, kann das für Eltern wie Kinder eine gewisse Traurigkeit und ein Verlustgefühl mit sich bringen. Ihre Trauer hilft ihnen, die frühere enge Bindung zu lockern. Diese Erfahrung lässt sie wachsen und reifen, so dass sie im nächsten Lebensabschnitt wieder zu neuen Bindungen bereit sind.

19.2.2 Prägende Einflüsse bei einem Metall-KF

Menschen mit einem Metall-KF spüren manchmal, dass ihrem Leben etwas fehlt, ohne es genauer benennen zu können. Das liegt daran, dass sie eigentlich nichts verloren haben, sondern sich nach etwas sehnen, das von Anfang an nicht da war.

Obwohl ein konstitutioneller Faktor (KF) wahrscheinlich angeboren ist, werden besonders emotionale Erlebnisse von ihm mit geprägt. Unabhängig davon, wie viel Anerkennung sie tatsächlich bekommen haben, hält sich bei Menschen mit einem Metall-KF hartnäckig das Gefühl, als Kind nie positiv bestärkt worden zu sein. Daher wissen sie noch als Erwachsene nie mit Sicherheit, ob sie wertvolle Menschen sind. Vielleicht trauern sie darüber, doch es kann genauso gut sein, dass sie nur eine vage Melancholie und Minderwertigkeitsgefühle spüren.

Traditionell übernehmen Väter die Rolle, ihren Kindern Selbstbewusstsein oder das Empfinden des eigenen Werts zu vermitteln. Daher könnten die Minderwertigkeitsgefühle von Patienten mit einem Metall-KF durch frühkindliche Erlebnisse mit dem Vater bzw. der Vaterfigur erklärbar sein. Selbst wenn sie als Kinder Zärtlichkeit, Liebe und Geborgenheit fanden, möchten Menschen mit einem Metall-KF immer wieder bestätigt bekommen, wie gut sie alles machen und wie wichtig sie sind. Bei einem konstitutionellen Ungleichgewicht des Metall-Elements lässt sich das mangelnde Selbstwertgefühl des Kindes zumindest teilweise durch eine einfühlsame elterliche Fürsorge ausgleichen.

Vom Standpunkt des Kindes aus ist der Vater oft oberste Autorität und Schiedsrichter über Recht und Unrecht. Die Vaterbeziehung hat für Menschen mit einem Metall-KF enorme Bedeutung. Einige kommen nie über den Verlust hinweg, wenn sie den Vater schon in jungen Jahren verlieren. Andere haben eine distanzierte Beziehung und leiden unter der fehlenden Nähe. Viele sehnen sich schon als Kinder nach einer engeren Vaterbindung und werden diese Sehnsucht auch als Erwachsene nicht los.

Gelegentlich haben Kinder Schwierigkeiten, sich aus einer engen Vaterbindung zu lösen, weil sie in dem Ehrfurcht einflößenden Übervater kein normales Wesen mit menschlichen Schwächen sehen können. Dass niemand an ihr idealisiertes Vaterbild heranreicht, kann später in ihren Partnerbeziehungen und im Arbeitsleben Probleme heraufbeschwören.

FALLBEISPIEL

Eine Patientin mit Metall-KF beschrieb ihre Vaterbeziehung als sehr widersprüchlich. Ihr Vater hatte enormen Einfluss auf sie und war zugleich ihr größtes Problem. Vor anderen lobte er sie zwar, schenkte ihr aber keine Beachtung, wenn sie allein waren. Mit der Zeit wurde ihr klar, dass sie immer dazu neigte, andere zu Vaterfiguren zu erhöhen und auf ein Podest zu stellen. „Ich brauche lange, bis ich in anderen Leuten einfach nur menschliche Wesen sehe. Aus lauter Respekt sehe ich eher über ihre Schwächen hinweg. Während ich sehr strenge Maßstäbe an mich selbst anlege, sind sie für mich über jede Kritik erhaben."

Die leichte Distanziertheit oder mangelnde Verbundenheit, die Patienten mit einem Metall-KF gegenüber anderen empfinden, beruht zum Teil auf diesen Schwierigkeiten. Manchmal wehren sie jedes Lob ab und wünschen sich doch nichts sehnlicher, als Anerkennung zu finden. Patienten mit einem anderen KF können viel lockerer damit umgehen, weil ein gesundes Gleichgewicht ihrer Lungen- und Dickdarm-Energie dafür sorgt, dass sie sich anerkannt und mit anderen verbunden fühlen sowie im rechten Moment trauern und in ihrer Entwicklung vorankommen können. Patienten mit einem Metall-KF fällt es viel schwerer. Denn sie sind oft ständig auf der Suche nach Bestätigung ihres Selbstwertgefühls, um das auszugleichen, was ihnen in der Kindheit vorenthalten wurde.

19.3 Kernprobleme bei einem Metall-KF

Dass bestimmte Bedürfnisse von Menschen mit einem Metall-KF unerfüllt bleiben, sorgt für Problemstellungen, die um folgende Fragen oder „Lebensthemen" kreisen:

- Anerkennung
- Wertschätzung
- sich „ganz" fühlen
- sich in der Welt zurechtfinden
- Inspiration.

Wie stark sich diese Problembereiche auswirken, hängt von der körperlichen, geistigen und seelischen Verfassung des Einzelnen ab. Eine relativ gesunde Persönlichkeit wird trotz Metall-KF besser mit diesen Lebensthemen umgehen können als jemand, dessen Persönlichkeit stärker vom gestörten Gleichgewicht des Metall-Elements beeinflusst ist. Aufgrund ihrer Schwierigkeiten werden sich Menschen mit einem Metall-KF bewusst oder unbewusst fragen:

- Was könnte meinem Leben einen Sinn geben?
- Ist mit mir wirklich alles in Ordnung?
- Was brauche ich, um mich „heil" oder „ganz" zu fühlen?
- Wie finde ich Anschluss?
- Was gibt mir Inspiration und Selbstwert?

19.4 Reaktionen auf diese Kernprobleme

Bisher ging es darum, wie die Fähigkeit, Verluste zu akzeptieren und sich weiterzuentwickeln oder die Fülle des Lebens in sich aufzunehmen und sich zufrieden zu fühlen, durch eine Schwäche des Metall-Elements beeinträchtigt werden kann. Das führt zu typischen Reaktionen auf die Umwelt, die häufig, aber nicht ausschließlich bei einem Metall-KF zu beobachten sind. Wenn sich ähnliche Verhaltensmuster bei einem anderen KF zeigen, deuten sie darauf hin, dass sie auf anderen Fragestellungen beruhen oder dass ein gestörtes Gleichgewicht des Metall-Elements, nicht aber ein Metall-KF vorliegt. Obwohl solche typischen Verhaltensweisen diagnostisch wegweisend für den konstitutionellen Faktor (KF) sein mögen, dürfen sie keineswegs die vier diagnostischen Hauptkriterien Farbe, Klang, Emotion und Geruch ersetzen.

Die Verhaltensmuster bewegen sich in einem Spektrum zwischen folgenden Extremen:

- verletzlich – unnachgiebig
- von anderen abgeschnitten – Anschluss suchen
- resigniert oder träge – gestresst und ehrgeizig (leistungsorientiert)
- sich nach Qualität und Reinheit sehnen – sich schmutzig und verseucht fühlen
- tief bewegt – lässig-unbekümmert.

19.4.1 Verletzlich – unnachgiebig

Dünnhäutig und zartbesaitet

In der chinesischen Medizin gilt die Lunge als verletzliches oder empfindsames Organ, mit dem auch die Haut zusammenhängt. Eine Lungen-Qi-Schwäche kann dazu führen, dass sich Menschen mit einem Metall-KF sehr dünnhäutig und zartbesaitet fühlen.

Diese emotionale Verletzlichkeit hat etwas mit der Körperseele oder dem geistigen Potenzial der Lungen-Energie *(Po)* zu tun. Im vorhergehenden Kapitel wurde schon erwähnt, dass *Po* vor unerwünschten geistigen oder seelischen Einflüssen schützt. Während das Abwehr-Wei-Qi der Lunge einen Schutzschild für den Körper darstellt, dient *Po* zum Schutz der Psyche. Eine Schwäche der Lungen-Energie steigert die Empfindlichkeit für äußere Einflüsse.

Menschen mit einem Metall-KF beschreiben sich häufig als leicht verletzbar, doch nur wenige zeigen es offen. Andere geben sich eher selbstsicher, um das Gefühl der eigenen Unzulänglichkeit und fehlenden Selbstachtung zu überspielen. Sie meinen, dass nur die wenigsten verstehen verstünden, wie tief ihre Verletzlichkeit und Schwäche geht, wenn sie ihre Gefühle äußerten.

Abgeschottet und unnachgiebig

Da sie es hassen, ihre Verletzlichkeit offen zu zeigen, legen sich die meisten Menschen mit einem Metall-KF einen dicken Schutzpanzer zu. Hinter ihm können sie sich verstecken und nach außen „normal" erscheinen, selbst wenn sie innerlich fast zerbrechen. Während Patienten mit einem Feuer-KF oft verletzt werden, weil sie eine offene Flanke bieten, ziehen sich Patienten mit einem Metall-KF zum eigenen Schutz möglichst weit vor einem Angriff zurück. Es scheint fast so, als würden sie ihre Lunge mit einem Brustpanzer abschirmen oder mit einem Schild vor der Brust signalisieren: Privat – Zutritt verboten.

FALLBEISPIEL

Ein Patient mit Metall-KF erzählte von seinem mangelnden Selbstvertrauen. Er fühle sich oft als Versager, gestand er seiner Therapeutin, hasse es aber, seine Schwäche zu zeigen. Auf andere wirke er manchmal ziemlich arrogant. „Es ist mir wichtig, ihnen meine Verletzlichkeit nicht zu zeigen, weil sie so tief geht. Was andere sagen oder tun, verletzt mich sehr leicht. Deshalb lasse ich sie nicht an mich heran. Von Zeit zu Zeit fühle ich mich sehr einsam."

Menschen mit einem Metall-KF erscheinen oft überkritisch, schroff, kühl oder spröde. Sie geben sich hart, um andere wegzuschieben, oder brechen den Kontakt völlig ab – als müssten sie zeigen, dass es ihnen nichts ausmacht. Und manchmal glauben sie selbst daran. Es ist ein Versuch, ihre Enttäuschung und ihr starkes Minderwertigkeitsgefühl abzuschwächen. Verleugnungstendenzen können bei Menschen mit einem Metall-KF sehr ausgeprägt sein. Sie bleiben selbst dann noch in der Defensive, wenn es unnötig wäre, weil kein Angriff erfolgt.

„Wortklauberei" kann eine Form der Selbstverteidigung sein, wenn sich Menschen mit einem Metall-KF durch eine blöde oder falsche Bemerkung verletzt und kritisiert fühlen. Während Menschen mit einem anderen KF einfach darüber hinweggehen oder falsche Behauptungen freundlich zurückweisen würden, reagieren die empfindsamen Metall-KF-Typen beleidigt. Selbst wenn sie ihre Verletztheit nicht zeigen, werden sie sofort den Wahrheitsgehalt der ungerechten Beurteilung in Frage stellen, indem sie sprachliche oder inhaltliche Fehler herauspicken. Wenn alles gut geht, geben ihre „Kritiker" klein bei und nehmen alles zurück. Manchmal drehen Metall-KF-Typen den Spieß um und nörgeln an jemand anderem herum, um zu „beweisen", dass es nicht ihre Schuld ist, weil er ja mit den dummen Sprüchen angefangen hat.

In ähnlicher Weise fühlen sich Menschen mit einem Metall-KF persönlich bedroht, wenn man ihre Meinungen und/oder Überzeugungen angreift. Sie sind in dem Fall nicht imstande, es locker zu sehen oder ihre Ansichten zu begründen, sondern müssen stur darauf beharren. Indem sie sich „auf die Hinterbeine" stellen, beweisen sie sich selbst, dass mit ihnen alles stimmt. Gäben sie nach, wäre es ein Eingeständnis ihrer Schwäche und Verletzbarkeit.

Kritik als Selbstschutz

Eine aggressivere Form des Selbstschutzes besteht darin, andere herabzusetzen. Wenn sich Menschen mit einem Metall-KF in einer Gruppe nicht wohl fühlen, gehen sie z. B. gleich in die Defensive. Da sie häufiger keinen Zugang zu anderen finden, ist es fast schon üblich, dass sie sich oder anderen sagen: „Diese Leute mag ich sowieso nicht." Das hilft ihnen, sich besser zu fühlen und nicht nach ihrer eigenen Verantwortlichkeit zu fragen. Vermutlich ist ihnen entgangen, dass sie angenehmere Zeitgenossen sein müssten, um von der Gruppe akzeptiert zu werden. Manchmal fantasieren sie sich etwas zurecht, z. B. dass die anderen nur eifersüchtig oder von ihrer Persönlichkeit eingeschüchtert seien und sie deshalb nicht in die Gruppe aufnehmen. Es fällt ihnen leichter, ihre imaginäre Stärke zu sehen, als zuzugeben, dass sie im Innersten „angeknackst" sind und sich unzulänglich fühlen.

Diese Verhaltensweisen tragen dazu bei, dass sie sich als Außenseiter und immer leicht distanziert zu anderen fühlen.

FALLBEISPIEL

Eine Patientin mit Metall-KF erzählte ihrer Therapeutin, dass sie andere tadelte, wenn sie sich verletzt oder schlecht behandelt fühlte. Im Allgemeinen versuche sie mit den Leuten auszukommen, doch Kränkungen würden so an ihr nagen, dass sie andere kritisieren müsste. Sie räumte ein, dass sie sich erst stärker fühlte, wenn sie das als Herabsetzung empfundene Verhalten der anderen kritisieren konnte.

19.4.2 Abgeschnitten sein – Anschluss suchen

Entfremdungsgefühl

Weil sie sich verletzlich und „schwach auf der Brust" fühlen, halten Menschen mit einem Metall-KF Distanz zu anderen. Schwache oder eingeschränkte Brustkorbbewegungen wirken sich auf die Atmung aus, so dass weniger Qi mit dem Blutstrom im Körper kreist. Da die anderen Organe nicht genügend revitalisiert werden, fühlen sich die Patienten energie- bzw. kraftlos.

Eine schwache Atmung macht sich auch auf geistig-seelischer Ebene bemerkbar. Weil sie über die Atmung mit dem Himmels-Qi in Verbindung stehen, fühlen sich Menschen oft wie abgeschnitten und fremd in ihrer Umwelt, wenn sie nicht richtig atmen. Da sie entweder keinen Anschluss finden oder das, was ihnen andere entgegenbringen, nicht annehmen können, fühlen sie sich einsam und isoliert. Als hätten sie eine Mauer um sich herum errichtet, die keinen an sie heran- und sie selbst auch nicht herauslässt.

Wegen ihrer Distanziertheit wirken Menschen mit einem Metall-KF oft wie abgeschnitten. Selbst wenn sie sich voll für eine Sache engagieren oder an einem Gespräch beteiligen, hinterlassen sie bei anderen den Eindruck, als hielten sie Teile von sich zurück. Das kann dazu führen, dass andere nie genau wissen, wie es mit ihnen steht, und sich fragen „Was geht in ihm/ihr vor?" oder „Wer ist dieser Mensch?". Es gibt unterschiedliche Grade von Distanziertheit, die in ganz unterschiedlicher Weise wahrgenommen werden.

Formen von Distanziertheit

Die Distanziertheit von Menschen mit einem Metall-KF zeigt sich manchmal in der Unfähigkeit, sich selbst zu offenbaren. Deshalb wählen manche einen Beruf, der ihnen eine professionelle Haltung abfordert oder ihnen eine klar definierte Rolle zuweist. Da es ihnen jedoch schwerfällt, wirklich präsent zu sein, spielen sie ihre Rolle oft außerhalb der Arbeit weiter, so dass sie auch im Privatleben nie offen oder persönlich werden. Andere verbringen überdurchschnittlich viel Zeit allein und halten sich selbst von Familien-, Gruppen- oder gesellschaftlichen Treffen fern. Eine andere Möglichkeit, sich von anderen abzusetzen oder zu distanzieren, besteht in Zurückhaltung oder einer intellektuell-rationalisierenden Reaktion auf persönliche Gefühle von anderen. Die Scheu vor direkten Gefühlsäußerungen ist bei Menschen mit einem Metall-KF sehr verbreitet und oft der Grund, dass sie sich nicht adäquat oder situationsgerecht verhalten. Dabei brauchen Menschen, denen es schlecht geht, oft nichts weiter als Wärme, Mitgefühl und Menschlichkeit. Doch für die schwerfälligen und reaktionsträgen Metall-KF-Typen kann es sehr schwierig sein, darauf einzugehen.

Menschen mit einem Metall-KF zeigen selten, was sie im Innersten bewegt, und tragen auch ihr Herz nicht „auf der Zunge". Manchmal reden sie zwar viel, aber selten über sich. Ihre persönlichen Gefühle halten sie als höchst privat unter Verschluss. Sie müssen sich oft zurückziehen und erst selbst die Gefühle verarbeiten, die bestimmte Erlebnisse in ihnen hervorrufen, und können nicht unmittelbar darauf reagieren. Denn es ist nicht etwa so, dass sie keine Gefühle hätten, sondern im Gegenteil. Es sind sogar sehr tiefe und intensive Empfindungen, die sie überwältigen könnten. Weil Menschen mit einem Metall-KF aber nichts mehr hassen, als zu zeigen, dass sie mit Gefühlen nicht klarkommen, bleiben sie distanziert, um sich selbst zu schützen.

FALLBEISPIEL

Eine Patientin mit Metall-KF beschrieb, wie sie sich zeit ihres Lebens anders als andere gefühlt hatte. Als sie noch jünger und gesünder war, empfand sie es als angenehmes Gefühl, etwas Besonderes an sich zu haben. Doch als sie später depressiv wurde, spürte sie einen ersten Anflug von dumpfer Langeweile. Sie fühle sich immer von anderen getrennt, ob es ihr nun gut oder schlecht ginge. „Manche Leute halten mich für ziemlich reserviert. Auch wenn sie ein Getrenntsein bei anderen empfänden, sei das Gefühl bei mir viel greifbarer. Ich bin gern mit Leuten zusammen, doch ein Teil von mir bleibt immer etwas distanziert."

Interessanterweise konzentrieren sich Menschen fast immer auf ihren Atem, wenn sie sich im Sinne einer spirituellen Tradition zum Meditieren zurückziehen. Denn wenn sie auf ihre Atmung achten, fühlen sie sich nicht mehr so isoliert und entfremdet und verbinden sich mit etwas, das größer ist als sie selbst. Das kann sie davon abhalten, depressiv zu werden. Für Menschen mit einem Metall-KF dürfte es hilfreich sein, wenn sie ihre Lunge stärken und Atemtechniken erlernen, um einen besseren Zugang zu sich und ihrer Umwelt zu finden und sich nicht mehr so abgeschnitten und entfremdet zu fühlen.

Auf der Suche nach einer Verbindung zum Himmel

Weil sich viele Menschen mit einem Metall-KF von anderen abgeschnitten und distanziert fühlen, haben sie einen starken Wunsch nach Bindung. Vielleicht suchen sie deshalb mehr als andere nach Inspiration. In der chinesischen Tradition repräsentiert der Himmel das väterliche Prinzip des Selbstwertgefühls und die Erde das mütterliche Prinzip des Genährt- und Umsorgtseins. Da die Menschen zwischen Himmel und Erde stehen, müssen sie mit beiden in Berührung kommen. Selbst wenn sie von den Früchten der Erde ausreichend genährt werden, kann ihnen etwas fehlen, wenn sie den Kontakt zum Himmel verloren haben. Es mangelt ihnen buchstäblich an Inspiration. Manchmal suchen sie nach einem Vaterbild oder einer inspirierenden Quelle außerhalb ihrer selbst, um das Gefühl des Abgeschnittenseins oder ihre geistige Trägheit zu kompensieren. Das kann sich in ihrem Bedürfnis nach Religionszugehörigkeit, ihrer Hinwendung zu einer spirituellen Lehre oder ihrer Suche nach einem Lehrer, Mentor oder einer sonstigen Vaterfigur ausdrücken, die ihnen den Weg zeigen sollen.

Christen beten traditionell das Vaterunser. Alle großen monotheistischen Religionen glauben an einen (männlichen) Gott im Himmel. Auch wenn sich die Betonung des männlichen Archetyps allmählich abschwächt, wird seine Rolle noch immer darin gesehen, Bestätigung und Anerkennung zu geben sowie Autorität und Führung zu verkörpern. Da die Lunge das Himmels-Qi aufnimmt, könnte man sie als wichtigste Kontaktstelle zum höheren, führenden Teil des Selbst ansehen. Während die Erde die Grundbedürfnisse von Menschen befriedigt, sind geistig-seelische Nahrung bzw. Inspiration in der Sphäre des Himmels angesiedelt.

Manche Menschen fühlen sich stärker eingebunden, wenn sie mit Meditieren, Singen oder Beten versuchen, zum Himmel Kontakt aufzunehmen; das erleben sie als tiefe Befriedigung und Erfüllung. Für andere kann es ähnlich erbaulich sein, sich in der Natur aufzuhalten, besonders in den Bergen. Sobald das „Verbindungskabel" zum Himmel gelegt ist, kann sich die Energie auch in andere persönliche Lebensbereiche ergießen. Wenn die Lunge schwach ist, wird es allerdings schwierig, eine Verbindung zum Himmel herzustellen. Deshalb neigen solche Patienten zu einer enttäuschten, pessimistischen und kritischen Haltung. Sie kämpfen darum, wirkliche Erfüllung zu finden.

Den (religiösen) Glauben zu verlieren kann beispielhaft verdeutlichen, wie sich manche Patienten mit einem Metall-KF fühlen. Wenn sie von frühester Kindheit an mit starken religiösen Einflüssen aufgewachsen sind, stürzt es sie oft in ein Gefühl von trostloser Öde und Leere, wenn Menschen mit dem Glauben auch ihren Lebenssinn verlieren. Ihre tiefe Trauer werden sie jedoch selten offen oder öffentlich zeigen. Es sind Menschen, die mit ihren Gefühlen „hinter dem Berg halten" und so weiterleben wie bisher. Doch das Gefühl, von ihrer Inspirationsquelle abgeschnitten zu sein, und ihre Traurigkeit werden sie den Rest des Lebens begleiten.

Vaterfiguren

Menschen mit einem Metall-KF wenden sich manchmal keinem himmlischen oder spirituellen Vater zu, sondern bemühen sich, selbst eine starke Vaterfigur abzugeben und von allen respektiert zu werden. Für sie kann der Wunsch nach Respekt zu einer ähnlich starken Triebfeder werden wie das Bedürfnis nach Wärme bei Feuer-KF-Typen. Auch wenn sie es nach außen mit einem Achselzucken abtun, wenn ihnen ein Kompliment gemacht oder Respekt bezeugt wird, sehnen sie sich doch genau nach dieser Anerkennung.

Andererseits finden sie vielleicht doch eine Vaterfigur, die sie hoch schätzen und an die sie sich wenden, wenn sie Rat und Hilfe benötigen. Manchmal kann es jedoch zu Konflikten zwischen dem Bedürfnis nach mehr Unabhängigkeit von der Vaterfigur und dem Wunsch nach stärkerer Verbundenheit und Abhängigkeit kommen. Denn Unabhängigkeit gibt ihnen zeitweilig das Gefühl von „Ganzheit", d.h. mehr sie selbst und auf niemand angewiesen – aber eben auch isoliert – zu sein. Abhängigkeit dagegen vermittelt ihnen zeitweilig ein Gefühl von Verbundenheit – sie können sich aber nie darauf verlassen, dass der andere immer für sie da sein wird.

Menschen mit einem Metall-KF fühlen sich wohler und stärker mit dem Leben verbunden, wenn sie mit ihrem eigenen Geist-*Shen* in Verbindung stehen.

Dann haben sie ein Gefühl von „Ganzheit" oder Übereinstimmung mit sich selbst. Dies kann durch Behandlung des Metall-Elements erreicht oder vertieft werden.

FALLBEISPIEL

Eine Patientin mit Metall-KF erzählte, ihr sei der spirituelle Weg so wichtig, dass sie sich wirklich nicht mit Dingen befassen könne, die anderen offensichtlich Spaß machten. Ihr war die Verbundenheit mit einer „höheren Wahrheit" (die nichts mit Gott oder Religion zu tun hatte) wichtiger als der Kontakt zu Leuten. „Nicht dass ich andere Menschen nicht mag, sie stehen nur nicht an erster Stelle für mich. Mir erscheint es einzig lohnenswert, nach einem spirituellen Weg zu suchen und ihm zu folgen."

19.4.3 Resigniert oder träge – gestresst und leistungsorientiert

Resignation

Menschen mit einem Metall-KF fühlen sich oft in einer ähnlichen Situation wie Sisyphus. In der griechischen Mythologie hat Sisyphus die Aufgabe, einen großen runden Stein einen steilen Berg hinaufzurollen. Es gibt nirgends ein Plateau, so dass der Felsen immer wieder bergab rollt, wenn sich Sisyphus auf dem Gipfel angekommen einen Moment ausruhen möchte. Dann muss er wieder umkehren und von vorn anfangen, den Felsen bergauf zu hieven. Wie Sisyphus erleben Menschen mit einem Metall-KF, dass es nie richtig zu klappen scheint, wenn sie sich nach Erfüllung und Verbundenheit sehnen – ihr Stein rollt stets wieder bergab. Wenn ihre Bemühungen zu oft fehlschlagen, geben sie schließlich auf. Was sich als Goldkörner (Nuggets) ihres Metall-Elements hätte entpuppen können, hat nicht funktioniert. Deshalb verfallen sie in einen Zustand von Resignation oder Zynismus.

Resignation ist eine normale Reaktion auf wiederholte Misserfolge. Traurig und verzweifelt über ihr Scheitern fühlen sie sich innerlich leer. Da Trauer Qi verschwinden lässt, bleibt ein Vakuum zurück. Das Glas kommt ihnen nicht mehr halbvoll, sondern halbleer vor. Auch wenn Resignation oberflächlich der Entsagung oder Loslösung ähnelt, die von spirituellen Lehrern empfohlen wird, ist es doch nicht dasselbe. Resignierte Menschen werden alles – was immer sie trifft – passiv erdulden, weil sie sich aufgegeben haben. Statt das Leben in vollen Zügen zu genießen, „überleben" sie nur. Wenn sie über Müdigkeit klagen, meinen sie eine starke körperliche Empfindung, obwohl sie eher psychisch leiden – an Resignation und einem Mangel an Lebensfreude. Das zeigt sich besonders an ihren Augen, die oft stumpf und wie erloschen blicken, während sie im Zustand von echter Entsagung von innen heraus leuchten, strahlen und glänzen würden.

Zynismus

Zynismus und eine verstärkte Neigung zum Kritisieren sind häufig Folge der Resignation. Da sie glauben, es liege an ihnen, kommen Menschen mit einem Metall-KF oft zu dem Schluss, ihre Bemühungen seien nutzlos. Manchmal projizieren sie das Gefühl, dass doch alles nur vergebliche Mühe und zum Scheitern verurteilt ist, auf andere und werden hochmütig und überkritisch. Sie sehen sich und andere gleichermaßen kritisch und legen die Messlatte so hoch, dass niemand ihre überhöhten Ansprüche erfüllen kann.

Resignation und Zynismus können mit Arroganz gepaart sein, und Menschen mit einem Metall-KF gelten häufig als arrogant. Es ist aber eine bekannte Tatsache, dass sich hinter einer arroganten Maske Versagensängste oder Unzulänglichkeitsgefühle verbergen können. Erfolg oder ein besonderes Lebensverständnis für sich zu reklamieren ist eine Art, mit dem Scheitern bei der Sisyphusarbeit fertig zu werden. Das Gefühl, innere Qualitäten zu besitzen, dient Menschen mit einem Metall-KF zur Kompensation. Je mehr sie es sich selbst zuschreiben, desto stärker geben sie anderen zu verstehen, dass sie es nicht haben und ihnen deshalb unterlegen sind.

Ständig leistungsbereit

Das genaue Gegenteil zu den inaktiven, resignierten Metall-KF-Typen sind Menschen, die ehrgeizig nach Erfolg streben. Um sich nicht nutz- und wertlos fühlen zu müssen, arbeiten sie härter als jeder andere.

Sie bleiben noch da, wenn längst alle Kollegen nach Hause gegangen sind, und arbeiten selbst noch am Wochenende, um sich zusätzliche (Selbst-)Bestätigung zu verschaffen. Das unterscheidet sie von Menschen mit einem Erd-KF, die zwar ebenfalls viel arbeiten, aber aus anderen Beweggründen; sie können nämlich nicht „nein" sagen, wenn sie um Hilfe gebeten werden.

FALLBEISPIEL

Eine Patientin mit Metall-KF beschrieb sich selbst so: „Wenn ich etwas anfange, mache ich es richtig, sonst könnte ich es genauso gut sein lassen. Ich mag nichts halbherzig tun. Für mich zählt nur Alles oder Nichts." Sie fuhr fort, dass sie auch viel zu hohe Ansprüche an sich und andere stellte und immer sehr enttäuscht war, wenn die Leute ihnen nicht gerecht wurden. Genauso enttäuschte es sie, dass sie ihren eigenen überhöhten Ansprüchen nie genügte. Ihr bleibe daher nichts übrig, als sich anzustrengen und immer besser und perfekter zu werden.

Erfolgreich oder „Bester" werden

Manche Menschen mit einem Metall-KF beschließen, erfolgreich zu werden, um ihr Selbstwertgefühl und ihre Selbstachtung durch die Anerkennung von außen zu stärken. Sie glauben, dass sie sich „heiler" fühlen würden, wenn sie erfolgreich wären. Anerkannt zu werden ist vielen Menschen ein Grundbedürfnis. Obwohl Metall-KF-Typen oft schon mehr Anerkennung als andere Menschen erhalten, haben sie oft Schwierigkeiten, sie auch anzunehmen. Um das Gefühl, nicht genug zu bekommen, abzuschwächen, versuchen sie trotzdem immer noch mehr Anerkennung zu finden.

Auch dass sie immer die Besten sein wollen, ist bei Metall-KF-Typen ein Versuch, ihre innere Leere aufzufüllen. Sie neigen zu stärkerem Konkurrenzverhalten als andere Arbeitskollegen und werden oft zu Experten mit besonderem Fachwissen. Da niemand auf allen Gebieten gleich gut sein kann, suchen sich Menschen mit einem Metall-KF oft ein Spezialgebiet, auf dem sie mit ihrem Können glänzen. Sie stürzen sich voller Elan und rückhaltlos in die Arbeit, wenn sie etwas erreichen wollen. Das Bemühen um exzellente Leistungen hat viele positive Seiten, kann aber leicht zwanghaft werden, egal ob ein wissenschaftlicher Forscher, eine Hausfrau oder ein Fensterputzer sich der konkreten Aufgabe widmet. Alle sind von dem Wunsch motiviert, ihre Sache gut (bzw. perfekt) zu machen. Leider bleiben Menschen mit einem Metall-KF fast immer hinter den eigenen Erwartungen zurück, weil sie ihre Ansprüche so hoch schrauben, dass sie es nie schaffen, alles perfekt zu erledigen.

Da sie sich ständig selbst kritisieren, sind Metall-KF-Typen meist unzufrieden und außerstande, das von ihnen Erreichte anzuerkennen. Dabei sind Befriedigung oder Zufriedenheit mit der eigenen Leistung für die meisten Menschen ganz normal und aufbauend. Wer einem Kind das Lesen beigebracht, einem Freund in Not zugehört und beigestanden, zehn Briefe geschrieben oder einen Zaun errichtet hat, wird sich nach der Anstrengung normalerweise zurücklehnen und sich sagen: „Das hab ich wirklich gut gemacht." Menschen mit einem Metall-KF fällt es dagegen schwer, sich selbst zu loben oder zufrieden zu sein, wenn sie über ihre Leistungen nachdenken. Weil sie sich nicht die Zeit nehmen und jede (innerliche oder äußerliche) Würdigung ablehnen, hungern sie weiter nach Anerkennung.

19.4.4 Sich nach Qualität und Reinheit sehnen – sich schmutzig und verseucht fühlen

Qualität suchen

Menschen mit einem Metall-KF versuchen manchmal, durch einen luxuriösen Lebensstil und Statussymbole ihre Besonderheit und ihren Wert zu unterstreichen. Sie kaufen sich teure Designerklamotten, fahren Luxusschlitten, schicken ihre Kinder auf Eliteschulen und wohnen in der besten Wohnlage der Stadt, weil sie meinen, dass die richtigen Accessoires auf den inneren Wert schließen lassen. Manche Metall-KF-Typen sind geradezu besessen von dem Wunsch, teure Juwelen oder handgenähte Schuhe zu tragen; vielleicht „schmücken" sie sich auch mit einem gutaussehenden Mann bzw. einer schönen Frau an ihrer Seite. Sie möchten sich an den „richtigen" Plätzen zeigen und gesehen werden, wie sie „das Richtige" tun. Wichtig kann auch der berufliche Status sein. Das alles vermittelt ihnen einen Eindruck von Qualität und bietet ihnen die Möglichkeit, sich zumindest zeitweilig wichtiger und besser als andere zu fühlen. Doch natürlich haben sie immer wieder mit Leuten zu wetteifern, die noch reicher und erfolgreicher sind als sie. Daher spüren sie doch von Zeit zu Zeit das vertraute Gefühl von Leere und Unzufriedenheit.

Menschen mit einem Metall-KF könnten sich fragen, ob diese Aktivitäten nur Aufsehen erregen und sie gut aussehen lassen oder ob sie auch innerlich zufrieden stellen. Weil sie nicht auch innerlich mehr haben werden, je mehr äußeren Besitz sie erwerben, bleibt ihr Dilemma unverändert bestehen. Ihr Thema ist nicht die massenhafte Befriedigung von Bedürfnissen, sondern Erfüllung zu finden und sie anzunehmen.

FALLBEISPIEL

Eine Patientin mit Metall-KF trug ihre neueste Errungenschaft, ein schön geschnittenes Designerkostüm, als sie zur Behandlung kam. Sie erzählte der Therapeutin, dass sie nur Markenkleidung kaufen und manchmal tagelang nach den passenden Accessoires suchen würde, bevor sie ausging. „Ich weiß, es klingt lächerlich. Aber ich fühle mich einfach besser, wenn ich hochwertige Kleidung trage."

Sinnsuche

Einen tieferen Zugang zu innerem Reichtum können Menschen mit einem Metall-KF finden, wenn sie nach dem Sinn ihres Tuns fragen. „Warum muss ich es tun? Welchem Zweck dient es?", sind Fragen, die sie sich stellen könnten. Das betrifft natürlich nicht nur Metall-KF-Typen, auch wenn sie bei allen Tätigkeiten unbewusst abwägen, ob es denn sinnvoll ist, jetzt Karten zu spielen, im Büro zu arbeiten, Kinder zu betreuen oder im Urlaub am Strand zu sitzen. Vielleicht versuchen sie sogar einen höheren Sinn zu erkennen und begeben sich auf die Suche nach Wissen, Wahrheit, Schönheit, der richtigen Organisation, um Mitglied zu werden, oder den richtigen Übungen/Methoden, um sich weiterzuentwickeln. Vielleicht müssen sie auch die Suche weiter fortsetzen, weil sie noch immer keine Erfüllung finden.

Manchmal wird Menschen mit einem Metall-KF plötzlich klar, dass sich die Lebensqualität allgemein verschlechtert hat. Wenn sie sich in der Welt umsehen, müssen sie mit Bedauern feststellen, dass der Standard sinkt und die Oberflächlichkeit zunimmt. Das stimmt sie leicht nostalgisch. Während früher Kultur, Familie und Arbeit den wichtigsten Einfluss auf die Menschen hatten, werden sie jetzt von Fernsehen, Fastfood und „Berühmtheiten" geprägt. Früher war vieles besser, doch mit der besonderen Qualität ist es endgültig vorbei.

Oft erweckt es den Anschein, als würden Menschen mit einem Metall-KF auf ihrer Suche nach Qualität ständig hin und her schwanken, da sie häufiger den Beruf, ihre spirituellen Praktiken oder ihre Freunde wechseln. Auf andere wirken sie sehr sprunghaft. Doch auch wenn sich Äußerlichkeiten in ihrem Leben ändern, bleiben sie innerlich weiterhin auf der Suche nach Verbundenheit.

Wertlosigkeit

Viele Metall-KF-Typen wechseln ständig zwischen dem Gefühl eigener Wertlosigkeit und ihrem Überlegenheitsgefühl gegenüber anderen hin und her. Weil sie sich für unnütz und unwichtig halten, entwickeln sie manchmal ein Gefühl von Armseligkeit und Deprivation, das in Depression und Selbstkritik münden kann. Das spiegelt sich z. B. darin, wie sie aussehen, sich fühlen und für sich selbst sorgen. Sie denken und verhalten sich möglicherweise so, als seien sie arm. Statt hochwertiger Kleidung kaufen sie in Billig- oder Secondhandläden ein und tragen oft fadenscheinige, verschlissene Kleidung. Sie fühlen sich nicht wohl, wenn etwas zu makellos ist.

Sich kontaminiert fühlen

Besonders wenn der Dickdarm zu Trägheit neigt, fühlen sich Menschen mit einem Metall-KF manchmal verseucht oder kontaminiert. Statt ausgeschieden zu werden, stauen sich die Abfallprodukte im Körper. Mit Fasten, Einläufen und gesunder Ernährung versuchen sie den Darm zu reinigen und sich selbst zu „entgiften". Obwohl sie sich waschen, wirken sie immer ein bisschen schmutzig oder unrein bzw. fühlen sich so. Auch ihre Hautporen sind meist verstopft und die Haare sehen stumpf und glanzlos aus.

Auf geistiger Ebene kann sich diese Verstopfung als Verstocktheit äußern. Da sie rigide an ihren Überzeugungen oder alten Ressentiments festhalten, zeigen sie sich kaum offen für neue Gedanken oder Ideen. Im Vergleich zu anderen fühlen sie sich stets benachteiligt, weil sie nie so gut, stark und klug wie die anderen sein werden.

In ihrer Neigung zu Minderwertigkeits- oder Unterlegenheitsgefühlen kommt das mangelnde Selbstwertgefühl von Metall-KF-Typen zum Ausdruck. Ihre Selbstkritik kann völlig überzogen und harsch ausfallen. Da sie ihre Gefühle gewöhnlich nicht zeigen, müssen Therapeuten erst ein besonders tiefes Vertrauensverhältnis zu Patienten mit einem Metall-KF aufbauen, bevor sie sich öffnen. Diese Patienten kommen leicht in Versuchung, ausführlichst ihre Fehler in bestimmten Situationen zu schildern und ihre eigene Unzulänglichkeit als unentschuldbar anzukreiden. Sie sind daher das genaue Gegenteil von den Metall-KF-Typen, die es hassen, eigene Fehler einzugestehen, und die Schuld lieber auf andere schieben.

19.4.5 Tief bewegt – betont lässig

Besondere Momente

Jeder hat normalerweise besondere Momente, in denen Extra-Qi durch die Brust strömt und einem bewusst wird, dass gerade etwas Wunderbares geschieht. Für manche Menschen mit einem Metall-KF kann das Gefühl so überwältigend sein, dass sie es lieber vermeiden oder herunterspielen würden. Das andere Extrem sind Metall-KF-Typen, die in jedem Moment das Besondere einfangen möchten, um ihren normalerweise eingeschränkten Gefühlsreichtum wettzumachen.

Menschen mit einem Metall-KF lassen sich manchmal von gewöhnlichen Ereignissen so übermannen, dass sie in Tränen ausbrechen. Schmerz und Leid von anderen gehen ihnen sehr nahe. Manchmal wird ihnen mit den aufwallenden Tränen schmerzlich bewusst, wie stark ihre eigene Trauer und Melancholie ist. Daher unterdrücken sie instinktiv ihre Tränen. Tatsächlich lassen Metall-KF-Typen ihren Tränen selten freien Lauf. Sie weinen nur kurz oder gar nicht, um nicht von einem gewaltigen Sturzbach fortgerissen zu werden.

Selbst wenn sie am liebsten Freudentränen vergießen möchten, weil sie oder jemand anderer für eine gute Tat gelobt werden, unterdrücken sie das Bedürfnis lieber.

FALLBEISPIEL

Eine Patientin mit Metall-KF meinte, sie habe oft das Gefühl, etwas verloren zu haben, das unwiderruflich nicht mehr da wäre. Sie wünschte sich z. B. oft die Zeit zurück, in der ihre Kinder noch klein waren. Dieses Gefühl lasse sie die Besonderheit bestimmter Momente viel intensiver erleben. Sie denke dann immer: „Ach, es ist wirklich schön, so sollte ich es gleich im Gedächtnis speichern." In solchen Momenten, die sie eindringlicher als andere Menschen empfände, mischte sich oft ein Wermutstropfen unter ihre Freude.

Menschen mit einem Metall-KF fühlen sich oft völlig überwältigt von der Schönheit und Besonderheit des Lebens. Wenn sie künstlerisch begabt sind, sehen sie gleich eine wunderbare Skulptur in einem gewöhnlichen Stück Holz oder ein Bildmotiv in einem goldenen Sonnenuntergang. Andere fühlen sich durch besondere Momente zum Dichten animiert. Solche Erlebnisse können eine sehr emotionale, tiefe Wirkung auf sie entfalten. Einige kosten diese Momente voll aus und sind tief bewegt, behalten es aber für sich. Andere dagegen möchten ihre Umwelt teilhaben lassen. Wenn sie ihr Empfinden von besonderen Momenten in kreativer Form verarbeiten, erwarten sich Metall-KF-Typen Anerkennung ihres einzigartigen Talents. Einige bekommen diese Bestätigung, doch die meisten anderen schaffen es nicht.

Andere nehmen Metall-KF-Typen oft als viel zu ernsthaft und ziemlich „altklug" wahr. Was Menschen mit Metall-KF für außergewöhnlich halten mögen, finden andere eher banal. Für Metall-KF-Typen ist es enttäuschend, wenn ihre besondere Qualität nicht erkannt wird. Sie lehnen andere wegen „fehlenden Tiefgangs" ab und wollen nicht begreifen, dass die Geschmäcker eben verschieden sind und jeder andere Erfahrungen gemacht hat.

FALLBEISPIEL

Eine Patientin mit Metall-KF „verriet" ihrer Therapeutin, dass sie verrückt nach der Oscar-Verleihung war und die ganze Nacht aufblieb, um die Übertragung im Fernsehen zu sehen. Sie liebte den Freudenausdruck, der sich in dem berühmten Moment der Oscar-Übergabe auf den Gesichtern der Stars abzeichnete.

Betont lässig

Einige Metall-KF-Typen spielen ihre Eindrücke herunter. Wenn ihnen etwas Besonderes passiert, möchten sie es lieber leugnen, als es sich einzugestehen. Indem sie untertreiben oder ihre Empfindungen ignorieren, schützen sie sich davor, von Gefühlen überwältigt zu werden.

FALLBEISPIEL

Der erwachsene Sohn eines Patienten mit Metall-KF fand seinen Vater zum Verzweifeln und gleichzeitig zum Lachen. Sie trafen sich regelmäßig zum Mittagessen und tauschten sich über ihre Erlebnisse aus. Als Metall-KF-Typ hatte der Vater für alles Verständnis, was den Sohn betraf, vergaß darüber aber fast zu erwähnen, ob er befördert worden war oder die Stelle gewechselt hatte. Der Sohn dagegen würde als Feuer-KF-Typ sofort mit Neuigkeiten vom Arbeitsplatz oder aus anderen Lebensbereichen herausplatzen und könnte es nicht abwarten, seinem Vater oder wem auch immer davon zu erzählen.

Menschen mit einem Metall-KF können sich betont lässig geben und über wichtige Dinge sprechen, als seien es alltägliche Banalitäten. Für sie ist alles „keine große Sache" – egal, ob sie einen Unfall hatten, ihnen gekündigt wurde, sie den Tod ihres besten Freundes betrauern oder (als positives Beispiel) einen wichtigen Wettbewerb gewonnen haben. Darüber berichten sie so sachlich, als ginge es um einen Spaziergang, eine Mahlzeit oder eine Dusche. Diese Lässigkeit dient zu ihrem Schutz und verhindert, dass sie in besonderen Momenten von schmerzlichen oder schönen Gefühlen überwältigt werden oder dass ihre Trauer und Traurigkeit überhandnehmen. Für Metall-KF-Typen kann es grundsätzlich schwierig sein, Gefühle, die sich im Lungenbereich ausbreiten, voll zuzulassen.

Manchmal soll die Lässigkeit auch nur überspielen, wie minderwertig sich Menschen mit einem Metall-KF fühlen. Sie denken, dass sich niemand für sie interessierte, wenn sie sich hinstellen und über sich reden würden; und es wäre einfach zu niederschmetternd, wenn niemand von ihnen Notiz nähme. Wer sich schon als Kind nicht akzeptiert fühlte, erwartet kaum, dass es später anders wäre und seine Gefühle beachtet würden. Aus dem Grund müssen sie weiterhin ignorieren, wie sie sich fühlen. Besonders schlimm finden sie die Vorstellung, von anderen Hilfe zu benötigen. Daher ist es leichter für sie, unabhängig zu bleiben und für sich selbst zu sorgen. Sie nehmen lieber neue Aktivitäten oder Pläne ins Visier, statt zurückzublicken und frühere Verluste zu betrauern oder zu verarbeiten. So schaffen sie es, dass ihr Leben in ruhigen Bahnen verläuft und niemand ahnt, was wirklich in ihnen vorgeht.

ZUSAMMENFASSUNG

- Ein Metall-KF lässt sich primär anhand der vier diagnostischen Kriterien (weißliche Gesichtsfarbe, weinender Stimmklang, verrotteter Geruch und gestörte Äußerung von Trauer) feststellen.
- Menschen mit einem Metall-KF neigen zu Problemen, die um folgende Themen kreisen:
  - Anerkennung
  - Wertschätzung
  - sich „ganz" fühlen
  - sich in der Welt zurechtfinden
  - Inspiration.
- Aufgrund dieser Kernprobleme schwanken das Verhalten sowie die Reaktion auf bestimmte Situationen bei Metall-KF-Typen zwischen folgenden Extremen:
  - verletzlich – unnachgiebig
  - von anderen abgeschnitten (isoliert) – Anschluss suchend
  - resigniert oder träge – gestresst und ehrgeizig (leistungsorientiert)
  - sich nach Qualität und Reinheit sehnen – sich schmutzig und verseucht fühlen
  - tief bewegt – betont lässig.

KAPITEL

20 Wasser – Hauptresonanzen

20.1 Wasser als Symbol

Chinesisches Schriftzeichen

水

Shui, das chinesische Schriftzeichen für Wassern, zeigt einen zentralen Wasserlauf mit Nebenströmungen oder Strudeln. Das lässt an einen Fluss denken, in dem sich neben der Hauptströmung stellenweise kleinere Strudel bilden. Das hängt mit unterschiedlichen Fließgeschwindigkeiten in der Mitte und an den Rändern des Flusses zusammen. Denn an den Rändern kann das Wasser langsamer oder sogar in entgegengesetzter Richtung fließen (Weiger 1965, Übung 125).

Man nimmt an, dass sich eine ähnliche Situation auch an bestimmten Akupunkturpunkten bieten kann, wenn der Qi-Fluss abgelenkt wird oder seine Richtung ändern muss, so dass dort Strudel entstehen.

20.2 Wasser in der Natur

Von allen fünf Elementen ist Wasser am stärksten Yin. Wasser ist überall in der Natur vorhanden, nimmt aber erst Gestalt an, wenn es von Flussufern oder den Tiefseebecken der Ozeane zusammengehalten wird. Obwohl es eine sehr weiche Substanz ist, kann Wasser den härtesten Felsen aushöhlen und jedes Hindernis aus dem Weg räumen, um stetig weiter vorzudringen. Es kann auch in einen festen oder gasförmigen Aggregatzustand übergehen. In die Erde eingesickertes und von Wurzeln aufgenommenes Wasser steigt in den Bäumen nach oben. In der Sonnenwärme verdunstet es und sammelt sich in gasförmigen Wolken am Himmel, aus denen es schließlich als Regen herabfällt, um den Boden zu befeuchten und Bäche und Flüsse, Seen und Meere zu speisen.

20.2.1 Hochwasser und Dürre

Wasser kann verheerende Naturkatastrophen anrichten. Wer schon einmal Hochwasser oder Flutwellen erlebt hat, kann gut nachvollziehen, dass Wasser überall eindringt und alles mitreißt, was ihm im Weg steht. Nach der anfänglichen Überflutung staut sich das Wasser oft. Durch die Verunreinigung von stagnierendem Wasser kann es zu Erkrankungen und Seuchen kommen.

Doch genauso verheerende Folgen hat extreme Trockenheit oder Dürre. Bei zunehmender Bodentrockenheit infolge des Klimawandels drohen Missernten und Hungersnöte. Völlig ausgedörrt verdursten Erwachsene und Kinder oder sterben an Hunger.

20.2.2 Wasser im menschlichen Körper

Der erwachsene menschliche Körper besteht zu 55–60% aus Wasser (Thibodeau & Patton 1992, pp. 474–476). Das meiste Körperwasser ist in der Intra- und Extrazellularflüssigkeit gebunden, der Rest im Blutplasma. Diese Flüssigkeiten erfüllen unterschiedliche Funktionen, haben aber oft auch etwas mit Beweglichkeit und Flexibilität zu tun.

Wenn sie aus dem Fruchtwasser auf die Welt kommen, bestehen Neugeborene noch zu 80% aus Wasser. Dieser Prozentsatz sinkt im ersten Lebensjahr rapide ab. Mit dem Älterwerden verringert sich der Wassergehalt des Körpers dann kontinuierlich weiter.

Kinder und Jugendliche haben eine natürliche Hautfeuchtigkeit und Spannkraft der Haare, ihre Knochen und Gelenke sind biegsam und belastbar, Verletzungen heilen rasch wieder ab. Junge Menschen sind auch geistig beweglich und können enorme Informationsmengen aufnehmen und verarbeiten. Es fällt ihnen z. B. leicht, Sprachen zu erlernen. Sie können mühelos mit dem Strom schwimmen oder sich umstellen, wenn die Lebensumstände es erfordern.

Mit dem Alter wird der Körper trockener, das Haar spröder, die Haut runzliger und der Bewegungsablauf steifer. Alte Menschen sind geistig weniger flexibel. Sie haben Schwierigkeiten, neue Informationen zu verarbeiten und Veränderungen in ihrer Umgebung zu akzeptieren. Im Altern könnte man eine Art Dehydrierungsprozess sehen, ein Zeichen, dass das Wasser-Element schwächer wird und die Wasserreserven schwinden. Altern führt auch zu Stagnation. Das bedeutet, dass sich trotz der hohen Anpassungsfähigkeit von Wasser Toxine entwickeln und seine Funktion schwächen können, wenn es gezwungenermaßen stillsteht und sich nicht bewegen kann. Verglichen mit der Wendigkeit und Weichheit von Neugeborenen, die sie ihrem in hohem Maße reinen Wasser verdanken, sind Achtzigjährige ausgedörrter, härter und unflexibler.

20.3 Beziehung zu den anderen Elementen

Über den *Sheng-* und den *Ke*-Zyklus können sich Wasser und die anderen Elemente gegenseitig beeinflussen (➢ Kapitel 2).

20.3.1 Metall als Mutter-Element von Wasser

Da Metall Wasser hält oder bindet, bringt es im *Sheng*-Zyklus das Wasser-Element hervor. Denn erst wenn Wasser auf einen felsigen Untergrund im Boden trifft, nimmt es Gestalt an. Das heißt, dass Harnwegssymptome, die offensichtlich zum Wasser-Element gehören, ursprünglich vom Mutter-Element Metall ausgegangen sein können. Daher können Therapeuten dem „Kind" helfen, indem sie das Mutter-Element behandeln.

20.3.2 Wasser als Mutter-Element von Holz

In der chinesischen Medizin wird häufig die enge Verbindung zwischen Wasser und Holz hervorgehoben. Daher sind sich Therapeuten manchmal unschlüssig, ob die Behandlung eher auf das Holz- oder das Wasser-Element konzentriert werden sollte. Vertreter der Fünf-Elemente-Konstitutionsakupunktur können sich bei der Entscheidung von den vier diagnostischen Kriterien (Gesichtsfarbe, Stimmklang, Geruch, Emotion) leiten lassen. Aufgrund der Mutter-Kind-Regeln im *Sheng*-Zyklus kann es bei Holz-Symptomen angebracht sein, das Mutter-Element Wasser zu behandeln, da eine Schwäche des Mutter-Elements vorliegen könnte.

20.3.3 Wasser hält Feuer unter Kontrolle

Im *Ke*-Zyklus übt Wasser die Kontrolle über das Feuer-Element aus. Das verdeutlichen am besten Feuerwehrmänner, die mit der Wasserspritze einen Brand löschen. Obwohl bei vielen körperlich-geistigen Vorgängen Wärme eine Rolle spielt, kann sich zu viel Feuer (Hitze) negativ auswirken. Beispiele sind Entzündungen, „trockene" Gelenke bzw. ein Mangel an Gelenkflüssigkeit und überhitzte Emotionen. In diesen Fällen hilft das Wasser-Element, die exzessive Hitze des Feuer-Elements einzudämmen, zu regulieren oder abzukühlen.

20.3.4 Wasser wird von Erde kontrolliert

In der Natur zeigt sich ganz klar, wieso Erde Wasser kontrollieren kann. Flussufer und Dämme sind Beispiele für die Regulierung oder Umleitung von Wasserläufen mithilfe von Erde. Gemeint ist aber auch, dass ein Gleichgewicht des Erd-Elements mit dazu beiträgt, das Wasser-Element im Gleichgewicht zu halten oder Störungen auszugleichen. Wenn sich z. B. Flüssigkeit ansammelt (Ödembildung), weil die Milz sie nicht mehr ausreichend bewegen kann, führt das zu einer Störung im Wasser-Element.

20.4 Hauptresonanzen des Wasser-Elements

20.4.1 Farbe Blau/Schwarz

Blau/Schwarz in der Natur

Fragt man nach der Farbe von Wasser, würden die meisten Leute wohl „Blau" antworten. In einem Trinkglas sieht Wasser farblos und durchsichtig aus. An einem See oder an der Küste ändert sich die Farbe mit der Helligkeit des Himmels, die sich im Wasser widerspiegelt. Taucher sagen, dass es in der Tiefe immer dunkler und schließlich schwarz wird, was aber mit dem Lichteinfall zusammenhängt und keine wirkliche Wasserfarbe ist.

Chinesisches Schriftzeichen

藍

Das chinesische Schriftzeichen für Blau oder Blauschwarz ist *Kan* (Weiger 1965, Übung 92A und 73B). Dazu heißt es im zehnten Kapitel des Su Wen: „Schwarz (oder blauschwarz) entspricht den Nieren oder dem Wasser" (Anonymous 1979a, p. 27).

Gesichtsfarbe

Wenn das Wasser-Element aus dem Gleichgewicht geraten ist, zeigt sich ein schwärzlicher, dunkelblauer oder gelegentlich auch himmel- bis pastellblauer Farbton im Gesicht. Er kann neben oder unter den Augen und rund um den Mund zu sehen sein, wobei hellere Blautöne eher im Augenbereich in Erscheinung treten.

Aber auch wenn kein Wasser-KF vorliegt, kann ein blauschwarzer Ton erkennbar sein. Einer der Gründe sind Nierenerkrankungen. Dialysepatienten haben häufiger eine dunklere Gesichtsfarbe, ohne dass bei allen ein Wasser-KF vorliegen müsste. Die Grundstörung, die sich in Form einer Nierenfunktionsschwäche manifestiert, könnte ursprünglich in einem anderen Element aufgetreten sein. Dunkle Ringe unter den Augen bilden sich auch bei Menschen, die schlecht schlafen oder überarbeitet und todmüde sind. Durch Schlafmangel oder Überarbeitung erschöpfen sich die Energiereserven, die normalerweise in den Nieren gespeichert sind. Daher ist es wichtig, nach Schlafverhalten und Lebensweise bzw. nach Nierenerkrankungen in der Vorgeschichte zu fragen, wenn eine dunkle Gesichtsfarbe bei Patienten auffällt.

20.4.2 Stöhnender Klang

Chinesisches Schriftzeichen

呻吟

Das chinesische Schriftzeichen für Stöhnen ist *Shen Yin* (Weiger 1965, Übung 72A *[Kou]*, 50C *[Shen]* und 14K *[Chin]*).

Kontext

Stöhnen: steht mit dem Wasser-Element in Einklang. Dieser Stimmklang ist normalerweise zu hören, wenn jemand angstvoll oder eingeschüchtert spricht, weil er sich bedroht fühlt. Angst kann sich natürlich noch in anderer Weise äußern. Bei einem Schock oder in höchster Panik kreischen oder schreien manche Menschen laut auf. Im Falle von Angst oder Furcht wird man es normal finden, dass sich die Stimme verändert und zu einem Stöhnen abflaut, bei dem kaum Bewegungen oder Modulationen der Tonlage hörbar sind.

Während die meisten normalerweise vor Angst stöhnen, stöhnen Menschen mit einem Wasser-KF auch bei Gelegenheiten, die keineswegs bedrohlich oder gefährlich erscheinen. Wenn sie von einer fröhlichen Party oder vom Verlust eines nahen Angehörigen erzählen, wirkt ihr Stöhnen deplatziert. In solchen Situationen kann Stöhnen auf einen konstitutionellen Faktor im Wasser-Element (Wasser-KF) hindeuten.

Stöhnen

Ohne das normale Auf und Ab (Modulationen) wirkt die Stimme beim Stöhnen seltsam flach und gepresst oder dunkler. Bei einigen Menschen fällt besonders am Satzende auf, dass ihre Stimme wie die leicht verlangsamte Wiedergabe eines Musikstücks oder Sprechtexts von einem ausgeleierten Tonband klingt. Sie hört sich schleppend und etwas leblos an.

Stöhnen kann man sich bildlich als fortlaufende Aufzeichnung einer Kurve vorstellen, bei der die Nadel mit den unterschiedlichen Tonhöhen nach oben oder unten ausschlägt. Wenn eine obere und untere Grenzlinie die Ausschläge einschränkt, kommt es zu einer Abflachung der Stimme.

SELBSTVERSUCH

Um nachvollziehen zu können, wie die Stimme bei Angst in Stöhnen umschlägt, stellen Sie sich vor, Sie wären mit einer Gruppe in einem geschlossenen Raum. Der Gruppenleiter erzählt, dass sich irgendwo am Boden eine tödliche Giftschlange befindet, die aus einem Terrarium entwichen ist und sehr empfindlich auf plötzliche Bewegungen oder laute Geräusche reagiert. Sie müssen den Gruppenleiter fragen, wie Sie am besten entkommen können. Um jede größere Störung zu vermeiden, werden Sie Ihre Stimme senken. Dabei kommt ein Stöhnen heraus.

Stöhnen kann auf ein gestörtes Gleichgewicht im Wasser-Element hinweisen, aber auch leicht mit dem freudlosen Stimmklang bei einem Feuer-KF verwechselt werden. Um beide auseinanderhalten zu können, ist es hilfreich, sehr genau auf den Kontext zu achten.

20.4.3 Fauliger Geruch

Chinesisches Schriftzeichen

腐

Das chinesische Schriftzeichen für faulig oder verwest stinkend ist *Fu* (Weiger 1965, Übung 59I *[Yen]*, 45C *[Fu]* und 65A *[Ju]*). Es zeigt im ersten Teil einen Unterstand *(Yen)* und ein Gebäude *(Fu)*. Der zweite Teil symbolisiert ein Bündel getrockneter Fleischstreifen *(Ju)*. Gemeint ist der faulige Geruch, der von zu lange in einem Gebäude aufbewahrtem Trockenfleisch ausgehen kann.

Faulig

Nicht nur der Geruch von langsam verwesendem Fleisch (Hautgout) wird als faulig definiert, sondern auch das Brackwasser in einem Weiher oder abgestandener Urin riecht ähnlich streng. Das gilt auch für Bleichmittel oder Ammoniak. Der scharfe, ätzende Geruch „sticht" oder „beißt" in der Nasenschleimhaut.

20.4.4 Angst als Emotion

Chinesische Schriftzeichen und ihre Bedeutung

恐

Kong, das chinesische Schriftzeichen für Angst oder Furcht (Weiger 1965, Übung 11F), zeigt eine Hand, die über dem Herzen schwebt und ein Instrument hält. In dieser Schwebe liegt bei aller Ruhe auch die Möglichkeit, dass sich die Hand hin und her bewegt. Das darunter befindliche Herz vermittelt den Eindruck, als würde bei Angstgefühlen ständig etwas auf das Herz schlagen oder klopfen. Angst kann innerlich Herzklopfen (Palpitationen) hervorrufen und äußerlich als Erstarrung oder Lähmung imponieren.

Angst geht normalerweise mit einer abwärts gerichteten Qi-Bewegung einher (Su Wen, Kapitel 39; in Larre & Rochat de la Vallée 1995). Durch den Versuch, diese Qi-Bewegung willentlich zu unterdrücken, kann es zu einer paradoxen Aufwärtsbewegung des Qi kommen, die sich in Symptomen wie Palpitationen, Verdauungsstörungen oder Asthma äußert.

驚

Für Angst oder Schrecken gibt es noch ein weiteres chinesisches Schriftzeichen, nämlich *Jing*. Es bedeutet so viel wie ein Schock oder Schrecken (Weiger 1965, Übung W54G und W137A), für den das Wasser-Element besonders anfällig ist. *Jing* wirkt auf Herz und Nieren ein. Das Schriftzeichen setzt sich aus zwei Teilen (oben *Chi* und unten *Ma*) zusammen (Weiger 1965, Übung 54G und 137A).

Chi besagt in etwa, „sich im Zaum halten" oder „selbstbeherrscht" sein wollen. Als Inbegriff des reglosen Stehens wird ein Rammbock gezeigt. Oben rechts hält eine Hand als Zeichen von Autorität einen Stab. Beide Bilder symbolisieren Ruhe. In *Ma* (untere Hälfte) sind dagegen Kopf, Mähne, Beine und Schwanz eines Pferdes dargestellt. Das Pferd ist im Chinesischen ein Symbol für Kraft und Stärke. Es ist sehr Yang, schnell und behände, gilt aber auch als empfindsam, nervös und sprunghaft. *Jing* drückt somit einen ähnlichen Zustand wie *Kong* (Angst) aus, wenn auch mit leichten Unterschieden durch den Versuch, sich selbst zu beherrschen, obwohl man innerlich zittert und bebt.

Im Hinblick auf ihre Bedeutung als Krankheitsursachen lässt sich sagen, dass Angst *(Kong)* die Emotion ist, die am häufigsten mit dem Wasser-Element assoziiert ist, während ein Schrecken oder Schock, selbst wenn er nur ein einziges Mal erlebt wird, das Wasser-Element dauerhaft aus dem Gleichgewicht bringen kann. Man nimmt z. B. an, dass bestimmte Formen von Epilepsie auf einem mütterlichen Schock während der Fetalzeit beruhen könnten. Bei anderen kann das ganze Leben von Schockzuständen und traumatischen Ereignissen überschattet sein, die ihr Qi zerstreuen (Su Wen, Kapitel 3; in Larre & Rochat de la Vallée 1995).

Angemessenheit von Angst

Manchmal denken Leute, die zum ersten Mal von der Resonanz zwischen Emotionen und den Fünf Elementen hören, dass es „gute" und „schlechte" Gefühle gebe. Während Angst z. B. „negativ" besetzt ist, gilt Freude als etwas „Positives". Angst gehört jedoch zu unseren Urinstinkten und ist für unser Überleben unbedingt notwendig. Im Chinesischen wird dieser Aspekt von Angst als *Ju* bezeichnet.

懼

In dem Schriftzeichen *Ju* ist links die Grundform des Herzens dargestellt. Rechts sind zwei Augen und darunter ein kleiner Vogel zu sehen (Weiger 1965, Übung 158G). Die von kleinen Vögeln symbolisierte Wachsamkeit ist ein wünschenswerter Effekt von Angstgefühlen.

Unser Überlebenswillen ist einer der stärksten Instinkte überhaupt. Nur wer Angst empfindet, ist lebendig, und ohne Angst wäre menschliches Leben in der Form, wie wir es kennen, auf Dauer nicht möglich. Angst bringt Tiere dazu, sich vor Beutejägern und anderen Gefahren zu schützen. Die Angst vor Krankheit war und ist Voraussetzung für die Entdeckung neuer Heilmittel und die Erforschung gesund erhaltender Lebensweisen. Angst vor Verarmung lässt Menschen nach Möglichkeiten suchen, sich ihren Lebensunterhalt zu verdienen. Als Urangst jedes Menschen kann die Angst vor dem Tod eine der Schlüsselfunktionen des Wasser-Elements bedrohen, den Überlebenstrieb. Vorsicht und Vorbeugung (präventive Maßnahmen) sind als positive Begleiterscheinungen von Angst anzusehen.

Zwischen Aufregung und Angst verläuft nur eine sehr feine Trennlinie. Aus physiologischer Sicht lassen sich die beiden Zustände nicht unterscheiden, weil es in beiden Fällen zur Adrenalinausschüttung kommt. Doch nur Aufregung oder Erregung wird als angenehm empfunden. Ohne Angst gäbe es jedoch weder Aufregung noch Abenteuerlust und die Menschheit wäre um einiges ärmer.

Psychische Aspekte

Angst löst spontan einen mehrstufigen Prozess aus:

- Erkennen einer Gefahr
- Gefühl von Angst
- Durchspielen verschiedener Lösungen
- Handeln
- Gefühl von Sicherheit (oder noch einmal zum dritten Punkt zurückgehen).

Wenn jemand in Gefahr ist, überfahren zu werden, und noch rechtzeitig beiseitespringen kann, handelt es sich um einen kurzen Reaktionsprozess. Wenn dagegen ein Dachziegel auf spielende Kinder herunterzufallen droht, dauert es vermutlich länger, sich die richtigen Schritte zu überlegen. Angstgefühle sind nur Auslöser für den gesamten Handlungsablauf.

Bei Angst ist in zweierlei Weise Verstand gefordert. Zum einen muss eine Gefahr als solche erkannt werden. Das setzt eine Wahrnehmung (z. B. lockerer Dachziegel) und individuelle Bewertung (ist potenziell gefährlich) voraus. Denn was manche Menschen als bedrohlich einschätzen, nehmen andere nicht einmal zur Kenntnis. Mit dem Verstand werden auch Lösungen durchgespielt, z. B.: „Komme ich aus einer Dachluke an den Dachziegel heran, um ihn provisorisch zu sichern?" Oder: „Könnte der Hausmeister es rechtzeitig richten, bevor die Kinder aus der Schule kommen?" Die chinesische Medizin führt Klugheit und Weisheit auf die Nieren-Energie zurück (➤ Kapitel 21). Man könnte es so deuten, dass ein gesundes, ausgeglichenes Wasser-Element dazu beiträgt, in Gefahrensituationen einen kühlen Kopf zu bewahren, um rasch und sinnvoll reagieren zu können.

Störungsmuster

Das Angstempfinden kann in unterschiedlichem Maße gestört sein. Es gibt zwei wichtige Störungsmuster, zum einen stark ausgeprägte Angst oder Überängstlichkeit und zum anderen die Antizipation von Gefahren zur Vermeidung von Angstgefühlen oder Furcht. Patienten mit einem Wasser-KF neigen zu Überängstlichkeit oder zu Furchtlosigkeit.

Überängstlichkeit (extreme Angst)

Starke Angstgefühle bewirken tiefgreifende physiologische Veränderungen. Es kommt zu vermehrter Adrenalinausschüttung, erhöhtem Muskeltonus, beschleunigter Herzfrequenz und gesteigerter Schweißproduktion. Der Kopf kann nicht mehr klar denken. Extremformen dieses Störungsmusters sind Hysterie und Phobien. Wir verwenden den Begriff „hysterisch" im Sinne von krankhaften oder unkontrollierbaren emotionalen Ausbrüchen. Agoraphobie führt dazu, dass Menschen allen vernünftigen Argumenten zum Trotz ihre Wohnung nicht mehr verlassen und sich auch die Lösungsvorschläge von anderen nicht anhören können. Wer vor lauter Angst hysterisch ist, scheint keiner vernünftigen Lösung zugänglich zu sein, und wenn doch, werden alle Überlegungen von der Intensität der Gefühle gleich wieder über den Haufen geworfen. Jeder weiß, dass eine kleine Spinne niemandem Schaden zufügen kann, doch für Menschen mit Spinnenphobie macht das keinen Unterschied. Weil das Wasser-Element völlig aus dem Gleichgewicht ist, kann der Verstand einfach von den starken Angstgefühlen ausgeschaltet werden.

Die meisten Menschen verbergen ihre Ängste vor anderen. Es scheint fast so, als müssten sie sich weniger schämen, wenn sie freudige, traurige oder selbst wütende Gefühle vor anderen zeigen. Daher kann es sehr schwierig sein, einen Wasser-KF zu diagnostizieren. Allerdings verrät die Erregung der Patienten, dass ihre physiologische Überaktivität durch Angst bedingt ist. Manche sind so unruhig, dass sie kaum stillhalten können. Andere haben ihren Körper so weit unter Kontrolle, dass sich ihre Aufregung bzw. Angst nur am gehetzten Blick der Augen ablesen lässt. Ihre Angst lähmt sie ähnlich stark wie ein Stück Wild, das geblendet in die Scheinwerfer starrt.

Angst lässt das Qi nach unten sinken. Deshalb spüren Menschen oft einen starken Harn- oder Stuhldrang, wenn sie Angst haben. In chronischen Fällen von Aufregung kann die Qi-Bewegung starke körperliche Missempfindungen auslösen. Bei einigen Patienten sind Herz und Brust (Beklemmung) betroffen. Andere spüren ihre Angst eher in der Magengrube oder im Unterleib.

FALLBEISPIEL

Eine Patientin mit Wasser-KF beschrieb ihr Störungsmuster folgendermaßen: „Ich bin die meiste Zeit mehr oder weniger schreckhaft. Manchmal spüre ich, wie sich mein Unterleib verkrampft. Es hängt wohl damit zusammen, dass ich nicht weiß, wovor ich mich fürchte. Denn wenn ich weiß, was mir Angst macht, habe ich andere Symptome. Ich merke den Adrenalinstoß daran, dass mein Herz rast, mein Mund austrocknet und ich dringend pinkeln muss."

Manchmal kann es aufschlussreich sein, wie Patienten auf Beruhigungsversuche reagieren. Einige möchten beschwichtigt oder getröstet werden, um ihre Ängste zu lindern. Das zeigt sich am augenfälligsten bei gesundheitlichen Befürchtungen. Um die Angst von Patienten richtig einschätzen zu können, muss unter Umständen ein Provokationstest erfolgen, bei dem sie mit ihrer Angst konfrontiert und anschließend beruhigt werden. Während sich die meisten Menschen erleichtert fühlen oder Beschwichtigungen dankbar annehmen, lassen sich Patienten mit einem Wasser-KF normalerweise nicht beruhigen. Das liegt daran, dass ihre tief irrationalen Ängste weder für tröstende Worte noch für Informationen zugänglich sind – als wäre die Verbindung zwischen Kopf und Bauch (Verstand und Gefühl) unterbrochen. Patienten mit einem Wasser-KF fällt es oft von Natur aus schwer, anderen zu vertrauen. Sie legen ihr Misstrauen nur selten ab.

Manchmal versuchen Menschen mit einem Wasser-KF aufregende Situationen zu meiden, um sich vor Angstgefühlen, die sie physisch und psychisch zu sehr mitnehmen würden, und vor den lästigen Beschwerden der vermehrten Adrenalinausschüttung zu schützen. Rummelplätze, Gruselfilme und riskante Unternehmungen sind ihnen ein Gräuel. Aus nahe liegenden Gründen (Angst vor Nadeln!) vermeiden sie leider auch Akupunkturbehandlungen. Oft treibt sie nur der Mut der Verzweiflung oder extreme Angst um ihre Gesundheit dazu, sich behandeln zu lassen. Daher werden Therapeuten Patienten mit diesem Wasser-KF seltener zu sehen bekommen als andere.

Furchtlosigkeit

Manche Menschen haben ihre Angstgefühle zu unterdrücken gelernt. Sie sind überaus wachsam und versuchen, drohende Gefahren im Voraus zu erkennen und rechtzeitig abzuwenden, bevor sie eintreten. Was veranlasst sie zu antizipierter Angst? Es sind oft Menschen, denen es nach einem frühkindlichen Angsterlebnis verhasst ist, sich zu ängstigen. Deshalb entwickeln sie Copingstrategien (z. B. die Unterdrückung intensiver Angstgefühle). Mit der Zeit spüren sie dann überhaupt keine Angst mehr. Weil sie selten Furcht zeigen und sich gar nicht erst auf potenziell bedrohliche Situationen einlassen, bezeichnen wir sie – unabhängig vom Ursprung ihrer Störung – als furchtlos. Um alles vorherzusehen, was schieflaufen könnte, und in Gedanken die Reaktionen auf mögliche Gefahren durchzuspielen, müssen sie oft viel Energie investieren. Im Arbeitsleben stellen sie meist ihre hohe Kompetenz unter Beweis, indem sie z. B. als Unternehmer durch richtige Risikokalkulation den Gewinn steigern und Verluste vermeiden. Furchtlose oder wagemutige Menschen sind perfekt für solche Jobs geeignet, weil sie diese spezielle Fähigkeit von Kindheit an verfeinert und erweitert haben.

Dieses Angststörungsmuster lässt Menschen oft auch Risiken auf sich nehmen, die jeder andere als unnötig einstufen würde. Sie fahren zu schnell und lieben z. B. Motorradfahren, Bungee-Jumping, Fallschirmspringen oder Paragliding (Drachenfliegen). Nervenkitzel mag gut und schön sein, aber Tollkühnheit ist etwas anderes. Sie würden ihr Verhalten nie als draufgängerisch beschreiben. Es macht ihnen Spaß, ist aufregend und gibt ihnen das Gefühl, lebendig zu sein – nur Furcht einflößend ist es in ihren Augen nicht. Eine Patientin mit Wasser-KF raste z. B. gern mit ihrem PS-starken Wagen durch die Gegend. Die meisten hätten es waghalsig gefunden, doch für sie war es nur aufregend und nicht weiter gefährlich. Auf die erhöhte Unfallgefahr angesprochen, meinte sie nur, bei hohen Geschwindigkeiten fahre sie doch viel konzentrierter und daher sicherer. Gefürchtet habe sie sich nur einmal in einem Gruselfilm, aus dem sie wieder hinausgegangen sei.

FALLBEISPIEL

Hier die Schilderung des kalkulierten Risikoverhaltens am Beispiel einer Freundin: „Sie hat mehr Narben als jeder andere, den ich kenne. Am liebsten wandert sie an Klippen entlang und riskiert ihren Hals oder von der Flut eingeschlossen zu werden. Sie tanzt mit Vergnügen am Abgrund und streitet ab, dass es gefährlich sein könnte. Für sie ist es ein aufregender Nervenkitzel."

Da es sich eher um das Fehlen einer Emotion als um eine echte Gefühlsäußerung handelt, lässt sich Furchtlosigkeit oder Wagemut oft schwer diagnostizieren. Einen Hinweis können Freizeitaktivitäten der Patienten geben, doch die Diagnose muss sich primär auf Farbe, Stimmklang, Geruch und Emotion in der subjektiven Wahrnehmung des Therapeuten stützen. Auch wenn sie körperlich fast reglos wirken, sind die Augen dieser Patienten sehr wachsam und achten auf mögliche Gefahren. Manchmal empfinden Therapeuten ein unbestimmtes Angstgefühl in ihrer Nähe, ohne erklären zu können, woher es kommt.

20.5 Nebenresonanzen des Wasser-Elements

Sekundäre oder Nebenresonanzen sind weniger wichtig als die oben angeführten Hauptresonanzen. Sie eignen sich oft als Hinweis auf ein gestörtes Gleichgewicht des Wasser-Elements, müssen aber nicht notwendigerweise auf einen Wasser-KF hindeuten.

20.5.1 Winter als Jahreszeit

Chinesisches Schriftzeichen

冬

Das chinesische Schriftzeichen für Winter ist *Dong* (Weiger 1965, Übung 17A und 17F). Es zeigt eine Schleife, die mit einem Krawattenknoten oder einer Brosche zusammengehalten wird. Es lässt an die Verknotung von losen Fäden oder etwas Fertiges, Abgeschlossenes denken. Im Winter kommt die Natur zur Ruhe. Mit ihm endet der Zyklus der Jahreszeiten, während die Sonne ihren Tiefststand erreicht. Daher symbolisieren die verknoteten Fäden Abschluss bzw. Vollendung. Im unteren Teil ist gefrorenes Wasser in Form von Eiskristallen zu sehen. Somit prägt die Stille des Eises den Winter als letzte Jahreszeit des Zyklus.

Winter

Im Winter verlangsamt sich das Leben und die Natur ruht sich aus. Die Felder liegen brach, das Wasser gefriert, Tiere fallen in den Winterschlaf und die Pflanzensamen schlummern in der Erde, bis im Frühling die ersten Triebe hervorspitzen werden. Im zweiten Kapitel des Su Wen heißt es:

Im Winter ist alles verborgen, denn in dieser Jahreszeit erfolgt ein Rückzug nach innen und in die Tiefe, weil es draußen kalt ist. Um den Energiegesetzen des Winters Folge zu leisten, darf die Yang-Energie in diesem Moment nicht gestört oder zerstreut werden. (Anonymous 1979, p. 3)

Das Su Wen empfiehlt uns dringend, dem Lauf der Jahreszeiten zu folgen, wenn wir gesund bleiben wollen. Im Winter sind die Tage kürzer und die Dunkelheit bricht früher herein. Das bedeutet, dass wir früher zu Bett gehen, unsere Aktivitäten auf das Nötigste beschränken und unsere Qi-Reserven schonen und schützen sollten. Wenn wir im Winter sparsam mit dem Qi haushalten, bleiben wir gesund, bis im Frühling wieder die Zeit für mehr Bewegung kommt.

20.5.2 Speichern oder Bevorraten als Stärke

Chinesisches Schriftzeichen

藏

Das chinesische Schriftzeichen für Speichern oder Vorratshaltung ist *Cang* (Weiger 1965, Übung 78B *[Tsao]* und 82E *[Tsang]*). Seine Bedeutung erschließt sich nicht ohne weiteres. Es besteht aus zwei Teilen; oben sind krautartige Pflanzen dargestellt, während der untere Teil die Beamtentreue als Tugend von Staatsdienern oder Ministern symbolisiert.

Speichern oder Bevorraten

Das Wesen der Vorratshaltung erschließt sich aus dem, was über die winterliche Jahreszeit gesagt wurde. Im Winter zieht sich das Qi spontan zurück und fließt tiefer im Körperinnern. Wenn wir uns ausruhen und alles langsamer angehen lassen, sparen wir Energie, wenn wir zu aktiv sind, verschwenden wir sie. Mit ihrem Winterschlaf und den im Herbst gesammelten Nahrungsvorräten zeigen uns Tiere, was Energiesparen oder Vorratshaltung bedeutet. Auch Menschen legen Vorräte für den Winter an. Sie speichern Korn, frieren Früchte und Gemüse ein (bzw. kochen sie ein) oder füllen Saft und Wein in Flaschen ab, um im Winter genügend Reserven zu haben.

Ein ausgewogenes Verhältnis zwischen Ruhe und Aktivität ist entscheidend für ein gesundes Gleichgewicht des Wasser-Elements. Dass im Wasser-Element viele Energiereserven gespeichert sind, erklärt, weshalb Überarbeitung und Schlafmangel leicht zu einem Mangel an Wasser- und vor allem Nieren-Energie führen. Völlige Erschöpfung oder Müdigkeit ist typisch für eine schwere Störung und äußert sich in dem Bedürfnis der Patienten, sich ganz auszuklinken. Denn sie haben keinerlei Reserven mehr, auf die sie zurückgreifen könnten. Anfällig sind besonders Schwangere, Ältere und Patienten in der Rekonvaleszenzphase.

In der Natur sind Samen der Archetyp für gespeicherte Energie. Denn in ihnen ist das Wachstumspotenzial von Pflanzen angelegt. Im Winter schlummern sie in der Erde und warten auf die Frühlingswärme, die Schösslinge aus dem Boden sprießen lässt. Das steht mit der Vorstellung in Einklang, dass menschliche Keimzellen (Samen) im Nieren-Jing gespeichert sind. Wenn sich das Jing eines Paares vereinigt, entsteht menschliches Leben. In der mikroskopisch kleinen Eizelle sind bereits alle Anlagen eines Individuums gespeichert.

20.5.3 Kälte als Klimafaktor

Chinesisches Schriftzeichen

寒

Han, das chinesische Schriftzeichen für Kälte (Weiger 1965, Übung 78G und 47U), zeigt einen Mann, der in seiner Hütte bleibt und sich zum Schutz vor Kälte im Stroh verkriecht.

Kälte

Bei Kälte kann die Sterblichkeit drastisch ansteigen. In Frankreich war der Winter von 1963 einer der kältesten des Jahrhunderts. In dem Jahr lag die Mortalität der über 60-Jährigen 15,7% höher als im vorhergehenden Winter. Ein ähnlicher Trend zeichnete sich in zwei Studien ab, die in Deutschland und den Niederlanden durchgeführt wurden. In Deutschland wurden 1,6 Millionen Fälle von Herz-Kreislauf-Erkrankungen untersucht. Je kälter das Wetter, desto mehr Patienten starben an Angina pectoris, Koronargefäßthrombosen, Hirnblutungen und Myokardinfarkt. In wärmeren Wintern verringerte sich die Sterblichkeit (Gauquelin 1971).

Kälte und Hitze – Yin und Yang

Bei Kälte werden die physiologischen Prozesse dadurch verlangsamt, dass sich die Qi-Bewegung verringert oder in sich zusammenzieht. Winterliche Kälte lässt das Qi langsamer fließen und sich mehr nach innen zurückziehen. Wenn wir uns nicht gut vor Kälte schützen, kann es im Extremfall zu Schmerzen durch starkes Muskelzittern, zu erhöhter Anfälligkeit für Erkältungen/Infektionen sowie zur Schwächung des Nieren-Qi kommen. Bei Kälte schließen sich die Hautporen, während die Schweißbildung nachlässt und der Harndrang zunimmt. Im 21. Jahrhundert haben wir bessere Möglichkeiten, uns vor Kälte zu schützen, als je zuvor in der Menschheitsgeschichte. Das chinesische Schriftzeichen mit dem Mann, der sich im Stroh eingräbt, erinnert uns daran, wie verheerend Kälte (besonders im Norden Chinas) sein kann. In jeder Gesellschaft fallen die Schwächsten – vor allem ältere Menschen – der Kälte zum Opfer. Kälte ist ein unbarmherziger pathogener Faktor, der einer Vielzahl von Krankheiten den Weg bahnt, wenn das Nieren-Qi nicht vor Schäden geschützt wird.

Ein Yang-Qi-Mangel im Wasser-Element kann Menschen besonders kälteempfindlich machen. Trotzdem ist Kälteempfindlichkeit kein verlässliches diagnostisches Kriterium für einen Wasser-KF. Von Bedeutung ist sie jedoch insofern, als sie eine unterstützende Behandlung mit Moxibustion nahelegen kann. Im Hinblick auf ihr subjektives Empfinden und die Symptomatik ist sinnvoll zu fragen, wie Patienten auf Kälte reagieren. Wenn sie Kälte hassen und meinen, dass sich ihre Beschwerden verschlimmern, kann Wärme indiziert sein. In dem Fall könnte eine Moxabehandlung durchgeführt werden.

20.5.4 Ohren als Sinnesorgan oder Körperöffnung

Chinesisches Schriftzeichen

耳

Das chinesische Schriftzeichen für Ohr ist *Er* (Weiger 1965, Übung 146).

Ohren und Gehör

Dem Wasser-Element wird der Hörsinn mit den Ohren als Körperöffnung zugeordnet. Diese Beziehung ist jedoch nicht gleich ersichtlich. Als Erklärung wurde die Ähnlichkeit zwischen Ohren- und Nierenform angeführt. Das mag stimmen, doch noch einleuchtender erscheint ihre Verbindung durch die Emotion Angst.

Wer Angst hat, wird sich normalerweise überlegen, was zu tun ist, um keinen Schaden davonzutragen und die Gefahr zu bannen. Sich von anderen beruhigen zu lassen kann Teil der Strategie sein. Doch es fällt auf, dass chronisch ängstliche Menschen (vielleicht wegen ihres Wasser-KF) oft Schwierigkeiten haben, zuzuhören und sich beschwichtigen zu lassen. Die Hörprobleme sind nicht pathophysiologisch, sondern psychisch bedingt. Es ist, als wäre ihr Verstand in Angst und Furcht versunken, so dass er keinen klaren Gedanken fassen kann. Indem sich die Patienten leicht abwenden, die Augen schließen oder ähnliche Gesten zeigen, signalisieren sie ihre Ängstlichkeit.

Patienten mit einem Wasser-KF berichten oft, dass sie als Kinder häufiger als andere an einer Otitis litten. Dennoch hat es wenig Sinn, Patienten nach Ohreninfektionen in der Kindheit zu fragen, weil dies nicht ausschließt, dass sie einen anderen konstitutionellen Faktor (KF) haben.

20.5.5 Knochen als Körperstruktur

Chinesisches Schriftzeichen

骨

Das chinesische Schriftzeichen für Knochen ist *Gu* (Weiger 1965, Übung 118).

Knochen

Als Körpergewebe bzw. -struktur werden dem Wasser-Element die Knochen zugeordnet. Stärke und Funktionsfähigkeit der Knochen hängen von der Wasser-Energie ab. Trotzdem machen sich Knochenstörungen bei Patienten mit einem Wasser-KF erst bemerkbar, wenn bereits ein starker Qi-Mangel besteht. Würden wir routinemäßig die Knochendichte messen, wäre die Verbindung zwischen Wasser-KF und Knochen vermutlich deutlicher erkennbar.

Wenn sich Unregelmäßigkeiten oder Störungen des Knochenwachstums schon in der Kindheit (vor dem 10. Lebensjahr) zeigen, steht allerdings eine Problematik des Wasser-Elements zu vermuten. Weil sie sich bereits in jungen Jahren entwickeln, würden solche Befunde in gewisser Weise die Diagnose eines Wasser-KF stützen. Knochenerkrankungen (z. B. Osteoporose), die erst im späteren Leben auftreten, könnten zwar auf eine Nieren-Schwäche hinweisen, es muss aber nicht unbedingt auch ein Wasser-KF vorliegen. Eine Abnahme des Nieren-Qi nach der Menopause ist z.B. völlig normal, und begleitend kommt es oft zur strukturellen Schwäche von Knochen.

20.5.6 Zähne als Rudimente

Zähne sind Knochenreste (Rudimente). Im Prinzip trifft das, was über Knochen gesagt wurde, auch auf die Zähne zu. Bis auf eine verdächtig frühe Verschlechterung des Zahnstatus können Zahnerkrankungen die Diagnose eines Wasser-KF nicht ausreichend stützen. Der altersbedingte Abbau der Zahnstrukturen passt zur allgemeinen Sichtweise der chinesischen Medizin, dass die Nieren-Energie in späteren Jahren schwächer wird.

20.5.7 Salzig als Geschmacksqualität

Chinesisches Schriftzeichen

咸

Das chinesische Schriftzeichen für salzig ist *Xian* (Weiger 1965, Übung 41).

Salzig

Mit dem Wasser-Element wird salziger Geschmack assoziiert. Diese Verbindung lässt sich leicht davon herleiten, dass alle großen Ozeane aus salzigem Meerwasser bestehen. Auch in der westlichen Medizin gilt exzessiver Salzkonsum als schädlich, weil er Wasser bindet (bzw. Blut eindickt) und deshalb für Hypertoniepatienten gefährlich sein kann. Das sollte bei Ernährungsempfehlungen berücksichtigt werden.

Patienten mit einem Wasser-KF haben oft eine Vorliebe für Salziges. Das zeigt sich manchmal an ihrem erhöhten Algenkonsum. Für Menschen im Westen dürfte eher ein starkes Verlangen nach Salzgebäck, gesalzenen Nüssen, Hefeextrakt und Speck typisch sein – und dass sie automatisch jedes Gericht auf dem Teller kräftig nachsalzen.

Obwohl es vermutlich überproportional viele Menschen mit einem Wasser-KF unter ihnen gibt, tritt die Vorliebe für Salziges zu unregelmäßig in Erscheinung, als dass sie zur Wasser-KF-Diagnose herangezogen werden könnte. Dass der Hunger auf Salziges auf ein gestörtes Gleichgewicht der Nieren hindeutet, sollte allerdings bei der Gesamtdiagnose berücksichtigt werden.

ZUSAMMENFASSUNG

- Im *Sheng*-Zyklus ist Wasser das Mutter-Element von Holz und Metall das Mutter-Element von Wasser. Im *Ke*-Zyklus übt Wasser die Kontrolle über Feuer aus und wird seinerseits vom Erd-Element kontrolliert.
- Ein Wasser-KF wird primär anhand der vier diagnostischen Hauptkriterien (blauschwarze oder hellblaue Farbe im Gesicht, Stöhnen in der Stimme, fauliger Geruch und labiles oder gestörtes Gleichgewicht von Angstgefühlen) festgestellt.
- Patienten mit einem Wasser-KF neigen zu Ängstlichkeit oder zur Antizipation von Gefahren, um ihre Angst abzuschwächen.
- Andere Patienten mit Wasser-KF zeigen sich allerdings eher furchtlos oder waghalsig.
- Zu den Nebenresonanzen des Wasser-Elements gehören Winter (als Jahreszeit), Kälte, Speichern und Vorratshaltung (als besondere Stärke) sowie salziger Geschmack.

KAPITEL 21 Wasser – Organe

21.1 Einleitung

Blase und Nieren sind das Organpaar, das mit dem Wasser-Element verbunden wird. Wie bei den anderen Elementen überlappen sich die Organfunktionen zum Teil und sind trotzdem verschieden. Ihre Ähnlichkeit kommt auch in Funktionsbezeichnungen zum Ausdruck: Während die Nieren als „Kontrolleure des Wassers“ (Felt & Zmiewski 1989, p. 19) gelten, ist die Blase „Kontrolleur der Wasserspeicher“. Nach J.R. Worsley (1998, pp. 15.1–15.12) sind die Nieren „Ministerialbeamte, die die Wasserwege kontrollieren“.

21.2 Nieren – Kontrolleure des Wassers

Chinesisches Schriftzeichen

腎

Shen, das chinesische Schriftzeichen für die Nieren (Weiger 1965, Übung 82E), zeigt im unteren Teil, dass es sich um ein Körperorgan handelt. Im oberen Teil ist sowohl ein Minister, der sich vor seinem Herrn zu Boden geworfen hat, als auch jemand mit fest zupackendem Handgriff erkennbar.

Das heißt, die Nieren stehen einerseits im Dienste des Lebens und besitzen andererseits Kontrollgewalt und Stärke, um das Leben auf eine solide Grundlage zu stellen. Der feste Handgriff kann auch auf die Festigkeit und Härte von inneren Körperstrukturen wie Knochen, Zähnen und Knochenmark anspielen, die von der Nieren-Energie kontrolliert werden. Hinzu kommt, dass die Nieren von allen Yin-Organen am weitesten unten (kaudal) und auf der Körperrückseite liegen. Dort halten sie sich bereit, anderen Organen/Funktionen zu Diensten zu sein und für die alltäglichen Aktivitäten Qi bereitzustellen.

Funktionen nach dem Su Wen

Im achten Kapitel des *Su Wen* heißt es:

Die Nieren sind für die Erzeugung von Stärke zuständig. Von ihnen leiten sich Befähigung und Können her. (Larre & Rochat de la Vallée 1992b, p. 119)

In diesem Zitat wird die von den Nieren erzeugte Stärke hervorgehoben. Junge und gesunde Menschen sind stark. Sie verfügen über kraftvolle Muskeln, glänzendes volles Haar und die Fähigkeit, hart zu arbeiten und zu spielen. Doch im Laufe des Lebens lässt die Stärke der Nieren allmählich nach, und Energie und Kondition werden insgesamt schwächer.

Wie hängt nun die Erzeugung von Stärke mit den Nieren zusammen?

21.2.1 In den Nieren gespeicherte Essenz (Jing)

Für die Verbindung zwischen Stärke und Nieren spielt es eine wichtige Rolle, dass die Nieren Jing speichern.[1]

1 Auch wenn J.R. Worsley nicht von vitalen Substanzen und *Jing im* Besonderen spricht, bezeichnet er die Nieren in seinem Buch über die Beamten- bzw. Organfunktionen doch als „Lagerhaus der Vorfahren-Energie“, die jeder Mensch von seinen Eltern erbt (vgl. dazu auch Maciocia 1989, pp. 43–44).

Chinesisches Schriftzeichen

精

Das chinesische Schriftzeichen *Jing* zeigt links vier Körner oder Samen, die vor Leben strotzen, und rechts das Symbol für die grüne Farbe von Pflanzentrieben *(Qing)*. Es vermittelt ein Bild von Transformation und aufsprießendem Leben. Man könnte es so deuten, dass die in den Nieren gespeicherte Essenz als Grundlage unseres Qi die Keimzelle des Lebens selbst ist (Weiger 1965, Übung 122A).

Jing

Die unterschiedlichen *Jing*-Eigenschaften besagen viel über das Wesen der Nieren-Energie.

- Als konstitutionelles Erbe oder Vermächtnis unserer Eltern und Ahnen zählt Jing zu den „drei Schätzen" (➤ Kapitel 1). Soweit man überhaupt von einer angeborenen oder erblichen Konstitution sprechen kann, bezieht sich die chinesische Medizin dabei auf die Essenz *Jing*. Weil sie in den Nieren gespeichert ist, beruht das (konstitutionelle) Wohlbefinden des Menschen zumindest teilweise auf dem gesunden Zustand der Nieren(-Energie).
- Akupunktur ist eine höchst wirksame Methode, um die physischen und psychischen Funktionen optimal zu unterstützen. Manche Menschen haben allerdings von Geburt an eine kräftigere Konstitution als andere. Ein ausgeprägter *Jing*-Mangel lässt sich nur sehr begrenzt korrigieren. Aus therapeutischer Sicht kann es manchmal besser sein, wenn sich Patienten auf ihre Situation einstellen, statt sie durch die Behandlung grundlegend ändern zu wollen – getreu dem Motto: Was sich nicht ändern lässt, muss eben erduldet werden. Oberstes Ziel ist ein sorgsamer Umgang mit der Nieren-Essenz *Jing*, um sie möglichst lange zu bewahren. Im Hinblick auf Empfehlungen zur Lebensführung sollten Therapeuten auch berücksichtigen, dass – neben gesunder Ernährung, Körperertüchtigung und einem ausgewogenen Verhältnis zwischen Arbeit und Ruhe – Tai-chi, Qigong und Atemübungen *Jing* nähren können (Hicks 2001, p. 153).
- Mit *Jing* läuft es ein bisschen wie mit einer Kreditkarte. Man kann einen Vorschuss in Anspruch nehmen, muss ihn am Ende aber wieder zurückzahlen. Ein hoch belastetes Konto lässt sich nicht allein durch Reduzierung der Ausgaben ausgleichen, sondern gerät immer tiefer ins Minus; zusätzlich werden noch Zinsen fällig. Wer zu hart arbeitet, zu häufig ejakuliert (Männer), zu viele Kinder austrägt (Frauen), Drogen nimmt, sich schlecht ernährt, sich nicht genug Ruhe gönnt oder sich zu wenig bewegt, wird sein *Jing* bald aufbrauchen. Zum Glück dauert es eine Weile, bis sich die *Jing*-Reserven erschöpfen, und eine gesunde Lebensweise kann dem entgegensteuern. *Jing* lässt sich allerdings kaum wieder auffüllen. Wenn der Kreditrahmen voll ausgeschöpft ist, werden die hohen Zinsen zu einer enormen Belastung. Noch schlimmer ist, dass Menschen, die ihre Reserven komplett aufgebraucht haben, akute Krisen nicht mehr verkraften können. Sie haben nichts, auf das sie zurückgreifen könnten; da sie nichts „gescheit" durchführen, erhöht sich die Wahrscheinlichkeit, dass sie krank werden.
- Verglichen mit den schnellen Qi-Veränderungen vollziehen sich *Jing*-Bewegungen viel langsamer. Von ihnen werden längere Zyklen wie Wachstums-, sexuelle Entwicklungs- und reproduktive Phase (Fertilität, Empfängnis und Schwangerschaft) bestimmt. Bei Frauen soll jede Phase sieben und bei Männern acht Jahre dauern. Nach sieben Zyklen (49 Jahren) beginnt bei Frauen und nach acht Zyklen (64 Jahren) bei Männern die Nieren-Essenz *Jing* zur Neige zu gehen.

Eine ausgewogene Nierenfunktion ist daher eine Grundvoraussetzung für Energie und Stärke. Unter dem Einfluss der Nieren-Energie auf Kopf und Verstand erwerben sich Menschen Können, Fähigkeiten und Klugheit.

FALLBEISPIEL

Nach einer Erläuterung des *Jing*-Konzepts sagte ein Patient: „Ich wusste, dass ich immer mehr und schwerer gearbeitet habe als andere. Damals fühlte ich mich sehr stark, doch rückblickend denke ich, dass mir viel fehlte. Ich glaube, dass es anderen, die nicht so hart schufteten, besser ging. Am Ende war ich fix und fertig, völlig überarbeitet. Ich kam nicht zur Ruhe, aß nur unregelmäßig und ernährte mich schlecht. Dann wurde ich krank und begriff, dass ich mein Leben ändern musste."

21.2.2 Ming Men

Im Verständnis der chinesischen Medizin spielt *Ming Men* oder das „Tor des Lebens" eine wichtige Rolle für die Nierenfunktion. *Ming Men* versorgt die übrigen Organe mit Wärme bzw. Feuer. Diese Sichtweise steht in gewissem Widerspruch zu der Vorstellung, dass Körperwärme aus dem Feuer-Element kommt. Doch für beide Auffassungen gibt es gute Gründe, so dass sie gleichberechtigt bestehen können (➤ Kapitel 12).

Wenn Patienten kälteempfindlich sind, könnten sich Therapeuten zu einer Moxabehandlung entschließen (➤ Kapitel 35) und dafür gezielt bestimmte Punkte ins Auge fassen. Doch das Feuer-Element ist nicht der einzige Zugang, über den sich die Selbstheilungskräfte des Körpers (d.h. sich wieder aufwärmen zu können) aktivieren lassen. So ist z. B. Du 4 ein wichtiger Akupunkturpunkt, um die Körpertemperatur zu erhöhen. Er befindet sich genau in der Mitte und knapp unterhalb der Verbindungslinie zwischen beiden Nieren. Für die Erwärmung des Körpers und der anderen Organe ist auch die Nieren-Energie wichtig.

21.2.3 Geistiges Potenzial der Nieren (Zhi)

Zhi, die Seele oder das geistige Potenzial der Nieren, lässt sich mit Willen, Willenskraft, Ehrgeiz, Antrieb, Beweggrund oder Motivation übersetzen.

Chinesisches Schriftzeichen

志

Das chinesische Schriftzeichen *Zhi* symbolisiert so etwas wie Festigkeit und aufrechten Gang (Rückgrat) – es steht für die Fähigkeit, den eigenen Standpunkt zu behaupten und sich nicht von seinen Zielen abbringen zu lassen. *Zhi* gibt den Anstoß oder ist die Triebkraft, die Menschen dazu motiviert, im Leben etwas zu erreichen (Weiger 1965, Übung 79B).

Überlebenswille

Der Überlebenswille von Menschen beruht im Grunde auf ihrem *Zhi.* Obwohl er sich nur in Extremsituationen zeigt, ist der Überlebensinstinkt eine der stärksten Triebkräfte. Um das Überleben der Art und der Familie sicherzustellen, ist der Fortpflanzungstrieb bei allen Lebewesen sehr stark entwickelt. Dass er mit dem Jing, dem „lebenspendenden Samen" des Menschen in Einklang steht, liegt auf der Hand.

Doch wie lässt sich Willenskraft *(Zhi)* als Teil des Wasser-Elements verstehen? Willenskraft setzt zunächst einmal Zielsetzungen und Entschlossenheit, die angestrebten Ziele auch zu erreichen, voraus. Von den Nieren stammt die Kraft bzw. Stärke, mit der Menschen ihre Wünsche und Ziele beharrlich verfolgen.

Nieren und Zhi

Den Nieren wird ein Yang- und ein Yin-Aspekt zugeschrieben. Als Yang ist die nach außen gerichtete Bewegung von wärmendem Qi und als Yin die nach innen gerichtete Bewegung von kühlendem Qi aufzufassen. Wenn sich die Nieren-Energie im Gleichgewicht befindet, sind Menschen zu vernünftigen und normalen Willensäußerungen imstande. Bei einem Nieren-Yang-Qi-Mangel wirken sie lustlos, schwach und körperlich wie geistig unbeweglich. Im Extremfall liegen sie zitternd vor Kälte zusammengerollt im Bett. Menschen mit einem Nieren-Yin-Qi-Mangel neigen zu Ruhelosigkeit, übermäßiger Aktivität und Bestimmtheit. Im Extremfall sind sie hyperaktiv, hitzköpfig und erbarmungslos zielgerichtet. Beide Formen sind als gestörtes Muster von Willensstärke anzusehen.

Angst und Zhi

Die Beziehung zwischen Willenskraft und Nieren wird auch verständlicher, wenn wir daran denken, dass Angst (als Emotion) dazugehört. Im vorhergehenden Kapitel ist beschrieben, in welcher Form sich bei einem gestörten Gleichgewicht Angst äußern kann. Es gibt ein Störungsmuster, bei dem die Angst so stark ist, dass sie lähmend wirkt, und ein anderes, das von Tatendrang geprägt ist, um mögliche Gefahren vorherzusehen und sie im Voraus umschiffen zu können. Beides kann sowohl als Willens- wie als emotionale Störung begriffen werden.

FALLBEISPIEL

Ein Patient mit Wasser-KF und gestörtem *Zhi*-Muster erzählte: „Als ich jünger war, wollte ich unbedingt Segeln lernen. Obwohl ich Angst vor Wasser hatte, zwang ich mich zu der Entscheidung. Weil ich wild entschlossen war und mich unter Druck setzte, konnte ich dann auch meine Angst überwinden."

Ausgeglichenheit von Zhi

Oben sind Beispiele für pathologische Willensmuster angeführt, doch es ist auch wichtig, eine normale, ausgeglichene Form von Willensäußerung zu beschreiben. Ted Kaptchuk (2000, p. 62) definiert den ausgeglichenen Willen als „nicht willentlichen Willen", der seine Wirkung unabhängig vom bewussten Wollen entfaltet. Das gibt Menschen das Gefühl, dass sie ihrer Bestimmung oder ihrem Ziel näher kommen, ohne groß darüber nachdenken zu müssen. Dieser unaufdringliche Wille spielt sich unter Oberfläche ab und ist Folge eines gesunden Nieren-Qi. Bezeichnend ist, dass er unbemerkt durchgehen kann, weil er in angemessener Form ausgedrückt wird.

Als Tugend oder Talent wird Weisheit mit dem Wasser-Element assoziiert. Wenn Menschen die ihnen bestimmte Rolle im Leben spielen, was ihnen teilweise durch ein ausgewogenes Nieren-Qi ermöglicht wird, macht es sie im Laufe des Lebens klüger und weiser (Kaptchuk 2000, pp. 62–63). Um die Welt zu verstehen und sich Lebensweisheit anzueignen, gibt es wohl keinen besseren Nährboden, als mit der Zeit allmählich eine Reihe von Zielen erreicht zu haben, die damit zusammenhängen. Im Idealfall nimmt die Weisheit von älteren Menschen zu, obwohl sich ihr *Jing* allmählich erschöpft.

21.3 Die Blase – Kontrolleur der Wasserspeicher

Chinesisches Schriftzeichen

膀胱

Pang Guang, das chinesische Schriftzeichen für die Blase (Weiger 1965, Übung 117A *[Jou]*, 24J *[Pang]* und 29I *[Kuang]*), besteht aus zwei Grundelementen. Das erste zeigt einen dreidimensionalen Raum und verkörpert damit vermutlich das wasserspeichernde Organ der Harnblase. Das zweite lässt an einen Kronleuchter oder einen Fackelträger denken. Beide zusammen symbolisieren die Stärke der Blase – als Speicherorgan mit Yang-Energie.

21.3.1 Funktionen nach dem Su Wen

Im achten Kapitel des *Su Wen* heißt es:

Die Blase ist für die Regionen und Städte verantwortlich. Sie speichert die Körperflüssigkeiten. Von Qi-Transformationen geht ihre Stärke aus. (Larre & Rochat de la Vallée 1992b, p. 133)

Die Blase hat ihr eigenes Qi, und zu den Schlüsselfunktionen von Qi zählen Umwandlung (Transformation) und Bewegung. Wenn wir uns die Stellen im *Su Wen*, die sich mit der Blase befassen, näher ansehen, erhalten wir einige Hinweise auf ihre Funktionen. Die Blase hat dafür zu sorgen, dass trockene und feuchte Bereiche getrennt bleiben. Das lässt sich mit Flüssen oder Seen und umliegenden Feldern vergleichen; ihre Abgrenzung erlaubt Felder zu bestellen und auf dem Wasser (per Boot) in Nachbardörfer zu gelangen – und gewährleistet so, dass das Leben weitergehen kann.

Im *Su Wen* ist auch beschrieben, wie wichtig ausreichende Mengen an Körperflüssigkeiten an den richtigen Stellen sind:

Es ist wichtig zu betonen, dass die Blase, so unbedeutend sie auch erscheinen mag, in Wirklichkeit eine sehr weitreichende Kontrollfunktion ausübt. Durch Ausscheidung oder Wiederaufnahme (Rückresorption) in den Körper kontrolliert sie von unten die Menge und Qualität der Körperflüssigkeiten. (Larre & Rochat de la Vallée 1992b, pp. 133–138)

21.3.2 Körperliche Funktionen

Für die Aufrechterhaltung der natürlichen Menge und Qualität von Körperflüssigkeiten spielt die Blasen-Energie eine wichtige Rolle. Es wurde bereits erwähnt, dass der menschliche Körper zu 60% aus Wasser besteht. Zu den zahlreichen Körperfunktionen, an denen die Blasen-Energie (durch Bildung von Flüssigkeiten) entscheidend beteiligt ist, gehören z.B.

- Sehvermögen (Tränenflüssigkeit)
- Verdauung (Mundspeichel)
- Atmung (Nasensekret)
- Sprechen (Befeuchten von Rachen und Stimmbändern)
- Gelenkbeweglichkeit (ausreichende Menge an Synovialflüssigkeit)
- Stuhlausscheidung (Befeuchten des Dickdarms)
- Sexualität (Lubrikation der Vagina)
- Hautschutz und Schönheit (Hautfeuchtigkeit).

21.3.3 Psychische Funktionen

Die richtige Menge und Qualität von Flüssigkeiten wirkt sich nicht nur auf körperlicher, sondern auch auf geistig-seelischer Ebene aus. Ähnlich wie z. B. Gelenkflüssigkeit eine physiologische Voraussetzung für das Ballwerfen ist, tragen Flüssigkeiten auf psychischer Ebene zu einem harmonischen Energiefluss und Ausgeglichenheit bei.

Bei ängstlichen Menschen kann sich der ganze Körper verspannen, wenn sie an die Zukunft denken. Dass sie das, was vor ihnen liegt, als schreckliche Bedrohung empfinden, kann sie davon abhalten, im Leben weiterzukommen. Ihre Angst verhindert, dass sie klar („flüssig") denken. Ein anderes Beispiel ist das Gefühl, vor einem Publikum regelrecht „auszutrocknen". Während einige Leute keinen zusammenhängenden Satz herausbringen, weil die Gedanken durch ihren Kopf rasen, wenn sie in der Öffentlichkeit sprechen, erzählen andere, ihr Kopf sei in dem Moment völlig leer.

Wenn sich eine chronische Störung entwickelt, wird das Denken der Betroffenen immer beschränkter, und ihre „Scheuklappen" lassen sie nur noch einen kleinen Ausschnitt von dem sehen, was möglich wäre. Es fällt ihnen schwer, sich auf andere Themen zu konzentrieren. Um sich vor drohenden Gefahren zu schützen, verharren sie in einer Art Bewegungshemmung still und widersetzen sich in ihrer geistigen Unbeweglichkeit am Ende jeder Veränderung. Eine andere Möglichkeit ist helle Aufregung. In dem Fall fällt es den Betroffenen schwer, sich so weit zu beruhigen, dass sie sich wirksame Gegenstrategien überlegen könnten, weil ihr Denken völlig panisch und konfus wird. Eine harmonische psychische Verfassung ist Ausdruck einer ausreichenden Versorgung mit den richtigen „Flüssigkeiten".

FALLBEISPIEL

Eine Patientin erklärte: „Wenn ich Angst habe, bewege ich mich viel verkrampfter oder zittere im Extremfall nur noch. Besonders wenn ich befürchte, dass mich jemand auf dem Kieker hat, fühle ich mich noch unsicherer und wackliger, kann mich aber nicht bewegen."

In der oben beschriebenen Situation kann sich bei chronischer Ängstlichkeit ein Teufelskreis entwickeln. Denn je mehr der Energiefluss ins Stocken gerät, desto schwächer wird die Fähigkeit, auf bedrohliche Situationen richtig zu reagieren. Weil sich aber die Angst mit jeder Bedrohung verstärkt, verringert sich der Energiefluss noch weiter. Dagegen hilft ein guter Energiefluss der richtigen „Flüssigkeiten", mit einer drohenden Gefahr besser klarzukommen. Das verhindert eine Chronifizierung der Angst, so dass auch mit neuen Ängsten besser umgegangen werden kann.

Bei Patienten mit einem Wasser-KF lässt sich oft beobachten, dass sie körperlich und geistig verkrampft wirken. Ihre „Steifheit" beruht auf einem Mangel an Flüssigkeit oder Befeuchtung und ist etwas völlig anderes als die fehlende Geschmeidigkeit des Qi-Flusses bei Patienten mit einem Holz-KF, die dadurch zustande kommt, dass die Muskeln nicht ausreichend mit Blut(-Energie) versorgt werden und die Leber zu schwach ist, um eine Qi-Stagnation zu verhindern.

21.4 Tageszeit der Organaktivität

Ihre höchste Qi-Aktivität erreichen die Nieren in der zweistündigen Phase von 15–17 Uhr und die Blase von 17–19 Uhr. Um diese Zeit fühlen sich Menschen mit einem Ungleichgewicht im Wasser-Element oft besonders vital. Andere sind eher müde und matt und spüren erst am späteren Abend wieder mehr Elan („Lebensgeister"). Für viele Menschen beginnt um die Zeit der Feierabend und sie fühlen sich ganz anders, weil sie von Arbeits- auf Freizeitaktivitäten umschalten können. Daher ist die Müdigkeit, die manche Patienten angeben, diagnostisch kein zuverlässiger Indikator.

FALLBEISPIEL

Nachdem ihr die „Organuhr" erklärt worden war, meinte eine Patientin mit Wasser-KF: „Auch als ich den Zusammenhang zwischen Tageszeit und Organaktivität noch nicht kannte, war mir klar, dass ich nachmittags abschalten musste. Ich nannte es die 4-Uhr-Schallmauer. Um die Zeit war ich für nichts mehr zu gebrauchen."

Patienten mit einem Wasser-KF oder allgemein mit einer Schwäche des Wasser-Elements wachen oft nachts zwischen 3 und 5 Uhr auf, weil sie einen Harndrang spüren. Zu der Zeit ist die Aktivität von Nieren und Blase am schwächsten bzw. die Wasser-Energie auf dem Tiefststand. Um diese Zeit werden viele auch von Ängsten oder Hitze aufgeweckt. Ärger und Sorgen sind häufig der Grund, dass Menschen nicht wieder einschlafen können. Das betrifft oft vor allem Leute, deren Nieren-Qi in Aufruhr geraten ist, weil sie überarbeitet sind und sich ausgebrannt fühlen. Bei einem Nieren-Yin-Mangel können zu dieser Zeit ausgeprägte Hitzewallungen oder Schweißausbrüche auftreten. Besonders auffällig ist, dass die meisten Betroffenen ab 7 Uhr morgens wieder richtig gut schlafen können. Selbst wenn sie bis spät in den Vormittag hinein schlafen, leiden sie nach 7 Uhr fast nie unter Schweißausbrüchen.

Wenn im Vorgespräch atypische Verhaltensweisen erwähnt werden, ist es immer sinnvoll, nach der Tageszeit zu fragen. Wenn die Patienten nur vage Angaben machen können oder das Auftreten für einen Zufall halten, sind ihre Beobachtungen vermutlich unerheblich. Wenn sie die Zeit jedoch genau festlegen können und die Symptome regelmäßig wiederkehren, lohnt sich ein Blick auf die Organuhr. Das allein reicht keineswegs für die Diagnose eines konstitutionellen Faktors (KF) aus, kann sie aber stützen.

21.5 Beziehung zwischen Nieren und Blase

Die Funktionen dieser beiden Organe überlappen sich. Beide haben mit Flüssigkeiten zu tun, denn die Nieren kontrollieren das Wasser und die Blase die Wasserspeicher. Hinsichtlich der Symptomatik oder des subjektiven Erlebens der Patienten gibt es höchstens sehr feine Unterschiede.

Dass die Nieren eher für die Qualität der Flüssigkeiten zuständig sind und die Blase für ihre Verteilung sorgt, ist ebenfalls nur ein subtiler Unterschied, der sich kaum in spezifischen Symptomen niederschlägt. Der Hauptunterschied besteht darin, dass die Nieren *Jing* speichern und damit die Triebkraft für langjährige Lebenszyklen (Wachstums-, Entwicklungs- und Reproduktionsphase) spenden. Sexualität, Ausdauer, Fortpflanzungsfähigkeit und ein begnadet hohes Alter hängen ebenfalls vom Nieren- und nicht vom Blasen-Qi ab.

ZUSAMMENFASSUNG

- Im achten Kapitel des *Su Wen* heißt es: „Die Nieren sind für die Erzeugung von Stärke zuständig. Von ihnen leiten sich Befähigung und Können her."
- Das in den Nieren gespeicherte *Jing* ist für Geburt, Wachstum, Reproduktion und Entwicklung verantwortlich.
- *Zhi*, das geistige Potenzial der Nieren, kann mit Willen, Willenskraft, Ehrgeiz, Triebkraft oder Motivation übersetzt werden.
- Über die Blase heißt es im achten Kapitel des *Su Wen:* Sie sei „für Regionen und Städte verantwortlich. Sie speichert die Körperflüssigkeiten. Von Qi-Transformationen geht ihre Stärke aus."
- Die Nieren werden manchmal als Kontrolleure des Wassers bezeichnet. Die Blase wird entsprechend als Kontrolleur der Wasserspeicher angesehen.
- Die zweistündige Phase der stärksten Nierenaktivität fällt in die Zeit von 15–17 Uhr und die der Blase in die Zeit von 17–19 Uhr.

KAPITEL

22 Verhaltensmuster bei einem konstitutionellen Faktor im Wasser-Element (Wasser-KF)

22.1 Einleitung

In diesem Kapitel werden die wichtigsten Verhaltensmuster beschrieben, die typisch für einen Wasser-KF sein können. Bestimmte Verhaltensaspekte lassen sich schon im Behandlungszimmer beobachten, andere erschließen sich erst aus der Beschreibung, die Patienten von sich und ihrem Leben geben. Wie bereits in den vorhergehenden Kapiteln konstatiert wurde, kann das Verhalten des Patienten zwar auf einen KF hinweisen, die Diagnose jedoch nur bestätigen. Daher muss es in Verbindung mit den diagnostischen Hauptkriterien Farbe, Klang, Emotion und Geruch gesehen werden. Bei nachgewiesenem KF können solche Verhaltensmuster die Diagnose jedoch zusätzlich stützen.

Die Ursprünge bestimmter Verhaltensweisen sind in ➤ Kapitel 7 beschrieben. Ein gestörtes Gleichgewicht im Element des KF führt zu emotionaler Labilität bzw. Schwächung der zugehörigen Emotion. Bestimmte emotionale Erfahrungen dürften daher eher bei diesem als bei einem anderen KF gemacht werden. Die hier beschriebenen Verhaltenszüge entwickeln sich oft als Reaktion auf negative Erlebnisse. Bei Menschen mit einem Wasser-KF geht es häufiger um Angstgefühle (und die entsprechenden Reaktionen darauf).

22.2 Verhaltensmuster bei Wasser-KF

22.2.1 Ausgeglichenes Element

Ein gesundes Gleichgewicht des Wasser-Elements hilft Risiken bzw. eine drohende „Gefahr" realistisch einzuschätzen. In Alltagssituationen muss ständig die „Gefährlichkeit" erwogen werden, ob es um das Überqueren einer befahrenen Straße, das Risiko eines nächtlichen Einbruchs oder potenzielle körperliche/verbale Attacken geht.

Menschen mit einem gesunden Wasser-Element sind imstande, Gefahren zu erkennen und zu beurteilen, welches Risiko sie bergen. Um sich davor zu schützen, werden sie geeignete Maßnahmen ergreifen. Wenn eine Gefahr abgewendet ist, können sie sich wieder beruhigen und sicher fühlen. Wenn nicht, werden sie weitere Schritte unternehmen, um die Gefahr endgültig abzuwehren. Diese Überlegungen spielen sich innerhalb von Sekundenbruchteilen ab, sind aber trotzdem enorm wichtig, um bedrohliche Situationen physisch oder emotional heil überstehen zu können.

22.2.2 Prägende Einflüsse bei einem Wasser-KF

Auch wenn Menschen mit einem Wasser-KF meist beträchtliche Schwierigkeiten in Bezug auf Bedrohungen haben, sind Angstgefühle allen Menschen (ob mit oder ohne Wasser-KF) aus ihrer Kindheit vertraut. Manche dieser Ängste sind berechtigt, etwa wenn sich ein Kind, das von Mitschülern terrorisiert wurde, fürchtet oder eine Zeit lang besser achtgibt, nachdem es sich selbst verletzt hatte. Dadurch lernen Kinder, wie sie sich in gefährlichen Situationen verhalten sollten.

Manchmal leiden Kinder an unerklärlichen Ängsten. Wenn sie Fantasie und Realität noch nicht auseinanderhalten können, werden schreckliche Szenarien in ihrer Vorstellung Wirklichkeit: Der große Hund des Nachbarn will sie auffressen! Beim Betätigen der Spülung werden sie in die Toilette gezogen und ertrinken! Wenn sie ihre Ängste erzählen, findet sich hoffentlich ein Erwachsener, der sie beruhigt.

Durch den beruhigenden Zuspruch von Erwachsenen fühlen sich Kinder weniger ängstlich.

Nachdem ihnen oft genug ein Sicherheitsgefühl vermittelt wurde, lernen Kinder schließlich, sich selbst zu beruhigen. Sie können Gefahren vorhersehen und sich darauf einstellen oder sich bei unbegründeten Ängsten selbst beschwichtigen. Einige Kinder hören jedoch nie auf, sich zu fürchten, und haben oft einen Wasser-KF. Wegen des konstitutionell gestörten Gleichgewichts in ihrem Wasser-Element können sie potenzielle Gefahrensituationen nicht richtig einschätzen. Für sie lauern überall Gefahren, die man ohne einen Wasser-KF überhaupt nicht sehen würde. Selbst wenn sie gern versichert bekämen, dass alles in Ordnung ist, fällt es ihnen schwer, dem Glauben zu schenken.

Obwohl ein konstitutioneller Faktor (KF) vermutlich angeboren ist, werden besonders auch emotionale Erlebnisse davon geprägt sein. Viele Patienten mit einem Wasser-KF fühlten sich als Kinder nicht sicher. Vielleicht wurden sie mit ihren Ängsten von den Eltern nicht ernst genommen oder sogar als „Angsthasen" ausgelacht. Manche Kinder trauen sich nicht, über ihre Ängste zu sprechen, und können demnach nie beruhigt werden. Dadurch gerät ihr Wasser-Element ständig weiter aus dem Gleichgewicht.

FALLBEISPIEL

Eine Patientin mit Wasser-KF erzählte, sie sei als Kind immer sehr nervös gewesen. Vor sportlichen Aktivitäten wie Schwimmen oder Fahrradfahren hatte sie besonders Angst. „Du bist viel zu nervös und wirst es nie lernen", hatte ihr Vater oft gesagt. „Da es mich eine enorme Willensanstrengung kostete, meine Angst zu überwinden, konnte ich alles viel langsamer als andere Kinder. Aber ich lernte dabei auch, sehr entschlossen zu sein."

22.3 Kernprobleme bei einem Wasser-KF

Dass bestimmte Bedürfnisse von Menschen mit einem Wasser-KF unerfüllt bleiben, sorgt für Problemstellungen, die um folgende Fragen oder „Lebensthemen" kreisen:

- Sicherheitsbedürfnis
- Vertrauen
- Antrieb
- beruhigt sein
- Aufgeregtheit bei Gefahr.

Wie stark sich diese Problembereiche auswirken, hängt von der körperlichen, geistigen und seelischen Verfassung des Einzelnen ab. Eine relativ gesunde Persönlichkeit wird trotz Wasser-KF besser mit diesen Lebensthemen umgehen können als jemand, dessen Persönlichkeit stärker vom gestörten Gleichgewicht des Wasser-Elements beeinflusst ist. Aufgrund ihrer Schwierigkeiten werden sich Menschen mit einem Wasser-KF bewusst oder unbewusst fragen:

- Wie kann ich mit Gefahren umgehen?
- Wem kann ich vertrauen?
- Wo bin ich sicher?
- Wie kann ich mich beruhigen?

22.4 Reaktionen auf diese Kernprobleme

Bisher ging es darum, wie die Fähigkeit, Risiken und den Gefährdungsgrad realistisch einzuschätzen, durch eine Schwäche des Wasser-Elements beeinträchtigt werden kann. Das führt zu typischen Reaktionen, die häufig, aber nicht ausschließlich bei einem Wasser-KF zu beobachten sind. Wenn sich ähnliche Verhaltensmuster auch bei einem anderen KF zeigen, deuten sie darauf hin, dass sie auf anderen Fragestellungen beruhen oder dass zwar ein gestörtes Gleichgewicht des Wasser-Elements, nicht aber ein Wasser-KF vorliegt. Obwohl solche typischen Verhaltensweisen diagnostisch wegweisend für den konstitutionellen Faktor (KF) sein mögen, dürfen sie keineswegs die vier diagnostischen Hauptkriterien Farbe, Klang, Emotion und Geruch ersetzen.

Die Verhaltensmuster bewegen sich in einem Spektrum zwischen folgenden Extremen:

- risikofreudig – das Schlimmste befürchtend/übervorsichtig
- misstrauisch – vertrauensselig
- einschüchternd – beschwichtigend
- energisch – antriebslos
- aufgeregt (panisch) – gelähmt.

22.4.1 Risikofreudig oder tapfer – das Schlimmste befürchtend oder übervorsichtig

Menschen nehmen täglich Risiken auf sich, ohne groß darüber nachzudenken. Zu den potenziell gefährlichen Dingen des Alltags gehört z. B. das Autofahren, eine Straße zu überqueren, Elektrogeräte zu benutzen oder auf eine Leiter zu steigen. Das individuelle Gefährdungspotenzial ist unterschiedlich hoch. Für jemand, der nicht sicher auf den Beinen steht, ist es gefährlich, Treppen hinunterzurennen. Für Nichtschwimmer ist ein Sprung ins Schwimmbecken riskant. Die meisten Leute gehen solchen Gefahren aus dem Weg. Doch Menschen mit einem Wasser-KF suchen oft nach größeren Herausforderungen als diesen „ordinären" Risiken. In Kapitel 64 des *Ling Shu* heißt es: „Der Wasser-Typus kennt keine Furcht" (Wu 1993).

Was sie dazu veranlasst? Gründe gibt es viele. Ein Wasser-KF lässt Menschen äußerlich ziemlich ruhig erscheinen, weil sie ihre Angst verdrängen und nicht wahrhaben wollen oder sich tatsächlich niemals gefürchtet haben. Sie lieben Herausforderungen oder genießen einfach den Adrenalinstoß, der riskante Unternehmungen begleitet. Weil sie ihre Angst- und Aufgeregtheitsgefühle völlig unterdrücken, empfinden sie ihr Leben oft als glanzlos und unspektakulär. Daher brauchen sie den „Kick" des Adrenalinstoßes, um sich wenigstens bei solchen Gelegenheiten frisch und lebendig zu fühlen.

Der legendäre amerikanische „Teufelskerl" Evel Knievel war ein typisches Beispiel für Tollkühnheit und Furchtlosigkeit. Als er sich 1981 schließlich zur Ruhe setzte, hatte er 35 Knochenbrüche und 15 Operationen hinter sich und insgesamt drei Jahre seines Lebens in Krankenhäusern zugebracht. Auf diesbezügliche Fragen soll er mit einem Achselzucken geantwortet haben: „Erfolg hat eben seinen Preis."

Nicht jeder nimmt so hohe Risiken wie Evel Knievel in Kauf. Andere beschränken sich auf gefährliche Sportarten wie Tiefseetauchen, Motorradfahren, Drachenfliegen, Bergsteigen, Fallschirmspringen oder Snowboarden, um sich den Adrenalinkick zu geben. Diese Leute würden sich auf Nachfragen nie als leichtsinnig bezeichnen, sondern behaupten, dass sie das Sicherheitsrisiko genau kalkulieren und wissen, wie nah sie sich an den Abgrund heranwagen können.

FALLBEISPIEL

Ein Patient mit Wasser-KF hatte als Baumchirurg einen nicht ganz ungefährlichen Beruf. In seiner Freizeit ging er gern zum Klettern – um sich zu entspannen, wie er dem Therapeuten sagte. „Ich kenne die Gefahren, wenn ich eine Felswand hochklettere. Ich überprüfe und checke alles doppelt. Weil ich meine Ausrüstung und die Leute, die mit mir klettern, gut kenne, gehe ich nur ein kontrolliertes Risiko ein. Ich weiß, dass es sicher ist."

Andere gehen tagtäglich unnötige Risiken ein, indem sie extra zu schnell fahren oder an unübersichtlichen Stellen überholen. Ein Patient mit Wasser-KF erzählte, er sei berüchtigt für seine „Hol-es-der-Teufel"-Einstellung, wenn er Straßen überquerte. Er würde einfach vor ein Auto springen und erwarten, dass es bremst. Bisher hatte es immer geklappt. „Ich weiß, wie groß die Lücke ist und dass ich es schaffen kann", meinte er zu seinem Therapeuten. „Ich weiß ganz genau, wo ich stehe und wie die Lage ist. Mag sein, dass es eines Tages schiefgeht, doch es ist ein kalkuliertes Risiko."

Manche Menschen müssen sich mit riskanten Dingen selbst beweisen, dass sie furchtlos sind, um ihre wahren Ängste zu überdecken. Ihnen geht es um den Nervenkitzel und nicht um ein kalkuliertes Risiko. Beispiele sind die Ladendiebstähle von reichen Leuten oder der Konsum von Freizeitdrogen ohne die geringste Ahnung von „sicheren Dosen". Der Dichter Percy Shelley fand den Tod, als er alle Warnungen von Ortsansässigen in den Wind schlug und zum Segeln ging.

FALLBEISPIEL

Eine Akupunkturschülerin mit Wasser-KF arbeitete früher als Lichttechnikerin. Sie half beim Bühnenaufbau für große Konzerte mit und musste oft in 30 Meter Höhe die Scheinwerfer einstellen. In großen Hallen hangelte sie sich von Strahler zu Strahler am Deckenbalken entlang. „Ich streckte eine Hand aus und griff diagonal zum nächsten über. Einmal hatte ich beide Hände ausgestreckt und musste mich quer hinüberschwingen, um mit den Füßen Halt zu finden. Wenn ich es nicht geschafft hätte, wäre ich zu Tode gestürzt." Sie gestand, dass ihr der Schreck mächtig in die Glieder gefahren war, meinte aber: „Ich glaube, ich fürchtete mich mehr davor, dass ich nicht wie die anderen Jungs ‚meinen Mann' stehen würde, als mich zu Tode zu stürzen. Deshalb machte ich den Job noch zwei Jahre weiter."

Das genaue Gegenteil zu den Menschen mit Wasser-KF, die kein Risiko scheuen, sind diejenigen, die sich potenzielle Bedrohungen einbilden, bis sie von der Vorstellung, was alles passieren könnte, so beherrscht sind, dass es in ihrem Kopf beinahe schon Realität wird. Sie wittern ständig Katastrophen; deshalb müssen sie sehr wachsam sein und alle Antennen ausfahren, um negative „Schwingungen" rechtzeitig zu spüren oder sich zu vergewissern, dass keine Gefahr droht. Falls diese Neigung sehr ausgeprägt ist, können sie regelrechte „Panikattacken" bekommen, besonders wenn sich die Dysbalance des Wasser-Elements über den destruktiven *Ke*-Zyklus schon auf das Herz auszuwirken beginnt.

Um für drohende Krisen gewappnet zu sein, bereiten sich Patienten mit einem Wasser-KF gezielt auf Notfälle vor, indem sie z. B. einen Erste-Hilfe-Kurs machen, sich die Notausgänge von Gebäuden merken oder Selbstverteidigungstechniken lernen. Man weiß schließlich nie, was passieren wird.

FALLBEISPIEL

Ein Patient mit Wasser-KF beschrieb seine ständige Paranoia. Wenn sich andere Leute z. B. zehn Minuten verspäteten, denke er nicht an einen Verkehrsstau, sondern stelle sich sofort einen schweren Unfall vor. „Ich lache zwar darüber, aber die Wahnideen sind sehr real und tauchen mehrmals täglich auf. Es fällt mir schwer, es zuzugeben, aber meine Paranoia belastet mich ziemlich stark. Ich kann diese Gefühle einfach nicht abschalten, obwohl ich bei nüchterner Betrachtung weiß, wie dumm es ist."

Weil sie sich das Schlimmste ausmalen können, sind Menschen mit einem Wasser-KF oft sehr fantasiebegabt. Leider nimmt ihre Vorstellungskraft jedoch manchmal überhand und lässt sie mehr als andere nur noch an düstere Katastrophen und grauenhafte Unglücksfälle denken. Eine Patientin mit Wasser-KF brachte es so auf den Punkt: „Ich neige zum Dramatisieren und mache alles viel schlimmer, als es ist, weil ich mir in Gedanken sehr dramatische, schreckliche Dinge oder mich zutiefst verletzende Äußerungen von anderen vorstelle."

Übervorsichtig

Menschen mit einem Wasser-KF können sich auch sehr vorsichtig verhalten, indem sie z.B. finanziell kein Wagnis eingehen und darauf achten, richtig versichert zu sein (für alle Fälle, man kann ja nie wissen…). Aus Angst vor Unfällen fahren sie lieber langsam oder gehen gleich zu Fuß (und sind damit das genaue Gegenteil von riskanten Rasern). Einige gehen nur beklommen aus dem Haus oder zittern vor jeder größeren Reise, während sich wieder andere nur schwer zu neuen Projekten aufraffen können, wenn etwas schiefgelaufen ist.

FALLBEISPIEL

Menschen mit einem Wasser-KF nehmen aus lauter Vorsicht manchmal auch Abstand von Gelegenheiten, die jeder andere begeistert ergreifen würde. Eine Patientin ließ z. B. im Teenageralter die Chance zu einer USA-Reise ungenutzt verstreichen. Zuerst fand sie die Aussicht sehr aufregend, doch als der Abreisetermin näher rückte, wuchsen ihre bösen Vorahnungen. Am Ende entschied sie sich gegen den Flug. „Ich hatte Angst und wollte mich nicht zwingen, etwas Neues, Ungewohntes auszuprobieren", sagte sie ihrer Therapeutin.

Aus ihrer Vorsicht heraus sind Menschen mit einem Wasser-KF im Arbeits- und Alltagsleben oft sehr achtsam und akribisch. Eine Krankenschwester beschrieb sich als sehr umsichtig und ging im Geiste erst alle Eventualitäten durch, bevor sie tätig wurde. „Bei mir muss alles bis ins Kleinste durchdacht werden. Bei der sterilen Arbeitstechnik stelle ich mir z. B. vor, was passieren könnte, wenn ich es nicht täte. Deshalb bin ich absolut penibel, fast schon zwanghaft." Sie tue es um ihretwillen. „Zugegeben, ich fürchte mich eher vor den Konsequenzen, die es für mich statt für die Patienten haben könnte, wenn es schiefginge."

Menschen mit einem Wasser-KF kontrollieren oft sogar Dinge, die andere nicht einmal zur Kenntnis nehmen, und können daher in bestimmten Lebensbereichen sehr gewieft sein. Wenn gute Geschäftsleute einen Wasser-KF haben, könnten sie in Verhandlungen sehr risikofreudig taktieren. In Wirklichkeit haben sie sich jedoch genau überlegt, was schief laufen könnte oder schlimmstenfalls passiert, bevor sie einen Vertrag besiegeln.

22.4.2 Misstrauisch – vertrauensselig

Misstrauen

Patienten mit einem Wasser-KF sind Menschen oder Situationen gegenüber oft sehr argwöhnisch und im Behandlungszimmer meist an ihrer Abwehrhaltung zu erkennen. Selbst wenn Therapeuten ihnen noch so beruhigend, freundlich und sympathisch begegnen, lassen sich diese Patienten nie ganz aus ihrer Deckung hervorlocken. Um sicherzugehen, dass sie Therapeuten vertrauen können, werden sie Fragen stellen, wobei nicht garantiert ist, dass sie die Antworten wirklich beruhigend finden. Obwohl sie ihre Ängste liebend gern beruhigt hätten, bewirken Beschwichtigungsversuche höchstens eine momentane Entlastung, aber keinen durchschlagenden Erfolg.

Die anderen müssen oft erst unter Beweis stellen, dass sie vertrauenswürdig sind. Patienten mit einem Wasser-KF schenken ihnen nicht schon automatisch Vertrauen, weil sie einen Titel tragen, einen angesehenen Beruf ausüben oder einen akademischen Grad und Zusatzqualifikationen erworben haben. Mit ihren Fragen möchten sie tiefer vordringen und herausfinden, wie es unter der Oberfläche aussieht, wie es wirklich um das Talent oder die Integrität von anderen bestellt ist.

Doppelte Kontrolle

Fragen können dazu anregen, sich wichtige Informationen zu verschaffen. Patienten mit einem Wasser-KF holen unter Umständen telefonisch den „Expertenrat" eines Freundes ein. Mit einer einzelnen Meinung geben sie sich aber selten zufrieden, sondern ziehen noch Bücher oder das Internet zu Rate oder fragen weitere Experten. Erst wenn sie meinen. genügend nachgeforscht und verschiedene Quellen konsultiert zu haben, entscheiden sie, wie sie weiter vorgehen wollen.

Manchmal bewirken Gegenkontrollen statt der erhofften Beruhigung jedoch eine stärkere Verunsicherung. Wenn Patienten mit einem Wasser-KF gesundheitliche Probleme haben, vermuten sie z. B. die schlimmsten Ursachen. In ihrer Vorstellung bauschen sie jedes kleine Symptom zu einem lebensbedrohlichen Befund auf oder halten es für viel gefährlicher, als es in Wirklichkeit ist. Aus Angst, tatsächlich zu hören, wie schlecht es um sie steht, gehen sie nicht zum Arzt und vermeiden es, sich helfen zu lassen.

Vertrauensselig

Auf der anderen Seite können Menschen mit einem Wasser-KF auch zu vertraulich oder vertrauensselig sein. Eine Patientin beschrieb ihr blindes Vertrauen, dass alles im Leben gut gehen würde. Sie bereitete sich selten auf Urlaubsreisen vor und packte nur ein paar Sachen in den Rucksack, bevor sie wegfuhr. Sie vertraute darauf, dass alles klappte. Nach kurzem Nachdenken meinte sie, sie würde einfach verdrängen, dass ein Missgeschick passieren könnte. „Ich mag mir nicht vorstellen, was alles schiefgehen könnte, sonst würde es zu einem Ungetüm in meinem Kopf und mich völlig lahm legen. Lieber denke ich nicht daran."

Bei einem Wasser-KF geht das Vertrauen manchmal so weit, dass die Patienten bestimmten Leuten magische Fähigkeiten zuschreiben und andere z. B. für allwissend halten. Sie sehen nicht, dass niemand perfekt ist und jeder Mensch auch Fehler hat. Statt die Gegenkontrolle (s. o.) zu machen, vertrauen sie blind auf „Experten" und projizieren eine enorme Macht auf sie. So kann ihr Meditationslehrer zu einem Mystiker werden oder ihr blindes Vertrauen in einen Arzt sie von einer kritischen Sicht der Behandlungsmethoden abhalten. Vielleicht schwören sie auch auf den „Wahrheitsgehalt" von Weissagungen einer Heilseherin.

Die Vorstellung, dass niemand ihnen Böses will, gibt Menschen mit einem Wasser-KF ein Gefühl von Sicherheit. Im „Schutze" des idealisierten Experten müssen sie sich vor nichts fürchten. Dieser Modus operandi funktioniert perfekt, solange alles gut geht. Wenn sich jedoch herausstellt, dass auch der „Experte" nur ein Mensch ist, vollziehen sie oft eine Kehrtwendung um 180 Grad und verlieren jedes Vertrauen, ohne dem früheren Idol eine zweite Chance zu geben.

FALLBEISPIEL

Eine Patientin mit Wasser-KF erzählte, dass ihr Sohn in der Schule gehänselt wurde. „Ich war immer sehr gutgläubig und als ich hörte, wie super der Schulleiter sei, habe ich es für bare Münze genommen. Doch mein Sohn bekam nicht die Unterstützung, die er benötigt hätte, und der Schulleiter unternahm nichts, um die Schikanierung zu beenden." Danach habe sie sich nie mehr automatisch auf das verlassen, was andere sagten. „Ich weiß jetzt aus eigener Erfahrung, dass ich jede Menge Fragen stellen muss, um mich zu vergewissern, ob es wirklich stimmt, was ich gehört habe."

Vertrauen ist in jeder Therapeuten-Patienten-Beziehung wichtig. Eine vertrauensbildende Maßnahme besteht darin, einen geschützten Raum zu bieten, in dem die Patienten offen reden können. Gerade Patienten mit einem Wasser-KF fällt es schwer, anderen ihre Sorgen und Nöte zu offenbaren. Manchmal wissen sie gekonnt zu überspielen, wie schlecht es ihnen wirklich geht. Deshalb fühlen sie sich erleichtert, wenn sie sich jemandem anvertrauen können. Doch selbst dann dauert es einige Zeit, bis sie offen über ihre privatesten Probleme sprechen.

FALLBEISPIELE

Ein Patient mit Wasser-KF fand es wichtig, endlich über seine Ängste sprechen zu dürfen. „Für mich ist eine große Erleichterung, dass ich meinem Therapeuten von meinen Sorgen und Befürchtungen – so unwesentlich oder dumm sie auch sein mögen – erzählen kann, ohne mir anhören zu müssen, es sei völliger Blödsinn und würde schon nicht passieren. Dann kann ich meine Ängste unter einem anderen Blickwinkel sehen und sie zurechtrücken."

Ein anderer Patient war Krankenpfleger und fiel nach einer Nadelstichverletzung in ein tiefes Loch. „Monatelang war ich mir sicher, mit Hepatitis infiziert zu sein. Ich konnte an nichts anderes mehr denken. Schließlich war ich so fertig, dass ich mit meiner Frau darüber sprechen musste. Als ich mich ihr anvertraut hatte, ging es mir viel besser. Mir wurde klar, wie leicht ich überprüfen könnte, ob die Patientin Hepatitis-B-positiv war, weil sie auch im Gesundheitswesen arbeitete. Meine Befürchtungen lösten sich bald darauf in Luft auf."

Wem vertrauen?

Eine Frage, die viele Patienten mit einem Wasser-KF – meist auf unbewusster Ebene – sehr stark beschäftigt, ist die Unsicherheit, wem sie vertrauen können. Worauf achten sie also, bevor sie jemand als vertrauenswürdig einschätzen? Beständigkeit scheint eine der wichtigsten Eigenschaften zu sein. Eine Patientin mit Wasser-KF meinte, sie spüre instinktiv, wer in Ordnung sei und wer nicht. „Am liebsten sind mir Menschen, die nichts erschüttert oder schockiert, weil ich bei ihnen das sichere Gefühl habe, wirklich alles erzählen zu können."

Doch den meisten Menschen mit einem Wasser-KF geht es weniger um das Vertrauen zu anderen als um ihr Zutrauen zu sich selbst. Viele verlassen sich nur auf ihr eigenes Urteil. So meinte ein Patient: „Wenn ich merke, dass mich jemand beschwichtigen will, denke ich im Stillen: ‚Du meinst zwar, du hättest alles in Betracht gezogen, doch da liegst du falsch. Denn das habe ich längst gemacht und weiß, dass ich Recht habe.'"

22.4.3 Einschüchternd – beruhigend

Das übliche Gegenmittel gegen Ängste ist Beruhigung, wie oben bereits erwähnt wurde. Wenn sie keinen Wasser-KF haben, lassen sich die meisten Menschen mit einleuchtenden Argumenten beruhigen. Wer sich krank fühlt, wird sich kaum von seinem Automechaniker versichern lassen, dass kein Grund zur Sorge bestehe, sondern sich vertrauensvoll an einen Arzt wenden. Menschen mit einem Wasser-KF sind nicht leicht zu beruhigen. Viele meinen, gegen ihre tiefsitzenden Ängste helfe gar keine Beschwichtigung.

FALLBEISPIEL

Ein Therapeut war völlig frustriert, weil seine Patientin auf alle Beschwichtigungsversuche mit „Ja, aber…" reagierte und gleich den nächsten Grund anführte, der ihre Befürchtungen rechtfertigte. Als sie darüber sprachen, weshalb sich die Patientin nicht beruhigen ließ, meinte sie nach kurzem Nachdenken, man könne sie wahrscheinlich überhaupt nicht in Sicherheit wiegen und sie wisse gar nicht mehr, wann sie das letzte Mal beruhigt wurde. Für sie sei schon wichtig, dass ihr jemand zuhöre und ihre Ängste verstehe. „Aber beruhigen kann ich mich nur selbst."

Weil sie Beruhigungen zu schätzen wissen, sind Menschen mit einem Wasser-KF oft gute Ratgeber. Sie erscheinen wie ein Fels in der Brandung und werden zur Anlaufstelle für alle, die sich mit ihren Ängsten und Nöten vertrauensvoll an sie wenden. Immerhin haben sie ja für sich selbst eine Menge Informationen (s. o.) zusammengetragen und können das Material an andere weitergeben, die es nötiger haben. Sie beanspruchen das Wissen aus Büchern, Internet, Vorträgen oder die Informationen von Fachleuten nicht nur für sich selbst, sondern helfen auch anderen. Obwohl sie nach außen sachkundig und beruhigend wirken, spüren sie im tiefsten Inneren selbst in solchen Momenten noch ihre eigenen Angstgefühle. Ein Patient mit einem Wasser-KF meinte, er könne besser als jeder andere die Leute beruhigen, weil er aus eigener Erfahrung wisse, woher ihre Ängste kommen. Innerlich hätte er trotzdem wacklige Knie. „Während ich andere beruhige, denke ich, dass für einen, der mich wirklich kennt, eigentlich meine Selbstzweifel durchscheinen müssten."

Drohende Gefahr und Einschüchterung

Doch nicht alle Menschen mit einem Wasser-KF möchten beschwichtigen. Manche greifen aus lauter Angst zu Drohgebärden und versuchen, sich durch Einschüchterung vor Gefahren zu schützen, die gar nicht konkret eingetreten sind. „Angriff ist die beste Verteidigung" – scheint ihr Motto zu lauten. Das Angstklima, das sie um sich herum verbreiten, kann einen wichtigen Hinweis auf die KF-Diagnose geben. Selbst Therapeuten reagieren oft nervös und beunruhigt auf die subtil abschreckende Art der Patienten.

Ängstliche Menschen malen sich alle möglichen Katastrophen aus. Wie sehr gerade Menschen mit einem Wasser-KF zu Übertreibungen neigen, wurde weiter oben schon beschrieben. Einige möchten andere von „unerwünschten" Verhaltensweisen abbringen, indem sie fürchterliche Folgen androhen. Damit die Kinder auf kürzestem Weg nach Hause kommen, beschwören manche Mütter z. B. die Gefahr von Kinderschändern und Mord oder eines schweren Unfalls herauf. Lehrer schildern mitunter lebhaft, welches Elend Kinder erwartet, die nichts lernen und in der Schule versagen. Ein Vikar wird Hölle und Verdammnis predigen, damit seine Gläubigen keine Sünden gehen. In der Hoffnung, damit Furcht und Schrecken bei anderen hervorzurufen, können Menschen mit einem Wasser-KF solche Szenarien oft äußerst plastisch und eindrucksvoll entwerfen. Abschreckung halten sie für eine Art negativer Motivierung, die andere vor Schaden schützen soll.

Menschen mit einem Wasser-KF setzen manchmal zur Abschreckung auch auf körperliche Gewalt. Um sich sicher zu fühlen, lernen sie Kampftechniken zur Selbstverteidigung, Boxen oder Ringen. Ein Patient, der wegen einer Knieverletzung zur Akupunkturbehandlung kam, erzählte, er habe sich als Kind so vor seinem Vater gefürchtet, dass er Karate lernte, um sich notfalls verteidigen zu können. Heute erlebt er als fachlich versierter Karatelehrer einen großen Zulauf von Schülern.

Menschen mit einem Wasser-KF wirken unter Umständen auch einschüchternd, weil sie zu Wutausbrüchen neigen. Obwohl Ärgergefühle eigentlich mit dem Holz-Element assoziiert werden, verbirgt sich hinter ihrem Ärger in Wirklichkeit Furcht. Ihre Rage ist nur vorgespielte Tapferkeit, mit der sie sich selbst schützen wollen.

FALLBEISPIEL

Ein Patient mit Wasser-KF reagierte immer sehr wütend, wenn er eingeschüchtert war. Er erzählte seinem Therapeuten, dass er Bedrohungen sah, die gar nicht existierten. Besonders bei vermeintlichen körperlichen Attacken verhielt er sich sehr defensiv, was ihn ärgerte und dazu veranlasste, im Gegenzug selbst zu drohen. „Ich empfinde dann eine Art Panik und schlage blindwütig um mich. In meiner Wut rede ich nur noch unlogisches Zeug und wirke auf andere völlig aus dem Häuschen."

Eine subtilere Art der Einschüchterung ist, andere zu schockieren. Ein Patient war früher Punk und dachte immer: „So bin ich eben. Ihr könnt es akzeptieren oder bleiben lassen. Wenn es euren Horizont übersteigt, ist es nicht schade drum." Wenn sie ihm auf der Straße begegneten, reagierten die Leute oft eingeschüchtert. Insgeheim genoss er es, dass sie einen großen Bogen um ihn machten, weil er so gruselig aussah. Neulich meinte er: „Eigentlich möchte ich immer noch schockieren, besonders wenn ich mich bedroht fühle. Wenn ich mich bei Diskussionen im Recht fühle, kriegen die anderen kein Bein auf den Boden. Ich werfe ihnen irgendetwas Schockierendes hin und fühle mich großartig dabei."

22.4.4 Energisch – antriebslos

Als „Seele" oder geistiges Potenzial der Nieren wird *Zhi* oft mit Antrieb, Willen, Willenskraft, Ehrgeiz oder Zielstrebigkeit übersetzt. Es ist etwas, „das den Körper dazu drängt, sein Potenzial ständig zu verwirklichen" (Larre et al. 1986, p. 176). Es ist die natürliche Trieb- oder Willenskraft von Menschen mit gesundem Nieren-Qi, dank derer sie sich durch alle Veränderungen und Widrigkeiten des Lebens vorwärtsbewegen können, ohne sich dazu antreiben zu müssen. Die Nieren-Energie hilft ihnen, diese Arbeit anzupacken und durch alle notwendigen Phasen und Veränderungen von Körper, Seele und Geist im Leben weiter voranzukommen.

Menschen mit einem Wasser-KF mangelt es oft an spontanem Antrieb oder Willen durch einen harmonischen Energiefluss. Sie wirken daher extrem getrieben oder völlig unmotiviert und willensschwach.

Willensstark

Viele Menschen mit einem Wasser-KF beschreiben sich als willensstark und sind stolz auf ihre Durchsetzungskraft und Entschlossenheit. Wenn sie einen Entschluss gefasst haben, ziehen sie ihn ohne Rücksicht auf Verluste durch, so sehr sie sich auch schinden müssen. Sie verlangen sich oft mehr ab, als andere aushalten würden. Über emotionale Reaktionen setzen sie sich rücksichtslos hinweg, um vor allem sich selbst zu beweisen, wie ausdauernd und hart sie arbeiten können. Auf diese Weise hetzen sie eher durchs Leben, statt darauf zu vertrauen, dass ihr Leben sie spontan „an die Hand nimmt". Ein Patient mit Wasser-KF erzählte, dass er bei seinem ersten Jogging-Versuch gleich 15 und beim zweiten schon 25 Kilometer lief. Und eine Patientin meinte, sie würde oft 12–14 Stunden ohne Pause durcharbeiten, um sich zu beweisen, „dass ich es kann".

Auch wenn die oben beschriebenen Patienten es nicht selbst als extrem erleben, werden sie auf Dauer den Preis für diese Lebensweise bezahlen müssen und ihre Energiereserven anzapfen. Um den Energiemangel zu kompensieren, werden sie eine Zeit lang noch stärker von ihrem *Zhi* vorangetrieben, so dass ein Teufelskreis in Gang kommt: Je mehr sie sich auspowern, desto stärker wird ihr Druck, bis sie am Ende völlig erschöpft ins Gegenteil umkippen.

FALLBEISPIEL

Ein Patient mit Wasser-KF beschrieb, dass er immer alle emotionalen Regungen beiseite fegte, um weiterzuarbeiten. „Ich wollte wirklich ranklotzen und hasste es, bei der Arbeit unterbrochen zu werden. Nachdem ich mich die ganze Zeit abgehetzt habe, bin ich jetzt träge und faul. Ich habe überhaupt keine Energie mehr und kann mich zu nichts motivieren."

Ohne Antrieb

Menschen mit einem Wasser-KF fühlen sich unter Umständen aber auch nie besonders motiviert oder willensstark. Sie finden allein schon den Gedanken, etwas erledigen zu müssen, anstrengend und ermüdend und haben Schwierigkeiten, ihren Alltagspflichten nachzukommen. Manchmal haben sie schlichtweg zu viel Angst, zu handeln oder aktiv zu werden. Eine Patientin mit Wasser-KF fühlte sich z. B. völlig unfähig und überfordert, wenn sie mit neuen Aufgaben konfrontiert war. „Ich habe schreckliche Angst und bin mir sicher, dass ich es nicht schaffe. Ich sitze einfach da, ohne jede Energie und zu erschöpft, um mich regen zu können. Wenn ich mich dann schließlich aufraffe, entwickle ich einen eisernen Willen und lasse mich von keinem Hindernis aufhalten, bis die Aufgabe erledigt ist."

Andere Menschen mit einem Wasser-KF fühlen sich oft zu müde oder unmotiviert, um etwas zu tun. Sie sitzen z. B. regungslos vor dem Fernseher und gucken sich Sendungen an, die sie überhaupt nicht interessieren. Doch auszuschalten und etwas anderes zu machen wäre ihnen zu mühselig. Vielleicht haben sie sogar ab und zu eine gute Idee, doch wenn sie in sich hineinhorchen, signalisiert ihr Körper: „Bloß nicht, ich bin viel zu müde!" – und sie lassen es bleiben. Manche essen und schlafen vor dem Fernseher. Von Zeit zu Zeit zeigen natürlich auch andere Menschen ein derartiges Verhaltensmuster. Doch in Verbindung mit weiteren Merkmalen könnte es auf einen Wasser-KF hindeuten. Einige pendeln zwischen beiden Extremen hin und her, so dass sie zeitweise nicht zur Ruhe kommen und sich dann wieder völlig erschöpft fühlen.

FALLBEISPIEL

Eine Patientin wurde zum Konsil vorgestellt. Sie klagte über extreme Müdigkeit. Als Therapeutin und Patientin gemeinsam in die Klinik fuhren und sich unterhielten, stellte sich heraus, dass die perfekt gekleidete Dame jeden Morgen 40 Minuten für ihr Augen-Make-up aufwandte. Daneben hielt sie ihre Vierzimmerwohnung makellos sauber, kümmerte sich um drei Kinder und ihren vollständig gelähmten Mann (Tetraplegiker), hielt sich zwei Liebhaber und arbeitete außerdem noch viermal wöchentlich halbtags.

22.4.5 Aufgeregtheit – Lähmung

Da Angstgefühle meist besonders gut verdeckt werden, lässt sich oft nur schwer feststellen, ob die vorherrschende Emotion Angst ist. Wenn das Wasser-Element der Patienten aus dem Gleichgewicht geraten ist, können Therapeuten jedoch oft Verhaltensweisen beobachten, die zwischen aufgeregt und vor Angst wie gelähmt sein schwanken.

Aufgeregtheit

Ständige Aufregung entlädt sich schließlich in plötzlichen Energieausbrüchen. Das greift die Nebennieren an und führt am Ende zu völliger Erschöpfung. Manchmal können die Patienten vor lauter Aufregung nicht still sitzen. Ihre Konzentrationsfähigkeit ist auch eingeschränkt. Die ängstlichen Befürchtungen und Katastrophenbilder, die ihnen ständig durch den Kopf jagen, verhindern jeden vernünftigen Gedanken oder die Chance, sich selbst zu beruhigen. Weitere Anzeichen oder Angstsymptome sind Zittern und Beben, Schweißausbrüche, Kurzatmigkeit (Dyspnoe) und/oder beschleunigte Atmung (Hyperventilation). Manche Patienten klagen über Herzrasen (Palpitationen), Mundtrockenheit und Schlafstörungen.

Menschen, die extreme Angst haben, verlieren in bestimmten Situationen buchstäblich die Nerven und können sich nicht mehr zurückhalten. Sie müssen mit allen und jedem über ihre Probleme reden, ohne sich wirklich beruhigen zu lassen. Auf den ersten Blick mag es den Anschein erwecken, als suchten sie Mitgefühl. Doch dem Akupunkteur dürfte schnell klar werden, dass Mitgefühl oder Sympathie kaum Wirkung zeigt und dass sich diese Patienten eher Beständigkeit und Beruhigung von ihrem Therapeuten erhoffen.

FALLBEISPIEL

Eine Patientin mit Wasser-KF litt seit dem Tod ihrer Mutter an Panikattacken. Sie konnte sich weder beruhigen noch zur Ruhe kommen und musste ununterbrochen über ihre Gefühle reden, sobald ihr jemand zuhörte. Als ihr Vater starb, war sie zehn, und sein plötzlicher Tod hatte sie damals tief bestürzt und geschockt. Auch als sie die Trauer um ihn verarbeitet hatte, blieb die Angst, dass noch andere nahestehende Menschen sterben könnten. Durch den Tod ihrer Mutter wurde die Angst reaktiviert, und sie fürchtete jetzt um das Leben ihres Mannes und ihrer Kinder. Erst nach monatelanger intensiver Therapie konnte sie ihre Verlustgefühle bewältigen und erkennen, welche Gründe dahintersteckten.

Aufgeregtheit wirkt sehr ansteckend. Wer sich nicht beruhigen lässt, kann seine Aufregung schnell auf andere übertragen, die es dann ebenfalls mit der Angst zu tun bekommen. Auch Therapeuten sollten sich im Klaren sein, wie leicht sich Angst ausbreiten kann. Manchmal erkennen sie erst an ihren eigenen Angstgefühlen, wie stark die Ängstlichkeit der Patienten sein muss, durch die sie ausgelöst wurden. Akupunkteure sollten im Allgemeinen Ruhe und Zuversicht ausstrahlen. Wenn sie ängstlich an die Behandlung herangehen, werden es die Patienten merken und sich ebenfalls fürchten. Dadurch wird die therapeutische Wirksamkeit drastisch eingeschränkt.

Lähmung

Das genaue Gegenteil sind Menschen, die völlig paralysiert oder vor Schreck wie erstarrt sind, wenn sie sich fürchten. Während sie innerlich vor Angst zittern, wird ihr Mund trocken oder es bricht ihnen der kalte Schweiß aus und ihr Herz pocht laut. Nach außen geben sie sich ruhig, beherrscht und „cool", als sei alles in Ordnung. Therapeuten sollten auf eine unnatürliche körperliche Regungslosigkeit achten, mit der die Patienten die intensiven Empfindungen abschwächen wollen, die mit der absteigenden Qi-Bewegung bei Angst einhergehen.

Weil Patienten mit einem Wasser-KF äußerlich oft völlig ruhig erscheinen, kann es schwierig sein, ihre abgrundtiefe Angst dahinter zu erkennen. Solche Patienten lernen ihre lähmende Angst oft durch hohe Kompetenz und zupackendes Verhalten zu kompensieren. Aus dem Grund lässt sich ein Wasser-KF oft schwer diagnostizieren.

Ich habe mir immer gedacht, dass es ziemlich interessant wäre, die unwillkürlichen Regungen von Angst bei klugen Menschen zu verfolgen. Narren würden ihre Feigheit in voller Blöße zeigen, doch die anderen sind imstande, sie mit einem feinen Gewebe aus zart gesponnenen, plausiblen kleinen Lügen zu verschleiern, so dass es ein gewisses Vergnügen bereiten müsste, dieses geniale Werk menschlicher Intelligenz zu betrachten. (De Tocqueville; zit. in Auden & Kronenberger 1962)

Zögerlichkeit

Eine Angstlähmung kann sich auch in der Sprechweise manifestieren. Das entspricht in abgemilderter Form dem „Blackout", der bei öffentlichen Auftritten möglich ist. Da die Angst eine Denkhemmung bewirkt, fällt es schwer, den Redefluss aufrechtzuerhalten.

Manche Menschen sprechen zögerlich oder stockend und brauchen Zeit, bevor sie ihre Meinung äußern. Würden sie sich eingestehen, was in ihnen vorgeht, müssten sie um Bedenkzeit bitten. Denn aus Angst, eine falsche oder unrichtige Antwort zu geben, möchten sie noch einmal gründlich nachdenken, was sie sagen wollen. Nach reiflicher Überlegung werden sie ihre Meinung kundtun. Sie wird oft fundierter und überlegter sein als bei anderen, die sich schnell zu Wort melden.

FALLBEISPIEL

Ein Patient mit Wasser-KF meinte, seine Angst sei entweder als alles durchdringend oder nicht existent. Manchmal lasse sie ihn erstarren, so dass er nicht mehr normal reden könne. Tatsächlich änderte sich seine Stimme, klang leiser und verstummte und schien von weiter oben in der Brust zu kommen. Bei innerer Anspannung bewegte er sich wie paralysiert oder auch ruckartiger, so dass er sich nach seinen eigenen Worten wie ein „billiges mechanisches Spielzeug" fühlte.

Menschen, die vor Angst in eine Schreckstarre geraten könnten, schränken ihre Aktivitäten oft weitgehend ein. Manche gehen wegen ihrer Agoraphobie nicht mehr aus dem Haus. Andere sind sehr nervös, sobald sie ausgehen, und haben in Erwartung eines Angriffs alle „Antennen" ausgefahren, obwohl sie wissen, dass sie in Sicherheit sind. Eine Patientin mit Wasser-KF sagte: „Selbst wenn ich in meiner Heimatstadt spazieren gehe, warte ich nur darauf, dass etwas geschieht. Ich bin die ganze Zeit auf der Hut und kann mich offenbar nur entspannen, wenn ich unter Hochspannung stehe."

Unfähigkeit, zu handeln oder zu reagieren

Menschen mit Wasser-KF erstarren oft vor Schreck, wenn sie improvisieren müssten, und wissen in solchen Situationen nicht, wie sie sich verhalten sollen; sie wollen etwas ändern und schrecken zugleich ängstlich davor zurück. Da es ihnen so vorkommt, als wäre es genauso falsch, es zu tun wie es zu unterlassen, fühlen sie sich zur Untätigkeit verdammt und unternehmen am Ende gar nichts. So erging es einer Sozialarbeiterin, die sich um ein gefährdetes Kind kümmern sollte. Bei jedem Kontrollbesuch wurde sie von den empörten Eltern terrorisiert und bedroht. Sie wusste aber, dass das Wohl des Kindes bedroht war. Völlig paralysiert dachte sie zu lange über die Situation nach. Dass sie mit Recht der Inkompetenz beschuldigt wurde, machte ihr klar, dass gute Absichten allein nicht reichen. Kurz darauf kündigte sie diese Stelle.

FALLBEISPIEL

Eine Patientin mit Wasser-KF hasste selbst kleinere Regelverstöße. Als sie mit ihrem Freund auf einem Feldweg spazieren ging und das Schild „Privat" sah, blieb sie wie angewurzelt stehen. „Ich dachte, der Besitzer würde mich auf der Stelle erschießen." Sie könne nie richtig einschätzen, wie riskant es sei, wenn sie etwas machte. „Selbst kleinste Regelverstöße fallen mir schwer."

Die Unfähigkeit, sich auf Veränderungen einzulassen, kann auch eine positive Seite haben. Menschen wie diese Patientin werden vermutlich erst handeln, nachdem sie eine gründliche Risikobewertung vorgenommen haben. Das bedeutet, dass ihre Unternehmungen meist gut durchdacht sind. Es dauert lange, bis sie sich in Bewegung setzen, doch derart gründlich geplanten Vorhaben ist letztlich fast immer Erfolg beschieden.

ZUSAMMENFASSUNG

- Ein Wasser-KF wird primär anhand der vier diagnostischen Hauptkriterien (bläuliche Gesichtsfarbe, stöhnende Stimme, fauliger Geruch und emotionale Labilität durch Angststörungen) festgestellt.
- Menschen mit einem Wasser-KF haben Probleme, die um folgende Fragestellungen kreisen:
  - Sicherheitsbedürfnis
  - Vertrauen
  - Antrieb
  - beruhigt sein
  - Aufgeregtheit bei Gefahr.
- Aufgrund dieser Kernprobleme neigen Patienten mit einem Wasser-KF zu Reaktionen und Verhaltensweisen, die sich zwischen folgenden Extremen bewegen:
  - risikofreudig – das Schlimmste befürchtend/übervorsichtig
  - misstrauisch – vertrauensselig
  - einschüchternd – beschwichtigend
  - energisch – antriebslos
  - aufgeregt – gelähmt.

KAPITEL

23 Häufiger vorkommende Verwechslungen von konstitutionellen Faktoren

Der häufigste Grund für ausbleibende Behandlungserfolge besteht darin, dass Therapeuten den konstitutionellen Faktor (KF) ihrer Patienten noch nicht entdeckt haben. Wir beschreiben im Folgenden, wieso es zu Verwechslungen kommen kann.

23.1 Holz- und Feuer-KF

Hinter umgänglichem Verhalten und Lachen können sich bei Menschen mit einem Holz-KF Ärger und Zorn verbergen. Wenn das der Fall ist, dürften sie angespannt wirken und etwas zu lange lachen. Ihr Lachen klingt wahrscheinlich auch lauter und rauer als bei einem Feuer-KF. Manchmal hat der Humor von Holz-KF-Typen eine aggressive Komponente, denn sie machen sich gern über andere lustig.

Niedergeschlagene Holz-KF-Typen können in tiefem Trübsinn versinken, der leicht mit Freudlosigkeit zu verwechseln ist. Ihre Depression beruht auf aufgestautem, verinnerlichtem Ärger. Daher fühlen sich Patienten mit einem Holz-KF gleich besser, wenn ihrer Frustration auf den Grund gegangen und die Ursache beseitigt wurde, während sich Patienten mit einem Feuer-KF eher durch Warmherzigkeit oder ein Kompliment aufheitern lassen.

23.2 Holz- und Erd-KF

Wenn Menschen mit einem Erd-KF das Gefühl haben, dass ihnen niemand die Sympathie entgegenbringt, die sie sich wünschen, können sie wütend werden und den Eindruck erwecken, als läge ein Holz-KF vor. Wenn ihnen die ersehnte Hilfe und Aufmerksamkeit zuteil wird, hebt sich jedoch ihre Stimmung und sie fühlen sich gleich besser (Shifrin, Kapitel 15, p. 169, zit. in MacPherson & Kaptchuk 1997).

Zu Verwechslungen mit einem Holz-KF kann es auch bei Erd-KF-Typen kommen, die jede Sympathie schroff zurückweisen und hart oder wütend wirken. Es fällt ihnen aber nur schwer, mit Sympathie umzugehen, so dass sie sich hinter ihrer Härte verschanzen.

Bei Menschen mit einem Holz-KF wendet sich das Qi häufig spontan nach außen. Ihr großzügiges, angenehmes Wesen könnte einen mitfühlenden Erd-KF vermuten lassen. Ihre Sympathie schenken sie oft einer Sache, die sie für unterstützenswert halten, und lassen sich dabei von ihrem Gerechtigkeitsempfinden leiten. Inwieweit ihr Verhalten pathologisch ist, kann nur in Verbindung mit den vier diagnostischen Hauptkriterien (Farbe, Klang, Geruch und Emotion) beurteilt werden.

23.3 Holz- und Metall-KF

Sowohl Holz- als auch Metall-KF-Typen wirken immer etwas undurchschaubar und geben sich den Anschein, als würde es sie nicht allzu sehr berühren, was andere von ihnen denken. Beide haben auch ein starkes Bedürfnis, sich abzugrenzen. Da Menschen mit einem Metall-KF leicht verletzbar sind, möchten sie sich auf diese Weise vor „Angriffen“ schützen. Wenn sie das Gefühl haben, dass sich andere über ihre Grenzen hinwegsetzen oder sie nicht mit dem nötigen Respekt behandeln, können sie ihren Ärger so ätzend äußern, dass man an einen wütenden Holz-KF denkt. Umgekehrt halten sich Holz-KF-Typen oft zurück und zeigen ihren Ärger nur indirekt durch bissige Bemerkungen, so dass sie in dem Fall den überkritischen Metall-KF-Typen ähneln.

Holz- und Metall-KFs können mit einer tonlosen Stimme verbunden sein. Bei einem Holz-KF liegt es daran, dass die Patienten nicht schreien können, während die leise Stimme bei einem Metall-KF auf einer Schwäche der Lunge und der Stimmbildung im Kehlkopf beruht.

23.4 Holz- und Wasser-KF

Angst kann bei einem Wasser-KF in Drohgebaren umschlagen. Diese Patienten lassen sich nicht einschüchtern, sondern reagieren auf (vermeintliche) Drohungen von anderen, indem sie ihnen zuvorkommen und den ersten Vergeltungsschlag führen. Unter den Umständen sind sie leicht mit Holz-KF-Typen zu verwechseln. In dem Fall kann eine Behandlung des Kind-Elements (Holz) vorübergehend erfolgreich sein. Wenn sich der Therapieeffekt aber wieder abschwächt, kann eine genauere Untersuchung des Mutter-Elements (Wasser) indiziert sein, weil möglicherweise ein Wasser-KF vorliegt.

Wenn Menschen mit einem Holz-KF nicht richtig wütend sein können, wird oft irrtümlich ein Wasser-KF vermutet. Auch ihre Schüchternheit könnte mit der Angst von Wasser-KF-Typen verwechselt werden. Entscheidend für die KF-Diagnose sind natürlich Farbe, Klang, Emotion und Geruch; auf der Verhaltensebene spricht ein – für Ängstlichkeit gehaltener – Mangel an Durchsetzungskraft eher für einen Wasser-KF.

23.5 Feuer- und Erd-KF

Sowohl Menschen mit einem Erd- als auch solche mit einem Feuer-KF sind oft extrovertiert und gesellig. Sie überschlagen sich und investieren viel Energie in ihre Beziehungen zu anderen. Manchmal verzehren sie sich regelrecht nach zwischenmenschlichen Kontakten. Hierbei spielt es eine wichtige Rolle, was sie sich von anderen erwarten. Das betonte Bedürfnis nach Liebe und Wärme (Feuer-KF) darf nicht mit dem Bedürfnis nach emotionalem Halt oder Unterstützung (Erd-KF) verwechselt werden. Diese Verwechslung kommt relativ häufig vor – besonders wenn Patienten nach TCM-Verständnis unter einem Milz-Qi- und Herz-Blut-Xu-Syndrom leiden; in dem Fall muss geklärt werden, welches die primäre Störung ist.

Besorgtheit kann mit Ängstlichkeit verwechselt werden. Da Kummer von Magen und Milz ausgeht, konzentriert er sich auf den Bauch/Abdominalbereich, während Angst, die das Herz einschnürt, gewöhnlich im Brustbereich zu spüren ist.

23.6 Feuer- und Metall-KF

Vielen Therapeuten unterläuft der Fehler, dass sie Feuer- und Metall-KFs verwechseln. Denn die weiße (Metall-)Farbe kann als fehlende Gesichtsröte (Feuer) aufgefasst werden, und auch das Unglücklichsein bei einem Feuer-KF unterscheidet sich oft kaum vom Kummer bei einem Metall-KF.

Traurigkeit *(Bei)* betrifft das Feuer- genauso wie das Metall-Element, und Trauer oder Kummer *(You)* kann sich auch im Brustraum festsetzen. Daher ist es wichtig, die Emotionen genau zu unterscheiden. Bei Patienten mit einem Feuer-KF ist es wahrscheinlicher, dass Freude plötzlich in Traurigkeit umschlägt, während Patienten mit einem Metall-KF weniger zu Hochs und Tiefs neigen, sondern Schwierigkeiten mit Respekt haben. Patienten mit einem Metall-KF sind selten cholerisch und im Allgemeinen eher spröde; daher verspüren sie kein gesteigertes Bedürfnis nach Nähe in der Beziehung zu ihrem Therapeuten.

23.7 Feuer- und Wasser-KF

Weil sie ihre Angst oft hinter einem Lächeln verstecken, könnten Wasser-KF- irrtümlich für Feuer-KF-Typen gehalten werden. Lachen ist eine sehr soziale, auf andere gerichtete Emotion und eignet sich gut dazu, Ängste zu überspielen. Es signalisiert Leichtigkeit und heitere Gelassenheit – und genau diese Eigenschaften möchten Menschen mit einem Wasser-KF am liebsten ausstrahlen. Vielleicht fällt Therapeuten an diesen Patienten auf, dass sie den Zustand von Freudlosigkeit offenbar gar nicht kennen. Wenn sie verwundert hinter die lächelnde Fassade schauen, werden sie auf Angstgefühle stoßen. Das Lachen von Wasser-KF-Typen klingt heiser und rau oder eher wie ein nervöses Kichern. Auch ihre Freude wirkt nicht richtig ansteckend.

Patienten mit einem Feuer-KF können manchmal sehr ängstlich sein und einen Wasser-KF vermuten lassen. Ein Schock oder Schreck belastet Herz und Nieren. Durch traumatische Lebensereignisse können beide Organe völlig aus dem Gleichgewicht geraten. Eine Shen-Störung kann zu Panikattacken oder Schlafproblemen führen. Wenn eine Disharmonie beide Elemente (Feuer und Wasser) betrifft, kann es die Diagnose verkomplizieren, solange nicht sicher ist, welches die primäre Störung war. Wie immer geben Farbe, Klang, Emotion und Geruch Aufschluss über die zuerst eingetretene Dysbalance.

23.8 Erd- und Metall-KF

Patienten mit einem Erd-KF können sich von anderen abkapseln, um zu signalisieren, dass sie jegliche Sympathiebekundung ablehnen. Das lässt sie ähnlich distanziert und hart wie Menschen mit einem Metall-KF erscheinen, die sich jedoch aus ganz anderen Gründen zurückziehen. Wenn sich Erd-KF-Typen kreuzunglücklich fühlen, erinnert es an die latente Traurigkeit vieler Metall-KF-Typen.

Erde ist das Mutter-Element von Metall. Daher kann sich hinter scheinbaren Metall-Symptomen eine ursächliche Problematik im Erd-Element verbergen. Würde sich die Behandlung auf das Metall-Element konzentrieren, wäre der Therapieerfolg nur von kurzer Dauer, solange nicht die eigentliche Störung im Erd-Element behandelt wird.

23.9 Erd- und Wasser-KF

Patienten mit einem Erd-KF werden sehr aufgeregt und ängstlich, wenn sie ihre Sicherheit bedroht sehen. Das trifft besonders auf alle zu, deren inneres Sicherheitsgefühl sehr unterentwickelt ist. Das erweckt den Anschein, als hätten sie einen Wasser-KF. Mitgefühl (Sympathie) und Unterstützung ist das, was ängstlich aufgeregte Erd-KF-Typen brauchen, um sich wieder beruhigen zu können.

Im Vergleich dazu lassen sich Patienten mit einem Wasser-KF nicht beruhigen und sehnen sich nach weiteren Beschwichtigungsversuchen. Ihr Bedürfnis nach beruhigender Gewissheit sollte nicht mit dem Wunsch nach Sympathie verwechselt werden. In dem Fall ist es genau umgekehrt, denn selbst noch so viel Empathie und Unterstützung wird ihre Ängste nicht besänftigen können. Da Besorgtheit, Angst und Furcht manchmal als Synonyme verwendet werden, können auch die Empfindungen, die sie bezeichnen, leicht verwechselt werden.

23.10 Metall- und Wasser-KF

Patienten mit einem Metall- oder Wasser-KF neigen eher zu Introvertiertheit und Yin-Emotionen und zeigen ihre Gefühle viel weniger als Menschen mit einem Holz-, Erd- oder Feuer-KF, deren Gefühlsäußerungen sehr Yang-betont sind. Daher sind Metall- und Wasser-KF-Typen oft schwer zu verstehen. Sie wirken geheimnisvoll, undurchdringlich und rätselhaft. Aus dem Grund sind diese beiden KFs leicht zu verwechseln.

Teil III Diagnostik

KAPITEL

24 Diagnose – Ziel und Ablauf

24.1 Einführung in die folgenden Kapitel

In der chinesischen Medizin kommen „Sehen", „Hören", „Fragen" und „Fühlen/Riechen" als traditionelle Diagnosemethoden zur Anwendung. Um von diesen vier diagnostischen Werkzeugen Gebrauch machen zu können, müssen TCM-Therapeuten auf ihre Sinne vertrauen und gezielt Fragen stellen. Manche Schulen legen den Schwerpunkt stärker auf die eine oder andere diagnostische Methoden. Die moderne chinesische Kräuterheilkunde legt z. B. besonders Wert auf Fragen zu den Beschwerden und zum Allgemeinzustand des Patienten. Die anderen Methoden (Hören, Sehen, Fühlen) werden zwar auch verwendet, gelten aber im Allgemeinen als nicht so wichtig wie die Befragung. In der Fünf-Elemente-Konstitutionsakupunktur stellen Therapeuten hingegen weniger Fragen, sondern verlassen sich mehr auf das, was sie sehen, hören, riechen und fühlen. Aus dem Grund richtet sich das Augenmerk in den folgenden fünf Kapiteln auf die Schulung oder Schärfung der Sinne, die Therapeuten brauchen, um die richtige Diagnose zu stellen.

In diesem Kapitel werden zwei wichtige Aspekte der Diagnose beschrieben. Zum einen geht es darum, wie die Krankengeschichte zu erheben und die Diagnose zu stellen ist, und zum anderen um die Bedeutung und den Aufbau der vertrauensvollen Therapeut-Patienten-Beziehung.

➢ Kapital 25 behandelt die wesentlichen Methoden zur Diagnose des konstitutionellen Faktors (KF), d.h. die Wahrnehmung von Gesichtsfarbe, Geruch, Stimmklang und Emotion.

➢ Kapitel 26 befasst sich mit Körpersprache, Haltung, Gestik und Mimik des Patienten. Es zeigt, wie viel sich schon durch einfache Beobachtung der Patienten erkennen lässt.

➢ Kapitel 27 beschäftigt sich mit zwei wichtigen Themen. Eines ist das Dechiffrieren „goldener Schlüssel". Darunter sind ungewöhnliche Verhaltensaspekte oder Werte von Patienten zu verstehen, die ihre KF-Diagnose stützen können. Das zweite ist die Festlegung der richtigen Behandlungsebene, die ein Patient benötigt. Dies könnte die körperliche (somatische), geistige und/oder seelische (psychische) Ebene sein.

Als abschließendes, fünftes Kapitel deckt ➢ Kapitel 28 Palpation und körperliche Untersuchung des Patienten ab – also das, was im Wesentlichen unter „Fühlen" zu verstehen ist. Als spezifische Gebiete werden Pulsdiagnose, Akabane-Test, Betasten der Drei Brenner *(San Jiao)* und Palpation des Abdomens behandelt. Diese Befunde können auf ein größeres Ungleichgewicht in einem Element hindeuten und auch die Diagnose des konstitutionellen Faktors (KF) stützen. Für die KF-Diagnose haben sie jedoch kaum Relevanz.

24.2 Diagnostische Zielsetzung

Diagnostische Hauptziele sind für die Fünf-Elemente-Konstitutionsakupunktur:

- Diagnose des konstitutionellen Faktors (KF)
- Behandlungsbedürftigkeit anderer Elemente abklären
- Therapieblockaden feststellen
- Behandlungsebene (Körper, Geist oder Seele) bestimmen.

24.2.1 Diagnose des konstitutionellen Faktors (KF)

Den konstitutionellen Faktor (KF) eines Patienten herauszufinden ist Hauptziel der Diagnose. Bei nachgewiesenem KF erfolgt die Behandlung zum Großteil auf dieser Grundlage. Denn es ist anzunehmen, dass Punkte auf den Meridianen der KF-Organe den stärksten Einfluss auf den Allgemeinzustand von Patienten haben. Andererseits gibt es auch Situationen, in denen dies nicht der Fall ist. Akute Infektionen z. B. sprechen normalerweise besser auf Punkte an, die direkt auf die Symptome wirken und sie lindern („klären") können. Auch bei akuten Verletzungen ist eher von Punkten, die Qi in das traumatisierte Gebiet mobilisieren, als von Punkten, die zur KF-Behandlung dienen, eine Besserung erwarten.

24.2.2 Untersuchung der anderen Elemente

Die Diagnose des konstitutionellen Faktors (KF) schließt eine Untersuchung aller anderen Elemente mit ein. Therapeuten werden sich schon bei der KF-Diagnose ein Bild vom Gleichgewicht der Fünf Elemente machen. Ein Ungleichgewicht in einem der anderen Elemente wird auf derselben Grundlage diagnostiziert wie der KF. Der Hauptunterschied besteht in Stärke und Zahl der diagnostischen Kriterien. Für die Behandlung ist es wichtig zu wissen, ob noch ein anderes als das KF-Element geschwächt ist.

Bei Menschen mit einem Wasser-KF könnte z. B. nach einer unglücklichen Liebesaffäre das Feuer-Element über längere Zeit beeinträchtigt oder nach einem schmerzlichen Verlust das Metall-Element „am Boden zerstört" sein.

In vielen Fällen bessert sich durch die Behandlung des konstitutionellen Faktors auch die Balance der anderen Elemente. Wenn ein bestimmtes Element nicht anspricht, muss sich die Behandlung manchmal gezielt auf dieses Element richten. Unter den Umständen könnten sich Therapeuten zu einer direkten und indirekten (über den KF) Behandlung des betroffenen Elements entschließen. Dadurch wird sich wieder ein harmonisches Gleichgewicht der Fünf Elemente erreichen, das umgekehrt wiederum hilft, Liebeskummer zu überwinden oder einen Verlust mit größerer innerer Stärke und Tapferkeit zu ertragen.

24.2.3 Diagnose möglicher Therapieblockaden

Als Nächstes gilt es herauszufinden, ob irgendwelche Blockaden vorliegen, die vor der eigentlichen Behandlung beseitigt werden müssen. Solche Blockaden sind z. B.:

- aggressive Energie
- Besessenheit
- Mann-Frau-Dysbalance
- Ein-/Ausgangsblockaden.

Diese Blockaden (und die Diagnose) sind in ➤ Kapitel 29–33 beschrieben.

24.2.4 Diagnose der Behandlungsebene

Im Laufe der Diagnose werden Therapeuten erkennen, ob sich die Behandlung mehr auf die körperliche, geistige oder seelische Ebene richten sollte. Das ist insofern von Bedeutung, als von der Behandlungsebene die Wahl der Punkte abhängt (Näheres ➤ Kapitel 27).

24.3 Diagnostischer Prozess

24.3.1 Leitsymptome, Systematik und andere Informationen

In der Fünf-Elemente-Konstitutionsakupunktur wird immer eine komplette Anamnese erhoben. Das beinhaltet Fragen zu folgenden Bereichen:

- Hauptbeschwerden
- Zustand von „Körpersystemen" wie Verdauung, Herz-Kreislauf, Urogenitaltrakt
- Familienanamnese (Eltern und nahe Verwandte)
- Krankengeschichte, Bildung, Beruf und persönliche Entwicklung
- aktuelle Lebenssituation, private Beziehungen, Arbeitsumfeld, Interessen usw.

Diese Informationen benötigen Therapeuten nicht zur Diagnose des konstitutionellen Faktors (KF), sondern sie haben in der Fünf-Elemente-Konstitutionsakupunktur in dreierlei Hinsicht Bedeutung:

- Erstens: Beim Einholen dieser Informationen bieten sich zahlreiche Gelegenheiten zum Testen der Emotion (➤ Kapitel 25). Während der Untersuchung können Therapeuten bereits auf Gesichtsfarbe, Tonfall und Geruch des Patienten achten. Jetzt beginnt sich auch die Therapeut-Patienten-Beziehung aufzubauen.
- Zweitens geben sie eine erste grobe Orientierung zum Befinden des Patienten. Wenn Patienten das erste Mal zur Behandlung kommen, sind sie meist so mit ihrem Problem beschäftigt, dass sie zu erwähnen vergessen, ob sie noch andere Beschwerden haben (z. B. erhöhte Stuhlfrequenz oder ein suboptimales Schlafmuster). Sie werden zudem eher von Schwierigkeiten berichten, mit denen sie in bestimmten Lebensbereichen zu kämpfen haben (z. B. in der Arbeit, im Freundeskreis, in engen Beziehungen). Je mehr Therapeuten darüber wissen, desto besser können sie die Fortschritte von Patienten verfolgen. Viele gesundheitliche Störungen bessern sich, wenn die Wurzel des Problems (d. h. der KF) behandelt wird. Anhand dieser Informationen können Therapeuten oft erkennen, dass Patienten schon auf dem Weg der Besserung sind, obwohl ihr Leitsymptom noch nicht auf die Behandlung angesprochen hat. Zusätzlich zur Verlaufskontrolle/Überwachung des Behandlungserfolgs kann sich auch eine günstige Gelegenheit bieten, Patienten einen weiter gefassten Begriff von Gesundheit und Wohlbefinden zu vermitteln.
- Drittens: Trotz des bisher Gesagten können die Informationen helfen, die KF-Diagnose zu bestätigen. Im Laufe des Anamnesegesprächs stellt sich vielleicht heraus, dass die Beschwerden kurz nach Verlassen des Elternhauses, nach Zerbrechen einer Beziehung oder nach einem schrecklichen Ereignis begannen. Aus der emotionalen Reaktion auf solche Situationen lässt sich unter Umständen erkennen, welches Element aus dem Gleichgewicht geraten ist. Diese Informationen können niemals Grundlage der Diagnose sein, sie wohl aber bestätigen und untermauern. Gesundheit und Wohlbefinden hängen davon ab, regelmäßig von allen Elementen „genährt“ zu werden. Äußere Veränderungen der Fähigkeit, diese Nahrung zu empfangen, können sich auf die Gesundheit auswirken. Die Patientin, die multiple Sklerose bekam, als ihr Kind davonlief, und der Patient, der erkrankte, als ihn seine konstante Spenderin von Liebe und Zuneigung verließ, haben uns etwas Wichtiges zu sagen. Wobei die nonverbale Ausdruckweise von Patienten genauso signifikant sein kann wie ihre Worte.

24.3.2 Was die Diagnose nicht umfasst

In der Fünf-Elemente-Konstitutionsakupunktur wird die Diagnose aufgrund der Persönlichkeit von Patienten, nicht aber aufgrund der Art ihrer Erkrankung gestellt. Daher sind die Hauptbeschwerden oder Symptome, an denen sie leiden, zwar wichtig, aber nicht für die Diagnose zu gebrauchen. Dass ein Patient an Obstipation, Lähmung oder Migräne leidet, ist nicht die Grundlage der KF-Diagnose. Auch die Diagnoseschlüssel der westlichen Medizin (rheumatoide Arthritis, manische Depression oder Diabetes) sind niemals Grundlage der Diagnose. Symptome deuten oft auf eine Dysfunktion von Organen/Organ-Meridianen hin, geben aber keinen Aufschluss darüber, ob es sich um Ursache oder Folge einer Störung handelt.

24.4 Diagnoseschritte

24.4.1 Rahmenbedingungen

Wann immer wir uns auf Therapeuten beziehen, gehen wir davon aus, dass sie professionell arbeiten. Das bedeutet, dass sie Patienten erst behandeln, nachdem sie die Diagnose gestellt haben, und dass sie es in ihrer Akupunkturpraxis tun.

Viele Therapeuten ertappen sich dabei, dass sie manchmal auch bei anderen Gelegenheiten eine Diagnose stellen, z. B. wenn ein Freund telefonisch um Rat bittet oder ein Partygast über ein Problem sprechen möchte. Wenn sie ihre diagnostischen Fähigkeiten verfeinern möchten, kann es ihnen helfen, sie in den unterschiedlichsten Situationen anzuwenden. Es wäre aber nicht angebracht, in solchen Fällen auch noch zu behandeln. Wir empfehlen stattdessen – falls es auf eine Behandlung hinausläuft –, dass Therapeuten erst eine umfassende Diagnose stellen und dann unter den richtigen Rahmenbedingungen die Behandlung durchführen sollten.

24.4.2 Zwei Ebenen diagnostischer Aktivität

Beim Erheben der Anamnese operieren Therapeuten häufig auf zwei Ebenen. Neben der „Hauptarbeit" (Erfassung der Krankengeschichte) können sie intervenieren und wichtige Beobachtungen machen. Obwohl es verschiedene Schritte in einem diagnostischen Prozess gibt, sind die meisten zeitlich nicht festgelegt. Farbe, Geruch, Gefühlslage des Patienten, Kinderkrankheiten oder Puls können z. B. in beliebiger Reihenfolge untersucht (bzw. beobachtet, erfragt, gemessen) werden.

Oft werden auch mehrere Tätigkeiten gleichzeitig ausgeführt. Während sie sich z. B. nach den Hauptbeschwerden erkundigen und sie schriftlich festhalten, können Therapeuten bereits auf Gesichtsfarbe, Geruch und Stimmklang der Patienten achten. Andererseits kann es genau der richtige Moment sein, Sympathie zu bekunden und die Emotion des Erd-Elements zu beurteilen, wenn ein Patient Schmerzen beschreibt, während gleichzeitig Schmerzcharakter, Lokalisation und Schmerzintensität notiert werden. Im nächsten Kapitel folgen weitere Beispiele für die therapeutische Arbeit auf zwei Ebenen.

24.5 Anamnese

Im Folgenden geht es um wichtige Stufen beim Erheben der Anamnese. Dies ist nur eine mögliche Abfolge der Schritte, denn Krankengeschichten können auf ganz unterschiedliche Weise erfasst werden. Unerfahrenen Therapeuten und Anfängern, die sich gerade erst mit der Diagnose nach Art der Fünf-Elemente-Konstitutionsakupunktur vertraut machen, wird empfohlen, sich möglichst an die nachfolgend beschriebene Vorgehensweise anzulehnen. Doch solange sie auch auf anderem Wege zu den entscheidenden Diagnoseergebnissen kommen (s. o.), dürfen Therapeuten die Reihenfolge beliebig umstellen.

Die einzelnen Schritte sind:

- Aufbau einer vertrauensvollen Beziehung
- Hauptbeschwerden
- systematische Untersuchung
- Patienten- und Familienanamnese, Beziehungen und aktuelle Lebenssituation
- Palpation („Fühlen")
- Inspektion („Sehen").

24.5.1 Aufbau einer vertrauensvollen Beziehung

Für den diagnostischen Prozess hat der Aufbau einer therapeutischen Beziehung oberste Priorität. Wenn sie vor Beginn der Behandlung nicht das Vertrauen der Patienten gewinnen, müssen Therapeuten damit rechnen, dass sich die Patienten vermutlich wenig kooperativ zeigen und sich nicht völlig öffnen. Stattdessen werden sie sich fragen, ob sie den richtigen Therapeuten gewählt haben, und sich zurückhalten, bis sie sich sicher sind. Obwohl der Aufbau einer Beziehung als eigenständige Entwicklung gesehen werden könnte, ist es gleichzeitig etwas, das schon beim Erheben der Anamnese entsteht.

Besonders zu Beginn, aber auch noch im Laufe der Anamnese werden sich Therapeuten zeitweilig fast ausschließlich auf den Ausbau der Beziehung konzentrieren. In anderen Momenten rückt dieser Aspekt wieder mehr in den Hintergrund. Obwohl in gewisser Hinsicht zuerst eine Vertrauensbeziehung entstehen muss, setzt sich der Aufbau trotzdem während der ganzen Anamnese weiter fort. Darauf kommen wir weiter unten noch ausführlicher zu sprechen.

24.5.2 Hauptbeschwerden

Es wurde bereits erwähnt, dass sich die traditionelle Diagnose aus vier Aspekten ergibt: durch „Sehen", „Hören", „Fragen" und „Fühlen". Die Hauptbeschwerden lassen sich im Wesentlichen durch den diagnostischen Aspekt des „Hörens“ erfassen. Die meisten Patienten klagen über Beschwerden, wenn sie zur Behandlung kommen, und erwarten, dass Therapeuten ihnen aufmerksam zuhören.

Zu Beginn des Gesprächs könnten Fragen (z. B. was sie sich von der Akupunkturbehandlung erhoffen, wo ihr Problem liegt, wie lange die Symptome schon bestehen und was sie bisher unternommen haben) Patienten die Möglichkeit geben, ausführlich über ihre Beschwerden zu sprechen. Nach dieser subjektiven Schilderung helfen gezielte Fragen des Therapeuten, seinen Eindruck vom Beschwerdebild abzurunden. Es ist wichtig, die Beschwerden in allen Einzelheiten und in den Worten des Patienten aufzuzeichnen. Wenn Patienten über mehrere Beschwerden klagen, werden alle in derselben Weise erfasst. Die Befunddokumentation dient zu folgenden Zwecken:

- Hilfestellung für die KF-Diagnose und die Beurteilung der anderen Organe
- genaue Beschreibung des Beschwerdebilds zur Verlaufskontrolle/als Vergleich für Behandlungsfortschritte
- herauszufinden, in welchem Zusammenhang (Ereignis) die Beschwerden zum ersten Mal auftraten
- Erwartungen des Patienten zu erfüllen und bei passender Gelegenheit Mitgefühl äußern zu können, um eine vertrauensvolle Beziehung herzustellen und aufrechtzuerhalten.

Auch Patienten erinnern sich nicht unbedingt, wie es ihnen zu Beginn der Behandlung ging. Deshalb erweisen sich diese ersten Aufzeichnungen später oft als hilfreich, wenn der Behandlungserfolg aus Patienten- und Therapeutensicht beurteilt werden soll.

Eine gute Befunddokumentation berücksichtigt folgende Punkte:

- Beschreibung mit den eigenen Worten des Patienten
- Beginn der Beschwerden und besonderes Ereignis zu der Zeit
- Lokalisation der Beschwerden
- Charakter und Intensität der Schmerzen oder Empfindungen
- Auftreten der Beschwerden: ständig oder intermittierend (und wenn ja, wie oft)
- Faktoren, die zur Besserung oder Verschlechterung führen
- Auswirkungen des Problems: was ist möglich/was ist nicht mehr möglich
- Begleitsymptome
- frühere Behandlungsmethoden und Medikamenteneinnahme.

24.5.3 „Zehn Fragen" (systematische Untersuchung)

Dieser Abschnitt beschäftigt sich mit den physiologischen Systemen der westlichen Medizin, die sich mit den Bereichen decken, die in der chinesischen Medizin über die „Zehn Fragen“ erfasst werden. In diesem Diagnoseschritt geht es besonders um den Aspekt des „Fragens“ (Anamnesegespräch). Jeder Fragenkomplex kann zahlreiche Details einschließen.

- **Schlaf.** Qualität: Schlaftiefe; Gefühl beim morgendlichen Aufwachen; nächtliche Unruhe, Erregtheit. Quantität: Schlafenszeit, Einschlaf- und Aufwachzeit. Schlaflosigkeit: nächtliches Wachliegen, Ein- und Durchschlafstörungen; frühes Erwachen, Gründe? Medikamente: Schlaftabletten. Träume: Schlafunterbrechung durch Träume, häufige oder wiederkehrende Träume; Alpträume.
- **Appetit, Ernährung und Geschmack.** Appetit: groß, klein, gesteigert; hungrig, kann aber nichts essen. Verdauung: gut, Blähungen/Völlegefühl beim Essen, Verdauungsstörung, Übelkeit, Erbrechen. Vorliebe/Abneigung: Heißes, Kaltes; Präferenz bzw. Sucht/Verlangen nach einem bestimmten Geschmack. Geschmacksqualität: bitter, süß, salzig, etc. Ernährung: übliche Essenszeiten und Tagesmengen. Wie gesund ist die Einstellung zu Ernährung?
- **Durst und Trinkverhalten.** Flüssigkeitsmenge pro Tag. Durst: wie durstig? Art der Flüssigkeit: heiß/kalt, Tee, Kaffee, etc. Alkohol: wie viel, wann, was, Vorgeschichte mit Alkoholproblemen?
- **Stuhlgang.** Wann: regelmäßig, jeden Tag? Konsistenz: Durchfall: wie oft, Geruch, Farbe, unverdaute Nahrung, wässrig; Verstopfung: wie oft, trocken, weich. Schleim, Blut. Schmerzen: stark/schwach, wann besser/schlechter?
- **Miktion/Urin.** Quantität: Menge, Häufigkeit. Farbe: klar, dunkel, trüb, Blut. Geruch: streng,

geruchlos. Schmerzen/Füllungsdruck: wann besser/schlechter? Bettnässen.

- **Schwitzen und Körpertemperatur.** Schwitzen: wie stark (z. B. normal, stark, leicht); wann (z. B. bei körperlicher Betätigung, tagsüber, nachts). Körpertemperatur: warm oder kühl; welche Region (z. B. ganzer Körper, innen/Körperkern, außen/Extremitäten).
- **Weibliche Gesundheit.** Menstruation: Regelmäßigkeit, Länge der Periode; Blut: Farbe, Viskosität, Menge, Gerinnsel, Fluss; Schmerzen: Charakter, Zeitpunkt, Häufigkeit; Gefühlsschwankungen; Alter bei Menarche. Ausfluss: Farbe, Geruch, Menge. Schwangerschaft und Geburt: Anzahl, Komplikationen (z. B. Fehlgeburt, Unfruchtbarkeit), Art der Entbindung, Rückbildungsphase. Menopause (falls zutreffend): ab welchem Alter; klimakterische Beschwerden (z. B. Hitzewallungen, Stimmungsschwankungen, Antriebslosigkeit). Kontrazeption (falls zutreffend): Pille, Spirale etc.
- **Kopf und Körper.** Kopfschmerzen: Auftreten, Tageszeit, Lokalisation, Schmerzcharakter, wodurch schlechter/besser. Schwindelanfall: Auftreten, akut/chronisch, stark/leicht, besser/schlechter, Begleitsymptome.
- **Augen und Ohren.** Augen: Sehvermögen: normal/kurzsichtig/weitsichtig; verschwommenes Sehen; Reizungen, z. B. rote oder blutunterlaufene Augen; Trockenheit; Mouches volantes; Schmerzen. Ohren: Hörvermögen; Tinnitus – Auftreten, Geräuschart. Taubheit: wo, wann.
- **Thorax und Abdomen.** Brust-, Lendenbereich, Epigastrium, Hypochondrium; Abdomen: Schmerzen oder Spannung?
- **Schmerzen.** Wo, wann; „voll/leer“ (Maciocia 1989, p. 160); fixiert/beweglich; besser oder schlechter bei Bewegung, Hitze oder Kälte?
- **Klima und Jahreszeit.** Besserung oder Verschlechterung durch bestimmte Klimafaktoren (z. B. Kälte, Hitze, Dunst, Wind, Trockenheit usw.) oder in bestimmter Jahreszeit.

Therapeuten können noch weitere Fragen stellen, z. B. nach Allergien, Abwehrkräften (Infektionsresistenz), tageszeitabhängigen Veränderungen von Befinden und Vitalität.

Die oben genannten Hauptkategorien könnte man am besten als „Themenbereiche“ oder „Fragenkomplexe“ beschreiben, die jeweils eine Vielzahl spezifischer Fragen beinhalten. Manche Therapeuten stellen lieber offene Fragen zu den einzelnen Systemen, z. B. „Wie steht's mit Ihrer Verdauung?“ oder „Wie schlafen Sie?“. Nachdem die Patienten darauf geantwortet haben, können spezifischere Fragen zu dem Themenbereich folgen.

Der Fragenkatalog kann Therapeuten als Checkliste dienen, anhand deren sich überprüfen lässt, ob alle gesundheitlich relevanten Aspekte „abgefragt“ wurden. Mit Erfahrung und Einfühlungsvermögen werden sie spüren, ob es sinnvoll ist, noch mehr in die Tiefe zu gehen und weitere Fragen zu stellen oder ob sie das Thema erst mal ruhen lassen sollten. Haben sich Therapeuten z. B. bei vielen Patientinnen nach der Menstruation erkundigt, können sie besser einschätzen, ob auf dem Gebiet eine signifikante Problematik vorliegt oder nicht.

In der Fünf-Elemente-Konstitutionsakupunktur helfen diese Informationen zu erkennen, in welcher Weise sich eine funktionelle Störung auf körperlicher oder geistig-seelischer Ebene bemerkbar macht. Die Patienten haben oft ein oder mehrere Symptome, die sie nicht für wichtig erachten und deshalb nicht erwähnen, wenn es um ihre (Haupt- und Neben-)Beschwerden geht. Eine Patientin könnte z. B. über Migräne und Menstruationsschmerzen klagen, aber zudem noch an Nachtschweiß und Verdauungsstörungen leiden, die sie nicht angibt. Da sie alle gut auf die KF-Behandlung ansprechen, ist es wichtig, sämtliche Beschwerden zu kennen, um den Behandlungsfortschritt überwachen zu können. Denn wenn die Migräneattacken nur unregelmäßig auftreten, erschwert das die Verlaufskontrolle. Eine bessere Verdauung und Abklingen des Nachtschweißes würden hingegen bestätigen, dass die Behandlung zumindest teilweise erfolgreich ist.

24.5.4 Patienten- und Familienanamnese, Beziehungen und aktuelle Lebenssituation

Hier werden Informationen zu vier großen Bereichen zusammengetragen: gesundheitliche Vorgeschichte des Patienten und innerhalb der Familie, Beziehungen und aktuelle Lebenssituation.

Die persönliche Vorgeschichte des Patienten stellt oft den wichtigsten Teil der Anamnese im Hinblick auf die Diagnose dar. Während Patienten relativ emotionslos über ihre Gesundheitsprobleme und Krankengeschichte erzählen können, lassen sie oft stärkere Gefühlsregungen erkennen, wenn die Sprache auf innerfamiliäre und intime Beziehungen oder auf schwierige Phasen in ihrem Leben kommt.

Alles entscheidend ist eine vertrauensvolle Therapeut-Patienten-Beziehung. In einer oberflächlichen therapeutischen Beziehung sind Patienten nur in begrenztem Rahmen bereit, schmerzliche emotionale Bereiche aufzudecken. Je nachdem, wie viel Vertrauen sie einem Therapeuten entgegenbringen, werden sie unterschiedliche Antworten auf die gleiche Frage geben. In einer guten, vertrauensvollen Beziehung offenbart sich eher, zu welchem Element die stärksten Emotionen der Patienten gehören könnten.

Eigenanamnese

Es ist wichtig, die aktuellen Gesundheitsbeschwerden von Patienten in Zusammenhang mit ihrer Vorgeschichte zu sehen. Es könnte sich um eine alte Problematik handeln, die im Laufe der Zeit immer mal wieder akut wird, oder um eine erstmals aufgetretene ernste Störung. Die Befragung könnte sich an folgenden Punkten orientieren:

- Geburt – Frühgeburt, Gesundheit bei der Geburt, gewolltes Kind usw.
- Säuglingsexanthem, Verdauung, Krankheiten (z. B. Mumps, Scharlach, rheumatisches Fieber, Keuchhusten)
- sonstige frühere Erkrankungen
- Unfälle, Verletzungen oder Krankenhausaufenthalte
- Medikation – dass die Medikamenteneinnahme wichtig ist, liegt auf der Hand, weil einige Symptome Folge oder Nebenwirkung von Medikamenten sein können
- Freizeitdrogen, einschließlich Alkohol
- Rauchen
- schwierige Lebensphasen
- Schulbildung
- berufliche Karriere.

Familienanamnese

In manchen Familien kommen Erbkrankheiten vor und andere sind für ihre „Langlebigkeit" bekannt. Diese Informationen können die Erklärung für eine gewisse Krankheitsdisposition liefern bzw. im zweiten Fall falsche Hoffnungen bei einigen Familienmitgliedern wecken. Therapeuten sollten Folgendes in Erfahrung bringen:

- Gesundheitsstatus der Eltern
- familiäre Krankheiten
- Geschwister und deren Gesundheitsstatus.

Beziehungen

Da Freundschaften und enge Bindungen wesentlichen Anteil an unserem Wohlbefinden haben, kann es hilfreich sein, sie in Grundzügen nachzuvollziehen. Das Beziehungsmuster (z. B. unfähig, Beziehungen aufrechtzuerhalten) könnte auf einen KF hindeuten. Im Gespräch über solche Themen zeigen Patienten oft eher ihre Gefühle als bei Fragen zur körperlichen Gesundheit. Therapeuten sollten versuchen, einen Überblick über folgende Bereiche zu erlangen:

- Verhältnis zu Eltern, Geschwistern und anderen persönlich wichtigen Verwandten
- Freunde in Grund- und Oberschule
- wichtige Freunde
- wichtige Lehrer, Ratgeber oder Autoritätspersonen
- Ehen und sexuelle Beziehungen
- Kinder.

Aktuelle Situation

Darunter ist die gegenwärtige Lebenssituation des Patienten zu verstehen:

- verheiratet? Zusammenleben mit einem Lebenspartner?
- Wohnsituation
- Beruf, Freundschaften, Kinder
- religiöse oder spirituelle Überzeugungen
- Hobbys und Interessen
- Zukunftserwartungen.

24.5.5 „Fühlen" (Palpation)

Im traditionellen Sinne umfasst „Fühlen" mehrere Aspekte:
- Pulsdiagnose (➤ Kapitel 28)
- *San Jiao* oder Dreifacher Erwärmer (➤ Kapitel 28)
- Palpation der Alarm-*Mu*-Punkte (Körpervorderseite) und Rücken-*Shu*-Punkte (➤ Kapitel 28)
- Abdominaldiagnose/-untersuchung (➤ Kapitel 28)
- Palpation (und Inspektion/Blickdiagnose) der Leitbahnen bzw. Meridiane
- Palpation der muskuloskelettalen Symptomzonen (Myotome) auf Schwellung, Schmerz und Fieber
- Gelenkbeweglichkeit und Bewegungsumfang
- Hauttemperatur, -feuchtigkeit, -struktur
- Nageldicke.

24.5.6 „Sehen" (Inspektion)

Das „Sehen" (Blickdiagnose oder Inspektion) zieht sich durch die ganze diagnostische Untersuchung hindurch und geht z. B. nach dem Anamnesegespräch auch bei der Abdomenpalpation weiter. Geachtet wird auf folgende Aspekte:
- Gesichtsfarbe
- Funkeln der Augen als Ausdruck des Geistes
- Narben
- Beobachtung emotionaler Reaktionen.

24.6 Zusammenfassen aller Informationen

Nachdem sie die oben genannten Informationen gesammelt haben, müssen Therapeuten sie sichten und zu einem Bild zusammensetzen. Am Ende kann sowohl bei unerfahrenen als auch bei erfahrenen Therapeuten eine gewisse Unsicherheit zurückbleiben, z. B. weil sich genauso stichhaltige Argumente für einen Holz-KF wie für einen Metall-KF anführen lassen. In dem Fall erweist sich oft eine Liste als hilfreich, auf der sich Therapeuten während der Anamnese notieren, welche Informationen sie noch benötigen oder welche Zeichen nicht eindeutig waren. Sie könnten sich z. B. unsicher gewesen sein, ob die Gesichtsfarbe gelb oder grün war. Das gibt ihnen die Möglichkeit, darauf zurückzukommen und sich später bei der Behandlung auf diesen Aspekt zu konzentrieren.

Für Anfänger kann diese diagnostische Phase einen enormen Zeitaufwand bedeuten – alle Informationen zu sichten, Haupt- und Nebenkriterien zu unterscheiden und herauszufinden versuchen, ob die Symptome, Puls- und Palpationsbefunde wirklich die KF-Diagnose stützen oder einfach unerheblich sind. Bei „Neulingen" wird es mehr Zeit in Anspruch nehmen, die Informationen richtig zusammenzufügen, als sie zu sammeln, während Therapeuten mit größerer Erfahrung schon beim Einholen der Informationen die ersten „Puzzlesteinchen" zusammensetzen.

Bisher haben wir uns auf Inhalt und Reihenfolge der diagnostischen Informationssammlung konzentriert. Wenden wir uns der Beziehungsebene zu.

24.7 Beziehungsebene

24.7.1 Definition der Therapeut-Patient-Beziehung

Eine vertrauensvolle Beziehung oder Verbundenheit zwischen Patienten und Therapeuten entsteht durch Nähe. Sie lässt sich nicht einfach ein- oder ausschalten, sondern entwickelt sich stufenweise. In einer guten Beziehung können Patienten ihrem Therapeuten vertrauen. Das Vertrauen, das sich zwischen ihnen aufbaut, gilt spezifisch in Angelegenheiten, die für die therapeutische Beziehung Relevanz haben, muss sich aber nicht auf andere Lebensbereiche der Patienten ausweiten.

Therapeuten bemühen sich um eine vertrauensvolle Beziehung, weil sie ihnen einiges erleichtert. Sie hilft z. B.:
- Emotionen wirksamer zu „testen" – Patienten fühlen sich in einer guten Beziehung ermutigt, mehr von ihrem Gefühlsleben zu offenbaren.

- genauere Auskünfte zu erhalten und Patienten besser zu verstehen – je tiefer die Verbundenheit, desto eher können sich Patienten öffnen und ihr Innerstes preisgeben.
- bei der Behandlung tiefere Persönlichkeitsaspekte zu erreichen – ohne innere Verbundenheit bleibt die geistig-seelische Ebene für Therapeuten unzugänglich.

24.7.2 Aufbau von Vertrauen

Ein Gefühl von Verbundenheit stellt sich häufig spontan ein. Da es aber auch Gelegenheiten gibt, in denen dies nicht automatisch geschieht, müssen Therapeuten wissen, wie sie das Vertrauen der Patienten gewinnen können. Manchmal kann eine Beziehung noch besser werden. Zwischen „einigermaßen klarkommen" und tiefem Vertrauen besteht ein himmelweiter Unterschied. Tiefes Vertrauen gibt Patienten die Sicherheit, die sie brauchen, um ihre Gefühle in ganzer Intensität zu enthüllen.

Vertrauen gewinnen

Menschen neigen eher dazu, Leuten zu vertrauen, mit denen sie etwas verbindet oder bei denen sie eine Gemeinsamkeit spüren. In Großbritannien könnte z. B. der Fanschal eines Fußballvereins gleich eine Brücke zwischen zwei Passagieren schlagen, die im selben Zugabteil sitzen und ihn tragen. In den USA stellt vermutlich die Begeisterung für dieselbe Baseballmannschaft ein natürliches Bindeglied dar. Wer Musik mag und jemand mit einem ähnlichen Musikgeschmack kennen lernt, wird sich denken: „Wer diese Musik genauso liebt wie ich, kann gar nicht verkehrt sein!" Gegensätze ziehen sich an, aber es sind die „Ähnlichkeiten", die ein Gefühl von Verbundenheit erzeugen, denn „Gleich und Gleich gesellt sich gern". Daher ist es gute Methode zum Herstellen einer vertrauensvollen Therapeut-Patienten-Beziehung, die Aufmerksamkeit auf Gemeinsamkeiten zu lenken.

Ähnlichkeit betonen

In Kasten 24.1 sind Bereiche aufgelistet, in denen Gemeinsamkeit für größere Nähe sorgen kann. Greifen wir z. B. „Tempo" heraus. Damit ist die individuelle Schnelligkeit gemeint, mit der Menschen agieren (sprechen, gestikulieren, sich bewegen). Wer ein langsameres Tempo bevorzugt, wird bedächtiger sprechen, gestikulieren und sich bewegen. Wer ein rascheres Tempo anschlägt, wird schneller sprechen, gestikulieren und sich bewegen. Jeder hat sein eigenes Tempo, es ist ein Grundmerkmal seiner Persönlichkeit. „Quirlige" Typen werden sich in Gegenwart von „bedächtigen" nicht richtig wohl fühlen und umgekehrt. „Quirlige" Therapeuten werden besser mit „langsamen" Patienten klarkommen, wenn sie ihr Tempo verlangsamen, und „bedächtige" Therapeuten besser mit „schnellen" Patienten, wenn sie ihr Tempo steigern.

Kasten 24.1 Bereiche, in denen eine größere Übereinstimmung angestrebt werden kann

Körperhaltung	**Gestik (besonders Schlüsselgesten)**
Tempo (Stimme/Körper/Denken)	Tonlage und Stimmvolumen/Lautstärke
Wertvorstellungen	Atmung
Sprachgebrauch und Vergleiche	Wörter und Sätze

Um die Beziehung zu ihren Patienten zu verbessern, können sich Therapeuten um größere Übereinstimmung in verschiedenen Bereichen bemühen (➤ Kasten 24.1).

(Als weiterführende Literatur sind Brooks [1989] und Richardson [1987] zu empfehlen, die sehr detailliert und enthusiastisch auf das Thema eingehen. Therapeutische Beziehungen werden auch in O'Connor & Seymour [1990] und Young [2001] behandelt.)

Abstimmung lernen

Die beste Möglichkeit, sich aufeinander einstellen zu lernen, besteht darin, sich jeweils einen Bereich auszuwählen. Wenn Therapeuten z. B. ihr Tempo anpassen möchten, könnten sie sich (im normalen Tagesablauf oder in speziell vereinbarten Sitzungen) die Zeit nehmen, ihr Tempo an das anderer Menschen anzugleichen. Jeder Mensch verfügt über eine gewisse Geschwindigkeitstoleranz, doch wenn Therapeuten in allen Bereichen schneller sind, müssen sie „einen Gang runterschalten" und ihr Tempo drosseln, um die Lücke zu langsamen Patienten zu schließen. Das heißt, sie müssen lernen, langsamer zu denken, zu gestikulieren, zu atmen und zu sprechen.

Manchmal geht es einfach, manchmal aber auch nicht. Es ist z. B. relativ leicht, langsamer zu sprechen. Doch wenn der Zeiger ein bisschen zu weit in die andere Richtung ausschlägt, meint man oft, nicht mehr „ich selbst" zu sein. Leute, die sich aus ihrer normalen Wohlfühl-/Behaglichkeitszone herausbewegen, fühlen sich unter Umständen „seltsam", „nicht sie selbst", vielleicht sogar „verrückt". Es ist wichtig, dass sich Therapeuten bei ihren Anpassungsbemühungen wohl fühlen und sich klarmachen, dass sie die Situation unter Kontrolle haben und selbst entscheiden, wie weit sie sich angleichen möchten. Um eine vertrauensvolle Beziehung zu Patienten aufzubauen, müssen Therapeuten nicht genauso werden wie sie (völlig gleich sein). Es ist wichtiger, sich ähnlich zu bewegen oder sich in der Gestik anzunähern. Schon eine kleine Annäherung kann zu deutlich größerer Verbundenheit in der therapeutischen Beziehung beitragen.

Es kann sinnvoll sein, gegenseitige Anpassung in einer Klasse zu üben, während ein Lehrer oder neutraler Beobachter anwesend ist. Denn im Gegensatz zum wirklichen Leben dürfen Schüler hier Fehler machen und werden eine entsprechende Rückmeldung von Mitschülern bekommen, die den „Patienten" spielen. Da die Agierenden meist nicht selbst wahrnehmen, wieweit sie sich verändert haben, kann ein außenstehender Beobachter hilfreich sein.

Sich auf andere Menschen einzustellen lernt man am besten in kleinen Schritten. Wer als Therapeut z. B. sein Sprechtempo anpassen möchte, sollte es so lange üben, bis er es „im Schlaf" kann. Als Nächstes könnte die Lautstärke moduliert werden, bis auch die Anpassung der Stimme ohne nachzudenken klappt. Die Anpassungsfähigkeit von Therapeuten wird sich bald so verbessern, dass sie sich mühelos und ohne langes Nachdenken auf Patienten einstellen können. Manchmal löst schon das Wort „anpassen", das sie sich selbst vorsagen, automatisch diese Reaktion aus.

Wobei ist Übereinstimmung wichtig?

Für den Aufbau einer vertrauensvollen Therapeut-Patienten-Beziehung ist Übereinstimmung in folgenden Bereichen am wichtigsten (➤ Kasten 24.1):

- Körperhaltung
- Gestik (allgemein)
- Stimmlage und Lautstärke
- Tempo (Sprechen/Körperbewegungen/Denken).

Zu einer deutlich größeren Vertrautheit führen auch:

- häufig wiederkehrende, typische Gesten
- Wertvorstellungen.

Wichtig, aber schwieriger zu erlernen ist eine Anpassung bei:

- Atmung
- Wortwahl und Satzbau
- Sprachgebrauch und Bildern (Metaphern).

24.7.3 Übereinstimmung und Diagnose

Dass sie sich auf Patienten einstellen können, ist nicht nur für eine vertrauensvolle Beziehung wichtig, sondern verbessert auch die diagnostischen Fähigkeiten von Therapeuten. Wer sich an Tempo, Tonfall, Körperhaltung und typischen Gesten eines Patienten orientiert, verhält sich nicht rein passiv. Anpassung lässt sich nur dadurch erreichen, dass sich Therapeuten gleichzeitig zu ihren Beobachtungen noch die anderen Aspekte von Patienten aneignen. Indem sie sich automatisch an sie angleichen, fühlen sich Therapeuten eher wie die Patienten. Je größer die Übereinstimmung, desto besser können sie sich in die Lage der Patienten versetzen und sie verstehen. Aus dem Grund ist Anpassung zum Teil ebenfalls eine diagnostische Methode.

Therapeuten mögen sich fragen, ob sie dabei nicht Gefahr laufen, zu sehr wie ihre Patienten zu werden. Wenn sie gelernt haben, sich bewusst und gezielt auf Patienten einzustellen, wird es ihnen vergleichsweise leicht fallen, es jederzeit abzubrechen. Sie behalten die Situation immer unter Kontrolle und können sich sowohl Patienten „gefühlsmäßig annähern" als auch „zurückrudern" und wieder „sie selbst" werden. Größere Vorsicht ist geboten, wenn sich Therapeuten spontan und unbewusst anpassen. Sie klagen oft darüber, dass sie sich von Patienten „ausgelaugt" fühlen, oder übernehmen sogar stellvertretend deren Symptome. In dem Fall kann es sich um eine Extremform unbewusster Anpassung handeln, die diagnostisch hilfreich sein kann, solange sie sich auf kurze Momente beschränkt. Ansonsten besteht aber die Gefahr, dass sie Therapeuten krank macht. Vor solchen unbewussten und schädlichen Anpassungstendenzen können sich Therapeuten schützen, wenn sie lernen, sich bewusst anzupassen und die Kontrolle zu behalten.

24.7.4 Intensität der Beziehung

Vertrauen entwickeln

Therapeuten können versucht sein zu glauben, sie müssten nur die richtigen Fragen stellen, um richtige Antworten von den Patienten zu bekommen. Doch eine tiefe, vertrauensvolle Beziehung bedeutet mehr, als nur aufzutauchen, freundlich zu sein und die richtigen Fragen zu stellen. Sie setzt auch innere Größe und ein leidenschaftliches Engagement bei den Therapeuten voraus.

Wenn sich Therapeuten auf Patienten einstellen können, ist das die beste Voraussetzung für eine harmonische Beziehung. Es ermuntert auch Patienten, Vertrauen und Zutrauen zu ihrem Therapeuten zu entwickeln. Viele Patienten brauchen erst eine tiefe Vertrauensbasis, bevor sie ihre innersten Gefühle offenbaren. Einigen fällt es leicht, ihren Ärger, ihre Angst, ihr Bedürfnis nach Sympathie oder ihre Traurigkeit zu zeigen. Anderen nicht. Sie müssen erst tiefes Vertrauen in ihren Therapeuten setzen, was diesem umgekehrt wieder viel mehr abverlangt.

Akzeptieren und mitfühlen

Es ist überaus wichtig, dass Therapeuten ihren Patienten volle Aufmerksamkeit widmen und ihren inneren Schmerz und ihr Leid richtig wahrnehmen. Akzeptanz und Mitgefühl sind ebensolche Grundvoraussetzungen wie das Anpassungsvermögen. Dies ist aber nur möglich, wenn sich Therapeuten von der Geschichte und den Gefühlen des Patienten „berühren" und bewegen lassen. Solange sie sich nicht aufgefangen, verstanden und respektiert fühlen, fällt es Patienten besonders schwer, Kummer und Traurigkeit offen zu zeigen.

Präsent sein

Um eine gute Beziehung zu Patienten herzustellen, müssen Therapeuten auch ihre Intention *(Yi)* einbringen. Guo Yu schildert eine Situation, in der seine Heilkräfte eingeschränkt wurden, weil seine Intention nicht „voll anwesend" war (Näheres zur inneren Entwicklung des Therapeuten und der von Guo Yu beschriebenen Situation ➤ Kapitel 6). Ohne die Intention von Therapeuten wird die geistige Ebene ihrer Patienten einer Behandlung nicht gänzlich zugänglich sein. Ist die Beziehung zu oberflächlich, leiden auch die diagnostischen Fähigkeiten von Therapeuten darunter, weil ihnen psychische Aspekte verborgen bleiben. Infolgedessen wird die Behandlung weniger erfolgreich sein.

In einer von tiefem Vertrauen geprägten therapeutischen Beziehung lassen sich qualitativ hochwertigere diagnostische Informationen sammeln und die Emotionen besser untersuchen, während die Patienten sich leichter öffnen und für Veränderungen bereit sein werden, die durch die Behandlung induziert werden können. Die Frage nach der nötigen Intensität einer therapeutischen Beziehung lässt sich nicht genau beantworten. Therapeuten, die ihre Virtuosität *(Linghuo)* und ihr Beziehungsfähigkeit entwickelt haben, werden sie mit enormem Nutzen in ihre alltägliche Praxis einbringen können.

ZUSAMMENFASSUNG

- „Sehen", „Hören", „Fragen" und „Fühlen/Riechen" sind die vier traditionellen Diagnosemethoden der chinesischen Medizin.
- Diagnostische Hauptziele in der Fünf-Elemente-Konstitutionsakupunktur sind:
  - Diagnose des konstitutionellen Faktors (KF)
  - Behandlungsbedürftigkeit der anderen Elemente abzuklären
  - Suche nach möglichen Therapieblockaden
  - Bestimmung der erforderlichen Behandlungsebene (Körper, Geist, Psyche)
- Die Diagnosestellung stützt sich auf den Gebrauch der Sinne (um Farbe, Klang, Emotion und Geruch zu erkennen) und den Inhalt des vom Patienten Gesagten.

- In der Fünf-Elemente-Konstitutionsakupunktur wird immer eine komplette Anamnese erhoben. Sie umfasst Fragen zu folgenden Bereichen:
  - Hauptbeschwerden des Patienten
  - Gesundheitsstatus der „Systeme" (z.B. Verdauungstrakt, Herz-Kreislauf-System, Urogenitaltrakt)
  - Gesundheit der Eltern und Familienanamnese
  - Medizinische Anamnese sowie Bildung, Beruf und Vita des Patienten
  - Beziehungen und aktuelle Lebenssituation (Wohnung, Arbeit, Interessen usw.)
- Eine vertrauensvolle Beziehung zwischen Therapeuten und Patienten ist in der Fünf-Elemente-Konstitutionsakupunktur unerlässlich, um eine tiefere Diagnose- und Behandlungsebene zu ermöglichen.

KAPITEL

25 Diagnostische Hauptkriterien

Dieses Kapitel umfasst die diagnostischen Hauptkriterien, die in der Fünf-Elemente-Konstitutionsakupunktur zum Einsatz kommen. Dies sind:

- Farbe
- Geruch
- Klang
- Emotion.

25.1 Farbe

25.1.1 Grundlagen

Mit den einzelnen Elementen sind folgende Farben verbunden:

- Holz – Grün
- Feuer – Rot/fehlende Röte
- Erde – Gelb
- Metall – Weiß
- Wasser – Blau.

Die Fünf-Elemente-Konstitutionsakupunktur kennt vier wichtige Bereiche, in denen sich die Farbe beobachten lässt. Sie befinden sich außen neben den Augen, unter den Augen, in den Lachfalten und rund um den Mund. Bei manchen Menschen zeigt sich die Farbe großflächig im seitlichen Gesichtsbereich. Für die KF-Diagnose ist die Farbe neben den Augen am wichtigsten.

Manchmal erscheinen mindestens zwei Farben im Gesicht, z. B. Grün rund um den Mund und eine andere Farbe in Augennähe. In dem Fall hat normalerweise die Farbe neben den Augen größere Bedeutung.[1]

Für Menschen mit einem Feuer-KF gilt insofern eine Ausnahme, als neben ihren Augen häufiger eine matte Blässe statt der roten Gesichtsfarbe zu sehen ist. Diese Farbe wird als „fehlende Röte" bezeichnet.

25.1.2 Farben sehen und benennen

Angehende Therapeuten müssen zwei Hürden nehmen, wenn sie Farben erkennen wollen. Zum einen müssen sie die Farbe sehen und zum anderen auch benennen können. Farben sehen und benennen ist nicht das Gleiche.

Farben sehen

Einige Therapeuten versuchen Farben bereits zu benennen, ohne sie richtig gesehen zu haben. In dem Fall lassen sie den ersten Schritt aus. Sie sollten erst lernen, Farben zu sehen. Dies ist ein wichtiger Übungsschritt in der Fünf-Elemente-Konstitutionsakupunktur (s. u.).

Farben benennen

Andere erkennen eine Farbe eindeutig, können sie aber nicht benennen. Menschen verfügen über einen unterschiedlichen Wortschatz zur Beschreibung von Farben. Wer z. B. in einer Malerfirma arbeitet und

---

[1] Die Gesichtsfarbe wird von den unterschiedlichen Akupunktur-Richtungen unterschiedlich bewertet. Eine gute Darstellung ihrer Verwendung in der TCM gibt Kaptchuk (2000, pp. 180–181). Es gibt deutliche Überschneidungen, aber auch signifikante Unterschiede.

Farben mischt oder sich als Landschaftsmaler betätigt, dürfte mehr Farbbezeichnungen kennen als Juristen oder Sprachwissenschaftler, die selten von ihrer visuellen Trennschärfe Gebrauch machen. Für Therapeuten kann es hilfreich sein, ihren „Farbenwortschatz" zu erweitern, indem sie sich Zeit nehmen, ein größeres Farbenspektrum zu beobachten, insbesondere Farben, die in der Natur vorkommen. Farben richtig benennen zu können ist eine wesentliche Voraussetzung und ein Bindeglied für die Fünf-Elemente-Diagnose.

25.1.3 Gesichtsfarbe

Um ihren Farbsinn zu verbessern, könnten sich Therapeuten z. B. vornehmen, von einem Fensterplatz (im Café oder Restaurant) aus 15 Minuten lang die Gesichtsfarbe der Passanten zu beobachten. Eine andere Möglichkeit wäre die „Aufgabe", die Gesichtsfarbe von zehn verschiedenen Personen im Laufe des Tages zu beobachten. Für angehende Therapeuten kann es sinnvoll sein, mit Mitschülern zusammen Farben zu bestimmen und ihre Wahrnehmungen zu vergleichen. Um sich zu schulen, müssten Therapeuten eigentlich bei jedem, dem sie begegnen, die Gesichtfarbe beurteilen.

Für die Farbwahrnehmung ist es wichtig, die Augen zu entspannen. Wer blinzelt, den Kopf vorstreckt oder sich ängstlich bemüht, wird Farben kaum richtig sehen können. Wir erläutern anschließend, wie sich der Farbsinn schärfen lässt, z. B. durch

- Farbvergleiche
- Betrachtung bei unterschiedlichen Lichtverhältnissen
- Wissen um Lichtreflexion/Brechungseffekte.

Farbvergleiche

Farbvergleiche verbessern die Trennschärfe. Durch simultane Betrachtung von (oder rasches Hin-und-Her-Sehen zwischen) zwei Gesichtern können Therapeuten z. B. ihr visuelles Wahrnehmungsvermögen schulen. Wenn niedergelassene Akupunkteure jeweils nur einen Patienten zu Gesicht bekommen, können sie sich leicht an den Anblick gewöhnen. Um sich wieder mehr auf Sinneseindrücke zu konzentrieren, kann es sinnvoll sein, dass sie verschiedene Gesichtsbereiche des Patienten vergleichen. Dabei sehen sie mehrere Farben und könnten sich z. B. fragen: „Sind sie in beiden Gesichtshälften gleich?" oder „Welche Farbe wirkt blasser?" Landschaftsmaler lassen ihren Blick automatisch zwischen Naturansicht und Leinwand hin- und herwandern.

In einer Gruppe bietet es sich an, zwei bis fünf Leute in einer Reihe aufzustellen und ihre Gesichtsfarben zu vergleichen.

Betrachtung bei unterschiedlichen Lichtverhältnissen

Natürliches Licht ist wichtig für die Farbbestimmung. Deshalb müssen Therapeuten die Patienten gelegentlich bitten, kurz mit ihnen vor die Tür zu treten oder sich näher ans Fenster zu stellen, um bessere Lichtverhältnisse zu haben. Oftmals hilft es auch, Patienten zum Licht zu wenden und ihren Kopf langsam von einer Seite zur anderen zu drehen. Das erlaubt Therapeuten, die Farbe sämtlicher Gesichtsbereiche zu sehen.

Durch die Betrachtung bei unterschiedlichen Lichtverhältnissen lernen Therapeuten den Vorteil einer guten Ausleuchtung schätzen. Mitten im Winter ist weder in Großbritannien noch in Deutschland die richtige Zeit, natürliches Licht auszunutzen. Der Himmel ist oft grau und die Tage sind deutlich kürzer. In Behandlungsräume fällt meist nur wenig natürliches Licht, und künstliches Licht bewirkt eine subtile Verfälschung der echten Farben. Vergleiche bei künstlichem und natürlichem Licht, in verschiedenen Bereichen eines Raumes oder bei strahlendem Sonnenschein und sanftem Nordlicht helfen sich mit unterschiedlichen Lichteffekten vertraut zu machen. Jede veränderte Nuance wird Therapeuten davon überzeugen, wie gut es ist, die Untersuchung unter bestmöglichen Lichtverhältnissen vorzunehmen.

Verfälschte Gesichtsfarbe

Licht wird von Wänden, Wolldecken und Kleidung reflektiert. Ein grünes T-Shirt oder eine rosa Decke lässt die Gesichtsfarbe anders erscheinen als ein braunes T-Shirt oder eine blaue Decke. Es kann hilfreich sein, mit verschiedenen Lichtquellen zu experimentieren und darauf zu achten, welche farblichen Veränderungen sie hervorrufen.

Da auch Make-up die natürlichen Farben verfälscht, müssen manche Patientinnen daran erinnert werden, bei Behandlungsterminen kein Make-up aufzulegen. In ➤ Kasten 25.1 ist eine Übung beschrieben, mit der Therapeuten ihre Wahrnehmung von Gesichtsfarben verbessern können.

Kasten 25.1 Selbstübung zum besseren (Gesichts-)Farbensehen

Betrachten Sie an einer Stelle mit natürlichem Lichteinfall jemanden aus der Nähe, der zum Licht schaut. Vergleichen Sie die Farben in den Bereichen 1 und 2, 3 und 4, 5 und 6 (➤ Abb. 25.1). Danach vergleichen Sie 1 und 4, 2 und 5, 7 und 3 miteinander. Achten Sie auf Ähnlichkeiten und Unterschiede. Das hilft Ihnen, ein Gespür für Gesichtsfarben zu entwickeln.

Gesichtsfarben benennen

Manchmal ist die Farbbezeichnung einfach, weil es ganz offensichtlich ein Blau oder Grün ist. Gelegentlich streiten sich aber zwei Betrachter, ob es Gelb oder Grün, Gelb-Grün oder eine Mischung aus beidem ist. Falls sie sich nicht einig werden, ist es am besten, sich die Farbe noch einmal unter den bestmöglichen Lichtverhältnissen anzuschauen. Doch auch wenn die Vermengung mit der Zeit abnimmt, kann ein Rest von Unsicherheit bleiben.

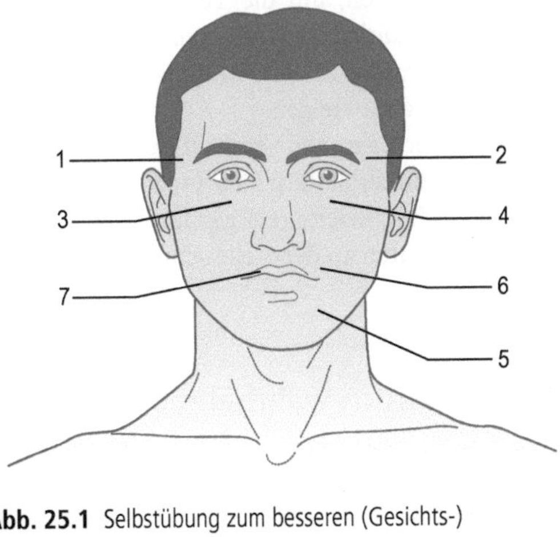

Abb. 25.1 Selbstübung zum besseren (Gesichts-) Farbensehen

Bei Unsicherheit über die richtige Farbbezeichnung hilft folgende Methode, die Farben zu identifizieren. Wenn sich Therapeuten nicht entscheiden können, ob es sich um eine gelbe oder grüne Gesichtsfarbe handelt, lässt sich aufgrund der anderen Kriterien (Emotion, Geruch und Stimmklang) eine Verdachtsdiagnose stellen. Sollte sich die Diagnose durch positives Ansprechen auf die Behandlung bestätigen, können Rückschlüsse auf die Farbe gezogen werden. Bestätigt der Behandlungserfolg z. B. das Vorliegen eines Holz-KF, kann rückblickend gefolgert werden, dass trotz der ersten Gelb-Grün-Unklarheit Grün die dominierende Farbe war. Dies dürfte die einfachste Art sein, Farben besser zu unterscheiden lernen. (Auch eine bessere Unterscheidungsfähigkeit in Bezug auf Geruch und Stimmklang lässt sich zum Teil so erwerben.)

25.2 Geruch

25.2.1 Grundlagen

Den Fünf Elementen sind folgende Gerüche zugeordnet:

- Holz – ranzig
- Feuer – verbrannt
- Erde – duftend
- Metall – verrottend
- Wasser – verwest.

Sobald das Qi aus dem Gleichgewicht geraten ist, verändert sich der Geruch eines Menschen. Im Zuge der Diagnostik werden Therapeuten versuchen, den vorherrschenden Geruch von Patienten wahrzunehmen.

25.2.2 Gerüche wahrnehmen und benennen

Geruchswahrnehmung

Wie bei Farben ist es eine wichtige Stufe, Gerüche erst richtig riechen zu lernen, um sie korrekt bezeichnen zu können. Nach der Anamnese bzw. Erstuntersuchung klagen Therapeuten häufig, sie hätten keinen Geruch feststellen können. Das hat den einfachen Grund, dass die meisten Menschen nichts riechen müssen, um im Alltag gut über die Runden zu kommen. Abgesehen von Rauch (bei Feuer/Brand), Gasgeruch oder einer „Riechprobe" an Nahrungsmitteln, deren Haltbarkeitsdatum abgelaufen ist, machen die meisten Menschen nicht regelmäßig Gebrauch von ihrem Geruchssinn. Verglichen mit Katze oder Hund, die ihr „Revier" konstant nach Geruchsinformationen absuchen, interessieren sich Menschen selten für Gerüche. Daher bedarf die Wahrnehmung von Gerüchen im Umgang mit Patienten einiger Übung.

Geruchsbezeichnung

Selbst wenn Therapeuten ihren Geruchssinn geschärft haben, stehen sie immer noch vor dem Problem, Gerüche richtig zu identifizieren. Die oben genannten Geruchsbezeichnungen sind auch nicht besonders hilfreich, da viele Leute keine klare Vorstellung haben, wie sich z. B. verwesender und ranziger Geruch unterscheiden.

Geruchssinn schärfen

Bei der Geruchswahrnehmung besteht das Problem, dass sich Gerüche nicht so konstant und damit objektivierbar halten wie Farben. Wenn Therapeuten die Farbe neben den Augen betrachten, können sie davon ausgehen, dass sie dieselbe Farbe vorfinden, wenn sie ein zweites Mal hinsehen. Dies gilt besonders, wenn sie den Blick nur kurz abwenden und wenn sich zwischenzeitlich weder ihre eigene Position noch die des Patienten und auch nicht die Lichtverhältnisse verändern. Bei Gerüchen trifft es nicht zu, weil sich Menschen sehr schnell an Gerüche gewöhnen. Diese Gewöhnung ist ähnlich wie bei einem Wort, das seine normale Bedeutung verliert, wenn wir es unentwegt wiederholen. Selbst wenn wir anfänglich einen starken Geruch wahrnehmen, verfliegt er sehr rasch. Die Flüchtigkeit von Gerüchen ist zwar eine Frage ihrer Intensität, doch sie sind insgesamt weniger beständig und substanziell als eine Farbe. In ➤ Kasten 25.2 ist eine Übung zur Verfeinerung des Geruchssinns beschrieben.

Kasten 25.2 Selbstübung zur besseren Geruchswahrnehmung

Die folgende Übung können Sie während des Lesens durchführen. Riechen Sie der Reihe nach an Ihrer Handinnenfläche, Ihrem Handrücken, am Ärmel Ihres Hemdes und zuletzt an Ihrem Schuh. Können Sie Unterschiede erkennen? Können Sie die Gerüche benennen, ohne die mit den Elementen verknüpften Geruchsbezeichnungen zu verwenden? Wenn sie Ihnen zufällig in anderer Reihenfolge präsentiert würden, könnten Sie sagen, welcher es jeweils war?

Wann der Geruch wahrnehmbar ist

Da sich Menschen sehr rasch an Gerüche gewöhnen, ist es wichtig, sie überraschend mit der Nase „einzufangen". Eine der besten Gelegenheiten für Therapeuten ist der Moment, in dem Patienten gerade den Behandlungsraum betreten haben. Sobald sie einige Kleidungsstücke ablegen, scheint ihr Geruch den Raum zu füllen und sich aufzubauen, besonders wenn sie einige Minuten im Raum warten mussten. Therapeuten können ihre Nase kurz (höchstens ein oder zwei Sekunden) in den Gang halten und dann den Geruch im Behandlungszimmer aufnehmen. Kontrast und Vergleich helfen ihnen, den Geruch des Patienten genauer auszumachen. Schon nach ein- oder zweiminütigem Aufenthalt im Raum sinken die Chancen, den Geruch feststellen zu können.

Wenn Patienten unter einer Decke im warmen Raum liegen, bietet sich eine weitere Möglichkeit, ihren Geruch wahrzunehmen. Sobald Therapeuten die Decke anheben, um die Temperatur der Drei Brenner *(San Jiao)* zu kontrollieren oder eine Abdominaldiagnose durchzuführen, könnte ihnen der Geruch in die Nase steigen.

Es kann auch sinnvoll sein, auf den Geruch zwischen den Schulterblättern zu achten. Da sich dieser Körperbereich schwierig reinigen lässt, kann der Geruch des Patienten an der Stelle sehr deutlich zu riechen sein.

Wie der Geruch wahrnehmbar ist

Je entspannter der Therapeut, desto leichter lässt sich der Geruch wahrnehmen. Besonders ineffektiv sind Versuche, „mit aller Gewalt" etwas riechen zu wollen. Manchmal werden Gerüche stärker und deutlicher, wenn man am wenigsten damit rechnet. Wenn Therapeuten z. B. tief entspannt nach den Pulsen tasten, kann ihnen plötzlich der Geruch ins Bewusstsein dringen.

Es ist besonders wichtig, dass Therapeuten nicht erkennbar zu schnüffeln anfangen oder sich anmerken lassen, dass sie offensichtlich nach einem Geruch suchen, da sonst leicht das Vertrauen in der therapeutischen Beziehung verloren geht. Der Patient könnte meinen, er habe einen unangenehmen Körpergeruch.

Künstliche Duftstoffe

Therapeuten sollten auch daran denken, dass Patienten oft eine Vielzahl künstlicher und fremder Gerüche an sich tragen, die den eigentlichen Geruch überdecken. Das können Parfum, Haarspray, Essensgeruch, Deodorant, Zahnpasta, alles, was in der Kleidung hängen bleibt (ob frisch gewaschen oder nicht), bis hin zu Flatulenz sein. Es ist daher oft angebracht, Patienten ausdrücklich darauf hinzuweisen, am Behandlungstag kein Parfum oder anderweitige künstliche Duftstoffe zu verwenden.

Geruchsbezeichnungen

Das „Geruchsvokabular" der meisten Therapeuten ist noch weniger entwickelt als ihr „Farbenvokabular" und enthält oft Wertungen wie „furchtbar", „eklig" oder „bezaubernd". Das hilft kaum, Gerüche besser bezeichnen zu können. In ➤ Tab. 25.1 wird versucht, die Gerüche der Fünf Elemente zu beschreiben.

Wie bei der Gesichtsfarbe können Therapeuten ihre Geruchswahrnehmung auch mithilfe der drei anderen diagnostischen Hauptkriterien verbessern, indem sie die Diagnose stellen und rückblickend Geruch und Element miteinander verbinden. Manche Therapeuten besitzen eine natürliche Begabung, Gerüche zu erkennen, doch bei den meisten ist der Geruchssinn der am wenigsten entwickelte Sinn. Sie müssen ihre Riechfähigkeit verbessern, um sie erfolgreich einsetzen zu können. Eine praktische Möglichkeit ist in ➤ Kasten 25.3 vorgestellt.

Tab. 25.1 Beschreibung der Fünf-Elemente-Gerüche

Element	Übliche Bezeichnung	Beschreibung
Holz	Ranzig	Wie ranzige Butter oder geschnittenes Gras; „prickelt" in der Nase und ist gleichzeitig etwas modrig
Feuer	Verbrannt	Wie frisch aus dem Wäschetrockner oder wie Bügelgeruch, auch wie verbrannter Toast
Erde	Duftend	Nicht wie Blütenduft, sondern schwer, unangenehm und süßlich; haftet in der Nase
Metall	Verrottet, verwesend	Wie verwesendes Fleisch oder Mülltonne/Müllauto, in denen sich verschiedene Stoffe zersetzen; sticht in der Nase
Wasser	Faulig	Mischung aus Pissoir und Chlorkalk, kann auch wie schaler Wein, Katzenklo oder Bleichmittel sein; scharfer, ätzender Geruch

Kasten 25.3 Riechfläschchen zur Verbesserung des Riechvermögens

„Riechfläschchen" sind nützliche Hilfsmittel für Therapeuten, um besser riechen zu lernen. Sie verhelfen ihnen dazu:

- eine größere Anzahl von Gerüchen bewusst wahrzunehmen;
- Gerüche besser unterscheiden zu können;
- sich besser an Gerüche zu erinnern;
- Gerüche zu benennen.

Riechfläschchen erfordern keinen großen technischen Aufwand.

- Benötigt werden lediglich fünf kleine, identische, lichtundurchlässige Glasbehälter mit dicht schließendem Deckel, um Stoffe und Aromen/Gerüche darin aufzubewahren. Es gibt Spezialanfertigungen, doch Nahrungsmittel oder Medikamente werden häufig in solchen Behältern verkauft.
- Behälter am Boden nummerieren (z. B. 1–5) und mit natürlichem Material, das einen eigenen Geruch hat, befüllen.
- Immer nur einen Behälter öffnen und sich an den Geruch gewöhnen; in der Phase auf die Nummer am Boden achten.

- Behälter mischen und einen nach dem anderen öffnen. Daran riechen und versuchen, sie wieder in die richtige Reihenfolge (1–5) zu bringen.

Dieses Spiel verbessert die Fähigkeit, Gerüche wahrzunehmen, zu unterscheiden, sich an sie zu erinnern und sie vielleicht auch zu benennen, um sie im Gedächtnis zu behalten. Es gibt zahlreiche Abwandlungen des Spiels. Sie könnten z. B. mit zwei Fläschchen beginnen und sich auf fünf hocharbeiten oder, um die Übung schwieriger zu gestalten, die Fläschchen mit ähnlicherem Inhalt befüllen. Das Spiel eignet sich auch für Partnerübungen.

25.3 Klang

25.3.1 Grundlagen und Richtlinien

Mit jedem Element ist ein bestimmter Beiklang in der Stimme verbunden:

- Holz – Schreien/fehlendes Schreien
- Feuer – Lachen/fehlendes Lachen
- Erde – Singen
- Metall – Weinen
- Wasser – Stöhnen.

In der normalen Stimme sind alle fünf Beiklänge enthalten und hörbar, wenn es angebracht ist. Wenn aber ein Element aus dem Gleichgewicht geraten ist, wird einer der Klänge dominieren oder fehlen. Bei einem einigermaßen stabilen Gleichgewicht passt der Stimmklang zum Gefühlsausdruck, bei einem Ungleichgewicht ist er unangemessen. In der Fünf-Elemente-Konstitutionsakupunktur wird Patienten genau zugehört, um festzustellen, bei welcher Stimmäußerung das Gleichgewicht am stärksten gestört ist.

Um solche Beiklänge herauszuhören, müssen Therapeuten zuerst einmal in der Lage sein, zwischen einer kongruenten oder inkongruenten Äußerung von Emotionen zu unterscheiden. Danach können sie neben dem Stimmklang noch den Inhalt von Gefühlsäußerungen in die Bewertung mit einbeziehen.

25.3.2 Stimmklang und Emotion

Relativ „intakte" und ausgeglichene Menschen können auch ihre Emotionen auf relativ ausgeglichene Weise zum Ausdruck bringen. Schreien deutet z.B. auf Ärger oder den Versuch, sich durchzusetzen, hin. Es ist eine angemessene Lautäußerung, wenn sich jemand wirklich ärgert. Derselbe Stimmklang wäre aber unangemessen bei jemandem, der seine Liebe oder Wärme ausdrücken möchte. In ➤ Kasten 25.4 ist ein Experiment zum Unterscheiden von kongruenten und inkongruenten Stimmäußerungen beschrieben.

Kasten 25.4 Mit inkongruenten Beiklängen experimentieren

Um den Unterschied zwischen kongruenten und inkongruenten emotionalen Äußerungen zu verstehen, können Sie folgendes Experiment machen: Seien Sie freundlich gestimmt und sagen in einem verärgerten Tonfall „Hallo". Oder drücken Sie Ihr Mitgefühl in ängstlichem Tonfall aus. Versuchen Sie es noch mit anderen, inkongruenten Tonfällen/Emotionen. Achten Sie darauf, wie häufig Ihnen solche Unstimmigkeiten in Ihrem normalen Tagesverlauf begegnen.

Wer erst einmal auf solche Unstimmigkeiten zwischen Tonfall und Emotion aufmerksam geworden ist, dem werden sie häufiger auffallen und seltsam vorkommen. Noch seltsamer ist jedoch, dass Leute im Alltag oft Inkongruenzen hören, ohne sie ungewöhnlich zu finden.

Therapeuten müssen über die gesamte Behandlungsdauer in einem Zustand erhöhter Aufmerksamkeit und Wachheit bleiben, um zu erkennen, an welchen Stellen der Tonfall unangemessen erscheint. Diese gesteigerte Aufmerksamkeit für Stimmnuancen stellt zwar hohe Anforderungen an Therapeuten, ist aber oft ein entscheidendes Moment für die KF-Diagnose. Zur Verbesserung der Hörfähigkeit aufgewandte Zeit ist eine lohnende Investition. Die fokussierte Aufmerksamkeit, die hierzu nötig ist, kann zudem die Therapeut-Patienten-Beziehung intensivieren.

25.3.3 Beschreibung der typischen Stimmklänge

Wenn man lernt, ein Ungleichgewicht aus dem Tonfall der Patienten herauszuhören, ist es wichtig, in einem ersten Schritt die Unterschiede zwischen den Klängen zu erkennen. Es folgt eine Liste, die zur Verdeutlichung der Unterschiede jeden Stimmklang einzeln beschreibt.

Feuer „lacht"

Der „lachende" Beiklang ist kein richtiges Lachen, sondern eher ein Ton kurz vor dem Lachen, als würde jemand ein bisschen gekitzelt und könnte gleich in Lachen ausbrechen. Dieser Stimmklang steigt im Körper nach oben.

Manchen Menschen fehlt jeglicher Anklang von Lachen in der Stimme. Dieser Klang hat nichts Sprühendes oder Lebhaftes an sich und kann leicht mit einem stöhnenden Beiklang verwechselt zu werden. Ein Unterscheidungsmerkmal ist häufig der krächzende Unterton, als käme sie aus der Tiefe von Hals oder Brustkorb.

Erde „singt"

In diesem „Singsang" versuchen Mütter oft beleidigte Kinder zu besänftigen. Es ist die Stimme, mit der Reiter ein aufgeregtes Pferd beruhigen würden. In einen singenden Tonfall verfallen oft auch Leute, die sich einschmeicheln oder beliebt machen wollen. Verglichen mit den anderen Stimmen, weist der Singsang häufigere und stärkere Modulationen der Tonhöhe auf.

Metall „weint"

Es ist kein richtiges Weinen, sondern eher Weinerlichkeit, als wäre jemand kurz davor zu weinen. Am Ende von Sätzen wird die Stimme oft leiser oder bricht ab, als ob die schwache Lunge nicht die Kraft für einen vollständigen Satz aufbringen könnte. Sie klingt ein wenig dünn, zittrig oder brüchig. Um einen Foto-Vergleich heranzuziehen: Die weinerliche Stimme besitzt eine geringere Auflösung und weniger Pixel. Zugrunde liegender Kummer kann sie zum „Stocken" bringen oder leicht abwürgen.

Wasser „stöhnt"

Einer stöhnenden Stimme fehlen die Modulationen der Tonhöhe wie bei der singenden Stimme, so dass sie häufig als flach und ausdruckslos imponiert. Es scheint fast so, als würden ein oberer und ein unterer Regler die normale Stimme flach halten und jede Höhen- und Tiefenvariation unterdrücken. Man kann sich leicht vorstellen, dass etwas mit Angst zu tun hat. In einer gefährlichen Situation, z.B. in einem Raum, in dem sich angeblich eine Giftschlange befinden soll, würde jeder seine Lautstärke dämpfen und mit leiser, monotoner Stimme sprechen, um keine Panik aufkommen zu lassen und die Schlange nicht zu erschrecken. Die Stimme „schleppt" oft gegen Ende eines Satzes.

Holz „schreit"

„Schreien" bedeutet üblicherweise gesteigerte Lautstärke, doch auch wenn es häufig zutrifft, ist Lautstärke nicht das wesentliche Merkmal dieses Tonfalls. Man könnte ihn vielleicht eher als „Nachdruck" (Emphase) beschreiben. Damit ist gemeint, dass bestimmte Silben stärker betont und dadurch lauter werden, z.B. wenn jemand „genau" sagt und die letzte Silbe betont („ge*nau*"). Ein schreiender Beiklang wird oft als abgehakt, abrupt oder schroff beschrieben. Die Stimme kann leise, aber sehr bestimmt sein.

Einige Leute sprechen in einem Tonfall, dem jegliche Stärke fehlt. Ihre Stimme ist unnatürlich leise (tonlos) oder wird es, wenn sie gefordert sind oder sich unsicher fühlen. Sie klingt nicht so kräftig oder voll, wie man es bei dem Menschen eigentlich erwarten würde. Therapeuten müssen sich oft anstrengen, um mitzubekommen, was Patienten sagt. Es scheint so, als könnte deren Stimme nicht so weit tragen, dass sie die Entfernung zwischen den beiden mühelos überbrückt.

In ➢ Kasten 25.5 ist eine Übung zur besseren Unterscheidung von Klängen beschrieben.

25

Kasten 25.5 Übung zum Erkennen und Unterscheiden von Stimmklängen

1. Bitten Sie zwei Teilnehmer einer Gruppe, ein Gespräch zu führen.
2. Achten Sie auf Komponenten – wie Emphase, Veränderungen der Tonhöhe oder fehlende Modulationen, Bewegungsrichtung der Stimme im Körper und Klangfülle – und lauschen Sie dem Gespräch der beiden.
3. Fragen Sie nacheinander jeden aus der Gruppe: „Wer von den beiden hatte mehr Nachdruck in der Stimme?", „Bei wem änderte sich die Tonhöhe stärker?" usw.

Bei dieser Übung helfen Vergleiche, einzelne Sinneseindrücke zu unterscheiden. Sie ermutigt die Zuhörer außerdem dazu, sich ausschließlich auf den Stimmklang zu konzentrieren. Das fällt Therapeuten oft schwer, weil sie sich leicht vom Gesprächsinhalt ablenken lassen und Angst haben, etwas Wichtiges zu verpassen, während sie auf den Tonfall hören. Manchmal hilft es, die Augen zu schließen, doch auch Ausdauer ist gefordert. Sobald es zur Gewohnheit geworden ist, auf den Tonfall zu achten, verliert sich meist die Angst, den Inhalt des Gesagten nicht richtig aufzunehmen.

25.3.4 Inhaltlicher und emotionaler Bezug

Auf der nächsten Stufe wird der Stimmklang mit dem Inhalt einer Äußerung und dem emotionalen Ausdruck verglichen. Jemand könnte z. B. von einem Familienbesuch an Weihnachten berichten und lächeln, aber gleichzeitig ungewöhnlichen Nachdruck in seine Stimme legen. Es klingt freundlich, doch der Tonfall ist ärgerlich.

Ein Patient könnte mit einem Lachen in der Stimme von einem körperlichen/emotionalen Leid erzählen. Ein anderer redet über eine vergnügliche Zeit mit der Familie und sieht glücklich aus, hat aber einen stöhnenden Unterton in der Stimme. Wieder ein anderer redet über seine Verärgerung, in einer bestimmten Situation ignoriert worden zu sein, sagt es aber mit singender Stimme.

In all diesen Fällen wird Vertretern der Fünf-Elemente-Konstitutionsakupunktur ein gestörtes Gleichgewicht oder eine Inkongruenz auffallen – d. h. die fehlende Resonanz zwischen Denken, verbalen und nonverbalen Ausdrucksweisen und dem Beiklang der Stimme. Ein Ungleichgewicht lässt sich schwieriger heraushören, wenn sich Patienten wohl fühlen und ungezwungen plaudern. Therapeuten werden inkongruente Äußerungen eher bemerken, wenn Patienten über Angelegenheiten sprechen, die sie emotional berühren.

Welcher Tonfall ist am wenigsten angemessen?

Es gibt drei wichtige Stufen, um einen unangemessenen Tonfall zu erkennen.

Erstens sollten Praktizierende immer daran denken, dass es darum geht, das am stärksten aus dem Gleichgewicht geratene Element zu identifizieren. Wenn der mit Holz assoziierte Stimmklang sehr unangemessen erscheint, deutet dies auf einen Holz-KF hin.

In einem zweiten Schritt ist zu lernen, welche Beiklänge normalerweise mit Ärger, Freude, Mitgefühl/Sympathie, Kummer oder Angst verbunden sind, um sie identifizieren und von anderen Untertönen und (Stimm-)Merkmalen unterscheiden zu können. Schüler beginnen ihre Ausbildung in der Fünf-Elemente-Konstitutionsakupunktur mit unterschiedlichen Begabungen. Während manche anfangs nur grobe Unterscheidungen treffen können, verfügen andere gleich über einen ausgeprägten Sinn für Stimmklänge und können sie mit Leichtigkeit imitieren und erkennen. Anfänger sollten viel üben (z. B. die oben angeführten Übungen machen).

Auf der dritten Stufe muss auf drei Aspekte gleichzeitig geachtet werden:

- Gedankeninhalt (z. B. denken oder sprechen sie über etwas, worüber sich die meisten Leute ärgern würden)
- nonverbale Gefühlsäußerungen (z. B. durch Körperhaltung, Gestik und Gesichtsausdruck)
- Tonfall/Beiklang der Stimme.

Während sie auf alle drei Aspekte achten, müssen Therapeuten heraushören, welcher Klang am abwegigsten erscheint bzw. auf das stärkste Ungleichgewicht hinweist. Das klingt leichter, als es ist – fast so, als müsse man mit einer Hand den Kopf zu berühren, mit der anderen über den Magen streicheln und gleichzeitig die Ellenbogen kreisen lassen. Jeder Teil muss einzeln geübt werden, damit sie zusammen „klappen".

25.4 Emotion

25.4.1 Grundlagen

Mit den Fünf Elementen werden folgende Emotionen verbunden:

- Holz – Zorn
- Feuer – Freude
- Erde – Sympathie/Mitgefühl
- Metall – Kummer/Trauer
- Wasser – Angst.

Bei „normalen", ausgeglichenen Menschen kommen alle fünf Emotionen angemessen zum Ausdruck. Sie lachen z. B. über Witze oder schreien, wenn sie sich ärgern. Sobald das Qi aus dem Gleichgewicht geraten ist, werden Emotionen jedoch in unangemessener Weise empfunden und gezeigt (z. B. Freude, obwohl schmerzliche Dinge angesprochen werden, oder fehlende Angst in gefährlichen Situationen). Ein gestörtes Qi-Gleichgewicht kann zu einem Mangel oder einer überschießenden Reaktion bei bestimmten Emotionen führen. Manche Menschen schwanken auch zwischen beiden Extremen, besonders wenn die betreffende Emotion mit ihrem KF in Verbindung steht.

Therapeuten müssen herausfinden, welche Emotionen unangemessen ausgedrückt werden. Das lässt sich manchmal einfach durch Beobachtung oder anhand der Reaktion von Patienten im therapeutischen Gespräch feststellen. Meist gestaltet es sich aber schwierig, die genaue Trennlinie zu ziehen und zu sagen, dass die oder die Reaktion mit Sicherheit unangemessen ist. Was heißt z. B. angemessen in Bezug auf die Trauer über den Tod des eigenen Kindes?

In manchen Fällen lässt sich ein emotionales Ungleichgewicht leicht daran diagnostizieren, dass Patienten eine Emotion zeigen, die völlig „daneben" erscheint und dem Therapeuten seltsam vorkommt. Manchmal ist die Stärke/Intensität einer Emotion am auffälligsten. Wer arbeitslos wird, ist verständlicherweise wütend auf den Verantwortlichen, aber doch nicht derart böse und verbittert!

Was bei einigen Patienten verblüfft, ist der Eindruck, dass in jeder Situation dieselbe Emotion dominiert – egal wie angemessen oder unangemessen sie erscheint. Dass eine Patientin wegen zahlreicher Vorfälle mit ihren Eltern überkreuz ist, wird der Therapeut verstehen können. Doch sie ist außerdem noch wütend, weil ihr erster Freund sie verließ, und auf ihren Ehemann, weil er nicht richtig mit den Kindern umgeht usw. Was auch immer geschieht, bei ihr ist immer Wut die vorherrschende Gefühlsreaktion.

Bedeutung der Emotion

Von den vier diagnostischen Hauptkriterien in der Fünf-Elemente-Konstitutionsakupunktur ist „Emotion" das vielschichtigste. In der Beurteilung, was als „normal" oder angemessen gelten kann, spielen moralische und kulturelle Überzeugungen eine wichtige Rolle. Gleichzeitig gibt die Unangemessenheit einer bestimmten Emotion oft am genauesten Aufschluss über den KF von Patienten. Durch Beobachtung der „pathologischen" Emotion von Patienten lernen Therapeuten auch besser zu verstehen, wie sich dasselbe Gefühlsmuster in anderen Lebensaspekten äußern kann.

25.4.2 „Sprache" der Emotionen

Definition

Im Englischen werden mindestens drei unterschiedliche Arten von Emotionen definiert: „Gefühlsregung", „Gemütszustand/Stimmung" und „Gefühlssphäre des Temperaments".

Eine Gefühlsregung verursacht eine Emotion, die aufkommt und wieder verschwindet (z. B. sehr wütend auf Beschimpfung reagieren).

Ein Gemütszustand (oder Stimmungslage) bleibt dagegen länger bestehen. Patienten könnten sich z. B. wochenlang mehr oder weniger deprimiert fühlen. Dieser subjektiv empfundene Gemütszustand bedeutet nicht, dass sie ununterbrochen eine Depression hatten, sondern dass das Gefühl kommt und geht oder aus dem Unterbewusstsein auftaucht und stärker in den Vordergrund rückt.

Im Gegensatz dazu können Menschen mit einem bestimmten Temperament zu Gefühlsregungen neigen, die typisch für ihr Temperament sind. Sie könnten z. B. von sich selbst sagen: „Ich bin ein richtiges Glückskind und fühle mich glücklich; das war schon immer so“, oder aber: „Ich bin eher ängstlich und fürchte mich schon vor den kleinsten Dingen.“ Temperament ist eine Art Gemütslage, die stärker im Charakter oder in der Persönlichkeit verwurzelt ist.

Die Zuordnung von Element und Emotion ist eine Frage des Temperaments. Ein bestimmter KF macht anfällig für bestimmte Emotionen, weil das Qi dieses Elements konstitutionell schwächer ist. Durch ein gesundes Qi-Gleichgewicht eines Elements ist gewährleistet, dass auch die mit ihm verbundenen Emotionen in ausgeglichener Form zum Ausdruck kommen. Wenn das Qi eines Elements jedoch aus dem Gleichgewicht gerät, haben auch die mit ihm verbundenen Emotionen weniger Ressourcen.

Da der KF konstitutionell angelegt ist, entwickelt sich die Persönlichkeit zumindest teilweise um dessen unausgeglichene Emotion herum. Bei einem Feuer-KF würden z. B. emotionale Defizite in Bezug auf Freude, bei einem Wasser-KF in Bezug auf Angst (usw.) bestehen. Daher gibt die Beurteilung der Emotion in Wirklichkeit Einblick in das Qi eines Elements.

25.4.3 Beurteilung von Emotionen

Welche Emotion sich am wenigsten angemessen äußert, lässt sich auf zweierlei Weise feststellen. Manchmal können Therapeuten sie schon durch reine Beobachtung des Patienten herausfinden. Wenn sie weniger offensichtlich ist, müssen die Emotionen des Patienten „getestet“ werden.

Beobachtung

Besonders leicht zu beobachten sind „pathologische“ Emotionen, die sich an der Oberfläche zeigen. Wenn sich ein Patient z. B. vor allem zu fürchten scheint, könnte dies auf extreme Ängstlichkeit hindeuten, was wiederum die Diagnose eines Wasser-KF nahelegen würde.

Aus verschiedenen Aspekten wie Augen- oder Gesichtsausdruck allgemein, Wortwahl, Tonfall, Körperhaltung und bestimmten Gesten lassen sich Rückschlüsse auf emotionale Ausdrucksformen ableiten. Manchmal liegt die richtige Bezeichnung der Emotion geradezu auf der Hand. In anderen Fällen ist sie weniger eindeutig und verschiedene Betrachter würden zu widersprüchlichen Eindrücken kommen (interkulturelle Studie zur emotionalen Bedeutung des Gesichtsausdrucks Ekman 2003, ➢ Kapitel 1).

Unterschied zwischen Beobachten und Testen

Da viele Patienten ihre Emotionen (wenigstens zum Teil) vor Therapeuten ausbreiten, besteht kein Bedarf, sie zu „testen“. Es kann allerdings sein, dass Therapeuten allein durch Beobachtung nicht über alle Elemente Auskunft erhalten. Manche Emotionen werden bereitwillig gezeigt, andere wiederum nicht. Zudem sind schüchterne, in sich gekehrte Patienten oft sehr zurückhaltend mit Äußerungen, so dass Therapeuten nicht im Geringsten ahnen, ob eine bestimmte Emotion unangemessen oder übersteigert ist, solange sie nicht „provoziert“ wird. Dieses Problem versucht der Emotionstest zu überwinden.

Testen der Emotionen

Statt Patienten nur zu beobachten, können Therapeuten ihre emotionale Reaktion auch „testen“. Das „Testen“ besteht in einem bewussten Versuch, Emotionen hervorzurufen (➢ Kasten 25.6), um die Reaktion von Patienten zu beobachten. Reagiert der Patient überhaupt? Reagiert er heftiger, als in dem Zusammenhang angemessen wäre? Verändern sich Stimme, Gesichtsausdruck oder Körpersprache und deutet dies auf eine Disharmonie des Qi hin? Anhand dieser Fragen untersuchen Therapeuten, ob die zum jeweiligen Element gehörigen Emotionen ausgewogen oder unausgewogen sind.[2]

[2] In der Literatur finden sich Anekdoten über Therapeuten, die Emotionen eher zu therapeutischen als zu diagnostischen Zwecken provozierten. Rochat (Larre & Rochat de la Vallée 1996, p. 68) erzählt z.B. die tragische Geschichte von Hua Tuo aus dem dritten Jhd., der einen Prinzen wütend machte, um das Qi zu bewegen und ein Blutgerinnsel zu beseitigen. Die Behandlung verlief erfolgreich, doch der Arzt starb, weil der Prinz in seinem wütenden Zustand Hua Tuo tötete.

Kasten 25.6 Emotionstest – die Theaterbühne im Kopf des Patienten

Um den Vorgang des Emotionstestens zu beschreiben, bietet sich der Vergleich mit einer Theaterbühne im Kopf des Patienten an. Der Therapeut spielt den Regisseur, der – mit Requisiten, anderen Schauspielern etc. – für die richtige Dramaturgie sorgt, damit sich im „passenden Moment" ganz von selbst die Emotion einstellt, die der Therapeut induzieren will. Wenn ein Patient z. B. den Verlust eines Haustiers erwähnt, könnte der Therapeut ihn fragen, was er an dem Tier besonders mochte. Um antworten zu können, wird sich der Patient an glückliche Momente mit dem Tier erinnern. Dann ist es so weit, ihn behutsam an den Verlust zu erinnern und einzuladen, seine Trauer zuzulassen. Der nonverbale Ausdruck von Trauer, den der Therapeut – durch Gesichtsausdruck, Körperhaltung und Tonfall – signalisiert, ist eine wichtige „Requisite" auf der geistigen Bühne. Die Reaktion des Patienten wird zeigen, wie es um die Qi-Balance des Metall-Elements bestellt ist.

Im entscheidenden Moment des Tests müssen Therapeuten diese Emotion bei sich selbst abrufen können. Kein Patient wird auf Sympathie, Freude, Kummer oder irgendeine andere Emotion reagieren, wenn der Therapeut sie nicht authentisch zum Ausdruck bringt. Nette Worte berühren niemanden, solange sie nicht von Herzen kommen. Aus dem Grund sollten Therapeuten Zugang zu ihren eigenen Emotionen haben, und deshalb spielt auch ihre innere Entwicklung eine so wichtige Rolle in der Fünf-Elemente-Konstitutionsakupunktur.

Eines der größten Hindernisse auf dem Weg, ein hervorragender Diagnostiker zu werden, sind begrenzte therapeutische Fähigkeiten beim Testen der Emotionen. Dies ist auch der Grund für viele Fehldiagnosen. Wenn Therapeuten eine Emotion erwecken wollen, die sie selbst nicht empfinden, werden Patienten nicht so wie auf authentische Gefühle reagieren. Um auf das Beispiel in ➤ Kasten 25.6 zurückzukommen: Beim Testen der Trauergefühle sind zwei völlig unterschiedliche Reaktionen möglich. Wenn Therapeut und Patient eine gute Beziehung haben und der Therapeut die Trauer über den Verlust des Haustiers nachfühlen kann, wird der Patient eine andere Reaktion zeigen als bei einem Therapeuten, der die Trauer um ein Haustier etwas pathetisch findet. Von solchen Unterschieden wird die Fähigkeit, Kummer und alle anderen Emotionen zu testen, sehr stark beeinflusst.

Emotionen im Gespräch testen

Das Testen von Emotionen sollte wie ein Gespräch unter Freunden ablaufen und für Außenstehende nicht davon zu unterscheiden sein. Die Patienten werden kaum bemerken, dass sich neben dem Anamnesegespräch und dem Aufbau einer therapeutischen Beziehung noch etwas anderes abspielt. Wenn für einen Außenstehenden klar ersichtlich ist, dass es um das Testen von Emotionen geht, wird der Test nicht fachlich versiert durchgeführt.

Eine Unterhaltung mit einem Freund erfordert keine besondere Konzentration. Beim Testen von Emotionen bedarf es jedoch einer fokussierten Aufmerksamkeit. Darüber hinaus müssen Therapeuten:

- beobachten, was geschieht – d. h. zum Teil als „neutrale" Betrachter kontrollieren, welche Informationen bis jetzt gesammelt wurden und was als Nächstes zu tun ist;
- auf noch subtilere nonverbale Veränderungen achten;
- ihr Wissen über die Fünf Elemente und ihre Menschenkenntnis im Allgemeinen benutzen, um emotionale Reaktionen als angemessen beurteilen zu können.

Zum Begriff

„Testen der Emotionen" ist sicherlich keine ideale Bezeichnung, zumal das „Testen" mit Emotionen in Verbindung gebracht wird. Es beschreibt aber genau, was Therapeuten tun. Dieser „Test" ruft eine emotionale Reaktion hervor, die mit einem Element in Einklang steht. Bei einer Emotion handelt es sich um eine Qi-Bewegung, so dass sich dem Therapeuten eine Möglichkeit eröffnet, die mit einem spezifischen Element assoziierte Qi-Bewegung zu beobachten. Es gibt keine Methode, durch die sich die wahre Natur eines Elements besser darbieten würde.

Emotionen und kulturelle Einflüsse

Für Therapeuten ist es wichtig, sich der großen Bandbreite emotionaler Reaktionen bei Menschen unterschiedlicher Kulturen bewusst zu sein (wie unterschiedlich sich Menschen vor dem Hintergrund derselben oder einer anderen Kultur emotional ausdrücken, diskutiert Kaptchuk 2000 [Fußnote 16, p. 168–169]). Es ist viel einfacher, emotionale Reaktionen als angemessen einzuschätzen, wenn Therapeut und Patient einem ähnlichen Kulturkreis angehören. Ein im Mittleren Westen der USA geborener und sozialisierter Therapeut dürfte z. B. große Schwierigkeiten haben, die emotionalen Reaktionen eines australischen Ureinwohners (Aborigine) zu verstehen. Selbst in der Bevölkerung desselben Landes können sich signifikante Unterschiede in der emotionalen Ausdrucksweise ergeben (je nach Alter, Geschlecht, ethnischem Hintergrund, sozialer Klasse, Subkultur etc.). Verschiedene Kulturen zeigen z. B. ein unterschiedliches Trauerverhalten oder eine unterschiedlich hohe Toleranzschwelle in Bezug auf Aggressionen innerhalb einer Gruppe. Männer nehmen Sympathiebekundungen weniger bereitwillig von männlichen als von weiblichen Therapeuten an. Diese Faktoren müssen gebührend berücksichtigt werden.

25.5 Stufen des Emotionstests

25.5.1 Wieso Stufen nützlich sind

Das Testen von Emotionen lässt sich leichter erlernen, wenn es in einzelne Stufen unterteilt wird. Das vermittelt einen besseren Einblick in die Reihenfolge der einzelnen Teile und zeigt auf, welche Handlungen wann ausgeführt werden müssen und welchen Zweck sie erfüllen.

Diese Stufeneinteilung könnte einen mechanischen und aufwendigen Ablauf vermuten lassen, doch das ist weit gefehlt. In Wirklichkeit helfen solche „Stufen“ Schülern zu lernen, wie Emotionen getestet werden, und erfahrenen Therapeuten, ihr praktisches Können noch weiter zu verbessern.

Emotionstests können Minuten, aber auch nur Sekunden dauern, weil das Gehirn Muster im Nu erkennt und innerhalb einer Sekunde reagiert. Das Testen der Emotionen kann mit dem Erzählen von Witzen verglichen werden, das auch in Stufen vor sich geht (Aufmerksamkeit erheischen, Charaktere einführen und zur Pointe kommen). Eine witzige Anmerkung ist jedoch sekundenschnell gemacht.

25.5.2 Teststufen

- Beziehung aufbauen
- Testmöglichkeiten schaffen oder erkennen
- Emotion auswählen
- Testvorbereitung
- Testdurchführung
- Reaktion auswerten
- Reaktion notieren.

Beziehung aufbauen

Entscheidend beim Testen von Emotionen ist eine gute Vertrauensbasis. Wie weit sich Patienten gegenüber dem Therapeuten öffnen, verhält sich direkt proportional zum Niveau der therapeutischen Beziehung. Da Patienten aufgefordert sind, spontan und frei heraus zu antworten, spielt ihr Vertrauen zum Therapeuten eine wesentliche Rolle. Ohne dieses Vertrauen werden sich Patienten nicht natürlich geben und besonders keine schmerzlichen Emotionen zeigen.

Testmöglichkeiten schaffen oder erkennen

Manche Möglichkeiten ergeben sich von selbst, in anderen Fällen müssen sie geschaffen werden. Um z. B. herauszufinden, ob ein Patient einigermaßen vernünftig mit Ärger umgeht, kann es sinnvoll sein, ein (für ihn) frustrierendes Ereignis zu besprechen. Anhand von Frustrationen lässt sich die Stärke des Holz-Elements überprüfen, d. h., ob neue Pläne entworfen werden, falls die alten vereitelt wurden. Für jede Emotion gibt es bestimmte Ereignisse, die sich leicht zu „Test“-Situationen umfunktionieren lassen und in den ➤ Tab. 25.2–25.8 unter der Überschrift „Gelegenheit“ aufgelistet sind.

Zu Beginn sind Schüler oft der Meinung, dass sich Testmöglichkeiten nur selten ergeben und sich schwer herstellen lassen. Doch mit etwas Erfahrung und nach dem Aufbau einer engen Vertrauensbeziehung zu Patienten merken sie, dass sich mehr Möglichkeiten bieten als gedacht. Sie sehen auch, dass sich neben Kummer auch gleich Sympathie, Zorn oder andere Emotionen bei dieser Gelegenheit testen lassen. Dasselbe Ereignis kann, einfach durch einen Anstoß in die eine oder andere Richtung, dazu verwendet werden, genau die Emotion auslösen, die sie besser verstehen möchten. Sobald Schüler verstanden haben, was eine Möglichkeit darstellt, können sie selbst welche erschaffen (➤ Kasten 25.7).

Kasten 25.7 Testgelegenheiten herbeiführen

Es folgen einige Beispiele, wie sich geeignete Gelegenheiten herbeiführen lassen:

- Wenn ein Patient auf eine kürzlich gemachte Erfahrung (z. B. einen Autounfall) zu sprechen kommt, kann eine Vielzahl von Emotionen getestet werden, z. B. Sympathie für den „Unglücksraben", Zorn auf einen rücksichtslosen Fahrer, Angst, dass es wieder passieren könnte. Mit einigen Fragen kann der Therapeut feststellen, welcher Aspekt des Ereignisses sich für einen Test eignet.
- Therapeuten können sich auf die Erfahrung eines Dritten beziehen, z. B.: „Gestern habe ich jemand gesehen, der anscheinend immer Pech hat (Sachen verliert, bedroht wird, sich lächerlich macht usw.). Ging es Ihnen auch schon mal so?"
- Eine andere Möglichkeit besteht darin, sich auf die natürliche Neigung mancher Leute zu verlassen, die abstreiten, dass es ihnen gut geht. Wenn der Therapeut sie z. B. leicht im Scherz fragt, ob sie nicht eine tolle, glückliche Zeit durchleben, würden sie es weit von sich weisen. Sie lassen sich leicht einige Beschwerden entlocken, die zu einem „Test" auf Sympathie/Mitgefühl oder Zorn genutzt werden können.

Emotion auswählen

Es bieten sich häufig Situationen, in denen mehr als eine Emotion getestet werden könnte. Bei Beschwerden eines Patienten haben Therapeuten z. B. die Auswahl, sie auf Zorn oder Sympathie zu testen. Sollte sich diese Möglichkeit eröffnen, kommt der Moment, in dem eine Entscheidung getroffen werden muss. Das setzt voraus, dass alle Testkriterien erfüllt sind. Sie sind in den ➤ Tab. 25.2–25.8 unter „Kriterien für die Durchführbarkeit" ausführlicher beschrieben.

Testvorbereitung

Sobald die Entscheidung gefallen ist, müssen sich Therapeuten vergewissern, dass gewisse Voraussetzungen gegeben sind, unter denen Patienten die gewählte Emotion auf natürliche Weise erleben können. Sie werden in den ➤ Tab. 25.2–25.8 unter der Überschrift „Wann getestet werden sollte" erläutert.

Testdurchführung

Hierbei handelt es sich um die verbale oder nonverbale „Aufforderung", die Emotion zu empfinden (zornig werden, sich respektiert fühlen etc.). Um die Emotionen von anderen zu verstehen, ist es wichtig, dass Therapeuten ihre eigenen Emotionen verstehen und abrufen können. Die Durchführung des Tests setzt eine echte und kongruente Gefühlsäußerung des testenden Therapeuten voraus. Der Test muss kurz sein und dann aufhören. Beispiele für solche „Aufforderungen" sind in den ➤ Tab. 25.2–25.8 unter der Überschrift „Wie getestet werden sollte" beschrieben.

Auswertung der Reaktion

Beurteilt wird die Reaktion des Patienten (besonders die nonverbale) in den ersten paar Sekunden nach der „Aufforderung". Deshalb sind Wachsamkeit und Konzentration eine Grundvoraussetzung. Eine richtige Beurteilung erfordert eine gewisse Erfahrung und Klugheit in Bezug auf unterschiedliche Reaktionsweisen in bestimmten Situationen.

Um einen unvoreingenommenen Standpunkt einnehmen zu können, müssen sich Therapeuten ihrer eigenen Gefühle bewusst sein und wissen, in welchen Situationen sie selbst zu starken oder unangemessenen Emotionen neigen. Das hilft ihnen zu beurteilen, ob die Reaktion des Patienten „normal" oder „unangemessen" ist oder, was manchmal auch vorkommt, eine andere Emotion überdeckt, die dicht unter der Oberfläche liegt, aber nicht leicht zu beobachten ist.

Während eines Emotionstests wird auch auf Aspekte wie den flüssigen Übergang und die Intensität von Veränderungen geachtet, die durch die Emotion hervorgerufen werden. Beispiele zu diesen Beobachtungen sind in den ➤ Tab. 25.2–25.8 unter der Überschrift „Beurteilung" aufgeführt.

Tab. 25.2 Testvorgang für Holz und Zorn

Gelegenheit	Therapeuten können Zorn anhand von Situationen testen, in denen sich Patienten auf irgendeine Weise „missbraucht" fühlten. Sie könnten frustriert gewesen sein oder meinen, sie wären von jemand anderem oder einer Organisation schlecht behandelt worden. Es muss nichts Extremes sein.
Kriterien für die Durchführbarkeit	1. Es liegt „Missbrauch/Misshandlung" vor. 2. Der Missbrauch darf nicht länger zurückliegen oder sollte noch andauern. 3. Jemand muss für die Misshandlung verantwortlich sein – am besten eine Person, Organisation ist weniger gut, Gott und Natur sind unbrauchbar. 4. Es muss etwas „Unrechtes" am Missbrauch sein, z. B. Verstoß gegen soziale Normen, Fairness oder eine Abmachung. Jemand könnte z. B. sein Versprechen gebrochen haben.
Wann getestet werden sollte	Wenn der Patient über die Misshandlung spricht, aber nicht viel Ärger darüber zeigt. Der Therapeut kann ein geringes Unbehagen, aber keine offensichtlichen Anzeichen von Zorn oder Verärgerung bemerken. Wenn Patient schon wütend ist, nicht auf Ärger testen – nur beobachten.
Wie getestet werden sollte	Nach den Ausführungen des Patienten über die Misshandlung drückt der Therapeut durch eine Bemerkung wie „Sie müssen sich über X geärgert haben" stellvertretend für den Patienten seinen Ärger aus. Die Worte werden von nonverbalen Zeichen einer angemessenen Verärgerung begleitet.
Emotion	Therapeuten sollten ihre eigenen Zorngefühle in angemessener Weise mit Nachdruck in der Stimme und Festigkeit im Gesicht zum Ausdruck bringen.
Beurteilung	Ein Patient mit einigermaßen ausbalanciertem Holz-Element wird eine gewisse Verärgerung zeigen. Dies kann durch eine Veränderung in der Körperhaltung oder einen abgehackten Tonfall geschehen. Intensität und emotionaler Ausdruck sind angemessen und der Übergang fließend. Ein Patient mit chronisch unausgeglichenem Holz-Element wird Ärger oft leugnen – evtl. durch Abwandeln der Information oder durch den Einwurf, es sei sinnlos, irgendetwas gegen den „Missbrauch" zu unternehmen. Alternativ kann der Ärger stärker als erwartet ausfallen, sprunghaft sein und/oder unterdrückt werden und keine fließenden Übergänge zeigen.

Aufzeichnung der Ergebnisse

Da diese Tests mehrfach durchgeführt werden, ist es wichtig, dass sich Therapeuten rasch notieren, welcher Test es war und wie sie die Reaktion des Patienten einschätzen. In dem Moment würde eine Unterbrechung, um 30 Sekunden etwas aufzuschreiben, den Patienten seltsam anmuten und die vertrauensvolle Beziehung verloren gehen.

Abkürzungen für die getesteten Emotionen (z.B. „F" für Freude) stellen eine Möglichkeit dar, die Testergebnisse aufzuzeichnen. Wenn ein Patient, selbst wenn er allen Grund hätte, nicht imstande ist, seinen Ärger über einen lärmenden Nachbarn auszudrücken, könnte der Therapeut kurz „Ä → kein Ä" notieren. Ideal wären ein paar ergänzende Worte zum Ereignis (z. B. „lärmender Nachbar" als Gedächtnisstütze).

Die Gesamttestauswertung kann schwierig sein. Zu suchen ist in sämtlichen Tests nach der emotionalen Reaktion des Patienten, die am wenigsten „fließend" und am stärksten gestört ist. Bei den meisten Patienten ist ein Gefühl deutlich unausgeglichener als die anderen. In anderen Fällen kommen mehrere Emotionen in unangemessener Weise (zu intensiv oder zu häufig) zum Ausdruck, so dass sich schwer sagen lässt, welche auf den KF hindeutet. Für die Beurteilung ist es unbedingt erforderlich, dass sich Therapeuten etliche Reaktionen eines Patienten noch einmal anschauen und sie mit dem vergleichen, was als „normale Reaktion" gilt. Auch unter dem Aspekt der fließenden Qi-Bewegung (bzw.

Tab. 25.3 Testvorgang für Feuer und Freude

Gelegenheit	Therapeuten können Patienten zur Begrüßung ein Kompliment machen oder persönliche Wärme entgegenbringen. Alternativ kann Freude getestet werden, indem sich Patienten an jüngste Ereignisse erinnern, die üblicherweise Freude und Vergnügen bereiten, oder freudige Ereignisse in der Zukunft vorwegnehmen.
Kriterien für Durchführbarkeit	Emotional zugänglich, nicht von anderen Gefühlen eingenommen.
Wann getestet werden sollte	Fast immer, wenn Patienten nicht bereits Freude oder Glück empfinden. Es ist wichtig, sie aus einem relativ neutralen Zustand herauszuholen.
Wie getestet werden sollte	Der Therapeut drückt echte, ehrlich gemeinte Wärme und Bewunderung für den Patienten aus, z. B.: „Sie sehen heute richtig gut aus" oder „Das ist aber ein hübscher Pullover". Alternativ könnten Therapeuten Patienten nach etwas Erfreulichem fragen, das sie kürzlich gemacht haben oder in Zukunft vorhaben. Zur Verstärkung drückt der Therapeut angemessene Freude aus, indem er z. B. sagt: „Mm, das klingt super!" Danach wird der eigene Ausdruck dieser Emotion beendet und die Reaktion des Patienten beobachtet.
Emotion	Wenn Therapeuten Freude mitteilen, freuen sie sich selbst und bringen dies durch ihren Gesichtsausdruck, ihre Haltung und Gestik zum Ausdruck.
Beurteilung	Patienten mit einem gesunden Feuer-Element behalten ihr Gefühl von Freude, selbst wenn der Therapeut seine nicht mehr zeigt. Freude kann fließend aufsteigen und wieder abfallen. Wenn das Feuer-Element chronisch gestört ist, lässt die Freude abrupt (nicht fließend) nach. Sie kann sich aber auch zu exzessiver freudiger Erregung steigern, die nicht wieder abfällt. Wenn sich Patienten nicht freuen können, deutet das ebenfalls auf ein gestörtes Feuer-Element hin.

Tab. 25.4 Testvorgang für Erde und Sympathie/Mitgefühl

Gelegenheit	Therapeuten können Sympathie oder Mitgefühl testen, wenn Patienten in Schwierigkeiten geraten sind, frustriert wurden oder eine schwere Zeit durchleben. Oder auch, wenn Patienten ihre Beschwerden beschreiben.
Kriterien für Durchführbarkeit	1. Es sollten nicht zu lang zurückliegende oder noch aktuelle Beschwerden sein. 2. Es sollte etwas sein, das Patienten nicht so einfach ändern können oder bei dem sie sich zumindest darüber im Klaren sind, dass es noch mehr Probleme aufwerfen würde, wenn sie etwas dagegen unternähmen. 3. Um authentisch zu wirken, muss der Therapeut akzeptieren, dass die Beschwerde in gewisser Weise berechtigt ist.
Wann getestet werden sollte	Wann immer über Beschwerden oder Schwierigkeiten gesprochen wird.
Wie getestet werden sollte	Wenn Patienten von einem Problem oder einer Beschwerde berichten, sollten ihnen Therapeuten eine gewisse Unterstützung oder Verständnis entgegenbringen, z. B. mit der Bemerkung: „Tut mir leid, das zu hören. Es muss sehr schwer für Sie gewesen sein."
Emotion	Das Mitgefühl muss angemessen und authentisch wirken, nicht kindisch oder bemutternd.
Beurteilung	Wenn Patienten das Mitgefühl von Therapeuten akzeptieren, fühlen sie sich anerkannt und unterstützt. Patienten mit gesundem Erd-Element werden das Mitgefühl annehmen, aber nicht darauf beharren oder nach mehr verlangen. Bei unbalanciertem Erd-Element scheint das Verständnis nicht richtig aufgenommen oder verdaut zu werden, so dass Patienten es hinnehmen und nach mehr Mitgefühl verlangen. Andererseits können Patienten jedes Mitgefühl/Verständnis einfach ablehnen und sogar versuchen, die Äußerungen des Therapeuten ins Gegenteil zu verkehren („das Problem ist doch in Wirklichkeit gar nicht so schlimm").

Tab. 25.5 Testvorgang für Metall und Kummer

Gelegenheit	Kummer kann getestet werden, wenn Patienten kürzlich etwas verloren haben. Es kann ein materieller (Besitz), emotionaler (Mensch) oder geistiger (Ambition, Glaube) Verlust sein. Alternativ können Therapeuten die Patienten mit bestimmten Redewendungen gedanklich in die Vergangenheit zurückführen, z. B. „Wenn Sie zurückblicken auf …" oder „Wenn Sie daran denken, wie es früher war …".
Kriterien für Durchführbarkeit	Der Therapeut veranlasst Patienten, sich an die guten Seiten dessen, was sie vor dem Verlust hatten, zu erinnern. Die guten Gefühle von damals leben wieder auf und auch die Gründe, weshalb das Verlorene so wichtig war.
Wann getestet werden sollte	Wenn Patienten fühlen, wie es war, als sie das, was verloren ging, noch besaßen, und wissen, dass es nicht länger verfügbar ist.
Wie getestet werden sollte	Patienten durch Bemerkungen wie „Es ist traurig, dass Sie das nicht mehr haben" dazu „auffordern", den Verlust zu spüren. Der nonverbale Ausdruck von Therapeuten – Mimik, Berührung, Tonfall, Worte und Gesten – muss kongruent aus einem inneren Verlustgefühl herrühren. Dieser „Test" bringt die „frühere Befriedigung" und das Bewusstsein, „dass es vorbei ist", nebeneinander auf die „geistige Bühne" der Patienten.
Emotion	Es ist wichtig, dass Therapeuten innerlich Zugang zu Kummer haben und z. B. nicht aus Sympathie/Mitgefühl handeln.
Beurteilung	Bei einem gesunden Metall-Element können Patienten in angemessener Form in ihrem Kummer versinken und wieder herauskommen. Wenn das Metall-Element aus dem Gleichgewicht geraten ist, werden Patienten das Gefühl wahrscheinlich durch erstickte Tränen oder ein Engegefühl in Brust/Hals unterdrücken. Andererseits werden sie in seltenen Fällen zeitweilig von intensiven Gefühlen übermannt.

Tab. 25.6 Testvorgang für Metall und Respekt

Gelegenheit	Um zu überprüfen, ob Patienten entgegengebrachten Respekt annehmen können, können Therapeuten sie nach einer Zeit fragen, in der sie kämpfen mussten. Dies kann alles Mögliche, von der Pubertät über eine Scheidung bis hin zu finanziellen Problemen, sein. Daraufhin können Therapeuten eine positive Charaktereigenschaft hervorheben (z. B. Großzügigkeit, Mitgefühl oder Durchhaltevermögen), die Patienten bewiesen haben und die ihnen geholfen hat, diese Situation zu überstehen.
Kriterien für Durchführbarkeit	Die positive Charaktereigenschaft kann durch das, was Patienten gesagt haben, bestätigt werden. Im Idealfall sind sich Patienten dieser Eigenschaft selbst nicht bewusst.
Wann getestet werden sollte	Gleich nachdem Patienten von Schwierigkeiten berichten.
Wie getestet werden sollte	Nachdem sie aufmerksam den Schilderungen der Schwierigkeiten zugehört haben, formulieren Therapeuten eine positive Charaktereigenschaft der Patienten und konfrontieren sie damit, z. B.: „Es hört sich an, als seien Sie ein sehr großzügiger Mensch, besonders unter den Umständen." Können Patienten dies nicht annehmen oder streiten sogar ab, diese Stärke zu haben, sollten Therapeuten ihre Aufmerksamkeit wieder auf sich ziehen (vielleicht durch eine Berührung) und wiederholen, was die Patienten über sich selbst berichtet hatten und was diese positive Charaktereigenschaft belegt.
Beurteilung	Patienten mit einem gesunden Metall-Element können Komplimente annehmen und sich darüber freuen. Wenn das Metall-Element aus dem Gleichgewicht geraten ist, erhalten Patienten liebend gern Komplimente, leugnen aber gleichzeitig, diese positive Charaktereigenschaft zu besitzen, indem sie das Gesagte relativieren, um die Charakterstärke herunterzuspielen, oder das Kompliment abwehren, indem sie die Zähne zusammenbeißen oder ein Engegefühl in Brust oder Hals bekommen.
Obwohl Respekt an sich keine Emotion ist, kann bei Respektbezeugung unbewältigter Kummer hervorbrechen (➤ Kapitel 17 und ➤ Kapitel 19).	

Tab. 25.7 Testvorgang für Wasser und Angst

Gelegenheit	Therapeuten können Angst testen, wenn Patienten eine Situation schildern, in der normalerweise jeder gewisse Bedenken oder Angst um sein Wohlbefinden hätte, während die Patienten nicht das geringste Anzeichen von Angst zeigen.
Kriterien für Durchführbarkeit	1. Der Therapeut sieht eine drohende Gefahr oder einen bedenklichen Bereich für den Patienten. 2. Der Patient meint, aus der Bedrohung könnten unerwünschte Folgen erwachsen. 3. Der Patient glaubt, keinen oder nur begrenzten Einfluss darauf zu haben, ob die unerwünschten Folgen eintreten oder nicht.
Wann getestet werden sollte	Wenn Patienten über eine drohende Gefahr sprechen, aber kaum ein Anzeichen von Angst (Gesichtsausdruck, Tonfall, Haltung oder Gestik) zeigen.
Wie getestet werden sollte	Therapeuten hören sich die Ausführungen der Patienten über die drohende Gefahr an und äußern dann gewisse Bedenken oder Angst (z. B. „Um Himmels willen, es muss Sie doch nervös/ängstlich machen, dass … passieren könnte."). Sie können ihre Bedenken auch zum Großteil nonverbal ausdrücken.
Emotion	Therapeuten sollten sich in einem Zustand von Bedenklichkeit/Angst befinden. Wichtig ist der nonverbale Ausdruck von Angst, z. B. leichtes Zurückweichen des Oberkörpers und bedenkliches Kopfnicken.
Beurteilung	Es wäre normal, dass Patienten eine gewisse Angst zeigten. Wenn sie keinerlei Angst erkennen lassen, ist es eine anormale Reaktion. Therapeuten sehen häufig, dass kurz intensive Angst in den Augen aufflackert und gleich wieder verschwindet (eine häufig vorkommende anormale Reaktion).

Tab. 25.8 Testvorgang für Wasser und Beruhigung

Gelegenheit	Therapeuten können überprüfen, ob sich Patienten beruhigen lassen, wenn sie gewisse Bedenken bezüglich ihrer Zukunft hegen oder verängstigt sind.
Kriterien für Durchführbarkeit	Therapeuten müssen wissen: 1. um welche Art von Bedrohung es sich handelt; 2. mit welchen unerwünschten Folgen der Bedrohung Patienten rechnen; 3. auf welche konkreten Informationen sich die Vermutung stützt, dass solche Folgen eintreten. Die Informationen können aus verschiedenen Quellen stammen (z. B. medizinische Befunde, Gerüchte, „der Arzt hat *nichts* gesagt", Ammenmärchen, Aberglauben, Zeitung/Zeitschriftenartikel, „im Bioladen hat jemand gesagt" usw.).
Wann getestet werden sollte	Wenn Patienten etwas ausdrücken, was Angst zu sein scheint.
Wie getestet werden sollte	Es ist wichtig, dass Therapeuten den Patienten zuhören, ihre Angst ernst nehmen und sie nicht verharmlosen. Sie sollten alle „Gründe" aufzählen, weshalb sich die Bedrohung nicht bewahrheiten wird, und Patienten alle verfügbaren beruhigenden Informationen zukommen lassen.
Emotion	Patienten sollten auf eine ruhige, bedachte Weise beruhigt werden. Die Gelegenheit zur Beruhigung wird oft verschenkt, wenn sich Therapeuten gleich im Sinne von „Machen Sie sich keine Sorgen, ich bin mir sicher, dass alles gut wird" äußern, was dem Gefühl der Patienten überhaupt nicht entspricht.
Beurteilung	Patienten mit einem gesunden Wasser-Element zeigen, dass sie zuhören und das Gesagte annehmen können und sich daraufhin beruhigt fühlen. Patienten mit einem gestörten Wasser-Element zeigen, dass sie die Information nur widerwillig aufnehmen (z. B. indem sie sich abwenden, den Kopf schütteln oder Ins Wort fallen). Oder sie nehmen die Information scheinbar an und wirken auch beruhigt, kehren dann aber einer neuen ähnlichen Angst wieder zurück.

ihres Fehlens) sind die Fünf Elemente untereinander zu vergleichen. Gute Aufzeichnungen helfen Therapeuten bei der Beurteilung. Da die meisten Urteile intuitiv und in weniger als einer Millisekunde gefällt werden, kann es zum Lernen hilfreich sein, den Testvorgang sehr bewusst und langsam durchzuführen.

25.6 Testvorgang für die Fünf Elemente

In den ➢Tab. 25.2–25.8 ist die Vorgehensweise beim Testen der Emotionen in ihren Grundzügen skizziert. Nach einer gewissen Übungsphase und mit zunehmender Erfahrung läuft der Testvorgang viel automatischer und unbewusster ab. Daher müssen sich Therapeuten nicht länger an diese Vorgaben halten. Doch für Anfänger kann der Leitfaden recht nützlich sein.

ZUSAMMENFASSUNG

- Farbe, Klang, Emotion und Geruch sind die vier diagnostischen Hauptkriterien, die in der Fünf-Elemente-Konstitutionsakupunktur Anwendung finden. Wenn mindestens drei dieser Kriterien auf ein Ungleichgewicht eines Elements hindeuten, ist das ein wichtiger Hinweis auf den KF des Patienten.
- Von den vier diagnostischen Hauptkriterien ist „Emotion" am wichtigsten; daher sollten Therapeuten besondere Sorgfalt walten lassen, wenn sie das emotionale Gleichgewicht von Patienten untersuchen. Emotionen sind innere Krankheitsursachen, so dass die Fähigkeit, die Emotionen zu erkennen, die Qi-Bewegungen erzeugen oder hemmen können, entscheidende Bedeutung gewinnt.
- Um einen umfassenden Einblick in das emotionale Gleichgewicht von Patienten zu erhalten, müssen Therapeuten notfalls gezielt Emotionen hervorrufen („provozieren").

KAPITEL

26 Körpersprache der verschiedenen Konstitutions-(KF-)Typen

26.1 Einleitung

Wie im vorhergehenden Kapitel beschrieben, beinhaltet der Emotionstest eine Interaktion zwischen Therapeut und Patient, um eine emotionale Antwort hervorzurufen. Ein Großteil der Einschätzung ergibt sich jedoch aus der Beobachtung des Patienten. Diese Beobachtung ist wichtig und umfasst folgende Bereiche:

- Gesichtsausdruck
- Körperhaltung
- Gestik.

Chinesen, Japaner und Menschen aus anderen ostasiatischen Ländern sind dafür bekannt, sich gut kontrollieren (ihr „Gesicht wahren") zu können und öffentlich nur wenig von dem zu zeigen, was wirklich in ihnen vorgeht. Bis zu einem gewissen Grad macht dies jeder; die meisten Menschen zeigen nach außen ihr „öffentliches Gesicht" und haben daneben noch ihr „privates Gesicht". Trotzdem lassen sich auch Spuren ihrer wahren Gefühle am Gesicht ablesen, weil sich emotionale Muster tief in die Gesichtslinien eingraben und sich im chronischen Spannungszustand der Gesichtsmuskeln widerspiegeln.

Wer längere Zeit ein beträchtliches Maß an Frustration aushalten musste, könnte z. B. zusammengezogene Augenbrauen und sog. „Leberlinien" aufweisen. „Leberlinien" sind senkrechte Stirnfalten durch einen länger beibehaltenen „verärgerten" Gesichtsausdruck.

Wenn wir sie lesen könnten, stünde jedem menschlichen Wesen seine Lebensgeschichte ins Gesicht geschrieben ... In unseren Gesichtzügen verrichten die feinen Meißel der Gedanken und Gefühle endlos ihr Werk. (Alexander Smith, zit. in Auden & Kronenberger 1962)

Manchmal erscheint für Sekundenbruchteile eine „Mikro-Emotion" im Gesicht, besonders wenn Patienten versuchen ihre Gefühle zu verbergen (Eckman 2003, p. 220). Solche Mikro-Emotionen können auch auftreten, wenn die entsprechenden Gefühle verdrängt wurden und dem Bewusstsein nicht mehr zugänglich sind. In der Fünf-Elemente-Konstitutionsakupunktur ist es wichtig, dass Therapeuten sie rechtzeitig zu entdecken lernen, bevor Patienten wieder ihr „öffentliches Gesicht" aufsetzen.

Auch die Körperhaltung kann Einblick in die körperliche, geistige und seelische Verfassung von Menschen geben. Während sie versuchen können, ihre Gefühle hinter einer Maske zu verstecken, lassen sich Körperhaltung und Gesten nicht so leicht verstellen wie der Gesichtsausdruck und verraten eher, was unter der Oberfläche vor sich geht. Mit der Zeit entwickeln sich auch gewohnheitsmäßige Haltungsmuster. Ein Feuer-KF könnte z.B. mit einem unterentwickelten Brustkorb und ein Erd-KF mit einem erschlafften Mittleren-Brenner-Bereich verbunden sein.

Für Therapeuten ist es wichtig, dass sie typische Haltungen und Gesten ebenso wie flüchtige oder länger anhaltende Gesichtsausdrücke erkennen lernen, weil sie Aufschluss über das primäre emotionale Ungleichgewicht und den konstitutionellen Faktor (KF) geben können.

Im Folgenden beschreiben wir diese Anhaltspunkte getrennt für die Fünf Elemente und schlüsseln sie jeweils nach Gesichtsausdruck, Haltung und Gestik des betreffenden Elements auf.

26.2 Holz-Element: Gesichtsausdruck, Haltung, Gestik

26.2.1 Gesichtsausdruck

➢ Abb. 26.1 zeigt ein verärgertes, zorniges Gesicht. Häufige Frustration und Verärgerung können sich in Furchen zwischen den Brauen, im Blick oder in

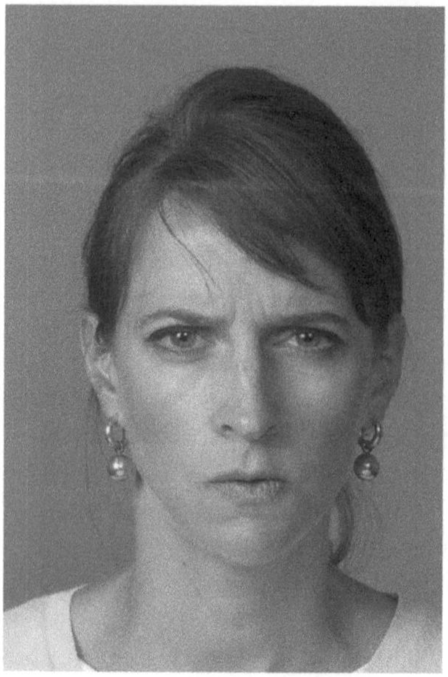

Abb. 26.1 Verärgerter/zorniger Gesichtsausdruck

der Mund- und Kieferstellung niederschlagen. An einem verärgerten Gesichtsausdruck sind insbesondere Augenbrauen, Augen und Kiefer beteiligt.

- Zwischen den zusammengezogenen und gesenkten Augenbrauen bilden sich zwei steile Furchen. Wie oben erwähnt, graben sich diese „Leberlinien" bei gewohnheitsmäßigem Ärger tief in die Stirn ein.
- Auch der Augenbereich kann betroffen sein. Der untere Bereich schiebt sich nach oben, weil sich das Unterlid anspannt, während das Oberlid mit dem Absenken der Augenbrauen folgt und sich nach unten bewegt. Dadurch verengern sich die Augen. Infolgedessen wirkt ihr Blick sehr intensiv: fixierend, hart und starrend. Hält sich der zornige Ausdruck länger im Gesicht, kann sich hinter oder um die Augen herum ein schmerzhaftes Druck- oder Spannungsgefühl bemerkbar machen. Ärger ist die einzige Emotion, bei der sich das Unterlid strafft.
- Unterkiefer und Mund können verschiedene Stellungen einnehmen. Manche Menschen schürzen die Lippen, wenn sie sich ärgern, andere ziehen sie ein und pressen sie fest aufeinander. Dieser „schmallippige" Ausdruck deutet normalerweise an, dass sie ihren Ärger zurückhalten möchten. Fast so, als müssten sie ihren Mund fest verschließen, damit ihnen nicht herausrutscht, was sie wirklich sagen wollen. Es ist interessant, dass der tiefe Ast des Leber-Meridians auf der Innenseite der Lippen verläuft und mit dem Musculus orbicularis oris den Mund umrundet. Dieser Muskel verschließt den Mund.

Unterdrückter Zorn kann auch zu Muskelanspannung im Kieferbereich führen; wenn sich Menschen ständig ärgern, kann er hart oder verkrampft sein. Nächtliches Zähneknirschen hat etwas mit dieser erhöhten Muskelspannung zu tun, und im Schlaf nimmt sie sogar noch zu. Manchmal schiebt sich der Kiefer unter der Muskelanspannung vor und etwas nach oben, was einen leicht trotzigen Eindruck erwecken kann.

Obwohl die typische Gesichtsfarbe bei einem Holz-KF grün ist, können Leute, die sich ärgern, rot anlaufen, wenn sie vor Wut kochen oder Frustgefühle in ihnen aufwallen (Näheres Ekman & Friesen 1975).

26.2.2 Haltung

Wer sich ärgert, hält sich vermutlich sehr gerade. Mit dem Aufsteigen des Qi scheinen sich zornige Menschen aufzurichten und größer zu werden. Oft kommt noch eine angedeutete Bewegung nach vorn hinzu. Obwohl es kein offener Angriff sein muss, ist es eine unterschwellige Aggression, die sie auf ihren Kontrahenten zu drängt.

Bei chronischem Ärger verlieren Sehnen und Bänder auf Dauer oft ihre Elastizität und verkürzen sich. Ein Extrembeispiel sind Paradesoldaten, die still stehen, sich in die Brust werfen, das Gesicht geradeaus richten und zackig salutieren. Wie die Kieferpartie (s. o.) können sich Hals, Schultern, Hüften und Rücken („Kreuz"), unter Umständen sogar die gesamte Körpermuskulatur verspannen. Vielleicht fällt dem Therapeuten auf, dass der Arm des Patienten noch einen Moment lang in der Luft „steht", nachdem er den Puls gemessen und ihn wieder losgelassen hat. Der Arm ist so angespannt, dass er nicht einfach in die Ausgangsposition zurücksinkt. Wenn sich die Bänder in den Füßen verhärten, sind die Zehen manchmal aufgestellt und nach hinten gezogen.

Körperlich wirken Menschen mit einem Holz KF oft muskulös, gedrungen und kompakt, als wären sie zusammengeschnürt oder zusammengestaucht, damit sie sich nicht aufrichten und zu voller Größe entfalten. Die gedrungene Erscheinung ist das genaue Gegenteil der oben beschriebenen Ausdehnung und entwickelt sich infolge von unterdrücktem Ärger.

26.2.3 Gestik

Wer mit chronischem Ärger zu kämpfen hat, neigt zu aggressiven, ruckartigen, abgehackten Gesten. Die Aggressivität gegenüber anderen Leuten zeigt sich oft in einer geballten Faust oder ruckartigem Ausschütteln der Hände.

26.2.4 Atmung

Durch Ärger ändert sich sofort das Atemmuster. Die Atmung kann lauter, schneller und unregelmäßiger werden, aber auch flacher. Zorn verhindert das geschmeidige Einziehen und Ausatmen der Luft. Aus dem Grund seufzen Holz-KF-Typen häufig; das Seufzen ist auch eine Möglichkeit, das Spannungsgefühl in der zu entlasten.

26.3 Feuer-Element: Gesichtsausdruck, Haltung und Gestik

26.3.1 Gesichtsausdruck

Der typische Gesichtsausdruck von Menschen mit einem Feuer-KF kann freudestrahlend-glücklich oder tieftraurig-elend wirken. Ihre Freude zeigt sich auf sehr subtile Weise, z. B. in feinen Augenfältchen, während sich Traurigkeit an der Mundstellung ablesen lässt. Am eindrucksvollsten ist der ständige Wechsel zwischen Freude und Trauer, ausgelassener Hochstimmung und völliger Freudlosigkeit.

Freude

Wenn Menschen vor Freude lachen, bewegt sich das ganze Gesicht nach oben (➤ Abb. 26.2). Die Nasolabialfalten vertiefen sich, die Wangen runden sich

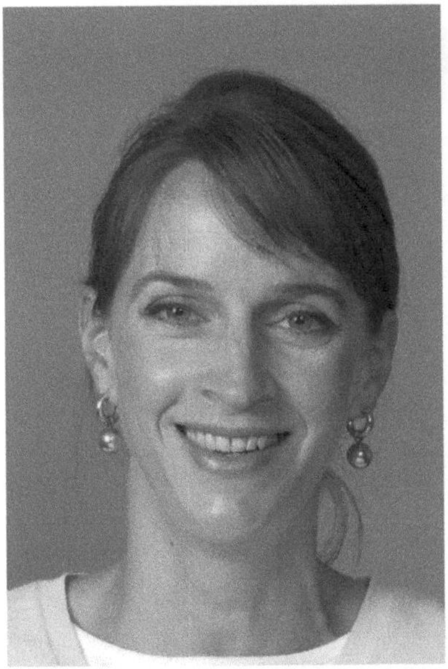

Abb. 26.2 Freudiger Gesichtsausdruck

und das Unterlid kräuselt sich und schiebt sich höher. Seitlich neben den Augen zeigen sich „Krähenfüße". Bei echter Freude funkeln und blitzen auch die Augen voller Freude (Ekman 2003, p. 190–212).

Traurigkeit

Ein trauriger Gesichtsausdruck zeigt sich normalerweise in drei Hauptbereichen des Gesichts (➤ Abb. 26.3): Der Mund ist leicht geöffnet und die Mundwinkel hängen herunter, während sich die Wangen wie beim Blinzeln hochziehen. Die am inneren Ende hochgezogenen Brauen werden zusammengezogen und können sich sogar in der Mitte berühren. Die Augen sind im Allgemeinen eher nach unten gerichtet. Manchmal haben Menschen mit einem Feuer-KF ein Lächeln im Gesicht und gleichzeitig einen traurigen Blick in den Augen (Ekman 2003, p. 82–109).

Interessanterweise bewegt sich der ringförmige Augenmuskel (M. orbicularis oculi) mit, wenn Menschen wirklich lachen. „Willentlich" können ihn etwa 10% der Bevölkerung aktivieren, doch bei allen anderen bewegt er sich nur, wenn sie lachen und sich freuen. Man sagt, es sei der Muskel, der „falsche Freunde demaskiere". Wer nur vorgeblich über Wit-

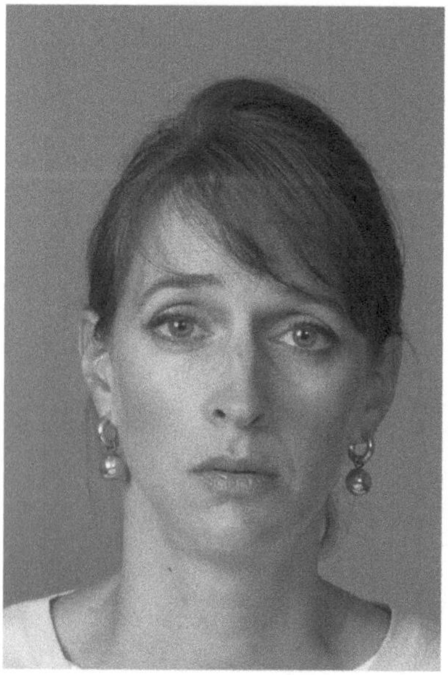

Abb. 26.3 Trauriger Gesichtsausdruck

ze von Freunden lacht oder Freude vorspiegelt, bei dem bleiben die Augenmuskeln unbeteiligt.

Viele Menschen mit einem Feuer-KF haben einen unbeständigen Gesichtsausdruck, der leicht zwischen Freude und Traurigkeit wechselt. Einige wirken sehr ernst, bevor sie lachen. In dem Moment breitet sich ein Lächeln über ihr Gesicht aus, das es erhellt und strahlen lässt, als wären sie jetzt lebendig geworden. Diese Veränderung kann ein ausgezeichneter diagnostischer „Marker" sein.

26.3.2 Haltung

Da Herz und Perikard die Haupt-Yin-Organe des Feuer-Elements darstellen, ist es nicht verwunderlich, dass bei Menschen mit Feuer-KF oft die Brustregion betroffen ist und zum Teil körperliche Entwicklungsmängel zeigt. Der Brustkorb kann schwach und unterentwickelt, gelegentlich sogar konkav geformt sein.

Um diese verwundbare Region zu schützen, neigen Menschen mit Feuer-KF dazu, ihre Arme gewohnheitsmäßig vor der Brust zu kreuzen. Manchmal leiden sie an einer habituellen Verspannung im Oberkörper, weil sie sich ständig bemühen, ihre Brust zu schützen. Es ist fast so, als hätten sie ihre Tür mit Eisenverschlägen gesichert, die Einbrecher abhalten sollen. Allerdings besteht dabei auch das Problem, dass die verbarrikadierte Tür sie selbst hindert, nach draußen zu gelangen.

26.3.3 Gestik

Dass Freude von Natur des Yang ist, spiegelt sich in den Gesten von fröhlichen Menschen wider, die ausladend, schnell und lebhaft, nach oben gerichtet sind. In ➢ Kapitel 39 des *Su Wen* heißt es, dass Freude das Qi „entfesselt".

Traurigkeit ist dagegen eher Yin-betont. Wer sich elend fühlt, wird höchstwahrscheinlich „sparsamer" und langsamer gestikulieren oder sich fast gar nicht bewegen, wenn die Traurigkeit überhandnimmt.

26.4 Erd-Element: Gesichtsausdruck, Haltung und Gestik

26.4.1 Gesichtsausdruck

➢ Abb. 26.4 zeigt den typischen Gesichtsausdruck eines Menschen, der Sympathie ausdrücken oder gewinnen möchte. Würden sie Patienten mit einem Erd-KF bei ihren Alltagsaktivitäten beobachten, fiele Therapeuten aber nicht unbedingt dieser mitfühlende Gesichtsausdruck auf.

Da Menschen mit einem Erd-KF oft in Situationen geraten, in denen Mitgefühl zum Problem wird, zeichnen sich bestimmte Aspekte in ihren Gesichtszügen ab. Sympathie kommt auf sehr subtile Art zum Ausdruck, z. B. durch Neigen des Kopfes, leichtes Stirnrunzeln und im Blick. Dieser Ausdruck bleibt eine gewisse Zeit, ist aber nicht dauernd sichtbar.

Menschen, die Sympathie zeigen oder von anderen bekommen möchten, haben in der Regel einen weichen, fürsorglichen Blick (➢ Abb. 26.4). Ihre Augen schauen treuherzig wie bei einem „Schoßhündchen", ihre Wangen- und Mundpartie ist weich und entspannt, der Mund oft leicht geöffnet. Verständnisvoll und mitfühlend neigen sie den Kopf und legen die Stirn in feine Sorgenfalten.

Ein gutes Beispiel für diese Eigenschaft ist der Gesichtsausdruck der Madonna, wie ihn viele Maler

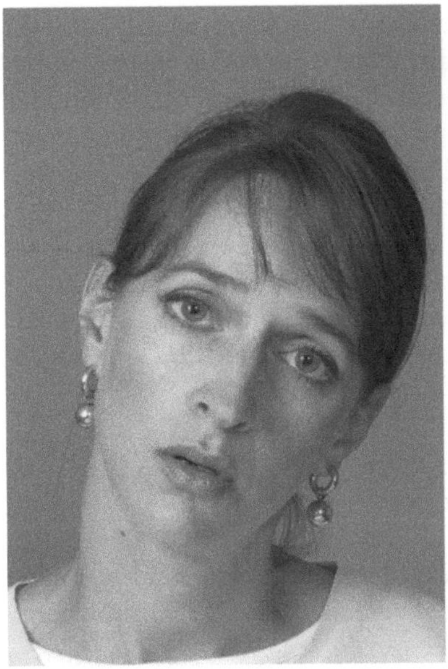

Abb. 26.4 Mitfühlender Gesichtsausdruck

einzufangen versucht haben, die fast immer als Inbegriff von mütterlicher Liebe und Mitgefühl dargestellt wird. Die Verehrung, die Katholiken Maria oder die Chinesen Kuan Yin entgegenbringen, versinnbildlicht das menschliche Bedürfnis nach einer Mutterfigur, von der sie sich geliebt und umsorgt fühlen dürfen. Sanftmut, Zärtlichkeit, Annahme und Vergebung sind Ureigenschaften solcher mütterlicher Archetypen.

Wenn Menschen Mitgefühl/Sympathie zurückweisen, äußert sich ihr Missfallen durch Zurückziehen des Kopfes, Anspannen der Bauchmuskeln und leichtes Straffen sowie Herunterziehen der Unterlippe. Um sich zu panzern, kann ihre Mimik teilnahmslos oder verhärtet erscheinen. Das könnte leicht mit Verärgerung verwechselt werden. Doch unter der harten „Schale" verbirgt sich ein weicher „Kern" (Sanftheit und Bedürfnis nach Zuwendung). In dem Fall verrät der oben beschriebene weiche Augenausdruck, dass ihr Grundbedürfnis nach Unterstützung noch immer vorhanden ist.

26.4.2 Körperform und Haltung

Obwohl es Therapeuten nie gelingen wird, jedem einzelnen KF eine typische Körperform, Haltung, Gestik usw. zuzuordnen, fallen bei Menschen mit einem Erd-KF doch einige körperliche Besonderheiten auf.

Sie können z. B. zu Übergewicht neigen. Wegen der Schwäche von Magen und Milz arbeitet ihr Verdauungssystem eher träge und hat Schwierigkeiten, die Nahrung aufzuschlüsseln und zur Verdauung „reif" zu machen oder Flüssigkeiten zu transportieren. Dieser verlangsamte „Stoffwechsel" lässt Nahrung und Flüssigkeiten stagnieren, bis schließlich Gewichtsprobleme auftreten.

Andererseits nehmen Menschen mit einem Erd-KF manchmal zu wenig Nahrung zu sich, so dass sie dünn und unterernährt statt übergewichtig sind. Im Extremfall leiden sie sogar an Magersucht (Anorexie), doch die Mehrzahl der Betroffenen ist einfach ein bisschen dünner und knochiger als normal. Auch die Beinmuskeln können dünn und unterentwickelt sein.

Bei einigen Menschen mit Erd-KF ist der mittlere Abdominalbereich die Schwachstelle. Sie neigen zu Blähungen oder haben einen großen, dicken Bauch. Ihre Taille verschwindet und ihr Bauchumfang scheint richtig „auszusacken"; so entwickelt sich die typische „Apfelform".

Auch die „Birnenform" kann Merkmal eines Erd-KF sein, besonders wenn der Flüssigkeitstransport durch die Milz nicht richtig funktioniert. In dem Fall vergrößert sich der Beinumfang und um Hüften und Oberschenkel wird vermehrt Fett angelagert.

Manche Patienten mit Erd-KF scheinen die anfällige und verletzliche Region schützen zu wollen, indem sie gewohnheitsmäßig ihre Hände auf den Bauch legen.

26.4.3 Gesten und Berührung

Berührungen spielen eine wichtige Rolle, wenn Menschen Sympathie zeigen wollen oder entgegengebracht bekommen. Wenn Patienten mit einem Erd-KF es genießen können, Sympathie zu empfangen, mögen sie auch gern berührt werden oder andere berühren. Nichts tröstet verzweifelte Kinder oder Erwachsene besser als innig umarmt oder gedrückt zu werden. Berührungen erinnern an den frühen Kontakt mit der Mutter und werden von vielen Menschen als weitaus tröstlicher und hilfreicher als Worte empfunden. Berührungen sollten sanft und behutsam sein und „Ich verstehe dich" zum Ausdruck bringen. Wenn sich verzweifelte Menschen wieder zufrieden aus der Umarmung lösen, ist das ein Zeichen, dass sie genügend Zuwendung erhalten haben.

26.5 Metall-Element: Gesichtsausdruck, Haltung und Gestik

26.5.1 Gesichtsausdruck

Der typische Gesichtsausdruck eines bekümmerten Menschen ist in ➤Abb. 26.5 zu sehen. Kummer kann sich auf sehr subtile Art zeigen, z. B. im Blick, in der (schlaffen oder angespannten) Gesichtsmuskulatur oder der Mundhaltung. Der Gesichtsausdruck taucht kurzzeitig auf, ist aber nicht dauernd vorhanden.

Am Zustandekommen des kummervollen Gesichtsausdrucks sind Augen, Wangen und Mund beteiligt. Kummer lässt alles im Gesicht nach unten gesunken und schlaff erscheinen. Unterlider und Wangen hängen herab. Auch der Mund beschreibt einen leichten Bogen nach unten. Bei Menschen, die ihren Kummer nicht richtig zeigen können, wird der traurige Ausdruck von einem erloschenen und leeren Blick abgelöst. Andere versuchen ihren Kummer hinter einer strahlenden Fassade zu verstecken. Sollte dies der Fall sein, bleibt dennoch ein Rest von Leere und Verlorenheit in ihrem Blick zurück.

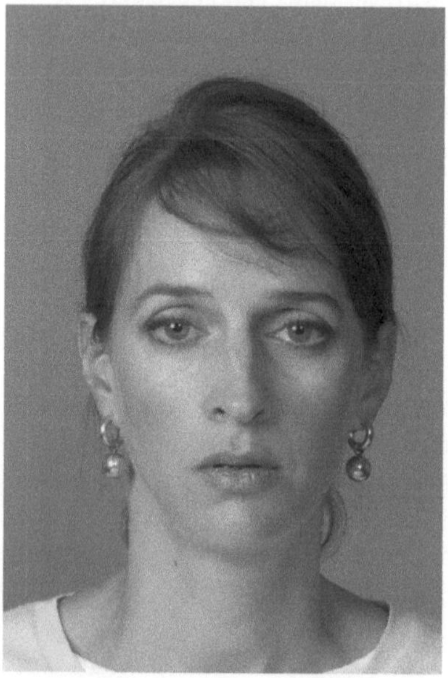

Abb. 26.5 Kummervoller Gesichtsausdruck

Wenn sie ihren Kummer herauslassen und ihn nicht zurückzuhalten, zerfurcht er das Gesicht, sobald sie weinen und ihren Gefühlen freien Lauf lassen. Bei manchen Menschen wird der „zerknautschte" Ausdruck zum Dauerzustand.

26.5.2 Körperhaltung und Atmung

Der Brustbereich von Menschen mit einem Metall-KF ist oft reglos oder fest. Die kaum wahrnehmbaren Bewegungen erwecken den Anschein, als läge ein „Schild" auf der Brust. Es scheint, als wären die Brustmuskeln ständig angespannt worden, um starke Trauer- oder Verlustgefühle abzuwehren, bis sich allmählich ein Mangel an Vitalität eingestellt hat. Mitunter ist die Brust auch schwach und unterentwickelt, in Extremfällen sogar konkav (nach innen gewölbt). Dies hängt mit der konstitutionellen Schwäche des Lungen-Qi zusammen.

Die Haltung von Menschen mit einem Metall-KF ist leicht gebückt. Wenn sie vornüber gebeugt am Schreibtisch sitzen, wird die Lunge zusammengedrückt und die Atmung behindert. Diese habituelle Fehlhaltung kann sowohl Ursache als auch Folge des geschwächten Lungen-Qi sein.

Bei Metall-KF-Typen kann die Atmung flach und schwach sein. Manchen fällt es schwer, richtig tief ein- und auszuatmen, solange sie noch nicht gelernt haben, ihre Lunge durch gezielte Atemübungen zu kräftigen.

26.5.3 Gesten

Wer Kummer hat, neigt nicht zu starkem Gestikulieren. Manche Menschen halten ihren Kummer unter Verschluss und leiden im Stillen, so dass sie fast überhaupt keine Handbewegungen zeigen.

26.6 Wasser-Element: Gesichtsausdruck, Haltung und Gestik

26.6.1 Gesichtsausdruck

Der typische Gesichtsausdruck eines erschreckten oder verängstigten Menschen ist in ➤ Abb. 26.6 gezeigt. Menschen mit einem Wasser-KF geraten oft in Situationen, in denen Angst eine Rolle spielt. Angst kann sich auf sehr subtile Weise äußern, z.B. durch Stirnfalten, einen gehetzten Blick oder die Mundstellung. Dieser Ausdruck scheint nur manchmal auf.

Angst lässt sich oft an den Augen ablesen. Da Menschen mit einem Wasser-KF ihre Angst meist verbergen, ist der Augenausdruck oft sichtbarstes Zeichen ihrer zugrunde liegenden Angst. Angst erzeugt üblicherweise Aufgeregtheit, und genau darauf deuten die raschen Augenbewegungen hin. Um direkten Augenkontakt zu vermeiden, senken sie häufig den Blick, lassen ihn aber zwischenzeitlich immer wieder kurz hochschnellen, um einen Kontakt herzustellen. Diese Erregung zeigt sich bei allen Tieren, die sich bedroht fühlen.

Manche Menschen versuchen sich selbst zu beruhigen, wenn sie Angst haben. Das spiegelt sich im fixierten (starren) Blick der Augen, die tief in die Höhle zurückgezogen erscheinen. Trotz ihrer geringen Bewegung sind sie in einem Zustand höchster Alarmbereitschaft. Die Augen können auch weit aufgerissen und die Oberlider hochgezogen sein, so dass über der Iris die Sklera sichtbar wird. Die Haut unter den Augen spannt sich und wird hochgezogen. Bei geweiteten Augen ziehen sich die Augenbrauen nach oben und zusammen. Dadurch entsteht eine Längsfurche auf der Stirn.

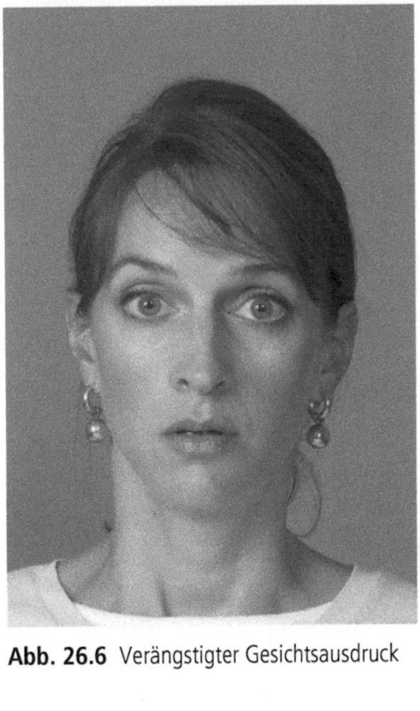

Abb. 26.6 Verängstigter Gesichtsausdruck

Angst kann mit unterschiedlicher Intensität – vom leichten Anflug einer Befürchtung bis zum reinsten Terror – empfunden werden. Je stärker die Angst, desto weiter ziehen sich die Oberlider nach oben und desto stärker spannen sich die Unterlider. Mit zunehmender Intensität ziehen sich auch die Lippen immer weiter zurück.

Es ist wichtig, dass Therapeuten den Ausdruck von Angst erkennen können, weil es sich um die geheimste, oft am besten verborgene Emotion handelt. Mimik und Körpersprache können den Therapeuten, die sie richtig zu entziffern verstehen, einen wichtigen „Einstieg" in das Verständnis der emotionalen Verfassung von Patienten ermöglichen.

Wenn sich Patienten mit einem Wasser-KF bemühen, ihre Angst zu verbergen, kann sich ihr Ausdruck blitzschnell ändern, nachdem sich zuerst flüchtig die echte Emotion gezeigt hat. Diese „Überlagerung" kann kaum merklich geschehen. Sie könnten ihren Ausdruck z. B. durch eine geringfügige Veränderung als einen Ausdruck leichter Besorgtheit erscheinen lassen. Andererseits sind auch größere Veränderungen denkbar. Sie könnten ihre Angst z. B. durch komplette Ausdruckslosigkeit, Lachen oder Aggressivität überspielen. Doch egal, wie gut sie ihre Angst verdecken, der ursprüngliche Ausdruck hinterlässt gewöhnlich doch seine Spuren. Nur müssen Therapeuten sie auch sehen können. Angst bleibt oft in den Augen zurück. Wenn Therapeuten den flüchtigen ursprünglichen Ausdruck oder die Spuren von verdeckter Angst wahrnehmen, ist das ein wichtiges Indiz, das zusammen mit den anderen Hauptkriterien (Farbe, Klang, Geruch) die KF-Diagnose sichern kann.

26.6.2 Körperhaltung

Ängstliche Menschen neigen dazu, ihren ganzen Oberkörper nach hinten zu verlagern. Das geschieht eher durch leichtes Zurücklehnen als mit einer großen Bewegung. Therapeuten mag es so vorkommen, als seien die Patienten in dieser Haltung gefangen und müssten ständig nach hinten ausweichen, um einer unsichtbaren Gefahr aus dem Weg zu gehen oder nicht geschlagen bzw. getroffen zu werden.

Die Wirbelsäule ist der zentrale Stützpfeiler für den Körper und hält uns aufrecht. Bei manchen Patienten mit einem Wasser-KF scheint sie in sich zusammengefallen zu sein. Interessanterweise sagt man von überängstlichen Menschen, sie würden kein „Rückgrat" beweisen oder hätten „keinen Mumm in den Knochen".

Besonderes Augenmerk verdient der Lendenwirbelsäulen-/Lumbalbereich, in dem sich die Nieren befinden und der bei Patienten mit einem Wasser-KF oft die schwächste Stelle ist. Diese Schwäche versuchen sie dadurch zu kompensieren, dass sie sich besonders steif halten; deshalb sind die Muskeln im Lumbalbereich oft verspannt. Er kann aber auch schwach und haltlos sein, so dass die Patienten häufig unter Rückenschmerzen leiden.

26.6.3 Gestik

Menschen, die sich fürchten, zittern und beben manchmal vor Angst, versuchen es aber zu verbergen. Unglücklicherweise verspannen sie sich umso mehr, je stärker sie das Zittern gewaltsam zu unterdrücken versuchen, was das Problem nur noch weiter verschlimmert. Manche Menschen „erstarren" aber auch vor Angst und können sich nicht mehr von der Stelle rühren.

26.6.4 Atmung

Wenn Menschen Angst haben, verändert sich ihre Atmung. Bei einer Panikattacke atmen sie z. B. nur flach und beschleunigt (Hyperventilation). Andere halten vor Schreck den Atem an oder atmen ganz langsam, um ihre Aufregung zu unterdrücken.

ZUSAMMENFASSUNG

- Patienten lassen sich zum Großteil durch einfache Beobachtung beurteilen.
- Häufiger empfundene Emotionen graben sich mit der Zeit in die Gesichtszüge ein. Durch Emotionen können sich auch Körperhaltung und Gestik verändern.
- Jedem der Fünf Elemente kann eine typische Mimik, Haltung und Gestik zugeordnet werden.
- Diese Zusammenhänge sind aber nicht immer und nicht regelmäßig gegeben, da alle Patienten individuell verschieden sind und ihren KF auf ihre eigene, einzigartige Weise zum Ausdruck bringen.

KAPITEL

27 Diagnoseebenen und „Goldene Schlüssel"

In diesem Kapitel werden zwei wichtige diagnostische Methoden behandelt. Die erste gründet auf der Vorstellung von drei verschiedenen Persönlichkeitsebenen, der körperlichen, geistigen und spirituellen Ebene. (In ➤ Kapitel 3 haben wir auf das davon abweichende Verständnis der Traditionellen Chinesischen Medizin Bezug genommen, für die *Shen* sowohl Geist als auch Seele umfasst, die in diesem Kapitel jedoch getrennt behandelt werden.)

Die zweite Methode sind die sog. „Goldenen Schlüssel". Sie bezieht sich auf besondere Verhaltensaspekte von Patienten, die so auffallend individuell für deren Persönlichkeit sind, dass sie auf ein tiefgehendes Ungleichgewicht in einem der Elemente hindeuten.

27.1 Die Behandlungsebene – Körper, Geist oder Seele – diagnostizieren

27.1.1 Bestimmung der Ebene

Die Bestimmung der richtigen Behandlungsebene hat sowohl auf die Wahl der Punkte als auch auf die therapeutische Intention *(Yi)* Einfluss. Wenn primär ein Ungleichgewicht auf seelischer Ebene vorliegen sollte, müssen Punkte angewendet werden, die vornehmlich auf dieser Ebene wirken. Da sich die Indikationsgebiete vieler Punkte überschneiden und sie oftmals mehr als eine Ebene beeinflussen können, ist ihre Gewichtung nur eine Sache gradueller Unterschiede. In den meisten Fällen sind die Indikationen der *Yuan*-Quell- und/oder Elementpunkte genügend breit gefächert, um die gewünschte Wirkung zu erzielen. Bei anderer Gelegenheit kann es jedoch entscheidend sein, sich auf Geist/Seele-Punkte zu beschränken. Die Auswahl der Punkte wird im Kapitel über die Behandlungsplanung besprochen (➤ Kapitel 45).

27.1.2 Begriffsklärung

Obwohl die Begriffe „Körper", „Geist" und „Seele" in den üblichen Übersetzungen von TCM-Texten nicht gebräuchlich sind, hat sich die chinesische Medizin immer mit der Seele des Patienten befasst. Die große Anziehungskraft der Akupunktur für die Leute im Westen dürfte zum Großteil darin begründet liegen, dass die chinesische Medizin sowohl dem Körper als auch der Psyche von Patienten Aufmerksamkeit schenkt.

Eine Unterteilung der Symptome des Patienten nach der Ebene, von der eine Dysbalance ausgeht, erscheint insofern wünschenswert, als jemand mit einer Knöchelzerrung z. B. ein körperliches Problem hat. Wem es schwer fällt, klar zu denken oder sich an Dinge zu erinnern, hat eine geistige bzw. Hirnleistungsstörung. Wer hoch qualifiziert ist und arbeiten möchte, aber es trotzdem nicht schafft, Arbeit zu bekommen, leidet vielleicht an einer seelischen (psychischen) Störung. In dem Fall liegen keine körperlichen Beschwerden vor und der Verstand scheint einwandfrei zu funktionieren, doch man würde vielleicht sagen, dass die Psyche des Patienten nicht richtig mitspielen will.

Manche Unterscheidungen sind weniger leicht zu treffen. Alpträume nach einer späten Mahlzeit mit Käse oder offenkundig allergisch bedingte Hautprobleme lassen sich z. B. schwieriger einordnen. J.R. Worsley erklärte diesen Aspekt teilweise, als er schrieb:

Wenn der Körper krank ist, bekümmert es den Geist und macht die Seele traurig. Wenn der Geist krank ist, werden Körper und Seele unter seiner Verwirrtheit leiden. Wenn die Seele krank ist, lässt der Wille, sich um Körper und Geist zu kümmern, nach ... Durch ein gestörtes Gleichgewicht entstandene Erkrankungen werden immer auf allen Ebenen erlebt. (Worsley 1990, p. 185)

Unter bestimmten Umständen kann erst eine Ebene betroffen und können die anderen noch gesund sein, wenn Patienten erkranken. Doch aus dem oben angeführten Zitat geht hervor, dass eine Erkrankung gewöhnlich auf alle anderen Ebenen übergreift, so dass sie normalerweise alle in einem gewissen Grad beeinträchtigt sind. Trotzdem müssen Therapeuten herausfinden, welche Ebene zuerst aus dem Gleichgewicht geraten ist, denn auf sie richtet sich die Behandlung.

Wir entscheiden uns allerdings, welche Ebene primär von der Erkrankung betroffen war, denn sie bestimmt die Wahl der Punkte und die Art der Behandlung. Wir entscheiden uns, welche der drei Ebenen am stärksten in Mitleidenschaft gezogen ist und das Ziel unserer aktuellen Bemühungen sein sollte. (Worsley 1990, p. 186)

Obwohl die Symptome der Patienten diagnostisch wegweisend sein können, sollten sich Therapeuten davon nicht in die Irre führen lassen. Welchen Befund Patienten auch immer präsentieren, ob einen verstauchten Knöchel oder eine Abneigung gegen frühmorgendliches Aufstehen, so enthebt dies Therapeuten doch nicht der Entscheidung über die „primär erkrankte Ebene". Nur wenn diese Ebene behandelt wird, kommt es zu einer sichtbaren Besserung des Gesamtbefindens.

Ein Ungleichgewicht lässt sich nicht allein aus der Summe aller Symptome oder sonstigen körperlichen, geistigen und seelischen Befunde diagnostizieren. Auch wenn die Symptome eine Rolle spielen und Therapeuten auf das gestörte Gleichgewicht achten sollten, ist es wichtig, daran zu denken, dass jede Störung der einen Ebene eine Störung der anderen Ebenen nach sich zieht.

Doch wie fällen wir diese Entscheidung?

27.1.3 Die Ebene einer Störung diagnostizieren

Um die Ebene eines Ungleichgewichts zu diagnostizieren, müssen Therapeuten tiefer als bis zu den vordergründigen Symptomen blicken und auf die Funktionen von Körper, Geist und Seele achten. Die folgenden Abschnitte sollen Therapeuten helfen, ihr Augenmerk gezielt auf diese Ebenen zu richten.

Körperliche Ebene

Da der Körper bei geistigen oder seelischen Funktionsstörungen regelmäßig mit betroffen ist, ist die Ätiologie wichtig. Je offensichtlicher eine physikalische Ursache oder Umweltfaktoren vorliegen, desto wahrscheinlicher handelt es sich um ein rein körperliches Problem. Eine Sportverletzung, ein Sonnenstich, Erfrierungen im Schneesturm, Lebensmittelvergiftungen und steife Gelenke infolge feuchter Wohnverhältnisse gelten als physische oder somatische Beschwerden mit körperlichem Ursprung. Zu berücksichtigen ist aber auch, dass gleichzeitig möglicherweise noch ein anderer Mangelzustand zugrunde liegt, der auf der Störung einer tieferen Ebene beruhen könnte.

Therapeuten können noch weitere Einflussfaktoren in ihre Diagnose einbeziehen, indem sie z. B. herausfinden, ob sich Verletzungssymptome bei Bewegung verschlimmern, Sonnenlicht negative Auswirkungen hat oder ob die Gelenke nach einem Regenschauer durch die nasse Kleidung noch steifer werden. Körperliche Symptome können allerdings auch radikal vom geistigen oder seelischen Befinden beeinflusst sein. Selbst wenn sich Nackenschmerzen z. B. bei Ängstlichkeit oder Frustration verstärken, bleiben sie dennoch körperlicher Natur.

Geistige (Verstandes-)Ebene

In der Denkfähigkeit spiegelt sich die geistige Ebene wider. Daher lässt sich anhand der geistigen Klarheit, der Gedächtnis- und Problembewältigungsfunktionen die geistige oder Verstandesebene der Patienten beurteilen. Bei klarem Verstand sind Menschen z. B. in der Lage, Probleme zu lösen, indem sie:

- konzentriert bleiben
- ihre Ziele klar definieren
- ihre Ressourcen kennen und wissen, welche sie sich noch aneignen müssen
- auf die Erfahrung anderer zurückgreifen, die ein ähnliches Problem schon gelöst haben
- Kosten (jeglicher Art) und Nutzen gegeneinander abwägen
- beurteilen, ob eine Lösungsstrategie realistisch (erreichbar) ist
- die Folgen für ihr übriges Leben einschätzen können
- eine gute Wahl treffen.

Während sie die Krankengeschichte aufnehmen, können Therapeuten gut beobachten, wie Probleme in der Vergangenheit verarbeitet wurden. Dabei bietet sich auch eine Gelegenheit, nachzufragen, wie die Patienten in der aktuellen Situation mit Problemen umgehen würden.

Eine unrealistische Sichtweise der Ursächlichkeit von Ereignissen kann häufig einen Anhaltspunkt für eine Störung auf der geistigen oder Bewusstseinsebene geben. Da Menschen völlig unterschiedliche Vorstellungen über die Kausalität von Dingen haben, erscheint es sinnvoll, dass Therapeuten diesen Bereich generell abklären, wenn sie die geistige Verfassung eines Patienten beurteilen möchten. Wenn Patienten z. B. erklären, sie müssten mehr Lotterielose kaufen, um sich ein größeres Haus zuzulegen, werden sich Therapeuten vermutlich fragen, ob nicht primär ein gestörtes Gleichgewicht auf dieser Ebene vorliegt.

Seelische (psychische) Ebene

Da die Seele subtiler als Körper und Geist ist, ist sie schwieriger zu beurteilen. Um psychische Störungen genau diagnostizieren zu können, ist es oft wichtig, dass Therapeuten sie vor dem Hintergrund der Lebenssituation ihrer Patienten sehen. Manche Patienten erscheinen z. B. sehr gesund, solange keine Schwierigkeiten auftreten. Ihre psychische Verletzlichkeit kommt erst zum Vorschein, wenn sie unter dem Druck eines für andere relativ unbedeutenden Problems fast zerbrechen. Andererseits bereitet es aber selbst psychisch stabilen Persönlichkeiten oft Schwierigkeiten, einen schweren emotionalen Schock zu verkraften.

Der seelische Zustand eines Menschen manifestiert sich auf unterschiedliche Weise. Auf folgende Bereiche sollten Therapeuten achten:

- *Augenausdruck und Blickkontakt.* Sehr verlässliche Indikatoren für den seelischen Zustand eines Patienten sind das Funkeln der Augen und die Fähigkeit, Blickkontakt herzustellen. Gesunde Menschen haben glänzende, klare und leuchtende Augen und können gut Blickkontakt aufnehmen. Wenn sie psychisch beeinträchtigt sind, blicken die Augen stumpf und leblos und weichen einem direkten Blickkontakt aus. Manchmal verraten die Augen etwas von dem inneren Aufruhr.
- *Körperhaltung.* Während sich Menschen, deren Seele gesund ist, aufrecht halten, sacken niedergeschlagene Menschen oft in sich zusammen. Sie lassen den Kopf hängen, sind im Brust- oder Bauchbereich erschlafft oder stehen gebückt und zu einer Seite verzogen da. Bei seelischer Unruhe können sie ihren Körper oft schwer stillhalten.
- *Kleidung und Hygiene.* Seelisch gesunden Menschen ist ein gewisser Stolz auf ihre äußere Erscheinung und Sauberkeit anzumerken. Wenn sie eine gewisse Zwanghaftigkeit an den Tag legen oder – als anderes Extrem – einen ungepflegten Eindruck hinterlassen und sich nicht länger um ihr Aussehen und ihre Hygiene zu kümmern scheinen, spricht das für eine psychische Störung.
- *Kommunikation.* Seelisch gesunde Menschen sind zu einer relativ klaren verbalen und nonverbalen Kommunikation mit anderen imstande. Menschen, denen es psychisch nicht gut geht, neigen zu Vermeidungsverhalten oder sind ausweichend und indirekt im Kontakt zu anderen.
- *Sprache.* Seelisch gesunde Menschen drücken sich möglicherweise verständlicher und positiver aus als Persönlichkeiten mit psychischen Problemen, deren Redeweise mit Wendungen wie „kann ich nicht", „will ich nicht", „ist doch alles hoffnungslos" oder „fühle mich hilflos" durchsetzt ist. Obwohl sie körperlich und geistig fit erscheinen, fühlen sie sich wegen ihrer psychischen Labilität zu kraftlos oder unfähig, bestimmten Aktivitäten nachzugehen.
- *Beziehungen.* Seelisch gesunde Menschen können selbst Liebe schenken und es auch genießen, von

anderen geliebt zu werden. Menschen mit psychischen Problemen haben größere Schwierigkeiten, andere zu lieben und zu erfahren, dass sie selbst liebenswert sind.

- *Umgang mit Schwierigkeiten.* Seelisch gesunde Menschen werden entweder versuchen, sich durch auftauchende Probleme hindurchzuarbeiten oder weiterzumachen, wenn sich Probleme als unlösbar erweisen sollten. Menschen mit psychischen Problemen geben angesichts von Widrigkeiten leichter auf und resignieren. Alternativ können sie sich auch verrennen und Veränderungen um jeden Preis verhindern wollen, statt loszulassen, wenn Probleme unlösbar sind.
- *Bestimmung und Sinn.* Seelisch gesunde Menschen sehen einen Sinn in ihrem Leben und sind bestrebt, ihr Potenzial voll auszuschöpfen. Menschen mit psychischen Problemen neigen eher dazu, ihr Leben für sinn- und zwecklos zu halten.
- *Emotionale Reaktionen.* Seelisch gesunde Menschen sind eher imstande, aufsteigende Gefühle unverfälscht zu erleben und emotionale Belastungen zu verarbeiten, sobald sie entstehen, und emotionalen Leiden aktiv zu begegnen. Menschen mit psychischen Problemen lassen sich in Belastungssituationen leichter von ihren Gefühlen übermannen oder unterdrücken sie und zeigen nach außen fast keine Emotionalität. Angesichts des Ernstes einer äußeren Situation können ihre emotionalen Reaktionen auch völlig zusammenhanglos erscheinen.

Innere Ressourcen von Patienten

Sich auf die inneren Ressourcen der Fünf Elemente zu konzentrieren, könnte Therapeuten zu einem tieferen Verständnis des Gemütszustands ihrer Patienten verhelfen. Bezogen auf die einzelnen Elemente sollten Menschen z. B. imstande sein:

- sich selbst zu lieben und zu erfreuen
- für andere zu sorgen und sich selbst umsorgen zu lassen
- angemessen zu trauern, sich inspirieren zu lassen und alles Unnütze loszulassen
- sich selbst zu schützen und sich sicher zu fühlen
- zu wachsen, sich selbst zu entwickeln und sich in angemessener Form durchsetzen zu können.

Aus ihrer Kenntnis der Fünf Elemente heraus können Therapeuten einschätzen, welche psychischen Aspekte gesund oder beeinträchtigt sind und auf welchem Gebiet sich noch nicht das ganze Potenzial des Patienten abzeichnet. Jeder der oben genannten Aspekte kann einzeln beurteilt werden. Gelangen Therapeuten z. B. zu der Überzeugung, dass ein Ungleichgewicht im Bereich des Versorgens und Ernährens vorliegt, werden sie bei der Behandlungsplanung Punkte einbeziehen, die auf psychischer Ebene Einfluss auf diesen Teilbereich haben. Dieser Teil wird sich üblicherweise mit der KF-Diagnose überschneiden.

Weiter führen auch behutsame Fragen nach der Zufriedenheit mit diesem Lebensbereich, ob sich die Patienten unter Umständen wünschen oder erhoffen, dass sie besser umsorgt werden oder besser für andere sorgen möchten. In diesem Stadium ist einfühlsames Vorgehen des Therapeuten gefragt, da sie ein Gebiet betreten, auf dem sich psychische Schwierigkeiten zeigen. Die Reaktion lässt sich nicht vorhersagen. Es sind psychische Aspekte, die oft stark abgewehrt werden und von Ambivalenz, Peinlichkeit und Schmerz geprägt sein können. Wichtig sind drei grundlegende Dinge: eine tragfähige therapeutische Beziehung, uneingeschränktes Akzeptieren von allem, was Patienten sagen, und Erreichen eines angemessenen inneren Zustands.

➤ Kasten 27.1 zeigt auf, wie Therapeuten allmählich lernen, den Gemütszustand von Patienten anhand der Augen zu beurteilen.

Kasten 27.1 Beurteilung des seelischen Zustands anhand der Augen

Schauen Sie allen, denen Sie innerhalb einer Woche begegnen, in die Augen. Wenn es zu schwierig sein sollte, jeden anzusehen, entscheiden Sie selbst, bei wem Sie es möchten. Es könnten z. B. Freunde, Passanten auf der Straße, Leute in Geschäften oder bei der Arbeit sein. Was Sie gesehen haben, schreiben Sie in ein Notizbuch, z. B. „harter Blick", „trauriger Blick" oder „funkelnde und klare Augen". Haben Sie etwa 30 Beobachtungen notiert, überlegen Sie sich, wie Sie ein gewisses Spektrum an interessanten Eigenschaften erfassen könnten, z. B.:

- funkelnder bis toter Blick
- erschöpft bis energiegeladen
- weich bis hart
- klar bis trübe
- nervös bis fest.

Legen Sie jeweils ein Punktesystem von 1 bis 10 fest und stufen Sie die nächsten 30 Personen zwischen den beiden Extremen einer dieser Eigenschaften ein. Danach wählen Sie zwei unterschiedliche Eigenschaften und zeichnen Ihre Bewertungen fortlaufend weiter im Notizbuch auf.

27.1.4 Ansprechen auf die Behandlung

Aus den Behandlungsergebnissen wird oft die Behandlungsebene ersichtlich, die Patienten benötigen. Patienten freuen sich üblicherweise, wenn sie schmerzfrei geworden sind, sich wieder frei bewegen oder schlafen können. Manchmal überrascht es uns aber, dass ihre körperlichen Symptome verschwunden sind und sie trotzdem nicht aufhören zu klagen. Dies könnte darauf hindeuten, dass ihr Problem tieferen Ursprungs ist und die Behandlung noch nicht die tiefere Ebene erreicht hat. Therapeuten können ihre diagnostischen Fähigkeiten bezüglich der Behandlungsebene verfeinern, indem sie das Ansprechen der Patienten auf therapiebedingte Veränderungen beachten.

Eine interessante Beobachtung ist zudem, wie Patienten die Frage nach ihrem Befinden seit der letzten Behandlung beantworten. Wenn sie eher auf ihre Gemütslage oder ihre Gefühle als auf ihre Hauptbeschwerden zu sprechen kommen, kann es Ausdruck ihres seelischen Zustands sein. Wie belastend ihre körperlichen Symptome auch sein mögen, erscheinen sie ihnen doch relativ unerheblich im Vergleich zu ihrer inneren Verfassung.

FALLBEISPIEL

Eine Patientin kam wegen ihrer nahezu täglich auftretenden Migräne in die Sprechstunde. Sie wirkte ausdruckslos, schien sich nur widerwillig im Behandlungsraum aufzuhalten und hielt sich mit Äußerungen über sich selbst, abgesehen von der Migräne, sehr zurück. Sie gab auch kaum eine Rückmeldung zur Behandlung. Auf Nachhaken des Therapeuten erzählte sie widerstrebend und mit sehr flauer Stimme zu Beginn der vierten Sitzung jedoch, dass sie seit zwei Wochen keine Migräne mehr hatte. Das stiftete ziemliche Verwirrung, und es dauerte einige Bedenkzeit und weitere Behandlungssitzungen, bis dem Therapeuten klar wurde, dass die Behandlung in die richtige Richtung ging, aber mit Sicherheit nicht bis auf die richtige Ebene hinunter wirkte. Die Veränderung ihres körperlichen Zustands hatte nicht zur Veränderung ihres seelischen Zustands geführt.

Einer der wichtigsten „Schlüssel" zu einer erfolgreichen Behandlung ist die Fähigkeit von Therapeuten, mit ihrer Behandlung direkt bis an die richtige – körperliche, geistige oder seelische – Ebene heranzureichen (Näheres ➤ Kapitel 37 und ➤ Kapitel 46). Manchmal machen körperliche Beschwerden einen sehr „körperlichen" Behandlungsansatz erforderlich. In anderen Fällen ist es angebrachter, dass Therapeuten die Verbindung zu einer tieferen Ebene aufnehmen. Damit Patienten den größtmöglichen Nutzen aus der Behandlung ziehen und genesen können, muss sich die therapeutische Intention auf die entsprechende Behandlungsebene konzentrieren. Dabei ist großer Wert auf eine vertrauensvolle Beziehung und die Wahl der Punkte zu legen.

27.2 „Goldene Schlüssel" zur Entdeckung des KF

Die diagnostische Goldene-Schlüssel-Methode setzt oft auf eine intuitive Herangehensweise und wurde von erfahrenen Therapeuten entwickelt. Sie wird hier als Ergänzung zur Diagnose des KF beschrieben. Ihr Nutzen hängt teilweise davon ab, dass Therapeuten ein Verständnis für nicht-traditionelle Fünf-Elemente-Resonanzen entwickeln.

Diese Form der Diagnose hat jedoch den Nachteil, dass manche Therapeuten sie bei Unsicherheiten über Farbe, Klang, Geruch und Emotion eines Patienten zu Rate ziehen. Für Therapeuten, die sich ernsthaft entwickeln und ihre Fähigkeiten ausbauen möchten, ist das keine brauchbare Alternative. Denn ihre fachliche Kompetenz verbessert sich letztlich nur durch Schärfung ihrer Sinne und der Fähigkeit, zu sehen, zu hören, zu fühlen und zu riechen.

27.2.1 Traditionelle und nicht-traditionelle Resonanzen

Unterschiede

Im *Nei Jing* sind Farben, Klänge, Emotionen und Gerüche als traditionelle Fünf-Elemente-Resonanzen dargelegt. Nicht-traditionelle Resonanzen finden sich in keinem Klassiker der chinesischen Medizin, sondern wurden erst in jüngerer Zeit von Therapeuten entwickelt und beruhen auf der Beobachtung tausender Patienten. Aus ihrem Verständnis der Fünf Elemente und der zugehörigen Organfunktionen („Beamten") kamen diese Therapeuten zu dem Schluss, dass bestimmte Verhaltensmuster oder Einstellungen mit einem bestimmten Element in Einklang stehen. Das meiste Material zu dieser Form der Diagnose wurde in den KF-Kapiteln dargestellt.

Was sind Goldene Schlüssel?

„Goldene Schlüssel" sind meist besondere Momente, die einem Therapeuten als skurril, sonderbar oder ungewöhnlich auffallen. Sie kommen oft in Worten oder Verhaltensweisen des Patienten zum Ausdruck und vermitteln den Eindruck, als seien sie eher ungesunde als gesunde Selbstäußerungen.

Therapeuten könnten anfangs etwas Ungewöhnliches an ihren Patienten bemerken, das ihre Neugier weckt, ohne dass sie deswegen gleich Goldene Schlüssel und bestimmte Elemente in Verbindung bringen. Vielleicht wundern sie sich, was einen Patienten veranlasst haben könnte, sich so zu verhalten oder so zu denken, und bemühen sich, den Grund für dieses auffällige Verhalten zu verstehen. *Es ist weniger das Verhalten als vielmehr die Ursache, die Aufschluss über die Diagnose gibt.* Allein die Beobachtung, dass sich jemand von anderen zurückgezogen hat, ist z. B. diagnostisch nicht hilfreich. Den Schlüssel zur richtigen Diagnose könnten jedoch die Beweggründe für diesen Rückzug liefern.

Beispiel

Mr. Green war Gymnasiallehrer und hatte erste Anzeichen einer Beinvenenthrombose. Deshalb kam er zur Behandlung und wollte wissen, ob ihm nicht vielleicht Akupunktur helfen könnte. Während des Anamnesegesprächs erwähnte Mr. Green mehrere Unfälle. Der erste ereignete sich im Alter von 6 Jahren und kostete ihn ein Auge. Auf dem Weg zum Angeln war er mit einem Freund über das Tor eines Bauernhofs geklettert; dabei stach ihm die Angelrute des Freundes ins linke Auge. Seither war seine Sehkraft stark gemindert. Dieser Unfall habe sich am frühen Morgen des 5. August 1931 zugetragen. Noch für fünf weitere „Unfälle" konnte er ohne zu zögern Uhrzeit und Datum angeben. Beim dritten Bericht dachte sich der Therapeut: „Sonderbar. So viele schwere Unfälle und so präzise Zeit- und Ortsangaben."

Auch wenn der Vorfall, mit dem sich die Thrombosegefahr ankündigte, nicht als einer dieser Unfälle geschildert wurde, hatte er doch ähnlichen Charakter. An Mr. Greens Schule hatte ein Schüler vorsätzlich Feueralarm ausgelöst, wohl wissend, dass die gesamte Schule vorschriftsmäßig zu evakuieren war und sich die Schüler zum Abzählen auf dem Pausenhof einfinden mussten. Der Unterrichtsablauf wurde erheblich gestört. Mr. Green meinte den Schuldigen zu kennen und war innerlich sehr aufgebracht. Im Pausenhof war es sehr windig, wie Mr. Green anmerkte, was er als unangenehm empfand. Am Abend war sein Bein angeschwollen.

Was sind in dem Fall die Goldenen Schlüssel? Der Patient hatte mehrere Unfälle und wusste von jedem noch genau Datum und Uhrzeit. Bei allen schien es sich um Unfälle zu handeln, doch nach dem ersten oder zweiten dieser Vorfälle wurde der Therapeut misstrauisch, denn niemand lässt sich absichtlich ein Auge ausstechen. Deshalb fragt sich, was all diese Unfälle miteinander verbindet.

An dem Punkt werden Anfänger, die sich erst seit kurzem mit den Fünf Elementen befassen, ratlos abwinken, während den meisten erfahrenen Therapeuten, unabhängig vom Stil, den sie praktizieren, vermutlich gleich das passende Element oder Organ in den Sinn kommt, zumal es einige nützliche Hinweise gibt – nämlich Ärger und Wind.

27.2.2 Wie funktioniert die Methode?

Vorgehensweise

Unter der Annahme, dass es sich bei einem Goldenen Schlüssel um ein verallgemeinerbares Muster handelt, in dem sich tatsächlich ein zugrunde liegendes Ungleichgewicht in pathologischer Form manifestiert, läuft der diagnostische Prozess wie folgt ab:

- Dem Therapeuten fällt eine sonderbare Verhaltens- oder Ausdrucksweise auf.
- Es kann sinnvoll sein, das Sonderbare daran genauer zu beschreiben. Sind es z. B. die Unfälle an sich, ihre Vielzahl oder die genauen Datums- und Zeitangaben?
- Handelt es sich wirklich um ein Muster, wird darauf geachtet, ob es sich wiederholt.
- Alle Organe und „Beamten" haben unterschiedliche Funktionskapazitäten (Abschnitt „Innere Ressourcen von Patienten"). Daher fragt sich, welche fehlt oder eingeschränkt ist und ein Ereignis ausgelöst haben könnte.

Jetzt lässt sich wahrscheinlich leicht erraten, dass bei Mr. Green ein Holz-KF vorliegt. Die Gallenblase ist für Entscheidungen und die Leber für Planungen zuständig. Mr. Greens Störungsmuster zeigt sich darin, dass er sich einerseits in gefährliche Situationen begibt, was für eine schlechte Urteilsfähigkeit spricht, und sich andererseits an eine Vielzahl von Details erinnert und sie mitteilt, was einen Hang zu übermäßigem Planen verrät. Beide Verhaltensweisen sind aussagekräftige Goldene Schlüssel und sollten ergänzend zu den diagnostischen Hauptkriterien (Farbe, Klang, Emotion und Geruch) verwendet werden, sie aber nicht jedoch ersetzen.

Bei der Erarbeitung von Goldenen Schlüsseln können auch andere Resonanzen, z. B. Wind und Ärger, in den Blick geraten. Auch sie eignen sich zur Sicherung der Diagnose. Farbe, Klang, Emotion und Geruch machen in Verbindung mit den Goldenen Schlüsseln die Stärke der Fünf-Elemente-Methode aus, wenn es um die Diagnose des gesamten Störungsmusters geht.

Im achtlosen Handeln und unbeobachtet enthüllt sich der Charakter des Menschen am besten. (Schopenhauer, zit. in Auden & Kronenberger 1962)

Anwendung

Die oben beschriebene Methode der Goldenen Schlüssel kommt nur selten in Gänze zur Anwendung. Unter normalen Umständen ordnen Therapeuten eine Verhaltensweise oder Aussage, die sie stutzig macht, einem bestimmten Organ oder Element zu.

Im Laufe der Behandlung von Patienten bauen sich Therapeuten durch bestätigte KF-Diagnosen und beobachtbare, durch die Behandlung induzierte Veränderungen ein Repertoire an Mustern oder „Resonanzen" auf, die zwar nicht als traditionell gelten, aber dennoch auf klinischer Erfahrung beruhen. Je größer die Erfahrung von Therapeuten, desto solider und verlässlicher ist ihr Repertoire unbewusster Muster. Intuition entwickelt sich rascher, wenn sie angespornt wird. Als Neulinge werden Therapeuten eher ihre Intuition entwickeln und noch mehr „Goldene Schlüssel" entdecken, wenn sie sich bewusst folgende drei Fragen stellen.

- Was ist seltsam und möglicherweise pathologisch an dem, was jemand tut oder sagt?
- Welches Organ könnte in seiner Kapazität eingeschränkt sein und dieses Muster erklären?
- Welcher Aspekt im Potenzial eines Patienten ist nicht verwirklicht?

FALLBEISPIEL

Die 29-jährige Patientin, eine Grundschullehrerin, war völlig erschöpft und regelmäßig krank und beklagte sich bitterlich darüber, weil sie nach eigenen Angaben leidenschaftlich gern unterrichtete. Sie liebte ihre Schüler (7- bis 8-Jährige) und den Handarbeitsunterricht, den sie gab. So leidenschaftlich sie unterrichtete, so energisch und inständig klagte sie auch über ihre Beschwerden. Sie berichtete unter großem Energieaufwand, wie viel Mühe sie in ihre Arbeit investiere, damit alles weiterlaufe wie gewohnt. Dem Therapeuten fiel auf, wie erschöpft sie war und wie emotional und bemüht sie ihre Erschöpfung beschrieb. Offenbar ließ nur verzweifelte Willensanstrengung sie weitermachen. Andere Anzeichen bekräftigten das Vorliegen eines Wasser-KF. Über eine Behandlung des Wasser-Elements besserten sich ihr Krankheitsbild und ihr Erschöpfungszustand.

Einige dieser Goldenen Schlüssel gehören mit der Zeit zum diagnostischen Rüstzeug von Therapeuten und ermöglichen ihnen, allmählich Korrelationen gewisser Verhaltensmuster mit bestimmten KFs zu erkennen (Näheres in den Kapiteln über Verhaltensmuster der einzelnen Konstitutionstypen).

Für Therapeuten ist es aber wichtig, sich bei der KF-Diagnose nicht ausschließlich auf Goldene Schlüssel zu verlassen. Um sich vor falschen Verallgemeinerungen und Erklärungen zu hüten, müssen sie immer gegen die diagnostischen Hauptkriterien (Farbe, Klang, Emotion und Geruch) und am Ende auch gegen die Behandlungsergebnisse abgeglichen werden. Entscheidend ist ein fortlaufender Verifizierungsprozess, denn erst nach wiederholter Überprüfung sind Verallgemeinerungen zulässig und gültig.

ZUSAMMENFASSUNG

- Die Behandlung muss sich unter Umständen gezielt auf die Ebene von Körper, Geist oder Seele richten.
- Von der richtigen Festlegung der Behandlungsebene hängen sowohl die Wahl der Punkte als auch die therapeutische Intention ab.
- Die psychische Gesundheit der Patienten können Therapeuten aus unterschiedlichen Zeichen ablesen, unter anderem:
  - dem Blick und dem Funkeln der Augen sowie dem Blickkontakt
  - der Körperhaltung, Kleidung und Hygiene
  - der Kommunikations- und sprachlichen Ausdrucksfähigkeit
  - zwischenmenschlichen Beziehungen
  - dem Umgang mit Schwierigkeiten
  - Bestimmung und Lebenssinn
  - emotionalen Reaktionen.
- Therapeuten können ergänzend zu ihrer Diagnose anhand von Farbe, Klang, Emotion und Geruch noch sog. „Goldene Schlüssel" hinzuziehen. Damit sind üblicherweise bedeutsame Aspekte oder Momente gemeint, die einem Therapeuten als seltsam, eigenartig oder ungewöhnlich auffallen und die oft in der Rede- oder Verhaltensweise von Patienten zum Ausdruck kommen. Sie vermitteln oft den Eindruck, eher ungesunde als gesunde Ausdrucksformen zu sein.

KAPITEL

28 Diagnose durch Berührung (Palpation)

Die meisten in diesem Kapitel beschriebenen Methoden machen Berührungen erforderlich. Es sind:

- Pulsdiagnose
- Palpation der Drei Brenner *(San Jiao)*
- Palpation des Abdomens
- Palpation der Alarm-*Mu*-Punkte
- Akabane-Test.

Diese Methoden decken zum Großteil den diagnostischen Aspekt des „Fühlens" ab. Dabei geht es um Teilbereiche bei der körperlichen Untersuchung des Patienten. Von den fünf Methoden stellt die Pulsdiagnose die allerwichtigste dar. Veränderungen der Pulse im Laufe der Behandlung können sich als besonders hilfreich für die KF-Diagnose erweisen. Die anderen diagnostischen Methoden können anzeigen, ob ein Element oder Organ merklich aus dem Gleichgewicht geraten ist, und damit ebenfalls die KF-Diagnose unterstützen. Für die KF-Bestimmung sind sie jedoch weitaus weniger wichtig.

28.1 Pulsdiagnose

28.1.1 Ziel und Zweck

Die Pulsdiagnose gehört zu den wichtigsten diagnostischen Methoden in der chinesischen Medizin und der Fünf-Elemente-Konstitutionsakupunktur, auf die Therapeuten enorm viel Wert legen. Dabei werden die Pulse der Radialarterie am Handgelenk getastet.

Hauptziele der Pulsdiagnose sind:

- Zugang zur Qi-Ebene eines Organs oder Elements zu erhalten
- Qi-Mangel oder -Überschuss in einem Organ oder Element festzustellen, weil davon die Nadeltechnik abhängt
- Hinweise auf Therapieblockaden zu finden (➤ Teil IV)
- Veränderungen des Patienten-Qi unter und nach der Behandlung zu erkennen.

28.1.2 Pulsmessung

Taststellen

Pulse sind an beiden Handgelenken an drei verschiedenen Stellen der Radialarterie zu tasten. Genau gegenüber der mittleren Pulsposition liegt der Processus styloideus bzw. Griffelfortsatz des Radius (➤ Abb. 28.1).

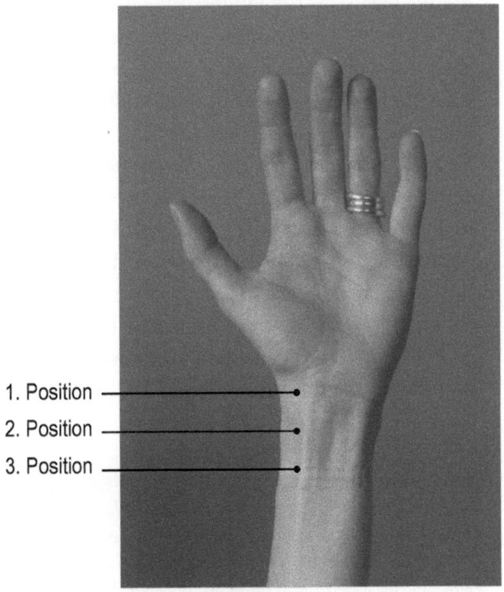

Abb. 28.1 Pulstaststellen entlang der Radialarterie

Positionen

Patient

Zum Pulsmessen sollten Patienten:
- entspannt sitzen oder liegen
- den Arm frei haben (keine Uhr, kein Armband, keine engen Ärmel)
- den Arm in Herzhöhe halten (keinesfalls höher).

Therapeut

Therapeuten sollten beim Pulsmessen:
- mit der linken Seite des Patienten beginnen, danach zur rechten übergehen
- rechtwinklig zum Patienten stehen und seine linke Hand wie zur Begrüßung in ihre linke Hand nehmen
- bequem und entspannt stehen, das Gewicht gleichmäßig verteilt, den Kopf geradeaus gerichtet.

Pulstastung

Die Palpation der Pulse erfolgt in drei Arbeitsschritten:
- Zuerst den Mittelfinger auf den Griffelfortsatz des Radius legen, bis die Fingerspitze die Radialarterie berührt.[1] Der Daumen dient dabei als Widerlager auf dem Rücken des Handgelenks.
- Anschließend den Mittelfinger auf die mittlere Pulsposition herunterfallen lassen.
- Von der mittleren Position aus nacheinander die erste, zweite und dritte Stelle abtasten. Die erste Pulsposition ist distal der mittleren Position unter der Zeigefingerspitze und die dritte Pulsposition proximal der mittleren Position unter der Ringfingerspitze tastbar. Wenn der Therapeut jede Position fühlen kann, sollte er jeweils nur einen Finger auf die Arterie legen.

[1] Die Pulstastung mit der Fingerspitze dürfte eine japanische Variante sein (Eckman 1996, pp. 206–207). Die Pulspositionen werden aber von allen Schulen an denselben Stellen angegeben. Manchmal wird die Hand des Patienten jedoch nicht mit der freien Hand gehalten und der Puls eher mit der Fingerkuppe als mit der Fingerspitze getastet wird.

Pulsebenen und Pulspositionen der Organe

Der Puls ist auf zwei Ebenen tastbar, oberflächlich und tiefer. Oberflächliche Pulse sind mit leichtem Druck oben auf der Arterie messbar. Tiefere Pulse sind etwas weiter unten mit geringfügig stärkerem Druck tastbar. Die beiden Ebenen geben Aufschluss über das Qi der zwölf Yin- und Yang-Organe. ➢ Tab. 28.1 zeigt die Organe und ihre zwölf Pulspositionen.

Im Laufe der Geschichte wurden in der chinesischen Medizin zeitweilig leicht abweichende Pulspositionen verwendet (z.B. Birch 1992, pp. 2–13, Hammer 2001, pp. 17–29, Maciocia 1989, pp. 162–165, Scott 1984, pp. 2–7). Die Fünf-Elemente-Konstitutionsakupunktur stützt sich auf die im *Nan Jing* angegebenen Positionen. In klassischen chinesischen Texten, die in der Tradition der Kräuterheilkunde stehen, werden die Nieren gewöhnlich der dritten Position der rechten Hand zugeordnet. Neuere chinesische Akupunkturbücher siedeln das Nieren-Yang üblicherweise auf der hinteren Position der rechten Hand an, doch dabei handelt es sich um eine neuere Entwicklung (nach 1949; vgl. Birch [1992], der für seine faszinierende Studie zur Geschichte der Pulspositionen 101 Quellen aus unterschiedlichen Epochen ausgewertet hat).

Quantitative Pulsangaben

In der traditionellen Pulsdiagnose werden bis zu 28 Pulsqualitäten unterschieden. Die Fünf-Elemente-Konstitutionsakupunktur konzentriert sich auf zwei, und zwar Überschuss (voll) und Mangel (leer). (Auch die Betonung von Überschuss und Mangel lässt laut Eckman [1996] wieder den japanischen Einfluss erkennen.) Fülle oder Leere an der jeweiligen Position werden auf einer Skala von −3 bis +3 angegeben. ➢ Tab. 28.2 zeigt ein Beispiel für diese Art der Pulsaufzeichnung.

Pulsunterschiede fühlen

Angehende Therapeuten lernen beim Pulstasten unterschiedliche Stärken an den einzelnen Positionen zu unterscheiden. Schüler sollten sich zuerst auf die

Tab. 28.1 Pulspositionen der Organe

	Linker Arm		Rechter Arm	
	Oberflächlich	Tief	Oberflächlich	Tief
Distal	Dünndarm	Herz	Lunge	Dickdarm
Mitte	Gallenblase	Leber	Milz	Magen
Proximal	Blase	Nieren	Perikard	Dreifacher Erwärmer

Tab. 28.2 Aufzeichnung eines Pulsbefundes

Linker Arm		Rechter Arm	
Oberflächlich	Tief	Oberflächlich	Tief
−1	−1+	−1½	−1½
+1	+1½	√	√
−2	−2	−3	−3½

Hauptunterschiede konzentrieren; an der linken Mittelposition könnte sich der Puls z. B. stärker als an der rechten Mittelposition anfühlen, oder er ist an der ersten Position der rechten Seite schwächer tastbar als an der dritten Position (der rechten Seite). Mit einiger Erfahrung im Vergleichen der Pulsstärke könnten sie dann versuchen, eine Richtgröße („Norm") für den jeweiligen Patienten zu ermitteln.

Individuelle „Normwerte"

Um die „Norm" für die Pulsstärke eines Patienten herauszufinden, müssen Therapeuten Alter, Geschlecht, Körperbau und körperliche Aktivität berücksichtigen und abwägen, ob die tastbare Pulsstärke „genau richtig" (√) für ihn ist. Für einen jungen, starken Menschen wird eine höhere Norm gelten als für einen älteren und gebrechlicheren.

Nachdem die individuelle Norm festgelegt wurde, können alle Pulse zu ihr in Beziehung gesetzt und aufgezeichnet werden. Es ist wichtig, diesen Normwert während der ganzen Pulsmessung im Kopf zu behalten, weil manche Pulse des Patienten stärker oder schwächer sind (über oder unter der Norm liegen). Obwohl es ein subjektives Vorgehen ist, stützt es sich auf den gesunden Menschenverstand vieler erfahrener Therapeuten. Fast alle Akupunkteure, egal welchen Stil sie praktizieren, wissen aus Erfahrung, dass sich die Pulse von Patienten überraschend schwach oder stark anfühlen können. Das lässt vermuten, dass jeder Therapeut unbewusst eine Norm zugrunde gelegt hat. Es handelt sich auch insofern um einen wichtigen Teil der Diagnose, als die meisten Therapeuten nach einer Erklärung suchen werden, falls sie eine offensichtliche Diskrepanz bemerken.

28.1.3 Pulsveränderungen bei der Behandlung und allgemein

Die Beschreibung der Pulsdiagnose hat aufgezeigt, wie Therapeuten die Pulsstärke an einzelnen Positionen tasten können. Diese Art von Pulsmessung ist wichtig, weil sie über die Qi-Stärke der Organe/Organmeridiane Aufschluss gibt. Es gibt allerdings noch einen weiteren Grund – die allgemeine Veränderung der Pulsbefunde festzustellen. Diese Methode ist sowohl für die Diagnose als auch die Verlaufsbeurteilung von unschätzbarem Wert.

Gesamtbild der Pulse

Um diese allgemeine Veränderung der Pulsbefunde fühlen zu können, konzentrieren sich Therapeuten auf deren Relation an verschiedenen Pulspositionen. Im Idealfall stünden die Pulse in einem harmonischen Verhältnis zueinander. Ein harmonisches Gleichgewicht ist wichtiger, als den Puls an einer einzelnen Position zu stärken oder alle Pulse gleichmäßiger zu machen.

Unter dem Aspekt „Harmonie" achten Therapeuten auf:

- ähnliche Pulsstärken an verschiedenen Positionen
- ähnliche Pulsqualitäten an verschiedenen Positionen
- beidseitige Ähnlichkeit der Pulse
- Eindeutigkeit oder einfache Messbarkeit des Pulssignals.

Obwohl in der Fünf-Elemente-Konstitutionsakupunktur nicht direkt gelehrt wird, verschiedene Pulsqualitäten zu erkennen, spüren Therapeuten doch indirekt die Unterschiede, wenn sie Vergleiche in Bezug auf die Harmonie anstellen.

„Eindeutigkeit" kann zum Problem werden, wenn Therapeuten Schwierigkeiten haben, einen Puls als voll (+) oder leer (−) einzustufen oder wenn er an den Rändern „ausfranst" und das Pulssignal ungenauer als sonst tastbar ist. Das sollte sich nach der Behandlung ändern, so dass der oder die Pulse wieder eindeutiger werden.

So definiert, stellt „Harmonie" eine komplexe Gesamt-Pulsqualität dar. Mit zunehmender Erfahrung lernen Therapeuten sie immer besser zu erkennen und können beurteilen, ob die Behandlung mehr oder weniger zur Harmonisierung der Pulse geführt hat. In der Fünf-Elemente-Konstitutionsakupunktur erleben es Therapeuten immer wieder, dass die Pulse nach der KF-Behandlung allgemein deutlich harmonischer geworden sind.

Wenn sie die Fünf-Elemente-Konstitutionsakupunktur praktizieren wollen, brauchen Therapeuten ein ausgeprägtes Gespür für Pulsharmonien, um sie als Standard für eine erfolgreiche Behandlung verwenden zu können.

KF-Pulsveränderung

Während der ersten Behandlungen konzentrieren sich Therapeuten auf die Bestätigung der KF-Diagnose. Wenn bei einem Patienten z. B. ein Feuer-KF festgestellt wurde, gilt die Diagnose erst als gesichert, wenn sich unter der Behandlung eindeutige Anzeichen einer Besserung zeigen. Im Idealfall sollte die Diagnose zu Beginn der zweiten Therapiesitzung gesichert sein, doch es dauert oft länger. Als Zwischenstufe kann eine „KF-Pulsveränderung nahelegen, dass es die richtige Diagnose zu sein scheint.

Wenn Patienten über das richtige KF-Element behandelt werden, tritt eine Pulsveränderung mit zwei typischen Merkmalen auf:

- Alle Pulse sind harmonischer, von besserer Pulsqualität und häufig auch stärker. Diese Gesamtveränderung ist ein entscheidender Hinweis, dass der Zustand der anderen Elemente von der Gesundung des behandelten Elements abhängt.
- Die Pulse an den mit dem KF verbundenen Positionen sprechen überhaupt nicht an oder erscheinen sogar schwächer.

Auf den ersten Blick wirken diese Veränderungen widersprüchlich, doch sie lassen sich erklären. Der Grund ist, dass das chronische Ungleichgewicht im KF-Element die Funktion der anderen Organe schwächt bzw. hemmt. Sobald der KF behandelt wird, können die anderen Organe sofort reagieren. Im Falle eines Feuer-KF könnten die Erd-Pulse stark geschwächt sein, weil Erde nicht ausreichend von Feuer genährt würde (über den Sheng-Zyklus). In dem Fall gibt es keine Funktionsstörung von Magen und Milz, die nicht durch Behandlung dieses lange bestehenden Ungleichgewichts (in Form des Feuer-KF) geheilt würde.

Die KF-Pulsveränderung ist ein guter Indikator zur Bestätigung der KF-Diagnose und zur Beurteilung des Behandlungserfolgs. Es ist wichtig, die Pulse im Laufe der Behandlung zu überwachen, um zu sehen, welche Elemente gut auf die KF-Behandlung ansprechen und welche nicht. Bei einem Patienten mit Metall-KF könnten z. B. auch Wasser und Holz stark aus dem Gleichgewicht geraten sein. Während die Pulse des Wasser-Elements gut auf die Behandlung seines Metall-KF ansprechen, ist es – wegen seines starken Alkoholkonsums – bei den Pulsen des Holz-Elements jedoch weniger der Fall. Dies könnte darauf hindeuten, dass das Holz-Element einer direkten Behandlung bedarf.

Die Pulsdiagnose kann zudem für die Diagnose und Behandlung von Therapieblockaden wichtig sein, besonders bei einer Mann-Frau-Dysbalance oder Ein-/Ausgangsblockade (➤ Kapitel 32 und ➤ Kapitel 33).

28.2 Palpation von Brust und Abdomen

Drei Diagnosemethoden beinhalten ein Abtasten (Palpation) des Oberkörpers: Die erste ist die Untersuchung der *San Jiao* (Drei Brenner), die im Zusammenhang mit Feuer-Element und Dreifachem Erwärmer (➢ Kapitel 12) ausführlich behandelt wurden. Die zweite ist die Abdominaldiagnose, bei der verschiedene Stellen des Abdomens abgetastet werden. Die dritte ist die Palpation der Alarm-*Mu*-Punkte auf der Körpervorderseite. Da sich die drei Methoden zum Teil überschneiden, können sie in einem Durchgang angewandt werden.

28.2.1 Die Drei Brenner (San Jiao)

Im Körper werden drei „Brenner" unterschieden (➢ Abb. 28.2):

- Der Obere Brenner befindet sich im Brustraum und oberhalb des Zwerchfells – zu ihm gehören Herz, Perikard und Lunge.

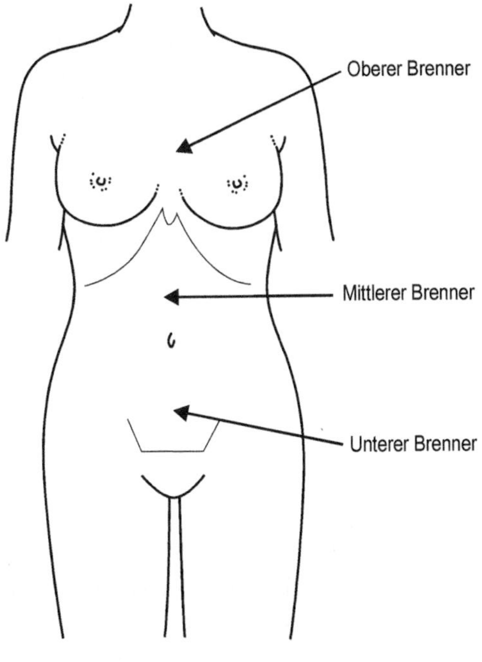

Abb. 28.2 Die Drei Brenner *(San Jiao)*

- Der Mittlere Brenner liegt im Bereich zwischen Zwerchfell und Nabel – und umfasst Magen, Milz, Leber und Gallenblase.
- Der Untere Brenner schließt sich unterhalb des Nabels an den Mittleren Brenner an – und enthält Dünndarm, Dickdarm, Blase und Nieren.

Untersuchungsziel

Die Drei Brenner *(San Jiao)* werden in Augenschein genommen (Inspektion) und abgetastet (Palpation), um:

- Wärme und Qi-Stärke der einzelnen Brenner festzustellen;
- zu klären, ob Moxibustion oder Erwärmung ein maßgeblicher Teil der Behandlung sein sollten;
- den Behandlungsfortschritt zu beurteilen;
- einzuschätzen, wie Patienten auf Körperkontakt/Berührung reagieren.

28

Palpation

Zum Abtasten der Drei Brenner *(San Jiao)* sollten Patienten auf einer Behandlungsliege liegen und mit einem Tuch oder einer Decke so bedeckt werden, dass die Bereiche leicht zugänglich sind.

Der Therapeut steht seitlich neben der Liege und deckt die *San Jiao* nacheinander einzeln auf, um eine Hand flach auf jeden der Drei Brenner zu legen und dessen Temperatur zu fühlen. Beim Oberen Brenner sollte die Handmitte etwa zwischen Ren 17 und Ren 18, beim Mittleren Brenner auf Ren 12 und beim Unteren Brenner zwischen Ren 5 und Ren 6 platziert sein. Bei Frauen wird die Hand zum Betasten des Oberen Brenners längs zwischen die Brüste und bei Männern quer auf den Brustkorb gelegt. Diese Angaben sind als annähernde Lokalisation zu verstehen.

FALLBEISPIEL

Die Patientin (Anfang 50) kam in die Sprechstunde, weil sie jeden Morgen reichlich Schleim abhustete und gelegentlich auch Schleim erbrach. Sie hatte einen Erd-KF und der Mittlere Brenner fühlte sich sehr kühl an. Bei der ersten Behandlung wurden Ma 3 und Mi 42, die Ursprungs-*Yuan-Qi*-Punkte der Erd-Meridiane, sowie Ren 12 mit Moxibustion und

Nadeln behandelt. Der mittlere der *San Jiao* wurde unverzüglich wärmer. Auch bei den folgenden sechs Sitzungen wurde durchgängig wieder Moxibustion angewandt. Daraufhin besserten sich die Symptome und die Temperatur des Mittleren Brenners glich sich weitgehend derjenigen der anderen an.

Beurteilung

Beim Palpieren der *San Jiao* kann es für Anfänger hilfreich sein, sich zu Beginn einen Eindruck von den Temperaturen untereinander zu verschaffen (kühl, warm oder heiß). Mit zunehmender Erfahrung entwickeln Therapeuten ähnlich wie bei der Pulsdiagnose eine Vorstellung von einer „Norm“, anhand deren sie die Brenner-Temperatur als kalt, kühl, normal, warm oder heiß einstufen. Sie können sich z. B. folgender Methode zur Aufzeichnung der Temperatur bedienen:

−1
√
+1

In diesem Beispiel würde die Temperatur des Mittleren Brenners als normal, die des Oberen Brenners als kühl und die des Unteren Brenners als warm angesehen. „Warm“ bedeutet wärmer als normal, wobei die normale Temperatur als erstrebenswert gilt. Das folgende Fallbeispiel verdeutlicht, wie sich anhand der Temperatur die Zustandsbesserung beurteilen lässt.

FALLBEISPIEL

Bei dem 38-jährigen Patienten wurde ein Metall-KF diagnostiziert. Sein Brustkorb war leicht eingesunken; der gesamte Bereich des Oberen Brenners wirkte eng, träge und blass und fühlte sich kühl an. Zudem schien die obere Brustwirbelsäule (T2–T5) ziemlich steif zu sein. Er spüre oft Schmerzen in dem Bereich, besonders in Stresszeiten und nach Arbeiten am Computer. Seine Armmuskeln waren schwach, und wenn er sie länger beanspruchte (z. B. beim Garageputzen), fühlte er sich völlig überanstrengt. Seit drei Jahren ließ er sich immer mal wieder behandeln, als seiner Frau eines Tages auffiel, dass seine Brust im Laufe der Behandlung kräftiger geworden war und viel normaler aussah.

Inspektion

Bei der Inspektion der *San Jiao* können Therapeuten ruhig auch Haut und Muskeln berühren – nicht um die Temperatur zu fühlen, sondern um ihre Blickdiagnose zu überprüfen und zu ergänzen. Beurteilt werden unterschiedliche Aspekte der einzelnen Bereiche:

- Hautfarbe (z. B. gerötet, dunkel oder blass).
- Vitalität (z. B. Ödembildung/aufgeschwemmtes unteres Abdomen)
- Struktur (z. B. verfestigter und verengter Brustkorb).

Neben der Temperatur sollten auch diese Beobachtungen vermerkt werden.

Befunde und KF

Manchmal erweist sich die Untersuchung der *San Jiao* als wenig hilfreich, doch in anderen Fällen kann sie sehr aufschlussreich sein. Die zum Metall- und Feuer-Element (bzw. -KF) gehörenden Organe liegen im Bereich des Oberen, die Organe des Erd-Elements/-KF im Mittleren und die des Wasser-Elements/-KF im Unteren Brenner. Schwieriger lassen sich Holz-KFs den *San Jiao* zuordnen. Das liegt daran, dass sich die Leber (als Organ) eindeutig im Bereich des Mittleren Brenners befindet, während manche Texte sie funktionell zu den Meridianen im Unteren Brenner rechnen.

Sicht- oder fühlbare Unregelmäßigkeiten von Temperatur, Aussehen oder Gewebestruktur im Bereich der *San Jiao* lassen sich manchmal zu den KF-Organen in Beziehung setzen. Solche Befunde helfen auch bei der Entscheidung für oder gegen Moxibustion und können außerdem für die Verlaufskontrolle (langfristige Veränderungen) von Nutzen sein.

28.2.2 Abdominaldiagnose

Ziel

Um eine Abdominaldiagnose zu erstellen, tasten Therapeuten verschiedene Stellen am Bauch ab. Aus der unterschiedlichen Tastempfindlichkeit dieser Bereiche können sie Rückschlüsse auf die Balance der Organe ziehen. Diese diagnostische Methode kommt ursprünglich aus Japan, wobei in der Fünf-Elemente-Konstitutionsakupunktur deutlich weniger Wert auf sie gelegt wird als von vielen japanischen Akupunkteuren. Für Fünf-Elemente-Akupunkteure stellt sie lediglich eine Ergänzung zu anderen Diagnosemethoden dar.

Lokalisation der Palpationsstellen

➤ Abb. 28.3 zeigt, welche Stellen auf dem Abdomen abgetastet werden; auch die entsprechenden Organe sind angegeben.

Durchführung

- Dem Patienten ausführlich erklären, wie die Untersuchung abläuft, und auch zusichern, dass der Druck sofort verringert wird, wenn der Patient signalisiert, dass ein Bereich druckempfindlich ist.
- Der Patient liegt mit frei zugänglichem Abdomen auf der Untersuchungsliege, die Beine lang ausgestreckt; die Knie dürfen nicht angewinkelt sein.
- Der Therapeut steht seitlich neben der Liege und achtet auf die Symmetrie von Abdomen und Atmung des Patienten.

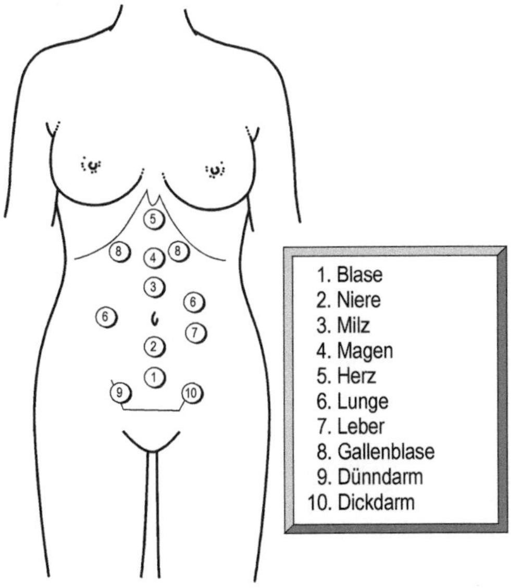

Abb. 28.3 Palpationsstellen bei der Abdominaldiagnose

- Zum Palpieren werden die drei mittleren Finger(kuppen) in den Bauch gedrückt, während der Patient ausatmet. Es sollte ein fester Druck sein, der langsam bis in maximal fünf Zentimeter Tiefe ausgeübt wird.
- Der Patient sagt, ob sich etwas nicht normal anfühlt, schmerzhaft oder einfach nur unangenehm ist.
- Die Reaktionen des Patienten werden notiert.

Reaktionen

Patienten können in unterschiedlicher Weise auf die Palpation reagieren:

- Wenn ein Bereich schmerzhaft ist, wird die Palpation sofort unterbrochen.
- Wenn es unangenehm ist, kann es der Patient genauer beschreiben?
- Es fühlt sich normal an und der Bereich ist nicht druckempfindlich.

Obwohl diese Rückmeldung wichtig ist, lernen Therapeuten mit zunehmender Erfahrung noch andere Auffälligkeiten mit den Händen zu ertasten, z. B. Verspanntheit, Schlaffheit oder Knoten. Auch diese Befunde sollten aufgeschrieben werden. Im Idealfall verläuft die Palpation des Abdomens völlig schmerzfrei. Auffällige Befunde können auf ein gestörtes Gleichgewicht in dem betreffenden Organ hindeuten. (Da die Zuordnung zu den Organen variieren kann, sei zur näheren Information auf andere Bücher zur Abdominaldiagnose verwiesen, z. B. Denmei 1990 und Matsumoto & Birch 1988.)

28.2.3 Palpation der Alarm-Mu-Punkte

Definition und Zielsetzung

Die Alarm-*Mu*-Punkte befinden sich auf der Körpervorderseite (Brust und Abdomen). Jeder ist einem bestimmten Organ zugeordnet, muss aber nicht unbedingt auch auf dem Meridian „seines" Organs liegen. Die Bezeichnung als „Alarmpunkte" lässt vermuten, dass sie auf eine Erkrankung und ein gestörtes Gleichgewicht des betreffenden Organs hinweisen könnten. „*Mu*" bedeutet so viel wie „sammeln", d. h., an diesen Punkten „sammelt" sich das Qi der betreffenden Organe. Maciocia gibt als alternative Über-

Tab. 28.3 Zuordnung zwischen Organen und Alarm-Mu-Punkten

Organ	Alarm-Mu-Punkt
Lunge	Lu 1
Dickdarm	Ma 25
Magen	Ren 12
Milz	Le 23
Herz	Ren 14
Dünndarm	Ren 4
Blase	Ren 3
Niere	Gb 25
Perikard	Ren 15
Dreifacher Erwärmer	Ren 7
Gallenblase	Gb 24 oder Gb 23
Leber	Le 14

setzungsvorschläge für *Mu* „anheben, sammeln, heranziehen, rekrutieren" an (Maciocia 1989, p. 351).

Diese Punkte werden – im Unterschied zur Abdominaldiagnose – als Punkte abgetastet, d. h. mit einem Finger und weniger Druck. Bei der Palpation wird auf druckempfindliche Stellen geachtet.

Punkte

In ➤ Tab. 28.3 sind die Alarm-*Mu*-Punkte und die zugehörigen Organe aufgeführt. In ihrer Eigenschaft als Alarm-*Mu*-Punkte werden sie nicht zur Behandlung herangezogen, können aber bei anderen Indikationen nützlich sein (➤ Kapitel 38–Kapitel 44).

Die Untersuchung der Drei Brenner, des Abdomens und der Alarm-*Mu*-Punkte wird am besten in einem durchgeführt.

28.3 Akabane-Test

28.3.1 Allgemeine Einführung

Ursprung und Zielsetzung

Diesen Test entwickelte Akabane Kobe, ein japanischer Therapeut, in den sechziger oder siebziger Jahren des 20. Jahrhunderts. Sein Nutzen liegt darin, dass das Qi-Gleichgewicht in den Meridianen im Vergleich zwischen linker und rechter Körperhälfte bestimmt wird. Obwohl die Meridiane beidseitig angelegt sind, gehen Therapeuten normalerweise davon aus, dass das Qi im gesamten Meridianverlauf ausgeglichen ist. Akabane erkannte, dass dies nicht immer der Fall ist, und entwickelte daher einen Test, mit dem sich das Qi-Gleichgewicht zwischen rechter und linker Seite eines Meridians ermitteln lässt. Der Test beruht auf der Voraussetzung, dass ein Meridian, der weniger Qi enthält, weniger hitzeempfindlich auf die Wärmeapplikation an einem Meridianpunkt reagiert.

Durchführung des Tests

- Zuerst werden die „Nagelpunkte" sämtlicher Meridiane an Händen und Füßen lokalisiert. Im Fall des Nierenmeridians wird z. B. der Punkt auf der Innenseite der kleinen Zehe verwendet, der sich gegenüber von Bl 67 befindet und mit dem der Nierenmeridian beginnt.
- Der Therapeut entzündet ein japanisches Räucherstäbchen und bewegt es über dem Nagelpunkt (auf der rechten und linken Seite) hin und her.
- Der Finger oder Zeh des Patienten wird während des Tests mit der freien Hand festgehalten. Die Hand mit dem Räucherstäbchen stützt sich am Körper ab (➤ Abb. 28.4).
- Das glühende Ende des Räucherstäbchens wird über dem Akupunkturpunkt am Nagel hin und her bewegt (über eine Strecke von ca. 0,7 cm), wobei der Punkt in der Mitte liegen sollte. Die Bewegung erfolgt mit konstanter Geschwindigkeit und gleich bleibendem Hautabstand (ca. 0,4–0,5 cm). Diese Gleichmäßigkeit (von Abstand und Geschwindigkeit) ist sehr wichtig.
- Der Patient meldet sich sofort, wenn er die Wärme fühlt. Es ist wichtig, dass er sie an beiden Gliedmaßen gleich stark spürt, wenn er „heiß" sagt.
- Während das Räucherstäbchen hin und her geführt wird, zählt der Therapeut jede Überquerung des Nagelpunktes mit. Der Hautabstand muss so groß sein, dass der Patient die Hitze nicht sofort,

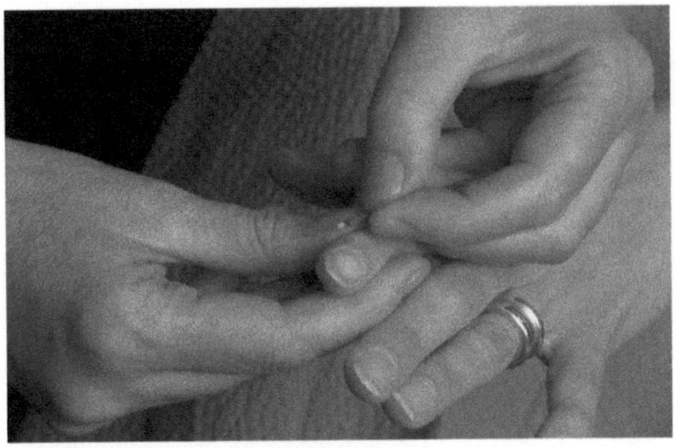

Abb. 28.4 Durchführung des Akabane-Tests

sondern erst nach fünf oder mehr Überquerungen spürt. Anschließend wird notiert, wie viele Überquerungen nötig sind, bis die Nagelpunkte auf beiden Seiten des Meridians heiß werden.

28.3.2 Auswertung

Eine deutlich höhere Anzahl von Überquerungen auf einer Seite deutet an, dass auf dieser Meridianseite ein relativer Qi-Mangel herrscht. Wenn z. B. Di 1 auf der rechten Seite 12-mal und auf der linken Seite 6-mal überquert werden muss, besteht im rechten Dickdarmmeridian ein Qi-Mangel.

Um das Ergebnis zu überprüfen, sollte noch ein weiterer Test der aus dem Gleichgewicht geratenen Meridiane erfolgen. Sollte sich der Befund bestätigen, wird versucht, das Gleichgewicht wiederherzustellen.

Ausgleich des Dysbalance

Das Ungleichgewicht lässt sich dadurch korrigieren, dass der Durchgangs-*Luo*-Punkt auf der betroffenen Seite (mit der höheren Zahl von Durchgängen) tonisiert wird. Im Idealfall sollte sich danach die Hitzeempfindlichkeit auf beiden Seiten (bei Testwiederholung) angeglichen haben. Falls diese Behandlung noch nicht zu den gewünschten Ergebnissen führt, wird der Ursprungs-*Yuan-Qi*-Punkt auf der schwächeren Seite tonisiert.

Wenn mehr als ein Meridian aus dem Gleichgewicht geraten ist, sollte die Reihenfolge der betroffenen Organe im *Sheng*-Zyklus beachtet werden. In dem Fall wird zuerst das Ungleichgewicht im ersten Meridian des *Sheng*-Zyklus korrigiert werden. Möglicherweise gleichen sich daraufhin die Dysbalancen der anderen Meridiane von selbst aus.

Ausreichende Übung

Der Akabane-Test sowie die anschließende Behandlung stehen insofern in der Tradition der Fünf-Elemente-Theorie, als der Schwerpunkt auf den Ausgleich des Patienten-Qi gelegt wird. Die Testergebnisse sind allerdings nur zutreffend, wenn der Test sehr sorgfältig durchgeführt wird, und um verlässliche Ergebnisse zu erzielen, bedarf es sehr viel Übung. Zum Erlernen des Tests ist es wichtig, dass mehrere Therapeuten dieselbe Testperson untersuchen, um die Befunde anschließend zu vergleichen. Sie müssen nicht auf die gleiche Anzahl an Überquerungen kommen, sollten aber darin übereinstimmen, welche Meridiane ein Ungleichgewicht aufweisen. Nur wenn sich die Ergebnisse gleichen, darf der Test an Patienten durchgeführt werden.

ZUSAMMENFASSUNG

- Die Pulsdiagnose erfolgt durch Tastung des Radialispulses am Handgelenk. Sie gilt als eine der wichtigsten Diagnosemethoden in der Fünf-Elemente-Konstitutionsakupunktur.
- Hauptziele der Pulsdiagnose sind:
  - Qi der Organe und Elemente zu beurteilen;
  - Überschuss-/Fülle- oder Mangel-/Leere-Zustände in einem Organ oder Element festzustellen, weil davon die Nadeltechnik abhängt;
  - Therapieblockaden zu entdecken;
  - Qi-Veränderungen während und nach der Behandlung zu überwachen.
- Bei folgenden drei Diagnosemethoden werden Stellen am Körperstamm abgetastet: Palpation der Drei Brenner *(San Jiao)* oder Abdominaldiagnose und Palpation der Alarm-*Mu*-Punkte.
- Beim Akabane-Test wird das Qi-Gleichgewicht der Meridiane im Seitenvergleich beurteilt.

Teil IV Blockaden

IV

KAPITEL

29 Behandlung von Blockaden

29.1 Einleitung

Die Behandlung eines neuen Patienten beginnt üblicherweise mit der Feststellung seines konstitutionellen Faktors (KF). Wenn der richtige KF diagnostiziert wurde, dürfte sich der Patient bald besser fühlen, weil sich die Behandlung auf die wichtigste Störung seines energetischen Gleichgewichts richtet. Manchmal erleben die Patienten jedoch keine Besserung unter der Therapie, sondern dass ihr Zustand unverändert bleibt; in sehr seltenen Fällen kann es sogar zu einer Verschlechterung der Symptome kommen. Die ausbleibende therapeutische Wirksamkeit kann unterschiedliche Gründe haben. Therapeuten der Fünf-Elemente-Konstitutionsakupunktur sehen in Blockaden eine der Hauptursachen für den Misserfolg.

Denkbar ist aber auch, dass Therapeuten von vornherein annehmen, dass eine Blockade vorliegen könnte, und deshalb zu Beginn der Therapie erst diese Blockade auflösen.

29.2 Blockaden

Es gibt vier verschiedene Blockaden, die behandelt werden müssen:

- aggressive Energie
- Besessenheit
- Mann-Frau-Dysbalance
- Zugangs-Ausgangs-Blockaden.

Diese Blockaden können in ganz unterschiedlichen Formen auftreten und werden in den folgenden vier Kapiteln beschrieben. Ihnen allen ist jedoch eins gemeinsam – dass sie sich sehr nachteilig auf die physische oder psychische Gesundheit der Patienten auswirken, solange sie nicht beseitigt werden. Das trifft besonders auf die drei erstgenannten Blockaden zu. Zugangs-Ausgangs-Blockaden sind meist weniger schädlich, können den Qi-Fluss aber dennoch so stark beeinträchtigen, dass der gesundheitliche Fortschritt behindert wird.

29.2.1 Behandlung von Blockaden

Wegen der wichtigen Auswirkungen von Blockaden werden sich Therapeuten bemühen, sie vor Beginn der eigentlichen Behandlung aufzulösen. Das ist allerdings nicht immer möglich, und manchmal entwickeln sich Blockaden auch erst im Laufe der Behandlung. In seltenen Fällen könnte z. B. durch einen schweren emotionalen Schock oder eine ernste psychische Störung aggressive Energie in einem geschädigten Organ entstehen.

Werden Blockaden nicht beseitigt, ist mit einer gesundheitlichen Verschlechterung zu rechnen. In einigen Fällen sind Blockaden so gesundheitsschädlich, dass sie zu psychischer oder körperlicher Instabilität führen und sogar lebensbedrohliche Ausmaße annehmen können.

29.2.2 Behandlungsergebnisse

Die erfolgreiche Beseitigung von Blockaden macht sich positiv und sehr durchschlagend bemerkbar und führt oft zu einer unmittelbar spürbaren Besserung der körperlichen oder geistig-seelischen Verfassung. Dass sich das Befinden manchmal weniger dramatisch verändert, bedeutet nicht, dass die Behandlung weniger wirksam gewesen wäre. Manche Therapeuten haben solche Behandlungserfolge nie für möglich gehalten, bevor sie sie wiederholt und bei zahlreichen Patienten beobachten konnten.

Wenn die Blockaden beseitigt sind, kann mit der normalen Behandlung begonnen werden. Unter der

Voraussetzung werden sich höchstwahrscheinlich genau die gesundheitlichen Fortschritte bei den Patienten einstellen, die sich Therapeuten von der Behandlung erwarten.

29.2.3 Reihenfolge bei der Behandlung von Blockaden

Obwohl es nur selten vorkommt, sollte immer geprüft werden, ob mehr als eine Blockade vorliegt. Wenn z. B. der Verdacht besteht, dass ein Patient besessen sein könnte, will sich der Therapeut vielleicht vergewissern, ob nicht zusätzlich noch aggressive Energie zu spüren ist. Falls mehrere Blockaden vermutet werden, sollten sie in dieser Reihenfolge behandelt werden:

- Besessenheit
- aggressive Energie
- Mann-Frau-Dysbalance[1]
- Eingangs-Ausgangs-Blockade.

Auch von einer Narbe können Blockaden ausgehen. Das ist allerdings sehr viel seltener der Fall und wird daher in ➤ Anhang D behandelt.

[1] Es ist nicht sinnvoll, eine Mann-Frau-Dysbalance zu behandeln, solange nicht vorher aggressive Energie beseitigt wurde, weil sonst die Gefahr besteht, dass sie von einem Organ zum nächsten weitergeleitet wird.

KAPITEL

30 Aggressive Energie

30.1 Was ist aggressive Energie?

30.1.1 Definition

Als aggressive Energie wird „kontaminiertes oder verunreinigtes Qi" bezeichnet (Lavier 1966, Worsley 1990, Kap. 6, p. 175). Unter aggressiver Energie kann auch schlechtes oder ungesundes *(Xie-)*Qi im Gegensatz zum aufrechten oder gesunden (*Zheng*-)Qi verstanden werden (zuerst von Flaws 1989 vorgeschlagen).

Gesundheit und Wohlbefinden werden durch aggressive Energie schwer beeinträchtigt. Eine Kontamination schlägt sich körperlich unter Umständen in lebensbedrohlichen oder zehrenden Krankheiten nieder. Auf psychischer Ebene sind oft emotionale Labilität, Depression, Verzweiflung oder Gefühlsschwankungen die Folge. Wegen ihrer eindrucksvollen Wirkung auf Körper, Seele und Geist ist eine Vorbehandlung der aggressiven Energie eine wesentliche Voraussetzung für die Gesundung der Patienten.

30.1.2 Entstehung

Hat sich erst einmal aggressive Energie in einem oder mehreren Organen entwickelt, wird sie ohne Behandlung kaum wieder verschwinden. Gesundes *(Zheng-)*Qi fließt spontan von einem Organ zum nächsten – und zwar über den Qi-erzeugenden bzw. -nährenden *Sheng*-Zyklus (➤ Kapitel 2). Da aggressive Energie ungesund ist, folgt sie stattdessen dem *Ke*-Zyklus, der üblicherweise als kontrollierend aufgefasst wird, sich durch aggressive Energie aber in einen destruktiven Zyklus verwandelt. Über den *Ke*-Zyklus sind die Yin-Organe miteinander verbunden, daher breitet sich die aggressive Energie über sie weiter aus, während die Yang-Organe verschont bleiben.

Im *Su Wen* (Kapitel 65) ist die Krankheitsentstehung über den *Ke*-Zyklus so beschrieben:

Hat sich eine Krankheit zuerst im Herzen entwickelt, kommt es zu Herzschmerzen. Einen Tag später erreicht sie die Lunge und verursacht Dyspnoe und Husten. Drei Tage später erreicht sie die Leber und verursacht ein drückendes Völlegefühl in der (freien) Rippenregion. Fünf Tage später erreicht sie die Milz und verursacht eine Qi-Blockade und -Stagnation, generalisierte Schmerzen und ein Schweregefühl. Kann sie nicht innerhalb von drei Tagen geheilt werden, verläuft sie tödlich. (Huang Fu Mi, übers. von Yang & Chace 1994)

Liegt in zwei über den *Ke*-Zyklus verbundenen Organen aggressive Energie vor, sagt man, dass ein Schenkel des *Ke*-Zyklus betroffen sei (➤ Abb. 30.1). Aggressive Energie im Perikard könnte z. B. auf die Lunge übergreifen. In dem Fall würden Perikard

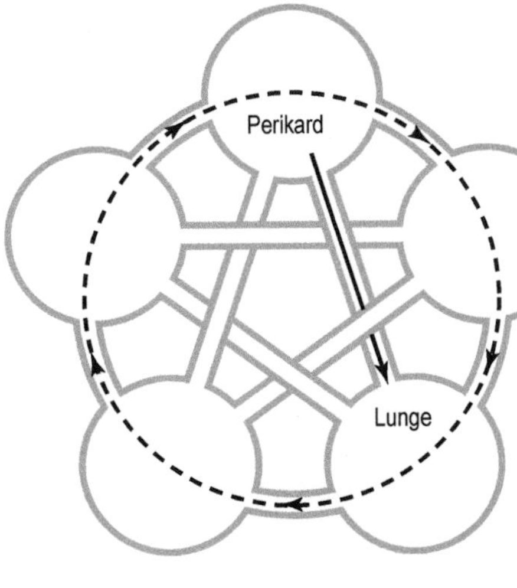

Abb. 30.1 Aggressive Energie in einem Schenkel des *Ke*-Zyklus

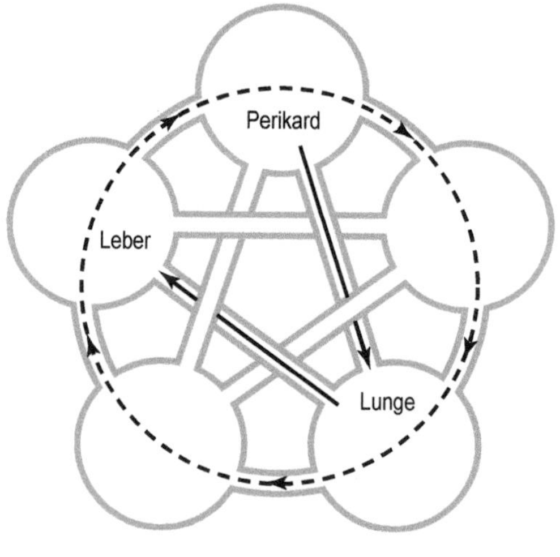

Abb. 30.2 Aggressive Energie in zwei Schenkeln des *Ke*-Zyklus

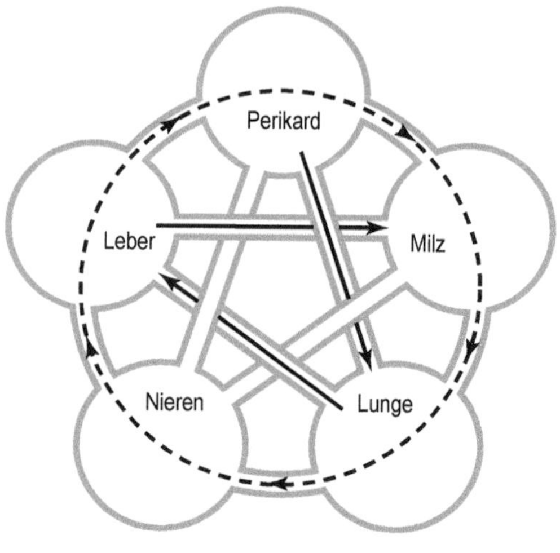

Abb. 30.3 Aggressive Energie in drei Schenkeln des *Ke*-Zyklus

und Lunge einen solchen Schenkel im *Ke*-Zyklus bilden.

Obwohl die Lunge versuchen wird, das ungesunde oder schlechte *(Xie-)*Qi wieder loszuwerden, kann es sich weiter auf die Leber ausbreiten. Wenn in Perikard, Lunge und Leber aggressive Energie vorhanden ist, sind bereits zwei Schenkel des *Ke*-Zyklus betroffen (➤ Abb. 30.2). Je mehr Organe befallen sind, desto stärker verschlechtert sich der Zustand des Patienten (➤ Abb. 30.3).

30.1.3 Ätiologie und Pathogenese

Aggressive Energie kann innere und äußere Ursachen haben.

Innere Ursachen

Bei inneren Ursachen ist meist ein emotionales Trauma Auslöser von aggressiver Energie. Dabei kann es sich um Beziehungsprobleme, finanzielle Sorgen, berufliche Schwierigkeiten, familiäre Angelegenheiten oder Schocks handeln. Unter normalen Umständen erholen sich die Leute nach solchen Belastungen wieder. Doch wenn solche intensiven Gefühle wiederholt und über einen längeren Zeitraum auf sie einstürmen, können sie schließlich krank werden; das ist besonders der Fall, wenn sich unterdrückte Gefühle aufstauen.

Für die chinesische Medizin zählen Emotionen zu den intrinsischen Krankheitsursachen, weil sie im Inneren von Individuen entstehen. Werden Gefühle nicht zum Ausdruck gebracht, stauen sie sich schließlich auf. Wie bei allen Stagnationen kann sich daraus dann toxische Hitze oder Feuer entwickeln und sich in Form von aggressiver Energie in Organsystemen anhäufen.

Der Qigong-Lehrer Mantak Chia beschreibt Hitze-Zustände von Organen folgendermaßen:

... jedes Organ ist von einem Beutel oder einer Hülle (sog. Faszie) umgeben, die seine Temperatur reguliert. Im Idealfall ist die Hülle durchlässig, so dass überschüssige Hitze über die Haut abstrahlen und gegen kühle Lebenskraft/Energie aus der Natur ausgetauscht werden kann. Bei übermäßiger körperlicher oder emotionaler Anspannung klebt die Hülle/Faszie am Organ, so dass der Wärmeaustausch über die Haut gestört ist, weil weder Hitze ausgeschieden noch kühle Energie absorbiert werden kann. Toxine verstopfen die Hautporen und das Organ überhitzt sich. (Chia 1985, p. 71)

FALLBEISPIEL

Beim Anamnesegespräch meinte ein Patient, er könne seiner Frau nicht verzeihen, dass sie vor Jahren eine Affäre hatte. Obwohl sie damals reumütig zu ihm zurückkehrte, war er immer noch wütend. Durch den jahrelangen Groll und seine Verletztheit hatte sich in Perikard, Lunge und Leber aggressive Energie angesammelt. Nachdem sie ausgeleitet worden war, konnte er seiner Frau vergeben und merkte verblüfft, dass seine kochende Wut verraucht war.

Äußere Ursachen

Schlechtes oder ungesundes *(Xie-)*Qi entsteht durch äußere pathogene Faktoren wie Wind, Kälte, Feuchtigkeit, Trockenheit, Feuer oder Hitze und kann sich innerhalb oder außerhalb des Körpers entwickeln. Zur Invasion äußerer pathogener Faktoren kommt es meist aufgrund von klimatischen Bedingungen, während sich bei einer Organschwäche oder nach einer medikamentösen Therapie bzw. Impfung im Körperinnern Pathogene bilden können. Das fördert die Entstehung von pathologischer Hitze im Körper (Näheres zu „latenten Hitze-" und „pathogenen Residualzuständen" in Maciocia 1994, pp. 632–633).

Wenn das gesunde *(Zheng-)*Qi stark ist, können Pathogene normalerweise abgewehrt oder ausreichend unter Kontrolle gehalten werden. Aggressive Energie entsteht nicht schon durch das bloße Vorhandensein von schlechtem oder ungesundem *(Xie-)* Qi im Körper, sondern erst wenn ein nicht beherrschbares Pathogen allmählich tiefer in den Körper bis zu den Yin-Organen eindringt. Damit ist es schließlich auf der tiefsten Körperebene angelangt und staut sich dort. Mit der Zeit wandeln sich aufgehäufte oder stagnierende Pathogene in Hitze um. Sobald das ungesunde *(Xie-)*Qi zu toxischer Hitze oder Feuer in Yin-Organen geführt hat, liegt aggressive Energie vor.

Darauf wird im *Su Wen* (Kapitel 5) angespielt, wo es über das Eindringen von Krankheiten in den Körper heißt:

Krankheiten lassen sich am besten auf der Ebene der Haut und Anhangsgebilde (Haare) behandeln, am zweitbesten auf der Ebene von Muskeln und Weichteilen, am drittbesten auf der Ebene von Sehnen und Gefäßen, am viertbesten auf der Ebene der sechs Yang- und schließlich auf der Ebene der fünf Yin-Organe. Wenn die Behandlung erst auf der Ebene der fünf Yin-Organe erfolgt, wird nur die Hälfte der Patienten überleben und die andere sterben. (Übers. in Bensky & Barolet 1991, pp. 31–32)

Aggressive Energie und konstitutioneller Faktor (KF)

Eine Invasion äußerer Pathogene ist nur bei Schwäche des aufrechten *(Zheng-)*Qi möglich. Diese Qi-Schwäche macht sich gewöhnlich zunächst im KF-Element bemerkbar, und zwar vermutlich im Yin-Organ des jeweiligen Elements. In Bezug auf das Feuer-Element bedeutet das z. B., dass sich häufiger im Perikard als im Herzen aggressive Energie aufstaut, weil das Herz normalerweise vom Perikard („Herzbeutel") vor Hitze und Feuer geschützt wird. Im *Ling Shu* (Kapitel 71) heißt es dazu:

Wenn das Herz von einem pathogenen Faktor angegriffen würde, könnte das zum Tode führen, weil der Geist-Shen darunter leidet. Deshalb wird die Attacke von pathogenen Faktoren auf das Herz stattdessen zum Perikard abgelenkt. (Zit. in Maciocia 1989, p. 103)

FALLBEISPIEL

Bei einem Patienten mit Holz-KF wurde das Holz-Element behandelt. Eines Abends brach ein heftiger Sturm los und er stieg aufs Dach, um die Fernsehantenne zu sichern. Da es sehr windig war, brauchte er einige Zeit dazu. Am nächsten Morgen erwachte er mit brennenden Gelenkschmerzen und konnte nur noch schlurfen, obwohl er sonst immer gesund und sportlich war. Nach telefonischer Rücksprache kam sein Therapeut zu einem Hausbesuch und stellte fest, dass die Leber-, Milz- und Nierenpulse sehr schwach und von zerfließender Qualität waren. Der Test ergab aggressive Energie in Leber, Milz und Lunge. Als sie ausgeleitet worden war, ließen die brennenden Schmerzen sofort nach. Der Patient fühlte sich viel besser und spürte, dass die akute Krise vorüber war. Trotzdem dauerte es noch zwei Wochen, bis er sich wieder normal bewegen konnte.

30.2 Diagnose

Da sich aggressive Energie nicht unbedingt mit spezifischen Symptomen und Befunden manifestiert, kann das Störungsmuster schwierig zu diagnostizieren sein. Es gibt jedoch unspezifische (allgemeine) prädisponierende Faktoren, die den Verdacht des Therapeuten wecken sollten. Zu den wichtigsten Hinweisen auf aggressive Energie gehören:

- gravierende oder lebensbedrohliche körperliche Erkrankungen
- schwere psychische (geistige/seelische) Störungen
- unerwartete oder unübliche Verschlimmerung der Symptome unter der Therapie
- intensive Arzneimitteltherapie oder Abhängigkeit von Alkohol oder Freizeitdrogen
- mit zwei Elementen im *Ke*-Zyklus in Einklang stehende diagnostische Kriterien (Farbe, Klang, Emotion und Geruch)
- chaotische oder instabile Pulse.

30.2.1 Lebensbedrohliche oder schwere körperliche Erkrankung

Bei chronisch Kranken kann aggressive Energie entweder eine Langzeitfolge der länger bestehenden Erkrankung oder ursächlich für ihre Hinfälligkeit sein. Wenn Patienten an einer schweren oder degenerativen Erkrankung bzw. starken Symptomen oder ungewöhnlichen Befunden leiden, sollten sie auf aggressive Energie getestet werden.

30.2.2 Schwere psychische Störungen

Bei aggressiver Energie werden oft Gefühle wie Hilf- und Hoffnungslosigkeit, Verzweiflung oder Resignation angegeben. Manche Patienten fühlen sich einfach schlecht, ohne dass genau sagen zu können, woran es liegt. Dabei scheint ihr Distress in keinem Verhältnis zur subjektiven Schilderung des Gesundheitszustands zu stehen.

FALLBEISPIEL

Eine Patientin, die wegen Rückenschmerzen zur Behandlung kam, meinte im Laufe des Beratungsgesprächs, sie habe aus unerfindlichen Gründen das Gefühl, bald sterben zu müssen. Nachdem ein Test aggressive Energie ergeben hatte, die daraufhin ausgeleitet wurde, berichtete sie auf der nächsten Sitzung, ihre Todesahnungen hätten aufgehört.

30.2.3 Unerwartete oder unübliche Verschlimmerung unter der Therapie

Gelegentlich kommt es zu ungewöhnlichen Reaktionen – d. h., dass sich die Patienten unter der Therapie schlechter fühlen als vorher. Das wäre verständlich, wenn die Störung falsch diagnostiziert oder falsch behandelt würde, doch eine unerklärliche Verschlimmerung der Symptome sollte den Verdacht auf aggressive Energie wecken und zu einem Test veranlassen.

FALLBEISPIEL

Eine Patientin mit Feuer-KF war von ihrem Therapeuten in die Lehrklinik eingewiesen worden. Bisher war noch kein Test auf aggressive Energie erfolgt. Sie wurde über Perikard und Dreifachen Erwärmer behandelt, doch ihr Zustand verschlechterte sich unter der Therapie; sie war müde und niedergeschlagen und hatte Kopfschmerzen. Ein Test konnte aggressive Energie in Nieren und Perikard nachweisen. Als sie ausgeleitet worden war, kam es endlich zu den erwarteten Therapiefortschritten.

30.2.4 Intensive Arzneimitteltherapie, Alkohol- oder Drogenabhängigkeit

Sämtliche Arzneimittel (ob rezeptpflichtig oder frei verkäuflich) können nach längerer Anwendungsdauer die Organ-/Energiesysteme beeinträchtigen oder kontaminieren. Das gilt besonders für symptomatische Mittel, mit denen nur die Symptome kupiert oder gelindert, aber keine Kausaltherapie durchgeführt werden kann. Auch durch den Konsum von Freizeitdrogen (Kokain, Amphetamine, Ecstasy, LSD oder Opiate) kann aggressive Energie entstehen. Ein langzeitiger Medikamenten- oder Drogenabusus führt zu einer Qi-Stagnation in den Organen mit anschließender Umwandlung in toxische Hitze.

FALLBEISPIEL

Ein Patient, der seit längerem an Asthma litt, wurde nach einem Asthmaanfall hochdosiert mit Kortikosteroiden behandelt. Während sich sein Asthma besserte, verlor er gleichzeitig seine Lebensfreude. Erst nach der Ausleitung von aggressiver Energie aus den Nieren normalisierte sich seine Gemütsverfassung wieder.

30.2.5 Resonanzen von Farbe, Klang, Emotion und Geruch mit zwei Elementen des Ke-Zyklus

Gelblicher Gesichtston, singende Stimme, Ängstlichkeit und fauliger Geruch eines Patienten könnten darauf hindeuten, dass sowohl das Wasser- als auch das Erd-Element aus dem Gleichgewicht geraten sind. Würde er mit weinender Stimme seinen Kummer ausdrücken, grünlich aussehen und ranzig riechen, spräche das für eine Dysbalance des Metall- und Holz-Elements. Immer wenn zwei Organe innerhalb des *Ke*-Zyklus betroffen sind, sollte an die Möglichkeit von aggressiver Energie gedacht werden.

FALLBEISPIEL

„Wenn ich an die Zukunft denke, kann ich nicht erkennen, wie mein Leben weitergeht – als wäre ein Rollladen heruntergelassen", erzählte ein Patient in der Therapie. Sein grünliches Aussehen und die Perspektivlosigkeit ließen ein gestörtes Gleichgewicht der Leber-Energie vermuten. Dazu sprach er mit weinender Stimme über seine Sorgen und seinen Kummer. Ein Test wies aggressive Energie über Lunge und Leber nach.

30.2.6 Chaotische oder instabile Pulse

Obwohl keine Pulsqualität eindeutig mit aggressiver Energie assoziiert ist, sprechen einige stärker für ihr Vorliegen als andere. Patienten mit aggressiver Energie können „sprunghafte" oder „instabile" Pulse haben. Manchmal werden sie auch als „signifikante Zeichen eines unruhigen Pulses, die ernster zu nehmen sind als eine reine Unbeständigkeit", beschrieben (Worsley 1990, p. 176). Solche Pulsqualitäten lassen sich manchmal über Organen des *Ke*-Zyklus tasten, in denen sich aggressive Energie angesammelt hat, z. B. in Milz und Nieren oder Leber und Lunge.

30.3 Nachweis (Test) und Behandlung von aggressiver Energie

30.3.1 Richtiger Zeitpunkt für den Test

Ein Test auf aggressive Energie ist immer indiziert, wenn eine der oben genannten Störungen vorliegt, und wird meist in zwei Behandlungsphasen durchgeführt:

- zu Therapiebeginn
- unter der Therapie bei mangelndem Ansprechen oder Zustandsverschlechterung.

Zu Therapiebeginn

Da sich aggressive Energie nicht unbedingt mit erkennbaren Zeichen und Symptomen manifestieren muss, ist es am praktischsten, den Test in der ersten Behandlungssitzung durchzuführen. Falls aggressive Energie vorhanden ist und nicht gleich in der Anfangsphase beseitigt wird, kann sie tiefer in den Körper eindringen und sich noch auf weitere Organe ausbreiten. Damit ist besonders rechnen, wenn über den *Sheng*- und den *Ke*-Zyklus in nachfolgenden Akupunkturbehandlungen Qi übertragen werden könnte.

Im Laufe der Therapie

Wenn die Behandlung nicht richtig anschlägt oder sich der Zustand des Patienten unter der Therapie unerwartet verschlechtert, ist immer ein Test auf aggressive Energie angebracht. In dem Fall hat die aggressive Energie vielleicht bereits vorher bestanden, ist aber zu Beginn der Therapie übersehen worden, oder sie hat sich – stress- oder traumatisch bedingt – erst im Laufe der Therapie entwickelt.

30.3.2 Testdurchführung

Patientenposition

Die Patienten sollten sich in entspannter Haltung mit aufgerichtetem Oberkörper hinsetzen und die Hände in den Schoß legen. Die aufrechte Sitzhaltung ist wichtig, damit sich der Rücken öffnet und alle Punkte frei zugänglich sind. Würden die Schultern nach vorn hängen, stünden die Rippenzwischenräume (ICR) höher als die dazugehörigen Intervertebralräume. In dem Fall müssten anatomische Lagebeziehungen und Punktlokalisationen neu aufeinander abgestimmt werden.

Da die Patienten beim Einstechen der Nadel ohnmächtig werden könnten, sollten sie lieber gestützt werden. Denn bei einem Test auf aggressive Energie besteht in seltenen Fälle die – relativ geringe – Wahrscheinlichkeit eines Nadelschocks, besonders in der ersten Behandlungsphase (Näheres zum Nadelschock ➤ Kapitel 34). Aus dem Grund wird der Behandlungsstuhl seitlich vor eine Liege gestellt, damit sich der Patient bei Bedarf mit den Händen auf der Liege abstützen kann.

In seltenen Fällen empfiehlt es sich, den Test beim nächsten Termin in Bauchlage des Patienten zu wiederholen, z. B. wenn er beim ersten Versuch ohnmächtig geworden war. Um den Raum zwischen Schulterblatt und Wirbelsäule zu öffnen, müssen die Arme seitlich gestreckt sein. In Bauchlage befinden sich die ICR der oberen Rippen etwas höher als in sitzender Position.

Testablauf

Beim Test auf aggressive Energie werden die Akupunkturnadeln in Rücken-*Shu*-Punkte eingestochen. Da *Shu*-Punkte in direkter Verbindung zu den Yin-Organen stehen, in denen sich oft aggressive Energie ansammelt, können sie auch zum Ausleiten der aggressiven Energie verwendet werden; dazu lässt man sie einfach stecken.

Nachweis von aggressiver Energie:

- Nadeln in Rücken-*Shu*-Punkte der Yin-Organe (Lunge, Perikard, Leber, Milz und Nieren, aber nicht Herz!) inserieren und stecken lassen;
- auf derselben Seite in gleicher Höhe und Tiefe ca. 2,5 cm neben jedem Rücken-*Shu*-Punkt eine Kontroll- oder Dummy-Nadel einstechen.

➤ Abb. 30.4 zeigt eine Rückenansicht, bei der sich alle Nadeln für den Test auf aggressive Energie in situ befinden.

Einstichtiefe

Bei einem Test auf aggressive Energie werden die Nadeln sehr oberflächlich eingestochen (ca. 1 cun tief). Diese oberflächliche Insertion hilft aggressive Energie von den Organen abzuziehen und gleichzei-

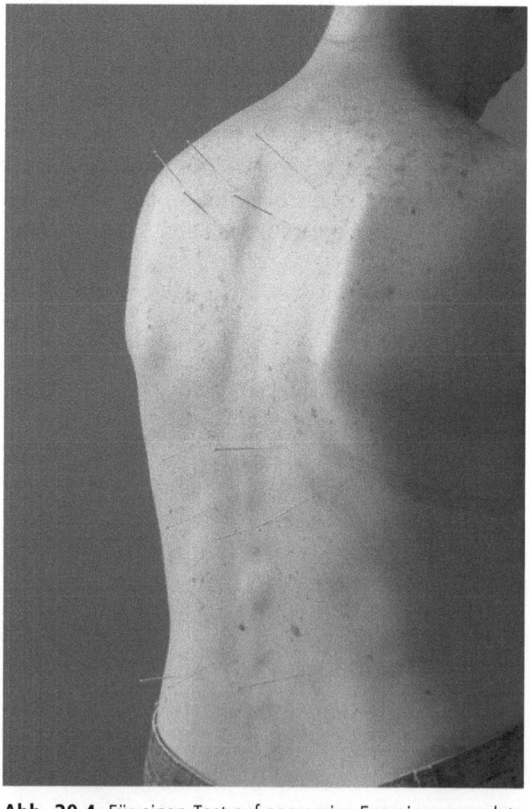

Abb. 30.4 Für einen Test auf aggressive Energie verwendete Nadeln

tig sicherzustellen, dass sie nicht noch tiefer in den Körper verfrachtet wird. Tiefer eingestochene Nadeln hätten einen leichten Sedierungseffekt auf die Organe, der jedoch nicht intendiert ist.

Testen der Herz-Energie

In Rücken-*Shu*-Punkte des Herzens sollten am besten keine Nadeln eingestochen werden. Es ist aus zweierlei Gründen gar nicht nötig. Denn zum einen wird das Herz vom Perikard geschützt, so dass eher das Perikard als das Herz von aggressiver Energie betroffen sein dürfte. Zum anderen könnte durch längeres Belassen der Nadeln unnötigerweise Herz-Qi ausgeleitet werden.

Das Herz zu testen empfiehlt sich,

- wenn im Perikard aggressive Energie vorhanden ist und auf das Herz übergegriffen haben könnte;
- wenn in Nieren und Lunge, nicht aber im Perikard aggressive Energie vorhanden ist, d. h. zwei Schenkel des *Ke*-Zyklus betroffen sind, so dass sie in dem Fall den Weg über das Herz statt über das Perikard genommen haben könnte;
- wenn (Herz-)Puls oder (Herz-)Symptome auf eine Störung hindeuten, könnte in sehr seltenen Fällen einmal aggressive Energie ausschließlich im Herzen vorliegen.

30.3.3 Zeichen von aggressiver Energie

Für das Vorhandensein von aggressiver Energie spricht:

- ein Erythem (Hautrötung) um die eigentliche Test-, nicht aber um die Kontrollnadel, das erst nach 30 Sekunden bis 1 Stunde abklingt;
- eine signifikante Änderung von Pulsqualität oder diagnostischen Kriterien (Farbe, Klang, Emotion und/oder Geruch).

Auszuschließen ist aggressive Energie:

- wenn sich um keine der Nadeln ein Erythem gebildet hat;
- wenn das Erythem um die Kontrollnadeln genauso oder noch stärker ausgeprägt ist als um die Rücken-*Shu*-Punkte;
- wenn sich kaum oder keine Veränderungen von Pulsqualität oder diagnostischen Kriterien (Farbe, Klang, Emotion und Geruch) zeigen.

30.3.4 Weiteres Vorgehen

Um bei entsprechenden Verdachtszeichen die aggressive Energie vollständig aus den Organen zu beseitigen, sollten die Nadeln liegen bleiben, bis die Erythembildung wieder abgeklungen ist.

Manchmal lässt sich aggressive Energie in weniger als 10–20 Minuten ausleiten, doch es kann auch bis zu einer Stunde dauern, bevor das Erythem ganz verschwunden ist. Es ist aber wichtig, die Nadeln auf jeden Fall so lange zu belassen, damit keine Resttoxizität im Körper zurückbleibt.

Aggressive Energie ist kein sehr häufiger Befund und nur bei rund 1% der Patienten anzutreffen.

30.3.5 Andere Ursachen der Erythembildung

Manchmal hat die Erythembildung andere Ursachen als aggressive Energie.

Empfindliche Haut

Hellhäutige neigen eher zu Hautreaktionen als Menschen mit dunklerer Haut- und Haarfarbe. Die nicht in bestimmte Punkte eingestochenen Dummy-Nadeln dienen zur Kontrolle, damit es nicht irrtümlich für den Nachweis von aggressiver Energie gehalten wird, wenn sich sensible Haut rötet.

Zu viele Einstiche

Wenn eine Nadel beim ersten Mal nicht ganz richtig platziert wurde, werden Therapeuten sie wieder entfernen und ihre Position korrigieren oder vielleicht noch eine zweite Nadel in ihrer Nähe einstechen wollen. Durch die Insertion weiterer Nadeln wird sichergestellt, dass der richtige Punkt getroffen und die ganze aggressive Energie ausgeleitet wird. Es besteht allerdings auch die Gefahr, dass sich die Haut reaktiv rötet und dadurch ein falsch-positiver Nachweis von aggressiver Energie suggeriert wird.

Schwellung oder Toxizität

Nadelerytheme können sich auch bei Verspannung, Spasmen oder Überhitzung darunter befindlicher Muskeln bilden, ohne dass aggressive Energie in den (Yin-)Organen der Grund sein muss.

30.3.6 Ansprechen auf die Therapie

Nach dem Ausleiten von aggressiver Energie fühlen sich die meisten Patienten subjektiv ganz anders als vorher. Bei einigen kommt es zu einer sehr eindrucksvollen Besserung des Wohlbefindens und der Symptome, wie sie in der nächsten Behandlungssitzung dann begeistert berichten. Manchmal sind sie unmittelbar danach sehr müde und spüren erst später die revitalisierende Wirkung der Behandlung. Bei den Symptomen und Befunden zeigen sich individuell unterschiedliche Veränderungen.

FALLBEISPIEL

Ein Patient wurde in einer Lehrklinik auf aggressive Energie getestet. Er war wütend und sah mit seinem geschwollenen und geröteten Gesicht aus, als würde er gleich explodieren. Als der Versuchsleiter 15 Minuten später nach ihm sehen wollte, glaubte er einen Moment, im falschen Behandlungszimmer zu sein. Der Patient hatte sich derart verändert, dass er nicht wiederzuerkennen war. Er wirkte schmaler und blasser, ruhiger und friedlicher.

30.3.7 Weiterbehandlung

Nach dem Ausleiten von aggressiver Energie sollte am besten gleich in der nächsten Therapiesitzung überprüft werden, ob sie vollständig beseitigt werden konnte. Bei einigen Patienten tritt nämlich nach dem ersten Ausleiten noch mehr aggressive Energie zutage. Wenn sie bei jeder Sitzung gründlich entfernt wird, dürfte sich das aber höchstens ein- bis zweimal wiederholen.

Solange keine weiteren Blockaden vorliegen, kann nach dem Entfernen der aggressiven Energie mit der regulären Behandlung fortgefahren werden.

ZUSAMMENFASSUNG

- Aggressive Energie ist eine Art von ungesundem *(Xie-)* Qi, die äußere oder innere Ursachen haben kann. Sie entsteht gewöhnlich bei der Umwandlung von stagnierendem Qi in toxische Hitze, die sich dann in den Yin-Organen verfängt.
- Aggressive Energie breitet sich innerhalb der Yin-Organe aus, die über den *Ke*-Zyklus miteinander verbunden sind.
- Aggressive Energie kann ernste und unter Umständen lebensbedrohliche Erkrankungen verursachen.
- Um Patienten auf aggressive Energie zu testen, werden Nadeln in die Rücken-*Shu*-Punkte der Yin-Organe eingestochen. Wenn sich um diese Nadeln (nicht um die Dummy- oder Kontrollnadeln!) ein Erythem bildet, ist aggressive Energie vorhanden. Durch Belassen der Nadeln kann sie ausgeleitet werden. Sobald das Erythem abklingt, ist auch die aggressive Energie beseitigt („geklärt").
- Nach dem Ausleiten von aggressiver Energie erleben die Patienten eine spürbare Zustandsbesserung. Auch ihre Pulsqualität und/oder die diagnostischen Hauptkriterien (Farbe, Klang, Emotion und Geruch) ändern sich oft schon durch diese Behandlung.

KAPITEL

31 Besessenheit

31.1 Was ist Besessenheit?

31.1.1 Definition

Eine der ältesten bekannten Formen des Heilens ist die Austreibung von Geistern oder Dämonen bei Besessenheit. Vieles deutet darauf hin, dass sie im alten China wichtiger als die Akupunktur gewesen sein könnte.[1] Im Westen belächeln wir die Vorstellung als überholt und übertrieben (theatralisch), doch sie war in allen Weltkulturen und auch im Westen bis in die heutige Zeit verbreitet.

In den meisten antiken Kulturen galten Besessene als Menschen, von denen ein anderes „Wesen" ganz oder teilweise Besitz ergriffen hatte, so dass sie einen Teil ihres Selbst nicht länger unter Kontrolle hatten. Unter diesem „Wesen" stellte man sich meist den Geist eines Verstorbenen vor, der nach einem neuen Wohnsitz in einem anderen Körper suchte.

In China wird dieser Geist als *Gui* bezeichnet. Interessanterweise ist diese Grundform auch in den chinesischen Schriftzeichen für *Hun* („Wanderseele", geistiges Potenzial der Leber) und *Po* („Körperseele", geistiges Potenzial der Lunge) enthalten, die beide zu den Fünf Shen gehören. Daran zeigt sich, wie stark der Glaube an die Geisterwelt unter den Ärzten der Han- und ihrer Vorgängerdynastien verbreitet war. Dass ein Teil des menschlichen Geistes dieselben Gefilde wie andere Geister bewohnt, ist tief im chinesischen Denken verankert.

In der Fünf-Elemente-Konstitutionsakupunktur wird zunehmend häufiger von dem Begriff „Besessenheit" Gebrauch gemacht, weil er verschiedene Möglichkeiten und Schweregrade eines geistig-seelischen Kontrollverlusts beinhaltet. Das Spektrum der Symptome kann von obsessiven Gedanken oder Verhaltensweisen bis hin zur oben beschriebenen Besessenheit mit Geistern oder Dämonen reichen.

Historisch sind diverse Methoden überliefert, mit denen Besessenheit ausgetrieben wurde, unter anderem Magie, Rituale, Glücksbringer (Talisman) und Kräuterrezepturen (Unschuld 1985, pp. 29–50). Die Fünf-Elemente-Konstitutionsakupunktur setzt auf die „Sieben Drachen zur Überwindung der Sieben Teufel". Bei dieser Behandlungsmethode werden sieben Akupunkturpunkte dazu verwendet, die Drachen zu „wecken".

31.1.2 Verständnis von Besessenheit im alten China

Die Vorstellung, dass Krankheiten durch Besessenheit verursacht sein könnten, lässt sich bis in die frühe Chou-Zeit (ca. 1100 v. Chr.) zurückdatieren. Zu jener Zeit waren „von Dämonen ergriffen" oder „von feindlichen Mächten besessen" typische Beschreibungen für Patienten (Unschuld 1985, p. 36). Nicht nur als Aberglauben, sondern als feste Überzeugung hielt sich Jahrhunderte lang der Glaube an die Existenz böser Geister durch alle Schichten der chinesischen Gesellschaft. Der im Jahre 233 v. Chr. verstorbene Han Fei behauptete: „Krank wird jemand, wenn ihn ein Dämon verletzt hat" (Unschuld 1985, p. 37).

In jüngeren Texten – die vor allem ab dem 16. Jhd. erschienen – werden die Behandlungsmethoden detailliert beschrieben. Xu Dachun, ein Arzt aus dem 18. Jahrhundert, meinte z. B., er könne „unwiderlegbare Beweise" für den Einfluss von Dämonen

[1] In frühchinesischen Schriften finden sich Hinweise, dass die Heilung von Dämonen seit alters her eine wichtige Rolle in China spielte – und im Übrigen neben anderen Methoden der chinesischen Medizin bis heute praktiziert wird. Selbst seriöse und von berühmten chinesischen Ärzten verfasste Lehrbücher der chinesischen Medizin enthielten Vorschläge zur Dämonenaustreibung bei bestimmten Leiden (vgl. Unschuld 1985, p. 216).

auf das menschliche Wohlbefinden zitieren, und verglich die bösen Geister mit Wind, Kälte, Sommerhitze und ähnlichen Phänomenen. So wie bei einer Qi-Schwäche klimatische Faktoren als Pathogene in den Körper eindringen könnten, würden sich bei „emotionaler Erschöpfung" Dämonen Zugang zum Körper verschaffen (Unschuld 1985, p. 222).

Auch der berühmte Arzt Sun Si-miao (581–682) beschrieb Behandlungsmethoden gegen Dämonen (Unschuld 1985, p. 42). Eine sah den Gebrauch von 13 *Gui*- oder „Geister"-Punkten vor; sie kommt noch heute in der Behandlung von psychischen Erkrankungen (die wie Schizophrenie oder bipolare Störungen unter die Kategorie *Dian Kuan* fallen) zur Anwendung.

Als 1949 die kommunistische Regierung an die Macht kam, wurde die Behandlung von Besessenheit aus dem Kanon der chinesischen Medizin verbannt. Denn alle Relikte von religiösen Anschauungen galten als Aberglauben *(Mixin)*. Trotz „großer Anstrengungen von offizieller Seite, den Glauben an Besessenheit auszurotten", hält sich diese Überzeugung noch in chinesischen Gemeinden auf der ganzen Welt (Sivin 1987, pp. 102–106). Bob Flaws (1991) behauptet:

Ihre „Säuberung" von Geistern als einem ätiologischen Krankheitsfaktor ist ein wesentlicher Bestandteil in dem Bemühen der modernen TCM, sich der materialistischen westlichen Wissenschaft und der chinesischen kommunistischen Regierung anzupassen, die alles Spirituelle ablehnen.

Natürlich findet die Methode der „Sieben Drachen gegen Sieben Dämonen" in keinem der aktuell übersetzten chinesischen Texte mehr Erwähnung. Doch von einem alten TCM-Therapeuten an der Yunnan-Schule für TCM in Kunming wurde sie 1982 als eine bei „Manien" anzuwendende Behandlungsform aus der Tang-Dynastie identifiziert (mündliche Mitteilung von Teilnehmern einer Studienreise nach China, 1982). Bob Flaws bekundet, er könne „nichts Unchinesisches an dieser Behandlung" finden. Sie sei vielmehr „typisch für den Pluralismus des chinesischen Volkes und seine fortwährende Anhänglichkeit an Spiritismus und Magie" (Flaws 1989).

31.2 Anfälligkeit für Besessenheit

31.2.1 Vorbedingungen

Besessenheit kann äußere oder innere Ursachen haben und sich aus einer körperlichen, häufiger jedoch geistig-seelischen Störung entwickeln. Wer physisch und psychisch gesund ist, wird nur selten eine „Invasion" von außen oder eine Persönlichkeitsstörung erleben.

Wenn Essenz und Geist-Shen stabil und gefestigt sind, wird kein Übel von außen den Körper anzugreifen versuchen. Wann immer aber Essenz und Shen nicht ausreichend geschützt sind, werden sich dort Schadstoffe ansammeln. (Hsu Ling-t'ai I, zit. in Unschuld 1985, p. 337)

Es sind gewöhnlich dieselben Objekte, Bilder, Gefühle und Themen, die Menschen zuerst verstören und dann später von ihnen Besitz ergreifen. Sorgenvolle Gedanken können zur Obsession werden. Wenn die Obsession ausufert und nicht bewältigt werden kann, droht Besessenheit in der Form, dass sie völlig die Kontrolle über Denken und Handeln eines Menschen übernimmt.

Wenn sich der Verstand nur mit Glück und Unglück befasst, können Teufel in ihn eindringen und ihn kontrollieren. Wer sich in Gedanken nur mit Liebesaffären beschäftigt, kann von wollüstigen Geistern angegriffen werden. Wer sich von tiefen Gewässern beunruhigen lässt, dessen Verstand kann den Geistern von Ertrunkenen untertan sein. Wird er durch hemmungslose Aktivität gequält, können sich verrückte Geister an den Verstand hängen. Von Beschwörungen und Verwünschungen besetzte Gedanken können magische Zaubergeister anziehen. Konzentriert sich das Denken auf Drogen und verlockende Speisen, kann ihm der Geist des Materiellen anhaften. (Quan Yin Tzu, zit. in Needham 1956, p. 67)

Besonders anfällig für Besessenheit machen:

- physisch oder psychisch schwache Gesundheit
- emotionale Erschütterung oder Labilität
- (körperlicher) Schock oder Unfall
- Drogen- oder Alkoholabusus
- Hang zu Okkultismus

- Offenheit gegenüber anderen, ohne sich selbst zu schützen
- intensive Belastung durch Klimafaktoren.

Physisch oder psychisch schwache Gesundheit

Bei Menschen, die zu Besessenheit neigen, spielt die gesundheitliche Konstitition eine äußerst wichtige Rolle. Das zeigen die unten genannten pathologischen Zustände. Doch im Grunde prädisponiert jede beliebige Organschwäche zu erhöhter Anfälligkeit.

Im Körper hat der Geist-Shen normalerweise im Herz-Blut seinen Wohnsitz. Bei einem Blut-Mangel kommt er aber nicht zur Ruhe, sondern schweift ziellos umher (Maciocia 1989, pp. 72–74). Das kann ab einem gewissen Schweregrad eine Leere im Geist-Shen hinterlassen. In dem Fall drohen Menschen die Kontrolle über Geist und Psyche zu verlieren, weil das Herz als oberster Herrscher seine Kontrollfunktion nicht mehr richtig ausüben kann.

Eine Obstruktion der Herzöffnungen macht noch anfälliger für Besessenheit. Da der Geist-Shen auch keine Ruhe findet, wenn sich zu viel Hitze und Schleim im Herzen angesammelt haben, kann sich ein manisch-depressiver Zustand entwickeln. Wegen der ohnehin schon chaotischen gesundheitlichen Verfassung erhöht sich durch das Vakuum, das der rastlose Geist-Shen verursacht, die Gefahr, besessen zu werden. Das Gleiche trifft auch zu, wenn Schleim das Herz „einnebelt" und zu geistiger Verwirrtheit oder Bewusstseinstrübung führt (zu den Nebenwirkungen von Schleim-Hitze auf das Herz vgl. Maciocia 1989, p. 209).

Eine gesunde Lungen-Energie bietet einen gewissen Schutz vor Besessenheit. Während auf körperlicher Ebene das Wei-Qi, für das die Lunge zuständig ist, pathogene Klimafaktoren abwehrt, schützt die Körperseele *Po* Geist und Psyche vor einer Invasion (Maciocia 1993, pp. 10–18). Daher fühlen sich Menschen, deren Metall-Element angeschlagen ist, unter bestimmten Umständen sehr verletzlich und können sich z. B. nicht davor schützen, dass ihre Trauer über den Tod eines Menschen oder über allgemein traurige Anlässe oder ihre Verlustgefühle zu stark werden.

Emotionale Erschütterung oder Labilität

Kummer, Traurigkeit, Enttäuschung, Ärger, Angst, Schrecken oder sogar plötzliche, starke Glücksgefühle können, wenn sie unvermittelt auftreten, einen emotionalen Schock auslösen. An einem Gefühlsaufruhr sind zwar nicht immer, aber doch häufig noch andere Personen beteiligt, z. B. wenn eine intime Beziehung zerbricht, ein Freund uns schrecklich enttäuscht hat, ein Angehöriger stirbt oder ein Arbeitskollege sich unerwartet abwendet. Solche traumatischen emotionalen Erschütterungen bringen die Betroffenen zumindest zeitweilig völlig „aus dem Häuschen" (Kontrollverlust), weil sich ihr Qi „zerstreut". Nach dem ersten Schock fangen sich die meisten wieder. Doch in bestimmten Situationen erholen sie sich nicht mehr davon, so dass ihre intensiven Gefühle Geist und Psyche unkontrollierbar überfluten können.

Die emotionale Stabilität ist bei jedem unterschiedlich stark ausgeprägt. Menschen mit einem angeschlagenen Ich- oder Selbstgefühl neigen zu Ängstlichkeit, Einsamkeit, Depressionen und generell geringer Selbstachtung. Das treibt sie unter Umständen zu zwanghaften oder abhängigen Verhaltensmustern in Bezug auf Arbeit, Sexualität, Sauberkeit, zu Essstörungen, Spiel- oder Alkoholsucht.

FALLBEISPIEL

Eine Patientin wurde wegen Nebenhöhlenbeschwerden behandelt. Bei jeder Sitzung kam sie wieder auf ihren Exfreund zu sprechen. Sie konnte es nicht fassen, dass diese Beziehung so plötzlich zerbrach. In ihrer Erinnerung hatte er sie von einer Minute zur anderen verlassen. Jetzt musste sie ständig wie unter einem Zwang (obsessiv) an ihn denken. Nach Behandlung der Inneren Drachen meinte sie, zum ersten Mal seit dem Ende der Beziehung fühle sie sich frei bzw. „getrennt von ihm".

Schocks oder Unfälle

Zu dieser Kategorie gehören Verkehrsunfälle, Operationen, Elektroschocks im Rahmen einer Elektrokrampf- bzw. Elektrokonvulsionstherapie (EKT) und Körperverletzungen durch Prügel oder Missbrauchserlebnisse. Ein schwerer Schock oder Unfall hat meist Auswirkungen auf den Geist-Shen. Unter diesen Umständen kann er sich zeitweilig vom Körper lösen, so dass er sich vorübergehend nicht mehr im Herzen aufhält. Das verstärkt die Anfälligkeit für Besessenheit.

FALLBEISPIEL

Eine Patientin hatte in rascher Folge drei Autounfälle. Sie war schwer erschüttert und fühlte sich „von der Realität abgeschnitten" und „halb neben dem eigenen Körper", wie sie es ausdrückte. Weil die Behandlung des konstitutionellen Faktors (KF) nicht weiterhalf, wurde sie auf Besessenheit behandelt, um sich selbst wieder mehr unter Kontrolle zu bekommen. Daraufhin fühlte sie sich gleich stabiler und wieder „ganz in ihrem Körper".

Drogen- oder Alkoholabusus

Alkoholiker und Drogenkonsumenten sind häufig extrem anfällig für Besessenheit. Sie leiden nicht nur unter den Schwierigkeiten, die sie zum Substanzmissbrauch getrieben haben, sondern auch an zunehmender Schwäche ihres gesunden oder aufrechten *(Zheng-)*Qi infolge des Abusus. Manche Drogen wirken bewusstseinserweiternd und machen den Geist empfänglich für äußere Einflüsse, da die Fünf Shen völlig durcheinandergeraten sind. Nach einer gewissen Zeit führen Drogen und/oder Alkohol jedoch zu Abstumpfung und geistiger Leere, als ob niemand zu Hause wäre. Dieses schwarze Loch zieht „Besessenheit" geradezu an.

FALLBEISPIEL

Ein Patient hatte eine 14-jährige Drogenkarriere mit Amphetaminen, LSD und Kokain hinter sich, als er zur Behandlung kam. Unter Verwendung der Inneren und Äußeren Drachen wurde er sowohl auf Besessenheit als auch auf seinen KF hin behandelt. Dies half ihm, sich von der Drogenwirkung zu erholen. Obwohl er die Indikation dieser Punkte nicht kannte, meinte er, die Behandlung sei ihm „wie Exorzismus" vorgekommen (Näheres zu dieser Fallgeschichte von Hicks Kapitel 38 in MacPherson & Kaptchuk 1997).

Hang zu Okkultismus

Gemeint ist eine Vorliebe für Magie und Zauberei, „automatisches" Schreiben, Séancen oder Ouija-Bretter (Hexen-Einmaleins). Bei all diesen Spielarten werden mit beschwörenden Formeln Geister zu Hilfe gerufen. Es ist bekannt, dass auf spiritistischen Sitzungen ein böser Geist in psychisch labile Menschen einfahren kann, um sie anschließend mit negativen Gedanken und Gefühlen zu plagen.

FALLBEISPIEL

Eine 25-jährige Patientin hatte als 14-Jährige an Sitzungen mit Ouija-Brettern teilgenommen. Seit der Zeit fürchtete sie sich im Dunkeln und meinte, ständig „Unwesen" um sich herum zu spüren. Zu ihrem Schutz meinte sie sicherheitshalber eine Halskette mit Kreuz tragen zu müssen. Nach einer Behandlung mit den Inneren Drachen fand sie endlich Ruhe vor den „Unwesen".

Ungeschützte Offenheit

Unter diese Kategorie fallen Sektenmitglieder oder Leute, die sich von charismatischen Führern, Medizinmännern oder Gurus mit hypnotischen Kräften negativ beeinflussen lassen. Auch wenn Meditations- und andere spirituelle Übungen normalerweise als sicher gelten, können sie in falschen Händen doch eine schädliche Wirkung entfalten. Wer ohne zu fragen gehorcht oder spiritistische „Regeln" befolgt, ohne ihren Sinn zu begreifen, wird am Ende völlig der Kontrolle oder Gewalt einer Sekte oder eines Sektenführers ausgeliefert sein.

FALLBEISPIEL

Die Anhänger von Reverend Jim Jones in Jonestown, Guyana, waren ihm offenbar bis zur Selbstaufgabe ergeben. Als er 1978 den kollektiven Selbstmord anordnete, nahm sich die ganze Gruppe von 910 Menschen in streng organisierter Form das Leben (Analyse des Geschehens in Cialdini 2001, pp. 131–133).

Intensive Belastung durch Klimafaktoren

Die äußeren Klimafaktoren können neben einem Hitzschlag auch pathologische Zustände mit Feuchtigkeits-, Wind- und anderen Symptomen verursachen. Bis Klimafaktoren zu Besessenheit führen, müssen sie entweder schon seit längerem auf die Patienten eingewirkt haben oder extrem pathogen und bereits tief in den Körper eingedrungen sein. In solchen Fällen wird die Behandlung meist mit den Äußeren Drachen begonnen.

FALLBEISPIEL

Der Patient hatte im II. Weltkrieg im Maschinenraum eines Schiffes gearbeitet, das von Ostafrika nach Indien fuhr. Es war die heißeste Zeit des Jahres, und auf dieser Reise wurde er „verrückt“ (d. h. manisch und paranoid). Vierzig Jahre später suchte er einen Akupunkteur auf, weil er es nie schaffte, eine Stelle zu behalten, und weil er zwanghafte Verhaltensweisen sowie Wahnvorstellungen entwickelt hatte. Nachdem er mit den Äußeren Drachen behandelt worden war, hielt es ihn an seiner Stelle und seine Obsessionen ließen merklich nach; auch paranoide Fantasien traten nicht mehr auf.

31.3 Diagnose

31.3.1 Zeichen und Symptome von Besessenheit

Wenn Patienten eine der oben geschilderten Situationen oder inneren Zustände erlebt haben, sollten Therapeuten an die Möglichkeit einer Besessenheit denken. Allerdings werden natürlich nicht alle Patienten unter solchen Umständen zwangsläufig besessen. Besessenheit lässt sich nicht immer leicht nachweisen. Daher sollte sich die Diagnose am Krankheitsbild orientieren. Wenn etwas an den Patienten sehr ungewöhnlich erscheint, könnte es einen entscheidenden Hinweis liefern.

Besessenheit zeigt sich bei jedem Patienten in unterschiedlicher Ausprägung. Bei entsprechendem Verdacht sollte am besten gleich eine Sieben-Drachen-Behandlung durchgeführt werden. Wenn keine Besessenheit vorliegt, bleibt sie wirkungslos, während sie umgekehrt bei besessenen Patienten eine Veränderung induzieren und dadurch die Wirksamkeit der weiterführenden Behandlung steigern kann. Auch wenn für sich genommen keines der folgenden Symptome ein sicheres diagnostisches Zeichen ist, legen sie doch den Verdacht auf Besessenheit nahe:

- verschleierter Blick und Unzugänglichkeit
- anomale Sprech- und Verhaltensweisen
- intensive Alpträume und Horrorfantasien
- Stimmenhören
- obsessive oder abhängige Verhaltensstörung
- subjektives Gefühl von Besessenheit oder Kontrollverlust
- kein Therapiefortschritt oder sogar Rückfall
- auffällige oder unharmonische Pulse.

Verschleierter Blick und Unzugänglichkeit

Ein Blick in die Augen zeigt oft am deutlichsten, ob Patienten besessen sind. In den meisten Fällen gelingt es durch Blickkontakt eine gefühlsmäßige Verbindung zu anderen Menschen herzustellen. Das ist bei Besessenen kaum möglich. Sie wirken fast so, als wäre „das Licht an, aber niemand zu Hause“ oder als hätte sich ein Schleier über die Augen gelegt oder als würden sie glasig blicken. Manchmal können die Patienten dem Blick nicht standhalten, so dass sich ihre Augen leicht abwenden oder unstet flackern. Vielleicht liegt sogar ein „irrer“ Ausdruck in ihrem Blick.

Andere beschreiben den Blick von Besessenen als starr, ausdruckslos (erloschen, „tot“), ausweichend oder glauben im Extremfall, „einen anderen aus den Augen herausstarren“ zu sehen.

Keine dieser Beschreibungen reicht aus, Besessenheit zu diagnostizieren! Bei Menschen, die mit erloschenem Blick schauen oder anderen nicht in die Augen sehen können, könnte auch die Herz-Energie schwer gestört sein, während ein starrer Blick möglicherweise auf Probleme mit der Leber hindeutet.

Anomale Sprech- und Verhaltensweisen

Unter bestimmten Umständen ist es praktisch unmöglich, die Krankengeschichte von Patienten aufzunehmen. Dass sie nicht auf Fragen antworten können, kann z. B. an ihrem katatonen oder stark erregten Zustand liegen. In solchen Fällen gelingt es Therapeuten nicht, eine echte Verbindung aufzunehmen, die Patienten wirken geistesabwesend, als befände sich nur ihr Körper im Raum. Daher bleibt nur die Möglichkeit, aus ungewöhnlichen Verhaltens- oder Denkweisen der Patienten auf eine eventuelle Besessenheit zu schließen.

Intensive Alpträume oder Horrorfantasien

Wiederkehrende Alpträume können auf Besessenheit hindeuten. In solchen Träumen können z. B. Monster, kleine schuppige Kreaturen und Gespenster eine Rolle spielen oder auch die Inbesitznahme durch jemand anderen thematisiert werden. In einem Fall hatte ein Mädchen regelmäßig von bösen Ungeheuern geträumt, bis es behandelt wurde. Danach kamen diese Alpträume nie wieder.

Auch im Wachzustand können Bilder durch den Kopf spuken, die Besessenheit vermuten lassen. Es kann sich um eine bestimmte Erinnerung oder ein besonderes Symbol handeln. Ein Patient hatte z. B. ständig Hakenkreuze im Kopf.

Stimmenhören

Nur in der Vorstellung existierende Stimmen können kontrollierend, zwanghaft oder völlig fremd (anders als die normale Persönlichkeit) sein. Sie beschimpfen oder verhöhnen und können Schlimmes prophezeien. Die Patienten fühlen sich schuldig oder wissen instinktiv, dass sie diesen Einflüsterungen nicht Folge leisten sollten. Manche Stimmen sind deutlich und andere nur diffus zu hören. Wenn sie klar vernehmlich sind, wurde vermutlich schon eine psychiatrische Störung wie Schizophrenie diagnostiziert. Bei solchen Patienten ist es schwierig, das gestörte Gleichgewicht wieder einigermaßen zu normalisieren. Trotzdem kann eine Akupunkturbehandlung gegen Besessenheit eine merkliche Besserung bewirken und zu weiteren Therapieerfolgen beitragen, wenn sie wiederholt durchgeführt wird.

FALLBEISPIEL

Als die Patientin eine Woche nach der Inneren-Drachen-Behandlung zur Kontrolle kam, meinte sie, jetzt würde sie keine Stimmen mehr hören. Sie hatte ihrer Therapeutin vorher aber nicht erzählt, dass sie Stimmen hörte. Es seien undeutliche Stimmen gewesen, die sie nicht genau beschreiben könne. Erst als sie nach der Behandlung verschwanden, kam der Patientin in den Sinn, dass es wohl nicht normal war, Stimmen zu hören.

Obsessive oder abhängige Verhaltensstörung

Diese Kategorie überschneidet sich zum Teil mit der vorherigen, nur mit dem Unterschied, dass die Patienten spüren, dass es ihre eigenen Gedanken sind. Jeder weiß aus eigener Erfahrung, dass sich manchmal beharrlich etwas im Kopf festsetzt. Doch wenn einem z. B. ständig ein „Ohrwurm" durch den Kopf geht, handelt es sich sicher nicht um Besessenheit. Kennzeichnend für Besessenheit sind eher Gedanken, die das Denken beherrschen oder den Verstand ausschalten. Wenn Patienten z. B. sich selbst oder anderen Schaden zufügen wollen oder sich selbst immer nur negativ sehen, könnte das auf Besessenheit hindeuten. Entscheidend ist, ob sie ihren Gedankengang noch unter Kontrolle haben oder ihn nicht mehr stoppen bzw. ändern können.

Manche Menschen sind auf bestimmte Dinge fixiert und müssen sich z. B. ständig die Hände waschen, die Wohnung putzen oder die Tür verschließen. Solche Zwangshandlungen können auch rituellen Charakter annehmen, z. B. wenn Menschen nicht eher in den Alltag starten, bevor sie nicht einen bestimmten Gegenstand so und so oft berührt haben. Bei sehr ausgeprägter Symptomatik wird von „obsessiven Zwangsstörungen" gesprochen. Manchmal bestimmt eine Phobie das ganze Leben. Patienten, die nicht aufhören können, sich selbst zu verfluchen, zu essen, zu reden, oder die bizarre Körperbewegungen und ungewöhnliche Verhaltensweisen haben, könnten z. B. besessen sein.

Subjektives Gefühl von Besessenheit oder Kontrollverlust

Manche Patienten meinen selbst, ihre Gefühle nicht unter Kontrolle zu haben. Sie können aus unerfindlichen Gründen einen Wut- oder Tobsuchtsanfall bekommen oder vor Angst wie gelähmt sein. Bekannt ist aber auch, dass Patienten einem Therapeuten oft anvertrauen, sie fühlten sich besessen oder in der Gewalt irgendeiner fremden Macht. Vielleicht lassen sie auch Bemerkungen fallen wie: „Ich glaube, ich habe den Teufel in mir" oder „Ich kann nicht mehr kontrollieren, was ich tue". Einige Patienten fühlen sich auch von Geistern umgeben.

FALLBEISPIEL

Mit Anfang zwanzig hatte die 32-jährige Patientin einen Nervenzusammenbruch, als sie zur Schauspielschule ging. Eine normale Akupunkturbehandlung schien zu helfen, doch sie bekam immer wieder Rückfälle. Schließlich meinte sie: „Ich fühle mich wie besessen." Nach einer Inneren-Drachen-Behandlung begann sie sich zu stabilisieren und machte weitere Fortschritte. Diesmal hielt der Behandlungserfolg an.

Kein Therapiefortschritt oder sogar Rückfälle

Obwohl die oben genannten Anzeichen von Besessenheit manchmal kaum erkennbar sind, haben Therapeuten oft den Eindruck, als brächte die Akupunkturbehandlung keinen nennenswerten Fortschritt. Oder die Wirkung lässt nach ersten Erfolgen rasch nach und es kommt erneut zu Rückfällen. Irgendetwas scheint den Therapieerfolg zu verhindern. In solchen Fällen kann eine Drachen-Behandlung indiziert sein.

FALLBEISPIEL

Ein Patient litt ständig an Übelkeit und Erbrechen und fühlte sich allgemein deprimiert. Die Behandlung von Magen und Milz sowie später Leber und Gallenblase zeigte eine gewisse Wirkung, dennoch kam es bald darauf zu einem Rückfall. Erst nach einer Behandlung gegen Besessenheit ließ sich mit der Behandlung von Leber und Gallenblase ein anhaltender Erfolg erzielen.

„Unharmonische" Pulse

Sehr selten einmal werden Patienten erst unter der Behandlung besessen. In dem Fall merken es Therapeuten vermutlich daran, dass die Pulsqualität deutlich unregelmäßiger wird. Ein ähnliches Bild kann sich auch bei Patienten bieten, die schon vor Behandlungsbeginn besessen waren. Nur gibt es unter den Umständen keine Vergleichsmöglichkeit mit früheren Befunden, so dass die gestörte Harmonie der Pulse weniger deutlich zutage tritt. Deshalb suchen Therapeuten manchmal in anderen diagnostischen Aspekten nach einer Erklärung für disharmonische Pulse.

31.3.2 Innere oder Äußere Drachen?

Nachdem bei einem Patienten Besessenheit diagnostiziert wurde, stellt sich die Frage, ob sich die Äußeren oder Inneren Drachen besser zur Behandlung eignen. Manchmal sind sich Therapeuten völlig sicher. Wenn ein Problem offensichtlich innere Ursachen (emotionaler Schock, emotionale Labilität oder psychische Störung) hat, sollten die Inneren Drachen verwendet werden. Wenn eher eine äußere Ursache (Alkohol, Drogen, extreme klimatische Belastung) in Betracht kommt, sind die Äußeren Drachen vorzuziehen. Unabhängig davon ist aber nicht immer klar, ob eine innere oder äußere Ursache vorliegt.

In dem Fall wird die Behandlung am besten mit den Inneren Drachen begonnen, die sich normalerweise als sehr wirksam erweisen. Wenn sich nichts ändert, sollte man es mit den Äußeren Drachen versuchen.

31.4 Behandlung von Besessenheit

31.4.1 Sieben-Drachen-Therapie

Drachen wurde in China traditionell ein günstiger, wohlgesinnter Einfluss zugeschrieben. Als Symbol für Macht und Gerechtigkeit sollen sie Glück und Wohlstand bringen. Kaiser und Adelige ließen zum Zeichen ihrer hohen Autorität Drachen auf ihre Gewänder sticken.

Bei der Sieben-Drachen-Therapie wird eine Kombination aus sieben Punkten verwendet, um mit jedem Punkt einen Drachen zu wecken und alle sieben zusammen die Teufel austreiben zu lassen. Manche fragen sich, wieso es ausgerechnet diese Punkte sein müssen. Das ist nicht eindeutig zu beantworten, doch das Folgende könnte als Erklärung dienen.

Alle Inneren-Drachen-Punkte befinden sich auf der Vorder- oder Yin-Seite des Körpers und Yin steht bekanntlich mit den innersten Körperregionen in Einklang. Der erste dieser sieben Punkte liegt auf dem Ren Mai (der stärksten Yin-Leitbahn im Körper) und die übrigen sechs auf dem Magen-Meridian, der in unmittelbarer Nähe des Ren Mai verläuft.

Die Äußeren-Drachen-Punkte befinden sich auf der Rück- oder Yang-Seite des Körpers und Yang steht bekanntlich mit den oberflächennahen Körperregionen in Einklang. Der erste der sieben Punkte liegt auf dem Du Mai (der stärksten Yang-Leitbahn des Körpers) und die übrigen sechs auf dem Blasen-Meridian, der in unmittelbarer Nähe des Du Mai verläuft.

Innere-Drachen-Punkte
- Extrapunkt (0,25 cun) unterhalb von Ren 15
- Ma 25
- Ma 32
- Ma 41

In den siebziger und frühen achtziger Jahren wurde eine andere Kombination entwickelt, die sich gut für Patienten mit Depressionen eignet, und zwar: Extrapunkt (0,25 cun) unterhalb von Ren 15, Ma 25, ein Punkt auf halber Strecke zwischen Ma 36 und Ma 37 sowie Ma 41.

Äußere-Drachen-Punkte
- Du 20
- Bl 11
- Bl 23
- Bl 61

31.4.2 Patientenlagerung

Innere-Drachen-Behandlung: Der Patient sollte bequem auf dem Rücken liegen, die Arme seitlich neben dem Körper, die Beine gestreckt.

Äußere-Drachen-Behandlung: Am besten sitzt der Patient auf einem Stuhl vor dem Behandlungstisch. Das heißt, der Therapeut muss sich bücken, um Bl 61 unten an den Füßen lokalisieren. Wenn sich der Therapeut hinsetzen möchte, sollte sein Stuhl seitlich so versetzt sein, dass er die Punkte am Rücken des Patienten erreicht. Sobald die Nadeln eingestochen sind, können sich die Patienten mit untergeschlagenen Arme auf dem Behandlungstisch abstützen. Großwüchsige Patienten brauchen möglicherweise zusätzlich ein Kissen unter die Arme.

Alternativ können die Äußeren-Drachen-Punkte am Rücken auch im Liegen markiert werden. Die Bauchlage empfiehlt sich für große Patienten, die sich unter Umständen schwierig festhalten lassen, wenn es zu einer starken Reaktion auf die Behandlung kommt.

31.4.3 Durchführung

Die Nadeln werden im Sinne der Sedierungstechnik (➤ Kapitel 33) von oben nach unten in die Punkte eingestochen und bleiben stecken, bis sich die Pulse harmonisiert haben oder eine erkennbare Veränderung beim Patienten eintritt. In der Regel dauert es ca. 20–30 Minuten. Weil die Augen gegen Ende der Behandlung vermutlich klarer, ruhiger oder weniger verschleiert blicken werden, verdienen sie besondere Beachtung. Während der Behandlung können sich auch Farbe, Klang, Emotion und Geruch des Patienten ändern. Entfernt werden die Nadeln ebenfalls in der Reihenfolge von oben nach unten.

31.4.4 Sofortreaktionen

Bei einigen (aber nicht allen) Patienten zeigen sich noch während der Behandlung sofort dramatische Reaktionen. Sie können z. B. zucken oder geschüttelt werden, seltsame Laute ausstoßen, Grimassen schneiden oder sich elend fühlen. Bei anderen Patienten kommt es erst nach der Behandlung zu Reaktionen, indem sie z. B. träumen, dass ein Geist von ihnen weicht, der sich bisher neben ihnen befand. Manche fühlen sich müde und andere sehr energiegeladen nach der Behandlung.

Andererseits gibt es viele Patienten, die keinerlei Reaktion zeigen. Während der Behandlung fühlen sie sich oft nur sehr entspannt und merken erst viel später, ob sich etwas verändert hat.

31.4.5 Behandlungserfolg

Bei einigen Patienten vollziehen sich ein grundlegender Wandel und eine Befreiung durch diese Behandlung. Wenn sie erfolgreich war, lassen die Anzeichen der Besessenheit nach. Manche Patienten beschreiben ihr Empfinden als leichter, freier oder selbstbestimmter (wieder ihr eigener „Herr"). Andere fühlen sich ebenfalls besser, können aber nicht genau sagen, was sich bei ihnen verändert hat.

31.4.6 Wiederholte Behandlung

Oftmals reicht eine einmalige Behandlung. Einige Patienten brauchen jedoch wiederholte Behandlungen. Manchmal fühlen sie sich eine Zeit lang besser und sprechen auch gut auf die normale Behandlung an. Wenn sie dann einen Rückfall haben, treten – allerdings in abgeschwächter Form – dieselben Symptome wie vorher auf. In dem Fall sollte man die Behandlung gegen Besessenheit wiederholen. In Einzelfällen muss immer im Wechsel mit normalen Behandlungen eine ganze Serie von Besessenheitsbehandlungen durchgeführt werden.

ZUSAMMENFASSUNG

- Besessenheit wird in zahlreichen chinesischen Schriften als Krankheitsursache angeführt.
- Besessenheit tritt mit unterschiedlichen Zeichen und Symptomen in Erscheinung und kann sich z. B. mit obsessiven Verhaltensstörungen oder dem Gefühl, von Geistern beherrscht zu sein, äußern. Betroffene können einen verschleierten Blick, Horror-/Alpträume oder Zwangsgedanken haben, Stimmen hören oder trotz Therapie Rückfälle bekommen.
- Obwohl diverse Umstände ihre Anfälligkeit erhöhen können, werden Menschen meist nur besessen, wenn sie psychisch angeschlagen oder emotional stark überlastet sind.
- Besessenheit wird mit der Punktekombination „Sieben Drachen gegen Sieben Dämonen" ausgetrieben. Es gibt Innere- und Äußere-Drachen-Punkte.
- Patienten erleben die Austreibung oder Klärung ihrer Besessenheit unter Umständen als grundlegenden Wandel oder Befreiung.

KAPITEL

32 „Mann-Frau"-Dysbalance

32.1 Was ist eine Mann-Frau-Dysbalance?

32.1.1 Definition

Unter Mann-Frau-Dysbalance wird ein gestörtes Gleichgewicht zwischen den Organpaaren verstanden, deren Pulse am linken („Ehemann"-Seite) oder rechten Handgelenk zu tasten sind. Auf der linken Seite sind die Pulse normalerweise (quantitativ und qualitativ) etwas stärker als auf der rechten Seite. Wenn sie rechts kräftiger sind, könnte eine Mann-Frau-Dysbalance vorliegen.

Eine Mann-Frau-Dysbalance deutet auf eine sehr schwere und tiefreichende Qi-Störung hin, die unbehandelt zu einem lebensbedrohlichen Zustand führen kann. Als Zeichen, dass „die Natur aufgibt und sich die inneren Selbstheilungskräfte erschöpft haben" (Worsley 1990, p. 180), gilt sie als gefährlichste der vier Blockaden und muss unbedingt behandelt werden. Manchmal stellt sich die Störung am Ende des Lebens ein und lässt sich in der Phase nur noch schwer beheben. Wenn es aber gelingt, eine Mann-Frau-Dysbalance zu normalisieren, kann dies eine lebensverlängernde Wirkung haben.

32.1.2 Hintergrund

Wenn wir hier den Begriff Mann-Frau-Dysbalance verwenden, sollten wir daran denken, dass die chinesische Gesellschaft immer patriarchalisch strukturiert war und diese Analogie daher den Therapeuten im alten China viel geläufiger war. Ein chinesisches Sprichwort sagt über das ungleiche Verhältnis:

Ein schwacher Mann und eine robuste Frau bewirken Zerstörung; ein starker Mann und eine schwache Frau geben Sicherheit. (Soulié de Morant 1994, p. 122)

Vor diesem Hintergrund erklärt sich, dass die Pulse (von Herz und Dünndarm, Leber und Gallenblase) am linken Handgelenk mit dem (Ehe-)Mann in Verbindung gebracht werden. Männer sind vom Körperbau eher Yang-betont und körperlich häufig größer und kräftiger als Frauen. In der Frühgeschichte waren sie es, die als Jäger und Sammler auf Nahrungssuche gingen. Daher erscheint es einleuchtend, dass die Pulsstärke es widerspiegelt.

Die am rechten Handgelenk zu tastenden Pulse (von Lunge und Dickdarm, Milz und Magen, Perikard und Dreifachem Erwärmer) werden mit der (Ehe-)Frau assoziiert. Frauen sind im Allgemeinen kleiner und vom Körperbau Yin-betonter als Männer. Dass sich Frauen um den Haushalt zu kümmern hatten, traf im alten China sicherlich zu, auch wenn es heute nicht mehr so ganz stimmt. Daher spiegelt sich in den etwas schwächeren Pulsen am linken Handgelenk die damalige Situation der Frau wider.

Die Analogie „Mann-Frau-Dysbalance" entsprang der chinesischen Gesellschaft und würde heute zweifellos anders bezeichnet. Stattdessen könnte man auch von Yin und Yang sprechen (wie es Worsley 1990 vorschlug). In dem Fall läge definitionsgemäß eine schwere Störung des harmonischen Gleichgewichts zwischen Yin- und Yang-Energie vor – was nach chinesischem Verständnis den nahenden Tod ankündigt. Durch die Trennung von Yin und Yang findet auf einer grundlegenden Persönlichkeitsebene eine Entfremdung vom wahren Ich bzw. Selbst statt. Das folgende Zitat unterstreicht, wie wichtig die beiden Qualitäten Feuer (Yang) und Wasser (Yin) in der Mann-Frau-Beziehung sind.

Wenn die Frau dem Manne folgt, gleichen sich Wasser und Feuer harmonisch aus. (Liu Yiming, zit. in Cleary 1986b, p. 34)

(Dass „Feuer" für Yang und „Wasser" für Yin steht, ist eine Begriffsassoziation, die im Zusammenhang mit den Fünf Elementen nicht verwendet wird, sondern in der Yin/Yang-Theorie gebräuchlich ist.)

32.2 Diagnose

32.2.1 Pulsdiagnose

Die Pulsdiagnose ist die wichtigste Methode, um eine Mann-Frau-Dysbalance festzustellen. Am linken Arm sollten die Pulse (qualitativ und quantitativ) etwas kräftiger sein als rechts. Im Fall einer Dysbalance wären die Pulse auf der rechten Seite hart, straff und aggressiv, auf der linken Seite dagegen schwach, dünn und schwammig zu tasten. Diese „Pulsdifferenz" bezieht sich sowohl auf die Stärke als auch die Qualität der Pulse. Bei einigen Menschen sind die Radialisarterien an beiden Handgelenken unterschiedlich gut entwickelt. Die Diagnose einer Mann-Frau-Dysbalance stützt sich auf die Pulsbefunde und zumindest eines der folgenden Symptome.

32.2.2 Weitere Befunde und Symptome

Die Pulsdiagnose einer Mann-Frau-Dysbalance muss immer durch weitere Befunde und Symptome gesichert werden. Das wesentliche Unterscheidungsmerkmal ist eine schwere, unkontrollierbare Störung des Qi-Gleichgewichts, die sich primär körperlich oder geistig-seelisch auswirken kann. Verdächtige Zeichen und Symptome sind unter anderem:

- schwere oder lebensbedrohliche Erkrankung
- starker innerer Konflikt in Bezug auf Sexualität oder Beziehungen
- Resignation oder tiefsitzende Angst
- psychische Störungen oder Gefühlsaufruhr
- Verschlimmerung bei Behandlung der rechtsseitigen Pulse oder Rückfall bzw. keine Zustandsbesserung unter normaler Therapie.

Schwere oder lebensbedrohliche Erkrankung

Wie oben bereits erwähnt, tritt eine Mann-Frau-Dysbalance bei vielen Menschen gegen Ende des Lebens auf. Ihr Körper beginnt zu sterben, auch wenn sie geistig noch hellwach und bewusstseinsklar sind. In einem weit fortgeschrittenen Stadium lässt sich der Prozess nicht mehr aufhalten, und falls doch, wird es nur vorübergehend sein, bevor sich die Dysbalance erneut einstellt. Wenn es jedoch gelingen sollte, ihn umzukehren, kann es durch eine Fortführung der Therapie zur Remission und gesundheitlichen Besserung kommen.

FALLBEISPIEL

Bei der Patientin war eine aggressive Form des Ovarialkarzinoms diagnostiziert worden. Sie brachte die Krebserkrankung mit ständiger Überarbeitung und starkem Unmut über ihren zurückhaltenden Ehemann in Verbindung. Nach der Chemotherapie teilte man ihr mit, sie habe eine Lebenserwartung von höchstens 12 Monaten. Ihr CA-125-Wert lag über 4000 (Normalwert: 20). Durch kontinuierliche Behandlung der Mann-Frau-Dysbalance konnte eine radikale Pulsveränderung erreicht werden. Inzwischen (zum Zeitpunkt der Niederschrift) sind sechs Jahre vergangen – die Patientin lebt immer noch und es geht ihr gut. Ihr CA-125-Wert beträgt 18. Seitdem sie ein unabhängigeres Leben als früher führt, empfindet sie auch ihrem Mann gegenüber keinen Groll mehr.

Starker innerer Konflikt in Bezug auf Sexualität oder Beziehungen

Patienten mit Mann-Frau-Dysbalance haben manchmal sexuelle oder Beziehungsprobleme, die sie allein nicht lösen können. Doch im Unterschied zu der Patientin im Fallbeispiel haben sie meist keine Erkrankung im Terminalstadium. Bei ihnen ist eher die Psyche als der Körper von dem gestörten Gleichgewicht betroffen. Sie fühlen sich in einer ausweglosen Situation gefangen. In der Vorgeschichte können sexueller Missbrauch oder ein schwerer Konflikt zwischen jüngeren und älteren Familienmitgliedern eine Rolle spielen. Manche Patienten erzählen von unüberwindlichen Hindernissen in einer engen (Paar-)Beziehung, mit denen sie nicht klarkommen. Das übliche Muster sind Beziehungen, die eine Zeit lang gut gehen und dann aus unerfindlichen Gründen scheitern.

FALLBEISPIEL

Eine Patientin kam zur Behandlung, weil sie nicht wusste, ob sie ihren Mann verlassen sollte. Obwohl sie fast zwanghaft ständig darüber nachdachte, war sie unfähig zu handeln. Da ihre Pulse auf eine Mann-Frau-Dysbalance hindeuteten, wurde sie entsprechend behandelt. In der nächsten Sitzung erzählte sie, sie fühle sich viel glücklicher in der Beziehung und denke nicht mehr an Trennung. Die Therapeutin behandelte daraufhin den Metall-KF der Patientin, die schon nach ein paar Sitzungen einen Rückfall – d. h. erneut Beziehungskonflikte – hatte, weil zu dem Zeitpunkt wieder die Erinnerung an einen früheren sexuellen Missbrauch in ihr hochstieg. Durch Stärkung des konstitutionellen Faktors (KF), Behandlung der Mann-Frau-Dysbalance in regelmäßigen Abständen und eine Psychotherapie zur Verarbeitung der Missbrauchserfahrungen konnte der Patientin schließlich geholfen werden.

Resignation oder tiefsitzende Angst

Eine Mann-Frau-Dysbalance geht oft mit tief empfundener Resignation oder Angst einher. Manche Patienten beschreiben sich z. B. selbst als abgestumpft oder verzweifelt und andere vermitteln stark den Eindruck, als hätten sie sich aufgegeben oder wären völlig hoffnungslos. In solchen Fällen ist die Angst der Verzweiflung oft eine Vorstufe von tiefer Resignation. Obwohl die Angst „durch Mark und Bein" gehen kann, fällt es den Patienten oft schwer, sie mit einer konkreten Gefahr in Verbindung zu bringen. Einige Patienten haben schreckliche Angst vor dem Sterben und fühlen ihren eigenen Tod schon bald herannahen. Wenn Menschen ihren Lebenswillen verlieren, steckt oft eine Mann-Frau-Dysbalance dahinter.

Ein typisches Merkmal dieser Störung besteht darin, dass frühere fundamentale Sicherheiten plötzlich in Frage gestellt werden. Leben oder Sterben, Gender-/Geschlechtsrollenidentität oder Beziehungen zu anderen sind Beispiele für Problemstellungen, die solche Patienten in tiefe Verwirrung stoßen könnten.

FALLBEISPIEL

Ein Mittzwanziger litt an Panikattacken und Depression. Als eine stabile Therapeut-Patient-Beziehung aufgebaut war, gestand er, dass ihn Schuldgefühle und Zweifel quälten, ob er homosexuell sei oder nicht. In Verbindung mit dem starken inneren Konflikt sprach die Pulsdiagnose für eine Mann-Frau-Dysbalance. Die bisherigen vier Behandlungssitzungen hatten keine Besserung bewirkt, doch auf die Behandlung der Dysbalance sprach der Patient plötzlich an. Nach sechs Sitzungen fühlte er sich beruhigter. Kurz darauf „outete" er sich als homosexuell. Seitdem plagten ihn nie wieder Zweifel oder Schuldgefühle wegen seiner Sexualität.

Psychische Störungen oder Gefühlsaufruhr

In jungen und mittleren Jahren wirkt sich eine Mann-Frau-Dysbalance gewöhnlich eher psychisch als physisch aus. Wir denken dabei nicht an Menschen, die sich „einfach unglücklich" fühlen, etwas durcheinander sind oder Angst haben, sondern an einen tiefen inneren Aufruhr oder Distress. Psychische Störungen können sich in so unterschiedlichen Formen auf der Bewusstseins- oder Gefühlsebene manifestieren, dass sie hier unmöglich alle beschrieben werden können. Wenn Therapeuten solche Patienten zu sehen bekommen, kann sich ihr Zustand jedes Mal anders darbieten. Um es mit einem abgewandelten Zitat von Tolstoi zu sagen: „Glücklich sind alle Menschen gleich, unglücklich ist jeder auf seine eigene Weise."

FALLBEISPIEL

Eine Mittdreißigerin war als leitende Psychiatrieschwester auch für die Finanzen zuständig gewesen. Sie konnte der Versuchung nicht widerstehen und hatte Geld gestohlen. Kurz darauf wurde sie entlassen. Es fiel ihr sehr schwer, damit fertig zu werden, doch sie hielt sich tapfer. Ein paar Monate später kam es zum Disziplinarverfahren gegen sie. Dass das Urteil in der Lokalzeitung abgedruckt wurde, löste absolute Panik bei ihr aus und sie schämte sich in Grund und Boden. Sie wurde schwer depressiv und hatte jedes Mal, wenn sie ausging, Panikattacken, weil sie sich davor fürchtete, erkannt und beschimpft zu werden. Ihre Pulsdiagnose legte in Verbindung mit den starken Ängsten und dem inneren Konflikt eine Mann-Frau-Dysbalance nahe. Nachdem sie behandelt und der konstitutionelle Faktor (KF) gestärkt worden war, gewann die Patientin ein gewisses Selbstvertrauen zurück und fühlte sich wieder glücklicher.

32

Verschlimmerung bei Behandlung der rechtsseitigen Pulse oder Rückfall bzw. keine Zustandsbesserung unter normaler Therapie

Wird eine Mann-Frau-Dysbalance nicht diagnostiziert, besteht die Gefahr, dass sie ungewollt verstärkt wird, wenn Therapeuten eine tonisierende Behandlung von Organen durchführen, deren Pulse am rechten Handgelenk zu tasten sind. Wenn das geschehen ist, wird die Pulsdifferenz zwischen linker und rechter Seite noch größer. Dieser Pulsbefund kann daher eine zuverlässige, wenn auch nicht gerade ideale Form der Diagnose sein.

FALLBEISPIEL

Ein Patient wurde auf Magen und Milz behandelt. Als der Therapeut danach die Pulse untersuchte, erwartete er, wieder ein harmonischeres Gleichgewicht vorzufinden. Doch stattdessen waren die rechtsseitigen Pulse überraschend drahtig (gespannt) und hart, während die linken noch schwächer als vorher waren. Das ließ – auch in Verbindung mit anderen Symptomen – die Behandlung auf Mann-Frau-Dysbalance indiziert erscheinen.

32.3 Behandlung

Bei einer Mann-Frau-Dysbalance besteht das Behandlungsziel darin, Qi von der rechten zur linken Seite hinüberzuziehen, um so wieder ein harmonisches Gleichgewicht zwischen den Pulsen beider Seiten herzustellen. Die Pulse auf der rechten Seite repräsentieren die drei Elemente Feuer (Pk/3E), Erde, Metall und die Pulse auf der linken Seite die Elemente Wasser, Holz und Feuer (He/Dü). Ihre Verbindung über den *Sheng-* und den *Ke*-Zyklus ist in ➤ Abb. 32.1 dargestellt.

Um das Gleichgewicht zwischen linker und rechter Seite wiederherzustellen, wird über den *Sheng-* oder den *Ke*-Zyklus Qi mobilisiert (Näheres ➤ Kapitel 36). Das kann in folgender Weise geschehen:

- von Metall zu Wasser über den *Sheng*-Zyklus (unter Verwendung der Tonisierungspunkte Bl 67 und Ni 7),
- von Erde zu Wasser über den *Ke*-Zyklus (unter Verwendung von Ni 3),
- von Metall zu Holz über den *Ke*-Zyklus (unter Verwendung von Le 4),

wie in ➤ Abb. 32.2 gezeigt. Alle Punkte sollten rückhaltlos bilateral tonisiert werden. Durch den Qi-Transfer von rechts nach links wird die „Ehemann-Seite" stärker und kann wieder die Kontrolle übernehmen.

Auf den Leitbahnen der rechten Seite (Lunge/Dickdarm, Magen/Milz, Perikard/Dreifacher Erwärmer) dürfen keine Punkte tonisiert werden, weil sich sonst die Dysbalance verstärken würde.

Herz und Dünndarm zu stärken kann ein sinnvoller Behandlungsschritt sein. Denn bei Patienten mit dieser Störung leidet das Herz oft darunter, dass ihm die Gesamtkontrolle, die es üblicherweise genießt, entzogen wurde. Manche Patienten verlieren auch die Fähigkeit, die richtigen Prioritäten in ihrem Leben zu setzen. Als Quellpunkte von Herz und Dünndarm helfen He 7 und Dü 4 mit, die Kontrollfunktion des „obersten Herrschers" wieder zu installieren und auch zu größerer Klarheit und Zielgerichtetheit (Lebensperspektiven) beizutragen.

32.3.1 Häufigkeit

Mit einer Mann-Frau-Dysbalance liegt eine außerordentliche Qi-Störung vor. Bei einigen Patienten führt schon eine einmalige Behandlung zum „Durchbruch". Bei anderen ist sie schwieriger zu beheben. In solchen Fällen muss alle 2–3 Tage versucht werden, durch entsprechende Behandlung das Qi-Gleichgewicht zu

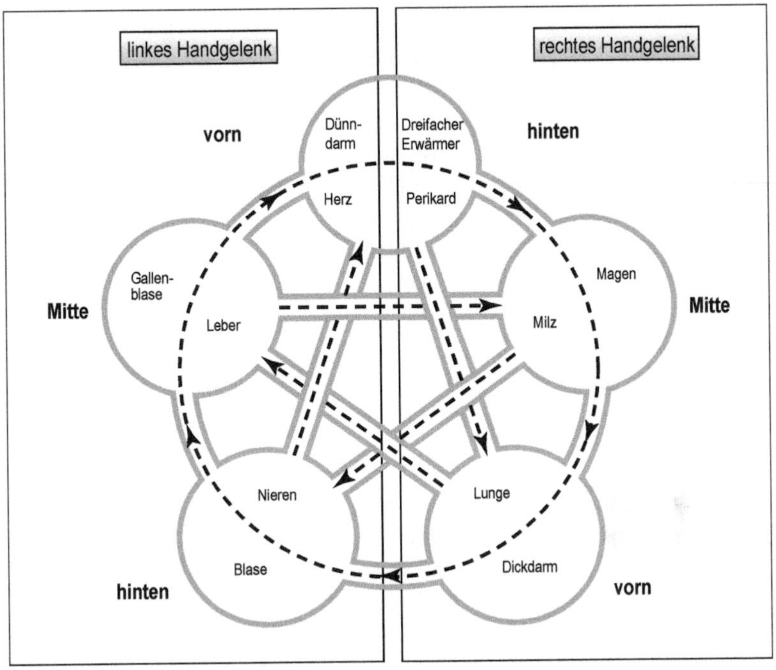

Abb. 32.1 Zusammenhang zwischen den Pulsen am linken und rechten Handgelenk sowie den Fünf Elementen

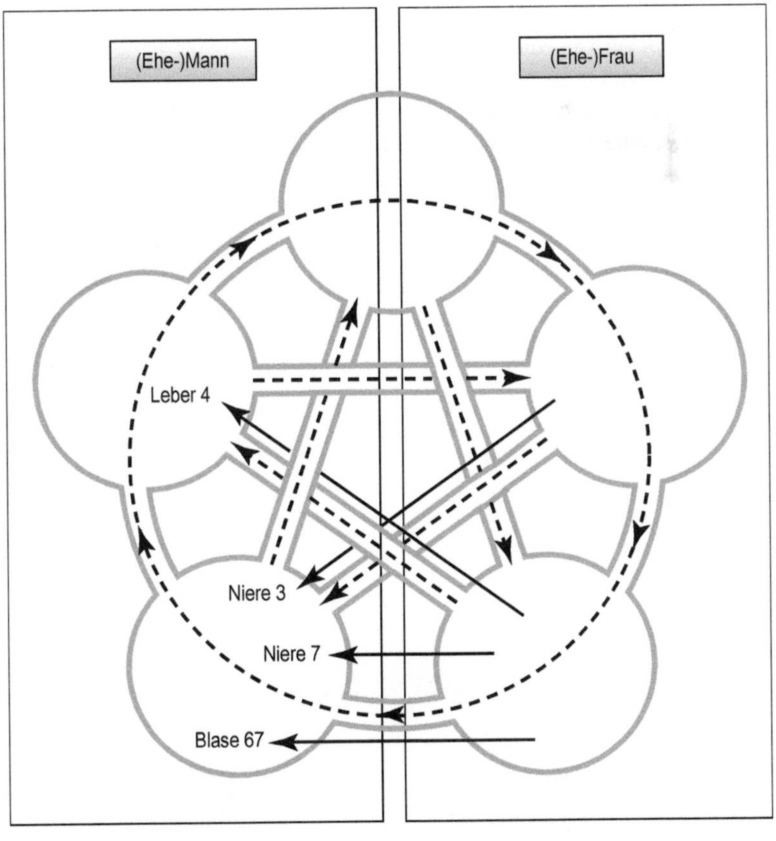

Abb. 32.2 Ausgleichen einer Mann-Frau-Dysbalance

„erzwingen". Selbst wenn diese Blockade beseitigt wurde, kann es eine Zeit lang weiterhin nötig sein, die Organe auf der rechten Seite auszusparen oder nur mit größter Vorsicht zu behandeln, damit sich die Dysbalance nicht wieder von selbst einstellt und einen Rückfall verursacht. Bei jedem verdächtigen Zeichen für eine erneute Mann-Frau-Dysbalance sollten Therapeuten unverzüglich wieder damit beginnen, Qi von rechts nach links hinüberzuleiten.

32.3.2 Reaktionen (Ansprechen) auf die Therapie

Solange sie kein schweres Trauma erleiden, mit dem sie nicht fertig werden können, sind Menschen mit relativ harmonischem Qi-Gleichgewicht normalerweise nicht von einer Mann-Frau-Dysbalance betroffen. Die Beseitigung dieser Blockade erleben viele Patienten als grundlegende Veränderung ihres Zustands oder Wohlbefindens. Sie merken, dass innere Konflikte, die ihr Qi-Gleichgewicht umgeworfen hatten, sie nicht mehr so stark wie vorher belasten, was sich auch an einer Abschwächung oder Besserung der Symptome zeigt. Bei vielen anderen Patienten bleibt jedoch auch nach Beseitigung der Dysbalance eine zutiefst disharmonische Qi-Störung zurück. Solange sich die Situation, aus der sich die Mann-Frau-Dysbalance entwickelt hat, nicht grundlegend ändert, besteht die Gefahr von Rückfällen. Aus dem Grund empfiehlt es sich, das Qi-Gleichgewicht durch eine Langzeittherapie allmählich wiederherzustellen.

ZUSAMMENFASSUNG

- Eine Mann-Frau-Dysbalance entsteht durch ein gestörtes Qi-Gleichgewicht zwischen den Organen, die von den Pulsen der linken (Ehemann-)Seite oder der rechten (Ehefrau-)Seite repräsentiert werden.
- Diese Dysbalance kann zu einem lebensbedrohlichen Zustand führen und ein Zeichen sein, dass sich die Selbstheilungskräfte des Patienten erschöpft haben.
- Patienten mit einer Mann-Frau-Dysbalance haben manchmal starke innere Konflikte in Bezug auf ihre Geschlechtsrolle (Gender) oder Sexualität, während andere im tiefsten Inneren resigniert sind und unter Angst (Phobien) oder psychischen Störungen leiden.
- Behandlungsziel bei einer Mann-Frau-Dysbalance ist eine Harmonisierung der Pulse auf beiden Seiten. Dies versuchen Therapeuten durch einen Qi-Transfer von rechts nach links über den *Sheng*- und *Ke*-Zyklus zu erreichen.
- Nach dem „Durchbrechen" einer Mann-Frau-Dysbalance-Blockade spüren die Patienten eine grundlegende Veränderung ihres Gesundheitszustands und Wohlbefindens.

KAPITEL

33 Ein- und Ausgangsblockaden

Aggressive Energie, Besessenheit und Mann-Frau-Dysbalance sind wichtige Blockaden, die behandelt werden müssen, weil sie die Gesundheit der Patienten nachhaltig beeinträchtigen. Eine Ein-/Ausgangsblockade ist im Vergleich zu ihnen weniger schädlich, kann aber ebenfalls die eigentlich zu erwartenden gesundheitlichen Fortschritte verlangsamen oder sogar unterbinden.[1]

33.1 Was sind Ein- und Ausgangspunkte?

Ein- und Ausgangspunkte sind besondere Punkte, die sich am Anfang und Ende jeder Leitbahn befinden. Die 12 Haupt-Meridiane sind miteinander verbunden und bilden einen geschlossenen Kreislauf, der in ➤ Kapitel 16 des *Ling Shu* beschrieben ist. Er entspricht dem Qi-Fluss zwischen den Organen, der dem 24-Stunden-Rhythmus der „Organuhr" folgt und unter dem Stichwort Mittag-Mitternachts-Regel (➤ Kapitel 2) abgehandelt wurde. Die Verbindungspunkte der Meridiane werden hier als Ein- und Ausgangspunkte bezeichnet.

33.1.1 Was ist eine Ein-/Ausgangsblockade?

Manchmal wird die Verbindung zwischen Ein- und Ausgangspunkten blockiert, z. B. am Ende eines Meridians. Dadurch ist er nicht mehr mit dem Öffnungspunkt des darauf folgenden Meridians verbunden. Dies kann eine komplette oder Teilblockade des Qi-Flusses zwischen beiden Leitbahnen bedeuten. Es kommt aber auch vor, dass ein ganzer Meridian blockiert ist. In dem Fall müssen Ein- und Ausgangspunkt des betreffenden Meridians behandelt werden.

Ein-/Ausgangsblockaden werden gelegentlich gleich zu Beginn diagnostiziert und behandelt, doch in den meisten Fällen sind sie erst im Laufe der Behandlung erkennbar.

33.1.2 Ein- und Ausgangspunkte

Der Qi-Kreislauf zwischen Ein- und Ausgangspunkten und durch die Leitbahnen hindurch folgt diesem Schema:

Lunge – Dickdarm – Magen – Milz – Herz – Dünndarm – Blase – Nieren – Perikard – Dreifacher Erwärmer – Gallenblase – Leber (und wieder zurück zur Lunge).

Eingangs- oder Öffnungspunkte

Lu 1	Di 4	Ma 1	Mi 1	He 1	Dü 1
Bl 1	Ni 1	Pe 1	3E 1	Gb 1	Le 1

Mit Ausnahme von Di 4 sind es jeweils die ersten Punkte des Meridians. Wegen der Lage auf den Brüsten wird bei Frauen Pe 2 statt Pe 1 verwendet.

Ausgangs- oder Endpunkte

Lu 7	Di 20	Ma 42	Mi 21	He 9	Dü 19
Bl 67	Ni 22	Pe 8	3E 22	Gb 41	Le 14

[1] Der Ursprung dieser Therapieform ist immer noch unklar, obwohl Eckman meint, sie sei in den 60er Jahren an einer TCM-Schule in Shanghai gelehrt worden (Eckman 1996, p. 204). Felix Mann erwähnt sie in seinem Buch „Akupunktur, die alte chinesische Heilkunst" [Acupuncture: the Ancient Chinese Art of Healing] (Mann 1971). Bob Flaws schrieb 1989 in seinem Artikel „Vier LA-Blockaden bei der Behandlung" [Four LA blocks to treatment], er habe die Ein- und Ausgangspunkte über seinen Lehrer Dr. Tao Xi-Yu kennen gelernt, der sie wiederum von einem Onkel in Peking gelernt habe. Interessant ist, dass Dr. Tao ein Kollege von Wu Wei-Ping war und für J.R. Worsley dolmetschte, als er bei Wu Wei-Ping in Taiwan studierte.

Einige der Ausgangspunkte sind gleichzeitig die letzten (Endpunkte) eines Meridians. Andere befinden sich zwar am Ende, ohne jedoch auch die letzten Punkte des Meridians zu sein (Lu 7, Ma 42, Ni 22, Pe 8, 3E 22 und Gb 41).

33.2 Diagnose

33.2.1 Pulsdiagnose

Ein-/Ausgangsblockaden werden gewöhnlich bei der Pulsdiagnose festgestellt. Einen Hinweis auf die Blockade geben folgende Befunde:

- auf einen relativ vollen Puls folgender schwacher Puls
- trotz Behandlung unveränderte Pulse der nachfolgenden Organe/Meridiane
- ähnliche Pulsqualität von aufeinander folgenden Meridianen.

Auf relativ vollen Puls folgender schwacher Puls

Manchmal folgt auf einen relativ vollen Puls über einem Organ/Meridian ein sehr schwacher über dem nächsten. Diese Fülle lässt sich durch eine normale Behandlung nicht ändern. Am häufigsten ist sie zwischen Lunge und Leber oder zwischen Milz und Herz spürbar, in selteneren Fällen aber auch, wenn die Verbindung zwischen Dreifachem Erwärmer und Gallenblase oder zwischen Dickdarm und Magen blockiert ist.

FALLBEISPIEL

Eine Patientin mit Feuer-KF fühlte sich normalerweise besser nach der Behandlung. Doch mit der Zeit verlangsamten sich ihre Fortschritte, bis schließlich keine spürbare Besserung mehr eintrat. Da der Therapeutin auffiel, dass sich der volle Milz-Puls durch die Behandlung nicht änderte, diagnostizierte sie eine Ein-/Ausgangsblockade zwischen Milz und Herz. Nach Beseitigung der Blockade machte die Patientin erneut wieder Fortschritte.

Unveränderte Pulse über nachfolgenden Organen/Meridianen

In dem Fall lässt sich gleich bei einer Reihe von Organen/Meridianen des Qi-Kreislaufs keine Veränderung durch die Behandlung erreichen.

FALLBEISPIEL

Eine Patientin mit Feuer-KF wurde hauptsächlich über den Dünndarm behandelt. Nach einer gewissen Zeit änderten sich die Pulse wider Erwarten nicht mehr. Der Therapeutin fiel auf, dass auch die Blasen- und Nieren-Pulse unverändert blieben und dass am inneren Lidwinkel des rechten Auges ein Zucken zu sehen war. Um Dünndarm-, Blasen- und Nieren-Meridian zu klären (wieder durchgängig zu machen), verwendete sie folgende Punkte: He 9, Dü 1, Dü 19, Bl 1, Bl 67 und Ni 1. Die Behandlung war erfolgreich. Während sich die Blockade auflöste, fühlte sich die Patientin gleich viel besser; auch ihr Augenzucken war schwächer geworden.

Ähnliche Pulsqualität von aufeinander folgenden Organen/Meridianen

In dem Fall können die Pulse über zwei aufeinander folgenden Organen/Meridianen entweder eine ähnliche Qualität aufweisen oder beide auffallend schwächer als die übrigen Pulse sein.

FALLBEISPIEL

Ein Patient mit Wasser-KF meinte, dass er sich immer sehr leicht über seine Freundin aufregen würde. Da über Nieren und Perikard ähnlich weiche Pulse diagnostizierbar waren, behandelte die Therapeutin Ni 22 und Pe 1. Dies half neben der zusätzlich durchgeführten KF-Behandlung den Patienten emotional zu stabilisieren.

33.2.2 Weitere Befunde und Symptome

Neben der Pulsdiagnose können noch andere Verdachtszeichen und Symptome für eine Ein-/Ausgangsblockade sprechen, unter anderem:

- Unwirksamkeit der Behandlung
- Lokalbefunde im Bereich der Blockade
- Symptome benachbarter Organe oder Elemente im Qi-Kreislauf
- unerwartete Reaktion nach scheinbarer Besserung.

Unwirksamkeit der Behandlung

Es kommt hin und wieder vor, dass die Behandlung kaum Wirkung zeigt oder gar keinen Erfolg hat (wie bei der Patientin mit der Milz-Herz-Blockade aus dem ersten Fallbeispiel). Es gibt natürlich jede Menge Gründe, weshalb sich die erhofften Behandlungsergebnisse nicht einstellen; eine Ein-/Ausgangsblockade ist nur einer von vielen.

Lokalbefunde im Bereich der Blockade

Im Bereich der Ein- und Ausgangspunkte oder über den betroffenen Meridianen können sich Lokalsymptome wie Schmerzen, Schwellungen oder Missempfindungen entwickeln.

FALLBEISPIEL

Eine Endzwanzigerin hatte stark verlegte Nebenhöhlen. Sie erinnerte sich, dass es kurz nach dem Tod ihrer geliebten Großmutter begonnen hatte, als sie 17 war. Dass sie ihre Großmutter immer noch schrecklich vermisste, hing ihrer Meinung nach damit zusammen, dass ihre Trauer von der Familie unterdrückt worden war. Nach Beseitigung der Ein-/Ausgangsblockade zwischen Dickdarm und Magen (Stimulierung von Di 20 und Ma 1) trat eine deutliche Besserung ihrer Nebenhöhlenobstruktion ein. Einige Wochen später meinte sie auf Nachfragen, sie empfinde den Verlust der Großmutter nicht mehr so schmerzlich wie früher. Bei ihr hatte offenbar verdrängte Trauer über eine Dysbalance der Dünndarm-Energie zur Ein-/Ausgangsblockade geführt.

Symptome eines gestörten Gleichgewichts in benachbarten Organen oder Elementen des Qi-Kreislaufs

Bei Patienten mit einer deutlichen Ein-/Ausgangsblockade manifestieren sich manchmal diagnostische Kriterien verschiedener Elemente. Wenn z.B. eine Kombination aus grüner Gesichtsfarbe und fehlender Gesichtsröte, Nicht-Schreien-Können und Freudlosigkeit sowie verbranntem Geruch zu beobachten ist, könnte eine Blockade zwischen Dreifachem-Erwärmer- und Gallenblasen-Meridian vorliegen. Nach Beseitigung einer signifikanten Blockade sollten Therapeuten die KF-Diagnose noch einmal überprüfen, weil sich die diagnostischen Hauptkriterien zum Teil dramatisch verändern können.

Unerwartete Reaktion nach scheinbarer Besserung

Gelegentlich kommt es bei Patienten, die bislang gute Fortschritte gemacht hatten, zu einer Reaktion, die als Ein-/Ausgangsblockade diagnostiziert werden muss. Das ist z. B. der Fall, wenn sich Patienten nach der Behandlung aus unerfindlichen Gründen plötzlich schlecht fühlen. Manchmal sorgt es für gewisse Verwirrung bei den Therapeuten, die sich den plötzlichen Umschwung nicht recht erklären können. Diese Art Blockade wird ironischerweise durch die Behandlung verursacht, weil dabei Extra-Qi freigesetzt wird. Vielleicht bestand schon länger eine Teilblockade im Ein- oder Ausgangsbereich, ohne dass sich Symptome entwickelten, da weiterhin eine begrenzte Menge Qi durch den Meridian fließt. Während sich die Gesundheit des Patienten unter der Behandlung allmählich bessert, nimmt der Qi-Fluss durch den betreffenden Meridian stetig zu. Dadurch gerät der Ein- oder Ausgangsbereich zunehmend unter Druck.

33.3 Behandlung der Blockade

33.3.1 Akupunkturpunkte

Ein- und Ausgangsblockaden werden am häufigsten über den Ausgangs-/Endpunkt des einen und den Eingangs-/Öffnungspunkt des darauf folgenden Meridians behandelt, z. B. Le 14 und Lu 1. Bei Bedarf können solche Punktkombinationen auch für mehrere Meridiane hintereinander gewählt werden, z. B. Gb 41, Le 1, Le 14, Lu 1, Lu 7, Di 4.

In selteneren Fällen werden Blockaden über den Eingangs-/Öffnungs- und Ausgangs-/Endpunkt desselben Meridians aufgelöst. Zuerst wird der Eingangs- und danach der Ausgangspunkt behandelt. Wenn z. B. Lebersymptome eine Blockade im Leber-Meridian vermuten lassen, würde zuerst Le 1 und dann Le 14 genadelt.

33

FALLBEISPIEL

Nachdem sie auf ärztliche Anordnung hohe Dosen von Antidepressiva eingenommen hatte, deutete die Patientin öfter in die Lebergegend und meinte, sie spüre dort eine Schwellung. Die Behandlung von Kommando-/Befehlspunkten auf dem Leber-Meridian zeigte kaum Wirkung. Als Ein- und Ausgangspunkt des Leber-Meridians behandelt wurden, klangen die Schwellung bzw. das Druckgefühl ab, wie sie eine Woche später beim nächsten Termin berichtete.

33.3.2 Nadeltechnik

Die Nadeltechnik richtet sich danach, ob ein Fülle- oder Leere-Zustand behandelt werden soll. Wenn über einem Meridian ein voller und über dem nächsten ein schwacher (leerer) Puls zu tasten ist, wird am Ausgangs-/Endpunkt eine sedierende und am Eingangs-/Öffnungspunkt eine tonisierende Technik angewandt. Bei vollem Leber- und schwachem Lungenpuls wird z. B. Le 14 erst 5–10 Minuten lang sediert und anschließend Lu 1 tonisiert. Danach werden die Nadeln aus beiden Punkten herausgezogen.

Wenn über zwei aufeinander folgenden Meridianen ein schwacher (leerer) Puls zu tasten ist, werden beide Punkte tonisiert – in der Regel ohne die Nadel stecken zu lassen. Bei Verdacht auf eine Dünndarm-Blasen-Blockade wird z. B. zuerst beiderseits Dü 19 tonisiert, dann die Nadel gleich wieder entfernt, und anschließend Bl 1 tonisiert und die Nadel entfernt.

Manchmal befinden sich Ein- und Ausgangsblockaden zwischen aufeinander folgenden Meridianen desselben Elements, doch sehr viel häufiger sind Meridiane unterschiedlicher Elemente betroffen, z. B. Milz und Herz, Leber und Lunge, Dünndarm und Blase, Dreifacher Erwärmer und Gallenblase, Dickdarm und Magen oder Nieren und Perikard.

Obwohl eine Blockade meist nur auf einer Körperseite besteht, ist es wichtig, die Ein- und Ausgangspunkte jeweils bilateral zu behandeln. Patienten spüren meist viel stärker, welcher Punkt blockiert ist. Über diesem Punkt lässt sich eine Pulsveränderung oft auch deutlicher wahrnehmen als über den anderen.

33.3.3 Reaktionen nach Beseitigung der Blockade

Wie bei jeder anderen Blockade werden sich die Befunde und Symptome der Patienten ändern, sobald sie ausgeräumt werden konnte. Im Anschluss kann die normale Behandlung mit der Fünf-Elemente-Akupunktur wieder aufgenommen werden. Nach Beseitigung der Blockade sind Therapiefortschritte des Patienten und eine rasche Normalisierung der Pulse zu erwarten.

33.4 Ren-Mai- und Du-Mai-Blockaden

33.4.1 Diagnose

Obwohl es eher selten vorkommt, können gelegentlich auch die beiden Extra-Meridiane Ren Mai und Du Mai blockiert sein. Diese Diagnose steht zu vermuten, wenn:

- alle Pulse sehr schwach (leer) sind und nicht auf eine normalerweise tonisierende Behandlung ansprechen,
- im Bereich der Ein- und Ausgangspunkte oder auf ganzer Meridianlänge des Ren Mai oder Du Mai Symptome auftreten.

Bei nachgewiesener Blockade werden in der Reihenfolge Ren 1, Ren 24, Du 1, Du 28 Nadeln in die Ein- und Ausgangspunkte eingestochen und wird eine tonisierende Technik angewandt.

FALLBEISPIEL

Zur Entbindung des ersten Kindes war bei der Patientin eine Episiotomie durchgeführt worden. Noch Jahre später hatte sie ein Taubheitsgefühl im Dammbereich und meinte, sie habe sich nie mehr richtig von der Geburt erholt. Nachdem die Therapeutin eine Ren- und Du-Mai-Blockade diagnostiziert und behandelt hatte, setzte langsam eine Besserung bei der Patientin ein.

33.4.2 Nadeltechnik

Wegen der besonderen Lage der Punkte (Ren 1 befindet sich in der Mitte des Perineums) verlangt die Behandlung ein sehr behutsames und sensibles Vorgehen von Therapeuten. Um das Schamgefühl der Patientinnen zu respektieren, ist es wichtig, ihren Intimbereich bei der Behandlung weitgehend abzudecken. Ein (männlicher) Therapeut sollte eine Kollegin bitten, die Behandlung der Patientin zu übernehmen. Wenn es nicht anders geht, ist dafür zu sorgen, dass während der ganzen Behandlungsdauer eine Begleitperson der Patientin im Raum anwesend ist.

ZUSAMMENFASSUNG

- Die 12 Haupt-Meridiane bilden einen Qi-Kreislauf und sind über Eingangs-/Öffnungs- und Ausgangs-/Endpunkte miteinander verbunden, die sich jeweils am Anfang und Ende jedes Meridians befinden.
- Manchmal entsteht an der Verbindungsstelle zwischen zwei Meridianen eine Blockade, die normalerweise über den Ausgangspunkt des einen und den Eingangspunkt des anderen behandelt wird.
- Wenn ein ganzer Meridian blockiert ist, wird er über seinen Ein- und Ausgangspunkt behandelt.
- In seltenen Fällen kann auch in den Extra-Meridianen Ren Mai und Du Mai eine Blockade vorliegen.
- Eine Ein-/Ausgangsblockade wird anhand der Pulsbefunde und der klinischen Zeichen oder Symptome über dem blockierten Bereich diagnostiziert.
- Nach Beseitigung der Blockade sollten sich die Symptome bessern und mit der anschließenden Therapie leichte Fortschritte zu erzielen sein.

Teil V Behandlungstechniken

KAPITEL

34 Nadeltechnik

Es gibt nichts Besseres als die Nadel, um Krankheiten zu heilen. Im Geheimnis ihres Funktionierens liegt ihre besondere Geschicklichkeit – die eigene Arbeit legt ihre geheiligten Prinzipien offen. (Da Cheng, zit. in Bertschinger 1991, p. 81)

34.1 Kunst und Technik der Akupunktur

Therapeuten der Fünf-Elemente-Konstitutionsakupunktur wenden zwei verschiedene Nadeltechniken an: tonisierende und sedierende. In diesem Kapitel werden Nadeltechniken unter „mechanisch-funktionellen" und „Heilkunst"-Aspekten beschrieben.

Im mechanisch-funktionellen Abschnitt wird detailliert geschildert, wie die Nadeltechniken im Einzelnen durchzuführen sind. Der zweite Abschnitt widmet sich der hohen Kunst des Nadelns und der inneren Entwicklung von Therapeuten, die ihnen eine ganzheitliche Heilung von Patienten (auf körperlich-seelisch-geistiger Ebene) mit der Behandlung ermöglicht. So wie ein großer Konzertpianist das Klavierspielen technisch perfekt beherrschen muss, um sein inneres Musikerleben gekonnt zum Ausdruck zu bringen, benötigen auch Therapeuten Erfahrung *(Jingyan)* und Virtuosität *(Linghuo)* für eine vergleichbare Meisterschaft.

34.1.1 Indikationen

In der Fünf-Elemente-Konstitutionsakupunktur kommen überwiegend tonisierende Nadeltechniken zum Einsatz. Nur bei Qi-Fülle eines Organs wird gelegentlich eine sedierende Technik angewandt. Die wichtigste Hilfestellung bei der Wahl der geeigneten Methode gibt die Pulsdiagnose (➤ Kapitel 28). Manchmal lässt sich jedoch keine Norm oder Regel für die Behandlung angeben, sondern es ist die Erfahrung des Therapeuten gefragt.

Dass in der Fünf-Elemente-Konstitutionsakupunktur häufiger tonisierende als sedierende Behandlungsmethoden erforderlich sind, dürfte nicht weiter überraschen, da es um die zugrunde liegende (konstitutionelle) Dysbalance der Patienten geht. Zu Beginn der Behandlung kann gelegentlich ein voller Puls zu tasten sein, der später schwächer (leer) wird. Sobald sich der Pulscharakter verändert, ist ein Wechsel der Nadeltechnik indiziert.

Hin und wieder muss eine sedierende Technik längere Zeit angewandt werden, selbst wenn sich später immer noch zeigen kann, dass eigentlich ein Mangel-Zustand vorliegt.

34.1.2 Nadeltechnik für verschiedene Ebenen

Von der Ebene einer Störung hängt es ab, wie dick die Nadeln sein sollen, wie viele Punkte genadelt werden, wie lange die Nadeln eingestochen bleiben und wie intensiv die Patienten es spüren. Als Faustregel lässt sich sagen, je subtiler die zu behandelnde Ebene, desto feiner und subtiler muss die Nadeltechnik sein. In ➤ Tab. 34.1 sind Nadeltechniken für

Tab. 34.1 Nadeltechniken für Probleme auf somatischer und psychischer Ebene

	Somatische Ebene	Psychische Ebene
Nadelstärke	Dicker	Dünner
Anzahl der Punkte	Mehr	Weniger
Verweildauer	Nadeln länger belassen	Nadeln kurz oder gar nicht belassen
Qi-Kontakt *(Deqi)*	Stärker	Schwächer

(eher) körperliche und (eher) geistige Störungen einander gegenübergestellt.

34.2 Mechanisch-funktionelle Aspekte

34.2.1 Tonisierende Technik

Die tonisierende Technik hilft Qi zu kräftigen, wenn ein Leere- oder Mangel-Zustand vorliegt. Dazu wird die Nadel eingestochen, bis sie das Patienten-Qi berührt, und gleich danach wieder herausgezogen. Das Ganze dauert nicht länger 2–3 Sekunden. (TCM-Therapeuten machen es anders. Sie bezeichnen die Technik als Qi-Verstärkung/-Reinforcement und lassen die Nadel bis zu 20 Minuten inseriert.)
Im ersten Kapitel des *Ling Shu* heißt es:

Wenn erst einmal Qi kommt, besteht keine Notwendigkeit mehr, die Nadel länger im Körper des Patienten zu belassen, denn das Behandlungsziel ist damit erreicht. (Auteroche et al. 1992, p. 47)

Und im dritten Kapitel des *Ling Shu* heißt es:

Ein guter Arzt zieht die Nadel zurück, sobald Qi gekommen ist. (Auteroche et al. 1992, p. 47)

Die Fünf-Elemente-Konstitutionsakupunktur wendet die tonisierende Nadeltechnik bei schwachen (leeren) Pulsen an. Bei einem Mangel-Zustand des Metall-Elements hätten z. B. alle Punkte auf den Lungen- und Dickdarm-Meridianen eine tonisierende Wirkung.

Vorgehensweise

Es wird vorausgesetzt, dass sich der Leser mit den Kautelen einer sterilen Arbeitsweise auskennt!

- Nadel in einem 80°-Winkel zur Qi-Flussrichtung einstechen.
- Erst Punkte auf der linken, dann auf der rechten Körperseite „nadeln“.
- Nadel beim Ausatmen langsam bis zur erforderlichen Tiefe einstechen.
- Qi des Patienten berühren *(Deqi)*.
- Nadel im Uhrzeigersinn um 180° drehen.
- Nadel sofort wieder herausziehen.
- Sauberen Tupfer auf die Einstichstelle drücken.

Da es in der Fünf-Elemente-Konstitutionsakupunktur primär um eine Qi-Stärkung bei länger anhaltenden Mangel-Zuständen (von Organen und Elementen) geht, ist eine Tonisierung die gebräuchlichste Nadeltechnik.

34.2.2 Sedierende Technik

Eine sedierende Technik hilft das Qi bei einem Überschuss- oder Fülle-Zustand zu beruhigen. Sobald der Kontakt zum Patienten-Qi hergestellt ist, bleiben die Nadeln ca. 20–30 Minuten lang stecken, bis sich die Pulsqualität hinreichend verändert.

Für diese Technik entscheiden sich Therapeuten, wenn sie (wegen Pulsbeschleunigung) ein bestimmtes Organ besänftigen möchten. Ein voller oder gespannter Puls könnte z. B. bei Hyperaktivität des Holz-Elements tastbar sein. In dem Fall ließe sich über Leber- und Gallenblasenpunkte eine sedierende Wirkung erzielen. Geeignet sind die Quellpunkte Le 3 und Gb 40 oder die Sedierungspunkte Le 2 und Gb 38. (TCM-Therapeuten kennen eine ähnliche Technik, die aus ihrer Sicht eher ausgleichend statt reduzierend wirkt.)

J.R. Worsley fand folgenden Bildvergleich für die sedierende Wirkung:

Wenn ein Fluss anschwillt und eine Überflutung droht, gibt es verschiedene Möglichkeiten, ihn einzudämmen. Man könnte Wasser ableiten oder Hindernisse, an denen er sich staut, entfernen. So ähnlich haben wir uns die Sedierung vorzustellen. (Worsley 1990, p. 190)

Vorgehensweise

- Nadel in einem 80°-Winkel gegen die Qi-Flussrichtung einstechen.
- Erst Punkte auf der rechten, dann auf der linken Körperseite nadeln.
- Nadel beim Einatmen rasch bis zur erforderlichen Tiefe einstechen.

- Nadel gegen den Uhrzeigersinn um 360° drehen (volle Drehung).
- Bei der Drehung wird meist Kontakt zum Patienten-Qi hergestellt *(Deqi)*.
- Nadel 5–30 Minuten belassen, bis sich die Pulsqualität wie gewünscht ändert.
- Nadel langsam herausziehen.
- Einstichstelle nicht (mit einem Tupfer) verschließen.

34.2.3 Einzelschritte der Nadeltechnik

Einstichwinkel

Die Methode ist leicht zu begreifen und klar – man muss einfach nur die Richtung (gegen oder mit dem Strom) verstehen und kann loslegen. (Da Cheng, zit. in Bertschinger 1991, p. 85)

Das Zitat unterstreicht, dass sich der Einstichwinkel der Nadel (in oder gegen die Qi-Flussrichtung) danach richten muss, ob ein geschwächtes Organ gekräftigt oder ein hyperaktives Organ beruhigt werden soll (➤ Abb. 34.1). Der Einstichwinkel weicht im Allgemeinen nur wenige Grad nach links (mit dem Fluss) oder rechts (gegen den Fluss) von der Senkrechten ab. Nur wenn sich ein Punkt (z. B. Di 6) auf einem Knochen befindet, kann in seltenen Fällen ein größerer Winkel nötig sein, um die Nadel bis zur erforderlichen Tiefe einzustechen.

Einstichtiefe

In der Fünf-Elemente-Konstitutionsakupunktur werden die Nadeln nicht besonders tief eingestochen. Je nach Lokalisation variiert die Insertionstiefe und beträgt für Arm- oder Beinpunkte meist 0,5 cun. Am häufigsten kommen Nadeln von ca. 2,5 cm Länge zum Einsatz, für Punktionen im Nagelbereich nur halb so lange. Für tiefe Insertionen – z. B. in die Ren-Punkte im unteren Abdominalbereich – werden längere Nadeln (ca. 4 cm) verwendet. (TCM-Therapeuten arbeiten dagegen oft lieber mit längeren Nadeln.) Eine Liste der üblichen Einstichtiefen finden Sie in den Kapiteln über die einzelnen Akupunkturpunkte (➤ Teil VI).

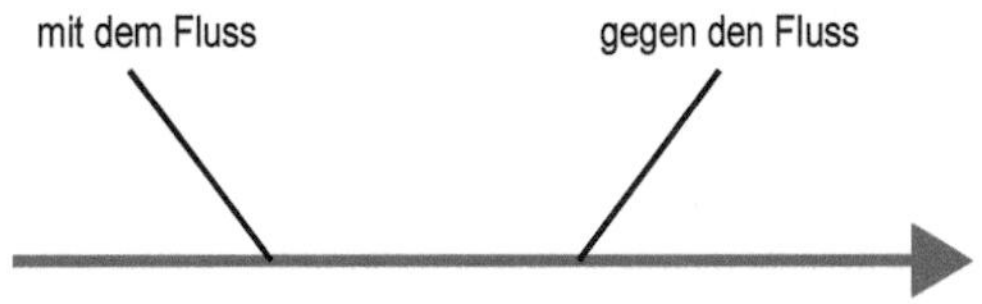

Abb. 34.1 Einstichwinkel der Nadel in oder gegen die Qi-Flussrichtung

Nadelmanipulation

Normalerweise werden die Nadeln bis zur erforderlichen Tiefe eingestochen und behutsam gedreht, um den Kontakt mit dem Patienten-Qi herzustellen. Da es nur schwache Drehungen – 180° zur Tonisierung und 360° zur Sedierung – sind, müssen Therapeuten sie in einer flüssigen Bewegung und zielgerichtet durchführen.

Nadelstichempfindung

Wenn die Nadel ihr Qi berührt, spüren Patienten meist einen dumpfen Schmerz, Brennen, ein schweres oder ziehendes, Wärme- oder Taubheitsgefühl. Dieses Nadelempfinden (Qi-Sensation) darf aber nicht zu stark sein. Manchmal nehmen Therapeuten im selben Moment auch ein Ziehen wahr, als würde die Nadel zwischen zwei Fingern festgehalten oder als hätte gerade ein Fisch an der Angel angebissen.

Normalerweise bitten Therapeuten die Patienten, ihnen zu sagen, wann sie die Qi-Sensation erleben. Doch sie sollten ihre Sensibilität für das Qi letztlich so weit steigern, dass sie nicht mehr auf die Rückmeldung der Patienten angewiesen sind, um zu wissen, ob sie den Punkt richtig getroffen haben. Das setzt aber voraus, dass Therapeuten bei der Akupunktur einen kühlen Kopf und Ruhe bewahren.

Verglichen mit den robusten Nadeltechniken, die in China und besonders zur Behandlung von akuten Zuständen verwendet werden, sind die Methoden der Fünf-Elemente-Akupunktur relativ sanft. Das liegt zum Teil darin begründet, dass sie ihre Wurzeln in der japanischen Akupunktur hat, die sanftere Nadeltechniken als die chinesische bevorzugt. Ganz sicher aber hat es mit den subtileren Behandlungsebenen zu tun, die feinere Nadeltechniken erforderlich machen.

Verweildauer

Wie oben bereits erwähnt, werden die Nadeln nach Kräftigung des Patienten-Qi gewöhnlich nicht noch länger belassen.

Bei der Sedierungstechnik bleiben die Nadeln jedoch so lange eingestochen, bis sich die Pulse verändern und somit den entscheidenden Hinweis geben, dass die Nadeln entfernt werden können. Die übliche Verweildauer beträgt etwa 20 Minuten, wobei die Pulse über eine Dauer von 5–30 Minuten kontrolliert werden. Erst wenn sich die Pulsqualität hinreichend verändert hat (➤ Kapitel 28), werden die Nadeln wieder herausgezogen. Die Pulse sollten ruhiger, harmonischer und gleichmäßiger geworden sein.[1]

Einstichstelle verschließen

Nach der Tonisierung von Punkten und Herausziehen der Nadel wird ein Wattetupfer auf die Einstichstelle gedrückt. Wenn Punkte sediert wurden, bleibt die Einstichstelle offen.

Nadelstärke

In der Fünf-Elemente-Konstitutionsakupunktur werden sehr feine Nadeln verwendet (meist Kaliber von 36 Gauge oder 0,2 mm). Darin kommt auch zum Ausdruck, dass sich die Behandlung meist auf eine Berührung des Patienten-Qi auf geistig-psychischer Ebene konzentriert. Je subtiler die Behandlungsebene, desto feiner die Nadelstärke.

Atmung

Manche Therapeuten möchten, dass ihre Patienten beim Einstechen der Nadel ein- oder ausatmen. Diese Synchronisierung ist aber nicht zwingend, sondern optional. Falls sie erwünscht ist, gilt Folgendes:

- Tonisierungstechnik – Nadel beim Ausatmen bis zur erforderlichen Tiefe einstechen und beim Einatmen herausziehen.
- Sedierungstechnik – Nadel beim Einatmen bis zur erforderlichen Tiefe einstechen und beim Ausatmen herausziehen.

Nadelanzahl pro Behandlung

In der Fünf-Elemente-Konstitutionsakupunktur wird gewöhnlich nur eine geringe Anzahl von Nadeln verwendet – zwei Nadeln für vier Punkte sind keine Seltenheit; dies entspricht dem Grundsatz der minimalen Intervention. Wenn es gelingt, das Patienten-Qi auf geistig-seelischer Ebene zu berühren, erzielt schon die Behandlung einiger weniger, sorgfältig gewählter Punkte eine enorme Wirkung.

Der renommierte Arzt Hua Tuo (110–207 n. Chr.) war dafür bekannt, dass er stets nur ein, zwei Punkte pro Behandlungssitzung benutzte und seinen Patienten ankündigte, was sie spüren würden – wenn sie es empfänden, würde er die Nadeln entfernen und sie wären geheilt.

Für die Moxibustion galt, dass er sie nie öfter als an zwei Stellen und nie mehr als sieben- oder achtmal an derselben Stelle anwandte. Bei der Nadelung reichten ihm zwei und oft sogar nur eine einzige Stelle aus. (Yi Xue Ru Men von Li Chan 1575, zit. in Soulié de Morant 1994, p. 10)

In der *Ode to the Streamer out of the Dark* [Ode an den Lichtstreifen aus der Dunkelheit] findet sich folgender Kommentar:

Was diese Heiler (die das praktizierten, was wir als spirituelle Heilung kennen) in aller Aufrichtigkeit am höchsten schätzten, war das Ansprechen der Krankheit auf die Bewegung der Hand, wenn sie eine einzelne Nadel in ein Loch einstach und zurückzog. (Bertschinger 1991, p. 17)

34.2.4 Qi-Kontakt (Deqi) bei Qi-Mangel

Stark geschwächtes Patienten-Qi kann schwieriger zu kontaktieren sein, weil es sich im Inneren der Organe kaum bewegt. Deshalb dauert es unter den Umstän-

---

[1] Im Unterschied dazu entscheiden sich TCM-Therapeuten meist nach einer bestimmten Verweildauer (in der Regel nach 20 Minuten), die Nadeln wieder zu entfernen.

den etwas, bis Patienten die Qi-Sensation oder Nadelstichempfindung spüren. Davon sollten sich Therapeuten aber nicht verunsichern lassen und geduldig auf die Qi-Berührung mit der Nadel warten, statt zu meinen, sie hätten den richtigen Punkt verfehlt.

Um eine unnötige systemische Belastung (Schock) des Patienten zu vermeiden, wird die Nadel besser nicht immer wieder neu eingestochen. In einigen Fällen sollten Therapeuten ihre eigene Position neu ausrichten, während sie die Nadel halten und abwarten. Mit der Zeit kommt das Qi dann von selbst zur Nadel, ohne dass sie neu inseriert werden müsste.

34.2.5 Nadeltechnik beim Qi-Transfer

Zwischen Organen mit einem Fülle- und einem Mangel-Zustand kann ein Qi-Transfer durchgeführt werden (➤ Kapitel 36). Qi lässt sich in unterschiedlicher Weise mobilisieren:

- Unter Verwendung von tonisierenden oder sedierenden Punkten über den *Sheng*-Zyklus.
  ➤ Abb. 34.2 zeigt den Qi-Weg im *Sheng*-Zyklus am Beispiel von zwei Metall-Tonisierungspunkten (Bl 67 und Ni 7).
- Zwischen Yin-Organen über den *Ke*-Zyklus, z. B. zum harmonischen Ausgleich einer Mann-Frau-Dysbalance (➤ Kapitel 32) unter Verwendung von Ni 3 (Erdpunkt) und Le 4 (Metallpunkt).
  ➤ Abb. 34.3 zeigt den Qi-Weg im *Ke*-Zyklus am Beispiel des Erdpunkts Ni 3.
- Qi-Umverteilung innerhalb eines Elements unter Verwendung von Verbindungs-*Luo*-Punkten, um Qi von einem Meridian zum anderen hinüberzuziehen, z. B. mithilfe des *Luo*-Punktes Ni 4 vom Blasen- zum Nieren-Meridian oder mithilfe von Ma 40 vom Milz- zum Magen-Meridian.
  ➤ Abb. 34.4 zeigt den Qi-Weg am Beispiel des Verbindungs-*Luo*-Punktes Ma 40.

Die oben beschriebenen Qi-Transfers sind sehr einfach und können normalerweise mit ein oder zwei Nadeln durchgeführt werden. Um für einen harmonischen Qi-Ausgleich zwischen einem hyperaktiven und einem geschwächten Organ zu sorgen, können auch kompliziertere Qi-Transfers in Frage kommen, die allerdings sorgfältig geplant werden sollten, da ihr Weg über mehrere Organe geht.

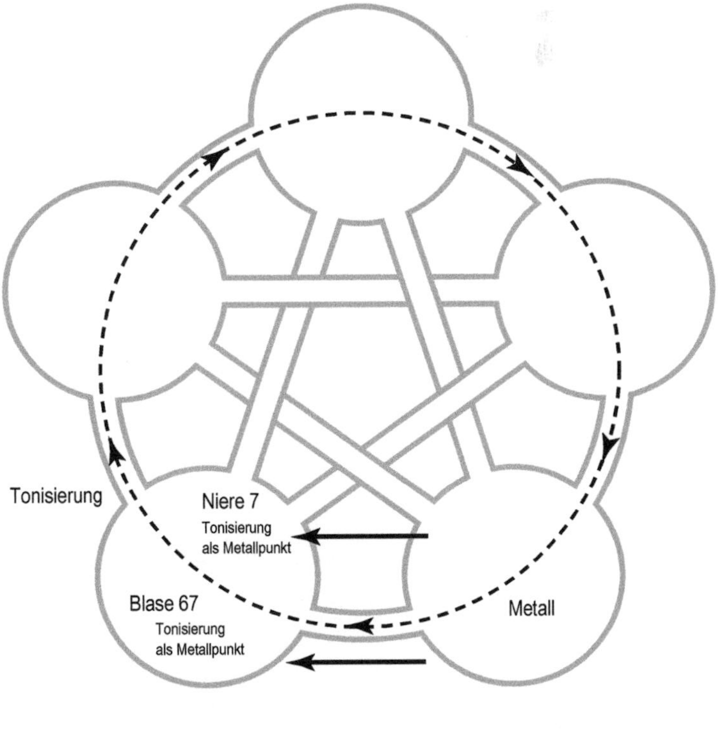

Abb. 34.2 Qi-Bewegung (im *Sheng*-Zyklus) mithilfe von tonisierenden Punkten

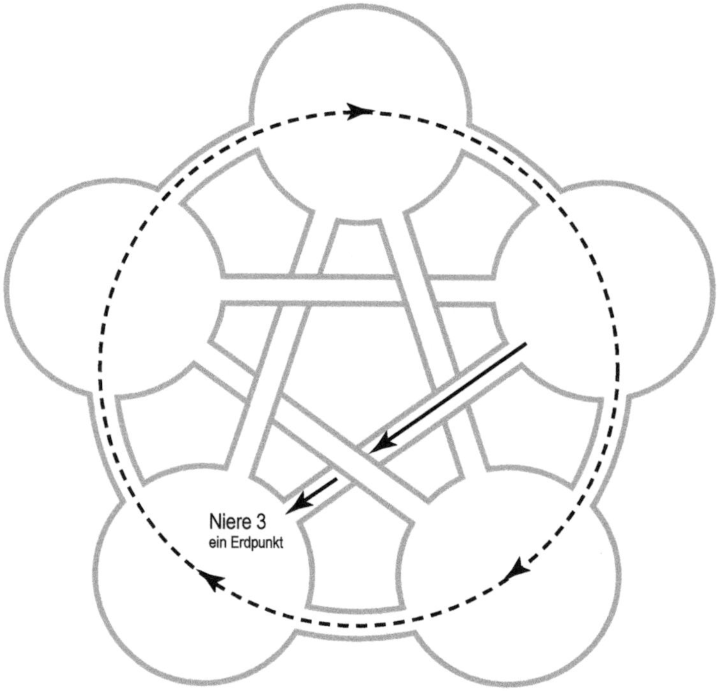

Abb. 34.3 Qi-Transfer im *Ke*-Zyklus

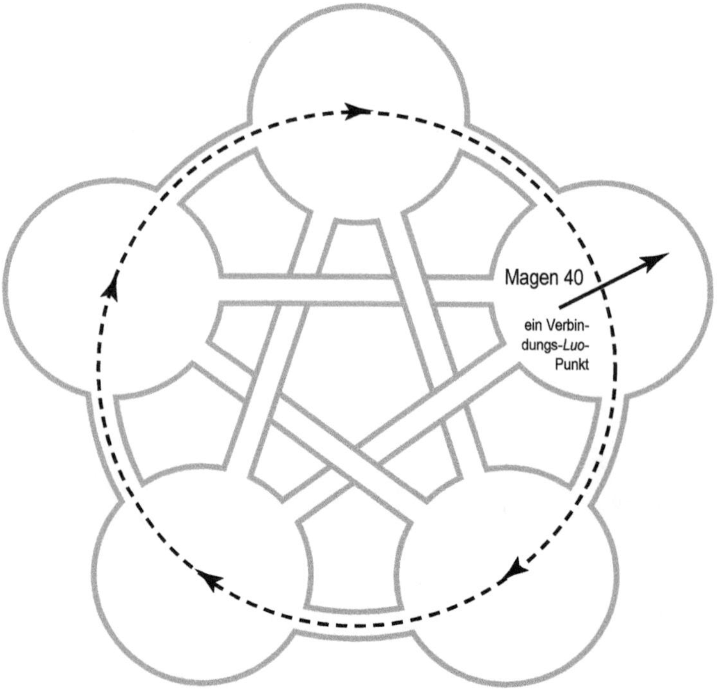

Abb. 34.4 Qi-Transfer unter Verwendung eines Verbindungs-*Luo*-Punktes

Routenplanung für den Qi-Transfer

Tragen Sie in eine Skizze ein, an welcher Stelle sich das Qi voll (+) oder schwach/leer (−) anfühlt. Markieren Sie dann eine Route für den Qi-Fluss, die im Uhrzeigersinn vom + zum − führt.

Als Nächstes sind die Insertionsstellen der Nadeln zu planen. Ausgehend von der ersten Nadel, die immer in das geschwächte Organ eingestochen wird, arbeiten Sie sich rückwärts die geplante Route entlang. Die zwischen + und − platzierten Nadeln werden als „Carrier" bezeichnet, da sie den Qi-Transfer über die geplante Route ermöglichen. Denken Sie daran, dass das Organ mit dem Qi-Überschuss keine Nadel bekommt.

Beispiele

Qi-Bewegung von der Gallenblase zu den Nieren

In dieser Situation bestehen eine Qi-Fülle in der Gallenblase und ein Qi-Mangel in den Nieren. ➤ Abb. 34.5 zeigt, welche Route beim Qi-Transfer zwischen Gallenblase und Nieren einzuschlagen ist.

1. Punkt	Ni 3 (Erdpunkt)	zieht Qi von der Milz zu den Nieren
2. Punkt	Mi 1 (Holzpunkt)	zieht Qi von der Leber zur Milz
3. Punkt	Le 5 (Verbindungspunkt)	zieht Qi von der Gallenblase zur Leber

Qi-Bewegung von der Milz zur Gallenblase

In dieser Situation besteht eine Qi-Fülle in der Milz und ein Qi-Mangel in der Gallenblase. ➤ Abb. 34.6 zeigt, welche Route beim Qi-Transfer zwischen Milz und Gallenblase einzuschlagen ist.

1. Punkt	Gb 37 (Verbindungspunkt)	zieht Qi von der Leber zur Gallenblase
2. Punkt	Le 4 (Metallpunkt)	zieht Qi von der Lunge zur Leber
3. Punkt	Lu 9 (Erdpunkt)	zieht Qi von der Milz zur Lunge

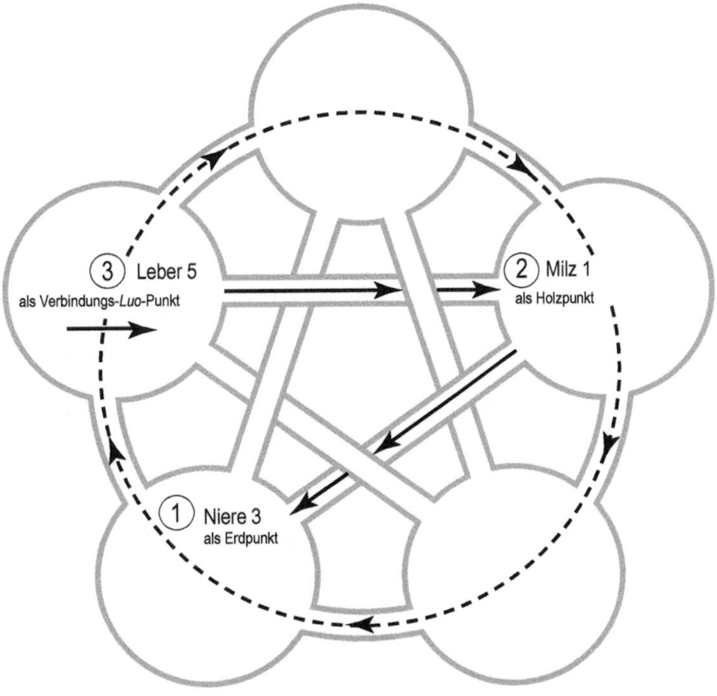

Abb. 34.5 Fünf-Elemente-Modell für die Route des Qi-Transfers zwischen Gallenblase und Nieren

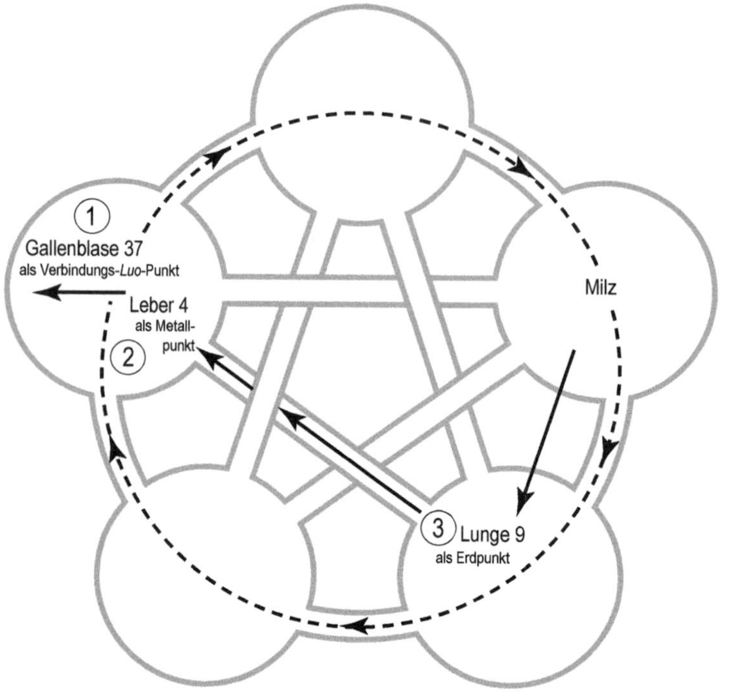

Abb. 34.6 Fünf-Elemente-Modell für die Route des Qi-Transfers zwischen Milz und Gallenblase

Durchführung des Qi-Transfers

Was zu berücksichtigen ist

- Alle Punkte müssen genau getroffen werden, damit der Transfer erfolgreich ist.
- Den kürzesten Weg wählen, um die Fehlerquote (falsche Punktierung) zu verringern.

Reihenfolge der Nadelinsertion

- Unter Andeutung einer Tonisierung (d. h. eine leichte, aber nicht volle 180°-Drehung) wird die erste Nadel in das geschwächte Organ eingestochen, und zwar zuerst links, dann rechts.
- In gleicher Weise (Andeutung einer Tonisierung, zuerst links, dann rechts) wird die zweite Nadel in das Organ eingestochen, das als nächstes nach hinten auf der geplanten Route folgt.
- Die Prozedur wiederholt sich mit allen weiteren Nadeln, bis sie alle entlang der geplanten Route platziert sind.
- Jetzt wird mit der Nadel in dem geschwächten Organ eine volle Tonisierung durchgeführt, zuerst auf der linken und danach auf der rechten Seite.
- Anschließend die Nadeln in derselben Reihenfolge wieder entfernen, wie sie eingestochen wurden (jeweils zuerst links, dann rechts).

34.2.6 Nadelschock

In seltenen Fällen können Patienten bei der Behandlung in Ohnmacht fallen. Dieser „Nadelschock" tritt z. B. bei der Bewegung größerer Qi-Mengen auf. Prädisponierend wirken Faktoren wie starke Nervosität, Hunger oder Erschöpfung des Patienten oder sitzende Position beim Nadeln.

Bei einem Nadelschock müssen die Nadeln sofort entfernt und muss Erste Hilfe (Schocklagerung) geleistet werden. Einige Therapeuten behandeln zusätzlich Di 4, wenn die Nadeln in der unteren Körperhälfte, oder Ma 36, wenn die Nadeln in der oberen Körperhälfte angewandt wurden (bzw. beide Punkte im Fall einer Ganzkörperbehandlung).

34.3 Die „Kunst" der Nadeltechnik

Die „Kunst" der Nadeltechnik schließt die Entwicklung des Therapeuten-Qi mit ein. Das ist besonders bei einer geistig-seelischen Behandlungsebene wichtig. Denn je stärker sich Therapeuten bei solchen Behandlungen ihres eigenen Geistes bewusst sind, desto tiefer können sie sich mit der Psyche des Patienten verbinden. Das wiederum verstärkt die Tiefenwirkung der Behandlung.

In diesem Abschnitt über die Kunst der Nadeltechnik möchten wir einige allgemeine Hinweise geben, wie sich die Fähigkeit von Therapeuten, mit einer Nadel den Geist ihrer Patienten zu berühren, durch Feinschliff noch verbessern lässt. Auch wenn in ihnen die Erfahrung zahlreicher Fünf-Elemente-Akupunkteure gipfelt, sind es nicht die einzigen zulässigen Methoden. Entscheidend ist darüber hinaus, dass sich im Laufe der Zeit praktische Erfahrung mit der Akupunktur und innere Entwicklung verbinden (mehr zur inneren Entwicklung von Therapeuten ➤ Kapitel 6).

34.3.1 Innere Verfassung des Therapeuten

Die Nadeltechnik verbessert sich, wenn Therapeuten folgende Eigenschaften entwickeln:

- klare Intention (Absicht)
- Entspannung
- konzentrierte (fokussierte) Aufmerksamkeit
- gute Haltung
- gute Beziehung und Sensibilität gegenüber den Patienten.

Klare Intention

Für die Nadelung von Punkten hat zuallererst die Absicht (intendierte Wirkung) enorme Bedeutung. Denn wenn sich Therapeuten sicher sind, die bestmögliche Wahl unter den Punkten getroffen zu haben, dürfte die Behandlung vermutlich eine stärkere Wirkung entfalten. Dagegen lässt eine Behandlung, bei der Akupunkteure unkonzentriert und ohne sich die Folgen zu überlegen einfach Nadeln in irgendwelche Punkte einstechen, keine nachhaltig positive Wirkung erwarten.

Dass es einen Unterschied macht, wie wir innerlich zu einer Behandlung stehen, haben TCM-Therapeuten schon vor über tausend Jahren erkannt. Das belegt ein Zitat aus dem neunten Kapitel des *Ling Shu:*

Vor der Akupunkturbehandlung sollten sich Therapeuten an einen ruhigen Ort zurückziehen und bei geschlossenen Fenstern und Türen mit sich bzw. ihrem Geist zu Rate gehen. Hun und Po des Arztes dürfen nicht zerstreut sein, sein Denken sollte fokussiert und seine Essenz ungeteilt sein. Ohne sich von menschlichen Lauten ablenken zu lassen, sollte er seine Essenz ordnen, seine Gedanken konzentrieren und sein ganzes Wollen direkt auf das Einstechen der Nadeln richten. (Huang Fu Mi, übers. von Yang & Chace 1994)

Gutherzigkeit

Aus einem starken Bedürfnis, Patienten zu helfen und Gutes zu tun, können Therapeuten eine klare Behandlungsintention beziehen. Allein ihr Wunsch zu heilen kann schon dazu beitragen, dass Therapeuten die richtige körperliche oder geistig-seelische (psychische) Behandlungsebene bei ihren Patienten erreichen. Doch sie können gezielt noch mehr tun, um ihre Sensibilität gegenüber den Patienten und ihren Qi-Fluss bei Nadelmanipulationen zu steigern.

Entspannung

Körperliche Anspannung und Muskelverhärtung können den Qi-Fluss im Körper bremsen, während sich Entspannung günstig auf ihn auswirkt. Dass sich Therapeuten körperlich und geistig entspannen können, ist besonders wichtig für einen ungehinderten Qi-Fluss zum Patienten. Auch eine angenehme und entspannte Atmosphäre im Behandlungszimmer ist wichtig – verspannte Patienten werden deutlich weniger Nutzen aus der Behandlung ziehen als völlig entspannte.

Eine entspannte Haltung kultivieren

Körperliche Verspannung entspringt oft einer geistigen (mentalen) Anspannung. Daher ist es wichtig für Therapeuten, sich bei der Behandlung bewusst um eine entspannte Haltung zu bemühen.

Im Denken des Arztes sollten keine Wünsche, sondern nur eine rezeptive und akzeptierende Einstellung vorhanden sein. Dann kann der Geist zu Shen werden. Arzt und Patient sollten auf derselben Ebene harmonisch im Geiste den Bewegungen der Nadel folgen. (Zhen 1996)

Aus diesem Text geht hervor, dass wir geistig wach und zugleich entspannt sein sollten. Bei zu großer Entspannung könnten wir nicht mehr auf unsere Patienten reagieren. Für die Akupunktur ist also ein vitaler und dynamischer Zustand von Entspannung nötig, der sich ergibt, wenn die Absicht klar ist und das Bewusstsein gleichzeitig gelöst, ruhig und friedlich werden kann.

Körperliche Entspannung

Dass körperliche Entspannung zu geistiger Entspannung führt, gilt auch umgekehrt. Von den Füßen über die Beine, Hände, Arme, Schultern und den Rücken bis zum Kopf sollten alle Körperbereiche entspannt sein.

Für Akupunkteure ist es besonders wichtig, dass Schultergürtel, Arme und Hände entspannt sind, damit ihr Qi ungehindert in den Armen nach unten fließen kann, wenn sie die Nadeln einstechen oder manipulieren. Bei Verspannungen in diesem Bereich kommt es unter Umständen zu einem Qi-Stau, der mit der Zeit dazu beitragen kann, dass sich Therapeuten erschöpft und ausgebrannt fühlen.

Alle Therapeuten haben ihre eigene Methode, um sich vor einer Behandlung zu entspannen – geeignet sind z. B. einfache Übungen wie das Ausschütteln oder Massieren der Hände, Arme und Schultern. Entspannungsfördernd wirken auch sanfte Atemübungen wie das Atmen in den unteren *Dantian.* Diesen ca. 2,5 cm unterhalb des Nabels gelegenen Bereich des *Dantian* kennen Qigong-Praktizierende als Zentrum der Schwerkraft und Reservoir zur Gesunderhaltung (ausführlicher in Housheng & Peiyu 1994, pp. 301–309.)

Konzentrierte (fokussierte) Aufmerksamkeit

Es gibt im Qigong den Spruch, „Wohin der Geist geht, dorthin folgt ihm das Qi" (vgl. z. B. Frantzis 1993, p. 5). Um die Akupunkturwirkung zu maximieren, sollten Therapeuten mit fokussierter Aufmerksamkeit arbeiten, indem sie sich z. B. eher auf die Nadelspitze als auf das Halten der Nadel konzentrieren. Durch die Fokussierung auf die Nadelspitze wird eine größere Extension des Therapeuten-Qi ermöglicht und sichergestellt, dass es sich in größerer Tiefe mit dem Patienten-Qi verbinden kann. Eine Konzentrierung auf die Nadel würde hingegen zur Abschwächung des (Therapeuten-)Qi-Flusses führen.

Während der Konzentration auf die Nadelspitze kann es sinnvoll sein, die Aufmerksamkeit auch simultan auf den unteren *Dantian* zu lenken. So bleiben Therapeuten auf ihren Körper zentriert und können ihre innere Verfassung fortlaufend überprüfen. Im *Su Wen* heißt es über die konzentrierte Aufmerksamkeit bei der Akupunktur:

Der Akupunkteur sollte während der Nadelung so wachsam bleiben, als stünde er direkt vor einer Schlucht, und die Nadel mit der Hand fortwährend festhalten, als würde er einen Tiger bändigen; er sollte sich auf das konzentrieren, was er gerade tut, ohne sich ablenken zu lassen. (Lu 1972, p. 173)

Während und nach der Behandlung müssen Therapeuten auch auf mögliche Veränderungen bei den Patienten achten. Dazu heißt es in ➢ Kapitel 25 des *Su Wen:*

Akupunktur ist wie das vorsichtige Herangehen an den Rand einer Klippe und sollte mit fester und starker Hand erfolgen. Die Nadeln werden in einer gleichmäßigen, fließenden Bewegung gedreht und der Patient ruhig und aufmerksam beobachtet, um jede winzig kleine Veränderung beim Erreichen des Qi zu bemerken; es sind unscheinbare, kaum erkennbare Veränderungen. Wenn das Qi kommt, gleicht es einem Vogelschwarm oder einer leichten Brise im wogenden Hirsefeld – wie leicht wird dieser flüchtige Augenblick übersehen. (Lu & Needham 1980, p. 91)

Mit der Ankunft des Qi an der Nadel können so subtile Veränderungen wie oben beschrieben bei den Patienten auftreten. Trotzdem sollten Therapeuten keineswegs in ihrem Bemühen nachlassen, sich auf Veränderungen von Farbe, Klang, Emotion und Geruch der Patienten einzustimmen. Denn zusammen mit den Veränderungen von Pulsen, des Augenglanzes und des allgemeinen Verhaltens werden sie anzeigen, ob die richtige Behandlungsebene gefunden wurde.

Gute Haltung

Eine schlechte Körperhaltung des Therapeuten kann den Qi-Fluss während der Akupunktur unterbinden – wie bei einem schlampig konstruierten Abwassersystem, dessen Rohre leicht verstopfen. Durch eine gute Körperhaltung dagegen lässt sich der Qi-Fluss beim Gebrauch der Nadeln unterstützen. Das verbessert auch die Fähigkeit von Therapeuten, gute Patientenkontakte aufzubauen.

Ein Qigong-Lehrer würde Therapeuten vermutlich eine Haltung mit locker entspannten Gelenken empfehlen, bei der die Füße schulterbreit auseinanderstehen, die Wirbelsäule gestreckt, der Kopf gerade und die Achselhöhlen geöffnet sind, während sich ihr Bewusstsein auf den *Dantian* konzentriert.

34.3.2 Selbstentwicklung von Therapeuten

Manche Therapeuten haben sich bewusst entschieden, regelmäßige Entspannungs-, Haltungs- und Konzentrationsübungen zu machen. Dabei kann sich das Feedback eines Lehrers oder auch die Teilnahme an Gruppen (Qigong, Tai-Chi, Yoga oder Aikido zur Selbstverteidigung und Meditationsübungen) als sehr hilfreich erweisen.

ZUSAMMENFASSUNG

- „Tonisierung" und „Sedierung" sind zwei Nadeltechniken, die in der Fünf-Elemente-Konstitutionsakupunktur angewandt werden.
- Die Tonisierungstechnik dient zur Kräftigung des Patienten-Qi bei einem Schwäche- oder Mangel-Zustand. Dabei wird die Nadel eingestochen und sofort wieder entfernt, nachdem sie mit dem Patienten-Qi in Berührung gekommen ist.
- Mit der Sedierungstechnik wird das Patienten-Qi bei einem Überschuss- oder Fülle-Zustand besänftigt. In dem Fall wird die Nadel nach Berühren des Patienten-Qi für 20–30 Minuten belassen, bis sich die Pulsqualität hinreichend verändert hat.
- Im Einzelfall hängen Nadelstärke, Anzahl der Akupunkturpunkte, Verweildauer der Nadeln und Intensität der Nadelstichempfindung davon ab, welche Ebene bei dem betreffenden Patienten behandelt werden muss.
- Qi-Transfers werden durchgeführt, um Qi aus einem Organ mit Fülle-Zustand zu einem Organ mit Mangel-Zustand zu mobilisieren.
- Durch Selbstentwicklung bestimmter Eigenschaften können Therapeuten ihre Nadeltechnik verbessern; dazu gehören z. B. klare Intention, Entspannung, fokussierte Aufmerksamkeit, gute Haltung sowie gute Beziehung und Sensibilität gegenüber Patienten.

KAPITEL

35 Moxibustion

35.1 Moxa

Definition

Moxa ist ein flaumiges Material aus den Blättern von Artemesia vulgaris latiflora, einem Kraut, das mit dem europäischen Beifußkraut verwandt ist. Für die Zubereitung von Moxa werden die Rippen der Blätter entfernt, zerhackt und an der Luft getrocknet, um die so genannte „Wolle" zu gewinnen.

Indikation

Akupunkteure verwenden Moxa zur Wärmebehandlung von Patienten. Ob Moxa eingesetzt werden soll oder nicht, ist eine wichtige Frage, von der in manchen Fällen der therapeutische Fortschritt abhängen kann. Würden z. B. Patienten, die unter Kälte leiden, nicht mit Moxa behandelt, würde sich ihr Zustand nicht oder nur sehr langsam bessern. Auf der anderen Seite kann eine Hitzeanwendung bei Patienten, die sowieso schon überhitzt sind, gefährlich werden.

Applikation

Die übliche Applikationsform in der Fünf-Elemente-Konstitutionsakupunktur sind kleine Moxakegel, die auf Akupunkturpunkte gesetzt und entzündet werden. Manchmal kommen statt der Kegel auch Moxastäbe (Zigarren) zum Einsatz, besonders wenn größere Areale erwärmt werden müssen. Moxakegel haben bei alleiniger Anwendung eine Qi-stimulierende Wirkung. Häufiger dienen sie aber zur Erwärmung von Akupunkturpunkten, bevor eine Nadel eingestochen wird, um die Hitze weiterzuleiten.

35.2 Moxa – ja oder nein?

Aufgrund der Diagnose sollten sich Therapeuten für oder gegen den Gebrauch von Moxa entscheiden können. Es gibt drei Kategorien von Patienten:

- Patienten, die Moxa unbedingt brauchen, weil sich ihr Zustand sonst nicht oder nicht rasch genug bessern würde
- Patienten, bei denen Moxa zur Tonisierung eingesetzt werden könnte, aber nicht muss, weil sie nicht pathologisch unterkühlt sind; in dem Fall könnten Punkte vor dem Einstechen der Nadel erwärmt werden.
- Patienten, bei denen Moxa kontraindiziert ist, weil es definitiv nicht hilft oder ihren Zustand noch verschlechtern könnte.

Die Zuordnung zu einer bestimmten Kategorie kann sich im Laufe der Behandlung ändern und es ist wichtig, im Zuge der weitergehenden Diagnostik darauf zu achten.

Moxa kommt meist vermehrt bei kühlem Wetter und im Winter oder in feucht-kaltem Klima zum Einsatz.

35.2.1 Entscheidungskriterien für den Einsatz von Moxa

Entscheidende Hinweise auf den Nutzen einer Moxabehandlung können Hautberührung, Inspektion, Befragung und Geruch des Patienten geben.[1]

---

[1] Hier erweist sich die Yin/Yang-Theorie als nützlich. Die Yang-Energie ist wärmend und aktiv-bewegt, die Yin-Energie nährend und kühlend. Bei einem Yang-Mangel ist der Gebrauch von Moxa obligat, während er bei einem Yin-Mangel nicht unbedingt erforderlich und im Fall von Fülle-Hitze sogar kontraindiziert ist. Diese Unterschiede kann ein gutes TCM-Lehrbuch (z. B. Maciocia 1989) einleuchtend erklären.

Hautberührung

Bei der Palpation des Patienten während der körperlichen Untersuchung fällt möglicherweise auf, dass sich bestimmte Körperbereiche kühler als andere anfühlen, z. B. einer oder zwei der Drei Brenner *(San Jiao)*. Das deutet darauf hin, dass sich eine Moxibustion wohltuend auf die Organe im Bereich des kalten Brenners auswirken könnte. Auch wenn sich die Extremitäten (Hände, Füße, Arme, Beine) oder der untere Rücken kalt anfühlen, ist Moxa angebracht.

Bei einer langsamen Pulsfrequenz (z. B. 60 Schläge pro Minute) könnte eine Qi-Erwärmung indiziert sein. Eine Ausnahme bilden Fälle, in denen sich der Puls verlangsamt, weil sich Patienten körperlich angestrengt haben (Belastungstest) oder regelmäßig Medikamente wie Betablocker einnehmen müssen.

Beobachtung (Inspektion)

Ein sehr blasses (oder stärker noch: ein blasses, glänzendes) Gesicht lässt vermuten, dass dem Patienten kalt ist und sich Moxa als wohltuend erweisen könnte. Noch eindeutiger ist es, wenn Patienten einen Pullover tragen, während andere im T-Shirt herumlaufen, oder sich zitternd eng an eine Wärmequelle kuscheln.

Befragung

Um sicherzugehen, ob Patienten wirklich eine Behandlung mit Moxa benötigen, können Therapeuten auch gezielt nachfragen, z. B.:

- Ist dem Patienten kalt?
- Sind bestimmte Körperbereiche kalt oder warm?
- Ist dem Patienten ein unterschiedliches Temperaturempfinden bei sich und anderen aufgefallen? Trägt er/sie z. B. auch im Sommer noch Thermounterwäsche oder möchte die Zentralheizung immer herunterdrehen, wenn andere es lieber wärmer hätten?
- Bessern sich bestimmte Symptome bei Kälte oder Wärme?
- Bevorzugt der Patient eine bestimmte Jahreszeit – möglicherweise wegen der Temperatur?
- Mag der Patient heiße oder kalte Getränke bzw. Speisen? Patienten, die sich am liebsten eiskalte Getränke direkt aus dem Kühlschrank holen, sind vermutlich so überhitzt, dass Moxa nur mit Vorsicht angewendet werden darf.
- Ein bitterer Geschmack im Mund könnte ein Zeichen von Hitze sein.
- Liegt in irgendeinem Körperbereich eine Entzündung vor?

Hinweise auf Trockenheit sind genauso relevant, weil Moxa nicht nur erwärmt, sondern auch austrocknet. Deshalb ist Vorsicht geboten, wenn Patienten trockene Haut, trockene Haare und häufig Durst haben, weil eine Moxa-Anwendung die Trockenheitssymptome noch verstärken könnte.

Geruch

Starker Körpergeruch kann für Hitze sprechen. Der intensive Geruch von vaginalem Ausfluss, Diarrhö oder gelb gefärbtem Urin kann z. B. auf einen Hitze-Überschuss hindeuten. In dem Fall handelt es sich eher um lokale als systemische Indikationen, die als solche auch berücksichtigt werden sollten, wenn es für oder wider den Gebrauch von Moxa geht.

Gesamtbild der Informationen

Bei vielen Patienten lässt sich auf den ersten Blick erkennen, ob sie zu Kälte, Hitze oder einem Mittelding neigen und quasi von selbst in eine der oben genannten Kategorien fallen.

Schwieriger sind widersprüchliche, teils für Kälte und teils für Hitze sprechende Beobachtungen zu interpretieren. Selbst wenn Anzeichen von Kälte vorliegen, empfiehlt es sich, auf Moxa zu verzichten, solange die Hauptkriterien auf Hitze hindeuten. Bei Menschen, die bereits überhitzt sind, kann eine Moxibustion schädliche Wirkung entfalten. Im

Zweifelsfall sollten Therapeuten daher lieber vom Gebrauch von Moxa absehen.[2]

35.2.2 Moxa-Test

Wenn eine Mischung aus Kälte- und Wärmesymptomen Therapeuten im Zweifel lässt, ob sie Moxa anwenden sollten oder nicht, können sie einen geeigneten Punkt auswählen und versuchsweise einen Moxakegel abbrennen, um zu kontrollieren, ob sich die Pulsqualität daraufhin verbessert oder verschlechtert. Hat sich die Pulsqualität leicht verbessert, sollte der Test mit einigen Moxakegeln fortgeführt werden. Danach bleibt abzuwarten, was der Patient beim nächsten Behandlungstermin über die Wirkung berichtet, bevor endgültig eine Entscheidung für oder gegen die Moxibustion getroffen wird.

Sollte sich die Pulsqualität jedoch so verändern, dass sie straffer und unharmonischer wirkt, lässt das nur den Schluss zu, dass Moxa ungeeignet ist.

35.3 Moxakegel und Moxastäbe

35.3.1 Zubereitung von Moxakegeln

Moxawolle gibt es in grober, mittlerer oder feiner Qualität. Für Moxakegel wird am häufigsten die mittlere Qualität verwendet. Gröberes Material ist oft zu rau, um sich zu Kegeln rollen zu lassen. Während manche Therapeuten Moxa feinerer Qualität bevorzugen, meinen andere, es würde zu rasch herunterbrennen. Japanische Akupunkteure nehmen meist die feinere Qualität.

Für Moxakegel wird eine kleine Menge Moxawolle zwischen Daumen, Zeige- und Mittelfinger gerollt, bis sie kegelförmig aussieht. Die Kegelchen sind kaum größer als ein Weizenkorn – ca. 0,75 cm lang und 0,5 cm dick. Anfänger werden vermutlich erst alle Kegel anfertigen wollen, bevor sie mit der Behandlung beginnen. Wenn sie mit der Zeit geübter geworden sind, können Therapeuten jedoch schnell im Laufe der Behandlung noch weitere Kegelchen zubereiten.

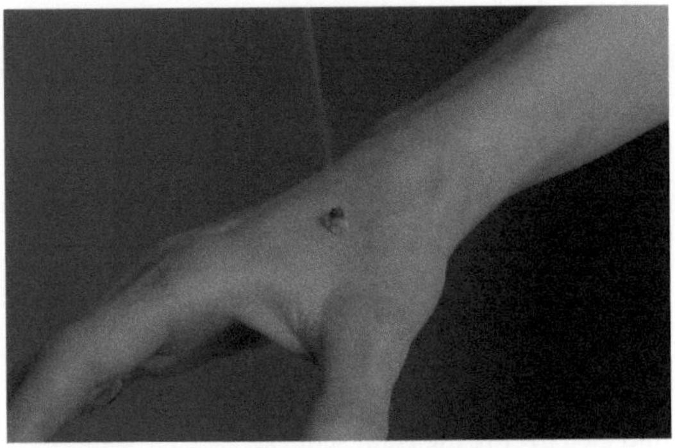

Abb. 35.1 Ein glimmender Moxakegel

35.3.2 Verwendung von Moxakegeln

Wenn Moxakegelchen auf die Haut gesetzt werden, spricht man von direkter Moxibustion (➤ Abb. 35.1).

- Jeder Moxakegel wird auf einen Akupunkturpunkt gesetzt und mit einem Räucherstäbchen angezündet.
- Beim Herunterglimmen der Kegel empfinden die Patienten ein Wärmegefühl, weil die entstehende Wärme von den Punkten direkt zum Qi in den Leitbahnen weitergeleitet wird.
- Wenn es dem Patienten heiß wird, entfernt der Therapeut den Moxakegel mit Daumen und Kleinfinger (den Fingern, die nicht zur Pulstastung verwendet werden) oder einer Pinzette.
- Behandelt wird zuerst auf der linken, dann auf der rechten Seite.
- Je nachdem, welcher Punkt behandelt wird, beträgt die Anzahl der Moxakegelchen meist drei bis sieben. Für einige Punkte sind deutlich mehr Kegelchen erforderlich, in Ausnahmefällen z. B. bis zu 100 auf Bl 43 (im ➤ Teil VI finden Sie bei den einzelnen Punkten auch Empfehlungen zur nötigen Anzahl an Moxakegelchen).

[2] In der Fünf-Elemente-Akupunktur wird die Zungendiagnose normalerweise nicht verwendet. Falls Zungenbefunde doch einmal Berücksichtigung finden sollten, spricht eine blasse, geschwollene Zunge für Kälte und eine gerötete, trockene Zunge für Hitze. Auch die Zunge kann entscheidende Hinweise geben, ob Moxa indiziert ist oder nicht.

Vor der ersten Anwendung von Moxakegelchen müssen die Patienten wissen, was die Therapeuten vorhaben und dass sie es unbedingt sagen sollten, wenn ihnen zu heiß wird. Bleibt ein Moxakegel zu lange an einer Stelle, droht eine Verbrennung mit Narbenbildung.

Bei Moxibustionen im Nabelbereich (Ren 8) wird der Moxakegel auf Salz gebettet, um die empfindliche Stelle zu schützen. Als Unterlage kann auch eine Ingwerscheibe dienen, die noch besser Wärme leitet und gleichzeitig die Haut schützt.

35.3.3 Moxastäbe oder -zigarren

In der Fünf-Elemente-Konstitutionsakupunktur werden Moxazigarren viel seltener als Moxakegel verwendet. Sie eignen sich besonders zur Erwärmung größerer Bereiche, wie des Unterleibs nach einer Entbindung. Moxastäbe oder -zigarren können:

- 5–10 Minuten auf einer Stelle gehalten werden,
- kreisend bewegt werden, um die Wärme großflächig zu verteilen,
- zur raschen Stimulierung mit der Spitze dicht an einen Punkt herangeführt werden, ohne die Haut zu berühren.

35.4 Kontraindikationen

Bei Anzeichen von Hitze ist Moxa kontraindiziert. Das ist z. B. der Fall, wenn Patienten:

- sich erhitzt fühlen
- Kälte mögen
- sich warm oder heiß anfühlen
- gerötete, warme Haut haben
- wie das „blühende Leben“ aussehen
- Hitzewallungen,
- Fieber oder
- Bluthochdruck (aufgrund pathologischer Hitze) haben.

Moxa sollte in folgenden Hautbereichen nicht angewandt werden:

- im Gesicht oder an anderen empfindlichen Stellen
- am unteren Rücken oder im Abdominalbereich von Schwangeren
- über großen Blutgefäßen.

ZUSAMMENFASSUNG

- Moxa wird aus Beifußkraut (Artemesia vulgaris latiflora) zubereitet.
- Die Behandlung dient zur Erwärmung des Patienten und kann in einigen Fällen eine wichtige Voraussetzung für Therapiefortschritte sein.
- In den meisten Fällen werden Moxakegelchen sowie manchmal auch Moxastäbe oder -zigarren verwendet.
- Bei Kältesymptomen ist eine Moxabehandlung indiziert. Manchmal wäre sie nicht unbedingt erforderlich, kann aber eine tonisierende Wirkung entfalten. Kontraindiziert ist Moxa bei Patienten, die bereits heiß oder überhitzt sind.
- Berührung, Beobachtung, Befragung und Geruch geben Therapeuten Aufschluss darüber, ob eine Moxabehandlung wohltuende Wirkung haben könnte.

Teil VI Anwendungsgebiete von Punkten

VI

KAPITEL

36 Akupunkturpunkte in der Fünf-Elemente-Konstitutionsakupunktur

36.1 Übersicht zum Gebrauch von Punkten

In der Fünf-Elemente-Konstitutionsakupunktur wird auf dreierlei Weise Gebrauch von Punkten gemacht, nämlich entsprechend ihrer Art oder Kategorie, der in der alten Bezeichnung anklingenden Wirkung/Eigenschaft und in Form von Punktkombinationen.

- Art oder Kategorie: Diese Unterteilung geht auf die frühen Klassiker zurück und bezieht sich z. B. auf Rücken-*Shu*-Punkte, Ursprungs-*Yuan-Qi*-Punkte, Elementpunkte, Tonisierungspunkte usw.
- In der alten Punktbezeichnung anklingende Wirkung bzw. Eigenschaft: Zur Behandlung der psychischen Ebene bieten sich z. B. Punkte wie He 7 („Tor des Geistes") oder Ni 25 („Speicher des Geistes") an. Unter bestimmten Umständen ist auch die Lokalisation eines Punktes zu berücksichtigen.
- Punktkombinationen: Einige Punkte erzielen zusammen eine synergistische Wirkung. Besessenheit lässt sich z. B. durch die Kombination Ren 15 – Ma 25 – Ma 32 – Ma 41 behandeln, und Aus-/Eingangspunkte wie Le 14 und Lu 1 helfen eine Therapieblockade aufzulösen.

In diesem Kapitel geht es um die Anwendungsgebiete unterschiedlicher Punkte in der Fünf-Elemente-Konstitutionsakupunktur, wie sie in den Klassikern der chinesischen Medizin beschrieben wurden. In ➤ Kapitel 37 liegt der Schwerpunkt auf den Indikationen, die sich aus der alten Bezeichnung der Punkte ableiten lassen; dabei findet besonders die Behandlung der psychischen Ebene Berücksichtigung.

36.2 Traditionelle Einsatzgebiete

36.2.1 Kommandopunkte

Im *Nei Jing* und *Nan Jing* sind verschiedene Kategorien und einige Anwendungsgebiete von Akupunkturpunkten angeführt. Besonders viel Wert wird den sog. Kommandopunkten zugemessen, die sich unterhalb der Ellenbogen- und Kniegelenke befinden. *Die 360 Punkte des gesamten Körpers werden von 66 Fuß- und Handpunkten aus befehligt. (Yi Xue Ru Men von Li Chan aus dem Jahre 157, zit. in Soulié de Morant 1994, p. 145)*

(Die Zahl 66 in diesem Zitat ergibt sich aus den fünf *Shu*-Punkten der 12 Leitbahnen und den Ursprungs-*Yuan-Qi*-Punkten der Yang-Meridiane, bei denen es sich auch um *Shu*-Punkte handelt.)

Kommandopunkten wird eine besonders gute (Organ-)Qi-stärkende Wirkung nachgesagt. Giovanni Maciocia (1989, p. 335) schreibt ihnen aus zwei Gründen eine dynamischere Wirkung als Punkten in anderen Körperbereichen zu. Denn zum einen liegen sie näher an der Oberfläche (➤ Kapitel 36.3.1) und zum anderen herrscht am Anfang und Ende eines Meridians eine rasch veränderliche und relativ unbeständige Yin/Yang-Dynamik.

Die üblichen Indikationen für den Einsatz von Kommandopunkten bestehen in der Lenkung, Anreicherung und Steuerung des Qi. In diesem Kapitel werden folgende Kategorien näher beschrieben:

- Elementpunkte – vor allem zur Tonisierung und Sedierung verwendete Punkte
- Ursprungs-*Yuan-Qi*-Punkte
- Tageszeit-/Organuhrpunkte
- Durchgangs-*Luo*-Punkte
- Spalten-*Xi*-Punkte.

36.2.2 Weitere Punkte mit spezifischen Indikationen

Neben den Kommandopunkten werden in diesem Kapitel noch weitere Punkte behandelt, die in der Fünf-Elemente-Konstitutionsakupunktur häufiger zur Anwendung kommen. Es sind:

- Rücken-*Shu*-Punkte
- Aus-/Eingangspunkte
- *Ren-Mai-* und *Du-Mai*-Punkte
- Alarm-*Mu*-Punkte (lediglich zur diagnostischen Palpation)

Auch wenn Therapeuten oft mit Punkten in anderen Körperbereichen arbeiten, werden sie die Behandlung immer mit Kommandopunkten abrunden, die normalerweise die Wirkung noch steigern. Wenn sich Farbe, Klang, Geruch, Emotion oder Pulsbefunde des Patienten allerdings allein schon über Körperpunkte signifikant verändern, müssen nicht zusätzlich auch noch Kommandopunkte verwendet werden.

36.3 Kommandopunkte

36.3.1 Elementpunkte

Im ersten Kapitel des *Ling Shu* werden die Qi-Leitbahnen mit Flüssen verglichen, die mit einem „Brunnen"-Punkt an den Zehen- oder Fingerspitzen beginnen und als „Quelle", „Bach" und „Fluss" weiterströmen, bis sie im Knie- oder Ellenbogenbereich ins „Meer" münden. Ab dort verläuft die Qi-Leitbahn dann tiefer im Körper. Die markanten Punkte, an denen sich der Qi-Fluss verändert, werden üblicherweise als die Fünf *Shu*-Punkte bezeichnet.[1] Im *Nan Jing* werden sie jeweils zu einem der Fünf Elemente in Verbindung gesetzt. In der Fünf-Elemente-Konstitutionsakupunktur kommen diese Punkte sehr häufig zur Anwendung.[2]

Indikationen

- Elementpunkte werden in Form der Tonisierungs- oder Sedierungspunkte häufig zum Qi-Transfer über den *Sheng*-Zyklus verwendet.
- Mit ihrer Hilfe kann auch über den *Ke*-Zyklus ein Qi-Transfer zwischen Organen induziert werden.
- Sie eignen sich zudem zur Behandlung eines Elements innerhalb des Patienten-Elements (➤ Kapitel 4). Da sie in der Weise aber nur selten Anwendung finden, würde eine nähere Beschreibung den Rahmen dieses Buches sprengen.

➤ Tab. 36.1 zeigt eine Übersicht über die Elementpunkte.

Lokalisation

Die Elementpunkte befinden sich an den Gliedmaßen. Alle Nagelpunkte der Yin-Meridiane sind Holzpunkte, gefolgt von den Feuerpunkten an zweiter und den Erdpunkten an dritter Stelle. An Ellenbogen oder Knien sind die Wasserpunkte lokalisiert. Zwischen Erd- und Wasserpunkten liegen naturgemäß die Metallpunkte, allerdings in leicht variabler Position.

Alle Nagelpunkte der Yang-Meridiane sind Metallpunkte, gefolgt von den Wasserpunkten an zweiter und den Holzpunkten an dritter Stelle (außer auf dem Gallenblasen-Meridian). An Ellenbogen oder Knien sind die Erdpunkte lokalisiert. Zwischen Holz- und Erdpunkten liegen in leicht variabler Position die Feuerpunkte.

---

[1] J.R. Worsley beschrieb diese Punkte in den 1970er Jahren und nannte sie „antike" Punkte. Er empfahl, sie in Einklang mit der Jahreszeit zu verwenden.

[2] In einigen Abschnitten des *Nei Jing* und *Nan Jing* sind unterschiedliche oder sogar widersprüchliche Indikationen für diese Punkte angegeben. In der Fünf-Elemente-Konstitutionsakupunktur lehnt sich ihre Anwendung eher an die Ausführungen im *Nan Jing* an.

Tab. 36.1 Elementpunkte

Organ	Holzpunkt	Feuerpunkt	Erdpunkt	Metallpunkt	Wasserpunkt
Lunge	11	10	9	8	5
Dickdarm	3	5	11	1	2
Magen	43	41	36	45	44
Milz	1	2	3	5	9
Herz	9	8	7	4	3
Dünndarm	3	5	8	1	2
Blase	65	60	40[a]	67	66
Nieren	1	2	3	7	10
Perikard	9	8	7	5	3
Dreifacher Erwärmer	3	6	10	1	2
Gallenblase	41	38	34	44	43
Leber	1	2	3	4	8

[a] J.R. Worsley nummerierte einige Punkte auf dem Blasen-Meridian anders, als es in der TCM sonst üblich ist. Dem Punkt Bl 40 entspricht in der TCM Bl 54.

Qi-Transfer

Die Vorstellung, dass sich ein Ungleichgewicht zwischen Organen mit relativem Fülle- und Leere-Zustand durch eine Qi-Verschiebung oder einen Qi-Transfer beheben lässt, ist schon sehr alt. Das kürzlich an der Zhangjiashan-Ausgrabungsstätte gefundene *Maishu* dürfte die älteste überlieferte Abhandlung über Akupunktur sein; darin heißt es: *Wer eine Krankheit behandeln will, nimmt den Überschuss und füllt den Mangel auf. (zit. in Lo 2001, p. 29)*

In Kapitel 5 des *Su Wen* wird dies ebenfalls angedeutet: *Bei einem Qi-Mangel in einer bestimmten Lage oder Leitbahn kann aus anderen Leitbahnen Qi abgezogen oder umgeleitet werden, um die Schwachstelle aufzufüllen. (Ni 1995)*

Im *Su Wen* stehen allerdings keine spezifischen Anweisungen oder Behandlungsschritte, wie ein solcher Qi-Transfer abzulaufen hätte. Aus der Zeit der Ming-Dynastie stammt eine von Xu Feng (1439) und Gao Wu (1529) entwickelte „Gebrauchsanweisung" für Tonisierungs- und Sedierungspunkte. Auf ihr beruhen die Therapieprotokolle, die inzwischen besonders unter koreanischen und japanischen Akupunkteuren große Verbreitung gefunden haben.[3]

Bei dieser Form der Akupunktur spielt die Qi-Harmonisierung zwischen den 12 Organen eine herausragende Rolle. Es ist gängige Praxis, dass ein Qi-Transfer selbst dann stattfindet, wenn das relativ stärker erscheinende Organ absolut gesehen ebenfalls einen Qi-Mangel aufweist. Entscheidend für die Beurteilung ist die Pulsdiagnose.

36.3.2 Tonisierungspunkte

Als Tonisierungspunkt gilt derjenige Punkt eines Organ-Meridians, der dem vorangehenden oder Mutter-Element des betreffenden Organs (im *Sheng*-Zyklus) zugeordnet wird. Die Tonisierung führt zu einem Qi-Transfer vom Mutter- zum Kind-Element des Organs. Eine Qi-Verschiebung ist nur zwischen Yin- oder zwischen Yang-Organen möglich. Über Bl 67, den Metallpunkt des Blasen-Meridians, könnte

[3] In der modernen TCM kommen diese Behandlungsprotokolle nicht zur Anwendung. Interessant ist aber, dass sie zwischen 1964 und 1970 am Military Medical College in Shanghai gelehrt wurden. Früher wurden Schüler auch über die Behandlung mit Ein- und Ausgangspunkten unterrichtet (Eckman 1996, p. 160).

z. B. Qi vom Dickdarm zur Blase abgezogen werden, während sich über Ni 7, den Metallpunkt des Nieren-Meridians, ein Qi-Transfer von der Lunge zu den Nieren induzieren lässt.

Tonisierungspunkte sind: Lunge 9, Dickdarm 11, Magen 41, Milz 2, Herz 9, Dünndarm 3, Blase 67, Niere 7, Perikard 9, Dreifacher Erwärmer 3, Gallenblase 43 und Leber 8.

36.3.3 Sedierungspunkte

Als Sedierungspunkt gilt derjenige Punkt eines Organ-Meridians, der dem nachfolgenden oder Kind-Element des betreffenden Organs – im *Sheng*-Zyklus – zugeordnet wird. Eine sedierende Wirkung wird angestrebt, wenn in einem Organ ein relativer Qi-Überschuss herrscht (in Bezug auf das nachfolgende Organ im *Sheng*-Zyklus). Wenn z. B. ein Qi-Transfer zum Dickdarm erwünscht ist, könnte der Metallpunkt Ma 45 zur Sedierung verwendet werden.

Sedierungspunkte sind: Lunge 5, Dickdarm 2, Magen 45, Milz 5, Herz 7, Dünndarm 8, Blase 65, Niere 1, Perikard 7, Dreifacher Erwärmer 10, Gallenblase 38 und Leber 2.

Indikationen für Tonisierungs- und Sedierungspunkte

Dass Tonisierungspunkte häufiger zur Anwendung kommen als Sedierungspunkte, hängt damit zusammen, dass die Qi-Tonisierung bei Mangel-Zuständen Vorrang vor der Sedierung von Fülle-Zuständen hat. Manchmal werden sie auch gemeinsam verwendet; bei vollem Leber- und leerem Perikardpuls könnte z. B. Le 2, der Feuerpunkt auf dem Leber-Meridian, sediert und gleichzeitig Pe 9, der Holzpunkt auf dem Perikard-Meridian, zur Qi-Stärkung tonisiert werden. Diese Kombination dient üblicherweise zur Behandlung von Fällen, in denen ein Exzess- bzw. voller Puls über dem „Mutter-Organ" zu tasten ist. Wenn die Pulsdiagnose zeigt, dass das „Mutter-Organ" zwar voller als das „Kind-Organ" erscheint, insgesamt aber doch ein Qi-Mangel besteht, ist es wichtiger, über den Tonisierungs- als über den Sedierungspunkt zu behandeln.

Der Gebrauch dieser Punkte wird weitgehend von dem Element bestimmt, das Therapeuten als besonders behandlungsbedürftig ansehen. Wenn bei Patienten mit einem Wasser-KF z. B. das Metall- stärker als das Wasser-Element wäre, würden im Laufe der Behandlung wiederholt die Wasser-Tonisierungspunkte Bl 67 und Ni 7 verwendet (➤ Abb. 36.1). Die Metall-Sedierungspunkte Di 2 und Lu 5 kommen dagegen nur in Ausnahmefällen zur Anwendung, solange kein Qi-Überschuss in den Organen des Metall-Elements vorliegt – was ziemlich unwahrscheinlich ist.

Patienten mit einem Holz-KF würden üblicherweise über einen Leber-Sedierungspunkt (Le 2) behandelt, wenn der Leberpuls auf einen Fülle- und der Herz- oder Perikardpuls auf einen Mangel-Zustand hindeutet. Dabei gilt es allerdings zu beachten, dass gewöhnlich auch die Feuer-Tonisierungspunkte (He 9 oder Pe 9) stimuliert werden müssen, wenn in Herz und Perikard absolut gesehen ein Qi-Mangel besteht. Bei einem Fülle-Zustand des Magens und Mangel-Zustand der Lunge könnte der Magen-Sedierungspunkt (Ma 45) zur Anwendung kommen. Auch hier gilt es wieder den Lungen-Tonisierungspunkt (Lu 9) zu stimulieren, wenn in der Lunge absolut gesehen ein Qi-Mangel herrschen sollte. Bei den Qi-Transfers in ➤ Abb. 36.2 liegt die Betonung zwar auf Sedierungspunkten – trotzdem könnten aber auch Tonisierungspunkte verwendet werden.

In der „Ode an den Lichtstreifen aus dem Dunkeln" (ca. 1234) wird das Prinzip kurz und bündig auf den Punkt gebracht: *Beim Nadeln des Ursprungs-Meridians ist daran zu denken, dass es auch noch Mutter und Kind gibt. Angenommen, das Herz wäre schwach, so würde man die „Kleine Zufahrtsstraße" (He 9) des Ursprungs-/Herz-Meridians wählen und verstärken; die „Kleine Zufahrtsstraße" ist der Holz-Brunnenpunkt, und Holz kann Feuer erzeugen. Wenn es stark ist, wird das „Tor des Geistes" (He 7) gewählt und Qi ausgeleitet; das „Tor des Geistes" ist der Erd-Shu-Punkt, und Feuer kann Erde erzeugen. (Bertschinger 1991, p. 21)*

36.3.4 Qi-Transfer über den Ke-Zyklus

Eine andere Methode des Qi-Transfers zwischen Organen kann über den *Ke*-Zyklus erfolgen; in dem

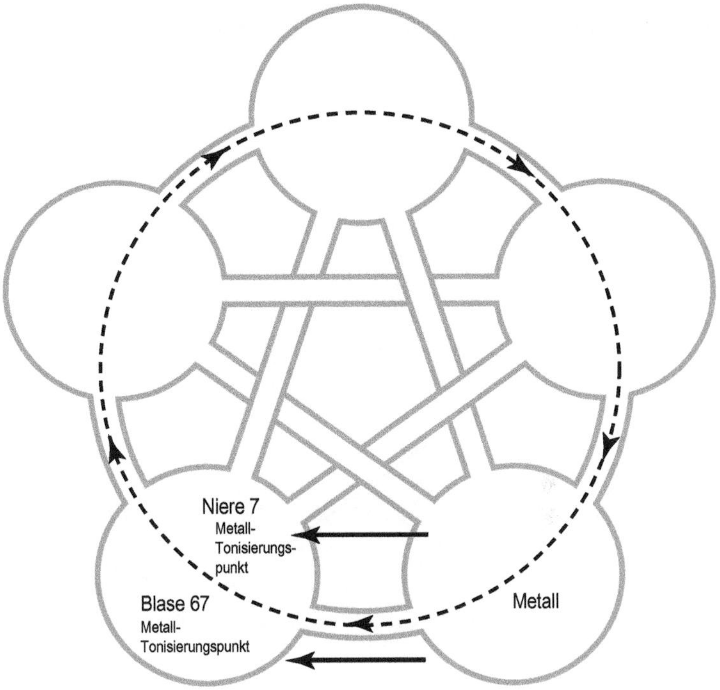

Abb. 36.1 Verwendung von Tonisierungspunkten

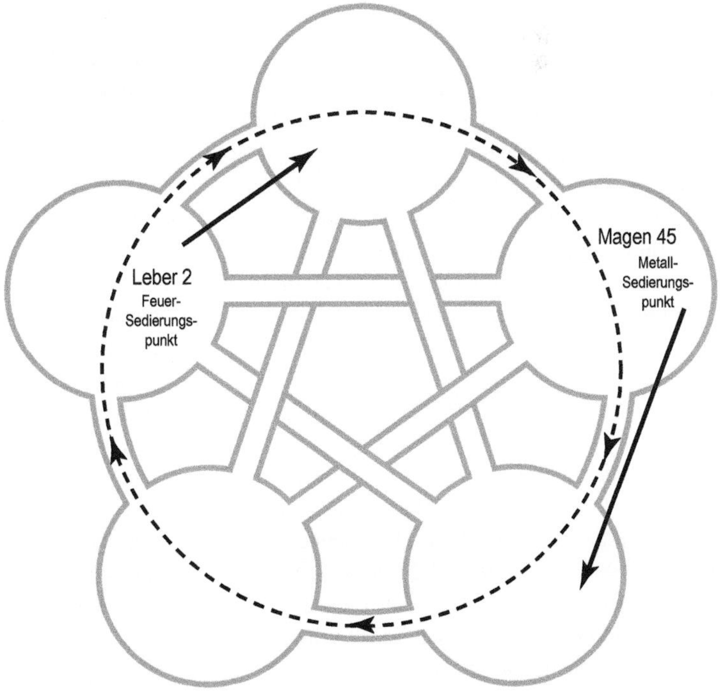

Abb. 36.2 Verwendung von Sedierungspunkten, möglich wäre auch ein Einsatz von Tonisierungspunkten

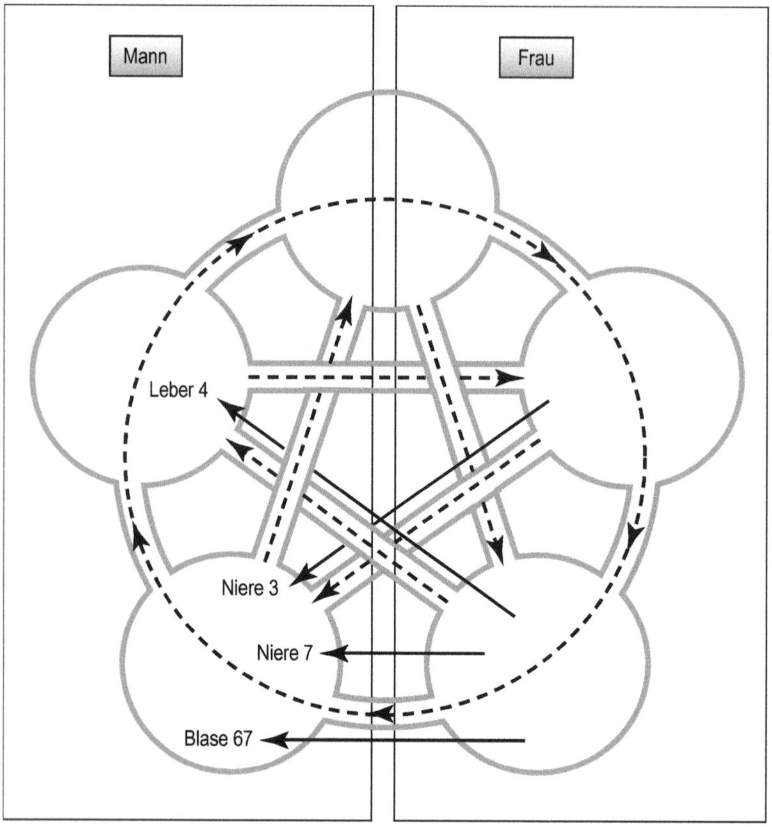

Abb. 36.3 Bei einer Mann-Frau-Dysbalance verwendete Punkte

Fall sind die Yin-Organe untereinander verbunden. Bei einem relativen Qi-Überschuss der Leber und relativem Qi-Mangel der Milz könnte Mi 1, der Holzpunkt des Milz-Meridians stimuliert werden. Obwohl sie in der Behandlung des konstitutionellen Faktors (KF) weniger gebräuchlich sind als Tonisierungs- und Sedierungspunkte, erweisen sich diese Punkte bei einigen Patienten und unter bestimmten Umständen doch als überaus wertvoll.

Spezifische Behandlungsprotokolle

Ein Qi-Transfer über den *Ke*-Zyklus kommt am häufigsten unter folgenden Bedingungen zum Einsatz:

- Behandlung einer Mann-Frau-Dysbalance (➢ Abb. 36.3, ➢ Kapitel 28). Bl 67, Ni 7, Ni 3 und Le 4 sind die vier Punkte, die einen Qi-Transfer von den Organen der (Ehe-)Frau- zur (Ehe-)Mann-Seite ermöglichen.
- „Viernadeltechnik". Diese erstmals um 1600 von dem koreanischen Mönch Sa Am beschriebene Methode (Eckman 1996, p. 154) wenden japanische, koreanische und andere Therapeuten vielfach zur „Wurzel"-Behandlung an. In der Fünf-Elemente-Konstitutionsakupunktur findet sie nur höchst selten Anwendung. In dem Fall dient sie hauptsächlich zur Verstärkung des Qi-Transfers zwischen zwei Organen des *Sheng*-Zyklus. Das ist besonders bei Patienten mit einer Mann-Frau-Dysbalance nötig, wenn ohne diese Verstärkung nicht genügend Qi von rechts nach links verschoben würde (Beschreibung der Methode ➢ Anhang C).
- In seltenen Fällen kommt sie auch im Rahmen eines ganzen Transfersystems zwischen Organen zu Anwendung, die nicht direkt über den *Sheng*- oder *Ke*-Zyklus miteinander verbunden sind (Näheres ➢ Kapitel 34).

36.3.5 Ursprungs-Yuan-Qi-Punkte

Indikationen

Dass sie die meistgebrauchten Punkte bei dieser Art von Akupunktur sind, hat mehrere Gründe:

- Sie gelten als bestgeeignete Punkte zum „Testen" des konstitutionellen Faktors (KF), weil sie verlässlich und wirkungsvoll sind.
- Sie gelten zudem als verlässliche Ergänzung zu anderen Punkten desselben Meridians. Wenn Therapeuten die Wirkung anderer Punkte verstärken wollen, beziehen sie z. B. *Yuan-Qi*-Punkte in die Behandlung mit ein.

Wirkung

Über diese Punkte lässt sich insbesondere das *Yuan-Qi*, „die grundlegendste treibende Kraft im Körper", beeinflußen (Rose & Zhang 2001). *Yuan-Qi* ist „nichts anderes als Jing in Form von Qi ... Es ist Grundlage der Vitalität und Kondition" (Maciocia 1989, pp. 41–42). Da sich die Behandlung von Fünf-Elemente-Akupunkteuren zum großen Teil auf die Stärkung der konstitutionellen Gesundheit richtet, spielen Ursprungs-*Yuan-Qi*-Punkte eine besonders wichtige Rolle.

Im *Nan Jing* wird *Yuan-Qi* als „Wurzel und Fundament der zwölf Leitbahnen" beschrieben (Unschuld 1986). Da es sich um *Jing* in Qi-Form handelt, ist *Yuan-Qi* das wichtigste Qi für Therapeuten, die das *Jing*, d.h. die konstitutionelle Gesundheit ihrer Patienten, stimulieren möchten.

Die Bedeutung der Ursprungs-*Yuan-Qi*-Punkte kommt in folgendem Zitat aus dem *Nei Jing* zum Ausdruck: *Wenn eines der fünf Viszeralorgane erkrankt sein sollte, wird zur Behandlung am besten einer der zwölf Ursprungspunkte gewählt. Die zwölf Ursprungspunkte sind die Stellen, von denen aus die fünf Viszeralorgane die 365 Gelenke mit Qi und den Aromen durchspülen, die sie empfangen haben. (Ling Shu, Kapitel 1, zit. in Yang & Chace 1994)*

Auch im *Nan Jing* (Kapitel 66) werden Ursprungspunkte erwähnt, wobei die Betonung auf dem Ursprungspunkt des Dreifachen Erwärmers (3E 4) liegt. Das hängt damit zusammen, dass der Dreifache Erwärmer als „Hauptstraße oder Allee des *Yuan-Qi*" (Maciocia 1989, p. 118) im Wesentlichen für die Verteilung des *Yuan-Qi* zu allen Meridianen und Körperorganen zuständig ist. Im *Nan Jing* heißt es: „Ursprung *(yuan)* ist eine ehrenvolle Bezeichnung für den Dreifachen Erwärmer" (Unschuld 1986), die sich auf seine nährende Funktion für das *Yuan-Qi* und dessen Verteilung auf die anderen Organe bezieht.

Ursprungs-*Yuan-Qi*-Punkte sind: Lunge 9, Dickdarm 4, Magen 42, Milz 3, Herz 7, Dünndarm 4, Blase 64, Niere 3, Perikard 7, Dreifacher Erwärmer 4, Gallenblase 40 und Leber 3.

36.3.6 Durchgangs-Luo-Punkte

Durchgangs-*Luo*-Punkte werden relativ häufig und in unterschiedlichen Situationen verwendet.

- Verbindung von Yin- und Yang-Organen eines Elements. Wenn die Pulsbefunde einen relativen Mangel eines Partners von Organpaaren nahelegen, können Therapeuten den Durchgangs-*Luo*-Punkt des schwächeren Organs tonisieren, um wieder für ein harmonisches Gleichgewicht zu sorgen. Wenn z. B. der Milzpuls schwächer als der Magenpuls wäre, würde der Durchgangspunkt Mi 4 tonisiert (➤ Abb. 36.4). Sollte in beiden Organen ein Fülle-Zustand herrschen, ließe er sich über den Durchgangspunkt des „volleren" Organs reduzieren; das erfolgt allerdings viel seltener als eine tonisierende Behandlung. (In Bezug auf das Feuer-Element kommen die traditionellen Meridianpaare Herz/Dünndarm und Perikard/Dreifacher Erwärmer zum Einsatz.)
- Um eine allgemein tonisierende oder reduzierende Wirkung auf ein Element zu erzielen, werden Durchgangs-*Luo*-Punkte oft miteinander kombiniert. Das gilt besonders, wenn sich qualitativ oder quantitativ nur ein unwesentlicher Unterschied zwischen zwei Organen feststellen lässt. Pe 6 (*Neiguan*, „innere Grenze") und 3E 5 (*Waiguan*, „äußere Grenze") könnten z.B. beide tonisiert werden, wenn keine Pulsdifferenz zwischen Perikard und Dreifachem Erwärmer auszumachen ist. Gb 37 (*Guangming*, „hell und klar/strahlendes Licht") und Le 5 (*Ligou*, „Insekten-/Holzwurmgraben") könnten bei einem Fülle-Zustand des Holz-Elements gemeinsam reduziert bzw. bei ei-

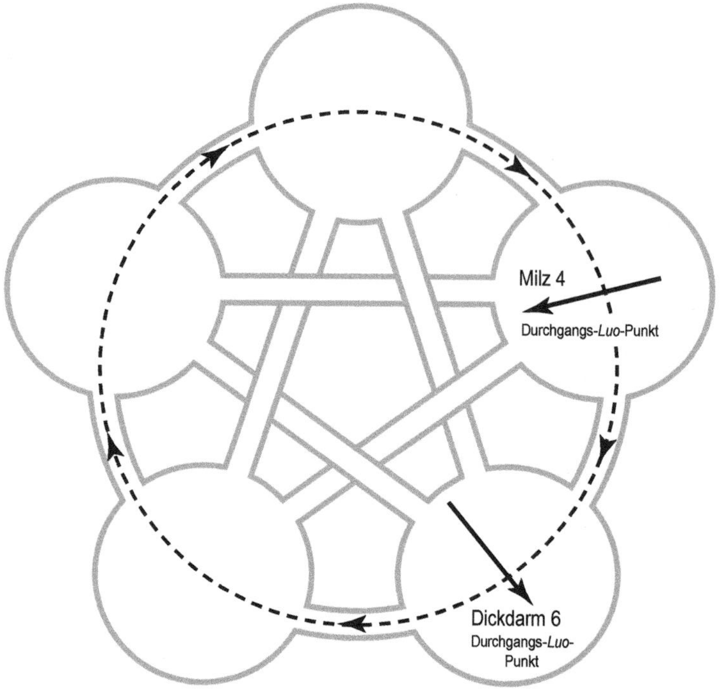

Abb. 36.4 Verwendung von Durchgangs-*Luo*-Punkten zum Ausgleichen einer Disharmonie zwischen Organpaaren

nem Mangel-Zustand gemeinsam tonisiert werden.

- Durchgangs-*Luo*-Punkte sind über eine innere Bahn mit den Ursprungs-*Yuan-Qi*-Punkten der Partnerorgane verbunden, mit denen sie oft paarweise verwendet werden. In dieser Wirt-Gast-Kombination stellt das primär betroffene Organ den „Wirt“ und sein Partnerorgan den „Gast“ dar.[4] Der Durchgangs-*Luo*-Punkt der Lunge könnte z. B. zusammen mit dem Ursprungs-*Yuan-Qi*-Punkt des Dickdarms tonisiert werden. Auf die Weise hilft die Verbindung der beiden Organe mit, das Metall-Element allgemein zu stärken.
- Sie können auch im Rahmen von mehrschrittigen Transferprozessen verwendet werden (➤ Kapitel 34 und ➤ Anhang C).
- Anwendung finden sie außerdem beim Ausgleichen von Akabane-Dysbalancen (➤ Kapitel 28).

Durchgangs-*Luo*-Punkte sind: Lunge 7, Dickdarm 6, Magen 40, Milz 4, Herz 5, Dünndarm 7, Blase 58, Niere 4, Perikard 6, Dreifacher Erwärmer 5, Gallenblase 37 und Leber 5.

36.3.7 Uhrzeitpunkte (Chronopunkte)

Uhrzeitpunkte sind Meridianpunkte, deren Element mit dem des Meridians übereinstimmt. Ihre Funktion als Uhrzeitpunkte haben sie aber jeweils nur während der zweistündigen Phase maximaler Aktivität. Pe 8, ein Feuerpunkt, ist z. B. nur in der Zeit von 19–21 Uhr der Uhrzeitpunkt des Perikard-Meridians (Perikard gehört als Organ/Organfunktion zum Feuer-Element). In ➤ Tab. 36.2 sind die Tageszeiten für die funktionelle Aktivität der einzelnen Uhrzeitpunkte angegeben.

[4] Im Laufe der Geschichte wurde mit unterschiedlichen Methoden versucht, das „Wirts"-Organ zu bestimmen. Im *Ling Shu* (Kapitel 10) und im Großen Kompendium der Akupunktur und Moxibustion wird die körperliche Symptomatik als Ausgangspunkt für die Diagnose vorgeschlagen. In der Fünf-Elemente-Konstitutionsakupunktur stützt sich die Diagnose auf ein weiter gefasstes Bild der „Beamten" bzw. Organfunktionen oder eine signifikant veränderte Pulsqualität des betreffenden Organs im Laufe der Behandlung.

Tab. 36.2 Uhrzeitpunkte (Chronopunkte)

Uhrzeitpunkt	Tageszeit der funktionellen Aktivität
Lunge 8	3–5 Uhr
Dickdarm 1	5–7 Uhr
Magen 36	7–9 Uhr
Herz 8	11–13 Uhr
Dünndarm 5	13–15 Uhr
Blase 66	15–17 Uhr
Nieren 10	17–19 Uhr
Perikard 8	19–21 Uhr
Dreifacher Erwärmer 6	21–23 Uhr
Gallenblase 41	23–1 Uhr
Leber 1	1–3 Uhr

Die Vorstellung von zweistündigen Phasen, in denen die Qi-Aktivität der Organe ihren Höchststand erreicht, entwickelte sich aus der biorhythmischen Methodenlehre *(zi wu liu zhu fa)* und geht mindestens bis in die Zeit der Tang-Dynastie zurück (618–906). Soulié de Morant (1994, p. 121) datiert sie sogar in die Han-Dynastie (104 v. Chr.) zurück, ohne allerdings Quellen anzugeben.

Da sich die zweistündigen Phasen an der Sonne orientieren, die mittags ihren Höchststand (Zenit) erreicht, müssen Therapeuten bestimmte Schwankungen (z. B. durch die Sommerzeit) einkalkulieren. Doch selbst dann ist es sehr schwierig, die genauen Organzeiten an einem bestimmten Ort zu errechnen. Aus dem Grund werden sie in der Praxis ziemlich großzügig gehandhabt. Wollte man sich streng an die vorgeschriebenen Zeiten halten, wären sehr „unchristliche" Behandlungstermine nötig. Daher beschränkt sich die konkrete Anwendung der Organzeiten meist auf die Chronopunkte von Magen und Milz, Herz und Dünndarm sowie Blase und Niere. Obwohl es nicht ihre Hauptindikation ist, könnte in der Phase der niedrigsten Organaktivität über diese Punkte eine sedierende Wirkung bei Fülle-Zuständen erzielt werden.

Indikationen

- Während der zweistündigen Phase der höchsten Organaktivität lässt sich über die Chronopunkte eine kraftvolle Qi-Stärkung induzieren.
- Außerhalb der Organzeit können Elementpunkte zur Qi-Stärkung verwendet werden; sie entfalten allerdings eine schwächere Wirkung als die Chronopunkte.
- Manchmal setzen Therapeuten Element- (oder Jahreszeit-Punkte) ein, wenn sie ein Organ in Einklang mit der Jahreszeit des jeweiligen Elements behandeln möchten. „Jahreszeitliche" Punkte im Frühling sind z. B. Gb 41 und Le 1, die bei einem Qi-Mangel dieser beiden Organe tonisiert werden könnten.
- Ein besonderes Anwendungsgebiet finden Elementpunkte in der Viernadeltechnik (➢ Anhang C).

36.3.8 Spalten-Xi-Punkte

Da sich in Spalten-*Xi*-Punkten Qi ansammelt, werden sie auch als Akkumulationspunkte bezeichnet. Sie kommen üblicherweise ergänzend zu anderen Punkten und zur allgemeinen Tonisierung oder Reduzierung (bei Qi-Überschuss) eines Organs zum Einsatz. Sie haben den Vorteil, dass sie sich zwischen den Kommandopunkten befinden (nur Ma 34 ist oberhalb des Knies lokalisiert). Daher erweisen sie sich oft als sehr dynamische und stark wirksame Punkte, die im Unterschied zu manchen anderen Punkten auch nicht das Gleichgewicht innerhalb eines Elements stören, weil es sich bei ihnen nicht um Elementpunkte handelt.

36.4 Punkte mit besonderen Indikationen

36.4.1 Rücken-Shu-Punkte

Rücken-*Shu*- oder Begleiteffekt-Punkte[5] befinden sich auf dem Blasen-Meridian am Rücken und er-

[5] J.R. Worsley verwendete genauso wie Felix Mann (ein einflussreicher Autor und Akupunkturlehrer) die Bezeichnung „Begleiteffekt-Punkte". Den meisten Therapeuten außerhalb der Fünf-Elemente-Konstitutionsakupunktur ist dieser Begriff jedoch völlig unbekannt.

Tab. 36.3 Rücken-Shu-Punkte

Organ	Rücken-Shu-Punkt
Lunge	Bl 13
Dickdarm	Bl 25
Magen	Bl 21
Milz	Bl 20
Herz	Bl 15
Dünndarm	Bl 27
Blase	Bl 28
Nieren	Bl 23
Perikard	Bl 14
Dreifacher Erwärmer	Bl 22
Gallenblase	Bl 19
Leber	Bl 18

möglichen eine direkte Beeinflussung der zugehörigen Organe (➤Tab. 36.3). Ihre Indikationen gehen auf ➤Kapitel 51 des *Ling Shu* zurück. Besonders häufig werden sie zur Stimulierung oder Sedierung eines Organ-Qi verwendet. Ihre Wirkung zeigt sich vor allem bei Patienten, deren Qi sich stark erschöpft hat. Man vermutet, dass ihre Wirkung durch direkte Beeinflussung des jeweiligen Organs zustande kommt und nicht erst – wie bei anderen Punkten – über die Organ-Meridiane vermittelt werden muss. Rücken-*Shu*-Punkte werden auch zur Diagnose und Behandlung von aggressiver Energie (➤Kapitel 30) eingesetzt.

36.4.2 Ein- und Ausgangspunkte

Diese Punkte befinden sich (nahe) am Anfang oder Ende der Meridiane und verbinden sie miteinander zu einem geschlossenen Qi-Kreislauf (Anwendungsgebiete ➤Kapitel 33).

Wenn nach Einschätzung des Therapeuten kein ungehinderter Qi-Fluss in hintereinandergeschalteten Meridianen möglich ist, bietet sich eine Behandlung über die Ein- und Ausgangspunkte an. Folgt man der traditionellen Beschreibung des Qi-Kreislaufs in Kapitel 10 des *Ling Shu*, so beginnt er mit dem Lungen- und endet mit dem Leber-Meridian. Es ist dieselbe Reihenfolge wie bei den Organzeiten nach der chinesischen Organuhr (s. o.).

Tab. 36.4 Ein- und Ausgangspunkte bzw. Öffnungs- und Endpunkte

Organ	Eingangspunkt	Ausgangspunkt
Lunge	1	**7**
Dickdarm	**4**	20
Magen	1	**42**
Milz	1	21
Herz	1	9
Dünndarm	1	19
Blase	1	67
Nieren	1	**22**
Perikard	1[a]	**8**
Dreifacher Erwärmer	1	**22**
Gallenblase	1	**41**
Leber	1	14
Ren Mai	1	24
Du Mai	1	28

[a] Bei den meisten Frauen wird stattdessen Pe 2 genommen, da Pe 1 nicht punktiert werden kann.

Im Allgemeinen gilt, dass der erste Punkt eines Meridians der Eingangs-/Öffnungs- und der letzte Punkt der Ausgangs-/Endpunkt ist. Doch es gibt Ausnahmen von dieser Regel, die in ➤Tab. 36.4 in halbfetter Schrift gesetzt wurden.

Manchmal lässt sich durch Tonisierung der Eingangs- oder Öffnungspunkte auch eine blitzartige Qi-Stärkung (Boost-Effekt) im gesamten Meridian erzielen.

36.4.3 Ren-Mai- und Du-Mai-Punkte

Während die 12 Haupt-Meridiane mit Flüssen vergleichbar sind, ähneln diese beiden Außerordentlichen Gefäße eher einem See oder Meer. Der *Ren Mai* (Konzeptionsgefäß) wird als „Meer der Yin-Meridiane" bezeichnet und der Du Mai (Lenkergefäß) als „Meer der Yang-Meridiane". Ihre Punkte dienen zur ergänzenden Behandlung des KF und anderer Elemente. Sie sind besonders indiziert, wenn ein schwerer Qi-Mangel vorliegt und sich keine zufrieden stellende Zustandsbesserung zu Beginn einer Behandlung abzeichnet (besondere Anwendungsgebiete ➤Kapitel 44).

36.4.4 Alarm-Mu-Punkte

Diese Punkte befinden sich im Stammbereich auf der Körpervorderseite und ermöglichen eine direkte Einflussnahme auf das zugehörige Organ. Alarm-*Mu*-Punkte lassen sich zu diagnostischen Zwecken einsetzen. Ihre Palpationsempfindlichkeit kann auf ein gestörtes Gleichgewicht im betreffenden Organ hinweisen. Für sich genommen ist Tastempfindlichkeit jedoch kein verlässlicher Indikator, da die (Hyper-)Sensibilität von Akupunkturpunkten individuell beträchtlich schwanken kann. Aus dem Grund legen nur wenige Therapeuten Wert auf Alarm-*Mu*-Punkte, zumal sie auch bei der KF-Diagnose keinerlei Hilfestellung geben. In der Fünf-Elemente-Konstitutionsakupunktur werden Alarm-*Mu*-Punkte niemals in therapeutischer Absicht verwendet, sondern wegen ihrer anderen Wirkeigenschaften häufiger behandelt (➤ Kapitel 29).

Wie viele andere Therapeuten, die in ihrer Ausbildung von japanischen Quellen beeinflusst wurden, verwendet auch J.R. Worsley eine Aufstellung von Alarm-*Mu*-Punkten, die leicht von der in China üblichen Liste abweicht (Worsley 1982, p. 285). Die Unterschiede sind durch halbfett gesetzte Punkte in ➤ Tab. 36.5 kenntlich gemacht.

Tab. 36.5 Alarm-Mu-Punkte auf der Körpervorderseite

Organ	Alarm-Mu-Punkt
Lunge	Lu 1
Dickdarm	Ma 25
Magen	Ren 12
Milz	Le 13
Herz	Ren 14
Dünndarm	Ren 4
Nieren	Gb 25
Perikard	**Ren 15**
Dreifacher Erwärmer *(San Jiao)*	Ren 5
– Oberer Brenner	Ren 17
– Mittlerer Brenner	Ren 12
– Unterer Brenner	Ren 7
Gallenblase	**Gb 23** und Gb 24
Leber	Le 14

Die in diesem Kapitel beschriebenen Punkte bilden großenteils die Behandlungsgrundlage. Für eine spezifische Behandlung der geistig-seelischen Ebene geeignete Punkte werden im nächsten Kapitel vorgestellt.

ZUSAMMENFASSUNG

- In der Fünf-Elemente-Konstitutionsakupunktur werden regelmäßig Punkte verwendet, deren Indikationen ursprünglich im *Nei Jing* und *Nan Jing* beschrieben wurden.
- Von den unterhalb der Ellenbogen und Knie lokalisierten Kommandopunkten wird häufig Gebrauch gemacht.
- Zwischen Organen mit relativem Fülle- und relativem Mangel-Zustand kann ein Qi-Transfer durchgeführt werden. Dazu werden Elementpunkte mit tonisierender oder sedierender Wirkung verwendet. Zwischen Yin-Organen ist auch ein Qi-Transfer über den *Ke*-Zyklus möglich. Diese Methode ist vor allem in solchen Fällen gebräuchlich, in denen die Pulsdiagnose auf eine markante Dysbalance der Elemente hindeutet.
- Auch Ursprungs-*Yuan-Qi*-Punkte kommen sehr häufig zum Einsatz, weil sie über ihre Wirkung auf das *Yuan-Qi,* d.h. das Jing in Qi-Form, einen unmittelbaren Einfluss auf die konstitutionelle Gesundheit der Patienten haben. Es sind wichtige Punkte, um die KF-Diagnose und das Ansprechen auf eine Organ- oder Element-Behandlung zu überprüfen.
- Bei ausgeprägten Qi-Mangelsyndromen ist üblicherweise die Verwendung von Rücken-*Shu*-Punkten, Organzeit-/Chronopunkten oder von *Ren-Mai-* und *Du-Mai*-Punkten indiziert.

KAPITEL

37 Zur Behandlung von Geist/ Seele geeignete Punkte

37.1 Behandlung des „Geistes" in der Fünf-Elemente-Konstitutionsakupunktur

In der Fünf-Elemente-Konstitutionsakupunktur wird viel Wert auf die Behandlung der geistig-seelischen Ebene bei chronischen Gesundheitsstörungen gelegt.

Im Vollbesitz der geistigen Kräfte zu sein (de shen) verleiht dem Leben Glanz. Verstand oder Seele zu verlieren (shi shen) ist gleichbedeutend mit Vernichtung. (*Su Wen*, Kap. 13, in Larre & Rochat de la Vallée 1995, p. 33)

In diesem Kapitel geht es um Punkte, die sich zur Behandlung des „Geistes" eignen, wobei wir den Begriff „Geist" im selben Wortsinn wie in den ➤ Kapiteln 3 und ➤ 27 verwenden. Wenn Therapeuten auf der Persönlichkeitsebene von Patienten eine Veränderung herbeizuführen versuchen, streben sie damit einen tiefen, grundlegenden Wandel an. Diese Veränderungen lassen sich an der Selbstwahrnehmung (Ichgefühl) der Patienten und ihren Interaktionen mit der Umwelt ablesen.

37.1.1 Richtige Behandlungsebene

Die richtige Behandlungsebene zu finden hat oberste Priorität. Bei manchen Patienten beruhen Schmerzen, Funktionseinbußen und/oder reduzierte Vitalität auf rein körperlichen Symptomen. In ihrem Fall reicht es z. B., mit einfachen Therapiemaßnahmen das innere Gleichgewicht so weit zu stabilisieren, dass die körperlichen Symptome verschwinden. Doch auch banale Symptome könnten einer tiefer gelegenen Störung entspringen.

Neben Schmerzen, Funktionseinbußen und/oder reduzierter Vitalität neigen manche Patienten z. B. ihr Leben lang zu Ängstlichkeit. In dem Fall ist es wichtig, dass sich die Behandlung auch auf ihre ängstliche Persönlichkeitsstörung richtet. Bei Patienten mit einem Wasser-KF könnte die Behandlung z. B. mit der Harmonisierung des absteigenden Nieren-Qi beginnen, damit sie innerlich ruhiger werden. Wenn es bereits über einfache therapeutische Maßnahmen wie die Verwendung von Kommandopunkten, Qi-Transfers oder Rücken-*Shu*-Punkten im Hinblick auf das Wasser-Element gelingen sollte, besteht keine Notwendigkeit, zusätzlich noch spezifische Punkte zur Behandlung der psychischen Ebene einzubeziehen. Manche Patienten erleben schon nach einfachen Therapiemaßnahmen einen radikalen Wandel ihrer körperlichen, geistigen und seelischen Verfassung.

Falls sich nach solchen einfachen Maßnahmen allerdings keine spürbare Verbesserung der psychischen Situation abzeichnet, sollten Therapeuten Punkte auswählen, deren Wirkung sich gezielter auf Geist oder Psyche richtet. Wenn Patienten angeben, dass sie sich besser fühlen, wissen Therapeuten, dass die geistig-seelische Ebene betroffen war. Neben der Symptomatik sollten sich auch Farbe, Klang, Emotion und Geruch gebessert haben.

37.1.2 Geist und Gesundheit

Was „Gesundheit" oder Wohlbefinden ausmacht, kann individuell ganz unterschiedlich sein. Entspannung, Vitalität, Glück, Stärke, Kreativität, Spontaneität, Entschiedenheit, Klarheit, Bestimmung und Hoffnung sind nur einige der vielen Aspekte des Menschseins, deren Wendung zum Positiven sie erst erleben müssen, bevor sich Patienten wieder wohl fühlen. Solange die Wurzel einer Störung auf psychischer Ebene liegt und nur die körperlichen Beschwerden auf die Behandlung ansprechen, werden sie ihr Leben weiterhin nicht in vollen Zügen genießen können. Auch ihre physischen Probleme können erneut oder in veränderter Form wieder auftreten.

37.1.3 Wahl der Geist-Punkte

Die Punkte, mit denen sich die geistig-seelische Ebene der Patienten beeinflussen lässt, befinden sich gewöhnlich auf den Meridianen ihres konstitutionellen Faktors (KF). Nur wenn traumatische oder schwierige, mit intensiven Gefühlen verbundene Situationen zu einer starken psychischen Belastung geführt haben, werden auch zu anderen Elementen gehörige Geist-Punkte verwendet. Wenn sich z. B. Patienten mit einem Erd-KF nach einem kürzlich erlittenen schmerzlichen Verlust nicht wieder „fangen" (genauso wohl und glücklich wie zuvor fühlen), kann eine Behandlung über Metall-Punkte nötig sein, die hauptsächlich auf die psychische Ebene einwirken. Ohne eine stützende Behandlung ihres Metall-Elements würden sie ihre frühere Ausgeglichenheit nicht wiederfinden.

37.1.4 Erreichen der geistig-seelischen Ebene

Die geistige Verwurzelung nicht auszulassen, hat Vorrang vor allen anderen Methoden bei der Verwendung von Nadeln. (*Ling Shu,* Kapitel 8; Larre & Rochat de la Vallée 1995, p. 81)

Dass es wichtig ist, die psychische Ebene von Patienten zu behandeln, ist leichter gesagt als getan, denn sie lässt sich nicht immer erreichen.

Wie ließe sich eine Besserung der geistig-seelischen Verfassung anstoßen? Das ist nicht so leicht zu beantworten, und alle Therapeuten kennen das frustrierende Gefühl, dass sich trotz aller Bemühungen nicht die Veränderungen einstellen wollen, von deren Notwendigkeit sie zutiefst überzeugt sind. Bei der Behandlung der psychischen Ebene greifen zwei Faktoren ineinander: die innere Entwicklung des Therapeuten und die Wahl der richtigen Punkte.

Innere Entwicklung des Therapeuten

Selbst wenn sie bereits thematisiert wurde (➤ Kapitel 6), kann ihre Bedeutung kaum überschätzt werden. Ausschlaggebend für eine gute Therapeut-Patienten-Beziehung ist eine vertrauensvolle, tiefe Verbundenheit. Therapeuten, die keine tiefer gehende Beziehung zu Patienten aufbauen können, werden oft erleben, dass ihre Bemühungen auf psychischer Ebene scheitern. Das trifft besonders zu, wenn Patienten an intensiven Gefühlen von Traurigkeit, Frustration, Angst, Kummer oder anderen emotionalen Zuständen leiden. Wenn sich therapeutische Beziehungen darauf beschränken, „dass es gut läuft", bleibt verborgen, unter welchen psychischen Schwierigkeiten Patienten leiden. Sie werden sich in diesem therapeutischen Rahmen niemals offenbaren oder emotional berührt fühlen.

Das heißt nicht, dass Therapeuten all ihre Zeit darauf verwenden sollten, Leid und Unglück ihrer Patienten auszugraben, sondern vielmehr, dass sie im Laufe der Behandlung mit diesen Aspekten in Berührung kommen sollten. Dann merken die Patienten, dass auch solche Persönlichkeitsanteile gesehen und akzeptiert werden. In dem Wissen, dass ihre inneren Konflikte bekannt sind, können sie in der Therapie weitgehend die Maske ablegen, die sie im Alltag vor sich hertragen.

Zu dieser Art von Verbundenheit oder Bindung sind nur Therapeuten fähig, die sich ihrer eigenen Schwierigkeiten bewusst sind und sich aufrichtig um die Nöte anderer kümmern wollen. Daher trachten sie danach, ihre Kompetenz und Intuition pfleglich zu behandeln bzw. noch zu steigern. Dann zeigt sich von selbst, welche Ebene eines Patienten besonders behandlungsbedürftig ist.

Behandlungsintention

In der Akupunktur spielt die therapeutische Intention eine entscheidende Rolle. Ob Ni 25 ausschließlich wegen körperlicher Indikationen wie Husten, Asthma und Brustschmerzen (Cheng 1987, p. 187) oder wegen seines altehrwürdigen Namens *Shencang* („Speicher des Geistes") genadelt wird, kann die Reaktion von Patienten völlig unterschiedlich ausfallen lassen. „Medizin ist Intention *(Yi).* Wer seine Intention tüchtig gebraucht, ist ein guter Arzt“, behauptete Sun Si-miao (zit. in Scheid & Bensky 1998).

Nach Noten können viele Pianisten spielen, doch an die Herzen und Gefühle der Zuhörer rühren nur diejenigen, die ihre eigene Seele in das Klavierstück hineinlegen.

Um bis zur geistig-seelischen Ebene ihrer Patienten vordringen und zufrieden stellende Veränderungen erreichen zu können, müssen Therapeuten voll präsent sein. Obwohl nur feine Nadeln ins Qi der Patienten eingestochen werden, stellt Akupunktur eine sehr wirksame, wenngleich höchst subtile Form von Medizin dar. Sie ist genauso hohe Kunst wie Wissenschaft. Wer das nicht versteht, dem wird der therapeutische Nutzen/Wert der in den folgenden Abschnitten beschriebenen Punkte auf ewig ein Geheimnis bleiben.

37.1.5 Punktauswahl

Bevor wir uns näher mit der Auswahl der Punkte befassen, soll noch einmal betont werden, dass – unter den richtigen Voraussetzungen – von jedem beliebigen Punkt aus psychische Veränderungen induziert werden können. Auch wenn einige Punkte einen stärkeren Einfluss auf die geistig-seelische Ebene haben mögen, bewirkt allein schon die Behandlung der Kommandopunkte bei vielen Patienten einen grundlegenden Wandel. Nur wenn sich Patienten innerlich unverändert zeigen, sollten Therapeuten Punkte mit primär psychischer Wirkung hinzuziehen.

Bei der Auswahl ist zu beachten, dass grundsätzlich jeder Meridianpunkt nach Auffassung der Fünf-Elemente-Konstitutionsakupunktur eine andere Wirkung auf das jeweilige Organ entfaltet – ähnlich wie mit den Löchern einer Flöte unterschiedliche Töne produziert werden.

37.1.6 Anwendungshäufigkeit

Wenn Punkte zu häufig verwendet werden, kann es ähnlich wie bei manchen Medikamenten auf Dauer zu einem Gewöhnungseffekt kommen, der ihre Wirksamkeit abschwächt. Daher ist von einer ständig wiederholten Behandlung der immer gleichen Punkte abzuraten. Solche Punkte in präziser und eleganter Weise gebrauchen zu können, setzt voraus, dass Therapeuten das ganze Repertoire der Meridianpunkte erkunden, um danach zu beurteilen, welche Veränderungen einzelne Punkte bewirken. Manchmal lässt es sich aber nicht vermeiden, dieselben Punkte häufiger zu nehmen, weil sich z. B. nur wenige Punkte auf dem Meridian befinden oder die Patienten eine Langzeittherapie benötigen. In dem Fall können unterschiedliche Punktkombinationen sinnvoll sein.

37.1.7 Namensbezogene Anwendung

Die Namen oder Bezeichnungen vieler Punkte gehen auf die Zeit der Han-Dynastie zurück. Im *Nei Jing* sind 160 Punkte namentlich erwähnt und ihre Bezeichnungen lassen – nicht weiter überraschend – deutlich den Einfluss des Taoismus und Konfuzianismus erkennen. Aus taoistischer Sicht sind der Mensch und der menschliche Körper ein Mikrokosmos und ein Bindeglied zwischen Himmel und Erde. Das belegen die Namen zahlreicher Punkte.

Körper-Landschaft

Ein taoistischer Spruch besagt: „Der menschliche Körper ist Abbild eines Landes“ (Schipper 1993, p. 100) mit Flüssen, Sümpfen, Hügeln, Tälern, Bergen und Seen – was sich in den Bezeichnungen der Punkte widerspiegelt. Auch die Namen von Gestirnen und Planeten sind darunter vertreten. Darüber hinaus finden sich mit Grabstätten, Residenzen, Palästen und Stadttoren einige Gebäude und Institutionen aus der dynamischen und schöpferischen Han-Dynastie in Punktbezeichnungen wieder.

Der große Arzt Sun Si-miao schrieb: „Die Namen der Punkte sind nicht rein nominell zu verstehen, sondern haben alle eine tiefere Bedeutung“ (zit. in Ellis et al. 1989). Für viele taoistische Therapeuten wurde der Name von Punkten zu einem wichtigen Aspekt, unter dem sie ihre Auswahl trafen. So steht es im „Klassiker des Gelben Hofes“, der aus dem 2. Jhd. stammt und zum Dao Zang, dem taoistischen Kanon, gehört (Eckman 1996, p. 213). Von taoistischen Akupunkteuren wird die Tradition der namensbezogenen Anwendung von Punkten noch immer hochgehalten.[1]

Anatomische Aspekte

In Fortführung des *Nei Jing* und des *Ming Tang* (vor Urzeiten verloren gegangener Klassiker der Akupunktur und Moxibustion aus der Zeit der Han-Dynastie) kamen im *Jia Yi Jing* (ca. 282 n. Chr.) die Namen von weiteren 189 Punkten hinzu, so dass insgesamt 349 Punkte namentlich bekannt waren. Viele dieser Namen bezogen sich auf die topografische Anatomie im Bereich oder in der Nähe der Punkte. Sie geben uns zeitgenössischen Therapeuten aber kaum oder keine Hilfestellung in Bezug auf die Besonderheiten dieser Punkte.[2]

Geist-Punkte

Auf jedem Meridian gibt es Punkte, in deren Namen eine Beziehung zum Himmel oder zu geistigen Persönlichkeitsaspekten angedeutet wird. Dabei ist es aber wichtig, im Kopf zu behalten, auf welchem Organ oder Element der Punkt lokalisiert ist. Bei Patienten, denen es an Optimismus oder Inspiration mangelt, könnte ein Punkt wie Le 14 („Tor der Hoffnung") wirksam sein, sofern ein gestörtes Gleichgewicht der Leber vorliegt. Falls die Ursache jedoch in der Dysfunktion eines anderen Organs oder Elements zu suchen wäre, bliebe das „Tor der Hoffnung" wirkungslos. Punkte wie die „Himmelsfenster", Nieren-Brust- oder äußeren Rücken-*Shu*-Punkte sind in Gruppen angeordnet. Andere Punkte tragen Bezeichnungen, deren Bestandteil *-shen* oder *-ling* mit Geist übersetzt werden könnte. Diese Gruppen werden weiter unten besprochen (zur Verwendung von Geist-Begriffen in der TCM ➤ Anhang A).

Richtige Deutung

Das Hauptproblem in Bezug auf die Verlässlichkeit, mit der die Namen von Punkten Auskunft über deren besondere Eigenschaften/Wirkungen geben, besteht in der richtigen Deutung oder Interpretation der Bezeichnungen. Was die alte Namensgebung damals bedeutete, ist nicht immer klar. Daher sollten sich Therapeuten vor einer eigenmächtigen Interpretation hüten, um die besonderen Eigenschaften von Punkten nicht am Ende völlig falsch zu sehen (mehr zur richtigen Namensdeutung Ellis et al. 1988, Hicks 1999, College of Traditional Acupuncture 2000, Willmont 2001).[3]

37.1.8 Anwendung nach Lokalisation

Obwohl sich die wirksamsten Punkte meist distal der Ellenbogen und Knie befinden, gibt es auch in anderen Körperregionen noch eine Vielzahl wirksamer Punkte.

Sie konzentrieren sich vor allem auf drei Körperzonen (➤ Abb. 37.1). Aus historischer Sicht legten Tai Chi-, Qigong- und taoistische Meditationsübungen größeres Gewicht auf diese drei *Dantian*-Bereiche als die chinesische Medizin. (Es bestehen gewis-

1 J.R. Worsley lernte das Konzept der namensbezogenen Anwendung von Punkten und die Interpretation mancher Namen vermutlich durch J. Lavier kennen, der sie bei zahlreichen Therapeuten im Fernen Osten ausgiebig studieren konnte.

2 Eine Originalversion des *Jia Yi Jing* ist nicht erhalten geblieben. Die früheste überlieferte Version stammt aus dem Jahre 1601, so dass sich unmöglich erkennen lässt, wie viele Punktnamen erst in späteren Zeiten hinzukamen. Joseph Needham glaubt, dass die Benennung sämtlicher Punkte um etwa 300 n. Chr. abgeschlossen wurde (Lu & Needham 1980, p. 101).

3 Im Zuge der neuzeitlichen Bemühungen, alle taoistischen oder abergläubischen *(mixin)* Einflüsse aus der chinesischen Medizin zu verbannen, ist die Bedeutung der Punktnamen in der modernen TCM-Akupunktur praktisch völlig ausgelöscht worden. Das ist sehr bedauerlich. Wenn Therapeuten daran interessiert sind und manchmal gern Punkte dem Namen gemäß verwenden würden, sind sie auf sich gestellt. Sie müssen sich mit der Interpretation von Punktenamen vertraut machen, in verschiedenen Akupunkturbüchern darüber nachlesen und vor allem darauf vorbereitet sein, dass sie selbst ein großes Repertoire an Punkten zu erkunden haben werden, um deren Eigenschaften beurteilen zu können. In diesem Buch haben wir neben potenziellen Wirkungen, die sich aus dem Namen eines Punktes ableiten lassen, vor allem unsere eigene klinische Erfahrung sowie die Erfahrungen anderer Vertreter dieser Akupunkturrichtung mit einbezogen.

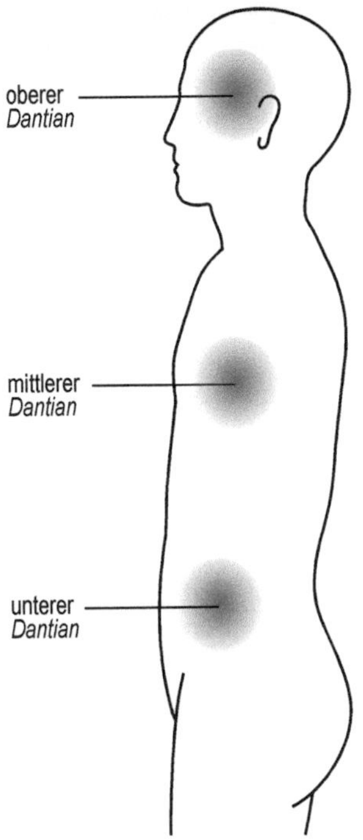

Abb. 37.1 Die drei herdförmigen *Dantian*-Zonen des Körpers

se Gemeinsamkeiten, aber auch wichtige Unterschiede zum indischen Chakren-Konzept.) Dass es dennoch beträchtliche Überschneidungen gibt, zeigt sich am deutlichsten in den Bezeichnungen und Indikationen von Akupunkturpunkten. In den herdförmigen Qi-Zentren klingt das Himmel-Menschheit-Erde-Paradigma an.

Unterer Dantian

Die unmittelbar unterhalb des Nabels bzw. Zwerchfells gelegene Zone steht mit dem *Mingmen*-Bereich zwischen den Nieren in Verbindung. Beide haben in der fernöstlichen Medizin und spirituellen Lehren eine besondere Bedeutung. Denn auf ihrem Qi „gründet das Leben des Menschen" und sie sind „Ursprung und Fundament der 12 Leitbahnen oder Meridiane" (Unschuld 1986). In Japan konzentrieren sich viele Meditationsübungen auf das Hara, wie die Zone dort genannt wird. Bei diversen japanischen Akupunkturschulen gehört die Hara-Palpation zu den wichtigsten diagnostischen Mitteln. (Nach der indischen Tradition entspricht der untere *Dantian* dem Sitz des zweiten Chakra.) Im Himmel-Menschheit-Erde-Modell stellt dieses wichtige körperliche Energiezentrum eine Verbindung zum Qi der Erde her. Im „Buch der Mitte", einem Klassiker der Han-Dynastie, heißt es:

Der Dantian ist die Wurzel jedes menschlichen Wesens. An dieser Stelle wird die Lebenskraft aufbewahrt. Hier hat das Qi der Fünf Elemente seinen Ursprung. (Schipper 1993, p. 106)

Ein Leere-Zustand im unteren *Dantian* äußert sich gewöhnlich als Mangel an körperlicher und sexueller Vitalität und verstärkt die Neigung zu Verunsicherung und Angstgefühlen. Denn der Geist ist nicht länger „verwurzelt".

Mittlerer Dantian

Er befindet sich in der Mitte des Brustraums und steuert nach dem Himmel-Menschheit-Erde-Modell das Verhältnis zu anderen Menschen. Vom Zustand des mittleren *Dantian* hängt die Bindungsfähigkeit (d. h. enge Beziehungen eingehen zu können) und die Bereitschaft ab, sich kreativ und produktiv für Menschen und „10 000 Dinge" in der materiellen Welt zu engagieren. Viele Punkte, die mit Herz und Perikard in Verbindung stehen, sind um den mittleren *Dantian* herum angesiedelt.

Oberer Dantian

Er liegt in Augenhöhe im Gehirn und ist für die Verbindung zum Himmel verantwortlich. Taoistischen Meistern war er als „Höhle des *Shen*-Geistes" oder „oberer Schmelztiegel" bekannt.

Von der Vitalität des oberen *Dantian* hängen Inspiration, Lebenszweck/Bestimmung und ein Gefühl von Naturverbundenheit ab. Viele Punkte in diesem Bereich – z. B. Gb 13 (*Benshen*, „Wurzel des *Shen*-Geistes"), Du 24 (*Shenting*, „Halle des *Shen*-Geistes") und *Yintang* (knapp über dem *Dantian* zwischen den Augenbrauen) – haben eine lange Tradition und wurden zur Stärkung und Beruhigung des Geistes angewandt.

37.1.9 Repertoire einzelner Therapeuten

Jeder Therapeut greift auf sein eigenes Repertoire an Punkten zurück. In ➤ Tab. 37.1 sind Punkte aufgelistet, die von den Autoren und ihren Kollegen üblicherweise verwendet werden. Das schließt aber nicht aus, dass sich mit anderen Punkten ebenfalls spezifisch psychische Veränderungen induzieren ließen. Es kommt auch vor, dass Punkte, die der eine Therapeut sehr wirksam findet, bei Kollegen nicht dieselbe Wirkungsstärke zeigen. Daher bleibt nichts anderes übrig, als eine größere Zahl von Patienten über möglichst viele verschiedene Punkte zu behandeln und mit gespannter Aufmerksamkeit auf eintretende Puls- und sonstige Veränderungen bei den Patienten zu achten. Mit den Jahren können Therapeuten dann rekapitulieren, welche Punkte sie bei bestimmten Indikationen eingesetzt und welche Veränderungen sie damit erreicht haben.

Es darf nicht vergessen werden, dass jeder Meridianpunkt eine gewisse, wenn auch vielleicht nur minimale Wirkung entfaltet. In Händen eines *Shen-gren*-Therapeuten, der „mit seiner Stärke die höhere menschliche Natur erwecken und entwickeln" kann (➤ Kapitel 6), wird sich über jeden beliebigen Punkt ein tief greifender Wandel bewirken.

37.2 Besondere Gruppen von Geist-Punkten

37.2.1 „Himmelsfenster"

Die Gruppe der „Himmelsfenster" stammt aus dem *Ling Shu* und wird dort in den Kapiteln 2, 5 und 21 erwähnt, allerdings mit leicht divergierenden Zusammenstellungen und Indikationen. Dass in Wirk-

Tab. 37.1 Zur Behandlung von Geist/Seele geeignete Punkte

Element	Spezifisch psychische Wirkung
Holz	Gallenblase 9 *Tianchong,* Himmlischer Ansturm Gallenblase 13 *Benshen,* Wurzel/Ursprung des Geistes Gallenblase 15 *Toulinqi,* Kopf über den Tränen/Abstieg der Tränen Gallenblase 16 *Muchuang,* Augenfenster Gallenblase 18 *Chengling,* Geist empfangen Gallenblase 24 *Riyue,* Sonne und Mond Gallenblase 37 *Guangming,* Hell und klar/Strahlendes Licht Gallenblase 40 *Qiuxu,* Feld/Wildnis am Hügel Blase 48 *Yanggang,* Gebundenes Yang/Yang-Netz Leber 2 *Xingjian,* Zwischengang Leber 13 *Zhangmen,* Gesetzestor Leber 14 *Qimen,* Tor der Hoffnung/Zeitliches Tor Blase 47 *Hunmen,* Tor der Wanderseele-*Hun*
Feuer	Herz 1 *Jiquan,* Höchste/Äußerste Quelle Herz 2 *Qingling,* Blaugrüner/Frischer Geist Herz 4 *Lingdao,* Weg der Geisteskraft Herz 7 *Shenmen,* Tor des Geistes-*Shen* Blase 44 *Shentang,* Halle des Geistes/Halle der Götter Dünndarm 11 *Tianzong,* Himmlische Ahnen Dünndarm 16 *Tianchuang,* Himmelsfenster Dünndarm 17 *Tianrong,* Himmlische Erscheinung/Antlitz des Himmels Perikard 1 *Tianchi,* Himmelsteich Perikard 2 *Tianquan,* Himmelsquelle Blase 43 *Gaohuangshu,* Sitz der Vitalen (Rücken-)*Shu*-Punkte Dreifacher Erwärmer 10 *Tianjing,* Himmlischer Brunnen Dreifacher Erwärmer 15 *Tianliao,* Himmlischer Knochenspalt Dreifacher Erwärmer 16 *Tianyou,* Himmlisches Fenster Dreifacher Erwärmer 23 *Sizhukong,* Seidenbambusloch

Tab. 37.1 Zur Behandlung von Geist/Seele geeignete Punkte *(Fortsetzung)*

Element	Spezifisch psychische Wirkung
Erde	Magen 8 *Touwei,* Kopferker/Kopfbindung Magen 9 *Renying,* Den Menschen willkommen Magen 23 *Taiyi,* Höchste Einheit/Das große Eine Magen 25 *Tianshu,* Himmlischer Angelpunkt Magen 40 *Fenglong,* Reiche Fülle Milz 4 *Gongsun,* Großvater und Enkel/Enkel des Fürsten Milz 15 *Daheng,* Große Horizontale/Große Transversale Milz 18 *Tianxi,* Himmlischer Strom/Himmelsschlucht Milz 20 *Zhourong*, Eingefasste Herrlichkeit/Überall Erblühen Milz 21 *Dabao,* Große Umhüllung Blase 49 *Yishe,* Wohnung des Yi/Haus der Gedanken
Metall	Lunge 1 *Zhongfu,* Residenz der Mitte Lunge 2 *Yunmen,* Wolkentor Lunge 3 *Tianfu,* Residenz des Himmels Blase 42 *Pohu,* Tür der Körperseele-*Po* Dickdarm 17 *Tianding,* Himmlisches Gefäß/Himmelsdreifuß Dickdarm 18 *Futu,* Unterstützer der Vorwölbung
Wasser	Blase 1 *Jingming,* Strahlende Augen Blase 7 *Tongtian,* Himmelspassage Blase 10 *Tianzhu,* Himmelssäule Blase 52 *Zhishi,* Sitz des Willens-*Zhi* Niere 1 *Yongquan,* Sprudelnde Quelle Niere 21 *Youmen,* Dunkles Tor Niere 23 *Shenfeng,* Siegel des Geistes-*Shen* Niere 24 *Lingxu,* Grabstätte des Geistes/Hügel des Geistes Niere 25 *Shencang,* Speicher des Geistes Niere 26 *Yuzhong,* Elegantes Zentrum/Blühendes Zentrum Niere 27 *Shufu,* Leere Residenz/*Shu*-Punkt-Residenz
Ren Mai, Du Mai, Extrapunkt	Ren 1 *Huiyin,* Zusammentreffen des Yin Ren 4 *Guanyuan,* Tor zum Yuan-Qi/Pass zum Ursprung Ren 5 *Shimen,* Steinernes Tor Ren 6 *Qihai,* Meer des Qi Ren 8 *Shenque,* Palasttor des Geistes Ren 15 *Jiuwei,* Taubenschwanz Ren 16 *Zhongting,* Mittlere Halle/Mittlerer Hof Ren 17 *Tanzhong,* Mitte der Brust Ren 22 *Tiantu,* Himmlischer Kamin/Himmelspfad Du 4 *Mingmen,* Lebenstor Du 10 *Lingtai,* Turm des Geistes Du 11 *Shendao,* Weg des Geistes Du 16 *Fengfu,* Palast des Windes Du 19 *Houding,* Hinterer Gipfel/Hinteres Schädeldach Du 20 *Baihui,* Hundert Treffen/Zusammenkunft aller Leitbahnen Du 24 *Shenting,* Halle/Hof des Geistes *Yin Tang*

lichkeit keinerlei psychische Indikationen in den betreffenden Abschnitten angeführt sind, lässt verständlicherweise manche Autoren zweifeln, ob sie überhaupt eine besondere Wirkung auf Geist oder Persönlichkeit eines Menschen haben (Deadman et al. 1998, p. 50, McDonald 1992).

Weiter oben haben wir die enorme Vielfalt der Namensgebung für unterschiedliche Punkte angesprochen. Während sich manche aus anatomischen Merkmalen ableiten, sind andere z. B. eher nach dem Anwendungsgebiet benannt. Über die Punkte, die wir unter der Gruppenbezeichnung Himmelsfenster kennen, lässt sich speziell die Beziehung der Patienten zum Himmel verstärken. [Anm. d. Übers.: Hier folgt eine Differenzierung zwischen sky und heaven, die auf Deutsch nicht übersetzbar ist.] Die meisten „Himmelsfenster" führen das Wort für Himmel *(Tian)* in ihrem Namen und rufen damit das Bild hervor, dass sie den zum Himmel gewandten Persönlichkeitsanteil nähren könnten.

Den „himmlischen" Persönlichkeitsanteil nährende Punkte

Für die taoistischen Therapeuten der Han-Dynastie bestand das Behandlungsziel darin, das harmonische Gleichgewicht zwischen dem Qi des Menschen und dem Qi von Himmel und Erde wiederherzustellen. Dass die obere Körperhälfte mit dem Himmel in Einklang steht, zieht sich seit der Han-Dynastie als roter Faden über viele Stammlinien durch die Geschichte der Akupunktur.

Aus den Namen und Lokalisationen der Himmelsfenster-Punkte (➤ Tab. 37.2) geht hervor, dass sie geeignet erschienen, die Verbindung zwischen Mensch und Himmel zu fördern. Alle Himmelsfenster befinden sich im Halsbereich – mit Ausnahme von Lu 3 (Oberarm) und Pe 1 (Brust), deren Meridiane nicht bis zum Nacken hochsteigen. Der Hals schlägt eine Brücke zwischen Körperstamm und Kopf bzw. für das Qi aus dem unteren und mittleren *Dantian* zum oberen *Dantian.*

Was oberhalb des Halses ist, ist edel und majestätisch im Geiste, das heißt, es zeigt das Merkmal des Himmels und seine Art. (Tung Chung-Shu, zit. in Chan 1963, p. 281)

Tab. 37.2 Himmelsfenster-Punkte

Element	Himmelsfenster
Holz	keines[a]
Feuer	Dü 16 *Tianchuang,* Himmelsfenster Dü 17 *Tianrong,* Himmlische Erscheinung/Antlitz des Himmels Pe 1 *Tianchi,* Himmelsteich 3E 16 *Tianyou,* Himmlisches Fenster
Erde	Ma 9 *Renying,* Den Menschen willkommen
Metall	Lu 3 *Tianfu,* Residenz des Himmels Di 18 *Futu,* Unterstützer der Vorwölbung
Wasser	Bl 10 *Tianzhu,* Himmelssäule
Ren Mai Du Mai	*Ren* 22 *Tiantu,* Himmlischer Kamin/Himmelspfad *Du* 16 *Fengfu,* Palast des Windes

[a] sofern nicht Gb 9 eingeschlossen ist (Gallenblasenpunkte ➤ Kapitel 38)

Dass viele Therapeuten aus eigener Erfahrung wissen, wie gut sich die geistige Ebene von Patienten über diese Himmelsfenster-Punkte beeinflussen lässt, ist der zweite Grund, der für ihre Verwendung spricht. Das heißt nicht, dass sie (oder andere Punkte mit überwiegend psychischer Indikation) immer die erhoffte Wirkung zeigen, was natürlich für sämtliche Punkte gilt. Für den ausbleibenden Erfolg kann es unterschiedliche Gründe geben, z. B. dass die therapeutische Beziehung nicht eng genug ist, dass Therapeuten zu unkonzentriert-ziellos vorgehen oder die falschen Punkte gewählt haben. Das alles kann dazu führen, dass die Behandlungsergebnisse weit hinter den Erwartungen und Hoffnungen zurückbleiben. Vielleicht waren auch die Patienten einfach noch nicht so weit (innerlich ausgeglichen), den vollen Nutzen aus der Behandlung zu ziehen.

37.2.2 Anwendung der Himmelsfenster-Punkte

Verbindung zum Himmel

Die Himmelsfenster-Punkte sind indiziert, wenn Patienten niedergeschlagen sind und mit ihrem Qi nicht mehr bis zum Himmel reichen. Nur wenn sie den Himmel berühren, können Menschen ihre Außenkontakte als Glück erleben. Sie sind offen für Wunder – einen herrlichen Tag, Musik, eine schöne Landschaft und die volle Pracht der Natur und des Lebens. Ein Klassiker aus der Han-Dynastie bringt es auf den Punkt:

Wer vom Himmel Erschaffenes hegen kann und sich nicht einmischt, wird „Himmelssohn" genannt. (Lushi Chunqiu, zit. in Lo 2001, p. 25)

Es war sicher nie einfach, vom Himmel Erschaffenes zu hegen, doch urbanes Leben, Materialismus und abnehmendes Interesse an Spiritualität in der heutigen Zeit machen es den Menschen unseres Kulturkreises schwerer als je zuvor. Jeder weiß, wie es ist, wenn man viel zu müde, besorgt, empört oder lustlos ist, um noch Augen für die schönen Dinge des Lebens zu haben. Es bleibt zu hoffen, dass die Verbindung zum Himmel nur für kurze Zeit unterbrochen oder getrübt ist.

Eine therapeutische Intervention wird normalerweise erst nötig, wenn die Verbindung über längere Zeit schwach war. In dem Fall könnte die Verbindung zum Himmel durch intensive oder lang anhaltende emotionale Belastungen abgerissen oder ausgehöhlt worden sein. Da sie ihre geistige Klarheit, ihren Enthusiasmus, ihre Hoffnung oder den Mut zu Veränderungen in ihrem Leben verloren haben, fließt das Qi der Patienten nicht mehr so ausgeglichen und ungehindert, wie es nötig wäre. Ihre Bestimmung und ihre Inspiration sind in einem Sumpf aus Stagnation, Melancholie, Angst und Frustration versunken. Im *Huainanzi* liest es sich so:

Sich um seine Angelegenheiten zu kümmern, ohne mit dem Himmel übereinzustimmen, hieße gegen die eigene Natur zu rebellieren. (Major 1993)

Indikationen

Himmelsfenster-Punkte werden in den meisten Fällen erst angewandt, nachdem die anfängliche Akupunkturbehandlung zu einer merklichen Zustandsbesserung geführt hat. Im Idealfall sollten sich Vitalität und Symptomatik weitgehend gebessert haben und größere Diskrepanzen von Pulsstärke oder -qualität verschwunden sein. Das Problem bei diesen Patienten besteht darin, dass sie sich nicht wirklich einer besseren Gesundheit erfreuen, sondern weiterhin deprimiert sind und dazu neigen, eher die negativen oder Schattenseiten des Lebens zu sehen.

In der Situation können die Himmelsfenster-Punkte sehr hilfreich sein, indem sie eine subtile oder auch deutlichere Stimmungsaufhellung bewirken. Es ist fast so, als würde man ein Dachfenster öffnen, damit die Patienten aus ihrem geschlossenen Raum wieder Licht am Horizont sehen. Infolgedessen erkennen sie vielleicht neue Möglichkeiten, aus ihrer hoffnungslos verfahrenen Situation herauszukommen. Die Behandlung kann auch dazu beitragen, dass sie sich wacher der Natur zuwenden, wieder staunen und das Leben lieben lernen. Dank ihrer gesteigerten Vitalität und Spontaneität sind sie dann auch imstande, Veränderungen in Gang zu setzen, wo vorher noch jede Bewegung im Keim erstickt wurde.

Manchmal benutzen Therapeuten die Himmelsfenster-Punkte auch, weil sich anders keine Zustands- oder Befindensbesserung erreichen ließ. Das erweist sich aber nur dann als richtige Methode, wenn es an der schwachen Verbundenheit mit dem Himmel lag, dass ein Patient keine Fortschritte machte. Wäre ein ausgeprägter Qi-Mangel-Zustand oder ein stärker gestörtes Gleichgewicht zwischen Elementen der Grund, würden diese Punkte nämlich wenig bewirken. In dem Fall sollte man noch einmal überprüfen, ob nicht ein anderer Faktor den Behandlungserfolg verhindert. Denkbar ist z. B., dass eine falsche KF-Diagnose gestellt wurde oder dass eine Blockade oder eine Dysbalance in einem anderen Element mit hineinspielt. Wenn Therapeuten jedoch überzeugt sind, dass die Diagnose im Wesentlichen zutraf, lässt sich durch die Behandlung eines oder mehrerer Himmelsfenster-Punkte eine Veränderung induzieren, die vorher nicht möglich erschien.

Es ist wichtig zu warten, bis die Patienten bereit sind, statt sie zum Hören und Sehen zu zwingen. Wer bildlich gesprochen lange im dunklen Kerker saß, verkraftet zunächst nur einen schwachen Lichtstrahl. Sobald sich die Patienten an ihn gewöhnt haben, können nach und nach weitere Geist- oder Himmelsfenster-Punkte verwendet werden, um ihre Inspiration allmählich zu steigern.

Anwendungsform

Am besten werden die Himmelsfenster-Punkte angewandt, die sich auf den Meridianen des Patienten-KF befinden. Im Allgemeinen gilt, dass das Ansprechen umso besser ist, je weniger Himmelsfenster-Punkte behandelt werden. Oft werden sie auch mit Ursprungs-*Yuan-Qi-* oder Kommandopunkten desselben Meridians kombiniert.

Einige Therapeuten beginnen die Behandlung lieber mit Kommandopunkten, um dem Qi schon vor dem Öffnen des „Himmelsfensters" eine gewisse Vitalität zu verleihen. (Es werden praktisch immer Himmelsfenster-Punkte auf den Meridianen tonisiert, die zu einem Element mit Mangel- bzw. Leere-Zustand gehören.) Andere ziehen Himmelsfenster-Punkte als Einstieg vor. Wenn sich daraufhin die Pulsbefunde oder die diagnostischen Hauptkriterien (Farbe, Klang, Geruch oder Emotion) des Patienten deutlich ändern, besteht keine Notwendigkeit mehr, noch andere Punkt auf dem Meridian zu behandeln. Sollten sich diese Zeichen kaum oder nur geringfügig verändern, könnte noch ein Kommandopunkt hinzugenommen werden.

Unerwünschter Behandlungseffekt

In seltenen Fällen reagieren Patienten mit einem plötzlichen Stimmungsumschwung oder gesteigerter Manie auf die Behandlung. Das passiert gewöhnlich, wenn ein „Himmelsfenster" geöffnet wurde, ehe sie dazu bereitet waren. Bei unerwünschten Reaktionen ist es am besten, über den Ursprungs-*Yuan-Qi*-Punkt des behandelten Meridians das Qi wieder zu stabilisieren. Ein wirksames Gegenmittel kann auch die Behandlung von Punkten im unteren *Dantian* sein, die Patienten „erdet" oder auf den Boden zurückholt; normalerweise beruhigen und stabilisieren sie sich dadurch. Manchmal hilft diese Zweitbehandlung auch, die Himmelsfenster-Wirkung so weit zu stabilisieren, dass sich die Patienten viel besser als vorher fühlen.

Andere Punktbezeichnungen mit „Tian"

Es gibt noch weitere Punkte, die *Tian* in ihrem Namen führen und sich alle in der oberen Körperhälfte befinden. Aus dem *Tian*-Zusatz geht hervor, dass sie die Verbindung zum Qi des Himmels beeinflussen könnten. Gemeint sind folgende Punkte:

- Di 17 *Tianding,* Himmlisches Gefäß/Himmelsdreifuß
- Mi 18 *Tianxi,* Himmlischer Strom/Himmelsschlucht
- Dü 11 *Tianzong,* Himmlische Ahnen
- Bl 7 *Tongtian,* Himmelspassage
- Pe 2 *Tianquan,* Himmelsquelle
- 3E 10 *Tianjing,* Himmlischer Brunnen
- 3E 15 *Tianliao,* Himmlischer Knochenspalt
- Gb 9 *Tianchong,* Himmlischer Ansturm.

37.2.3 Nierenpunkte im Brustraum

Bei dieser Gruppe (Ni 22 bis Ni 27) handelt es sich um Punkte, die sich alle in den Interkostalräumen am Brustkorb befinden. Ni 22 (*Bulang,* Beschreiten des Korridors) ist der Ausgangs- oder Endpunkt des Nieren-Meridians. Die Punkte oberhalb von Ni 22 scheinen stärker mit den Organen im Bereich des Oberen Brenners als mit den Nieren verbunden zu sein. Im *Ling Shu* (➤ Kapitel 16) ist beschrieben, wie sich das Qi im Brustraum verteilt, nachdem es in die Nieren eingetreten und in den Perikard-Meridian geflossen ist (Sunu 1985).

Drei dieser Nierenpunkte haben eine besondere Beziehung zum Geist (➤ Tab. 37.3). In ihren Namen klingen mit *shen* und *ling* die beiden unterschiedlichen Geist-Aspekte mit Sitz im Herzen an. Auch wenn Ni 26 (*Yuzhong,* Elegantes/Blühendes Zentrum) und Ni 27 (*Shufu,* Leere Residenz) seltener zum

Tab. 37.3 Nierenpunkte im Brustbereich

Name	Nummerierung
Shenfeng, Siegel des Geistes	Ni 23
Lingxu, Grabstätte/Hügel des Geistes	Ni 24
Shencang, Speicher des Geistes	Ni 25

Einsatz kommen, können sie ebenfalls signifikante Puls- und psychische Veränderungen bewirken.

Während sich über die Himmelsfenster-Punkte hauptsächlich die Verbindung zum Himmel verbessern lässt, haben die Nierenpunkte im Brust- oder Mittleren-*Dantian*-Bereich entscheidenden Einfluss auf die Beziehung zu anderen Menschen und zur materiellen Welt der „10 000 Dinge".

Anwendung

Die Nierenpunkte im Brustbereich werden normalerweise ergänzend zur Behandlung anderer Organe/Meridiane angewandt. Von Nutzen sind sie besonders bei Qi-Leere- oder Mangel-Zuständen, d. h., wenn Traurigkeit, Kummer, Angst oder ein Schock das Nieren-, Herz-, Perikard- oder Lungen-Qi geschwächt hat. Sie wirken im Wesentlichen Qi-stärkend und sind vor allem bei Patienten zu empfehlen, die sich völlig erschöpft fühlen und sich ständig mit Alltagssorgen, Beziehungsproblemen, Arbeitsüberlastung, Kindererziehung usw. herumschlagen müssen.

Besondere Indikationen sind vernichtende Gefühle (abgelehnt werden) oder Liebeskummer. Nach einem schmerzlichen Verlust oder dem Zerbrechen einer Beziehung kann eine Behandlung dieser Punkte dazu beitragen, dass sich die Betroffenen wieder dem Leben und anderen Menschen zuwenden. Während Himmelsfenster-Punkte einen Lichtstreifen am Horizont erkennen lassen, liegt die stärkste Wirkung der Nierenpunkte darin, dass sie den Geist stärken und beleben. An diesen Punkten wird auch häufig Moxa appliziert (Näheres zu den Nierenpunkten ➢ Kapitel 41).

In gleicher Höhe wie die Brust-Nierenpunkte befinden sich noch weitere Punkte mit besonders guter Wirksamkeit: Ren 17, Pe 1, Mi 18, Mi 21, He 2, Pe 2, Lu 3, Bl 43, Bl 44, Du 10 und Du 11.

37.2.4 Äußere Rücken-Shu-Punkte

In unmittelbarer Nachbarschaft zu den Rücken-*Shu*-Punkten der fünf wichtigen Yin-Organe befinden sich Punkte, die mit dem „Geist" oder geistigen Potenzial der Organe assoziiert werden. Die Namen dieser Punkte verweisen auf Gebäudeteile und implizieren damit, dass jeder „Geist" in seinem eigenen Wohnsitz „residiert". Die Bezeichnungen der äußeren Rücken-*Shu*-Punkte der Yin-Organe sind in ➢ Tab. 37.4 aufgeführt.

Auch Gallenblase, Dreifacher Erwärmer und Magen haben solche Punkte in ihrer Nähe, nicht aber die anderen drei Yang-Organe Dickdarm, Dünndarm und Blase. In ➢ Tab. 37.5 sind die äußeren Rücken-*Shu*-Punkte von Yang-Organen und Perikard aufgelistet.

Alle sind wirksame Geist-Punkte und kommen in der Fünf-Elemente-Konstitutionsakupunktur relativ häufig zum Einsatz. Sie sind besonders für Patienten geeignet, deren „Geist" infolge eines Qi-Mangels im betreffenden Organ geschwächt und/oder erregt (agitiert) ist.

Tab. 37.4 Äußere Rücken-Shu-Punkte der Yin-Organe

Name	Nummerierung	In der Nähe von
Pohu, Tür der Körperseele-*Po*	Bl 42	Bl 13 (Lunge)
Shentang, Halle des Geistes-*Shen*	Bl 44	Bl 15 (Herz)
Hunmen, Tor der Wanderseele-*Hun*	Bl 47	Bl 18 (Leber)
Yishe, Haus der Gedanken/Wohnung des *Yi*	Bl 49	Bl 20 (Milz)
Zhishi, Sitz des Willens-*Zhi*	Bl 52	Bl 23 (Niere)

Tab. 37.5 Äußere Rücken-Shu-Punkte der Yang-Organe und des Perikards

Name	Nummerierung	In der Nähe von
Gaohuang, Sitz der Vitalen (*Shu*-Punkte)	Bl 43	Bl 14 (Perikard)
Yanggang, Yang-Netz/Gebundenes Yang	Bl 48	Bl 19 (Gallenblase)
Weicang, Magenspeicher	Bl 50	Bl 21 (Magen)
Huangmen, Tor der Vitalen	Bl 51	Bl 22 (Dreifacher Erwärmer)

Diese Punkte werden normalerweise in die Behandlung des KF integriert. Obwohl die Punkte der Yin-Organe tendenziell etwas häufiger verwendet werden, werden sie in vielen Fällen paarweise mit Punkten der Yang-Organe kombiniert. (Da es für die Punkte von Herz, Lunge und Niere kein echtes Gegenstück in den Partner-Yang-Organen gibt, können sie natürlich nur einzeln behandelt werden.)

37.2.5 Sonstige Punkte zur Behandlung von Geist/Psyche

Geist oder Psyche werden häufig über Punkte behandelt, die in ihrem Namen den Zusatz *shen* oder *ling* tragen.

Shen

Wie bereits in ➤ Kapitel 3 erwähnt, kann *Shen* in unterschiedlichen Kontexten verschiedene Bedeutungen haben. Manchmal ist der Geist bzw. das geistige Potenzial mit Sitz im Herzen gemeint, in anderen Zusammenhängen aber allgemein der Geist oder die Persönlichkeit eines Menschen. *Shen* taucht in den Namen von acht Punkten auf, von denen zwei zu den oben genannten Nierenpunkten im Brustbereich gehören.

- Gb 13 *Benshen,* Wurzel/Ursprung des Geistes
- He 7 *Shenmen,* Tor des Geistes
- Bl 44 *Shentang,* Halle des Geistes
- Ni 23 *Shenfeng,* Siegel des Geistes
- Ni 25 *Shencang,* Speicher des Geistes
- Ren 8 *Shenque,* Palasttor des Geistes
- Du 11 *Shendao,* Weg des Geistes
- Du 24 *Shenting,* Hof des Geistes.

(Nur zwei dieser Punkte – He 7 und Bl 44 – stehen als äußere Rücken-*Shu*-Punkte direkt mit dem Herzen in Verbindung. Wie in ➤ Kapitel 44 erläutert wird, kann das Herz auch über Ni 23 und Ni 25 sowie Du 11 behandelt werden.)

Ling

Ling hat in der Akupunktur herausragende Bedeutung (mehr dazu ➤ Anhang A). Diesem chinesischen Schriftzeichen verdankt der große Klassiker der Akupunktur *Ling Shu* seinen Namen, der gewöhnlich mit „Spiritueller Wendepunkt“ übersetzt wird. Als Namensteil der folgenden fünf Akupunkturpunkte (einer zählt zu den oben genannten Nierenpunkten) wird *Ling* jedoch meist mit Geist übersetzt:

- Gb 18 *Chengling,* Geist empfangen
- He 2 *Qingling,* Blaugrüner/Frischer Geist
- He 4 *Lingdao,* Weg des Geistes/der Geisteskraft
- Ni 24 *Lingxu,* Grabstätte/Hügel des Geistes
- Du 10 *Lingtai,* Turm des Geistes.

37.3 Schlussfolgerungen

Es wird nicht immer nötig sein, die hier besprochenen Punkte zu verwenden. Bei relativ gesunden und psychisch starken Patienten lassen sich die angestrebten Veränderungen schon über die Behandlung von Kommandopunkten erreichen. Bei anderen Patienten kann es hingegen doch erforderlich sein, sie auf der psychischen Ebene zu behandeln. Dies stellt hohe Anforderungen an das Können von Therapeuten dieses Akupunkturstils.

Wenn die körperlichen Beschwerden überwiegen, kann eine Behandlung, die sich weitgehend auf den Körper konzentriert, die richtige Methode sein. Somatischen Beschwerden liegt allerdings oft eine Schwäche oder ein gestörtes Gleichgewicht auf psychischer Ebene zugrunde. Wenn Patienten geistig oder psychisch angeschlagen sind, sollte sich die Behandlung auf ihren KF richten, um ihre Wurzel bzw. ihr Ursprungs-Qi zu nähren.

Die Behandlung eines gestörten Gleichgewichts bedeutet auch, Himmel und Erde in einem Patienten wieder zu harmonisieren. Im *Nei Yeh,* einem Klassiker aus der Vorzeit der Han-Dynastie, heißt es (Roth 1986):

Im Leben der Menschen bringt im Allgemeinen
Der Himmel die vitale Essenz hervor
Und die Erde den Körper.
Beide vereint ergeben einen ganzheitlichen Menschen.
Wenn sie harmonieren, besteht Vitalität;
Wenn sie nicht harmonieren, fehlt es auch an Vitalität.

ZUSAMMENFASSUNG

- Eine Veränderung oder Besserung des Befindens lässt sich über jeden beliebigen Akupunkturpunkt erreichen.
- Entscheidend für die Wirkung von Punkten oder Punktkombinationen sind eine gute Therapeut-Patienten-Beziehung sowie die Intention *(Yi)* des Therapeuten.
- Einige Akupunkturpunkte entfalten ihre Wirkung primär auf geistig-seelischer Ebene.
- In den alten Bezeichnungen mancher Punkte klingen ihre Besonderheiten und Wirkungen auf Geist/Psyche an.
- Besondere Merkmale und psychische Wirkungen haben Punkte, die zur Gruppe der Himmelsfenster-Punkte, der Brust-Nierenpunkte oder der äußeren Rücken-*Shu*-Punkte zusammengefasst werden.

KAPITEL

38 Lungen- und Dickdarm-Meridian

In diesem und den nachfolgenden sechs Kapiteln beschreiben wir die Punkte, die in der Fünf-Elemente-Konstitutionsakupunktur am häufigsten zum Einsatz kommen. Es muss allerdings vorangeschickt werden, dass sich über jeden Punkt – insbesondere wenn er auf dem Organ-Meridian des konstitutionellen Faktors (KF) liegt – eine gewisse Wirkung erzielen lässt. Selbst wenn ihnen keine spezifisch psychische Wirkung zugeschrieben wird, bessert sich meist auch das Befinden der Patienten, wenn die Punkte zu ihrem KF gehören. Es gibt jedoch Patienten, bei denen sich keine zufrieden stellende psychische Besserung durch die Behandlung einfacher Punkte einstellt. Hier besteht die Kunst des Therapeuten darin, Punkte auszuwählen, die Geist/Psyche direkter beeinflussen dürften.

Die (Wirk-)Eigenschaften der hier besprochenen Punkte werden zum Teil aus ihrem Namen und zum Teil aus ihrer Zugehörigkeit zu einer bestimmten Gruppe (z. B. Ursprungs-*Yuan-Qi-*, Durchgangs-*Luo-* oder Rücken-*Shu*-Punkte usw.) hergeleitet. Daneben werden weitere bekannte Indikationen erwähnt und vor allem die persönlichen Erfahrungen der Autoren mit berücksichtigt. Nicht thematisiert wird die Wirkung, die Akupunkturpunkte auf vitale Substanzen oder pathogene Faktoren haben können (zu TCM-Indikationen ➤ Deadman et al. 1998, Ellis et al. 1989, Lade 1989, Maciocia 1989).

38.1 Lungenpunkte

38.1.1 Primärer Verlauf des Lungen-Meridians

Der Lungen-Meridian beginnt mit Lu 1 im dritten Interkostalraum, umrundet die Achsel (Axilla) und zieht auf der Außenseite des Bizepsmuskels zur Ellenbeuge. Von dort verläuft er auf der vorderen Radialseite am Unterarm hinunter zum Handgelenk und über den Daumenballen (Thenar), bevor er auf der Radialseite des Daumens endet. Über Di 4 ist er mit dem Dickdarm-Meridian verbunden.

Lu 1 Zhongfu, „Residenz der Mitte"

Besonderheit: Eingangs-/Öffnungspunkt, Alarm-*Mu*-Punkt der Lunge
Einstichtiefe: 0,3–0,5 cun; **Moxa:** 3–5 Kegel

Alle Punkte des Lungen-Meridians unterstützen die Qi-Aufnahme und die Verbindung zum Himmel, da die Lunge als „Empfängerin des Himmels-Qi" gilt. Lu 1 hat die besondere Fähigkeit, nicht nur das Lungen-Qi, sondern das Qi im gesamten Brustraum *(Zhong-Qi)* zu tonisieren.

Über Lu 1 sind Milz und Lunge miteinander verbunden. Ihre Beziehung ist ziemlich eng, weil die Milz im *Sheng*-Zyklus die „Mutter" der Lunge darstellt. *Zhong* bedeutet so viel wie „Mitte" und spielt vermutlich auf diese Beziehung an, da es sich beim *Zhong-Qi* um das Qi von Magen und Milz handelt.

Mit *Fu* ist Residenz gemeint; es könnte auch eine Schatzkammer sein, in der Reichtümer aufbewahrt werden. Lu 1 wird zur Revitalisierung eines schwachen Lungen-Qi und zur Stärkung von Geist oder Psyche eingesetzt. Bei einem Mangel an Lungen-Qi fällt es oft schwer, sich vom Himmel inspirieren zu lassen. Viele Patienten neigen aus Kummer und Traurigkeit zu Melancholie oder erstarren zu Leblosigkeit und verlieren ihre Bestimmung aus den Augen. In dem Fall kann ihnen die Stärkung des Lungen- und Brust-Qi helfen, sich wieder mit dem Himmel zu verbinden und geistig beflügelt wieder mehr Sinn in ihrem Leben zu sehen.

Lu 1 ist Eingangs- bzw. Öffnungspunkt des Lungen-Meridians und wird daher relativ häufig benutzt, wenn eine Ein-/Ausgangsblockade zwischen

38

Leber- und Lungen-Meridian vorliegt, was gar nicht selten vorkommt.

FALLBEISPIEL

Eine ältere Patientin mit Holz-KF sprach nicht auf die Behandlung der Holz-Meridiane an. Bisher war nur Le 14, nicht aber Lu 1 einbezogen worden. Erst nach Auflösung einer Ein-/Ausgangsblockade über Le 14 und Lu 1 begann sich ihr Befinden langsam zu bessern. Im weiteren Verlauf entwickelte sich noch zweimal eine Obstruktion der beiden Meridiane, und jedes Mal führte die Tonisierung von Lu 1 zu einer deutlichen Besserung.

Lu 2 Yunmen, „Wolkentor"

Einstichtiefe: 0,3–0,5 cun; **Moxa:** 3–5 Kegel

Vielleicht wird mit „Wolken" im Namen des Punktes auf die Bedeutung der Lunge für die Verbindung zum Himmel angespielt – ein Torweg, der durch die Wolken hindurchführt. Wolken lassen sich auch mit trüber Stimmung (bei Kummer, Traurigkeit und Depression) assoziieren. An grauen, bewölkten Tagen könnte nur ein Tor in den Wolken den Zugang zu Licht, Helligkeit und Inspiration ermöglichen. Der „Wolken"-Namensteil bezieht sich eventuell auch auf die Flüssigkeiten im Oberen Brenner, die „wie Nebel" oder eine Dunstwolke sein sollen (*Ling Shu*, ➤ Kapitel 30). Lu 2 wird mit derselben Indikation wie Lu 1 (Verbindung zum Himmel wiederherstellen) eingesetzt, ist aber etwas weniger wirksam.

Lu 3 Tianfu, „Residenz des Himmels"

Besonderheit: Himmelsfenster-Punkt
Einstichtiefe: 0,5–1,0 cun; **Moxa:** nein

Wie Lu 1 ist auch Lu 3 ein *Fu* im Sinne von „Schatzkammer". Dort können Reichtum und Werte in Empfang genommen oder Reserven, die zur Neige gehen, wieder aufgefüllt werden. Im Unterschied zu Lu 1, der „Residenz der Mitte" im Brustraum, ist Lu 3 die „Residenz des Himmels". Als Himmelsfenster-Punkt wird Lu 3 oft mit Di 18 kombiniert, dem Himmelsfenster-Punkt des Partners (Dickdarm-Meridian). Lu 3 kann die Stimmung heben und Menschen, die sich von „himmlischer" Inspiration abgeschnitten fühlen, wieder zu ihrem „Geburtsrecht" verhelfen. Es ist ein besonders wirksamer Punkt für Patienten, die nicht am Leben teilnehmen können oder sich in Kummer und Traurigkeit abgekapselt haben.

Lu 4 Xiabai, „Eingezwängtes Weiß"

Einstichtiefe: 0,5–1,0 cun; **Moxa:** 3–5 Kegel

Weiß ist die Farbe, die mit dem Metall-Element in Einklang steht. Lu 4 wird manchmal ergänzend zu Lu 1, Lu 2 und Lu 3 angewandt, gilt aber allgemein als weniger wirksam als die anderen drei Punkte.

Lu 5 Chize, „Ellenbogenteich"

Besonderheit: Sedierungs- und Wasserpunkt
Einstichtiefe: 0,5–1,0 cun; **Moxa:** 3–5 Kegel

Lu 5 trocknet die Lunge, wenn sie zu feucht ist, und eignet sich daher besonders für Fälle von Schleimansammlungen in der Lunge. Dabei wird eine sedierende Technik angewandt. Als Sedierungspunkt kann Lu 5 – über den *Sheng*-Zyklus – auch Qi zu den Nieren absteigen lassen oder auf Flüssigkeitsretentionen im Unteren Brenner einwirken. Falls die Lunge trocken ist, könnte sie über Lu 5 befeuchtet werden. Die Trockenheit kann sich in körperlichen Symptomen (trockener Husten) oder altbackenen (wenig geschmeidigen) Denkmustern äußern. Das führt üblicherweise zu Starrsinn und Rigidität. Lu 5 wird oft mit Di 2 kombiniert, dem Wasser- und Sedierungspunkt des Dickdarm-Meridians.

Lu 6 Kongzui, „Größtes/Tiefes Loch"

Besonderheit: Spalten-*Xi*-Punkt
Einstichtiefe: 0,5–1,0 cun; **Moxa:** 3–5 Kegel

Bei Mangel-Zuständen dient er zur Tonisierung und bei Fülle-Zuständen zur Reduzierung. Lu 6 wird oft bei akuten Störungen angewandt, die sich körperlich (akute Lungenentzündung) oder psychisch (akute Trauer oder Traurigkeit) bemerkbar machen. Mit diesem Kummer, der einem gestörten Gleichgewicht der Lungenenergie entspringt, wird besonders der Tod oder der schmerzlich empfundene Verlust eines Menschen oder einer Sache betrauert.

Lu 7 Lieque, „Unterbrechung/Lückenspalte"

Besonderheit: Ausgangs-, Durchgangs-*Luo*-Punkte: des *Ren Mai*
Einstichtiefe: 0,3–0,5 cun; **Moxa:** 3–5 Kegel

Da dieser Punkt vornehmlich als Durchgangs-*Luo*-Punkt verwendet wird, um die beiden Organe/Organfunktionen des Elements harmonisch auszugleichen, wird er üblicherweise mit Di 6 (*Luo*-Punkt) oder Di 4 (*Yuan-Qi*-Punkt) kombiniert. Er kommt auch wegen seiner starken Organwirkung zum Einsatz – besonders bei Lungen-, Hals-, Nasen- und Kopfbeschwerden. Lu 7 wirkt beruhigend, so dass Patienten mit spastischer oder zu flacher Atmung wieder tiefer und entspannter atmen können. Wenn die Kehle wie zugeschnürt ist, kann er die Spannung lösen und den Weg für Tränen freimachen. Das Weinen wirkt besonders befreiend, wenn Menschen ihren Kummer und ihre Trauer lange unterdrückt haben.

Lu 8 Jingqu, „Meridianabfluss/-ablauf"

Besonderheit: Metall- und Organzeit-/Chronopunkt
Einstichtiefe: 0,1–0,3 cun; **Moxa:** 3–5 Kegel

Als Metallpunkt wird Lu 8 in der Zeit von 3–5 Uhr früh zum Organzeit-/Chronopunkt. Selbst wenn er nicht zur richtigen Tageszeit eingesetzt werden kann, bleibt er ein wirksamer Punkt zur Tonisierung des Lungen-Qi. Manche Therapeuten behandeln ihn als saisonalen Organzeit-/Chronopunkt im Herbst. Über diesen Metallpunkt im Metall-Element kann der Lunge klares, reines und vitales Qi zugeführt werden, um geistige Stagnation oder negatives Denken aufzulösen („klären"). Interessant ist, dass *Jing* so viel wie „durchlaufen" oder „der Länge nach ablaufen" bedeutet (Hicks 1999, p. 6) und somit bereits der Name vermuten lässt, dass dieser Punkt mithilft, das Element zu reinigen.

Lu 9 Taiyuan, „Großer Wasserschlund"

Besonderheit: Ursprungs-*Yuan-Qi*-, Tonisierungs- und Erd-Punkt; Einflussreicher-*Hui*-Punkt für Arterien bzw. Blutgefäße
Einstichtiefe: 0,2–0,3 cun; **Moxa:** 3–5 Kegel

Als Ursprungs-*Yuan-Qi*-Punkt wird Lu 9 oft zusammen mit Di 4 verwendet, um zu testen, ob ein Metall-KF vorliegt. Sein Name spielt darauf an, dass sich mit Lu 9 aus der Tiefe Qi nach oben fördern lässt. In *Yuan* schwingt auch die Vorstellung von einer Quelle mit, die aus dem Boden einer Schlucht hervorsprudelt (Allan 1997, p. 76). Lu 9 kann bei Erschöpfung oder fast aufgebrauchten Reserven zur Stärkung oder Regenerierung beitragen. Im übertragenen Sinn hilft dieser Punkt auch, wenn sich Gedanken oder Gefühle in düsteren Abgründen verfangen haben. Er könnte z. B. angewandt werden, um Patienten aus tiefer Verzweiflung herauszuholen und wieder zu stabilisieren.

Lu 9 ist so dynamisch und verlässlich wirksam, dass er leicht zum meistgebrauchten Punkt des Lungen-Meridians wird. Als Erd- und Tonisierungspunkt kommt er zur Anwendung, wenn der Milzstärker als der Lungenpuls ist. In dem Fall muss das Mutter-Element Erde sein „Metall-Kind" nähren und stabilisieren.

Lu 10 Yuji, „Fischbauchgrenze"

Besonderheit: Feuerpunkt
Einstichtiefe: 0,3–0,7 cun; **Moxa:** nein

Als Feuerpunkt dient Lu 10 meist zum Erwärmen bei geschwächtem und kaltem Lungen-Qi. Er kann auch Wärme spenden, wenn Patienten völlig losgelöst und träge nur schwer Kontakt zu anderen Menschen finden. Bei Moxibustion ist Vorsicht geboten, denn Metall darf nicht so stark erhitzt werden, dass es zu schmelzen beginnt.

Wenn aus den Yin-Organen des Feuer-Elements Qi zur Lunge abgezogen werden soll, kann der Punkt auch stimuliert werden.

FALLBEISPIEL

Ein sehr zurückgezogen lebender Dreißigjähriger mit Metall-KF verbrachte viel Zeit allein, hauptsächlich vor dem Computer oder mit Joggen. Lu 10 erwies sich in zweierlei Hinsicht als sehr wirkungsvoll, denn durch Erwärmen der Lunge besserten sich sowohl Pulsqualität als auch bestimmte Verhaltensweisen und Einstellungen.

38

Lu 11 Shaoshang, „Junges Shang"

Besonderheit: Holzpunkt
Einstichtiefe: 0,1 cun; **Moxa:** nein

Shang ist eine Musiknote, die mit dem Metall-Element in Einklang steht. Bis auf seine gelegentliche Verwendung als Holzpunkt des Lungen-Meridians wird Lu 11 sonst kaum gebraucht.

Bl 13 Feishu, „Rückentransportpunkt zur Lunge"

Einstichtiefe: 0,3–0,5 cun; **Moxa:** 7–15 Kegel

Über diesen Punkt wird häufig das Lungen-Qi gestärkt. Er kann in unterschiedlichen Situationen angewandt werden, z. B. bei Leere- oder Fülle-Zuständen der Lunge, in chronischen und akuten Fällen. Seine kräftigende und nährende Wirkung entfaltet sich besonders, wenn lang anhaltender Kummer oder Erschöpfung zur Schwächung der Lungenenergie geführt hat. Bl 13 ist Mittel bzw. Punkt der Wahl bei akuten organischen Lungenproblemen.

Bl 42 Pohu, „Tür der Körperseele-Po"

Einstichtiefe: 0,3–0,5 cun; **Moxa:** 7–15 Kegel

Dieser Punkt dient üblicherweise zur psychischen Behandlung, weil er der Körperseele *Po* eine Tür öffnet (zu *Po* ➤ Kapitel 3 und ➤ Kapitel 18). Das hilft Menschen, sich wieder stärker mit den tiefgeistigen Aspekten des Metall-Elements zu verbinden und Qi vom Himmel zu empfangen, damit sie ihren Kummer und ihre Traurigkeit „loslassen" können, die ihre Stimmung vorher niedergedrückt hatten. Bl 42 stärkt überempfindlichen oder für „psychische Angriffe" anfälligen Menschen symbolisch den Rücken. Er befindet sich oben auf der Lunge, in der Nähe des Rücken-*Shu*-Punktes zur Lunge, und wird manchmal mit Bl 13 kombiniert, um den Behandlungseffekt zu verstärken und zu vertiefen.

Andere Punkte zur Lungen(-Meridian)-Behandlung

Geeignet sind Ren 17, Ren 18, Ren 19. Ren 20, Ren 21, Ren 22, Bl 43 und Ni 27.

38.2 Dickdarmpunkte

38.2.1 Primärer Verlauf des Dickdarm-Meridians

Der Dickdarm-Meridian beginnt auf der Radialseite des Zeigefingers und zieht auf der Radialseite des Unterarms zum Ellenbogen und weiter auf der Außenseite des Oberarms hoch zur Schulter. Von dort setzt er seinen Weg über den Hals zum Unter- und Oberkiefer fort, überquert die Oberlippe und endet an der Nasenaußenseite mit Di 20. Hier verbindet er sich mit dem Magen-Meridian am Punkt Ma 1.

Di 1 Shangyang, „Yang des Metall-Elements"

Besonderheit: Metall- und Organzeit-/Chronopunkt
Einstichtiefe: 0,1 cun; **Moxa:** 3–5 Kegel

Wie bei Lu 11 steckt auch im Namen dieses Punktes mit der Musiknote *Shang* ein Bezug zum Metall-Element, während Yang daran erinnert, dass der Dickdarm das Yang-Organ des Metall-Elements ist. Als Organzeit-/Chronopunkt wird Di 1 oft mit Lu 8 kombiniert. In der Zeit zwischen 7 und 9 Uhr morgens hat er eine stark tonisierende Wirkung auf den Dickdarm, doch selbst außerhalb dieser Organzeit ist er noch gut wirksam. Manche Therapeuten verwenden ihn auch als „saisonalen" Organzeit-/Chronopunkt im Herbst. Als Metallpunkt innerhalb des Metall-Elements unterstützt Di 1 die klärende Funktion des Dickdarms bei geistiger/psychischer Stagnation, so dass negative Gefühle losgelassen werden können.

Di 2 Erjian, „Zweiter Zwischenraum"

Besonderheit: Wasser- und Sedierungspunkt
Einstichtiefe: 0,2–0,3 cun; **Moxa:** 3–5 Kegel

Als Sedierungspunkt kann Di 2 zusammen mit Lu 5 bei vollen Pulsen der Metall-Organe angewandt werden. Wenn sich der Dickdarm überhitzt hat, kann Di 2 durch die Zufuhr von Feuchtigkeit und Flüssigkeit für Abkühlung sorgen.

Di 3 Sanjian, „Dritter Zwischenraum"

Besonderheit: Holzpunkt
Einstichtiefe: 0,3–0,7 cun; **Moxa:** 3–5 Kegel

Wenn nicht ausdrücklich das Holz- innerhalb des Metall-Elements behandelt werden soll, kommt dieser Punkt nur selten zum Einsatz.

Di 4 Hegu, „Talverbindung"

Besonderheit: Ursprungs-*Yuan-Qi*-, Eingangs-/Öffnungspunkt
Einstichtiefe: 0,5–0,8 cun; **Moxa:** 5–7 Kegel

Als Ursprungs-*Yuan-Qi*-Punkt des Dickdarms hat Di 4 ein breit gefächertes Spektrum von Indikationen. Wie alle Ursprungs-*Yuan-Qi*-Punkte dient er häufig zum „Testen" auf Vorliegen eines (Metall-) KF und wird in dem Fall meist mit Lu 9 kombiniert.

Di 4 wird auch zur Wirkungsverstärkung anderer Dickdarm-Meridianpunkte eingesetzt, z. B. mit Di 15, Di 17, Di 18, Di 20 oder dem Rücken-*Shu*-Punkt Bl 25 oder dem Alarm-*Mu*-Punkt Ma 25. Wie alle Ursprungs-*Yuan-Qi*-Punkte ermöglicht er eine allgemeine Stimulierung oder Sedierung des Dickdarm-Qi.

Der Dickdarm ist für die Ausscheidung von Überflüssigem oder Abfallprodukten aus Körper, Geist und Seele verantwortlich. Solange sie nicht entfernt werden, kann die Lunge kein Himmels-Qi empfangen, so dass die Patienten nicht richtig „gedeihen" oder innerlich wachsen. Di 4 spielt auf allen Ebenen eine wichtige Rolle für das Loslassen-Können. Wenn Kummer und Traurigkeit zu einem Qi-Mangel geführt haben, fällt es oft schwer, Verlustgefühle und Melancholie aufzugeben. Nur wer sein Leiden bis zur Quelle auslotet und loslässt, wird erneut Inspiration und wahre Lebenslust erleben.

Als Eingangs-/Öffungspunkt des Dickdarm-Meridians kann Di 4 zusammen mit Lu 7 eingesetzt werden, um Blockaden in beiden Meridianen aufzulösen. In Verbindung mit Bl 59 unterstützt Di 4 im Fall von Arzneimittelnebenwirkungen, nach Drogen- oder Alkoholkonsum die körperliche Entgiftung. Diese Kombination ist als Großer Eliminator bekannt.

Zusammen mit Le 3 (Kombination der Vier Tore) entfaltet Di 4 eine sedierende Wirkung, die zu wohltuender körperlicher Entspannung führt und Spasmen oder Anspannung lösen kann. Durch seine beruhigende Wirkung auf den Geist kommen erregte (agitierte) Menschen wieder zur Ruhe. Di 4 ist auch ein wichtiger Punkt zur Behandlung von Problemen im Gesichtsbereich (Augen, Ohren, Nase, Mund).

Falls Patienten während der Akupunktur – besonders der Nadelinsertion in Punkte der unteren Körperhälfte – ohnmächtig werden, sollte Di 4 mit Druckmassage oder Moxibustion behandelt werden (Techniken zur Behandlung eines Nadelschocks ➤ Kapitel 34).
Cave: Kontraindiziert in der Schwangerschaft!

Di 5 Yangxi, „Yang-Strom/-Schlucht"

Besonderheit: Feuerpunkt
Einstichtiefe: 0,3–0,5 cun; **Moxa:** 3–5 Kegel

Dieser Punkt kann zur Sedierung manischer Patienten angewandt werden. Als Feuerpunkt dient er jedoch häufiger zum Erwärmen und Nähren der Metall-Organe, die besonders kälteanfällig sind und schnell funktionsträge werden.

Di 6 Pianli, „Schräger Verlauf"

Besonderheit: Durchgangs-*Luo*-Punkt
Einstichtiefe: 0,5–0,8 cun; **Moxa:** 3–5 Kegel

Als Durchgangs-*Luo*-Punkt wird Di 6 gewöhnlich mit Lu 7 oder Lu 9 zusammen angewandt, um für ein besseres Gleichgewicht zwischen Lunge und Dickdarm zu sorgen. Das wirkt sich auf Geist und Psyche aus, so dass sich die Patienten ausgeglichener fühlen. Di 6 kann sie auch besonders dabei unterstützen, unbedeutend gewordene Gedanken und Gefühle wegzuschicken *(Chuan Dao)* bzw. „in den

Wind zu schießen“ (Larre & Rochat de la Vallée 1992b, p. 103).

Di 7 Wenliu, „Warmer Fluss/Strom"

Besonderheit: Spalten-*Xi*-Punkt
Einstichtiefe: 0,5–1,0 cun; **Moxa:** 5–30 Kegel

Als Spalten-*Xi*-Punkt wird Di 7 manchmal mit Lu 6 kombiniert, um beide Organfunktionen zu unterstützen. Wie der Name schon andeutet, wird oft Moxibustion oder Nadelstimulation des Punktes durchgeführt, um das Metall-Element zu wärmen und weicher zu machen. Das hilft Patienten mit einem Metall-KF, die oft innerlich erkaltet oder reglos geworden sind, sich wieder im Strom des Lebens treiben zu lassen (Hicks 1999, p. 7).

Di 8 Xialian, „Unterer Kamm/ Armvorsprung"

Einstichtiefe: 0,5–1,0 cun; **Moxa:** 3–5 Kegel

Dieser Punkt wird nur selten benutzt, kann aber, ähnlich wie Di 5, beruhigend auf Patienten mit manischen Zuständen wirken (Deadman et al. 1998, p. 118).

Di 9 Shanlian, „Oberer Kamm/ Armvorsprung"

Einstichtiefe: 0,5–1,0 cun; **Moxa:** 5–10 Kegel

Bei den ersten Anzeichen von „Gehirnermüdung“ nach geistiger Überarbeitung reagiert dieser Punkt spontan druckempfindlich.

Di 11 Quchi, „Gekrümmter Teich"

Besonderheit: Erd-, Tonisierungspunkt, Meer-*He*-Punkt
Einstichtiefe: 0,8–1,2 cun; **Moxa:** 5–10 Kegel

Als Tonisierungspunkt kann Di 11 stimuliert werden, um das Dickdarm-Qi zu stärken. Das erweist sich als besonders wohltuend, wenn der Magen- stärker als der Dickdarm-Puls ist, weil sich „Mutter“ (Magen) und „Kind“ (Dickdarm) dadurch wieder näher kommen. Wegen der Verbindung zum Erd-Element kann Di 11 bei Bedarf den Dickdarm stabilisieren. Er wirkt sehr belebend und kann das Patienten-Qi kräftig tonisieren. Wie Di 4 ist es ein wichtiger Punkt für Patienten, die Probleme im Gesichtsbereich (Augen, Ohren, Mund, Nase) haben (Ellis et al. 1988, p. 99).

Di 15 Jianyu, „Schultergelenk/-knochen"

Einstichtiefe: 0,7–1,5 cun; **Moxa:** 5–7 Kegel

Über diesen Punkt werden gewöhnlich chronische und akute Schulterbeschwerden behandelt.

Di 17 Tianding, „Himmlisches Gefäß/ Himmelsdreifuß"

Einstichtiefe: 0,3–0,5 cun; **Moxa:** 3–5 Kegel

Dieser Punkt befindet sich am Hals und wird, wie das *Tian* in seinem Namen verrät, bei geistig-seelischen Indikationen eingesetzt. Da der Hals die Brücke zum Himmlischen Qi darstellt, kann Di 17 besonders nützlich sein, wenn es Patienten an geistiger Klarheit fehlt. In dem Fall hilft seine Behandlung, „den Kopf frei“ zu machen und dazu zu ermutigen, lang gehegte Gefühle (besonders Kummer und Traurigkeit) endlich loszulassen.

Di 18 Futu, Unterstützer der Vorwölbung

Besonderheit: Himmelsfenster-Punkt
Einstichtiefe: 0,3–0,5 cun; **Moxa:** 3–5 Kegel

Als Himmelsfenster-Punkt des Meridians ist Di 18 ein sehr wichtiger Punkt zur Behandlung von Geist/ Psyche. Er sorgt für Erhellung und geistige Klarheit. Sein Hauptanwendungsgebiet ist, die gedrückte Stimmung von Patienten zu heben, die von Trauer und Gram gebeugt und reduziert erscheinen. Besonders wenn das Qi so weit geschwächt ist, dass die geistige Verbindung zum Himmels-Qi abreißt, ist Di 18 indiziert; denn in dem Fall kann er helfen, alles Qi zusammenzunehmen, um die wichtige Verbindung wiederherzustellen.

FALLBEISPIEL

Seitdem seine frühere Beziehung zerbrochen war, war der Patient jahrelang keine Bindung mehr eingegangen. Erst nach der Behandlung von Di 18 und Lu 3 fühlte er sich wieder zu einer engeren Bindung bereit. Zwei Monate später hatte er wieder eine neue Beziehung aufgenommen.

Di 20 Yingxiang, „Düfte willkommen/empfangen"

Besonderheit: Ausgangs-/Endpunkt, Verbindungspunkt von Magen und Dickdarm
Einstichtiefe: 0,3–0,5 cun; **Moxa:** nein

Dieser Punkt liegt am Naseneingang. Als Ausgangs-/Endpunkt des Dickdarm-Meridians steht er über Ma 1 mit dem Magen-Meridian in Verbindung. Beide Meridiane bilden den als „reich an Qi und Blut(-Energie)" beschriebenen *Yangming*. Kommt es an ihrer Verbindungsstelle zu einer Blockade, können Nasen-, Nebenhöhlen- oder Augenprobleme die Folge sein. Andere Patienten leiden an einem breiten Spektrum von Verdauungsstörungen oder einem Ausfall höherer Zentren bzw. Hirnfunktionen. Der Name des Punktes spielt aber vielleicht auch darauf an, dass an dieser Verbindungsstelle duftende Magenessenzen in den Dickdarm gelangen können, sobald die angehäuften Abfallprodukte beseitigt wurden (Hicks 1999, p. 9).

Bl 25 Dachangshu, „Rückentransportpunkt zum Dickdarm"

Einstichtiefe: 0,7–1,2 cun; **Moxa:** 7–15 Kegel

Dieser Punkt wird oft zusammen mit Bl 13 zur Qi-Stimulierung im Metall-Element eingesetzt. Als Rücken-*Shu*- oder -Transportpunkt zum Dickdarm kann er die Organfunktionen des Dickdarms spürbar kräftigen. Ohne eine spezifisch psychische Wirkung zu haben, führt Bl 25 allein schon durch die Stärkung des Dickdarms zur Belebung und Revitalisierung sämtlicher Ebenen. Über Bl 25 werden häufiger auch Störungen im Bereich des unteren *San Jiao* (Brenners) behandelt – z. B. Obstipation, Diarrhöen und Lumbalgien.

KAPITEL

39 Magen- und Milz-Meridian

39.1 Magenpunkte

39.1.1 Primärer Verlauf des Magen-Meridians

Der Magen-Meridian beginnt unterhalb des Auges und zieht die Wange hinunter. Mit einer Schlinge wendet er sich nach hinten zum Kieferwinkel und steigt vor dem Ohr zur oberen Ecke der Stirn („Geheimratsecke") empor. Ein anderer Ast zieht vom Kiefer neben der Kehle nach unten und am Schlüsselbeinrand schräg nach außen, bevor er auf der Mamillarlinie über die Brust und seitlich des Nabels zur Inguinalregion hinabsteigt. Im Leistenbereich bewegt er sich schräg nach außen und setzt seinen Weg auf der Vorderseite des Oberschenkels fort. Er verläuft am lateralen Rand der Kniescheibe (Patella) und über das Schienbein (Tibia) zum Fußrücken, wo er am Außenrand der zweiten Zehe endet. Hier geht er über Mi 1 in den Milz-Meridian über.

Ma 1 Chengqi, „Tränensammler"

Besonderheit: Eingangs-/Öffnungspunkt
Einstichtiefe: 0,3–0,5 cun; **Moxa:** nein

Als Eingangs-/Öffnungspunkt des Magen-Meridians nimmt Ma 1 am Ausgangspunkt Di 20 Qi vom Dickdarm-Meridian in Empfang. Er kommt daher meist bei Ein-/Ausgangsblockaden der beiden Meridiane zur Anwendung.

Magen- und Dickdarm-Meridian bilden zusammen den *Yangming.*

Ma 4 Dicang, „Kornspeicher der Erde"

Besonderheit: Kreuzungspunkt von Magen-/Dickdarm-Meridian
Einstichtiefe: 0,3–0,5 cun; **Moxa:** nein

Im Namen des Punktes tauchen sowohl das Erd-Element als auch ein Kornspeicher auf, in dem Nahrungsreserven angelegt werden. Im achten Kapitel des *Su Wen* heißt es, Magen und Milz seien für „Lagerung und Speicherung" zuständig. Der im Mundwinkel gelegene Punkt wird meist bei Verdauungsstörungen behandelt. Ein selteneres Anwendungsgebiet sind Essstörungen.

Ma 8 Touwei, „Kopferker/Kopfbindung"

Besonderheit: Kreuzungspunkt von Magen-/Gallenblasen-Meridian
Einstichtiefe: 0,5–0,8 cun; **Moxa:** nein

Dieser Punkt hilft den Kopf klar zu machen, wenn er sich voll gestopft anfüllt oder „raucht". Er wird auch bei Patienten angewandt, deren Qi sich durch Grübeln *(si)* „verknotet" hat *(jie)* oder die sich leicht im Gestrüpp ihrer Gedanken verheddern und sich selbst lahmlegen (➤ Kapitel 5). In dem Fall sorgen sie sich ständig oder wälzen Probleme im Kopf. Das erklärt, wieso der Name auch mit „Kopfbindung" übersetzt wird.

Ma 9 Renying, „Menschen willkommen"

Besonderheit: Himmelsfenster-Punkt, „Meer des Qi"-Punkt
Einstichtiefe: 0,3–0,5 cun; **Moxa:** nein

Dieser Punkt ist äußerst wirksam. In Kapitel 33 des *Ling Shu* wird er als „Meer des Qi" ausgewiesen und eignet sich daher zur Qi-Stärkung.

Ma 9 ist der einzige Himmelsfenster-Punkt auf den Meridianen des Erd-Elements. Menschen mit Erd-KF oder einem überlasteten Erd-Element haben oft Schwierigkeiten mit engen Bindungen. Sosehr sie sich auch wünschen, Empathie und Zuwendung von anderen zu erfahren, fällt es ihnen dennoch schwer, weich zu sein und es zuzulassen. Die Behandlung von Ma 9 könnte ihnen helfen, „Menschen als willkommen" anzusehen und stärker befriedigende Beziehungen einzugehen, wenn sich andere um sie bemühen.

Ma 12 Qupen, „Zerbrochene/Leere Schale"

Einstichtiefe: 0,3–0,5 cun; **Moxa:** 3–5 Kegel

Dieser Punkt befindet sich in der Schlüsselbeingrube (Fossa supraclavicularis), die wie eine Schale geformt ist. Der Name erinnert auch an die Redewendung „Meine Reisschale ist zerbrochen", mit der Chinesen zum Ausdruck bringen, dass sie nicht länger imstande sind, sich selbst zu versorgen oder zu ernähren. Ma 12 wird bei Patienten angewandt, die sich physisch oder spirituell nicht selbst erhalten können.

Tiangai („Himmelsdecke") lautet ein anderer Name für diesen Punkt. Er lässt an die uralte chinesische Vorstellung vom Himmel denken, der sich wie eine umgedrehte Kuppel über die Erde wölbt und von den vier höchsten Bergen Chinas gestützt wird. „Zerbrochene Schale" könnte in dem Zusammenhang bedeuten, dass der Kontakt zum Himmel verloren ginge, wenn er entzweibräche. Damit ist bereits impliziert, dass Ma 12 indiziert sein kann, um die Verbindung zum Himmel und zur geistig-spirituellen Ebene wiederherzustellen (Hicks 1999, p. 11).

39

Ma 14 Kufang, „Lager-/Schatzhaus"

Einstichtiefe: 0,3–0,5 cun; **Moxa:** 3–5 Kegel

Über diesen Punkt können bei Bedarf die Qi-Reserven in den „Lagerhäusern und Kornspeichern" „angezapft" werden.

Ma 19 Burong, „Nicht mehr fassen"

Einstichtiefe: 0,5–0,8 cun; **Moxa:** 3–5 Kegel

Manchmal wird der Name auch mit „sich nicht wohl fühlen" übersetzt. Dieser Punkt befindet sich in der Magengegend und kann für Patienten geeignet sein, die Nahrung nicht richtig verdauen, weil ihr Magen-Qi „rebelliert". Erbrechen, Aufstoßen oder Übelkeit sind die Folgen. Als Auslöser kommen physiologische („Überfressen") oder emotionale Gründe (Angst oder Sorgen) in Betracht.

Ma 20 Chengman, „Fülle aufnehmen"

Einstichtiefe: 0,5–1,0 cun; **Moxa:** 3–5 Kegel

Wenn ihr Erd-Element überfordert und aus dem Gleichgewicht geraten ist, neigen manche Patienten dazu, sich unbefriedigt und benachteiligt zu fühlen, weil ihnen etwas fehlt. Im Namen des Punktes klingt bereits an, wie ihnen geholfen werden kann – indem das Loch oder die Leere in ihrer Mitte gefüllt wird.

Ma 21 Liangmen, „Tor des Strahls/ Balkentor"

Einstichtiefe: 0,5–1,0 cun; **Moxa:** 5–15 Kegel

Dieser Punkt befindet sich Höhe von Ren 12 und spielt eine wichtige Rolle für die Verdauung. Das „Tor des Strahls" zu öffnen kann dazu beitragen, dass Nahrung und Ideen besser verdaut und assimiliert werden. Das gilt besonders, wenn Gedanken im Kopf hängen bleiben oder obsessiv werden.

Ma 22 Guanmen, „Grenztor"

Einstichtiefe: 0,8–1,0 cun; **Moxa:** 5–15 Kegel

Dieser Punkt unterstützt ähnlich wie Ma 21 die Verdauung – im körperlichen wie im geistigen Sinne.

Ma 23 Taiyi, „Höchste Einheit/Das große Eine"

Einstichtiefe: 0,7–1,0 cun; **Moxa:** 5–15 Kegel

Der Name bezieht sich auf den undifferenzierten Zustand – vor dem Aufkommen von Yin und Yang und der Aufteilung in Himmel und Erde –, als alles in der Welt noch eins war. Da der Punkt in der Rumpfmitte liegt, könnte der Name auch auf die uralte Unterteilung in Oberkörper (zum Himmel gehörig) und Unterkörper (mit der Erde in Einklang) anspielen.[1]

Dass Ma 23 zur Behandlung geistiger Probleme eingesetzt wird, ist seit langem schriftlich überliefert (Chan 1963, p. 281). Der Punkt eignet sich besonders für Patienten mit einem Erd-KF, die entweder zu sehr in der materiellen Welt leben oder aber innerlich labil und so wenig „geerdet" sind, dass sie es kaum schaffen, ihren Alltag zu bewältigen. Über Ma 23 lassen sich beide Aspekte ausgleichen und innere Stabilität und Harmonie erreichen.

Ma 25 Tianshu, „Himmlischer Angelpunkt"

Besonderheit: Alarm-*Mu*-Punkt des Dickdarms, Punkt zur Befreiung der „Inneren Drachen"
Einstichtiefe: 0,7–1,2 cun; **Moxa:** 5–15 Kegel

Tianshu heißt der Hauptstern des Großen Bären, eines Sternbilds der Nordhalbkugel, um den sechs weitere Sterne kreisen. Dieser Punkt liegt im Körper in der Schnittlinie von Himmel und Erde.

Wenn der Körper Himmel und Erde gleicht, dient die Taille als Rahmen bzw. Horizont … Alles, was sich über ihr befindet, ist Yang und alles unterhalb der Taille ist Yin – mit jeweils eigenständigen Funktionen. In Yang materialisiert sich die Kraft des Himmels und in Yin die Kraft der Erde. (Tung Chung-Shu, zit. in Chan 1963, p. 281)

Der Name zeigt, dass Ma 25 ein besonders wichtiger Punkt ist, und nur wenige Punkte haben ähnlich viele Zusatzbezeichnungen. Wegen seiner Lage im unteren *Dantian* kann Ma 25 sowohl Stabilität verleihen und mit der Erde verbinden als auch den Kontakt zum Himmel beeinflussen. Er ist besonders bei Patienten indiziert, die zu Labilität und plötzlichen Gefühlsschwankungen neigen.

Vor allem Patienten mit einem Erd-KF, die sich unsicher und instabil fühlen, ziehen aus seiner Anwendung großen Nutzen. Ma 25 wird häufig mit Mi 15 („Große Horizontale") kombiniert, seinem „Nachbarpunkt" auf dem Milz-Meridian. Das legt die Vermutung nahe, dass die Horizontalbewegung unter dem Einfluss von Mi 15 die vertikale Verbindung zwischen Himmel und Erde vervollständigt und abrundet.

Ma 25 ist einer der Punkte, die zur Befreiung der „Inneren Drachen" angewandt werden.

FALLBEISPIEL

Die Endfünfzigerin machte sich ständig übertriebene Sorgen und fühlte sich nie richtig sicher und stabil. Diese Neigung war offensichtlich in ihrer hochgradig erschöpften Erd-Energie begründet. Obwohl sich die Symptome (Pulse und Gesichtsfarbe) durch die Behandlung von Kommando- und Rücken-*Shu*-Punkten leicht besserten, schien sie innerlich unverändert zu sein. Erst die Tonisierung von Ma 25 und Mi 15 bewirkte einen grundlegenden Umschwung ihrer Stimmung bzw. psychischen Verfassung, den die anderen Punktkombinationen nicht fertiggebracht hatten.

Ma 27 Daju, „Große Macht/Große Fülle"

Einstichtiefe: 0,7–1,2 cun; **Moxa:** 5–10 Kegel

Dieser Punkt wird hauptsächlich wegen seiner Lokalwirkung angewandt (besonders bei einer Symptomverlagerung vom Magen in den unteren Verdauungstrakt). Manchmal kann er auch ähnlich wie Ma 20 dazu beitragen, eine innere Leere der Patienten zu füllen.

Ma 28 Shuidao, „Wasserweg"

Einstichtiefe: 0,7–1,2 cun; **Moxa:** 5–10 Kegel

Dieser Punkt kommt besonders bei Problemen mit den Flüssigkeiten im Unteren Brenner zum Einsatz und wird in der Regel mit Ren 4 oder manchmal auch mit Mi 13 kombiniert.

[1] Typisch für den Synkretismus der chinesischen Medizin ist die Möglichkeit, den Körper in zwei (Himmel und Erde) oder auch in drei Ebenen (Himmel, Menschheit, Erde) zu unterteilen.

Ma 29 Guilai, „Rückkehr"

Einstichtiefe: 0,7–1,2 cun; **Moxa:** 5–10 Kegel

Der Name bezieht sich vermutlich auf die Menstruation. Denn eine seiner Hauptindikationen ist die Regulierung von Zyklusstörungen.

Ma 30 Qichong, „Qi-Ansturm"

Einstichtiefe: 0,5–1,0 cun; **Moxa:** 7 Kegel

Wie der Name schon besagt, ist Ma 30 ein sehr wirkungsvoller Punkt. Denn über ihn lassen sich sowohl Jing (durch den *Chong Mai,* eines der acht Außerordentlichen Gefäße) als auch das Erd-Qi (durch die Verbindung zum Magen und dem „Meer der Nahrung") beeinflussen (*Ling Shu,* Kapitel 33). Ma 30 hat eine sehr belebende Wirkung auf das Qi und stärkt Magen und Milz. Wegen seiner Lokalisation im Leistenbereich wird er vermutlich viel zu selten angewandt.

Ma 32 Futu, „Kauernder Hase"

Besonderheit: Punkt zur Befreiung der „Inneren Drachen"

Einstichtiefe: 1,0–1,5 cun; **Moxa:** 3–5 Kegel

Es ist einer der Punkte, die zur Befreiung der „Inneren Drachen" angewandt werden können.

Ma 36 Zusanli, „Drei (Li-)Entfernungen am Fuß"

Besonderheit: Erdpunkt, Organzeit-/Chronopunkt, „Meer der Nahrung"-Punkt

Einstichtiefe: 0,5–1,0 cun; **Moxa:** 7–20 Kegel

Der Name deutet an, dass nach Behandlung dieses Punktes problemlos noch weitere drei Li (ca. 1 Meile oder 1,6 km) gelaufen werden können.

Ma 36 ist ein wichtiger Punkt zum Nähren des Magens – ähnlich wie Hühnersuppe, die zu den nahrhaftesten Gerichten der chinesischen Küche zählt. Seine stärkende Wirkung entfaltet sich besonders während der Organzeit (7–9 Uhr). Manche Therapeuten wenden ihn auch als „saisonalen" Organzeit-/Chronopunkt im Spätsommer (August bis Oktober) an, wobei in Ländern, die auf Sommerzeit umstellen, zu beachten ist, dass die beste Wirkung erst eine Stunde nach der oben genannten Winterzeit eintritt.

Als Erdpunkt im Erd-Element kann sich Ma 36 besonders nutzbringend für Patienten mit einem gestörten Erd-Gleichgewicht erweisen, indem er ihre Assimilation auf allen Ebenen fördert. Auf körperlicher Ebene hilft er das Immunsystem und die Abwehrkräfte zu stärken, auf psychischer Ebene kann er zur besseren Stabilisierung emotional labiler oder unsicherer Persönlichkeiten beitragen. Bei Sorgen, Ängsten und Zwangsideen kann er beruhigen und nach geistiger Anstrengung oder ständigem Grübeln „den Kopf frei" machen.

Falls Patienten nach einer Nadelinsertion im Oberkörper kollabieren, kann Ma 36 als Erste-Hilfe-Maßnahme behandelt werden (bei Nadelschock geeignete Punkte ➤ Kapitel 34).

Ma 37 Shangjuxu, „Obere große Leere"

Einstichtiefe: 0,3–0,5 cun; **Moxa:** 3–5 Kegel

Bei akuten Störungen wie Obstipation oder Diarrhö wird dieser Punkt gelegentlich in seiner Eigenschaft als oberer Meer-*He*-Punkt des Dickdarms eingesetzt, zur Behandlung des Magens kommt er jedoch nur selten zur Anwendung.

Ma 39 Xiajuxu, „Untere große Leere"

Einstichtiefe: 0,5–1,0 cun; **Moxa:** 3–5 Kegel

Auch dieser Punkt dient eher selten zur Behandlung des Magens, sondern wird gelegentlich bei akuten Störungen des Dünndarms eingesetzt (als unterer Meer-*He*-Punkt).

Ma 40 Fenglong, „Reiche Fülle"

Besonderheit: Durchgangs-*Luo*-Punkt

Einstichtiefe: 0,5–1,0 cun; **Moxa:** 3–5 Kegel

Im Namen klingt schon etwas von der Vorstellung an, dass seine Behandlung Zugang zu reichem Überfluss und blühendem Gedeihen gewähren könnte. Als Durchgangs-*Luo*-Punkt kommt Ma 40 sehr häufig zur Anwendung – bei somatischen und psychischen Symptomen – und wird dabei oft mit Mi 4 oder Mi 3 kombiniert. Seine stabilisierende Wirkung sorgt für bessere Ausgeglichenheit und Harmonie sowie „Erdung".

Ma 41 Jiexi, „Befreiter Strom/ Tibiamulde"

Besonderheit: Feuerpunkt, Tonisierungspunkt, Punkt zur Befreiung „Innerer Drachen"
Einstichtiefe: 0,5–0,7 cun; **Moxa:** 3–5 Kegel

Als Feuer- und Tonisierungspunkt wird Ma 41 gewöhnlich bei Pulsdifferenzen angewandt, d.h., wenn über dem Dünndarm und Dreifachen Erwärmer stärkere Pulse als über dem Magen tastbar sind. In dem Fall führt er das Mutter-Element Feuer wieder näher an das Kind-Element Erde heran. Selbst wenn sich keine Diskrepanz der Pulsstärke zeigt, kommen Tonisierungspunkte häufig dennoch zur Anwendung, um die natürliche Abfolge des *Sheng*-Zyklus zu unterstützen und für einen ungehinderten Qi-Fluss zwischen den Elementen zu sorgen.

Dies ist einer der Punkte, die zur Befreiung der „Inneren Drachen" eingesetzt werden.

FALLBEISPIEL

Eine junge Geschäftsfrau, Anfang dreißig, hatte eine lange Vorgeschichte mit Essstörungen und Anorexie. Es handelte sich um eine Patientin mit Feuer-KF, deren Pulse sehr schwach (leer) waren und deren Erd-Element schon seit vielen Jahren nicht mehr vom Feuer-Element genährt wurde (über den *Sheng*-Zyklus). Besser als auf andere Kommandopunkte (Ma 42, Ma 36, Ma 40 und Mi 3, Mi 4, Mi 6) sprachen ihre Erd-Pulse auf die Erd-Tonisierungspunkte Ma 41 und Mi 2 an.

Ma 42 Chongyang, „Ansturm des Yang"

Besonderheit: Ausgangs-/Endpunkt, Ursprungs-*Yuan-Qi*-Punkt
Einstichtiefe: 0,3–0,5 cun; **Moxa:** 3–5 Kegel

Als Ursprungs-*Yuan-Qi*-Punkt wird Ma 42 relativ häufig benutzt und z. B. bei erregten und verstörten Patienten oder vollem Magenpuls (Ansturm des Yang!) in sedierender Technik behandelt. Indiziert sein kann er auch bei manisch-depressiven Patienten. Noch häufiger dient er jedoch zur Tonisierung, um das Magen-Qi zu kräftigen und zu revitalisieren.

Als Ausgangs-/Endpunkt des Magen-Meridians steht Ma 42 mit Mi 1, dem Eingangs-/Öffnungspunkt des Milz-Meridians, in Verbindung.

Ma 43 Xiangu, „Versunkenes Tal"

Besonderheit: Bach-*Shu*-Punkt, Holzpunkt
Einstichtiefe: 0,3–0,5 cun; **Moxa:** 3–5 Kegel

Dieser Holzpunkt kommt relativ selten zum Einsatz. Gelegentlich wird er mit Mi 1 kombiniert, obwohl kein Qi-Transfer aus dem Holz-Element möglich ist, da es sich ja um einen Yang-Meridian handelt (zum Qi-Transfer über den *Ke*-Zyklus ➤ Kapitel 34 und ➤ Kapitel 36).

Ma 44 Neiting, „Innenhof"

Besonderheit: Wasserpunkt
Einstichtiefe: 0,3–0,5 cun; **Moxa:** 3–5 Kegel

Als Wasserpunkt kann Ma 44 zusammen mit Mi 9 angewandt werden, um Wasser innerhalb des Erd-Elements auszugleichen. Wenn sich der Magen überhitzt hat (könnte Agitiertheit und Ruhelosigkeit auslösen), erweist sich Ma 44 als besonders nützlich. Eine sedierende Nadeltechnik hilft die Patienten zu beruhigen.

Ma 45 Lidu, „Barscher Wortwechsel/ Strenger Mund"

Besonderheit: Metall- und Sedierungspunkt
Einstichtiefe: 0,1 cun; **Moxa:** 3–5 Kegel

Dieser Punktname lässt sich nur schlecht übersetzen und könnte auch so viel wie „rasch gehobene Stimmung" bedeuten (Hicks 1999, p. 15). Als Metallpunkt eignet sich Ma 45 zur Behandlung in sedierender Technik. Auf die Weise kann bei vollem Magenpuls ein Qi-Transfer zum Dickdarm durchgeführt werden.

39

Bl 21 Weishu, „Rückentransportpunkt zum Magen"

Besonderheit: Rücken-*Shu*-Punkt
Einstichtiefe: 0,5–0,7 cun; **Moxa:** 7–15 Kegel

Dieser Punkt wird gewöhnlich zur Tonisierung des Magen-Qi angewandt und steht direkt mit dem Organ in Verbindung. Wegen seiner kräftigenden Wirkung auf den Magen kann er zu einer funktionellen Besserung (Magenfunktion = Nahrungsbrei zersetzen und „reif" machen) beitragen. Wie andere Rücken-*Shu*-Punkte kann auch Bl 21 eine psychische Stärkung bewirken, indem er für eine Zunahme des Magen-Qi sorgt. Er wird häufig mit dem Rücken-*Shu*-Punkt der Milz kombiniert.

Auf müde und lethargische Patienten hat der Punkt eine belebende Wirkung und hilft ihnen, Nahrung, Ideen und Informationen besser zu verdauen und zu assimilieren. Er kann auch zur Stabilisierung von Menschen beitragen, denen „die Mitte" fehlt, und ihnen wieder mehr „Bodenhaftung" geben.

Bl 50 Weicang, „Magenspeicher"

Einstichtiefe: 0,3–0,5 cun; **Moxa:** 5–10 Kegel

Da die äußeren Rücken-*Shu*-Punkte der Yang-Organe nicht so einprägsame Namen wie die der Yin-Organe haben, kommt dieser Punkt möglicherweise „zu kurz" in der Behandlung. Er ist nämlich sehr wirksam und kann den Magen in seiner Funktion als Verantwortlicher für Lagerung und Speicherung unterstützen, indem er Gedanken und Ideen „verdaulicher" macht. Bl 50 kann allein oder in Kombination mit Bl 51 (äußerer Rücken-*Shu*-Punkt der Milz) oder Bl 20 (Rückentransportpunkt zum Magen) angewandt werden.

Andere Punkte

Es gibt nur einen weiteren Punkt zur Behandlung des Magen-Meridians: Ren 12.

39.2 Milzpunkte

39.2.1 Primärer Verlauf des Milz-Meridians

Der Milz-Meridian beginnt medial an der Großzehe und zieht an der Fußinnenseite entlang zum Innenknöchel, wo er vor dem Malleolus hochsteigt und am Unterschenkel innen an der hinteren Tibiakante weiterläuft. Auf der Innenseite von Knie und Oberschenkel setzt er seinen Weg fort, tritt ins Abdomen ein und geht durch Magen und Milz hindurch. Danach passiert er das Zwerchfell und erreicht die Punkte Mi 17 bis Mi 21, bevor er sich über He 1 mit dem Herz-Meridian verbindet.

Mi 1 Yinbai, „Verborgenes Weiß"

Besonderheit: Holzpunkt, Eingangs-/Öffnungspunkt
Einstichtiefe: 0,3–0,5 cun; **Moxa:** 3–5 Kegel

Das Weiß im Namen des Punktes spielt vermutlich auf die enge Beziehung von Milz und Lunge zum Metall-Element an. Der Milz-Meridian bildet den Fuß- und der Lungen-Meridian den Hand-*Taiyin* (Aufzählung der Meridianverbindungen, *Taiyang* usw. Cheng 1987, p. 19.)

Mi 1 ist Eingangs-/Öffnungs- und Holzpunkt des Milz-Meridians und kann daher zu einem Qi-Transfer von Leber zu Milz (über den *Ke*-Zyklus) eingesetzt werden. Angewendet wird er auch bei Patienten mit manischen Symptomen oder Agitiertheit; in dem Fall führt die Sedierungstechnik zur Beruhigung.

FALLBEISPIEL

Ein 40-Jähriger litt seit langem an einem Reizdarmsyndrom und gab als Beschwerden den ständigen Wechsel zwischen Obstipation und Diarrhö, Blähungen, Bauchbeschwerden sowie ein allgemeines Krankheitsgefühl und Müdigkeit an. Es war ein Patient mit Erd-KF, sehr schwachen (leeren) Erd- und vollen Holz-Pulsen (als TCM-Diagnose: Leber-Qi-Stagnation mit Invasion der Milz). Nach Tonisierung des Erd-Elements trat eine gewisse Besserung ein, auch die Reduktion der Holz-Energie zeigte halbwegs Wirkung. Den endgültigen Durchbruch zum Behandlungserfolg brachte aber erst ein Qi-Transfer von der Leber zur Milz durch die Tonisierung von Mi 1.

Mi 2 Dadu, „Großes Kapital/Große Stadt"

Besonderheit: Feuer- und Tonisierungspunkt
Einstichtiefe: 0,1–0,3 cun; **Moxa:** 3–5 Kegel

Als Feuer- und Tonisierungspunkt wird Mi 2 relativ häufig angewandt, vor allem zusammen mit Ma 41. Er eignet sich zum Qi-Transfer vom Herz- zum Perikard-Meridian und kann die Beziehung der beiden Organe über den *Sheng*-Zyklus verbessern bzw. die „Mutter" wieder enger an ihr „Kind" binden. Über diesen Punkt könnte kaltes und schwaches Milz-Qi erwärmt werden. Darüber hinaus kann er Patienten auch ihre Gefühlswärme und geistige Frische zurückgeben.

Mi 3 Taibai, „Höchstes/Großes Weiß"

Besonderheit: Erd-, Organzeit-/Chronopunkt, Ursprungs-*Yuan-Qi*-Punkt
Einstichtiefe: 0,3–0,5 cun; **Moxa:** 3–5 Kegel

Taibai lautet der Planetenname der Venus, die dem Metall-Element zugeordnet wird. Das könnte wie bei Mi 1 auf die Verbindung zwischen Milz und Lunge hinweisen, die durch den *Taiyin* oder die Mutter-Kind-Beziehung im *Sheng*-Zyklus gegeben ist.

Für die Vitalität und Stabilisierung der Milz-Energie hat der Punkt enorme Bedeutung. Wegen seiner vielfältigen Anwendungsgebiete als Erd-, Organzeit-/Chronopunkt (von 9–11 Uhr) und Ursprungs-*Yuan-Qi*-Punkt gehört Mi 3 zu den meistgebrauchten Punkten des Milz-Meridians. Er wird häufig mit Ma 42 (Ursprungs-*Yuan-Qi*-Punkt) oder Ma 36 (Organzeit-/Chronopunkt) kombiniert.

Seine Behandlung während der Organzeit von 9–11 Uhr führt zu einer deutlichen Stärkung des Milz-Qi. Zum Glück entwickelt Mi 3 – anders als andere Organzeit-/Chronopunkte – seine stärkste Wirkung am Vormittag zu einer sehr „benutzerfreundlichen" Zeit, so dass er sich gut in die Behandlung eines Erd-KF einbeziehen lässt. Als Erdpunkt innerhalb des Erd-Elements dürfte Mi 3 aber auch zu anderen Tageszeiten das Milz-Qi noch so beleben, dass Patienten mit einem gestörten Gleichgewicht der Erd-Energie stabilisiert und ausgeglichener werden. Manche Therapeuten verwenden ihn im Spätsommer (August bis Oktober) als „saisonalen" Organzeit-/Chronopunkt. Falls die Denkfähigkeit wegen unzureichender Qi-Transformation in der Milz getrübt sein sollte, kann die Behandlung von Mi 3 über die verbesserte Qi-Bewegung wieder zu größerer geistiger Klarheit verhelfen.

Mi 4 Gongsun, „Großvater und Enkel/ Enkel des Fürsten"

Besonderheit: Durchgangs-*Luo*-Punkt, Öffnungspunkt des *Chong Mai* (Penetrationsgefäß)
Einstichtiefe: 0,3–0,5 cun; **Moxa:** 3–5 Kegel

Gongsun war der Familienname von Huang Di, dem legendären Gelben Kaiser, dessen Dynastie mit dem Erd-Element assoziiert wurde (Hicks 1999, p. 16).

Als Durchgangs-*Luo*-Punkt wird Mi 4 meist mit Ma 40 oder Ma 42 kombiniert. Für Patienten mit instabilem Erd-Element kann es sehr wohltuend sein, wenn Magen und Milz harmonisch ausgeglichen werden. Mi 4 ist auch Öffnungspunkt des *Chong Mai* oder Penetrationsgefäßes (eines der Acht außerordentlichen Gefäße; Näheres ➤ Maciocia 1989, pp. 360–361). Wegen seiner herausragenden Wirkung empfiehlt sich der Punkt besonders für Patienten mit Qi-Mangel, die sich abgespannt fühlen. Weitere Indikationen sind Verdauungsbeschwerden (Übelkeit oder Appetitverlust).

Mi 5 Shangqiu, „Shang am (Erd-/ Metall-)Hügel"

Besonderheit: Metall- und Sedierungspunkt
Einstichtiefe: 0,3–0,5 cun; **Moxa:** 3–5 Kegel

Shang ist die Musiknote, die dem Metall-Element zugeordnet wird, und *Shangqiu* der Metallpunkt des Milz-Meridians. Um das Metall- im Erd-Element zu tonisieren, kann der Punkt stimuliert werden. Als Sedierungspunkt dient Mi 5 normalerweise zur Reduzierung einer Qi-Fülle in der Milz. Über den *Sheng*-Zyklus wird das Qi dann zur Lunge geleitet, dem „Kind" der Milz.

Mi 6 Sanyinjiao, „Treffpunkt der drei Yin(-Meridiane)"

Besonderheit: Kreuzungspunkt der drei Yin-Meridiane des Unterschenkels
Einstichtiefe: 0,5–1,0 cun; **Moxa:** 3–5 Kegel

Dieser Punkt ermöglicht eine sehr wirksame Behandlung von Milz, Nieren und Leber. Er darf aber nicht verwendet werden, solange der KF noch nicht feststeht, weil sich nicht eindeutig erkennen ließe, von welchem Organ die Pulsbefunde ausgehen. Wenn eine stimulierende oder reduzierende Behandlung geplant ist, sollten Therapeuten darauf achten, dass alle drei Organ-Meridiane etwa gleich viel Qi enthalten. Falls eine psychische Wirkung intendiert ist, lässt sich über Mi 6 ein starker und zutiefst beruhigender Behandlungseffekt erzielen. Besonders gut kann er bei Schlaflosigkeit und Ängsten helfen oder auch zu größerer geistiger Klarheit und Ruhe beitragen.

Cave: In der Schwangerschaft ist Mi 6 kontraindiziert, weil er direkt auf den Uterus wirken und Wehen auslösen könnte.

Mi 8 Diji, „Drehpunkt der Erde"

Besonderheit: Spalten-*Xi*-Punkt
Einstichtiefe: 0,5–1,0 cun; **Moxa:** 3–5 Kegel

Über diesen Spalten-*Xi*-Punkt heißt es in der „Ode zur Erhellung von Mysterien":

Der Mensch besteht aus oben, Mitte und unten. Für diese Körperbereiche sind „Große Umhüllung" (Mi 21), „Himmlischer Angelpunkt" (Ma 25) und „Drehpunkt der Erde" (Mi 8) die wichtigsten Punkte. (Deadman et al. 1998, p. 194)

In diesem Zitat steht „oben, Mitte und unten" für Himmel, Menschheit und Erde.

Dass Mi 8, der „Drehpunkt der Erde", ein wichtiger Punkt zur Stärkung des *Milz*-Qi ist, liegt vor allem an seinem Einfluss auf den Mittleren und Unteren Brenner. Als Spalten-*Xi*-Punkt wird er auch bei akuten Beschwerden (besonders akuten Schmerzen bei Dysmenorrhö) angewandt werden. Geeignet ist er außerdem für Patienten, die sich abgeschlafft, müde und erschöpft fühlen, sowie zur Verbesserung der Milz-Funktionen (Transformation und Transport) auf allen Ebenen.

Mi 9 Yinlingquan, „Quelle des Yin-Hügels"

Besonderheit: Wasserpunkt
Einstichtiefe: 0,5–1,2 cun; **Moxa:** 3–5 Kegel

Als Wasserpunkt des Milz-Meridians kann Mi 9 zur Regulierung des Wassers im Erd-Element eingesetzt werden und ist besonders nützlich, wenn die Erde „unter Wasser" steht. In dem Fall wird eine sedierende Nadeltechnik angewandt. (Auch TCM-Therapeuten halten sich an die Fünf-Elemente-Theorie, wenn sie den Punkt zum Klären von Feuchtigkeit verwenden.)

Mi 10 Xuehai, „Meer des Blutes"

Einstichtiefe: 0,5–1,2 cun; **Moxa:** 3–5 Kegel

Wie der Name vermuten lässt, kommt dieser Punkt meist zur Anwendung, wenn die Blut-Energie des Patienten beeinflusst werden soll.

Mi 12 Chongmen, „Tor des Ansturms"

Besonderheit: Kreuzungspunkt des Milz-/Leber-Meridians
Einstichtiefe: 0,5–1,0 cun; **Moxa:** 3–5 Kegel

Dieser Punkt steht mit dem Leber-Meridian in Verbindung und wird deshalb manchmal zur Behandlung von Milz- und Leber-bedingten Störungen im Bereich des Unteren Brenners eingesetzt.

Mi 13 Fushe, „Residenzgebäude/Versammlungshalle der Hohlorgane"

Einstichtiefe: 0,5–1,0 cun; **Moxa:** 5–10 Kegel

Bei Symptomen im Bereich des Unteren Brenners wird dieser Punkt manchmal mit anderen Punkten am Unterbauch kombiniert (z. B. Ren 3, Ren 4 oder Ren 5, Ni 12 oder Ni 13, Ma 27, Ma 28 oder Ma 29). Mi 13 hat allgemein eine gute Milz-Qi-stärkende Wirkung.

Mi 15 Daheng, „Große Horizontale/Transversale"

Einstichtiefe: 0,7–1,2 cun; **Moxa:** 5–10 Kegel

Dieser Punkt wird oft mit Ma 25 kombiniert, der sich in seiner Nähe befindet. Auf körperlicher Ebene erstreckt sich sein Einfluss auf den unteren Abdominalbereich (Darmtrakt/Stuhlgang). Patienten, die sich instabil und unsicher fühlen, kann er innerlich wieder stärker zentrieren bzw. in sich ruhen lassen. Indiziert sein kann er auch bei Patienten, die zu Traurigkeit neigen, leicht weinen oder seufzen (Deadman et al. 1998, p. 200). Seine Hauptwirkung besteht in der Stabilisierung des Milz-Qi.

Mi 16 Fuai, „Bauchweh"

Einstichtiefe: 0,5–1,0 cun; **Moxa:** 5–10 Kegel

Dieser Punkt hilft die Stimmung von Patienten zu heben, wenn ihr Gefühlsleben durch eine Dysbalance des Erd-Elements aus dem Tritt geraten ist. Wie der Name schon besagt, ist er besonders indiziert, wenn sich emotionale Instabilität in Abdominalbeschwerden äußert.

Mi 18 Tianxi, „Himmlischer Strom/Himmelsschlucht"

Einstichtiefe: 0,3–0,5 cun; **Moxa:** 3–5 Kegel

Der Namensteil *Tian* verweist sowohl auf die Lokalisation (oberhalb des mittleren *Dantian* in der oberen Körperhälfte) als auch auf die Wirkung des Punktes, der die Verbindung zum Himmels-Qi unterstützen kann. Durch seine Lage kann er für mehr Vitalität sorgen und die Patienten „nähren". Die psychische Wirkung, die sich durch Mi 18 bei der Behandlung eines Erd-KF erzielen lässt, wird möglicherweise unterschätzt.

Mi 20 Zhourong, „Umfassende Pracht/Überall Erblühen"

Einstichtiefe: 0,3–0,5 cun; **Moxa:** 3–5 Kegel

Dieser Punkt kommt meist bei der psychischen Behandlung eines Erd-KF zur Anwendung. Im Namen klingt seine nährende und stützende (Halt gebende) Wirkung an. Mi 20 ist besonders nützlich, wenn sich das Qi „verknotet" hat, d. h., wenn Patienten bekümmert, besorgt und niedergeschlagen (depressiv) sind. Wegen der räumlichen Nähe zu Lu 1 kann sich Mi 20 auch bei Lungenproblemen anbieten, um erst die Milz zu stärken, damit sie der Lunge helfen kann.

In *Zhouying*, der anderen Bezeichnung für diesen Punkt, ist das „nährende" *(Ying-)*Qi enthalten, das als Bestandteil des „wahren" *(Zhen-)*Qi seinen Ursprung in der Lunge hat. Damit wird ebenfalls auf die enge Beziehung zwischen Mi 20 und Lungen-Qi angespielt.

Mi 21 Dabao, „Große Umhüllung"

Besonderheit: Ausgangs-/Endpunkt, allgemeiner Durchgangs-*Luo*-Punkt
Einstichtiefe: 0,3–0,5 cun; **Moxa:** 5–10 Kegel

Als Ausgangs-/Endpunkt verbindet Mi 21 den Milz- mit dem Lungen-Meridian und wird in dem Sinne auch üblicherweise eingesetzt. Ein weiteres Anwendungsgebiet ist die allgemeine Regulierung von Qi und Blut(-Energie) im Brustbereich.

Kummer, exzessive intellektuelle Betätigung und instabile oder unsichere Lebensumstände können zu psychischen Problemen führen, wenn es Patienten an Zuwendung fehlt und sie nicht durch stützende und fürsorgliche Beziehungen aufgefangen werden. Wenn Kleinmut und Niedergedrücktheit durch eine Dysfunktion der Milz bedingt sind, kann die Behandlung von Mi 21 sehr wirkungsvoll dazu beitragen, die Stimmung zu heben.

FALLBEISPIEL

Eine Endvierzigerin (mit einem Erd-KF) hatte Schwierigkeiten, sich an ihre veränderten Lebensumstände anzupassen. Ihr Leben hatte sich ausschließlich um ihre Kinder gedreht. Jetzt waren sie herangewachsen, doch sie machte sich weiterhin große Sorgen. Von ihrem Mann verlassen, lebte sie völlig auf sich gestellt und hatte Angst vor der Zukunft. Sie könne sich kaum noch konzentrieren, sei ständig müde und sehr deprimiert. Die Behandlung des Erd-Elements erwies sich als nur mäßig erfolgreich. Erst als Mi 21 tonisiert wurde, besserte sich ihr Befinden deutlich, und sie nahm mehrere positive Veränderungen in Angriff (darunter ein beruflicher Neueinstieg als Krankenschwester). Sie suchte und fand neue Interessen und Freundschaften, die ihr halfen, sich weniger stark auf die Kinder zu fokussieren.

Bl 20 Pishu, „Rückentransportpunkt zur Milz"

Einstichtiefe: 0,5–0,7 cun; **Moxa:** 7–15 Kegel

Wie alle Rücken-*Shu*-Punkte wird auch Bl 20 häufiger angewandt, weil er das allgemeine Wohlbefinden spürbar beeinflussen kann. Die Stärkung der Milz kann Patienten auf allen Ebenen stärken. Dieser Punkt ist besonders indiziert, wenn das *Milz*-Qi stark erschöpft ist und nur noch träge fließt.

Bl 49 Yishe, „Haus der Gedanken"

Einstichtiefe: 0,3–0,5 cun; **Moxa:** 5–10 Kegel

Dieser Punkt befindet sich in der Nähe des Rücken-*Shu*-Punkts und kann mit ihm kombiniert werden. Er bietet sich besonders zur Behandlung von Störungen der kognitiven Fähigkeiten, Denk- und Planungsprozesse auf der Verstandes- bzw. Bewusstseinsebene *(Yi)* an. Grübeln oder unaufhörliches Nachdenken *(Si)* kann dazu führen, dass sich das Qi „verknotet" und *Yi* „obdachlos" wird, seinen „Wohnsitz" verliert. Das zeigt sich daran, dass sich die Patienten sorgen und in Gedanken ständig Probleme wälzen, ohne klar denken oder durchblicken zu können. Manche fühlen sich auch konfus und „matschig" im Kopf. Bl 49 kann eine tief beruhigende Wirkung entfalten, so dass *Yi* zur Ruhe kommen und wieder sesshaft werden kann. Gesundes Yi ist an zielgerichtetem Verhalten und fokussierter Aufmerksamkeit zu erkennen.

Andere Punkte

Milz bzw. Milz-Meridian können auch über Ren 4 und Ren 10 behandelt werden.

KAPITEL

40 Herz- und Dünndarm-Meridian

40.1 Herz-Punkte

40.1.1 Primärer Verlauf des Herz-Meridians

Der tiefe Ast des Herz-Meridians beginnt im Herzen und steigt an der Aorta entlang durch die Lunge weiter bis zur Achselhöhle. Ab da kommt er an die Oberfläche und zieht auf der Arminnenseite von der Axilla herunter zum kleinen Finger. Dort ist er über Dü 1 mit dem Dünndarm-Meridian verbunden.

He 1 Jiguan, „Höchste Quelle"

Besonderheit: Eingangs-/Öffnungspunkt
Einstichtiefe: 0,5–1,0 cun; **Moxa:** 3–5 Kegel

Der Namenszusatz „Höchste" bezieht sich auf die übergeordnete Bedeutung des Herzens gegenüber allen anderen Organen. „Das Herz hat das Amt des Herrschers und Souveräns inne. Von ihm strahlt der Geist-*Shen* aus" (Larre & Rochat de la Vallée 1992b, p. 33). He 1 ist wie eine Qi-Quelle, die das Herz auf allen Ebenen speisen („nähren") kann, besonders wenn Patienten aufgebracht, ängstlich oder überlastet sind. Ist über Kommandopunkte keine ausreichende Wirkung auf Geist oder Psyche zu erzielen, sollte He 1 schon früh in die Behandlung einbezogen werden. Sein direkter Einfluss auf das Herz kann unmittelbar Wirkung zeigen, indem Patienten ihr Gleichgewicht wiederfinden und ruhiger werden. Wenn Traurigkeit das Qi schwächt, kann He 1 mithelfen, wieder eine normale Qi-Bewegung in Gang zu bringen. Das ermöglicht dem Patienten, sein Herz zu öffnen und sich mit dem Geist zu verbinden. He 1 ist ein sehr verlässlich wirksamer Punkt zur Stärkung und zum Nähren der Herz-Energie.

Dieser Punkt wird auch häufig als Eingangs-/Öffnungspunkt verwendet und mit Mi 21, dem Ausgangs-/Endpunkt des Milz-Meridians, kombiniert. Eine interessante Beobachtung ist übrigens, dass Qigong- und Meditationslehrer darauf achten, den Bereich bei Übungen entspannt und offen zu halten, damit ungehindert Qi vom Herzen durch die Arme in die Hände fließen kann. Dadurch bleiben die Hände warm und das Herz kann sich entspannen und beruhigen.

FALLBEISPIEL

Der 40-jährige Patient mit Feuer-KF bekam plötzlich starke Palpitationen (Herzklopfen). Als Auslöser der Symptome vermutete er innere Konflikte, ob er seine Ehe aufrechterhalten oder sich von seiner Frau trennen solle. Durch Behandlung der vier Feuer-Organe hatten sich die Herzbeschwerden etwas beruhigt. Als in der dritten Sitzung He 1 behandelt wurde, änderte sich die Pulsqualität schlagartig und im Anschluss kam es zu einer deutlichen Besserung der Symptomatik. Zum Guten oder Schlechten – ein paar Monate später verließ er seine Frau.

He 2 Qingling, „Blaugrüner/Frischer Geist"

Einstichtiefe: 0,3–0,5 cun; **Moxa:** 3–5 Kegel

Qing (nur annähernd mit „blaugrün" übersetzbar), die frische Farbe der Vegetation, ist eng mit dem Begriff *Sheng* (Schöpfung/Erzeugung im Sinne des *Sheng*-Zyklus) verbunden. Als zweiter Punkt nach He 1, der „Höchsten Quelle", gibt He 2 dem Herzen Leben und Vitalität, besonders *Ling*. Bedauerlicherweise ist es aber kein verlässlich wirksamer Punkt, so dass sich durch seine Behandlung oft wenig ändert. Er befindet sich in gleicher Höhe wie andere Punkte, über die sich der mittlere *Dantian* beeinflussen lässt.
Cave: Manche Autoren halten seine Akupunktur für kontraindiziert.

He 3 Shaohai, „Kleines Meer"

Besonderheit: Wasserpunkt
Einstichtiefe: 0,5–1,0 cun; **Moxa:** 3–5 Kegel

He 3 ist der Wasserpunkt des Herz-Meridians. Da Wasser Feuer kontrolliert, hat dieser Punkt eine kühlende und beruhigende Wirkung auf das Herz, wenn Patienten erregt, rastlos oder sehr erhitzt sind. He 3 eignet sich auch für einen Qi-Transfer von den Nieren zum Herzen, d. h. über den *Ke*-Zyklus.

He 4 Lingdao, „Weg des Geistes/der Geisteskraft"

Besonderheit: Metallpunkt
Einstichtiefe: 0,3–0,5 cun; **Moxa:** 3–5 Kegel

Auch dieser Punkt des Herz-Meridians führt *Ling* in seinem Namen. *Dao* bedeutet „Weg" und könnte in dem Zusammenhang als „Weg des Herz-Meridians" oder in tieferer Bedeutung als „Weg des Tao" verstanden werden. Wenn ein Qi-Mangel-Zustand zu Agitiertheit geführt hat oder wenn sich Patienten elend und traurig fühlen, kann He 4 dazu beitragen, dass sie ihren Weg wiederfinden.

Die Behandlung von He 4 ist auch bei plötzlichem Stimmverlust indiziert, besonders wenn es einem aus emotionalen Gründen „die Sprache verschlägt" – bei einem akuten Schock, Schreck oder starker Erregung. He 4 wird manchmal mit He 7 kombiniert.

He 5 Tongli, „Verbindung nach innen"

Besonderheit: Durchgangs-*Luo*-Punkt
Einstichtiefe: 0,3–0,5 cun; **Moxa:** 3–5 Kegel

Tong bedeutet Verbindung und könnte damit auf die Bedeutung von He 5 als Durchgangs-*Luo*-Punkt anspielen. Seine Anwendung bei psychischen Indikationen hat eine lange Geschichte. In der „Ode an den Jade-Drachen" heißt es: „Über *Tongli* lässt sich ein schreckhaftes Herz behandeln" (Deadman et al. 1998, p. 214). He 5 eignet sich besonders dazu, den Geist-*Shen* zu stabilisieren und zu stärken, wenn ein Schock oder Trauma das Herz beunruhigt hat. Er kann auch bei Patienten indiziert sein, die sich leicht erschrecken und verwirren lassen. Die Behandlung von He 5 ermöglicht ein tieferes Eindringen des Qi nach innen und damit eine stärkere Beeinflussung der geistig-psychischen Ebene.

Als Durchgangs-*Luo*-Punkt kann He 5 zum Ausgleichen der Herz- und Dünndarm-Energie eingesetzt werden. In dem Fall wird er meist mit Dü 4 oder Dü 7 kombiniert. Die Kombination mit Dünndarmpunkten verleiht dem ganzen Element wieder größere Stabilität und empfiehlt sich besonders, wenn beide (Organ-)Partner ihr harmonisches Gleichgewicht eingebüßt haben.

He 5 ist auch auf körperlicher Ebene wirksam und kann besonders auf die Zunge bzw. das Sprechvermögen einwirken. Indikationen sind z. B. Stottern und andere Sprechstörungen, die ihren Ursprung im Herz-Qi haben können.

He 6 Yinxi, „Spalte des Yin"

Besonderheit: Spalten-*Xi*-Punkt (Akkumulationspunkt)
Einstichtiefe: 0,3–0,5 cun; **Moxa:** 3–5 Kegel

Der Name spielt zum Teil auf die Spalten-*Xi*-Punkt-Funktion von He 6 an. Dieser Punkt kommt meist eher bei akuten Herz-Zuständen zum Einsatz. Wenn zur Oberfläche anflutendes Qi dazu führt, dass die Patienten unruhig, ängstlich oder erregt werden, hilft He 6, das Qi zu beruhigen. Die andere Bezeichnung für diesen Punkt lautet *Shigong* („Stein-Palast"). Für Chinesen ist ein Haus aus Stein gleichbedeutend mit fest und dauerhaft. Das könnte darauf hindeuten, dass der Punkt dort ist, wo sich etwas Festes, Dauerhaftes finden lässt (Hicks 1999, p. 21).

He 7 Shenmen, „Tor des Geistes-Shen"

Besonderheit: Bach-*Shu*-Punkt, Erd-Punkt, Ursprungs-*Yuan-Xi*-Punkt, Sedierungspunkt
Einstichtiefe: 0,3–0,5 cun; **Moxa:** 5–7 Kegel

He 7 ist der meistgebrauchte Punkt des Herz-Meridians mit flexiblen Einsatzmöglichkeiten, da er sich für ein breites Spektrum von Indikationen eignet. Sein Name („Tor des Geistes-*Shen*") gibt nützliche Hinweise auf seinen starken Einfluss auf *Shen*, das geistige Potenzial der Herz-Energie. Von Taoisten wurden oft auch die Augen als *Shenmen* bezeichnet (Hicks 1999, p. 21) – und es sind ja die Augen, an denen Therapeuten die Lebendigkeit und geistige Ausstrahlung ihrer Patienten ablesen.

Als Ursprungs-*Yuan-Qi-* und Sedierungspunkt eignet sich He 7 hervorragend zur Sedierung, wenn der Herz-Puls voll oder sehr gespannt/erregt sein sollte. Sein Hauptanwendungsgebiet ist jedoch die Stärkung der Herz-Energie; wegen seiner guten Wirksamkeit zeigen sich oft schon während der Behandlung Erfolge. Als Ursprungs-*Yuan-Qi*-Punkt wird He 7 oft mit Dü 4 kombiniert, um das Vorliegen eines Feuer-KF zu „testen".

Besonders eindrucksvoll entfaltet He 7 seine Wirkung in der Behandlung von Patienten, die an einem Schock leiden, der im *Su Wen* so beschrieben wird:

Mit dem Zusammenzucken des Jing hat das Herz keinen Ort mehr, auf den es sich verlassen, der Geist-Shen keinen Ort mehr, auf den er sich beziehen, planvolles Denken keinen Ort mehr, an dem es sich niederlassen und zur Ruhe kommen kann. Auf diese Weise entsteht Luan, eine Qi-Störung. (Larre & Rochat de la Vallée 1996, p. 61)

FALLBEISPIEL

Eine Patientin (Krankenschwester, Ende zwanzig) bat wegen eines Notfalls um einen Termin. Sie könne fast nicht mehr sprechen. Wie sich herausstellte, war sie tags zuvor in einen mittelschweren Autounfall verwickelt. Nach Tonisierung des *Shenmen* konnte sie wieder völlig normal sprechen und berichtete später, sie habe sich wieder gefangen und sei so wie immer. Als einziger Punkt war He 7 behandelt worden.

He 8 Shaofu, „Kleine Residenz"

Besonderheit: Feuer-, Organzeit-/Chronopunkt
Einstichtiefe: 0,3–0,5 cun; **Moxa:** 3–5 Kegel

Wie He 3 und He 9 trägt auch dieser Punkt *Shao* im Namen. Das liegt daran, dass der Herz-Meridian gleichzeitig der Hand-*Shaoyin* ist. Als Organzeit-/Chronopunkt (von 11–13 Uhr) wird He 8 oft bei Herz-Qi-Mangel-Zuständen eingesetzt. Als Feuer-Punkt im Feuer-Element kann er indiziert sein, wenn Patienten traurig, bekümmert und ängstlich oder phobisch sind, gerade wenn sie sich vor anderen Menschen fürchten (Deadman et al. 1998, p. 221).

Cave: Da He 8 sehr wärmend wirkt, darf er nicht bei Patienten angewandt werden, die zu Überhitzung neigen.

He 9 Shaochong, „Kleiner Zustrom/Kleinere Straße"

Besonderheit: Holz- und Tonisierungspunkt, Ausgangs-/Endpunkt
Einstichtiefe: 0,1 cun; **Moxa:** 3–5 Kegel

Als Holz- und Tonisierungspunkt kommt He 9 relativ häufig zum Einsatz, weil die Holz-Pulse oft stärker (voller) als die Feuer-Pulse sind. Durch die Tonisierung wird das Mutter-Element Holz wieder enger mit dem Kind-Element Feuer verbunden. Wie der Name schon andeutet, bewirkt die Behandlung von He 9, dass Vitalität und Stärke zum Herzen strömen. Als Ausgangs-/Endpunkt des Herz-Meridians ist He 9 an Dü 1 gekoppelt.

Bl 15 Xinshu, „Rückentransportpunkt zum Herzen"

Besonderheit: Rücken-*Shu*-Punkt
Einstichtiefe: 0,5–0,7 cun; **Moxa:** 3–5 Kegel

Dieser Punkt kommt relativ häufig zum Einsatz, darf aber bei Menschen mit empfindlichem Herz-Qi nur mit Vorsicht verwendet werden. Therapeuten sollten sich durch Erprobung einiger Kommandopunkte vorher vergewissern, ob eine Tonisierung der Herz-Energie über Bl 15 die richtige Art der Behandlung darstellt.

Unter den richtigen Rahmenbedingungen kann Bl 15 eine unmittelbare Wirkung auf das Herz (d. h. die Organfunktion) haben und daher die Herz-Energie auf körperlicher und geistiger Ebene stärken. Indiziert ist Bl 15 unter anderem bei Patienten, die verstört, ängstlich, traurig sind und sich elend fühlen, sowie im Fall von Liebeskummer am Ende einer Beziehung.

Bl 44 Shentang, „Halle des Geistes/der Götter"

Einstichtiefe: 0,3–0,5 cun; **Moxa:** 3–5 Kegel

Dieser äußere Rücken-*Shu*-Punkt des Herz-Meridians kann den Geist-*Shen* beeinflussen und ihm wieder einen „Wohnsitz" geben. Es ist ein sehr wirksamer Punkt, der in erster Linie zur Stärkung und Stabilisierung des Herz-*Shen* eingesetzt wird.

Andere Punkte

Der Herz-Meridian kann auch über folgende Punkte behandelt werden: Ni 23, Ni 24, Ni 25, Ren 14, Ren 16, Ren 17, Du 10, Du 11 und Du 14.

40.2 Dünndarm-Punkte

40.2.1 Primärer Verlauf des Dünndarm-Meridians

Der Dünndarm-Meridian beginnt außen am kleinen Finger und zieht auf der Ulnarseite des Unterarms und der Rückseite des Oberarms zur Schulter hoch. Nach zickzackförmigem Verlauf am Schulterblatt erreicht er den Nackenansatz und zieht seitlich schräg über den Hals zum Kiefer hoch und über die Wange, bevor er sich scharf nach hinten zum Ohr wendet und in Dü 19 endet. Über Bl 1 hat er dort Anschluss an den Blasen-Meridian.

Dü 1 Shouze, „Kleiner Sumpf/Teich"

Besonderheit: Metall- und Eingangs-/Öffnungspunkt
Einstichtiefe: 0,1 cun; **Moxa:** 3–5 Kegel

Als Metallpunkt findet Dü 1 nur selten und ausschließlich zur Regulierung des Metall-Elements innerhalb des Dünndarms Verwendung. Als Eingangs-/Öffnungspunkt kommt er jedoch häufiger zum Einsatz.

Dü 2 Qiangu, „Vorderes Tal"

Besonderheit: Wasserpunkt
Einstichtiefe: 0,3–0,5 cun; **Moxa:** 3–7 Kegel

Als Wasserpunkt hilft Dü 2, den Dünndarm zu befeuchten.

FALLBEISPIEL

Ein jugendlicher Patient litt an starken Handekzemen. Sein Feuer-KF wurde hauptsächlich über den Dünndarm-Meridian behandelt und verschiedene Dünndarm-Punkte erwiesen sich als mäßig hilfreich. Mit seiner Weisheit fast am Ende, unternahm der Therapeut einen letzten Versuch, Dü 2 und He 3 zu stimulieren, um beide Organe anzufeuchten und zu kühlen. Das führte zur deutlichen Besserung des Hautbilds, und nach wiederholter Behandlung dieser (und andere) Punkte waren die Symptome schließlich ganz verschwunden. Mit der Zeit entwickelte der Patient auch ein deutlich stärkeres Selbstvertrauen.

Dü 3 Houxi, „Rückstrom/Hintere Schlucht"

Besonderheit: Holz- und Tonisierungspunkt, Öffnungspunkt des *Du Mai*
Einstichtiefe: 0,3–0,7 cun; **Moxa:** 3–7 Kegel

Als Holz- und Tonisierungspunkt wird Dü 3 oft mit He 9 kombiniert, um – über den *Sheng*-Zyklus – für ein besseres Gleichgewicht zwischen dem Holz- und Feuer-Element zu sorgen. Er kann indiziert sein, wenn das Mutter-Element Holz voller als sein „Kind" (Feuer) ist. Da das relativ häufig der Fall ist, kommt Dü 3 recht häufig zur Anwendung. Bekannt ist er auch für seine psychische Wirksamkeit; er kann z. B. bei Gefühlsschwankungen stabilisierend wirken.

Als Holzpunkt des Dünndarm-Meridians kann Dü 3 auch helfen, wenn sich Patienten mit einer Entscheidung über die zukünftige Richtung ihrer Lebensplanung schwer tun. Diese Wirkung könnte durch die Verbindung mit dem Lenkergefäß *(Du Mai)* zustande kommen, das Hirnfunktionen wie die Denkfähigkeit beeinflussen und für größere Klarheit sorgen kann.

Dü 4 Wanggu, „Handgelenksknochen"

Besonderheit: Ursprungs-*Yuan-Qi*-Punkt
Einstichtiefe: 0,3–0,5 cun; **Moxa:** 3–7 Kegel

Als Ursprungs-*Yuan-Qi*-Punkt ist Dü 4 vorzüglich dazu geeignet, die Dünndarm-Energie zu stärken oder zu beruhigen. Wie die anderen Ursprungs-*Yuan-Qi*-Punkte wird er bevorzugt zur Bestimmung des konstitutionellen Faktor (KF) eingesetzt. In der Fünf-Elemente-Konstitutionsakupunktur wird Dü 4 auch deshalb gern behandelt, weil er das Wohlbefinden der Patienten merklich steigern und die Abgrenzung zwischen Reinem und Unreinem auf allen Ebenen verbessern kann.

Dü 5 Yanggu, „Yang-Tal"

Besonderheit: Feuer- und Organzeit-/Chronopunkt
Einstichtiefe: 0,3–0,5 cun; **Moxa:** 3–7 Kegel

Als Feuerpunkt entfaltet Dü 5 während der Organzeit (13–15 Uhr) seine stärkste Wirkung. Da die Mittagszeit günstig für Behandlungen ist, wird er häufig als Organzeit-/Chronopunkt eingesetzt. Dü 5 ist ein wirksamer Punkt, um das Dünndarm-Qi aufzurütteln und zu beleben, damit es zu größerer geistiger Klarheit und Besonnenheit beiträgt. Das fördert die Urteils-/Entscheidungsfähigkeit und hilft dem Dünndarm, Reines von Unreinem zu trennen (Deadman et al. 1998, p. 405).

Dü 6 Yanglao, „Pflege des Alten"

Besonderheit: Spalten-*Xi*-Punkt (Akkumulationspunkt)
Einstichtiefe: 0,3–0,5 cun; **Moxa:** 3–5 Kegel

Aus dem Namen dieses Spalten-*Xi*-Punktes geht hervor, dass er eine lange geschichtliche Tradition in der Behandlung von Patienten hat, deren Probleme mit dem Älterwerden zusammenhängen.

Dü 7 Zhizheng, „Ast zum Herz-Meridian"

Besonderheit: Durchgangs-*Luo*-Punkt
Einstichtiefe: 0,3–0,7 cun; **Moxa:** 3–7 Kegel

Die Fachleute scheinen sich einig zu sein, dass sich das üblicherweise mit „richtig, richtigstellen, korrigieren oder regulieren" übersetzte *Zheng* in dem Zusammenhang auf den Herz-Meridian bezieht. Damit könnten sie Recht haben, denn als Durchgangs-*Luo*-Punkt erhält Dü 7 über He 7 oder He 5 Anschluss an den Herz-Meridian. Der Name könnte allerdings auch auf die Dünndarm-Funktion (Reines von Unreinem trennen) anspielen, die etwas mit Regulieren und Berichtigen zu tun hat. Doch egal was stimmt, die Rolle von Dü 7 für den Dünndarm wird jedenfalls oft unterschätzt. Es ist ein sehr wirksamer Punkt für Verstand und Psyche, der besonders bei Ambivalenzen und Konfusionen hilfreich sein kann. Der *Goldene Spiegel der Medizin* empfiehlt ihn im Abschnitt über „Methoden der Akupunktur und Moxibustion" zur Behandlung von „Depression und ‚Verknotung' aller sieben Emotionen" (Deadman et al. 1998, p. 238).

Dü 8 Xiaohai, „Kleines Meer"

Besonderheit: Erd- und Sedierungspunkt
Einstichtiefe: 0,3–0,5 cun; **Moxa:** 3–5 Kegel

Als Erd-Punkt ist Dü 8 gleichzeitig ein Sedierungspunkt, der gelegentlich zum Einsatz kommt, wenn das Erd-Element innerhalb des Dünndarm-Meridians reguliert werden muss. Er wird aber hauptsächlich wegen der Lokalwirkung auf den Ellenbogen behandelt.

Dü 11 Tianzong, „Himmlische Ahnen"

Einstichtiefe: 0,3–0,8 cun; **Moxa:** 3–7 Kegel

Dü 11 befindet sich wie alle Punkte mit *Tian* im Namen in der oberen Körperhälfte. Er gehört zu den wichtigsten Geist-Punkten des Dünndarm-Meridians. Einer chinesischen Sage zufolge fiel einem mythischen himmlischen Vorfahren (Ahnen) die Aufgabe zu, das Chaos des Urzustands in Yin (Erde) und Yang (Himmel) aufzuteilen (Hicks 1999, p. 23). Dieser Punkt ist bei Patienten indiziert, die ihre geistige Klarheit und Zuversicht verloren haben; er hilft das innere Chaos zu ordnen bzw. zu beseitigen.

Dü 16 Tianchuang, „Himmelsfenster"

Besonderheit: Himmelsfenster-Punkt
Einstichtiefe: 0,3–0,7 cun; **Moxa:** 5–10 Kegel

Dü 16 ist einer von zwei Himmelsfenster-Punkten, die „Fenster" bereits im Namen führen. *Chuang* bezeichnet ein kleines Belüftungsfenster, durch das Rauch und Dampf (im weiteren Sinne auch Qi) abziehen und Luft zirkulieren kann. Dü 16 kann Patienten Auftrieb geben, die keine Lösung für ihre Schwierigkeiten sehen, weil ihre Unterscheidungsfähigkeit (Reines von Unreinem trennen) stark eingeschränkt ist, so dass sie nicht mehr richtig durchblicken. In dem Fall kann er ausgesprochen nützlich sein.

Dü 17 Tianrong, „Himmlische Erscheinung/Antlitz des Himmels"

Besonderheit: Himmelsfenster-Punkt
Einstichtiefe: 0,3–0,7 cun; **Moxa:** 3–5 Kegel

Auch wenn man ihn nicht als Himmelsfenster-Punkt auffasst, entfaltet Dü 17 doch eine primär psychische Wirkung (Himmelsfenster-Punkte ➤ Kapitel 37), scheint allerdings nicht so wirksam wie Dü 16 zu sein. Er kann die Stimmung aufhellen und den Kopf klar machen. Auch bei Hörstörungen kann er helfen.

Dü 19 Tinggong, „Palast des Hörens"

Besonderheit: Ausgangs-/Endpunkt
Einstichtiefe: 0,5–0,8 cun; **Moxa:** nein

Als Ausgangs-/Endpunkt des Dünndarm-Meridians stellt er über Bl 1 die Verbindung zum Blasen-Meridian her. Zwischen Dünndarm- und Blasen-Meridian entwickeln sich relativ häufig (Ein-/Ausgangs-)Blockaden. Gut dokumentiert ist die Wirksamkeit von Dü 19 bei diversen Hörstörungen. Weniger bekannt ist seine Eignung im Fall von Verständnisschwierigkeiten (mangelnde Diskriminationsfähigkeit, Gehörtes ergibt keinen Sinn), die auf einem gestörten Gleichgewicht der Dünndarm-Energie beruhen.

FALLBEISPIEL

Ein allgemeiner Mangel an Klarheit bei dem Patienten (in den Fünfzigern, Feuer-KF) ließ vermuten, dass die Dünndarm-Funktion betroffen sein könnte. Er hörte z. B. schlecht. Nach dem Grund befragt, meinte er, seine Frau würde ununterbrochen reden und ihm auf die Nerven fallen. In der Behandlung spielte Dü 19 eine wichtige Rolle. Sein Gesamtbefinden und auch die Beziehung zu seiner Frau besserten sich. Obwohl sich sein Hörvermögen nicht normalisierte, nahm er mehr auf. In einer Behandlungssitzung merkte er an, er könne seiner Frau jetzt viel entspannter zuhören, weil er sich selbst viel besser fühle.

Bl 27 Xiaochangshu, „Transportpunkt zum Dünndarm"

Besonderheit: Rücken-*Shu*-Punkt
Einstichtiefe: 0,7–1,2 cun; **Moxa:** 7–15 Kegel

Wegen seiner Lage auf dem Kreuzbein (Sakrum) bietet sich der Punkt zur Behandlung von Rückenproblemen an, doch seine Hauptindikation ist die Stärkung der Dünndarm-Energie. Obwohl es kein Geist-Punkt ist, kann er durch seine positive Wirkung auf die Dünndarm-Organfunktion doch sämtliche Ebenen stärken. Bl 27 wird häufig mit Bl 15 kombiniert.

Andere Punkte

Auch Ren 4 kann zur Behandlung des Dünndarm (-Meridian)s eingesetzt werden.

KAPITEL

41 Blasen- und Nieren-Meridian

Die Anwendungsmöglichkeiten für Transport- und äußere Rücken-*Shu*-Punkte des Blasen-Meridians mit Wirkungen auf andere Organe werden jeweils in den Kapiteln der betreffenden Organ-Meridiane abgehandelt.

41.1 Blasen-Punkte

41.1.1 Primärer Verlauf des Blasen-Meridians

Der Blasen-Meridian beginnt am inneren Augenwinkel und zieht über Stirn und Scheitel zum Genick, wo er sich in zwei Äste aufteilt. Der innere Ast läuft 1,5 cun neben der Mittellinie den Rücken hinunter und über Gesäß und Oberschenkelrückseite zur Kniekehle. Auf diesem Weg tritt er in die Nieren und dann in die Harnblase ein. Der äußere Ast läuft 3 cun neben der Mittellinie den Rücken hinunter und über Gesäß und Oberschenkelrückseite zur Wade. In der Kniekehle vereinen sich beide Äste in Bl 40, bevor sie über den M. gastrocnemius und hinter dem Außenknöchel vorbei über die Ferse (Calcaneus) und am Außenrand des 5. Mittelfußknochens entlang zum Ausgangs-/Endpunkt in Bl 67 ziehen. Hier schließt mit Ni 1 der Nieren- an den Blasen-Meridian an.

Bl 1 Jingming, „Strahlende Augen"

Besonderheit: Kreuzungspunkt von Blasen-/Dünndarm-/Magen-Meridian, Eingangs-/Öffnungspunkt
Einstichtiefe: 0,3–0,5 cun; **Moxa:** nein

Ming ist derselbe Wortstamm, der in *Shenming* mit „geistige Ausstrahlung“ übersetzt wird. An den Augen lässt sich oft am besten ablesen, wie es um die Gemütsverfassung steht. Wenn sie leuchten, geht es dem Menschen gut (blühende geistige Gesundheit).

Als erster Punkt des Blasen-Meridians wird Bl 1 mit Dü 19 kombiniert, wenn eine Ein-/Ausgangsblockade zwischen beiden Meridianen behandelt werden muss. Bei Qi-Schwäche oder einem Mangel an Wasser-Qi ist Bl 1 ein wichtiger Punkt, um neuen Schwung und Elan (Vitalität) zu geben. Wegen der geistigen Tiefenwirkung kann Bl 1 bei starren, verknöcherten Denkmustern gewissermaßen für das „Schmiermittel“ sorgen, das sie aufweicht und flexibler macht. Besonders gut geeignet ist der Punkt für Patienten, die sich an alte Gewohnheiten klammern, weil sie Angst vor Neuem bzw. vor Veränderungen haben. Wegen seiner guten Lokalwirkung kommt Bl oft bei Augenproblemen zur Anwendung.

Bl 10 Tianzhu, „Himmelspfeiler/Himmelssäule"

Besonderheit: Himmelsfenster-, „Meer des Qi“-Punkts
Einstichtiefe: 0,5–0,8 cun; **Moxa:** 3–5 Kegel

Tianzhu heißt ein Stern, doch der Namensteil „Pfeiler/Säule“ bezieht sich hier vermutlich auf den M. trapezius. Da Bl 1 am oberen Ende der Wirbelsäule lokalisiert ist, könnte der Name auch darauf hindeuten, dass es ein wichtiger Punkt zur „Rückenstärkung“ von Patienten ist, der ihnen hilft, sich allem, was kommen mag, zu stellen (Hicks 1999, p. 25).

Als Himmelsfenster- und „Meer des Qi“-Punkt ist Bl 1 äußerst wirksam, wird aber tendenziell zu häufig angewandt, weil es nicht allzu viele Punkte mit psychischer Indikation auf dem Blasen-Meridian gibt. Bl 1 kann dazu verhelfen, bestimmte Lebensbereiche aus einer neuen Perspektive zu betrachten.

Bl 11 Dazhu, „Großes Weberschiffchen"

Einstichtiefe: 0,5–0,7 cun; **Moxa:** 3–7 Kegel

Bl 11 gehört zu der Punktkombination, die in der Äußeren-Drachen-Behandlung eingesetzt wird.

Bl 12 Fengmen, „Tor des Windes"

Einstichtiefe: 0,5–0,7 cun; **Moxa:** 5–10 Kegel

Dieser Punkt kann bei Lungen-Qi-Störungen zur Reduzierung oder Tonisierung angewandt werden.

Bl 17 Geshu, „Transportpunkt zum Zwerchfell"

Einstichtiefe: 0,5–0,7 cun; **Moxa:** 7–15 Kegel

Obwohl die Blut-Energie *(Xue)* in der Fünf-Elemente-Konstitutionsakupunktur nicht so stark im Vordergrund steht wie in der TCM, wird dieser Punkt gelegentlich bei Patienten mit Blut-Störungen angewandt.

Bl 28 Pangguangshu, „Transportpunkt zur Harnblase"

Einstichtiefe: 0,7–1,2 cun; **Moxa:** 7–15 Kegel

Bl 28 ist ein sehr nützlicher Punkt zur Behandlung von Harnblasenproblemen oder Schmerzen im Sakralbereich und eignet sich generell zur Stärkung der Blasen-Energie. Wie andere Rücken-*Shu*-Punkte kann er die Organfunktion unmittelbar stärken, was sich auf allen Ebenen (körperlich-geistig-seelisch) kräftigend auswirkt. Bei pathologischer Kälte im Wasser-Element oder Unteren Brenner zählt Bl 28 zur ersten Wahl. In dem Fall würde eine Moxibustion durchgeführt.

Bl 40 Weizhong, „Unterstützer der Mitte"[1]

Besonderheit: Erd-Punkt
Einstichtiefe: 0,5–1,0 cun; **Moxa:** 3–5 Kegel

Dieser Punkt wird manchmal auch als „Gleichgewicht der Mitte" bezeichnet. Da es ein Erd-Punkt ist, kann Bl 40, wie der Name schon besagt, die Blase stabilisieren und wieder ins Gleichgewicht bringen. Obwohl Bl 40 ein sehr nützlicher Punkt mit Lokalwirkung oder bei Rückenproblemen sein kann, wird er in der Fünf-Elemente-Konstitutionsakupunktur nicht allzu häufig angewandt.

Bl 45 Yixi, „Schmerzensschrei/Schrei vor Schmerzen"

Einstichtiefe: 0,3–0,5 cun; **Moxa:** 5–10 Kegel

Die beiden Silben *Yi* und *Xi* sollen lautmalerisch das Seufzen wiedergeben, das manchen Patienten bei der Palpation des Punktes entfährt und vermutlich auf der Qi-Freisetzung im Zwerchfellbereich beruht. Manche Therapeuten behandeln den Punkt zur innerlichen Stärkung von Patienten, die es gebrauchen können. Die stärkende Wirkung hängt wohl damit zusammen, dass Bl 45 der äußere Rücken-*Shu*-Punkt des Lenkergefäßes ist.

Bl 58 Feiyang, „Fliegendes Yang"

Besonderheit: Durchgangs-*Luo*-Punkt
Einstichtiefe: 0,7–1,0 cun; **Moxa:** 3–7 Kegel

Patienten, die sich träge und erschöpft fühlen, kann die Tonisierung dieses Punktes wieder mehr Vitalität und neue Energie verleihen. Als Durchgangs-*Luo*-Punkt wird Bl 58 oft mit Ni 4 und Ni 3 kombiniert. Durch gemeinsame Anwendung von Blasen- und Nieren-Punkten lässt sich das Element wieder stabilisieren, wenn beide Organ-Energien aus dem Gleichgewicht geraten sein sollten.

[1] J.R. Worsley verwendete das von Wu Wei-ping entwickelte Nummerierungssystem für den Blasen-Meridian. Das erklärt, weshalb er Bl 40 (nach dem chinesischen System) als Bl 54 bezeichnete (Worsley 1982).

Bl 59 Fuyang, „Yang des Rists/Fußknochens"

Einstichtiefe: 0,5–1,0 cun; **Moxa:** 3–7 Kegel

Zur körperlichen Entgiftung (Ausleitung von Toxinen) wird Bl 59 manchmal zusammen mit Dü 4 eingesetzt – als so genannte Große-Eliminator- bzw. Große-Ausscheider-Kombination.

Bl 60 Kunlun, „Kunlun-Berg"

Besonderheit: Feuer-Punkt
Einstichtiefe: 0,3–0,7 cun; **Moxa:** 3–7 Kegel

In der chinesischen Mythologie gibt es eine bekannte Legende über den sagenhaften Berg Kunlun im äußersten Westen Chinas (z. B. Kapitel 4 des *Huainanzi* und andere Quellen), der unerreichbar inmitten eines zinnober-/blutroten Sees liegen soll (Bl 60 ist ein Feuer-Punkt), wo auch der Gelbe Fluss entspringt. Mit seinem kraftvollen Qi biete Kunlun die Möglichkeit zu spiritueller und physischer Erneuerung (Lade 1989, p. 171).

Obwohl der Name zum Teil auf die räumliche Nähe zum Außenknöchel anspielt, deutet die Legende bereits an, dass es sich um einen sehr wirksamen Punkt des Blasen-Meridians handeln muss. Bl 60 kommt oft bei chronischen Rückenschmerzen (in beliebiger Höhe der Wirbelsäule) zur Anwendung, besonders wenn sie mit einer Qi-Schwäche im Blasen- und Nieren-Meridian einhergehen. Die gute Wirksamkeit des Punktes erklärt sich aus seiner Eigenschaft, die Blase wärmen und verhindern zu können, dass sich das Wasser-Element zu sehr abkühlt. Kaltes Wasser(-Element) kann Menschen erstarren lassen, ihre körperliche und geistige Beweglichkeit einschränken oder Schmerzen verursachen. Nach Anwärmen des Wassers (über Bl 60) „tauen" sie wieder auf und können sich freier bewegen. Wenn Moxa indiziert ist, kann es eine sehr gute Wirkung entfalten. Vorsicht bei Patienten mit Hitze-Symptomen!

Cave: In der Schwangerschaft ist Bl 60 kontraindiziert.

FALLBEISPIEL

Die Patientin (in den Fünfzigern, mit Wasser-KF) klagte über Müdigkeit und zunehmende Angstzustände, die sie selbst als völlig unangebracht empfand. Eine Tonisierung des Wasser-Elements erbrachte gute Ergebnisse, und an den Pulsbefunden zeigte sich, dass Moxibustion besser als Akupunktur geeignet war. Nach drei Behandlungssitzungen, in denen Bl 60 jeweils mit Ni 2, dem Feuer-Punkt des Nieren-Meridians, kombiniert wurde, kam es zu einer deutlichen Besserung ihrer Müdigkeit und Angstgefühle.

Bl 61 Pucan, „Respekt des Dieners/Hilfreicher Diener"

Besonderheit: Punkt zur Befreiung von Äußeren Drachen
Einstichtiefe: 0,3–0,5 cun; **Moxa:** 3–7 Kegel

Bl 61 wird in einer Punktkombination zur Äußeren-Drachen-Behandlung angewandt.

Bl 62 Shenmai, „Gestrecktes Gefäß"

Einstichtiefe: 0,3–0,5 cun; **Moxa:** 3–5 Kegel

Dieser kraftvolle Punkt ist Öffnungspunkt des *Yang Qiao Mai* (Yang-Fersengefäß) und kann dynamische Veränderungen bei Patienten bewirken, die infolge eines Wasser-Qi-Mangels energie-/antriebsarm sind. Bei furchtsamen und schreckhaften Patienten, Schlaflosigkeit, manischen oder hyperaktiven Störungen kann er Qi aus dem Kopf nach unten leiten und dadurch beruhigend wirken.

Bl 63 Jinmen, „Goldenes Tor"

Besonderheit: Spalten-*Xi*-Punkt
Einstichtiefe: 0,3–0,5 cun; **Moxa:** 3–5 Kegel

Gold ist fast reines Yang und für Taoisten das Symbol von Unbestechlichkeit (Lade 1989, p. 175). Wie andere Spalten-*Xi*-Punkte kann Bl 63 oft in Akutsituationen indiziert sein und wird besonders bei akuten Phobien oder Angstzuständen angewandt, bei denen ein gestörtes Wasser-Gleichgewicht der Auslöser gewesen sein könnte. Bl 63 eignet sich außerdem zur Erwärmung der Blase bei Qi-Mangel oder einem Kälte-Syndrom.

Bl 64 Jinggu, „Hauptknochen"

Besonderheit: Ursprungs-*Yuan-Qi*-Punkt
Einstichtiefe: 0,3–0,5 cun; **Moxa:** 3–7 Kegel

Als Ursprungs-*Yuan-Qi*-Punkt ist Bl 64 ein sehr verlässlich wirksamer Punkt zur Stärkung der Blasen-Energie. Wie andere Ursprungs-*Yuan-Qi*-Punkte wird er oft zur Überprüfung des KF eingesetzt und in dem Fall meist mit Ni 3 (Ursprungs-*Yuan-Qi*-Punkt des Nieren-Meridians) kombiniert. Bl 64 wirkt allgemein stärkend und kann ängstliche Patienten beruhigen. Bei einer Behandlung höher gelegener Meridianpunkte eignet er sich gut als Fernpunkt.

Bl 65 Shugu, „Knochenbinder/Bindung des Knochens"

Besonderheit: Bach-*Shu*-Punkt, Holz- und Sedierungspunkt
Einstichtiefe: 0,3–0,5 cun; **Moxa:** 3–5 Kegel

Als Sedierungspunkt kommt Bl 65 nicht oft zum Einsatz, weil die Blasenpulse nur selten zu voll sind. Er ist Holz-Punkt des Blasen-Meridians.

Bl 66 Zutonggu, „Talpassage"

Besonderheit: Wasser-, Organzeit-/Chronopunkt
Einstichtiefe: 0,2–0,3 cun; **Moxa:** 3–5 Kegel

Als Wasser-Punkt wird er zwischen 15 und 17 Uhr zum Organzeit-/Chronopunkt. Daher hat er besonders am späten Nachmittag und in Kombination mit Ni 10 eine erfrischende und belebende Wirkung auf die Blasen-Energie. Als Wasser-Punkt innerhalb des Wasser-Elements ist er aber auch außerhalb der Organzeit gut wirksam und kann für Befeuchtung und Lubrikation des Blasen-Qi sorgen. Manche Therapeuten verwenden Bl 66 im Winter als „saisonalen" Organzeit-/Chronopunkt.

Bl 67 Zhiyin, „Äußerstes Ende des Yin/Erreichen des Yin"

Besonderheit: Metall- und Tonisierungspunkt, Ausgangs-/Endpunkt
Einstichtiefe: 0,1 cun; **Moxa:** 3–5 Kegel

Als Metall- und Tonisierungspunkt kann Bl 67 das Mutter-Element Metall über den *Sheng*-Zyklus wieder stärker mit dem Kind-Element Wasser verbinden. Da es häufiger vorkommt, dass die Metall-Pulse deutlich stärker als die Wasser-Pulse sind, gehört Bl 67 zu den öfter benutzten Punkten.

Bl 67 eignet sich auch zur Behandlung von Mann-Frau-Dysbalancen.

Andere Punkte

Zur Behandlung spezifischer Blasenprobleme kommen gelegentlich noch andere Punkte im unteren Abdominalbereich zur Anwendung (z. B. Ren 2, Ren 3, Ren 6, Bl 31 und Bl 32). Das gilt allerdings nicht für die Langzeitbehandlung eines Wasser-KF.

41.2 Nieren-Punkte

41.2.1 Primärer Verlauf des Nieren-Meridians

Der Nieren-Meridian beginnt üblicherweise mit Ni 1 an der Fußsohle, zieht dann über das Kahnbein (Os naviculare) und hinter dem Innenknöchel vorbei auf der Beininnenseite in die Leiste (Inguinalregion). Am Bein hat er seine Schnittstelle mit dem Milz-Meridian (Mi 6). Über Abdomen und Thorax setzt er seinen Weg fort bis zum Hals und endet an der Zungenwurzel (Ni 22). Hier schließt mit Pe 1 der Perikard-Meridian an.

Ni 1 Yongquan, „Sprudelnde Quelle"

Besonderheit: Holz-, Sedierungs-, Eingangs-/Öffnungspunkt
Einstichtiefe: 0,3–0,5 cun; **Moxa:** 3–5 Kegel

Ni 1 ist der einzige Punkt an der Fußsohle. Als Eingangs-/Öffnungspunkt des Nierenkanals gleicht er einer Qi-Quelle, die aus der Erde hervorsprudelt. Sein Name erweckt die Vorstellung einer reinen, frischen, belebenden Wasserquelle, an der sich Menschen laben können – und genauso kann er das Nieren-Qi wieder tonisieren und in Schwung bringen. Ni 1 wird häufig mit Bl 1 kombiniert, der ebenfalls anregend wirken kann.

Aufgestiegenes Qi lässt sich über Ni 1 wieder nach unten leiten. Wenn Hitze zu Kopf gestiegen oder ein gestörtes Gleichgewicht des Nieren-Qi zu Agitiertheit geführt hat, kann dieser Punkt eine wunderbar beruhigende Wirkung entfalten, indem er mithilft, Qi zu den Füßen herunterzuholen.

Als Holz- und Sedierungspunkt kommt Ni 1 jedoch kaum zum Einsatz, weil Wasser höchst selten eine größere Fülle als Holz aufweist.

Qigong-Lehrer verbinden sich über Ni 1 mit dem Qi der Erde. Da die Fußsohlen den Boden berühren, können sie sich bei ihren Übungen „erden" (Wurzeln schlagen) und über diesen Punkt Qi in die Erde ableiten oder belebendes Qi aus der Erde in sich aufnehmen und ihren *Dantian* damit auffüllen.

Ni 2 Rungu, „Brennendes Tal"

Besonderheit: Feuer-Punkt
Einstichtiefe: 0,3–0,5 cun; **Moxa:** 3–5 Kegel

An diesem Punkt ergießt sich die Quelle in ein Tal, und „brennend" spielt darauf an, dass es sich um einen Feuer-Punkt handelt. Über Ni 2 können Menschen erwärmt werden, deren Wasser-Element unterkühlt ist, so dass sie vor Kälte zittern und lethargisch geworden sind. Bei der Moxibustion ist zu beachten, dass die wärmende Wirkung sehr stark sein kann. Bei Menschen, die sich leicht erhitzen und unruhig werden, weil sich ihr Wasser-Element überwärmt hat, kann Ni auch kühlend wirken. In dem Zusammenhang wird üblicherweise eine sedierende Nadeltechnik angewandt.

Ni 3 Taixi, „Größerer Bergbach/Großer Bach"

Besonderheit: Ursprungs-*Yuan-Qi*-, Erd-Punkt
Einstichtiefe: 0,3–0,5 cun; **Moxa:** 3–5 Kegel

Ni 3 ist Erd- und Ursprungs-*Yuan-Qi*-Punkt des Nieren-Meridians und hat insofern besondere Bedeutung, als das *Yuan-Qi* zwischen beiden Nieren gespeichert wird, die „offiziell" für die *Jing*-Speicherung zuständig sind. Bei *Yuan-Qi* handelt es sich um „*Jing* in Qi-Form".

Ni 3 ist ein gut wirksamer Punkt und kommt häufig bei Nierenproblemen zur Anwendung. Wie die anderen Ursprungs-*Yuan-Qi*-Punkte dient er meist zum Testen des KF und wird in dem Fall meist mit Bl 64 (*Yuan-Qi*-Punkt des Blasen-Meridians) eingesetzt. Eine weitere Indikation ist die Behandlung von Mann-Frau-Dysbalancen, da Ni 3 einen Qi-Transfer von der Milz (über den *Ke*-Zyklus) zur Blase ermöglicht.

Ni 4 Dazhong, „Großer Becher"

Besonderheit: Durchgangs-*Luo*-Punkt
Einstichtiefe: 0,3–0,5 cun; **Moxa:** 3–5 Kegel

Ein Becher dient als Flüssigkeitsbehälter. Daher könnte der Name auf die zentrale Rolle von Nieren und Blase für die Kontrolle und Speicherung der Körperflüssigkeiten anspielen. Als Durchgangs-*Luo*-Punkt verbindet Ni 4 den Nieren- und Blasen-Meridian. Wenn beide Organe bzw. Funktionen aus dem Gleichgewicht geraten sind, lässt sich häufig mit der Kombination aus Ni 4 und Bl 58 oder Bl 64 eine gute Stabilisierung erzielen.

Auf emotionaler Ebene kann Ni 4 ebenfalls wirksam sein. Bekannt ist er besonders für seinen stark beruhigenden Effekt auf Patienten, die durch einen Nieren-Qi-Mangel ängstlich und willensschwach geworden sind (Deadman et al. 1998, p. 342). Das kann zu Symptomen wie schwachem Selbstvertrauen, Rückzug (Introvertiertheit) und Agoraphobie (sich nicht aus dem Haus trauen) führen.

Ni 5 Shuiquan, „Wasserquelle"

Besonderheit: Spalten-*Xi*-Punkt
Einstichtiefe: 0,3–0,5 cun; **Moxa:** 3–5 Kegel

Aus einer Wasserquelle ist ständig Wasser verfügbar. Als Spalten-*Xi*-Punkt wird Ni 5 zur allgemeinen Unterstützung der Nieren(-Energie) und zur Behandlung akuter Erkrankungen eingesetzt.

Ni 6 Zhaohai, „Leuchtendes Meer"

Besonderheit: Öffnungspunkt des *Yin Qiao Mai*
Einstichtiefe: 0,3–0,5 cun; **Moxa:** 3–5 Kegel

„Leuchtendes Meer" könnte als Widerschein des Feuers im „Brennenden Tal" verstanden werden, das sich ganz in der Nähe befindet und sich auf dem Wasser spiegelt (Ellis et al. 1989, p. 201). Ein Meer ist außerdem ein unermessliches Wasserreservoir.

Ni 6 kann sehr befeuchtend wirken und daher für Patienten geeignet sein, deren Wasser-Element ausgetrocknet oder zu heiß geworden ist. Es ist im Allgemeinen ein Punkt mit sehr anregender und belebender Wirkung. Besonders wirksam ist er in seiner Funktion als Öffnungspunkt des Yin-Fersengefäßes (*Yin Qiao Mai*, eines der Acht außerordentlichen Gefäße; Näheres in Maciocia 1989, p. 362).

Ni 7 Fuliu, „Wiederkehr des Flusses"

Besonderheit: Fluss-*Jing*-Punkt, Metall- und Tonisierungspunkt
Einstichtiefe: 0,3–0,5 cun; **Moxa:** 3–5 Kegel

Wie schon bei den vorhergehenden sechs Punkten des Nieren-Meridians bleibt auch der Name dieses Punktes beim Bild des Wassers. Sein zweiter Name *Fuibai* („Weiß enthaltend") spielt darauf an, dass Ni 7 Metall-Punkt des Nieren-Meridians ist. In dieser Funktion wird er sehr häufig als Tonisierungspunkt zur Stärkung der Nieren (durch engere Bindung des Mutter-Elements Metall an das Kind-Element Wasser) eingesetzt. Ni 7 gehört zu den sieben Punkten, über die eine Mann-Frau-Dysbalance behandelt werden kann.

Ni 9 Zhubin, „Flussufer bauen" oder „Gästehaus"

Einstichtiefe: 0,5–0,7 cun; **Moxa:** 3–5 Kegel

Zhubin kann unterschiedlich übersetzt werden und wird deshalb manchmal (z. B. in der TCM) auch „Gästehaus" genannt. Entsprechend schwer lässt sich die ursprüngliche Bedeutung herausfinden (Hicks 1999, p. 33). „Flussufer bauen" erinnert daran, dass unkontrollierbare Überschwemmungen in vielen Landesteilen Chinas ein ernstes Problem darstellten. In England wurden Wasserkanäle oft von innen geglättet und festgeklopft, um sie weniger porös (durchlässig) zu machen.

Die Eignung von Ni 9 zur Behandlung psychischer Krankheit wie Wahnsinn, Manie, Tobsucht und Besessenheit ist historisch vielfach belegt (Deadman et al. 1998, p. 349).

Dieser Punkt kommt besonders häufig im 3., 6. und 9. Schwangerschaftsmonat zur Anwendung, um die Nieren zu stärken (und damit indirekt die Gesundheit des Kindes zu fördern).

Ni 10 Yingu, „Yin-Tal"

Besonderheit: Wasser-, Organzeit-/Chronopunkt
Einstichtiefe: 0,7–1,0 cun; **Moxa:** 3–5 Kegel

Auch dieser Name bezieht sich auf einen Wasserweg. Als Wasser- und Organzeit-/Chronopunkt entfaltet Ni 10 zwischen 17 und 19 Uhr seine stärkste Wirkung. In dieser Zeit kann er das Nieren-Qi besonders gut „durchrütteln" und revitalisieren. Auch als Wasser-Punkt innerhalb des Wasser-Elements hat er eine belebende Wirkung auf das Qi. Manche Therapeuten setzen Ni 10 im Winter als „saisonalen" Organzeit-/Chronopunkt ein.

Ni 12 Dahe, „Großer Glanz"

Einstichtiefe: 0,5–1,0 cun; **Moxa:** 5–10 Kegel

Durch seine räumliche Nähe zu Ren 3 hat Ni 12 Einfluss auf das hier befindliche Qi-Zentrum. Über ihn lassen sich sowohl lokale Störungen in diesem Bereich als auch Leere-Zustände des Wasser-Elements – durch Revitalisierung – behandeln.

Ni 13 Qixue, „Qi-Höhle"

Einstichtiefe: 0,5–1,0 cun; **Moxa:** 5–10 Kegel

Ni 13 wird alternativ auch als *Baomen* („Gebärmutter-Tor") oder *Zihu* („Tür für das Kind") bezeichnet. Daraus lässt sich schließen, dass dieser in der Nähe des wichtigen Ren 4 gelegene Punkt besonders zur Behandlung von Uterus- oder Fertilitätsstörungen indiziert ist. In Einzelfällen konnte der Punkt auch die Empfängnisbereitschaft von Frauen erfolgreich beeinflussen.

Ni 16 Huangshu, „Transportpunkt des Vitalen"

Einstichtiefe: 0,5–1,0 cun; **Moxa:** 7–10 Kegel

Ni 16 gehört zu einer Gruppe von Punkten, die den unteren *Dantian* umgeben und alle einen günstigen Einfluss auf das hier gespeicherte Qi ausüben können. Mit *Huang* ist in dem Zusammenhang der *Dantian* gemeint. Ni 16 ist besonders bei Patienten indiziert, deren körperliche oder geistige Vitalität erlahmt ist und wieder aufgefrischt werden soll. Besonders beruhigend wirkt er in Fällen, in denen eine unterbrochene Verbindung zwischen Herz- und Nieren-Qi zu innerer Unruhe und Rastlosigkeit geführt hat.

Ni 21 Youmen, „Dunkles Tor"

Einstichtiefe: 0,3–0,7 cun; **Moxa:** 3–5 Kegel

Ni 21 kann mit gutem Erfolg bei Patienten eingesetzt werden, die an Phobien oder einer lähmenden Furchtsamkeit leiden.

Ni 22 Bulang, „Auf bzw. über die Veranda gehen/Beschreiten des Korridors"

Besonderheit: Ausgangs-/Endpunkt
Einstichtiefe: 0,3–0,7 cun; **Moxa:** 3–5 Kegel

Ni 22 ist der erste der Nieren-Brust-Punkte, die sich zur Behandlung psychischer Probleme eignen (➤ Kapitel 36). Als Ausgangspunkt des Nieren-Meridians steht er mit Pe 1, dem Eingangspunkt des Perikard-Meridians, in Verbindung. Über die Veranda geht es ins Innere des Hauses. An diesem Ort fühlen sich Menschen sicher, die ängstlich einen ersten Ausflug in die Welt gewagt haben oder die an Asthma leiden und sich dort nach einem nächtlichen Anfall hinsetzen können (Hicks 1999, p. 35). Der Name wird auch als „Beschreiten des Korridors" übersetzt, weil sich die Nieren-Meridianpunkte Schritt für Schritt am Brustkorb hochziehen (Ellis et al. 1989, p. 218).

Ni 23 Shenfeng, „Siegel des Geistes-Shen"

Einstichtiefe: 0,3–0,5 cun; **Moxa:** 3–5 Kegel

Ein Siegel diente traditionell als Beleg für die Echtheit von Dokumenten. Wie die anderen Nieren-Brust-Punkte wird Ni 23 nicht nur in der Behandlung eines Wasser-KF eingesetzt, sondern ergänzend auch bei einem Feuer- oder Metall-KF. Das hängt zum Teil mit der Lokalisation (im Brustbereich) zusammen. Durch seine stärkende und nährende Wirkung auf den Geist kann Ni 23 ein besseres Ichgefühl vermitteln. Der Punkt ist besonders wirksam, wenn die Ich-Schwäche darauf beruht, dass intensive Gefühle (Traurigkeit oder Schock) zu einem gestörten Gleichgewicht der Herz- und Perikard-Funktionen geführt haben.

Ni 24 Lingxu, „Grabfeld/Hügel des Geistes"

Einstichtiefe: 0,3–0,5 cun; **Moxa:** 3–5 Kegel

Ling bezeichnet den Yin-Aspekt des geistigen Potenzials des Herzens und auch *Wu* enthält gewisse Yin-Anklänge, weil es so viel wie „verborgen, dunkel oder undurchsichtig" bedeuten kann. Ni 24 ist ein wichtiger Punkt, um den Geist aufleben zu lassen, und daher besonders bei Patienten indiziert, die erschöpft von den Wechselfällen des Lebens resigniert haben. Seine Wirkung kann bis in dunkle, unzugängliche Nischen der Seele hineinreichen und dazu beitragen, dass sie sich wieder stärker auf das Leben einlassen, wenn sie ihre Ziele und die Richtung aus den Augen verloren haben.

Ni 25 Shencang, „Speicher des Geistes"

Einstichtiefe: 0,3–0,5 cun; **Moxa:** 3–5 Kegel

Cang verweist auf die Speicherfunktion des Wasser-Elements, denn der Winter ist die Jahreszeit der Energiespeicherung und Vorratshaltung. Als „Speicher des Geistes" wird Ni 25 angewandt, wenn Menschen ihre geistigen/emotionalen Reserven angreifen müssen. Als letzter der drei Nieren-Brust-Punkte, die sich alle auf dem mittleren *Dantian* befinden, besitzt auch Ni 25 eine spezifisch psychische Wirkung. Er hat dieselben Indikationen wie Ni 23 und Ni 24, mit denen er auch häufig zur Behandlung von Herz und Perikard kombiniert wird. Wenn intensive Ablehnungs- und Einsamkeitsgefühle die Stabilität und Stärke des *Shen* unterminiert haben, ist Ni 25 vielleicht sogar der bestgeeignete Punkt.

Ni 26 Yuzhong, „Elegantes/Blühendes Zentrum"

Einstichtiefe: 0,3–0,5 cun; **Moxa:** 3–5 Kegel

Zhong verweist auf die alte Bezeichnung für das Qi-Zentrum in der Brust (➤ Ren 17). Da Ni 26 und Ni 27 etwas weiter vom mittleren *Dantian* entfernt liegen, ist ihre psychische Wirkung etwas schwächer als die der vorher genannten Punkte. Ni 26 kommt trotzdem relativ häufig zur Anwendung, um die Psyche im Rahmen einer Nierenbehandlung zu stärken.

Ni 27 Shufu, „Transportpunkt-Shu-Residenz"

Einstichtiefe: 0,3–0,5 cun; **Moxa:** 3–5 Kegel

Ni 27 ist der letzte Punkt des Nieren-Meridians und der Nieren-Brust-Punkt mit der schwächsten psychischen Wirksamkeit. Als *Fu*-Punkt („Residenz" oder Schatzkammer) ist es eine Stelle, die Zugang zu den Qi-Reserven gewährt.

Bl 23 Shenshu, „Transportpunkt zur Niere"

Besonderheit: Rücken-*Shu*-Punkt, Punkt zur Befreiung von „Äußeren Drachen"
Einstichtiefe: 0,5–1,2 cun; **Moxa:** 3–5 Kegel

Bl 23 gehört zu einer Gruppe von Punkten, die ringförmig den unteren *Dantian* umgeben. Er wird üblicherweise zur Unterstützung, Stärkung und Erwärmung der Nieren angewandt und kann durch seinen direkten Einfluss die Organfunktion der Nieren auf allen Ebenen stärken.

Bl 52 Zhishi, „Sitz des Willens"

Einstichtiefe: 0,5–1,0 cun; **Moxa:** 7–15 Kegel

Wie der Name schon andeutet, ist Bl 52 ein Punkt, über den sich das geistige Potenzial der Nieren-Energie (*Zhi* oder Willenskraft) stärken lässt. Wenn Patienten mit einem Wasser-KF innerlich aus dem Gleichgewicht geraten, neigen sie zu übersteigertem Ehrgeiz und unbändiger Willensstärke oder aber im Gegenteil zu Antriebslosigkeit, weil ihnen die nötige Motivation zur Veränderung oder Annahme ihrer Lebensumstände fehlt. Dieser Punkt sorgt in beiden Fällen für größere Ausgewogenheit der extremen Verhaltensmuster.

Da das Verhältnis von Wasser und Feuer in vielerlei Hinsicht eine entscheidende Rolle für das Yin/Yang-Gleichgewicht spielt, hat der Zustand von *Zhi* auch Auswirkungen auf den Geist-*Shen*. Im *Huainanzi* heißt es über die enge Beziehung zwischen diesen beiden Aspekten des menschlichen Geistes:

> *Shen ist das unerschöpfliche Zhi-Reservoir; wenn es ein reines, klares Reservoir ist, leuchtet Zhi daraus hervor. Zhi ist der Speicher des Herz-Shen , und wenn er vollkommen makellos ist, befindet sich das Herz im Gleichgewicht.* (Zit. in Larre & Rochat de la Vallée 1995a, p. 66)

Andere Punkte

Ergänzend zur Behandlung über den Nieren-Meridian können auch Ren 1, Ren 4, Ren 8, Du 1 und Du 4 zur Anwendung kommen.

KAPITEL 42 Perikard- und Dreifacher-Erwärmer-(San-Jiao-) Meridian

42.1 Perikard-Punkte

42.1.1 Primärer Verlauf des Perikard-Meridians

Der Perikard-Meridian beginnt mit Pe 1 direkt neben (lateral) der Brustwarze, umrundet die Achselhöhle und zieht dann auf der Innenseite des Ober- und Unterarms, über die Mitte des Handgelenks und die Handinnenfläche, bevor er an der Spitze des Mittelfingers endet. Hier hat er über 3E 1 Anschluss an den Dreifachen-Erwärmer-*(San-Jiao-)*Meridian.

Pe 1 Tianchi, „Himmelsteich"

Besonderheit: Himmelsfenster-, Eingangs-/Öffnungspunkt. Bei Frauen wegen der Lokalisation meist nicht anwendbar!
Einstichtiefe: 0,2–0,4 cun; **Moxa:** 3–5 Kegel

Der frühere Name des Perikard-Meridians lautete *Danzhong,* was sich kaum übersetzen lässt, aber so viel wie „Brust-Qi-Zentrum des Körpers" bedeutet (Larre & Rochat de la Vallée 1992b, pp. 81–97). Der tiefe Ast des Perikard-Meridians beginnt in der Brustmitte, im mittleren *Dantian,* und kommt am „Himmelsteich" an die Oberfläche. Der Namensteil *Tian* deutet an, dass es sich um einen Punkt für psychische Indikationen handelt, während *Chi* (Teich) die Stelle ist, an der sich das Qi sammelt, bevor es in den Perikard-Meridian fließt (Ellis et al. 1989, p. 223). Dieser Punkt hat eine starke Wirkung auf die geistige Ebene des Perikards.

Obwohl es ein Himmelsfenster-Punkt ist, bildet Pe 1 (wie Lu 3) insofern eine Ausnahme, als er nicht am Hals lokalisiert ist. Wenn Traurigkeit oder Liebeskummer die Stimmung trüben, kann Pe 1 eine ungleich stärkere Wirkung auf die Psyche entfalten als jeder andere Punkt des Perikard-Meridians. Traurigkeit schlägt sich auf das Herz-Qi nieder und drückt es nach unten. Über Pe 1 lässt es sich wieder heben, so dass die herzschützende Perikard-Energie ihre Stärke und Vitalität zurückgewinnt. Das hilft den Betroffenen, andere Menschen genau so nah an sich heran zu lassen oder auf Distanz zu halten, wie sie es vertragen, ohne sich zu verletzlich zu fühlen. Bedauerlicherweise kann der Punkt wegen seiner Lokalisation bei Frauen meist nicht verwendet werden.

Pe 1 ist der Eingangspunkt des Meridians. Wenn die Verbindung zwischen Ni 22 und Pe 1 verlegt ist (Blockade), kann das die Beziehungsfähigkeit einschränken (Gefühl, von anderen abgeschnitten zu sein).

Pe 2 Tianquan, „Himmelsquelle"

Besonderheit: für Frauen die beste Alternative zu Pe 1, d. h. als Himmelsfenster- oder Eingangs-/Öffnungspunkt
Einstichtiefe: 0,5–0,7 cun; **Moxa:** 3–5 Kegel

Trotz seiner Lokalisation auf dem Arm gehört Pe 2 zu der Gruppe von Punkten, die den mittleren *Dantian* in Höhe des Herzens umkreisen. Wie He 1, der ganz in seiner Nähe liegt, trägt auch Pe 2 ein *Quan* (Quelle) in seinem Namen. Beide Punkte geben dem Qi-Fluss im Meridian neuen Schwung und können – im Hinblick auf Vitalisierung und Stärkung sowie die Fähigkeit, sich innerlich mit sich selbst eins zu fühlen – als zuverlässig wirksam gelten.

Zur Behandlung körperlicher Symptome ist Pe 2 weniger gut geeignet als für emotionale. Wenn Herzprobleme wie Palpitationen oder Arrhythmien durch eine Störung der Perikard-Energie ausgelöst sein könnten, lässt sich über Kommando- oder Rücken-*Shu*-Punkte oft eine viel bessere Wirkung erzielen. Andererseits sind bei emotionalen Schwierigkeiten natürlich eher Pe 1 und Pe 2 indiziert.

Pe 3 Quze, „Gekrümmter Sumpf"

Besonderheit: Wasser-Punkt
Einstichtiefe: 0,5–0,7 cun; **Moxa:** 3–5 Kegel

Pe 1 erweckt die Vorstellung von Wasser in einem Bassin, das seine Kraft zusammenhält, in Pe 2 wird es zur aktiven hervorströmenden Quelle. An diesem Punkt (Pe 3) hat sich der Fluss so weit verlangsamt, dass sich Wasser mit Erde zum Marsch- oder Sumpfland mischt, das Chinesen als fruchtbarer Boden gilt.

Als Wasser-Punkt kann Pe 3 zu einem Qi-Transfer von den Nieren zum Perikard (über den *Ke*-Zyklus) oder zur Regulierung des Wasser-Elements innerhalb des Perikards eingesetzt werden. Wasser löscht Feuer – daher entfaltet Pe 3 eine beruhigende und abkühlende Wirkung, wenn Patienten wegen zu viel Hitze im Perikard unruhig, erregt und ängstlich sind.

Pe 4 Ximen, „Spaltentor"

Besonderheit: Spalten-*Xi*-Punkt
Einstichtiefe: 0,5–0,7 cun; **Moxa:** 3–5 Kegel

Als Spalten-*Xi*-Punkt dient Pe 4 üblicherweise zur Stärkung des Perikard-Qi und erweist sich besonders in Akutfällen als nützlich. Auf körperlicher Ebene kann Pe 4 eine Linderung von Brustschmerzen bewirken. Er ist aber auch bei psychischen Indikationen gut wirksam und kann z. B. zur Beruhigung von ängstlichen, furchtsamen oder schreckhaften Patienten (Deadman et al. 1998, p. 374) zur Anwendung kommen, oder wenn sich eine plötzliche emotionale Erschütterung auf das Perikard(-Qi) niedergeschlagen hat. Pe 4 kann mit 3E 7 kombiniert werden.

Pe 5 Jianshi, „Vermittler/Zwischenbote"

Besonderheit: Metall-Punkt, Kreuzungspunkt der drei Yin-Meridiane am Arm
Einstichtiefe: 0,5–0,7 cun; **Moxa:** 3–5 Kegel

Der Name spielt auf die Perikard-Funktion an, die darin besteht, dem Herzen zu Diensten zu sein und seine Kommunikation mit den anderen Organen zu beaufsichtigen. Pe 5 ist ein Metall-Punkt, wird aber bei psychischen Indikationen eher selten angewandt.

Pe 6 Neiguan, „Innentor/Innere Grenze"

Besonderheit: Durchgangs-*Luo*-Punkt
Einstichtiefe: 0,5–0,7 cun; **Moxa:** 3–5 Kegel

Als Durchgangs-*Luo*-Punkt des Perikard-Meridians ist Pe 6 ein wirksamer und häufig angewandter Punkt. Er befindet sich auf der Arminnenseite, während sein Partner auf dem Dreifachen Erwärmer, 3E 5 („Außentor"), auf der Armaußenseite liegt. Durch kombinierte Behandlung der Durchgangs-*Luo*-Punkte Pe 6 und 3E 5 können diese beiden Organfunktionen des Feuer-Elements wieder ausgeglichen und stabilisiert werden, wenn sie aus dem Gleichgewicht geraten sind.

Der Name („Innentor") deutet bereits an, dass sich innere Persönlichkeitsaspekte über Pe 6 erreichen lassen. Er kann das Perikard-Qi und darüber das Qi sämtlicher Organe im Oberen Brenner verstärken und eignet sich folglich für Patienten, die sich bedrückt, traurig oder freudlos fühlen. Wenn sich das „Innentor" öffnet, lässt das einschnürende Gefühl in der Brust nach, während das geschwächte Qi im Oberen Brenner gestärkt wird. Dadurch hellt sich die Stimmung der Patienten auf und auch geistig finden sie wieder Ruhe.

In den letzten Jahren ist die gute Wirksamkeit von Pe 6 bei körperlichen Symptomen (wie Übelkeit und Unwohlsein) gründlicher erforscht worden.

Pe 7 Daling, „Großer Hügel"

Besonderheit: Ursprungs-*Yuan-Qi*-Punkt, Erd- und Sedierungspunkt
Einstichtiefe: 0,3–0,5 cun; **Moxa:** 3–5 Kegel

Pe 7 ist der Erd- und Ursprungs-*Yuan-Qi*-Punkt des Perikard-Meridians und befindet sich in der Nähe seines Partners auf dem Lungen-Meridian, der ebenfalls „groß" im Namen führt.[1] Wie Pe 6 ist auch Pe 7 von unschätzbarem Wert für die Behandlung von Patienten, die an Traurigkeit, Sich-abgelehnt-

[1] Alle Ursprungs-*Yuan-Qi*-Punkte der Yin-Organe haben Namen, die auf ihre Kraft hindeuten. Bei den drei *Yuan-Qi*-Punkten der Fuß-Yin-Meridiane ist es z. B. durch *Tai* (meist als „groß" oder „größter" übersetzt) ausgedrückt.

Fühlen, Einsamkeit und Freudlosigkeit leiden. Pe 7 wird wie andere Ursprungs-*Yuan-Qi*-Punkte oft zum Testen des KF eingesetzt und in dem Fall meist mit 3E 4, dem Ursprungs-*Yuan-Qi*-Punkt des Dreifachen-Erwärmer-Meridians, kombiniert.

Pe 8 Laogong, „Palast der Mühen"

Besonderheit: Feuer-, Organzeit-/Chronopunkt, Ausgangs-/Endpunkt
Einstichtiefe: 0,3–0,5 cun; **Moxa:** 3–5 Kegel

Als Feuer-Punkt wird Pe 8 zwischen 19 und 21 Uhr zum Organzeit-/Chronopunkt und kann dann zum „Aufrütteln" und Stärken des Perikard-Qi-Flusses angewandt werden. Manche Therapeuten benutzen ihn im Sommer als „saisonalen" Organzeit-/Chronopunkt. Pe 8 ist außerdem der Ausgangs-/Endpunkt des Perikard-Meridians und über 3E 1 mit dem Dreifachen-Erwärmer-Meridian verbunden.

Als Feuer-Punkt im Feuer-Element kann Pe 8 eine äußerst kraftvolle Wirkung entfalten. Wenn dem Perikard-Qi Wärme fehlt, kann es nicht länger die Quelle von „Hochgefühl und Freude" sein, wie es im achten Kapitel des *Su Wen* heißt (Larre & Rochat de la Vallée 1992b, p. 81). Freudlosigkeit *(bu le)* ist eine der Folgen, die Kälte und Leblosigkeit der Perikard-Energie nach sich ziehen kann. Solange nicht die Gefahr besteht, das Organ zu überhitzen, lässt sich der „Herzbeschützer" Perikard durch Moxibustion sehr wirkungsvoll beleben.

FALLBEISPIEL

Ein Patient um die vierzig schien vor Kraft und Robustheit zu strotzen. Er klagte über Muskel-/Gelenkschmerzen, erwähnte bei der ersten Konsultation aber auch seine Potenzstörungen. Seit einigen Jahren sei er impotent und habe keine sexuelle Beziehung mehr gehabt. Stattdessen hing er wie besessen seinen sexuellen Fantasien nach und fühlte sich innerlich sehr kalt. Da er einen Feuer-KF hatte, halfen Akupunktur und Moxibustion von Perikard- und Dreifachem-Erwärmer-Meridianpunkten, seine Sexualität wieder stärker ins Lot zu bringen, doch ein Durchbruch in Bezug auf seine organische Impotenz gelang erst über den „Palast der Mühen".

Pe 9 Zhongchong, „Andrang zur Mitte/Mittlerer Angriffspunkt"

Besonderheit: Holz- und Tonisierungspunkt
Einstichtiefe: 0,3–0,5 cun; **Moxa:** 3–5 Kegel

Der Name dieses letzten Punkts auf dem Perikard-Meridian erinnert an *Danzhong*, die „Mitte der Brust" am anderen Ende des Meridians. Als Tonisierungs- und Holz-Punkt kann Pe 9 behandelt werden, um das Mutter-Element Holz über den *Sheng*-Zyklus mit dem Kind-Element Feuer zu vereinen. Da es häufiger zu einem relativen Qi-Überschuss von Holz gegenüber Feuer kommt, ist Pe 9 ein recht häufig verwendeter Punkt. Zur Stärkung und Belebung des Perikard-Qi wird er oft mit 3E 3 kombiniert.

Bl 14 Jueyinshu, „Transportpunkt zum Perikard"

Besonderheit: Rücken-*Shu*-Punkt
Einstichtiefe: 0,5–0,7 cun; **Moxa:** 3–7 Kegel

Hier wird der Bezug zum Perikard über seine Bezeichnung als Hand-*Jueyin* hergestellt. Fuß- und Hand-*Jueyin* (Leber und Perikard) sind verantwortlich für Blut(-Energie) und Gefäße *(Mai)*, die „Leitbahnen der Belebtheit" (Larre & Rochat de la Vallée 1995, p. 5). Dieser Punkt hat eine besonders stabilisierende und stärkende Wirkung auf das Perikard-Qi und kann durch direkte Beeinflussung der Organfunktion sämtliche (Persönlichkeits-)Ebenen stärken.

Bl 43 Gaohuang, „Sitz des Vitalen"

Besonderheit: Rücken-*Shu*-Punkt
Einstichtiefe: 0,3–0,5 cun; **Moxa:** 7–50 Kegel

Gaohuang ist der Grenzbereich zwischen Oberem und Mittlerem Brenner, zwischen mittlerem *Dantian* und Abdomen. In diesem Bereich kann sich bei starker Erschöpfung, chronischen und fast unheilbaren Krankheiten das eigentliche Krankheitsgefühl oder Missbehagen einnisten. Durch Akupunktur ist der Bereich kaum beeinflussbar. Am besten dürfte eine Moxibustion von Bl 43 sein, der eine Qi-tonisierende Wirkung im gesamten Körper nachgesagt wird. In seinen „Tausend-Dukaten-Rezepturen" schrieb Sun Si-miao über diesen Punkt: „Es gibt keine Krankheit, die er nicht behandeln könnte" (Deadman et al. 1998, p. 304).

Bl 43 kann ergänzend in die Perikard-Behandlung einbezogen werden. Besonders bei Patienten mit einem in Perikard oder Herz angesiedelten KF hilft Bl 43, das Brust-Qi zu wärmen, zu stärken und zu nähren. Manchmal ist eine Vielzahl von Moxakegeln (bis zu 50) nötig. Es kann auch ein nützlicher Punkt gegen innere Kälte bei einem Feuer-KF sein. In Einzelfällen soll die Moxibustion von Bl 43 zur Normalisierung der Blutwerte von anämischen Patienten geführt haben.

Andere Punkte

Zur Perikard-Behandlung werden auch Ni 23, Ni 24, Ni 25, Ren 15, Ren 16 und Ren 17 eingesetzt.

42.2 Dreifacher-Erwärmer-Punkte

42.2.1 Primärer Verlauf des Dreifachen-Erwärmer-(San-Jiao-)Meridians

Der Dreifache-Erwärmer- oder *San-Jiao*-Meridian beginnt am ulnarseitigen Nagelfalz des Ringfingers und zieht über den Handrücken und auf der Rückseite des Unterarms zum Ellenbogen. Von dort steigt er über Oberarm und Schulter zum Hals hoch, umrundet das Ohr, überquert die Schläfe und endet am äußersten Punkt der Augenbraue. Hier schließt sich mit Gb 1 der Gallenblasen-Meridian an.

3E 1 Guanchong, „Andrang zum Grenztor/Angriffspunkt der Grenze"

Besonderheit: Metall-, Eingangs-/Öffnungspunkt
Einstichtiefe: 0,1 cun; **Moxa:** 3–5 Kegel

3E 1 ist der Metall- und Eingangs-/Öffnungspunkt des Dreifachen-Erwärmer-Meridians, der auf Pe 8, den Ausgangs-/Endpunkt des Perikard-Meridians, folgt.

3E 2 Yemen, „Flüssigkeitstor"

Besonderheit: Wasser-Punkt
Einstichtiefe: 0,3–0,5 cun; **Moxa:** 3–5 Kegel

Wie der vorhergehende ist auch dieser Punkt ein Tor, in dem Fall das Tor für Flüssigkeiten. Zu den Hauptfunktionen des Dreifachen Erwärmers gehört die „Flüssigkeitsregulation". Als Wasser-Punkt kann 3E 2 stimuliert werden, um die Flüssigkeitssekretion zu steigern. Mit *Ye* sind im Inneren von Körperorganen/-strukturen (wie Synovialgelenke, Rückenmarkskanal, Knochenmark, Gehirn/Liquor cerebrospinalis) enthaltene visköse Flüssigkeiten gemeint, die sich nicht schnell bewegen.

3E 3 Zhongzhu, „Mittlere Insel"

Besonderheit: Holz- und Tonisierungspunkt
Einstichtiefe: 0,3–0,5 cun; **Moxa:** 3–5 Kegel

Wieder ein Name, der *Zhong* enthält (vgl. Pe 9 und He 9), doch diesmal bezieht er sich auf den Dreifachen-Erwärmer-Meridian. *Zhong* ist eine ältere Bezeichnung für *Yuan,* so dass der Name des Punktes vermutlich auf die *Yuan-Qi* über den ganzen Körper verteilende Funktion des Dreifachen Erwärmers anspielt. Interessanterweise ist der Dreifache-Erwärmer-Meridian im *Ling Shu* als *Zhongdu,* „Zentraler Fluss", beschrieben (Ellis et al. 1989, p. 238).

Dieser Punkt kann als Holz- und Tonisierungspunkt angewandt werden, um das Mutter-Element Holz mit seinem „Kind" Feuer zu verbinden. Da Holz relativ häufig „voller" als das Feuer-Element ist, kommt 3E 3 entsprechend häufig zum Einsatz. Er hat eine stark tonisierende Wirkung auf den Dreifachen Erwärmer und kann auch die Stimmung heben (Maciocia 1989, p. 439).

FALLBEISPIEL

Die Patientin (um die fünfzig) klagte über Depression und Migräne. Sie hatte einen Holz-KF und ziemlich „volle" Holz-Pulse, wirkte aber zugleich freudlos und roch „verbrannt". Auch Perikard- und Dreifacher-Erwärmer-Puls schienen sehr „leer" zu sein. Nach einer sedierenden Behandlung über Leber- und Gallenblasen-Punkte (einschließlich der Sedierungspunkte) ging es ihr deutlich besser. Doch erst ein Qi-Transfer – unter Zuhilfenahme von Pe 9 und 3E 3 (Tonisierungspunkte von Perikard und Dreifachem Erwärmer) – von Holz zu Feuer sorgte für ein größeres Gleichgewicht zwischen beiden Elementen. Das wäre durch alleinige Behandlung des Holz-Elements nicht möglich gewesen.

3E 4 Yangchi, „Yang-Teich"

Besonderheit: Ursprungs-*Yuan-Qi*-Punkt
Einstichtiefe: 0,3–0,5 cun; **Moxa:** 3–5 Kegel

3E 4 ist ein wichtiger Punkt zur Stärkung, denn die Verteilung des *Yuan-Qi* zählt mit zu den Funktionen des Dreifachen Erwärmers. In seiner Eigenschaft als Ursprungs-*Yuan-Qi*-Punkt wird 3E 4 vor allem zum Testen auf einen Feuer-KF angewandt und in dem Fall meist mit Pe 7 (Ursprungs-*Yuan-Qi*-Punkt des Perikard-Meridians) kombiniert.

Einige japanische Akupunkturschulen empfehlen den Punkt bei jeder Behandlung zu tonisieren, um das Yang-Qi zu stärken (College of Traditional Acupuncture 2000). Das mag zum Teil daran liegen, dass sich japanische Therapeuten allgemein stärker auf die Hilfsfunktion des Dreifachen Erwärmers für den *Mingmen* konzentrieren, der ihn bei der (Körper-) Wärmeproduktion und Temperaturregulation unterstützen soll (Mole 1994).

3E 5 Waiguan, „Außentor/ Äußerer Pass"

Besonderheit: Durchgangs-*Luo*-Punkt, Öffnungspunkt des *Yang Wei Mai*
Einstichtiefe: 0,5–0,8 cun; **Moxa:** 3–5 Kegel

Als Durchgangs-*Luo*-Punkt gehört 3E 5 zu den häufiger behandelten Punkten und wird meist mit Pe 6 oder Pe 7 kombiniert. Diese Punktkombination sorgt für größere Stabilität innerhalb des Feuer-Elements, wenn Perikard und Dreifacher Erwärmer aus dem Gleichgewicht geraten sind.

„Innentor" (Pe 6) und „Außentor" ergänzen sich in der Wirkung und werden daher häufig zusammen angewandt. Wie schon in ihren Namen zum Ausdruck kommt, helfen sie Menschen, die richtige Balance zwischen Offenheit und Verschlossenheit gegenüber der Außenwelt bzw. anderen Leuten zu finden.

Fieber kann eine besondere Belastung für Perikard und Dreifachen Erwärmer darstellen, da das Perikard das Herz vor Hitze schützen und der Dreifache Erwärmer die Körpertemperatur und den Flüssigkeitshaushalt konstant halten muss. Während die Pulse von Perikard und Dreifachem Erwärmer nach Fieberepisoden meist sehr schwach („leer") sind, erscheinen die Patienten oft blass und freudlos, geschwächt und reduziert (Mangel an Vitalität). In solchen Situation kann 3E 5 besonders wohltuend wirken.

3E 6 Zhigou, „Verzweigter Graben"

Besonderheit: Feuer- und Organzeit-/Chronopunkt
Einstichtiefe: 0,5–0,8 cun; **Moxa:** 5–7 Kegel

Als Feuer-Punkt wird 3E 6 zwischen 21 und 23 Uhr zum Organzeit-/Chronopunkt. Da seine stärkste Aktivität aber in eine ungünstige Zeit (spätabends) fällt, kommt er in dieser Eigenschaft höchst selten zum Einsatz. Als Feuer-Punkt im Feuer-Element wird 3E 6 häufig mit Pe 8 kombiniert, um kaltes und träges Qi im Perikard- und Dreifachen-Erwärmer-Meridian zu erwärmen. Da zu starke Moxibustion an diesem Punkt den Dreifachen Erwärmer überhitzen und die Flüssigkeiten eintrocknen könnte, sollte vorher an anderen (3E-)Punkten getestet werden, ob Moxa überhaupt geeignet ist.

3E 7 Huizong, „Versammlung der Ahnen/Vereinigung der Sippe"

Besonderheit: Spalten-*Xi*-Punkt
Einstichtiefe: 0,5–0,8 cun; **Moxa:** 5–7 Kegel

Die richtige Übersetzung des Namens ist zwar umstritten, doch es steht außer Frage, dass er denselben Wortstamm *Zong* enthält wie die Bezeichnung für das Brust-Qi. Wie andere Spalten-*Xi*-Punkte fungiert auch *Huizong* als Qi-Reservoir, aus dem zusätzliches (Extra-)Qi bezogen werden kann, wenn es zur Behandlung akuter Störungen des Dreifachen Erwärmers benötigt werden sollte.

3E 10 Tianjing, „Himmlischer Brunnen"

Besonderheit: Erd- und Sedierungspunkt
Einstichtiefe: 0,3–0,5 cun; **Moxa:** 3–5 Kegel

Jing („Brunnen") bezieht sich vermutlich auf die große Vertiefung, in der dieser Punkt lokalisiert ist, während *Tian* andeutet, dass sich die Beziehung zum Himmel über ihn beeinflussen lässt. Dass ein relativ weit distal liegender Punkt als *Tian* bezeichnet wird, ist ungewöhnlich, doch wenn der Arm herabhängt, befindet sich der Punkt in gleicher Höhe wie Ma 25 *(Tianshu)*, der die Grenze zwischen der unteren (zur Erde gehörenden) und oberen (zum Himmel gehörenden) Körperhälfte markiert. *Tian* verweist auch auf die Eignung für psychische Indikationen, obwohl 3E 10 mit der Zielsetzung eher selten angewandt wird.

Da der Dreifache-Erwärmer-Puls selten „voll" ist, kommt 3E 10 auch als Sedierungspunkt eher selten zum Einsatz, sondern nur gelegentlich – in seiner Eigenschaft als Erd-Punkt – zur Regulierung der Erd-Energie im Dreifachen Erwärmer.

3E 11 Qinglengyuan, „Klare kühle Tiefe"

42

Einstichtiefe: 0,3–0,5 cun; **Moxa:** 3–5 Kegel

Hauptindikation dieses Punktes ist entweder die Erwärmung des Dreifachen Erwärmers, wenn er kalt und leblos wirkt, oder seine Kühlung und Beruhigung, wenn er sich aufgeheizt hat.

3E 15 Tianliao, „Himmlischer Spalt/ Knochenspalt"

Einstichtiefe: 0,3–0,5 cun; **Moxa:** 3–7 Kegel

Als oberster Punkt des Dreifachen-Erwärmer-Meridians am Rumpf trägt 3E 15 ein *Tian* im Namen. Bei einem Einschnürungs- oder Beklemmungsgefühl auf Brust, Herz oder Oberem Brenner kann 3E 15 ein sehr wirksamer Punkt sein, besonders wenn ein Qi-Mangel im Dreifachen Erwärmer der Auslöser ist.

3E 16 Tianyou, „Himmlisches Fenster"

Besonderheit: Himmelsfenster-Punkt
Einstichtiefe: 0,3–0,5 cun; **Moxa:** nein

Dieser Himmelsfenster-Punkt kann eine eindrucksvolle Besserung bewirken. *You* könnte auch mit „Erleuchtung" statt „Fenster" übersetzt werden, und die Augen sind wie die Ohren „Fenster" im Kopf. Dieser Punkt hat die unvergleichliche Fähigkeit, die Stimmung der Patienten zu heben und aufzuhellen, wenn Traurigkeit und Freudlosigkeit sie niedergedrückt haben.

3E 22 Heliao, „Spalt der Harmonie"

Besonderheit: Ausgangs-/Endpunkt
Einstichtiefe: 0,1–0,3 cun; **Moxa:** 3–5 Kegel

Als Ausgangs-/Endpunkt des Dreifachen-Erwärmer-Meridians schließt 3E 22 über Gb 1 an den Gallenblasen-Meridian an. Bei lokalen Problemen im Schläfenbereich sollte immer an eine Aus-/Eingangsblockade in diesem Bereich gedacht werden.

3E 23 Sizhukong, „Seidenbambus-Loch"

Einstichtiefe: 0,3–0,5 cun; **Moxa:** nein

Die Augenbrauen werden oft mit einem Bambusblatt verglichen (Ellis et al. 1989, p. 250). Bambus bildet bekanntlich im Inneren des hohlen Stabes seine Blüten (Sprossen) aus. Der Name verweist auf eine verborgene Eigenschaft des Punktes, über den man bei Instabilität im Dreifachen Erwärmer (z. B. Temperatur- oder Stimmungsschwankungen) regulierend eingreifen kann.

Bl 22 Sanjiaoshu, „Transportpunkt zum Dreifachen Erwärmer"

Besonderheit: Rücken-*Shu*-Punkt
Einstichtiefe: 0,5–1,0 cun; **Moxa:** 7–15 Kegel

Ob der Dreifache Erwärmer nun tatsächlich eine fassbare Form hat oder nicht, ist heftig umstritten. Es steht allerdings außer Zweifel, dass sein Energiezentrum „zwischen beiden Nieren" lokalisiert ist bzw. sich im *Mingmen* befindet (➤ Kapitel 12). Dieser Rücken-*Shu*-Punkt liegt ganz in der Nähe. Wird er mit Nadel oder Moxibustion stimuliert, führt das zu einem kräftigen Vitalitäts- oder inneren Wärmeschub bei Patienten, deren „Ministerielles Feuer" geschwächt ist. Obwohl es eigentlich kein Punkt mit spezifisch psychischer Wirkung ist, hat er durch die Stärkung des Dreifachen Erwärmers bzw. dessen Organfunktion doch einen positiven Einfluss auf sämtliche Persönlichkeitsebenen.

FALLBEISPIEL

Die 60-jährige Patientin war schwer krank und bekam im Anschluss an eine Grippe noch eine Bronchitis. Trotz langer Rekonvaleszenzphase fand sie nicht zu ihrer früheren Vitalität zurück. Da sie einen Feuer-KF hatte, wurden die Rücken-Transportpunkte zum Perikard und Dreifachen Erwärmer sowie Bl 43 und Du 4 behandelt. Diese Punktkombination erwies sich als sehr wirksam und wohltuend.

Bl 51 Huangmen, „Tor der Vitalen"

Einstichtiefe: 0,3–0,5 cun; **Moxa:** 7–15 Kegel

Hierbei handelt es sich nicht um den *Gaohuang*, auf den bei Bl 43 Bezug genommen wurde, d.h. den äußeren Rücken-*Shu*-Punkt zum Perikard. *Huang* verweist auf die Verbindung zum unteren *Dantian*. Durch seine Lage oberhalb des Raums „zwischen beiden Nieren" hat Bl 51 eine kräftigende Wirkung – insbesondere auf den Dreifachen Erwärmer, aber auch allgemein auf den unteren *Dantian*.

Andere Punkte

Zur Behandlung des Dreifachen Erwärmers *(San Jiao)* sind auch Ren 5, Ren 7, Ren 12 und Ren 17 geeignet.

KAPITEL

43 Gallenblasen- und Leber-Meridian

43.1 Gallenblasen-Punkte

43.1.1 Primärer Verlauf des Gallenblasen-Meridians

Der Gallenblasen-Meridian beginnt am Auge im äußeren Lidwinkel, überquert die Schläfe und steigt vor dem Ohr hoch zur Stirn. Dort dreht er um und steigt hinter dem Ohr nach unten, ehe er zickzackförmig über die Schläfe zur Stirn und weiter zum Hinterkopf zieht. Vom Nacken läuft er über den Hals nach vorn zur Schulter und in die Achselhöhle und danach zickzackförmig am seitlichen Brustkorb herunter. In Taillenhöhe wendet er sich nach hinten und gleich wieder nach vorn zur Crista iliaca (vorderer Darmbeinkamm), um an der Hüfte schräg nach hinten und unten zu ziehen. Er setzt seinen Weg auf der Außenseite von Oberschenkel, Knie und Unterschenkel bis vor dem Außenknöchel fort und läuft auf dem Fußrücken bis zur vierten Zehe. Dort endet er auf der Zehenaußenseite im Punkt Gb 41, wo sich mit Le 1 der Leber-Meridian anschließt.

Gb 1 Tongziliao, „Pupillenknochenspalt"

Besonderheit: Eingangs-/Öffnungspunkt
Einstichtiefe: 0,3–0,5 cun; **Moxa:** 3–5 Kegel

Dieser Eingangs-/Öffnungspunkt des Gallenblasen-Meridians steht über 3E 22 (den Ausgangs-/Endpunkt) mit dem Dreifachen-Erwärmer-Meridian in Verbindung. Eine Qi-Blockade in dem Bereich kann Lokalsymptome wie Stirnkopfschmerzen, Neuralgien und Augenprobleme hervorrufen. Die Auflösung einer solchen Blockade kann sich positiv auf Geist und Psyche auswirken, indem sie Patienten größere Einsicht oder mehr Durchblick gibt und Ärger oder Reizbarkeit besänftigt.

Gb 9 Tianchong, „Himmlischer Ansturm"

Einstichtiefe: 0,3–0,5 cun; **Moxa:** 3–5 Kegel

Ma Shi (Arzt zur Zeit der Ming-Dynastie) hielt es für einen Fehler, dass Dü 17 im zweiten Kapitel des *Ling Shu* als Himmelsfenster-Punkt angesehen wurde, weil er auf dem *Shao-Yang* oder Gallenblasen-Meridian liege. Da Gb 9 *Tian* in seinem Namen trägt, vermuten einige Autoren, dass es der im *Ling Shu* beschriebene Himmelsfenster-Punkt sein könnte. Ob es stimmt oder nicht – der Name („Himmlischer Ansturm") kennzeichnet Gb 9 jedenfalls als „Geist"-Punkt. Die Namen benachbarter Gallenblasen-Punkte beziehen sich dagegen alle auf die Lage (topografische Anatomie).

Wegen seiner Lokalisation am Kopf kann dieser Punkt bei Fülle- oder Leere-Zuständen der Gallenblase eine gute Wirkung entfalten, indem er Patienten zu größerer geistiger Klarheit verhilft und ihre Entschiedenheit/Entschlussfähigkeit verbessert. Gb 9 ist auch bei Furcht und Schüchternheit infolge eines Gallenblasen-Qi-Mangels indiziert.

Gb 12 Wangu, „Warzenfortsatz (Processus mastoideus)"

Einstichtiefe: 0,3–0,5 cun; **Moxa:** 3–5 Kegel

Dieser Punkt wird bei Schlafstörungen (Insomnie) angewandt, deren Ursache in Gallenblase oder Leber zu suchen ist, und in dem Fall mit Bl 18 und Bl 19 kombiniert (Maciocia 1989, p. 445).

Gb 13 Benshen, „Wurzel/Ursprung des Geistes"

Einstichtiefe: 0,3–0,5 cun; **Moxa:** 3–5 Kegel

Ben Shen ist das achte Kapitel des *Ling Shu* betitelt, das sich besonders ausführlich mit dem Geistbegriff im *Nei Jing* befasst. Der Geist-*Shen* wird als „Wurzel" bzw. Ursprung der Persönlichkeit angesehen und müsse seinerseits gut in der Persönlichkeit verankert (verwurzelt) sein. In Verbindung mit Gb 15 und Gb 16 kann Gb 13 einen starken Einfluss auf Geist und Psyche ausüben. Da er über dem oberen *Dantian* lokalisiert ist, kann er (in reduzierender Technik angewandt) den Geist-*Shen* bei Erregung beruhigen. Das erweist sich als besonders wirksam, wenn Ärger Qi aufsteigen lässt und dadurch zu viel Hitze oder ständig wiederkehrende Verärgerung erzeugt. Gb 13 kann auch bei anhaltender, unbegründeter Eifersucht, Ängstlichkeit und Kummer indiziert sein (Maciocia 1989, p. 446).

Benshen kann bei Persönlichkeiten mit Gallenblasen-Schwäche dazu beitragen, dass sie durchsetzungsstärker, kreativer oder entschiedener werden.

Gb 15 Toulinqi, „Kopf über Tränen/ Abstieg der Tränen"

Einstichtiefe: 0,3–0,5 cun; **Moxa:** 3–5 Kegel

Über diesen Punkt können Patienten mit Gefühlsschwankungen geistig und psychisch stabilisiert werden. Durch tonisierende Behandlung von Gb 15 lässt sich auch im Fall eines Gallenblasen-Qi-Mangels eine geistige Stärkung erreichen.

Manchmal wird er mit Gb 41 (*Zulinqi*, „Fuß über Tränen"), seinem Gegenstück am Fuß, kombiniert.

Gb 16 Muchuang, „Augenfenster"

Einstichtiefe: 0,3–0,5 cun; **Moxa:** 3–5 Kegel

Ebenso wie bei Augenbeschwerden kann Gb 16 auch zur Steigerung der Einsichtsfähigkeit und Weitsicht angewandt werden.

FALLBEISPIEL

Ein älterer Patient litt seit Jahren an schweren Migräneattacken, die sein Sehvermögen beeinträchtigten. Er neigte zu Jähzorn. Für ihn hing die Migräne mit seinen intensiven Frustrationsgefühlen zusammen. Nachdem Gb 16 zweimal in Folge behandelt worden war, nahmen Stärke, Dauer und Häufigkeit der Attacken deutlich ab. Auch seine schlechte Laune hatte sich im gleichen Zeitraum merklich gebessert.

Gb 17 Zhengying, „Aufrecht leben/ Geordnetes Lager"

Einstichtiefe: 0,3–0,5 cun; **Moxa:** 3–5 Kegel

Zhengying kann auch so viel wie „Furcht" oder „Einsamkeit" bedeuten – und verweist damit auf Indikationen, bei denen dieser Punkt beruhigend wirken kann (Ellis et al. 1989, p. 267).

Gb 18 Chengling, „Geist empfangen"

Einstichtiefe: 0,3–0,5 cun; **Moxa:** 3–5 Kegel

Über diesen Punkt lässt sich *Ling*, der Yin-Aspekt des Geistes (*Shen* ist der Yang-Aspekt), beeinflussen. Gb 18 ist einer der bestgeeigneten Punkte zur Behandlung von obsessiven (Zwangs-)Gedanken oder Demenz. Er soll auch wieder eine Verbindung zum universellen Qi herstellen können (College of Traditional Acupuncture 2000). Gb 18 befindet sich seitlich von Du 20, dem höchsten Punkt auf dem Kopf/ Scheitel.

Gb 20 Fengchi, „Windteich"

Einstichtiefe: 0,5–0,8 cun; **Moxa:** 7–10 Kegel

Wegen seiner guten Lokalwirkung kann Gb 20 bei Kopf- und Augenproblemen zum Einsatz kommen.

Gb 24 Riyu, „Sonne und Mond"

Besonderheit: Alarm-*Mu*-Punkt der Gallenblase
Einstichtiefe: 0,3–0,5 cun; **Moxa:** 5–7 Kegel

Der Name erinnert daran, dass „hell und klar wie das Licht der Sonne/des Mondes" ein Ausdruck geistiger Klarheit und Urteilsfähigkeit sein kann. Die beiden Schriftzeichen für Sonne und Mond bilden zusammen den Begriff „Ming", der so viel wie „intelligent, klar und verständig" bedeutet. Das sind Qualitäten, die Menschen mit einem Gallenblasen-Qi-Mangel liebend gern hätten.

Im *Su Wen* wird Gb 24 (neben dem Rücken-*Shu*-Punkt) ausdrücklich als geeigneter Punkt zur Behandlung von Unentschiedenheit erwähnt, die Folge dieses Qi-Mangels sein kann. Da die Sonne Yang und der Mond Yin verkörpert, klingt im Namen des

Punktes auch seine harmonisierende Wirkung auf das Yin/Yang-Gleichgewicht in der Gallenblase an. Vielleicht ist es sogar der wichtigste Punkt für Indikationen wie Ambivalenz, Konfusion oder übertriebene Rigidität, die aus einem gestörten Gleichgewicht in der Gallenblase resultieren können.

Möglicherweise spielt der Name auch auf die Augen an, die als Sinnesorgane dem Holz-Element zugeordnet werden, wobei das linke mit der Sonne und das rechte mit dem Mond assoziiert ist. Gb 24 ist außerdem der Alarm-*Mu*-Punkt.

Gb 25 Jingmen, „Hauptstadt-Tor"

Besonderheit: Alarm-*Mu*-Punkt der Nieren
Einstichtiefe: 0,3–0,5 cun; **Moxa:** 7–10 Kegel

Obwohl er eigentlich Alarm-*Mu*-Punkt der Nieren ist, wird Gb 25 häufig zur Behandlung der Gallenblase angewandt. Er befindet sich seitlich am Körper in der Gallenblasen-Region und kann dem Qi-Fluss, falls sich ein Stau in oder um die Gallenblase herum gebildet hat, wieder einen kräftigen Schub geben.

Gb 30 Huantiao, „Springender Kreis"

Einstichtiefe: 1,5–2,5 cun; **Moxa:** 7–20 Kegel

Über diesen Punkt lassen sich lokale Beschwerden im Bereich von Hüfte und unterem Rücken behandeln.

Gb 34 Yanglingquan, „Yang-Hügel-Quelle"

Besonderheit: Erd-Punkt, Spezialpunkt für Sehnen
Einstichtiefe: 0,5–1,0 cun; **Moxa:** 7–10 Kegel

Als Erd-Punkt wird Gb 34 meist mit Le 3 kombiniert. Es ist ein wirksamer Punkt, der normalerweise zur Regulierung von Erde im Holz-Element verwendet wird und eine allgemein stabilisierende Wirkung auf das Erd-Element entfalten kann.

Gb 34 gilt als Einflussreicher-*Hui*-Punkt für Sehnen und kommt daher üblicherweise zur Anwendung, wenn sich Muskeln und/oder Sehnen verhärtet haben, oder zur Förderung des Heilungsprozesses nach Sehnenverletzungen.

Indiziert sein kann der Punkt auch bei schüchternen Menschen, die sich vor anderen fürchten, „als ob sie gleich verhaftet würden" (Deadman et al. 1998, p. 52).

Gb 36 Waiqiu, „Äußerer Hügel"

Besonderheit: Spalten-*Xi*-Punkt
Einstichtiefe: 0,5–0,8 cun; **Moxa:** 3–5 Kegel

Über diesen Spalten-*Xi*-Punkt können akute Gallenblasen-Probleme behandelt werden.

Gb 37 Guangming, „Hell und klar/ Strahlendes Licht"

Besonderheit: Durchgangs-*Luo*-Punkt
Einstichtiefe: 0,7–1,0 cun; **Moxa:** 5–7 Kegel

„Hell und klar" bezieht sich zweifellos auf die starke Wirkung dieses Punktes auf Augen und Sehvermögen. Fehlende Helligkeit und Klarheit sind allerdings auch übliche Begleitsymptome von funktionellen Gallenblasen-Störungen. Gb 37 wird häufig eingesetzt, um Entschlussfreude und logisches Denkvermögen der Patienten zu verbessern.

Als Durchgangs-*Luo*-Punkt wird Gb 37 oft mit Le 5 kombiniert, obwohl es auch mit Le 3 ginge. Das sorgt für größere Stabilität zwischen den beiden Organen des Elements, falls sie aus dem Gleichgewicht geraten sein sollten.

Gb 38 Yangfu, „Stütze des Yang"

Besonderheit: Feuer- und Sedierungspunkt
Einstichtiefe: 0,5–0,7 cun; **Moxa:** 5–7 Kegel

Als Feuer- und Sedierungspunkt kann Gb 38 über den *Sheng*-Zyklus das Holz- mit dem Feuer-Element verbinden. Bei einem Fülle-Zustand im Holz- und einem Mangel-Zustand im Feuer-Element wird Gb 38 meist mit Le 2 kombiniert. Da dies öfter der Fall ist, gehört Gb 38 zu den häufiger angewandten Punkten.

Gb 39 Xuanzhong, „Aufgehängte Tasse/Glocke"

Besonderheit: Spezialpunkt für das Knochenmark
Einstichtiefe: 0,3–0,5 cun; **Moxa:** 5–7 Kegel

Dieser Punkt ist hauptsächlich zur Stärkung von Knochen und Knochenmark indiziert, besonders wenn die Patienten darüber hinaus noch eine Nieren-Qi-Schwäche haben.

Gb 40 Qiuxu, „Hügel in der Wildnis/ Feld am Hügel"

Besonderheit: Ursprungs-*Yuan-Qi*-Punkt
Einstichtiefe: 0,3–0,7 cun; **Moxa:** 3–5 Kegel

Als Ursprungs-*Yuan-Qi*-Punkt wird Gb 40 gewöhnlich mit Le 3 kombiniert. Während die Kombination Le 3/Gb 34 eher bei körperlichen Symptomen zur Anwendung kommt, eignen sich Le 3 und Gb 40 besser, wenn primär psychische Veränderungen induziert werden sollen. Da es sich bei beiden um Ursprungs-*Yuan-Qi*-Punkte handelt, sind Gb 40 und Le 3 oft die ersten Punkte, die zu einem Holz-KF-Test herangezogen werden.

Gb 41 Zulinqi, „Fuß über Tränen/ Tränenabstieg am Fuß"

Besonderheit: Holz-, Organzeit-/Chronopunkt, Ausgangs-/Endpunkt, Öffnungspunkt des *Dai Mai*
Einstichtiefe: 0,3–0,5 cun; **Moxa:** 3–5 Kegel

Als Holz-Punkt entfaltet Gb 41 nachts zwischen 23 und 1 Uhr seine stärkste Aktivität und wird üblicherweise mit Le 1 kombiniert. Wegen der ungünstigen nächtlichen Zeit kommt er aber nur selten, falls überhaupt, als Organzeit-/Chronopunkt zum Einsatz. Man kann ihn allerdings tagsüber zwischen 11 und 13 Uhr (Zeit der geringsten Gallenblasen-Aktivität) zur Beruhigung einer hyperaktiven Gallenblase heranziehen. Einige Therapeuten verwenden ihn im Frühling als „saisonalen" Organzeit-/Chronopunkt – besonders bei geschwächtem Holz-Element.

Als Holz-Punkt innerhalb des Holz-Elements kann Gb 41 die Holz-Essenz verstärken und zu Wachstum und innerer Entwicklung beitragen, wenn Menschen nicht richtig vorankommen. Auf zornige, ungeduldige Persönlichkeitstypen hat er einen beruhigenden Einfluss und zaghaften Menschen kann er zu mehr Mut und Entschiedenheit verhelfen. Seine Wirkung ist immer gleich gut, ob er zur Sedierung oder zur Tonisierung angewandt wird. Als besonders wirksam erweist sich Gb 41 oft bei Gallenblasen-Problemen in der oberen Körperhälfte (z.B. Augen-, Brust- oder Nackenbeschwerden).

Als Ausgangspunkt des Gallenblasen-Meridians steht Gb 41 mit Le 1 in Verbindung, der als Eingangspunkt des Leber-Meridians ebenfalls ein Holz-Punkt ist. Gb 41 ist zudem auch Öffnungspunkt des *Dai Mai,* der zu den Acht außerordentlichen Gefäßes zählt (Näheres in Maciocia 1989, p. 361).

Gb 43 Xiaxi, „Verengte Schlucht"

Besonderheit: Wasser- und Tonisierungspunkt
Einstichtiefe: 0,3–0,5 cun; **Moxa:** 3–5 Kegel

Gb 43 ist ein wichtiger Punkt zur Tonisierung der Gallenblase. Da es sich um einen Wasser-Punkt handelt, wird er oft mit Le 8 kombiniert. Allerdings ist das Wasser- so selten „voller" als das Holz-Element, dass sich fast nie die Notwendigkeit einer Tonisierung ergibt. Somit dient Gb 43 eher zur Anfeuchtung des Holz-Elements. Stärkung des Wassers im Holz-Element hilft der bei einigen Holz-KF-Typen vorhandenen Neigung zu physischer und psychischer Sprödigkeit und Härte gegenzusteuern.

In sedierender Technik wird der Punkt behandelt, um die Gallenblase zu kühlen, wenn sie sich überhitzt und zu Ärger, Frustration und emotionaler Unbeständigkeit geführt hat.

Gb 44 Zuqiaoyin, „Yin-Loch/-Öffnung am Fuß"

Besonderheit: Metall-Punkt
Einstichtiefe: 0,1 cun; **Moxa:** 3–5 Kegel

Als Metall-Punkt kommt Gb 44 nur zur Anwendung, wenn Therapeuten Metall innerhalb des Holz-Elements harmonisieren möchten.

Bl 19 Danshu, „Transportpunkt zur Gallenblase"

Besonderheit: Rücken-*Shu*-Punkt
Einstichtiefe: 0,5–0,7 cun; **Moxa:** 3–7 Kegel

Bl 19 ist ein wichtiger Punkt zur Tonisierung oder Sedierung des Gallenblasen-Qi und wird entsprechend häufig angewandt. Über seine Direktwirkung auf die Gallenblase lassen sich sämtliche Ebenen (körperlich-geistig-seelisch) beeinflussen. Bei Mangel-Zuständen wird er gewöhnlich mit Moxibustion behandelt.

Bl 48 Yanggang, „Yang-Netz/ Gebundenes Yang"

Einstichtiefe: 0,3–0,5 cun; **Moxa:** 3–5 Kegel

Über diesen Punkt lassen sich mentale und psychische Aspekte der Gallenblasen-Energie oft wirkungsvoll beeinflussen. Er ist besonders bei mangelnder Entschluss- und Urteilsfähigkeit indiziert.

43.2 Leber-Punkte

43.2.1 Primärer Verlauf des Leber-Meridians

Der Leber-Meridian beginnt auf der Außenseite der Großzehe und zieht über den Fußrücken zur Innenseite des Unterschenkels, wo er in Mi 6 auf den Milz-Meridian trifft. Etwa auf halber Höhe zum Knie kreuzt er über den Milz-Meridian zur hinteren Innenseite des Unterschenkels.

Auf der Innenseite des Oberschenkels setzt er seinen Weg bis in den Inguinalbereich fort, umrundet die Genitalien und steigt hoch bis zur Spitze der elften Rippe. Von dort biegt er um den Magen herum und dringt in Leber und Gallenblase ein. Danach bewegt er sich aus dem Abdomen heraus und zieht oberflächlich zum Rippenbogen, wo er unterhalb der Brust in Le 14 endet. Hier hat er über Lu 1 Anschluss an den Lungen-Meridian.

Le 1 Dadun, „Großer Hügel/Große Aufrichtigkeit"

Besonderheit: Holz- und Organzeit-/Chronopunkt, Eingangs-/Öffnungspunkt
Einstichtiefe: 0,1–0,2 cun; **Moxa:** 3–7 Kegel

Le 1 ist der Eingangspunkt des Leber-Meridians. Als Holz-Punkt wird er zwischen 1 und 3 Uhr nachts zum Organzeit-/Chronopunkt und daher ähnlich wie der Organzeit-/Chronopunkt der Gallenblase nicht während der stärksten, sondern der schwächsten Organaktivität der Leber (13–15 Uhr) behandelt, um sie bei Hyperaktivität zu beruhigen. Manchmal wird er im Frühling und besonders bei Holz-Qi-Schwäche als saisonaler Organzeit-/Chronopunkt angewandt.

Als Holz-Punkt im Holz-Element kann er der Leber einen kräftigen Energieschub geben (tonisierende Technik), aber genauso gut auch beruhigend wirken (reduzierende Technik). Hier wird häufiger eine Moxibustion durchgeführt.

Le 2 Xingjian, „Dazwischen bewegen/ Zwischengang"

Besonderheit: Feuer- und Sedierungspunkt
Einstichtiefe: 0,3–0,5 cun; **Moxa:** 3–7 Kegel

Le 2 ist Feuer- und Sedierungspunkt. Da die Pulse des Holz-Elements im Allgemeinen eher „voll" sind, werden Sedierungspunkte entsprechend häufig angewandt. Le 2 hilft mit, die Beziehung zwischen Holz- und Feuer-Element über den *Sheng*-Zyklus zu verbessern.

Die Leber kann auf Frustration oder toxische Substanzen (bestimmte Nahrungsmittel, Freizeitdrogen oder Medikamente) leicht erregt und hitzig reagieren, so dass zu viel Feuer im Holz-Element steckt. Die wütenden Patienten kochen innerlich oder sind „puterrot" im Gesicht. Da Ärger das Qi nach oben steigen lässt, raucht ihnen oft der Kopf vor lauter Wut; daher neigen sie zu Kopfschmerzen und Migräne. In solchen Situationen kann Le 2 die Leber-Energie sehr wirksam abkühlen und beruhigen („herunterholen").

Le 3 Taichong, „Großer Ansturm/ Höchster Angriffspunkt"

Besonderheit: Ursprungs-*Yuan-Qi*-Punkt, Erd-Punkt
Einstichtiefe: 0,3–0,5 cun; **Moxa:** 3–7 Kegel

Le 3 ist der meistgebrauchte Punkt auf dem Leber-Meridian und immer höchst wirksam, egal ob er tonisiert oder sediert wird. Er kann die Leber im wahrsten Sinn des Wortes mit einem Qi-Schwall („Großer Ansturm") versorgen. Als Ursprungs-*Yuan-Qi*-Punkt kommt er wie die anderen vorrangig in KF-Tests zum Einsatz und wird in dem Fall mit Gb 40, seinem Gegenstück auf dem Gallenblasen-Meridian, kombiniert.

Dieser Punkt kann sehr stark beruhigen. Indiziert und gut wirksam ist er auch, wenn unterdrückter Ärger den harmonischen, ungehinderten Leber-Qi-Fluss unterbindet. Das mag der Grund für depressive Störungen und Stimmungsschwankungen sein, die sich mit einer Vielzahl von Symptomen manifestieren („Einschnürung" der Brust, Verdauungsbeschwerden, Seufzen, prämenstruelles Spannungssyndrom, Augenprobleme oder Kopfschmerzen). Bei sedierender Technik kann Le 3 in Kombination mit Dü 4 stark entspannend und beruhigend wirken, so dass Spasmen und Spannungsgefühle abklingen.

Als Erd-Punkt kann Le 3 allgemein zu einer besseren Stabilisierung der Leber-Energie beitragen.

Le 4 Zhongfeng, „Mittleres Siegel/ Mitten im Siegel"

Besonderheit: Metall-Punkt
Einstichtiefe: 0,3–0,5 cun; **Moxa:** 3–7 Kegel

Hauptanwendungsgebiet dieses Punktes ist ein Qi-Transfer über den *Ke*-Zyklus, der bei Patienten mit einer Mann-Frau-Dysbalance nötig werden kann. Durch Tonisierung des Punkts lässt sich Qi von der Lunge zur Leber mobilisieren.

Le 5 Ligou, „Holzwurm-Graben"

Besonderheit: Durchgangs-*Luo*-Punkt
Einstichtiefe: 0,3–0,5 cun; **Moxa:** 3–7 Kegel

Als Durchgangs-*Luo*-Punkt wird Le 5 meist mit Gb 37 kombiniert, obwohl auch eine Kombination mit Gb 37 möglich wäre. Diese Kombination aus Leber- und Gallenblasen-Punkten hilft – besonders in Fällen, in denen beide Organ-Partner aus dem Gleichgewicht geraten sind – das Element wieder zu stabilisieren. Der Name könnte darauf anspielen, dass Le 5 die beiden Organ-Meridiane des Holz-Elements miteinander verbinden kann.

Dieser Punkt entfaltet eine beruhigende Wirkung auf Patienten, die sich infolge einer Leber-Qi-Störung deprimiert und bedrückt fühlen. Besonders hilfreich ist er, wenn emotionale Schwierigkeiten oder Spannungen die Kehle zuschnüren. Er steht auch mit den Genitalorganen in Verbindung. Bei einem Leber-Qi-Mangel wird meist Moxa angewandt.

Le 6 Zhongdu, „Mittlere Hauptstadt"

Besonderheit: Spalten-*Xi*-Punkt
Einstichtiefe: 0,3–0,8 cun; **Moxa:** 3–5 Kegel

Dieser Spalten-*Xi*-Punkt ist besonders indiziert, wenn sich das Leber-Qi nicht flüssig bewegt. Seine Wirkung zeigt sich besonders im Genitalbereich.

Le 8 Ququan, „Gekrümmte/Gebogene Quelle"

Besonderheit: Wasser- und Tonisierungspunkt
Einstichtiefe: 0,5–0,8 cun; **Moxa:** 3–5 Kegel

Le 8 ist der Wasser- und Tonisierungspunkt und kann dazu verwendet werden, Nieren („Kind") und Leber („Mutter") über den *Sheng*-Zyklus wieder enger miteinander zu verbinden – auch wenn der Nieren-Puls selten „voller" als der Leber-Puls ist. Le 8 dient aber häufig zur Tonisierung der Leber. Wenn ihr Holz-Element spröde, trocken und unflexibel geworden ist, fällt es Menschen schwer, sich an veränderte Lebensumstände anzupassen.

Le 13 Zhangmen, „Gesetzestor"

Besonderheit: Alarm-*Mu*-Punkt der Milz, Spezialpunkt der fünf Yin-Organe

Einstichtiefe: 0,5–0,8 cun; **Moxa:** 3–7 Kegel

Mit *Zhang* wurde ursprünglich der Kampfer-/Lorbeerbaum bezeichnet, bevor sich die Wortbedeutung auf alle wertvollen Hölzer ausweitete (Ellis et al. 1989, p. 301).

Sämtliche Meridianpunkte, die *Men* im Namen führen, entfalten eine kraftvolle Wirkung. Ein „Tor" kann sich öffnen und schließen und als Übergang zwischen zwei verschiedenen Stellen dienen. Das „Gesetzestor" befindet sich in der Nähe der Leber und hat einen starken Einfluss auf den mittleren der Drei Brenner *(San Jiao)*. Auf körperlicher Ebene hilft Le 13 bei Verdauungsstörungen, die von der Leber ausgehen. Auf geistiger Ebene hilft seine Behandlung Menschen zu unterstützen, die schwer mit den Übergangsphasen in ihrem Leben zurechtkommen oder nicht langfristig in die Zukunft planen können.

Als Alarm-*Mu*-Punkt der Milz sorgt Le 13 für ein harmonisches Gleichgewicht zwischen Milz und Leber.

Le 14 Qimen, „Tor der Hoffnung/Zeitliches Tor"

Besonderheit: Alarm-*Mu*-Punkt der Leber, Ausgangs-/Endpunkt, Kreuzungspunkt von Milz- und Leber-Meridian
Einstichtiefe: 0,3–0,5 cun; **Moxa:** 3–7 Kegel

Da *Qimen* der Titel des Kommandanten der Kaiserlichen Garde war (Hicks 1999, p. 49), spielt der Name vermutlich auf die Rolle der Leber an, die den Rang eines „Generals der Streitkräfte" innehat (*Su Wen*, Kap. 8, zit. in Larre & Rochat de la Vallée 1992b, p. 151). Auch die im selben Abschnitt zitierte Verantwortlichkeit der Leber für strategische (Zukunfts-)Planung klingt im Namen dieses Punktes an.

Le 14 ist ein wichtiger Leber-Meridianpunkt für geistige und psychische Indikationen. Wie Le 13 befindet er sich in der Nähe des Leber-Organs und sollte behandelt werden, wenn Schwierigkeiten wie ein schwaches Durchsetzungsvermögen oder geringe Bereitschaft zu Veränderungen eine Leber-Qi-Störung vermuten lassen, die Kreativität und Zukunftsvisionen bremst. Menschen brauchen Hoffnung, um der Zukunft erwartungsvoll entgegenzusehen, und gerade das fehlt ihnen, wenn die Leber leidet. Mangelnder Enthusiasmus für das, was die Zukunft bringt, ist ein typisches Kennzeichen von Depressionen, deren Ursprung in der Leber liegt. Obwohl es keine Himmelsfenster-Punkte auf dem Leber-Meridian gibt, ist Le 14 imstande, die düstere Stimmung depressiver Patienten, die kein Licht am Horizont sehen, aufzuhellen und ihnen neue Hoffnung zu geben.

Als Ausgangs-/Endpunkt des Leber-Meridians steht Le 14 über Lu 1 mit dem Lungen-Meridian in Verbindung.

Bl 18 Ganshu, „Transportpunkt zur Leber"

Besonderheit: Rücken-*Shu*-Punkt
Einstichtiefe: 0,5–0,7 cun; **Moxa:** 7–15 Kegel

Wie die anderen Rücken-*Shu*-Punkte ist Bl 18 ein häufig gebrauchter Punkt, vor allem zur Tonisierung der Leber. Durch seine direkte Wirkung auf die Leber kann er Patienten auf allen Ebenen (körperlich-geistig-seelisch) helfen.

FALLBEISPIEL

Die Enddreißigerin hatte eine wichtige Position in einer Werbeagentur inne, blickte aber auf eine lange Drogenkarriere (Heroin, Methadon, Cannabis) zurück. Trotz ihres beruflichen Erfolgs sah es in ihrem Privatleben und für die Zukunft eher düster aus. Ihr mangelndes Selbstbewusstsein in Privatbeziehungen stand in krassem Gegensatz zu ihrer beruflichen Durchsetzungsstärke. Die Behandlung dauerte nun schon einige Zeit, ohne dass ein Durchbruch erzielt worden wäre. Für ihre Genesung schien das Holz-Element eine wichtige Rolle zu spielen (trotz ihres Feuer-KF). Nach mehrmaliger Behandlung über das „Tor der Hoffnung" berichtete sie, wie sich ihre Stimmung dadurch regelmäßig besserte; bei zwei Gelegenheiten zeigte sie sich deutlich entschlossener und motiviert, ihre Lage zu ändern.

Bl 47 Hunmen, „Tor der Wanderseele-Hun"

Einstichtiefe: 0,3–0,5 cun; **Moxa:** 3–7 Kegel

Man sagt, dass *Hun* eine Wanderseele sei, die kommt und geht, wenn ein Mensch schläft. *Men* deutet an, dass ein großes Tor helfen könnte, diesen

Seelenaspekt zu kontrollieren. Bl 47 kann besonders auf *Hun,* die Seele oder das geistige Potenzial der Leber, eine tiefe psychische Wirkung entfalten.

Dieser Punkt kann die Stimmung heben, für geistige Klarheit sorgen, Sorgen vertreiben und Spannungen lösen, die durch unterdrückte Zorn- oder Wutgefühle verursacht werden. Wenn Menschen nur mit Mühe Strategien entwerfen oder einen Sinn in ihrem Leben erkennen können oder wenn ihre Seele *(Hun)* allgemein wegen eines gestörten Gleichgewichts in der Leber unruhig ist, hilft Bl 47 sie wieder zu „verwurzeln“. *Hunmen* kann auch die Schlafqualität von Patienten verbessern, die nachts diffuse Ängste entwickeln oder schlafwandeln, weil ihre entwurzelte Seele umherirrt (Maciocia 1989, p. 421).

Andere Punkte

Zur Behandlung der Leber eignen sich auch Ren 4, Du 8, Du 20 und Mi 6.

KAPITEL

44 Ren Mai und Du Mai

In der Fünf-Elemente-Konstitutionsakupunktur werden *Ren-Mai-* und *Du-Mai*-Punkte hauptsächlich aus drei Gründen in die Behandlung mit einbezogen:

- wegen ihres Einflusses auf tiefe Äste der Leitbahnen (durch *Jiaohui,* d. h. Verbindungs- oder Kreuzungspunkte)
- wegen „segmentaler" Entsprechungen (Du 8 liegt z. B. in gleicher Höhe wie der Rücken-*Shu*-Punkt der Leber und wirkt daher auf die Leber ein)
- zur Behandlung lokaler Probleme in den Meridianen.

Diese beiden Außerordentlichen Gefäße werden manchmal auch als „Konzeptions"- (KG) und „Lenkergefäß" (LG) bezeichnet. Da „Konzeptionsgefäß" aber keine richtige Übersetzung ist und es eigentlich Leitendes oder Führendes Gefäß heißen müsste, haben wir uns für die Beibehaltung der chinesischen Bezeichnungen entschieden.

44.1 Ren-Mai-Punkte

44.1.1 Primärer Verlauf des Ren Mai

Der *Ren Mai* beginnt am Perineum und steigt in der Mittellinie der Körpervorderseite über Bauch, Brust und Hals hoch, bevor er in Kinnmitte endet.

Ren 1 Huiyin, „Zusammentreffen des Yin"

Besonderheit: Eingangs-/Öffnungspunkt von *Ren Mai, Du Mai* und *Chong Mai,* Durchgangs-*Luo*-Punkt des *Ren Mai*
Einstichtiefe: 0,8–1,2 cun; **Moxa:** nein

Auf diesen wichtigen Punkt fokussiert sich bei einigen taoistischen Meditationsübungen die Aufmerksamkeit. Er markiert das Yin-Ende eines Qi-Kreislaufs, der manchmal als „kleiner Kreislauf" oder „Mikrokosmos-Umlaufbahn" bezeichnet wird, über den das Qi im *Du Mai* (bis Du 20) auf- und im *Ren Mai* abwärtsfließt. Ren 1 ist der stärkste Yin-Punkt des Körpers und liegt verborgen im Dunkeln, während sein Gegenpol Du 20 hoch oben am Kopf am stärksten Yang ist. Wegen seiner Lage kommt Ren 1, der Treffpunkt des Yin-Qi im Körper, vermutlich viel zu selten zur Anwendung. Sein anderer Name lautet „Meeresgrund" und spielt damit sowohl auf die Lokalisation (Unterleib) als auch auf den betonten Yin-Charakter des Punktes an (Hicks 1999, p. 50).

Ren 1 kann wirksam sein, wenn eine Behandlung über die 12 Haupt-Meridiane nicht die erhoffte Stärkung des Patienten erbracht hat. Er hat eine beruhigende Wirkung auf den Geist und hilft ihn zu „verankern". Ren 1 kann bei Patienten indiziert sein, die mit einem Problem nicht klarkommen oder an einem kritischen Punkt angelangt sind.

Als Eingangspunkt des *Ren Mai* wird dieser Punkt in der Behandlung von *Ren-/Du-Mai*-Blockaden angewandt (➤ Kapitel 33).

Ren 3 Zhongji, „Äußerste Mitte/Pol der Mitte"

Besonderheit: Alarm-*Mu*-Punkt der Blase, Kreuzungspunkt des *Ren Mai* mit Milz-, Leber- und Nieren-Meridian
Einstichtiefe: 0,5–1,0 cun; **Moxa:** 5–15 Kegel

In alten Schriften über den richtigen Umgang mit Sexualität (deren Anliegen sich weitgehend mit dem der TCM überschneidet) bezeichnete *Zhongji* das Qi-Zentrum im Unterleib. Es ist auch ein alter Name für den Uterus (Lo 2001, p. 45). Ren 3 wird vor allem bei akuten und chronischen Blasenproblemen angewandt. An diesem Schnittpunkt treffen *Ren Mai,* Leber-, Milz- und Nieren-Meridian zusammen. Daher kann er besonders bei Störungen im Bereich des Unteren Brenners indiziert sein, wenn diese drei Organfunktionen beteiligt sein sollten.

Ren 4 Guanyuan, „Pass zum (Ursprungs-)Yuan-Qi"

Besonderheit: Alarm-*Mu*-Punkt des Dünndarms, Kreuzungspunkt des *Ren Mai* mit Milz-, Leber- und Nieren-Meridian
Einstichtiefe: 0,5–1,0 cun; **Moxa:** 5–15 Kegel

Als „Pass zum *Yuan-Qi*" kann Ren 4 diese Grundform des Qi (Ursprungs-Qi) unterstützen. Neben seinem Einfluss auf das Nieren-Qi (➤ Kapitel 12 zum Qi „zwischen beiden Nieren") kann er den unteren *Dantian,* das „Zinnober-Feld", stärken. Zinnober gilt als Mineral mit nahezu perfektem Yin/Yang-Gleichgewicht und genoss höchste Wertschätzung bei taoistischen Alchimisten. Zum „Zinnober-Feld" gehören Ren 4, Ren 5 und Ren 6. Auf den Bereich richten sich therapeutische Qigong-Übungen – die das Ursprungs-*Yuan-Qi* transformieren, „verwurzeln" und speichern sollen (Näheres zum Zinnober-Feld in Lade 1989, p. 255.)

Wenn Kälte im Uterus zu Menstruations- oder Fertilitätsstörungen geführt hat, wird Ren 4 meist mit Moxibustion behandelt. Auch bei männlicher Impotenz oder Spermienanomalien findet der Punkt gelegentlich Anwendung. Bei ängstlichen Patienten kann eine Tonisierung indiziert sein, um ihren ruhelosen Geist wieder zu „verankern". Als Schnittstelle von *Ren Mai,* Leber-, Milz- und Nieren-Meridian hat Ren 4 auch auf deren Organfunktionen Einfluss und wird besonders bei Beschwerden im Bereich des Unteren Brenners angewandt.

Ren 5 Shimen, „Steinernes Tor"

Besonderheit: Alarm-*Mu*-Punkt des Dreifachen Erwärmers
Einstichtiefe: 0,5–1,0 cun; **Moxa:** 5–15 Kegel

Shimen kann auch als „versteinerte Frau" (im Sinne von „unfruchtbar") übersetzt werden. In manchen Schriften finden sich daher warnende Hinweise, den Punkt besser nicht zu nadeln, um keine weibliche Infertilität auszulösen.

Als Alarm-*Mu*-Punkt des Dreifachen Erwärmers lässt sich über Ren 5 das Qi im *San Jiao* beeinflussen. Er gehört wie Ren 4 zum Zinnober-Feld und hat wegen seiner Lokalisation und der Beziehung zum Dreifachen Erwärmer einen besonders starken Einfluss auf das *Yuan-Qi.* Auch Ren 5 entfaltet als „Tor" (wie Ren 4 als „Pass") für das Qi eine belebende Wirkung bei Patienten, deren körperliche und/oder geistige Energie sich erschöpft hat. Bei Kälte-Symptomen wird üblicherweise Moxibustion angewandt.

Ren 6 Qihai, „Meer des Qi"

Einstichtiefe: 0,5–1,0 cun; **Moxa:** 5–15 Kegel

Dieser Punkt ist ein wichtiges Energie-Zentrum und hat wie Ren 4 und Ren 5 großen Einfluss auf den unteren *Dantian* und das „Zinnober-Feld". In Bezug auf das Nieren-Qi (und damit die Urquelle der Lebenskraft) zählt Ren 6 zu den wirksamsten Punkten. Bei Kälte-Symptomen wird üblicherweise Moxibustion angewandt.

Ren 7 Yinjiao, „Kreuzung des Yin"

Einstichtiefe: 0,5–1,0 cun; **Moxa:** 5–15 Kegel

In Ren 7 vereinen sich *Ren Mai,* Dreifacher Erwärmer, Perikard- und Nieren-Meridian. Er wird gelegentlich zur Behandlung von Temperatur- oder Flüssigkeits-(Homöostase-)Störungen im Unteren Brenner herangezogen. Insgesamt findet er aber seltener als die oben genannten Punkte Anwendung.

Ren 8 Shenque, „Palasttor des Geistes"

Akupunktur: kontraindiziert! **Moxa:** 3–30 Kegel

Dieser Punkt liegt im Bauchnabel und damit an der Stelle, wo Qi auf den Embryo übergeht. Deshalb gilt er als ein lebenswichtiges Qi-Tor im Körper. Nach frühtaoistischer Vorstellung sollte sich der Sitz des *Tai-Yi,* der „Höchsten Einheit", im Nabel befinden. Das deutet auf enge Verbindung zur geistigen Ebene. Ren 8 kann bei Patienten, die erschöpft und völlig am Ende mit ihren Kräften sind, eine aufbauende und belebende Wirkung entfalten. An dieser Stelle darf nur Moxibustion (auf Salz!) angewandt werden.

Ren 9 Shuifen, „Wasserverteilung"

Einstichtiefe: 0,5–1,0 cun; **Moxa:** 5–15 Kegel

Wie der Name vermuten lässt, eignet sich der Punkt zur Flüssigkeitsregulation im Unteren und Mittleren Brenner.

Ren 10 Xiawan, „Unteres Epigastrium/ Magenausgang"

Besonderheit: Kreuzungspunkt des *Ren Mai* mit Milz-Meridian
Einstichtiefe: 0,5–1,0 cun; **Moxa:** 5–15 Kegel

Wegen seiner Schnittstelle mit dem Milz-Meridian kommt Ren 10 manchmal unterstützend bei einer Milz-Qi-Schwäche zur Anwendung, besonders wenn sie mit Beschwerden im Bereich des Mittleren Brenners einhergeht.

Ren 12 Zhongwan, „Mittleres Epigastrium/Magenmitte"

Besonderheit: Alarm-*Mu*-Punkt des Magens und Dreifachen Erwärmers, Einflussreicher-*Hui*-Punkt für die Yang-Organe
Einstichtiefe: 0,5–1,2 cun; **Moxa:** 5–15 Kegel

Taicang („Oberster Kornspeicher"), wie Ren 12 manchmal auch bezeichnet wird, verweist noch stärker auf seinen enormen Einfluss auf den Magen. Ren 12 wird meist ergänzend zu Kommandopunkten des Magen-Meridians behandelt. Besonders gut wirksam kann er bei Übelkeit (Nausea) sein.

Ren 14 Juque, „Größtes/Großes Palasttor"

Besonderheit: Alarm-*Mu*-Punkt des Herzens
Einstichtiefe: 0,3–0,8 cun; **Moxa:** 5–15 Kegel

Hier ist natürlich der Palast des Kaisers (Herz) gemeint. Als Alarm-*Mu*-Punkt hat Ren 14 direkten Einfluss auf das Herz, weil er sich auf dem tiefen Ast des Meridians befindet. Er gehört zu den Punkten, die am häufigsten zur Behandlung des Herz-*Shen* (geistiges Potenzial der Herz-Energie) herangezogen werden. Bei erschöpften und antriebslosen Patienten wird Ren 14 meist tonisiert. Manchmal zeigt dies sofort Wirkung, so dass sich ihre Stimmung schlagartig bessert, nachdem sie sich vorher noch elend oder freudlos fühlten. Bei sedierender Nadeltechnik hilft Ren 14 Patienten zu beruhigen, wenn sie sehr erregt oder „ausgerastet" (außer Kontrolle) sind.

Ren 15 Jiuwei, „Taubenschwanz"

Besonderheit: Durchgangs-*Luo*-Punkt des *Ren Mai,* Ursprungs-*Yuan-Qi*-Punkt der fünf Yin-Organe, Punkt zur Befreiung von „Inneren Drachen"
Einstichtiefe: 0,3–0,5 cun; **Moxa:** 3–5 Kegel

Der Name des Punktes bezieht sich offensichtlich auf seine Lokalisation am unteren Ende des Brustbeins (Sternum), dessen Schwertfortsatz (Processus xiphoideus) wie eine Turteltaube aussieht. Mit anderem Namen heißt Ren 15 *Shenfu,* „Speicher des Geistes". Er ist der Alarm-*Mu*-Punkt des Perikards und beim Palpieren oft tastempfindlich. Ren 15 dient üblicherweise zur Behandlung des Perikards und lässt sich in gleicher Weise wie Ren 14 (im Fall einer Herz-Behandlung) anwenden. Wenn Herz und Perikard Unterstützung benötigen, werden beide Punkte kombiniert.

Ren 15 (oder genauer gesagt ein Extrapunkt, der sich knapp darunter befindet) gehört zu den Punkten, die zur Befreiung der Inneren Drachen eingesetzt werden.

Ren 16 Zhongting, „Mittlere Halle/ Mittlerer Hof"

Einstichtiefe: 0,3–0,5 cun; **Moxa:** 3–5 Kegel

Obwohl er nicht allzu häufig verwendet wird, eignet sich Ren 16 zur Behandlung von Herz und Perikard, besonders bei schwerem Qi-Mangel.

Ren 17 Tanzhong, „Mitte der Brust"

Besonderheit: Alarm-*Mu*-Punkt von Perikard und Oberem Brenner, Spezialpunkt (*Hui*-Punkt) für Qi, „Meer des Qi"-Punkt
Einstichtiefe: 0,3–0,3 cun; **Moxa:** 3–5 Kegel

Tanzhong war der frühere Name für Perikard. Über Ren 17 können neben dem Perikard auch andere Organe im Bereich des Oberen Brenners behandelt werden, denn es ist der Alarm-*Mu*-Punkt des Oberen Brenners. Manchmal wird Ren 17 als *Shangqihai* („Oberes Meer des Qi") bezeichnet. In dem Namen kommt seine Bedeutung für die Qi-Regulation im Brustraum besser zum Ausdruck. Bei Mangel- und Kälte-Zuständen in Organen des Oberen Brenners wird üblicherweise eine Moxibustion durchgeführt.

Ren 20 Huagai, „Blumendecke/ Geschmückter Baldachin"

Einstichtiefe: 0,3–0,5 cun; **Moxa:** 3–5 Kegel

Huagai hieß der Baldachin über der Kaiserlichen Sänfte. Im Körper fungiert die Lunge als Baldachin, der das Herz (Kaiser) abschirmt. Auch wenn er nur selten Anwendung findet, kann dieser Punkt grundsätzlich eine wirksame Behandlung von Störungen im oberen Teil der Lunge ermöglichen.

Ren 22 Tiantu, „Himmlischer Kamin/ Himmelspfad"

Besonderheit: Himmelsfenster-Punkt
Einstichtiefe: 0,5–1,0 cun; **Moxa:** 3–7 Kegel

Obwohl es ein Himmelsfenster-Punkt ist, wird Ren 22 seltener als die „Himmelsfenster" der Haupt-Meridiane angewandt. Er kann aber die Behandlungsergebnisse (in Bezug auf den KF oder andere Elemente) verbessern und ist besonders indiziert, wenn Artikulationsprobleme (Halsbeschwerden oder Sprechstörungen) die Kommunikation mit anderen Menschen beeinträchtigen. Manchmal wird Ren 22 mit Du 16, dem Himmelsfenster-Punkt des *Du Mai,* kombiniert.

Ren 24 Chengjian, „Flüssigkeit empfangen/Behältnis für Flüssigkeit"

Besonderheit: Ausgangs-/Endpunkt
Einstichtiefe: 0,2–0,3 cun; **Moxa:** 3–7 Kegel

Als Ausgangs-/Endpunkt des *Ren Mai* kann Ren 24 mithelfen, Ein-/Ausgangsblockaden zwischen *Ren Mai* und *Du Mai* aufzulösen.

44.2 Du-Mai-Punkte

44.2.1 Primärer Verlauf des Du Mai

Der *Du Mai* beginnt unten an der Wirbelsäule und zieht in der Mittellinie hoch zum Hals, über den Scheitel zur Stirn, über die Nase zur Oberlippe und endet im Zahnfleisch des Oberkiefers.

Du 1 Changqiang, „Lange Stärke/ Wachstum und Stärke"

Besonderheit: Eingangs-/Öffnungspunkt, Durchgangs-*Luo*-Punkt des *Du Mai*
Einstichtiefe: 0,5–1,0 cun; **Moxa:** 5–15 Kegel

Wegen seiner Lokalisation wird dieser Punkt vermutlich zu selten verwendet. Als Eingangs-/Öffnungspunkt des *Du Mai* eignet er sich zur Behandlung von Ein-/Ausgangs-Blockaden zwischen *Ren Mai* und *Du Mai.* Er kann *Du Mai* und Wirbelsäule stärken. Zhou Mei-sheng schrieb: „Zusammen mit dem Rückgrat bildet dieser Meridian eine starke Säule im menschlichen Körper, in der sich die Zähigkeit des Nieren-Qi ausdrückt" (zit. in Hicks 1999, p. 54).

Du 4 Mingmen, „Tor des Lebens"

Einstichtiefe: 0,3–0,8 cun; **Moxa:** 5–15 Kegel

Du 4 ist ein besonders wichtiger Punkt, weil er direkt auf dem *Mingmen*, dem „Raum zwischen beiden Nieren", liegt, in dem die Nieren-Essenz *(Jing)* gespeichert ist und sich das lebenswichtige Körperwärmezentrum befindet. Er ist in gleicher Höhe wie die inneren und äußeren (Rücken-*Shu*-)Transportpunkte zu den Nieren lokalisiert.

Mingmen kann als „Tor des Lebens" oder „Tor des Schicksals" übersetzt werden. Wenn es verschlossen ist, haben Menschen keinen Zugang zu ihrer Jing-Essenz und entsprechende Schwierigkeiten, ihre Bestimmung zu erfüllen. Die Behandlung des Punktes ist besonders indiziert, um das Nieren-Qi bei Kälte- und Mangel-Zuständen anzuwärmen, zu tonisieren und zu revitalisieren. Du 4 wird bei Patienten angewandt, denen es an körperlicher und/oder geistiger Energie fehlt. Sein anderer Name lautet *Jinggong* („Palast des Jing"). Moxibustion kann bei Kälte angebracht sein, darf jedoch keinesfalls bei Wärme-Symptomen angewandt werden, damit sich die Patienten nicht überhitzen. Du 4 hilft auch bei Lokal-(Rücken-)Beschwerden.

Du 8 Jinsuo, „Sehnenkontraktion"

Einstichtiefe: 0,3–0,8 cun; **Moxa:** 3–5 Kegel

Dieser Punkt befindet sich in der Nähe des Rücken-*Shu*-Punkts der Leber und dient üblicherweise dazu, die Organfunktionen von Leber und Gallenblase zu unterstützen, die für Sehnen und Muskeln zuständig sind. Wie der Name schon andeutet, wird der Punkt eher in sedierender als tonisierender Technik behandelt, um Kontraktionen und Muskelspasmen (besonders der Rückenmuskeln) zu lockern bzw. zu entspannen.

Du 10 Lingtai, „Turm des Geistes"

Einstichtiefe: 0,3–0,8 cun; **Moxa:** 3–5 Kegel

In einigen frühen taoistischen Werken wird das Herz als Lingtai bezeichnet. Der Kaiser Wen Wang ließ einen hohen Turm errichten, den er *Lingtai* nannte und von dem aus er sein Reich und seine Untertanen überschauen konnte (Hicks 1999, p. 55). Du 10 liegt direkt unter dem Rücken-*Shu*-Punkt des Herzens und kann auf eine tiefe geistige Stärkung bewirken. Seine Behandlung bietet sich an, wenn Patienten bereits gewisse Fortschritte gemacht haben oder einen Vorrat brauchen, um sich auf die nächste Stufe ihres inneren Wachstums und ihrer Entwicklung vorzubereiten.

Du 11 Shendao, „Geistespfad/Weg des Geistes"

Einstichtiefe: 0,3–0,8 cun; **Moxa:** 3–5 Kegel

Dieser Punkt befindet sich auf gleicher Höhe wie die Rücken-*Shu*-Punkte des Herzens und dient oft zur geistigen Stärkung. Du 11 kann mit Du 10 kombiniert werden, um den gerade erweckten Geist noch ein Stück weiter auf seinem Weg voranzubringen. Beide Punkte haben zusammen einen sehr förderlichen Einfluss auf die spirituelle Entwicklung des Menschen. Interessant ist, dass wie bei den Nieren-Punkten auf der Vorderseite (Ni 24 und Ni 25) auch hier ein Punkt primär den *Ling*- und der andere den *Shen*-Aspekt des Geistes nähren soll.

Du 12 Shenzhu, „Körpersäule"

Einstichtiefe: 0,3–0,8 cun; **Moxa:** 5–30 Kegel

Dieser Punkt ist zwischen den Rücken-*Shu*-Punkten der Lunge gelegen und wird hauptsächlich zur unterstützenden Behandlung der Lunge angewandt. Sein Name bezieht sich auf Wirbelsäule und *Du Mai*. Du 12 kann auch bei (oberen) Rückenproblemen helfen. Manche Therapeuten behandeln ihn zudem, wenn Patienten körperlich oder geistig „ohnmächtig" geworden (kollabiert) sind.

Du 13 Taodao, „Töpferpfad/Weg des Töpfers"

Einstichtiefe: 0,3–0,8 cun; **Moxa:** 3–7 Kegel

Dieser Punkt wird vor allem zur Lokalbehandlung angewandt, obwohl Zhou Mei-sheng ihm andere Qualitäten zuschrieb: „Der Punkt kann trösten, glücklich und zufrieden machen" (zit. in Hicks 1999, p. 56).

Du 14 Dazhui, „Großer Hammer/Großer Wirbel"

Besonderheit: Kreuzungspunkt der Yang-Meridiane
Einstichtiefe: 0,3–0,8 cun; **Moxa:** 5–15 Kegel

Wenn es mit anderen Punkten nicht gelingen sollte, die erwünschten Veränderungen zu erreichen, könnte Du 14 doch noch eine kräftige „Aufrüttelung“ und Qi-Belebung bewirken. Als einflussreicher (Kreuzungs-)Yang-Punkt steht Du 14 mit allen Yang-Meridianen in Verbindung, kann das Yang-Qi stärken und dadurch Wärme und Vitalität fördern.

Du 16 Fengfu, „Residenz/Palast des Windes“

Besonderheit: Himmelsfenster-Punkt, „Meer des Markes“-Punkt
Einstichtiefe: 0,3–0,7 cun; **Moxa:** 5–30 Kegel

Auch wenn Du 16 nicht so häufig zur Anwendung kommt wie die Himmelsfenster-Punkte der Haupt-Meridiane, kann seine Behandlung trotzdem wichtig sein, weil der Qi-Fluss in diesem Bereich oft blockiert oder abgeschnitten wird (Muskelverspannung, Fehlhaltung bei Stress). Du 16 hilft den Kopf frei zu machen, klarer zu sehen und zu hören sowie einen besseren Überblick über die eigenen Zukunftsperspektiven zu bekommen. Er kann außerdem zur größeren Verbundenheit und Einheit (Ganzheit) von Körper, Seele und Geist beitragen.

Du 19 Houding, „Hinterer Gipfel/ Hinteres Schädeldach“

Besonderheit: Meer des Markes-Punkt
Einstichtiefe: 0,3–0,5 cun; **Moxa:** 3–7 Kegel

Dieser Punkt wird üblicherweise mit Du 20 kombiniert und in sedierender Technik behandelt. Wegen seiner beruhigenden Wirkung auf Geist und Psyche kann er besonders bei akuter Erregtheit (Agitiertheit) und Verwirrtheit angezeigt sein. In dem Fall hilft er aufgewühlte Patienten zu besänftigen. Bei aufgeregten Patienten empfiehlt es sich manchmal, sie vor einer tonisierenden Behandlung der Grundstörung (Qi-Mangel) zuerst über Du 19 zu beruhigen.

44

Du 20 Baihui, „Hundert Treffen“

Besonderheit: Kreuzungspunkt aller Yang-Meridiane, „Meer des Markes“-Punkt, Punkt zur Befreiung von „Äußeren Drachen“
Einstichtiefe: 0,3–0,5 cun; **Moxa:** 3–7 Kegel

In der *Taoistischen Fundgrube* heißt es, der Kopf sei „Treffpunkt der hundert Geister[-Einflüsse]“ (College of Traditional Acupuncture 2000). Dieser Punkt befindet sich oben auf dem Kopf in einer großen, weichen Fontanelle. Daher ist es verständlich, dass man glaubte, hier könnten himmlische Einflüsse am leichtesten in den Körper gelangen. Du 20 wird meist mit Du 19 kombiniert.

Da Du 20 auch mit dem tiefen Ast des Leber-Meridians in Verbindung steht, kann er bei psychischen Problemen, die mit der Leber zusammenhängen, indiziert sein. In dem Fall neigen die Patienten zu Erregtheit (durch Ärger oder Frustration) oder einer gewissen Leblosigkeit (bei Qi-Mangel). Bei depressiven oder niedergeschlagenen Patienten kann Du 20 mithelfen, ihre Stimmung zu heben.

Dieser Punkt wird außerdem zur Befreiung von Äußeren Drachen angewandt.

Du 24 Shenting, „Hof des Geistes“

Einstichtiefe: 0,3–0,5 cun; **Moxa:** 3–5 Kegel

Ting oder „Hof“ bezieht sich auf den oberen *Dantian* (Bertschinger 1991, p. 142).

Dieser Punkt eignet sich ähnlich wie Du 19 und Du 20 zur Beruhigung von Geist und Psyche. Manchmal werden alle drei Punkte kombiniert und auch noch der *Yintang* („Siegelhalle“) hinzugenommen. (Der zwischen den Augenbrauen befindliche *Yintang* liegt zwar auf der Linie des *Du Mai,* zählt aber nicht zu seinen Punkten. Er wirkt sehr beruhigend und entspannend.)

Du 26 Renzhong, „Mitte des Menschen“

Einstichtiefe: 0,3–0,5 cun; **Moxa:** nein

Dieser Punkt liegt in der Furche unter der Nase und verdankt seinen Namen der Vorstellung, dass die Nase „die fünf Qi vom Himmel“ und der Mund „die fünf Qi von der Erde empfängt“ (Hicks 1999, p. 57). Da der Mensch zwischen Himmel und Erde steht, befindet sich Du 26 folglich in der „Mitte des Menschen“. Es ist ein wirksamer Punkt zur Beruhigung von erregten, aufgewühlten Patienten und lässt sich auch aus einer Bewusstlosigkeit wieder zu sich kommen. Bewusstlosigkeit kann durch physische (Gehirnerschütterung, Anfall/Epilepsie oder Ohnmacht) oder psychische Störungen (*Shen*-/Bewusstseinstrübung) ausgelöst werden. In der *Ode des Xihong* heißt es, dass sich „*Renzhong* hervorragend zur Behandlung von manischen Störungen" eigne (zit. in Deadman et al. 1998, p. 560).

Du 28 Yinjiao, „Kreuzung im Mund"

Besonderheit: Ausgangs-/Endpunkt
Einstichtiefe: 0,1–0,2 cun; **Moxa:** nein

Als Ausgangs-/Endpunkt des *Du Mai* wird Du 28 üblicherweise zur Behandlung von Ein-/Ausgangsblockaden zwischen *Ren Mai* und *Du Mai* angewandt.

KAPITEL

45 Behandlungsplanung

Sobald die Anamnese erhoben und die Diagnose gestellt ist, kann die Behandlung geplant werden. In diesem Kapitel werden drei wichtige Stufen der Therapieplanung beschrieben, die im nächsten Kapitel noch vertieft und durch einige Richtlinien für die Planung ergänzt werden soll. Im Anschluss folgen einige konkrete Fallbeispiele.

45.1 Stufen der Behandlungsplanung

Wichtige Stufen sind Zusammenfassen der Untersuchungsergebnisse zu einer Diagnose, Entwicklung einer Behandlungsstrategie und Planung der individuellen Behandlungsweise.

45.1.1 Untersuchungsergebnisse zu einer Diagnose zusammenfassen

Um eine Diagnose stellen zu können, müssen Therapeuten wichtige Befunde der Anamnese und körperlichen Untersuchung herausgreifen und einige grundlegende Fragen beantworten:

- Welcher KF liegt vor?
- Sind noch andere Elemente beeinträchtigt?
- Bestehen relevante Therapieblockaden?
- Primäre Behandlungsebene (Körper, Geist, Seele)?

Die Krankengeschichte sollte detailliert und möglichst in den eigenen Worten des Patienten erfasst werden. Sie sollte insbesondere Angaben zu den Hauptbeschwerden sowie zu wichtigen physiologischen Systemen (Schlaf, Appetit, Verdauung usw.) enthalten. Als zusätzliche Informationen können Gesundheitsstatus, Eigen- und Familienanamnese, Beziehungen und aktuelle Lebenssituation sowie körperliche Untersuchungsbefunde enthalten sein (➤ Kapitel 24 und ➤ Anhang F).

In diesem Planungsstadium kann es sinnvoll sein, die Antworten auf die oben genannten Fragen in einer übersichtlichen Form zusammenzufassen (z. B. wie in dem nachfolgenden Muster eines Diagnoseblatts). Die einzelnen Punkte können unter variabler Überschrift auftauchen, sind aber fast alle wichtig. Das folgende Beispiel ist sehr ausführlich; die meisten Therapeuten werden sich vermutlich eher für eine Kurzfassung entscheiden.

Auf dem Blatt sollten auch alle Unsicherheiten bezüglich der Diagnose notiert werden, z. B. wenn sich

Diagnosebogen

Name: Josephine Bloggs, 46 Jahre
Hauptbeschwerden: Schlafstörungen, Angst, mangelndes Selbstvertrauen
Nebenbeschwerden: prämenstruelle Kopfschmerzen, gelegentlich Rückenschmerzen
KF: Feuer. Neben Josephines Augen sieht es nach einem „Mangel an Röte" aus. Obwohl sie das Gespräch zu genießen scheint, bleibt sie nur so lange lebhaft dabei, wie ich Kontakt zu ihr halte. Sonst verfällt sie in eine flaue, traurige Stimmung mit freudlosem Unterton in der Stimme. Manchmal erhellt ein strahlendes Lächeln ihr ganzes Gesicht, nur flüchtig, doch es verschwindet rasch wieder; die übrige Zeit kann nichts ihr ein Lächeln entlocken. Bei der körperlichen Untersuchung fiel mir ein verbrannter Geruch auf.
Pulse: an der dritten Position sowie Herz- und Dünndarm-Pulse sehr schwach zu tasten:

Links		Rechts	
Dü −2	He −2	Lu −1	Di −1
Gb +½	Le +½	Mi −1	Ma −1
Bl −2	Ni −2	Pe −2	3E −2

Alternativer KF: Holz. Im Mundbereich ist ein grüner Farbton erkennbar. J. kann zeitweise sehr durchsetzungsstark sein, sonst aber eher normale Selbstbehauptungstendenz. Sie äußert sich frustriert über ihr Privatleben. Holz muss evtl. später (im Laufe der Behandlung) zusätzlich gestärkt werden. Leber- und Gallenblasen-Pulse etwas „voll" zu tasten.
Andere Elemente: Erde – J. kann Sympathie gut annehmen; weder gelbe Gesichtsfarbe noch singender Bei-

klang in der Stimme. Wasser – J. neigt zu Ängstlichkeit, die aber wohl mehr mit ihrem Herz-Qi zu tun hat; ihre Zukunftsängste wirken nicht übertrieben; kein bläulicher Farbton. Metall – J. scheint gut mit Respekt klarzukommen. Metall evtl. später noch einmal testen.

Therapieblockaden:

- Mann-Frau (M-F): kein Grund zur Annahme.
- Aggressive Energie (AE): möglich, testen!
- Besessenheit: innere – möglich (starrer Blick, häufiger Alpträume); äußere – unwahrscheinlich
- Ein-/Ausgang (E/A): evtl. zwischen Holz und Metall; nach den ersten Behandlungen noch einmal untersuchen.

Behandlungsebene:

- Körper: kein Grund zur Annahme; J.s Probleme lassen eher innere als äußere oder „vermischte" Ursachen vermuten.
- Geist: J. kann oft nicht klar denken, doch in der Arbeit oder bei Therapiegesprächen „funktioniert" ihr Kopf ganz gut.
- Seele: Tief in den Augen ist ein erschöpfter, verletzter Blick zu sehen, nicht immer, aber wenn sie abwesend wirkt. Die Behandlung muss sich primär auf die seelische Ebene richten.

Körperliche Untersuchung: Oberer und Unterer Brenner fühlen sich kühl an; Ren 14, der Alarm-*Mu*-Punkt des Herzens, ist tastempfindlich. Akabane-Test: Herz 15/7; Milz 5/10.

der KF nicht eindeutig festlegen lässt. In dem Fall entscheidet sich der Therapeut, welchen KF er für wahrscheinlicher hält, und begründet dies auch. In der ausführlichen Ergebnisübersicht müssen sich sämtliche Angaben zu den Fünf Elementen wiederfinden, die diagnostischen Hauptkriterien (Farbe, Klang, Emotion und Geruch) genauso wie „Goldene Schlüssel" oder andere ergänzende Informationen.

45.1.2 Behandlungsstrategie entwickeln

Wenn die Diagnose abgeschlossen ist, kann die Behandlungsstrategie geplant werden. Die Diagnose gibt die allgemeine Richtung für die Behandlung vor, während es bei der Behandlungsstrategie um spezifische Methoden und die Durchführung geht.

Behandlungsstrategie planen

Um eine effektive Behandlungsstrategie planen zu können, müssen folgende Fragen berücksichtigt werden:

- Welche Therapieprinzipien? (Frage der Priorität)
- Welche Punkte?
- Wie viele Punkte?
- Kommt Moxibustion in Betracht? Wenn ja, wie und wo?
- Einschränkungen/Besonderheiten (z. B. Reizbarkeit, prämenstruelles Syndrom bei einer Patientin)?
- Ist eine Umstellung der Lebensweise nötig?
- Welche Veränderungen sind bei einer Zustandsbesserung zu erwarten?

Therapieprinzipien

Nach den Therapieprinzipien richten sich die Art der Behandlung und die Punktwahl. Aus dem Diagnoseblatt und der vorhergehenden Anamnese lassen sich Behandlungsgrundsätze ableiten, wobei die Behandlungsprinzipien an die individuellen Diagnosen angepasst werden. Hier einige Beispiele:

- Erd-KF stärken und wärmen
- Mann-Frau-Dysbalance ausgleichen
- aggressive Energie ausleiten
- Metall-KF auf psychischer Ebene stärken.

Unten ist die Behandlungsstrategie für Josephine wiedergegeben, die ihre Therapeutin vor Therapiebeginn entworfen hatte. Sobald die wesentlichen Behandlungsprinzipien formuliert sind, empfiehlt es sich, ihre Priorität (und damit die Reihenfolge bei Durchführung der Behandlung) festzulegen.

Behandlungsstrategie für Josephine

Therapieprinzipien (Reihenfolge nach Priorität):

- Befreiung von Inneren Drachen
- Kontrolle auf aggressive Energie
- Ausgleich entsprechend Akabane-Test
- Feuer-KF auf psychischer Ebene stärken und wärmen
- evtl. Holz-Element behandeln.

Geeignete Punkte:

- Befreiung von Inneren Drachen: Punkt unterhalb von Ren 15, Ma 25, Ma 32, Ma 41

- aggressive Energie klären: Bl 13, Bl 14, Bl 18, Bl 20 und Bl 23
- Akabane-Testergebnis: He 5 auf der rechten Seite
- Feuer-KF wärmen: z.B. 3E 4 und Pe 7, 3E 3 und Pe 9, 3E 5 und Pe 6, Bl 14 und Bl 22 (mit Moxa und Nadeln). Für zusätzliche Behandlung von Herz und Dünndarm: z.B. Dü 4 und He 7, Dü 3 und He 9, Dü 5 und He 8, Bl 27 und Bl 15. Später evtl. Geist-Punkte wie Bl 43, Ren 15, Pe 2 oder He 1, Dü 11, Ren 14 (usw.) hinzunehmen.
- Behandlung von Holz: Le 3, Gb 40 und andere Punkte auf Holz-Meridianen

Anzahl der Punkte: geringe Anzahl – da psychische Behandlungsebene

Moxibustion, wenn ja, wo? Patientin ist kälteempfindlich, Oberer und Unterer Brenner sind kühl – daher ist Moxa geeignet (an Feuer-Punkten anwenden).

Besonderheiten: vor der Menstruation evtl. Holz-Element behandeln

Lebensweise: J. vorschlagen, sich nach der Arbeit und vor dem Zubettgehen Ruhe zu gönnen, damit sie besser schlafen kann. Sie sollte auf bessere Ernährung achten und sich zum Essen Zeit nehmen.

Anzeichen einer Besserung: nicht mehr so tief verletzter Blick; J. sollte wieder mehr lachen können, vielleicht neue Beziehung eingehen. Bessere Schlafqualität. Stärkere Periode. Ruhiger und weniger ängstlich. Kräftigere und gleichmäßigere Pulse.

45.1.3 Durchführung planen

Sobald die Behandlungsstrategie feststeht, können Therapeuten den konkreten Ablauf der Behandlung planen.

Erster Behandlungstermin

Die erste Behandlungssitzung unterscheidet sich von späteren Terminen, weil sich der Therapeut zu dem Zeitpunkt noch nicht ganz sicher über die Diagnose ist und in der Phase noch immer den KF überprüfen muss. Manchmal müssen erst Blockaden beseitigt werden, bevor die Behandlung weitergehen kann.

Folgetermine planen

Vor der Weiterführung der Behandlung ist es wichtig, sich von den Patienten ein Feedback über ihre Fortschritte seit der ersten Sitzung geben zu lassen. Davon ausgehend kann die nächste Sitzung geplant werden. Je nachdem, was die Patienten berichten, müssen die Therapieprinzipien gegebenenfalls überprüft und geändert werden (oder können bestehen bleiben, wenn sie sich bewährt haben). Sich eine Rückmeldung von Patienten zu holen und ihr Ansprechen auf die Behandlung einschätzen zu können, sind wichtige therapeutische Kompetenzen hinsichtlich der weiteren Planung. Ohne sie bestünde die Gefahr, sich auf eine sinnlose oder ineffektive Behandlung zu versteifen. Die Erfahrung von Therapeuten wächst proportional zu der Sorgfalt, mit der sie alle Behandlungsoptionen abwägen. Diese Art der Herangehensweise gewährleistet außerdem, dass sie jede Behandlungssitzung hellwach angehen und nicht mit der Zeit abstumpfen oder in Routine verfallen, wenn sie Patienten häufiger sehen. Wenn der KF feststeht, kann es sein, dass noch einmal andere Punkte behandelt werden müssen. Denn in der Fünf-Elemente-Konstitutionsakupunktur orientiert sich die Auswahl der Punkte am Zustand des Patienten.

45.2 Richtlinien zur Behandlungsplanung

Bei ihrer Entscheidung über die Behandlung, die sie durchführen wollen, lassen sich Therapeuten von verschiedenen Richtlinien leiten. Einige mögen für eine bestimmte Behandlung unerheblich sein, doch Therapeuten sollten sie trotzdem in Betracht ziehen und sich auch danach richten, wenn die Umstände es erfordern. Zu berücksichtigen sind folgende Regeln bzw. Aspekte:

- Blockaden immer zuerst beseitigen
- Rechts-Links-Unterschiede ausgleichen (Akabane-Test)
- KF behandeln
- Wie viele Punkte pro Behandlung?
- Häufigkeit/Frequenz der Behandlung?
- Gründe für unbefriedigenden Therapieerfolg?
- Reaktion auf ausbleibende Therapiefortschritte?
- Prognose?

45.2.1 Blockaden beseitigen

Klären und stärken

Wenn Therapieblockaden vorliegen sollten, müssen sie zuerst ausgeräumt („geklärt") werden. Denn eine normale stärkende oder ausgleichende Behandlung hat weniger Erfolg, wenn sie nicht vorher beseitigt würden. Solche Blockaden (nähere Beschreibung und Behandlung ➢ Kapitel 29–Kapitel 33) sind:

- Besessenheit
- aggressive Energie
- Mann-Frau-Dysbalance
- Eingangs-/Ausgangsblockaden.

Falls mehr als eine Blockade besteht, müssen sie in der genannten Reihenfolge „geklärt" werden. Diese Reihenfolge ist wichtig, weil sich manche Blockaden stärker ausbreiten als andere. So kann z. B. aggressive Energie schwieriger auszuleiten sein, wenn ein Patient zusätzlich besessen ist.

Reicht eine einmalige Behandlung aus?

Die meisten Blockaden lassen sich in einer einzigen Sitzung auflösen. Nur bei Mann-Frau-Dysbalancen kann es mehrere Behandlungsversuche erfordern, bis sie völlig verschwinden.

Therapeuten sollten auch darauf vorbereitet sein, die Behandlung noch einmal wiederholen zu müssen, weil Blockaden gelegentlich erneut auftreten können. In dem Fall ist zu klären, weshalb es zu dem „Rezidiv" gekommen ist. Eine Blockade zwischen Le 14 und Lu 1 könnte aus unterschiedlichen Gründen wiederkehren: z. B. bei schwerer Erkrankung (Lungentumor) oder Bitterkeit (weil Patienten immer wieder mit ihren Lebensumständen hadern).

Aus dem Wiederauftauchen einer bereits „geklärten" Blockade ergeben sich neue Fragen zum Gesundheitszustand. Bei Besessenheit reicht üblicherweise eine Behandlung aus, die noch einmal wiederholt werden kann, falls es bei psychisch labilen Patienten wieder zur Besessenheit kommt, weil sich ihre Situation (die der Auslöser war) nicht verändert hat. Nach erneuter Beseitigung dieser Blockade besteht aber die dringende Notwendigkeit, die Patienten so weit zu stärken, dass sie keine weitere Regression erleben werden.

Im Laufe der Behandlung auftretende Blockaden

Normalerweise werden sich Therapeuten bemühen, zuerst alle vorhandenen Blockaden zu „klären", bevor sie mit der KF-Behandlung beginnen. Es gibt jedoch zwei Situationen, in denen eine Blockade erst im Laufe der Behandlung beseitigt werden kann.

Zum einen könnte die Blockade schon zu Beginn der Behandlung vorgelegen haben, dem Therapeuten aber entgangen sein. Erst wenn sich nicht die erwarteten Ergebnisse zeigen, stellt sich heraus, dass diese Blockade den Therapieerfolg verhinderte. Sobald sie beseitigt wurde, macht die Behandlung Fortschritte.

Zum anderen kann sich in seltenen Fällen auch erst unter der Therapie eine Blockade entwickeln. Dies führt normalerweise zu einer deutlichen Verschlechterung der körperlichen oder psychischen Gesundheit von Patienten. Falls sie schwer erkrankt sind, lohnt es sich z. B., den Test auf aggressive Energie zu wiederholen. Bei psychisch stark traumatisierten Patienten sollte Besessenheit zumindest nicht völlig ausgeschlossen werden. Eine Mann-Frau-Dysbalance könnte sich z. B. entwickeln, wenn Patienten unter Beziehungsproblemen leiden oder so lebensbedrohlich erkranken, dass ihr Leben nur noch „an einem seidenen Faden" hängt.

Ein-/Ausgangsblockaden bilden die Ausnahme von der Regel, weil sie meist nicht vorher erkennbar sind, sondern sich erst im Laufe der Behandlung zeigen. Das kann z. B. der Fall sein, wenn die Behandlung plötzlich nicht mehr anschlägt, nachdem Patienten vorher gute Fortschritte gemacht haben. Durch die Behandlung könnte nämlich eine größere Qi-Menge freigesetzt worden sein, die sich in einem teilweise blockierten Ein-/Ausgangsbereich staut und jeden weiteren Fortschritt verhindert, solange diese vollständige Ein-/Ausgangsblockade nicht aufgelöst wird.

45.2.2 Links-Rechts-Unterschiede ausgleichen

Ein Qi-Ungleichgewicht zwischen rechter und linker Seite eines Meridians lässt sich durch Behandlung der schwächeren Seite ausgleichen. Diese

Seitendifferenz wird im Akabane-Test festgestellt, wenn sich der linke und rechte Nagelpunkt eines Meridians mit zeitlicher Verzögerung erwärmen. Wenn z. B. bei den Milz-Nagelpunkten 10 Zeiteinheiten auf der linken und 5 auf der rechten Seite verstreichen, ist die linke Seite schwächer. Als Ergebnis wird 10/5 notiert. Um die Seitendifferenz auszugleichen, wird der linksseitige Durchgangs-*Luo*-Punkt der Milz (Mi 4) tonisiert. Bei der anschließenden Überprüfung müsste sich das Akabane-Testergebnis normalisiert haben. Falls nicht, wird als Nächstes der Ursprungs-*Yuan-Qi*-Punkt auf der schwächeren Seite behandelt (zum Akabane-Test ➤ Kapitel 28).

Sollten mehrere solcher Akabane-Differenzen bestehen, wird zuerst das mit dem KF zusammenhängende Ungleichgewicht behandelt (falls dessen Meridian betroffen ist). Allein dadurch gleichen sich oft schon die anderen Seitenunterschiede aus. Wenn nicht, sollte zuerst das Ungleichgewicht in dem Meridian behandelt werden, der im *Sheng*-Zyklus folgt. Normalerweise bessern sich dann auch die restlichen Seitendifferenzen.

Es ist aber nicht immer nötig, solche Links-Rechts-Unterschiede auszugleichen, weil sie bei der KF-Behandlung oft automatisch verschwinden.

45.2.3 KF-Behandlung

Oberste Priorität

Sobald alle Blockaden beseitigt wurden, steht die Behandlung des KF an oberster Stelle (Nadeltechniken ➤ Kapitel 29–Kapitel 33). Weil der konstitutionelle Faktor (KF) per se eine chronische und grundlegende Störung darstellt, wird dadurch unausweichlich auch die Harmonie mit den anderen Elementen beeinträchtigt. Indem sie den KF behandeln, unternehmen Therapeuten einen Versuch, ihn wieder in ein harmonischeres Gleichgewicht mit den anderen Elementen zu bringen.

In den meisten Fällen wird das KF-Element tonisiert. Die Wahl der Nadeltechnik richtet sich nach der Pulsdiagnose. Manchmal kann das Holz- und gelegentlich auch das Erd-Element eine Sedierung gebrauchen.[1] Da zur Tonisierung und Sedierung etwas unterschiedliche Punkte verwendet werden, werden sie hier getrennt besprochen.

Zunächst befassen wir uns jedoch mit dem Begriff des „KF-Testens".

KF testen und bestätigen

Die ersten Sitzungen, in denen der KF behandelt wird, dienen hauptsächlich dazu, die Richtigkeit der Diagnose zu überprüfen. Denn es ist wichtig, den KF zu finden und zu behandeln, weil er die Ursache der Störung und die Säule der Behandlung ist. Wie auch immer die Diagnose lautet, die sich auf die Hauptkriterien (Farbe, Klang, Emotion und Geruch) stützt, die letzte Bestätigung liefert erst das Ansprechen der Patienten auf die Therapie. Entscheidende Hinweise auf die Richtigkeit der KF-Diagnose geben:

- geistig-seelische Veränderungen, d.h. üblicherweise, dass sich die Patienten „besser" fühlen;
- Pulsqualität: harmonischere Pulse, die an allen Taststellen die gleiche Stärke und Qualität haben;
- sichtliche Verbesserung diagnostischer Zeichen wie Farbe, Klang, Emotion und Geruch oder Strahlen der Augen;
- Symptombesserung.

Veränderte KF-Pulsqualität

Während der Behandlung liefert oft eine zunehmende Harmonisierung der Pulse die Bestätigung für die KF-Diagnose. Harmonisierung bedeutet, dass sich Pulse ausgleichen und gleichmäßiger werden. Die durch Behandlung eines einzelnen Elements induzierte Besserung sämtlicher Pulse wird manchmal als „KF-Puls-Änderung" bezeichnet und so interpre-

[1] Dies ist einer der Bereiche, wo die verkürzte Form der Fünf-Elemente-Theorie Verwirrung stiften kann. Die TCM kann die Unterschiede zwischen Fülle und Leere/Mangel besser erklären (zur Integration von TCM und Fünf-Elemente-Akupunktur ➤ Kap. 48). Der Hauptgrund, aus dem die beiden Elemente Holz und Erde sediert werden müssen, ist z.B. das Vorliegen von Leber-Qi-Stagnation und Feuchte (ein pathogener Faktor, der in der Fünf-Elemente-Theorie keine Rolle spielt). Daraus resultiert ein Fülle-Syndrom, das eine Elimination erforderlich macht.

tiert, dass „alle Beamten oder Organe zusammenarbeiten". Dies ist ein gutes Indiz dafür, dass tatsächlich der KF behandelt wurde. Daher muss sich der Therapeut nicht erst überzeugen, ob das behandelte Organ an Stärke gewonnen hat.

In der Fünf-Elemente-Konstitutionsakupunktur kann die Wirksamkeit der Behandlung noch während der Sitzung beurteilt werden. Dazu müssen Therapeuten lernen, Ausgewogenheit und Harmonie der Pulse richtig einzuschätzen. Wenn sich das Puls-Gleichgewicht gleich mit der ersten Nadelinsertion deutlich bessert, ist es manchmal klüger, es dabei bewenden zu lassen, weil Ausgewogenheit oft wichtiger als eine Stärkung sein kann.

Wie sehr sich Pulsbefunde durch die Behandlung ändern lassen, hängt von mehreren Faktoren ab (unter anderem von der Art der Beschwerden und dem Schweregrad der Störung vor Therapiebeginn). Bei einigen Patienten zeigen sich deutlichere Veränderungen als bei anderen. Mit zunehmender Erfahrung können Therapeuten realistischer einzuschätzen, welche Veränderungen der Pulsdiagnose sich vernünftigerweise erwarten lassen, doch selbst für Könner bleibt es eine heikle Angelegenheit.

Tonisierung

Zur Tonisierung des Patienten-Qi wenden Therapeuten die in ➤ Kapitel 34 beschriebene Nadeltechnik an. Das dauert meist nur wenige Sekunden, weil die Nadeln danach gleich wieder herausgezogen werden. Nur bei erregten (agitierten) Patienten sollte man sie länger belassen, um eher einen Beruhigungseffekt zu erzielen.

Zum Testen des KF eignen sich am besten die Ursprungs-*Yuan-Qi*-Punkte. Im Fallbeispiel oben glaubte die Therapeutin, es liege ein Feuer-, vielleicht auch ein Holz-KF vor. Daher würde sie es vermutlich zuerst mit den Ursprungs-*Yuan-Qi*-Punkten des Feuer-Elements versuchen. In dem Fall würden 3E 4 und Pe 7 oder Dü 4 und He 7 – nacheinander oder gleichzeitig – zur „KF-Testung" genadelt (s. u. „Zwei Seiten von Feuer").

Nach den Ursprungs-*Yuan-Qi*-Punkten kommen eine Reihe anderer Meridianpunkte des KF-Elements in Betracht, z. B.:

- Tonisierungspunkte
- Durchgangs-*Luo*-Punkte
- Organzeit-/Chronopunkte
- Element-Punkte
- Rücken-*Shu*-Punkte
- Punkte mit spezifischer Indikation (psychische Behandlungsebene), z. B. Himmelsfenster-Punkte, äußere Rücken-*Shu*-Punkte oder Geist-Punkte.

Sedierung

Eine Sedierung des Patienten-Qi erfolgt nach einem sehr ähnlichen Prinzip wie die Tonisierung (Nadeltechnik ➤ Kapitel 34).

Therapeuten sollten wissen, dass in einem späteren Behandlungsstadium ein Wechsel von der Tonisierungs- auf die Sedierungstechnik angebracht sein kann. Entscheidend ist, den richtigen Zeitpunkt für den Wechsel zu erkennen. Im umgekehrten Fall spielt er keine so große Rolle.

Obwohl bei den meisten Patienten ein Mangel-Zustand zugrunde liegt, wenn sie volle Pulse haben, gibt es einzelne Patienten, deren Qi stets sediert werden muss. Das ist häufig bei einem Holz-KF der Fall. Während sich bei einigen Patienten mit Holz-KF allmählich der zugrunde liegende Mangel herausstellt, nachdem ihre Behandlung wegen Leber-Qi-Fülle begonnen wurde, bleibt die Leber-Qi-Fülle bei anderen durchgängig weiter bestehen.

Wie bei der Tonisierung machen Therapeuten auch zur Sedierung oft zunächst von den Ursprungs-*Yuan-Qi*-Punkten Gebrauch. Geeignet sind auch:

- Sedierungspunkte
- Durchgangs-*Luo*-Punkte
- Rücken-*Shu*-Punkte
- Element-Punkte
- Punkte mit spezifischer Indikation (z. B. bei psychischer Behandlungsebene).

Gemeinsamer Gebrauch von Körper- und Kommandopunkten

Körper- und Kommandopunkte werden oft gemeinsam in einer Behandlungssitzung angewandt. In dem Fall ist die Nadeltechnik für beide dieselbe. Wenn – bei vollem Holz-Puls – die Ursprungs-

Yuan-Qi-Punkte Le 3 und Gb 40 sediert würden, müssten auch die Körperpunkte Le 14 und Gb 24, sofern sie zur Anwendung kommen, sediert werden. Das gilt auch umgekehrt: Wenn Di 11 und Gb 40 – bei leeren Metall-Pulsen – als Tonisierungspunkte verwendet würden, müssten auch die Rücken-*Shu*-Punkte Bl 25 und Bl 13 (sofern sie zum Einsatz kommen) tonisiert werden.

Zwei Seiten von Feuer

Mit den Elementen Holz, Erde, Metall und Wasser sind jeweils zwei Organe – ein Yin- und ein Yang-Organ – verbunden. Im Unterschied dazu hat das Feuer-Element vier – zwei Yin- und zwei Yang-Organe. Das versteht die Fünf-Elemente-Konstitutionsakupunktur unter den „zwei Seiten von Feuer". Bei einigen Patienten befindet sich der Feuer-KF auf der „Seite" von Perikard und Dreifachem Erwärmer, bei anderen hingegen auf der „Seite" von Dünndarm und Herz. Wenn sie den KF testen, gehen Therapeuten davon aus, dass er entweder im einen oder im anderen Meridianpaar zu suchen ist. Dadurch gestaltet sich das Testen etwas schwieriger als bei den anderen vier Elementen.

Um zu überprüfen, ob tatsächlich – wie diagnostiziert – ein Feuer-KF vorliegt, beginnen Therapeuten den Test mit Perikard und Dreifachem Erwärmer. Sollten sich daraufhin die oben („KF testen und bestätigen") beschriebenen Veränderungen einstellen, ist keine weitere Testaktion erforderlich. Falls sich die Pulse aber kaum oder überhaupt nicht verändern, sind auch noch Herz und Dünndarm zu testen, um anschließend abzuwägen, über welche „Feuer-Seite" sich die stärkere Veränderung induzieren ließ; mit dem Organpaar wird die Behandlung dann weitergeführt.

Je mehr Patienten mit Feuer-KF sie begutachtet haben, desto besser lernen Therapeuten von vornherein einzuschätzen, auf welche „Feuer-Seite" sie sich konzentrieren sollten. Deshalb achten sie besonders auf bestimmte Charaktereigenschaften oder Pulse. Sind die Pulse eines Feuer-Meridianpaares deutlich schwächer als die des anderen, ist das ein guter Indikator, wenn auch kein definitiver Beweis, dass es sich bei diesem Paar um die Feuer-KF-Organe handelt. Es wird allerdings immer das Problem bleiben, dass Farbe, Klang, Emotion und Geruch zwar diagnostisch den Weg zu einem Feuer-KF weisen, nicht aber verraten können, welches Organ betroffen ist (zu den Organen des Feuer-Elements ➤ Kapitel 12).

Gelegentlich sprechen Patienten auch gut auf die Behandlung von zwei Feuer-Organen an, die kein Paar bilden. Das ist am häufigsten bei Herz und Perikard der Fall, doch es sind auch andere Kombinationen denkbar. In dem Fall wird die Behandlung über diese beiden Organe fortgesetzt, wobei Therapeuten immer im Hinterkopf behalten sollten, dass es sich im Verlauf noch ändern kann. Bei der Herz-Perikard-Kombination könnte es z. B. sein, dass das Herz nach einem Trauma nur vorübergehend Hilfe benötigt, bis es wieder stark genug ist, um sich vom Perikard schützen zu lassen.

Vom „KF-Testen" zur Behandlung übergehen

Es gibt keine feste Regel, wie lange die Bestätigung der KF-Diagnose dauern sollte. Manche Therapeuten wissen schon nach einer Behandlung, dass sie den KF richtig diagnostiziert haben, z. B. weil sich gleich eine stärkere Harmonisierung der Pulse abzeichnet. Es könnten sich auch noch andere Veränderungen (Gesichtsfarbe, emotionaler Zustand, strahlende Augen) bemerkbar machen. In dem Fall berichten die Patienten beim nächsten Termin, dass sie sich besser fühlen und sich schon einige Symptome abgeschwächt hätten. Nach einer derart eindeutigen Rückmeldung können Therapeuten gleich zur KF-Behandlung übergehen.

Doch der Erfolg stellt sich nicht immer so direkt ein. Vielleicht bemerken Therapeuten nur eine leichte Besserung der Pulsbefunde oder der Verfassung von Patienten und denken sich, es könnte, muss aber nicht der richtige KF gewesen sein. In dem Fall sind erst weitere Behandlungsversuche nötig, bevor sich mit Sicherheit sagen lässt, dass die KF-Diagnose zutrifft.

Bei den ersten Sitzungen sollten Therapeuten am besten nur Punkte behandeln, die mit dem mutmaßlichen KF in Verbindung stehen, und die anderen Elemente aussparen. Dadurch wird sichergestellt, dass sich jede positive Rückmeldung von Patienten nur auf die Auswirkungen von Veränderungen innerhalb des KF-Elements beziehen kann.

Wie lange weitertesten?

Gewöhnlich ist es am besten, ein Element mindestens dreimal zu prüfen, bevor man es „aufgibt". Danach sollten sich Therapeuten sicher sein, dass sie mit der Behandlung tatsächlich den KF erfasst haben – oder nicht. Im nächsten Schritt können sie dann zur Behandlung dieses KF übergehen, oder sie müssen von vorn anfangen und nach einem anderen KF suchen.

Gelegentlich scheinen gute Behandlungsergebnisse über ein Element nahezulegen, dass es sich dabei um den KF handelt, bis sich die anfängliche positive Wirkung „verläuft". Das könnte daran liegen, dass sich eine Ein-/Ausgangsblockade entwickelt hat oder dass das Element stark aus dem Gleichgewicht geraten, nicht aber der KF war. Unter den Umständen müssen Therapeuten einen Schritt zurückgehen und erneut bestimmen, welches Element behandlungsbedürftig ist. Da Ein-/Ausgangsblockaden häufig vorher entstehen, ist es manchmal besser, erst sie aufzulösen, bevor die KF-Diagnose verworfen wird. Wenn sich trotzdem keine Besserung einstellt, muss ein anderes Element auf den KF getestet werden.

Manche Therapeuten neigen dazu, ihre KF-Diagnose zu schnell umzustoßen, während andere stur darauf beharren, selbst wenn sich ganz offensichtlich keine überzeugende Besserung erreichen lässt. Die Kunst besteht darin, den goldenen Mittelweg zwischen beiden Extremen zu finden.

45.2.4 Anzahl der Punkte

Auf Einfachheit achten

In der Fünf-Elemente-Konstitutionsakupunktur sind Therapeuten im Allgemeinen bemüht, das Behandlungsschema möglichst einfach zu halten und nur eine geringe Anzahl von Punkten zu verwenden. Daher empfiehlt es sich in den ersten Sitzungen, sich zum Testen des KF möglichst auf die Ursprungs-*Yuan-Qi*-Punkte (oder die anderen unter „Tonisierung" und „Sedierung" aufgeführten Punkte) zu beschränken.

Sobald die Patienten Fortschritte machen und sich die KF-Diagnose bestätigt hat, können zu den Ursprungs-*Yuan-Qi*- noch die Rücken-*Shu*-Punkte hinzugenommen werden. Das ermöglicht eine wirksame Behandlung, bleibt aber immer noch einfach durchführbar. Falls sich die Behandlung auf die psychische Ebene richten soll, können – vielleicht ebenfalls in Verbindung mit den Ursprungs-*Yuan-Qi*- oder anderen Kommandopunkten – auch Himmelsfenster-Punkte wie Pe 1 („Himmelsteich") und 3E 16 („Himmelsfenster") zur Anwendung kommen.

Die Anzahl der Punkte pro Behandlung lässt sich unmöglich genauer angeben, doch im Normalfall werden es ein oder zwei auf jedem Meridian sein. Diese Punkte werden in der Regel bilateral behandelt. Gängige Praxis ist auch, jeweils die Organpaare der Elemente zu behandeln, sofern sich keine ausgeprägte Pulsdifferenz zeigt. Ein Wasser-KF spricht z. B. normalerweise gut auf die Nieren- und Blasen-Meridian-Behandlung an. Wenn jedoch nur Nieren-Punkte einen günstigen Einfluss haben, während Blasen-Punkte keine oder höchstens geringfügige Veränderungen der Pulsbefunde bewirken, könnten auch nur die Nieren behandelt werden.

Pulsveränderungen

Therapeuten müssen darauf achten, wie sich die Pulse unter der Behandlung verändern. Es gibt zwar keine Skala, auf der sich der „Harmonisierungsgrad" messen ließe, doch wenn sich eine positive Veränderung ergeben hat, kann es klüger sein aufzuhören, selbst wenn geplant war, noch weitere Punkte zu behandeln. Entscheidend ist die Besserung der Pulsbefunde. Demnach ist das eigentliche Kriterium für die „Güte" einer Behandlung die verbesserte Pulsqualität und nicht die Anzahl der Punkte. Mit zunehmender Erfahrung können Therapeuten immer besser einschätzen, wann es genug ist. Auch das ist eine der Kernkompetenzen, die es zu entwickeln gilt.

Minimale Intervention

Unerfahrene Therapeuten versuchen in der Praxis oft zu viel zu tun und geraten leicht in Versuchung, die Lösung in der Verwendung zusätzlicher Punkte zu sehen, wenn sich die Pulsbefunde nur minimal verbessert haben. Der Schlüssel zum Behandlungserfolg liegt aber in der exakten Diagnose und nicht in der Auffassung, dass mehr (Punkte) auch mehr (Erfolg) bewirke. Wenn sich Therapeuten unsicher über die Diagnose sein sollten, wäre es besser für sie, sich auf zwei Punkte zu beschränken. Der Schwerpunkt liegt nämlich darauf, sich auf die Grundlagen zu besinnen und zu überprüfen, ob die richtigen Therapieprinzipien angewandt wurden – und nicht einfach noch mehr Punkte auszuprobieren.

Wirksamkeit beurteilen

Pulsbefunde können nicht nur zum Testen und Bestätigen des KF herangezogen werden, sondern auch zur Beurteilung des Behandlungserfolgs. Obwohl sie nicht den Ausschlag gibt, kann eine KF-Pulsveränderung anzeigen, dass es sich um das KF-Element handelt. In ähnlicher Weise lassen sich verschiedene Behandlungsoptionen testen.

Am Ende einer Behandlung könnte sich z. B. herausstellen, dass fast alle Pulse gut auf die KF-Behandlung angesprochen haben, nur das Wasser-Element durchgängig nicht. Dafür mag es Gründe (z. B. Ein-/Ausgangsblockade) geben, doch es lässt sich ebenso vermuten, dass die Behandlung des Wasser-Elements eine gute Ergänzung zur KF-Behandlung sein könnte. In der Situation wäre es das Beste, in einem späteren Stadium das Wasser-Element zu behandeln.

Ein anderes Element wird am besten vor dem KF behandelt. Das bietet Therapeuten die Gelegenheit, Veränderungen, die sich durch Behandlung dieses Elements ergeben, mit denen zu vergleichen, die durch die KF-Behandlung erzielt wurden. Wenn sich durch Wasser-Punkte eine (relative) Besserung der gesamten Pulsdiagnose erreichen lässt, ist anzunehmen, dass ihre Einbeziehung die Wirksamkeit der Behandlung steigern könnte.

Behandlungen sind immer auch als „Test" für das Ansprechen von Patienten auf folgende Optionen anzusehen:

- Kommandopunkte (überwiegend)
- Punkte zur Beeinflussung der geistigen/psychischen Ebene
- Kombination von Körper- und Kommandopunkten
- Tonisierung oder Sedierung
- Behandlung über Nicht-KF-Elemente
- besondere Punkte/Punktkombinationen
- Moxibustion.

45.2.5 Behandlungshäufigkeit/-frequenz

Eine der schwierigsten Fragen für Therapeuten ist die nach der Häufigkeit, mit der sie Patienten behandeln sollten. Ist es besser, sie im Einzelfall täglich, wöchentlich oder monatlich zu behandeln? Sind häufigere Behandlungen wirksamer? Gibt es ein optimales Zeitintervall zwischen zwei Behandlungen?

In der chinesischen Medizin gibt es einige allgemeine Richtlinien bezüglich der Häufigkeit von Behandlungen. Je akuter das Problem, desto häufiger sollten Patienten behandelt werden, während chronische Störungen seltenere Behandlungstermine rechtfertigen. „Häufig" bedeutet täglich oder sogar zweimal pro Tag. „Weniger häufig" oder „seltener" (bei chronischen Störungen) heißt etwa einmal wöchentlich zu Beginn der Therapie.

Da in der Fünf-Elemente-Konstitutionsakupunktur vor allem chronische Fälle behandelt werden, könnte man sich auf den Standpunkt stellen, dass eine Behandlung mit wöchentlichen Intervallen ausreicht. Im Idealfall sollten die Pulsveränderungen jedoch häufiger kontrolliert werden können. Könnten Therapeuten die Pulse z. B. täglich messen, würden sie feststellen, dass sich die anfänglichen Veränderungen in den Tagen nach der Behandlung allmählich wieder abschwächen. Wenn Patienten erst nach einer Woche wiederkommen, sind die Pulse vermutlich besser als beim letzten Termin, aber nicht mehr so gut wie direkt nach der Behandlung.

Das deckt sich oft mit dem, was Patienten sagen („In den ersten vier, fünf Tagen ging es mir deutlich besser und dann begann die Wirkung nachzulassen"). Am besten wäre es, wenn sich Therapeuten an den Pulsen orientierten und gleich die nächste Behandlung begännen, sobald die Besserung abflaut.

Manchmal bietet sich eine Chance, solche Idealbedingungen vorzufinden. Patienten mit chronischen Leere-Syndromen könnten z. B. anfangs zwei- oder sogar dreimal wöchentlich und später in wöchentlichen Abständen behandelt werden. Wichtig ist daran zu denken, dass sich bestimmte Veränderungen erst 24–48 Stunden nach der Behandlung zeigen, so dass die nächste Behandlung nicht zu früh (d. h. noch während dieser Zeit) folgen sollte.

Wöchentliche Behandlungen sind gewöhnlich die Regel. Wenn es Patienten nach einigen Terminen weiterhin gut geht, können die Intervalle meist auf 14 Tage verlängert werden. Mit allmählicher Besserung des Patienten werden schrittweise seltenere Behandlungstermine anberaumt (dreiwöchentlich, monatlich, zweimonatlich und schließlich vierteljährlich).

Während einige Patienten über relativ lange Zeit einmal wöchentliche Behandlungen benötigen, können die Intervalle bei anderen schon bald auf zwei Wochen ausgedehnt werden. Das hängt von ihrem Zustand zu Beginn der Therapie und von der Geschwindigkeit, mit der sich Fortschritte unter der Behandlung einstellen, ab. Manche Patienten kommen wöchentlich zur Behandlung, obwohl es ihnen gut geht und sich auch ihre Pulse seit der letzten Sitzung nicht mehr verschlechtert haben; in dem Fall könnte es richtig sein, sie nicht zu behandeln.

45.2.6 Wenn die Behandlung nicht erfolgreich ist

Nachdem sie die Diagnose gestellt und die Behandlung darauf abgestimmt haben, erwarten sich Therapeuten entsprechend gute Ergebnisse. Das ist manchmal jedoch nicht der Fall. Mögliche Abstufungen sind: keine bis mäßige Fortschritte oder spektakulärer Erfolg mit anschließender Wirkungsabschwächung/Rückfall. In welchem Stadium sie auch auftreten, es ist wichtig, nach den Gründen zu suchen. Selbst für erfahrene Therapeuten könnte eine Zusammenstellung möglicher Ursachen hilfreich sein.

Zunächst einmal gilt es anhand der Patientendatei zu überprüfen, welche Behandlungen durchgeführt wurden und wie das Feedback ausfiel. Das könnte einen ersten Hinweis auf wirksame und weniger wirksame Behandlungen geben. Im Folgenden werden die wichtigsten Gründe für unbefriedigende Therapieergebnisse erläutert.

Falsche KF-Diagnose

Die KF-Diagnose kann aus unterschiedlichen Gründen falsch sein, doch in den meisten Fällen liegt es daran, dass Therapeuten die Hauptkriterien Farbe, Klang, Emotion und Geruch nicht richtig erkannt haben. Manchmal sind sie auch irreführend. Wenn z. B. die Leber durch toxische Medikamente geschädigt wurde, könnte sich ein grüner Farbton im Gesicht zeigen. Auch die übliche emotionale Prädisposition lässt sich schwierig beurteilen, wenn Ereignisse wie ein schmerzlicher Verlust zu einem intensiven Gefühlsaufruhr geführt haben.

Übersehene Blockade

Sämtliche Therapieblockaden können übersehen worden oder auch wieder aufgetreten sein, nachdem sie anfangs beseitigt wurden. Deshalb müssen Therapeuten diese Möglichkeit abklären. Für den Nachweis einer Ein-/Ausgangsblockade oder Mann-Frau-Dysbalance ist die Pulsdiagnose entscheidend. Eine Besessenheit erschließt sich möglicherweise aus der Kenntnis des Innenlebens von Patienten. Bei Verdacht auf aggressive Energie sollte am besten gleich eine entsprechende Behandlung erfolgen, weil sie nicht invasiv ist.

Falsche Behandlungsebene

Die Patienten könnten gewisse Fortschritte gemacht haben, ohne dass sich jedoch die beabsichtigte Wirkung auf der richtigen Ebene (Körper, Geist, Seele) entfaltet. In dem Fall zeigen sich zunächst gute Ergebnisse, doch die nachfolgenden Behandlungen bewirken keine weitere Besserung mehr. Manchmal können es Therapeuten daran erkennen, dass Patienten seltsam unberührt erscheinen, obwohl sie fast wieder dieselben Probleme bekommen, die sie ursprünglich zur Behandlung motiviert hatten. Ein Patient mit Wasser-KF wurde z. B. wegen starker Rückenschmerzen behandelt. Statt sich zu erholen, fragte er nur: „Wann wird es mir wohl jemals wieder besser gehen?"

Manchmal nützt eine Behandlung eher dem Körper als Geist oder Psyche und manchmal ist es umgekehrt. Unter den Umständen müssen Therapeuten etwas andere Punkte auswählen, um eine Veränderung auf der richtigen Ebene zu induzieren.

Starkes gestörtes Gleichgewicht eines anderen Elements

In einigen Fällen hat eine auf den KF konzentrierte Therapie deshalb keinen Erfolg, weil noch ein anderes Element so stark aus dem Gleichgewicht geraten ist, dass es jede Besserung verhindert. Bei Patienten mit einem Wasser-KF könnte z. B. das plötzliche Zerbrechen einer Beziehung Herz oder Perikard belastet und bei Patienten mit einem Holz-KF Überarbeitung zur Erschöpfung der Wasser-Energie geführt haben. Pulsdiagnose, die diagnostischen Hauptkriterien (Farbe, Klang, Emotion, Geruch) oder Begleiterscheinungen zeigen dem Therapeuten, welches Element in den Fall einer direkten Behandlung bedarf.

Unterbrechungen und unregelmäßige Behandlung

Manchmal machen Patienten viel versprechende Fortschritte, die bei ihnen selbst und den Therapeuten große Hoffnungen wecken, bevor sie einige Zeit später merken, dass es doch nicht wirklich vorangeht. Das kann passieren, wenn die Kontinuität der Behandlung nicht gewahrt bleibt (z. B. eine Woche Urlaub, ein unaufschiebbarer Beerdigungstermin). Vielleicht hatten sich Patient und Therapeut auch darauf geeinigt, die Behandlungstermine zu reduzieren, und merken dann, dass es doch nicht ausreicht, um die Zustandsbesserung stabil zu halten oder weitere Fortschritte zu erzielen. Irgendwann werden tatsächlich nur noch gelegentliche Behandlungen nötig sein, doch jetzt war die Zeit noch nicht reif.

Zu schwache Wirksamkeit

Viele Patienten spüren schon eine enorme Besserung, wenn einfach nur ein Punkt auf jedem Meridian ihres KF-Elements behandelt wird. Bei neuen Patienten sollten – nach dem Grundsatz der minimalen Intervention (so wenig wie möglich, so viel wie nötig) – immer nur sehr wenige Punkte behandelt werden. Es gibt aber Patienten, die stärker wirksame oder eine größere Anzahl von Punkten benötigen. Bei ihnen lässt sich vielleicht nur durch Rücken-*Shu*-Punkte und mehr Moxakegelchen eine ausreichende Wirkung zu erzielen.

Falsche Nadeltechnik oder Punktlokalisation

Eine falsche Nadeltechnik wird am häufigsten beim Holz-Element angewandt, das eventuell eher sediert als tonisiert werden müsste (oder umgekehrt). Aus verständlichen Gründen verhindert natürlich auch eine ungenaue Punktlokalisation den Therapieerfolg.

Einfluss bestimmter Lebensweisen

Bei manchen Patienten beeinträchtigen bestimmte Lebensweisen den Behandlungserfolg. Eine Patientin mit Feuer-KF geriet z. B. leicht aus der Fassung und hatte regelmäßig Streit mit ihrem Partner. Das versetzte wiederum ihr Herz-Qi in Aufregung. Sie hätte eigentlich einige Wochen Ruhe gebraucht, um ihren Geist-*Shen* zu stabilisieren, doch das schien völlig unmöglich zu sein. Ein anderer Patient mit Erd-KF zeigte ein Essverhalten, das den Behandlungserfolg ständig unterminierte.

Wenn bestimmte Lebensweisen zum Problem werden, müssen Therapeuten das Thema ansprechen, um Patienten zu einer Änderung zu bewegen, und sie dabei auch unterstützen. Manchmal sind Therapeuten versucht, allein die Lebensführung des Patienten für das Scheitern der Behandlung verantwortlich zu machen. Obwohl das sicher der Fall sein, heißt es andererseits auch zu leugnen, dass andere Aspekte (z. B. falsche Diagnose) mit hineinspielen.

Therapeut-Patient-Beziehung

Manche Patienten machen deshalb keine Fortschritte, weil sich keine vertrauensvolle Beziehung zwischen ihnen und dem Therapeuten entwickelt hat. Für dieses Problem gibt es natürlich keine einfache Lösung, doch Therapeuten sollten auf jeden Fall versuchen, bestehende Barrieren zu durchbrechen.

45.2.7 Reaktion auf ausbleibenden Erfolg

Wenn Patienten keinen oder nur geringe Fortschritte machen, müssen sich Therapeuten überlegen, welche der oben genannten Gründe die wahrscheinlichste Erklärung sein könnten. Danach ist zu entscheiden, wie sie darauf reagieren wollen. Sie könnten z. B.

- weitere Untersuchungen anstellen (z. B. zum Lebensstil des Patienten);
- die Diagnose überdenken und sich noch einmal gründlich die Hauptkriterien (Farbe, Klang, Emotion und Geruch) anschauen;
- die Behandlungshäufigkeit und die Wahl der Punkte kritisch hinterfragen.

Mit zunehmender Erfahrung werden Therapeuten die oben genannten Möglichkeiten ständig im Hinterkopf behalten. Alle Vorschläge setzen jedoch voraus, dass sie ein Feedback bekommen und wissen, ob sich der Zustand des Patienten tatsächlich bessert. Daher sollten sich Therapeuten überlegen, wie sie das beurteilen bzw. sich eine Rückmeldung von den Patienten holen können.

45.2.8 Prognose

Prognose ist die Kunst, den Krankheitsverlauf oder das Ansprechen auf eine spezifische Form der Behandlung vorhersehen zu können. Wenn Patienten fragen: „Wie lange wird es wohl dauern, bis ich mich besser fühle", fragen sie im Grunde nach ihrer Prognose. Es ist ganz normal, dass sie diese Frage stellen, und natürlich unmöglich für Therapeuten, sie mit Sicherheit oder verbindlich zu beantworten, weil die Aussichten individuell völlig verschieden ausfallen.

Es gibt allerdings einige zulässige Verallgemeinerungen, die hilfreich sein können:

- **Je länger das Problem besteht, desto länger dauert es, bis es geheilt ist.**

Wenn Rückenschmerzen erst vor drei Monaten aufgetreten sind, werden sie besser auf die Behandlung ansprechen als chronische Schmerzen, die schon seit 15 Jahren bestehen.

- **Je schwieriger das Problem, desto länger dauert es, bis es sich bessert.**

Manche Patienten sind wirklich sehr krank und haben einen langen und schwierigen Weg vor sich, bis sie wieder gesund werden. „Schwierig" kann unterschiedliche Bedeutungen haben. Wenn eine Störung z. B. medikamentös behandelt wird, können Nebenwirkungen auftreten, die ebenfalls medikamentös behandelt werden müssen; daher dauert es einige Zeit, bis die Therapie anschlägt. Wenn Patienten mehrere Medikamente einnehmen müssen, kann es ebenfalls länger dauern, bis sich ihr Zustand bessert (besonders nach einer Langzeittherapie oder wenn sie tief in physiologische oder psychische Prozesse eingreifen).

- **Je stärker die Lebenssituation das Problem verstärkt, desto länger dauert es, bis es sich bessert.**

Manche Lebenssituationen begünstigen die körperliche, geistige und psychische Gesundung von Patienten, andere nicht. Wenn Patienten mit einem Feuer-KF z. B. in Beziehungen leben, in denen sie lernen, Wärme und Zuneigung zu empfangen und zu geben, werden sie bessere Fortschritte machen als Patienten, deren Beziehungen nicht so bereichernd sind. Menschen haben unterschiedliche Bedürfnisse, und ihre Grundbedürfnisse sind weitgehend von der zugrunde liegenden (konstitutionellen) Balancestörung der Fünf Elemente geprägt. Wenn die Fünf Elemente im Alltagsleben ausreichend genährt werden, dürften sie gesünder sein, als wenn dies nicht der Fall ist. Vor dem Hintergrund ist es verständlich, dass viele Menschen, die in schwierigen Verhältnissen leben, erst durch die Behandlung die Kraft zu Veränderungen finden, die ihre Lebenssituation verbessern. Viele werden im Laufe der Behandlung einfach zufriedener mit ihrem „Los". Unter den Umständen werden sich auch rascher Fortschritte einstellen.

- **Je tiefer die Ursache einer Störung, desto länger dauert die Behandlung.**

Wer seit 40 Jahren einen tiefen Kummer mit sich herumträgt, wird sicher nicht so schnell geheilt werden können wie jemand, der erst seit einem Jahr trauert. Diese Richtlinie lässt sich aber nicht bei allen Patienten so einfach anlegen. Wenn sie die Anamnese erheben, sollten Therapeuten darauf achten, wie tief und seit wann die Psyche des Patienten schon in Mitleidenschaft gezogen wurde.

- **Ungesunde Lebensgewohnheiten.**

Auch bei Patienten mit ungesunden Lebensgewohnheiten wird es länger bis zur Genesung dauern. Schlechte Ernährung, Schlafmangel, Überarbeitung, zu viel/zu wenig Sport bzw. Bewegungsmangel, Missbrauchserlebnisse, Drogenkonsum und viele andere Faktoren können die Behandlungswirkung abschwächen und die Gesundung hinauszögern.

Fazit

Oben sind einige der wichtigsten Umstände beschrieben, die sich negativ auf die Prognose auswirken können. Mit zunehmender Erfahrung werden Therapeuten besser verstehen, dass es unterschiedlich lange bis zur Genesung dauert, indem sie die allgemeinen Richtlinien auf konkrete Fälle übertragen. „Wie lange wird es dauern?", lässt sich nie einfach beantworten. Obwohl sie es im Prinzip besser einschätzen können, haben aber selbst erfahrene Therapeuten schon erlebt, dass es in scheinbar einfachen Fällen viel länger dauerte, während in scheinbar schwierigen Fällen schon nach zwei oder drei Behandlungen eine Zustandsbesserung eintrat.

Wenn sie sich Gedanken über die Prognose machen, wird Therapeuten auch klarer, wie rasch mit Fortschritten bei den ersten Behandlungen und später nach Bestätigung der Diagnose zu rechnen ist. Bei einigen Patienten sind schon kleine Fortschritte als großer Erfolg anzusehen, bei anderen dagegen raschere Veränderungen zu erwarten.

45.2.9 Feedback

Zwei Arten von Feedback

Sich ein Feedback von den Patienten geben zu lassen, ist für Therapeuten wichtig, um die nächste Behandlung zu planen. Auf diese Weise erfahren sie sehr detailliert, ob bzw. wie sich das Befinden der Patienten seit dem letzten Behandlungstermin gebessert hat. Dabei gibt es zwei wichtige Aspekte – was Patienten erzählen und was Therapeuten an ihnen beobachten können.

Es ist wichtig, dass Therapeuten eine klare und ausführliche Beschreibung der Symptome erhalten. Einige werden sich schon aus der Beantwortung der Frage nach den Kriterien („Woran merken Sie, dass es Ihnen besser geht?") erschließen. Andere treten zutage, wenn bei der Anamnese nach (patho)physiologischen Mustern wie Schlafverhalten, Appetit, Verdauung usw. gefragt bzw. wenn sie im weiteren Verlauf überprüft wird. Doch es bleiben Bereiche, über die Patienten nicht sprechen und auf denen Therapeuten ihre eigenen Beobachtungen machen (z. B. Atemprobleme oder sehr trockene Haut, über die Patienten nie geklagt haben). Durch regelmäßige Kontrolle dieser Veränderungen können sich zusätzliche Hinweise auf die Behandlungsfortschritte ergeben.

Nichtverbale Zeichen sind z. B.:

- Pulse
- Aussehen/allgemeine Erscheinung
- Farbe
- Klang
- Emotion
- Geruch
- Haltung
- Gestik und Motorik (Bewegungen)
- Mimik (Gesichtsausdruck)
- Leuchten der Augen
- andere auffällige Befunde.

Auf den ersten Blick verschaffen sich Therapeuten meist einen allgemeinen Eindruck von der Erscheinung eines Patienten und konzentrieren sich danach stärker auf Einzelheiten. Ein aussagekräftiges Zeichen sind die Pulse, und Therapeuten werden sich fragen, ob die Besserung der Pulsqualität nach einer Behandlung bis zur nächsten Sitzung anhält oder ob sie sich wieder verschlechtert hat (zurück zum Ausgangsbefund).

Um ein genaues und objektives Feedback zu erhalten, ist es wichtig, sich zu überzeugen, ob der Therapieplan noch erfüllt wird.

Veränderungen registrieren

Weil sich Therapeuten in der Fünf-Elemente-Konstitutionsakupunktur sehr stark auf ihre Sinneseindrücke verlassen, müssen sie unbedingt darauf achten, wie sich die nonverbalen Zeichen im Laufe der Behandlung verändern. Das könnte z. B. bedeuten, dass der grüne Farbton neben den Augen schwächer oder die Pulse harmonischer geworden sind. Diese Beurteilung setzt jedoch voraus, dass sich Therapeuten noch erinnern können, was sie gesehen haben, wenn sie es mit dem aktuellen Erscheinungsbild des Patienten vergleichen wollen. Ein erkennbarer Unterschied im Blick oder im Strahlen der Augen kann einen wichtigen Hinweis auf den Therapieerfolg geben.

Da Patienten nicht unbedingt gleich bewusst wird, wie sie sich durch die Behandlung verändern, können sich Therapeuten nicht immer auf ihre mündlichen Äußerungen verlassen. Manchmal merken Patienten erst, wenn ein spezifisches Symptom abklingt, dass sich ihr Allgemeinbefinden oder ihre Vitalität längst gebessert hat. Dass sich Patienten auf dem Weg der Besserung befinden, können Therapeuten dagegen bereits am besseren Aussehen und an der veränderten Gesichtsfarbe oder Pulsqualität erkannt haben.

Nicht alle Therapeuten verfügen über eine gute Beobachtungsgabe oder die Fähigkeit, Veränderungen zu registrieren. Manchen fällt es schwerer und anderen leichter. Diese Fähigkeit wird weder gefördert noch gelehrt. Es kann helfen, seine Sinneseindrücke aufzuschreiben, und Übung ist natürlich wichtig.

ZUSAMMENFASSUNG

- Drei wichtige Stufen in der Behandlungsplanung sind:
  - Formulierung der Diagnose
  - Entwerfen einer Behandlungsstrategie
  - Durchführung der einzelnen Behandlungen.
- Bei der Entscheidung für eine bestimmte Form der Behandlung ist wichtig, dass:
  - Therapieblockaden zuerst beseitigt („geklärt") werden müssen;
  - die KF-Behandlung oberste Priorität hat.
- Die KF-Diagnose wird bestätigt durch:
  - Veränderung der psychischen Verfassung, d. h., wenn sich Patienten selbst „besser fühlen";
  - harmonischere Pulse und allgemein stärkere Pulsqualität an allen Positionen;
  - sichtbare Veränderung der diagnostischen Zeichen oder des Selbstvertrauens;
  - Besserung der Symptome.
- Die Nadeltechnik richtet sich nach der Pulsdiagnose.
- Die Behandlungshäufigkeit spielt eine wichtige Rolle.
- Pulsveränderungen sind aussagekräftige Befunde für die Bewertung des Therapieerfolgs.
- Wenn die Behandlung nicht wie erwartet „klappt", sollte systematisch nach den Ursachen gesucht werden.

KAPITEL

46 Behandlung – Gesamtbild

Diagnoseziel ist die Art der körperlichen und geistig-seelischen Störungen eines Patienten möglichst eingehend zu verstehen. Die Untersuchung sollte auf folgende Fragen Antwort geben:

- Welcher KF liegt vor?
- Welche anderen Elemente/Organe sind belastet oder aus dem Gleichgewicht geraten?
- Bestehen Therapieblockaden?
- Welches ist die primäre Behandlungsebene?

Im vorhergehenden Kapitel wurden die Methoden beschrieben, die Therapeuten zur Verfügung stehen, um die vier Fragen zu beantworten und eine Diagnose formulieren zu können. In einer ersten Behandlungsphase wird die Diagnose dann auf ihre Richtigkeit überprüft („getestet"). Sobald sich Therapeuten sicher über den KF und die Beseitigung aller Therapieblockaden sind, müssen sie die für den individuellen Fall am besten geeignete Behandlungsmethode herausfinden. Sie sollten sich fragen:

- Ist in erster Linie eine Behandlung über Kommandopunkte nötig?
- Sind Punkte mit psychischer Wirkung indiziert?
- Müssen außer dem KF noch weitere Elemente behandelt werden?
- Hätte eine kleine Anzahl von Punkten eine günstigere Wirkung als eine Vielzahl?
- Könnte Moxibustion von Vorteil sein?

In diesem Kapitel werden zwei ausführliche und sechs kürzere Fallbeispiele vorgestellt, die verdeutlichen, welche unterschiedlichen Diagnosen und Behandlungsformen möglich sind. Aus Gründen des Persönlichkeitsschutzes wurden die Namen der Patienten und einige Aspekte des Falls verändert.

46.1 Fallbeispiel Andrew

Andrew war 45 und „Single". Bei der ersten Begegnung wirkte er freundlich, aber ziemlich distanziert auf seine Therapeutin. Er arbeitete als Computerprogrammierer und hatte seit vier Jahren diese Stelle.

46.1.1 Anamnese und Untersuchung

Hauptbeschwerden

Andrew litt seit drei Jahren unter Schlaflosigkeit. „Ich wälze mich ständig hin und her, bin zapplig und nervös, friere und kann manchmal erst zwei Stunden später einschlafen. Wenn ich mich hinlege und richtig müde bin, ist es noch schlimmer." Er wisse nicht, woher es komme („einfach so"), aber es sei in rund 80% der Fälle so schlimm. *(An der Stelle bekundete die Therapeutin ihr Mitgefühl, um „Erde" zu testen, das er gut annehmen konnte.)* Wenn er erst einmal schlief, konnte er gewöhnlich durchschlafen; nur gelegentlich wachte er gegen 3 Uhr morgens auf. Seine Insomnie verstärkte sich, wenn er Stress hatte oder sich gekränkt fühlte.

Nebenbefund

Andrew litt außerdem an Asthma, seitdem er 10 Jahre alt war. Es hatte sich schleichend entwickelt und war im Jugendlichenalter am schlimmsten gewesen, doch derzeit bereitete es ihm keine größeren Probleme, solange er sich nicht anstrengte und regelmäßig (täglich) sein Asthmaspray nahm.

Aktuelle Lebenssituation

Andrew war als Programmierer sehr beschäftigt und meinte, dass ihm der berufliche Status und das hohe Einkommen gefielen. Im derzeitigen Job laufe es fast „zu glatt". Es sei vielleicht an der Zeit, wieder einmal die Stelle zu wechseln, wie er es früher öfter machte. Manchmal habe er Schwierigkeiten mit dem Chef: „Er ist maßlos und fordernd, obwohl er nicht so viel davon versteht wie ich. Wie gestern, als er mich drängte, endlich mit einer Arbeit fertig zu werden, ohne überhaupt zu wissen, was ich alles tun musste." *(Um „Holz" zu testen, signalisiert die Therapeutin hier, dass es doch frustrierend sein muss. Andrew stimmt ihr zu und zeigt sich leicht ärgerlich – was die Therapeutin für angemessen hält.)*

Bis auf eine sporadische sexuelle Beziehung zu einer Kollegin unterhielt Andrew kaum private Kontakte. Alle früheren Beziehungen waren nur von kurzer Dauer. Seine wichtigste Beziehung hatte er mit dreißig; sie ging über zwei Jahre, dann verließ ihn seine Freundin wegen eines anderen. Das habe eine große Leere in seinem Leben hinterlassen. *(Als er darüber spricht, zeigt sein leicht erstickter Tonfall, dass er den Verlust wohl noch immer spürt.)*

Systematische Untersuchung

Andrews Appetit ist gut. Er isst und kocht gern und hat auch begeistert an Kochkursen teilgenommen. *(Auf die Therapeutin wirkt seine Freude natürlich und fließend, aber trotzdem noch immer leicht verhalten.)* Etwa zweimal die Woche bekomme er eine Magenverstimmung, die nach üppigen Mahlzeiten recht schmerzhaft sein könne, doch Antazida würden helfen. Andrew erwähnte auch, dass sich seine Energiereserven in den letzten drei Jahren (infolge der Schlafstörungen) stark erschöpft hätten. Seine Verdauung sei normal (zweimal täglich Stuhlgang von etwas weicher Konsistenz). Von einer Blinddarmreizung vor einigen Jahren habe er seither nichts mehr gespürt. Als die Therapeutin fragte, ob es nicht wieder passieren könne, entgegnete Andrew, er halte es für unwahrscheinlich. *(Die Antwort war angemessen und zeigte, dass er sich selbst beruhigen konnte.)* Er sei eher für Kälte als für Hitze anfällig. Miktion, Atmung und andere Körperfunktionen waren normal.

Pulsbefunde:

Links		Rechts	
Dü −1	He −1	Lu −2	Di −2
Gb −½	Le −½	Mi −1	Ma −1
Bl −2	Ni −2	Pe −2	3E −2

Alle Pulse waren schwach, nur die Leber- und Gallenblasen-Pulse waren etwas stärker als die anderen.

Familienanamnese

Andrew hatte fast keine Beziehung zu seinem Vater, der sich als erfolgreicher Unternehmer nie Zeit für seinen Sohn genommen und ihm ausschließlich für schulische und sportliche Leistungen Anerkennung gezollt hatte. Die Beziehung zur Mutter war enger gewesen. Dass sie vor wenigen Jahren gestorben war, erzählte er relativ unbewegt; es bereite ihm auch keine Schwierigkeiten, damit klarzukommen. Seinen Vater sehe er noch „sporadisch".

46.1.2 Diagnose

Bei Andrew schien ein Metall-KF vorzuliegen. Die Therapeutin meinte eine weiße Farbe, ein Weinen in der Stimme und einen verrottenden Geruch bei ihm wahrzunehmen. Seinen Kummer schien er in besonders unangemessener Weise zu zeigen: Wo es jeder erwarten würde, wirkte er fast reglos, als empfände er kaum Verlustgefühle, während sein starker Kummer ihn bei anderer Gelegenheit beinahe zu ersticken schien. Als die Therapeutin Respekt und Wertschätzung für seine Leistungen bekundete, konnte er es nicht annehmen.

Gestützt wurde die Diagnose sowohl durch die Beziehung zu seinem Vater als auch durch die rastlose Art, in der Andrew versuchte, sich besser zu fühlen, indem er sich über sein Einkommen definierte und seine Karriere vorantrieb. Auffällig war, dass seine Schlaflosigkeit mit dem Tod der Mutter begann, obwohl er sich von dem Tod der Mutter unberührt zeigte. Nachts wachte er manchmal um 3 Uhr, der Organzeit der Lunge, auf.

Andrew war gelegentlich etwas reizbar und hatte einen leicht grünlichen Farbton um die Augen. Beides deutete auf ein gestörtes Gleichgewicht im Holz-Element hin. Die Therapeutin zog auch eine Ein-/Ausgangsblockade zwischen Leber- und Lungen-Meridian in Betracht, da die Leber-Pulse deutlich voller als die Lungen-Pulse waren.

Da Andrew auch freudlos wirkte, wollte sich die Therapeutin um eine Normalisierung des Feuer-Elements bemühen. Ihr Diagnosebogen sah folgendermaßen aus:

Diagnosebogen

Name: Andrew, 45 Jahre
Hauptbeschwerden: Insomnie – dreht und wälzt sich herum, kann aber nicht einschlafen.
Nebenbefund: Asthma
KF: Metall. Andrew sieht weiß aus, hat einen weinenden Tonfall und einen verrotteten (verwesenden) Geruch; bringt Trauer/Kummer am wenigsten angemessen zum Ausdruck, schwankt zwischen Kummer und fehlender Trauer.
Alternativer KF: Feuer; scheint sich kaum richtig freuen zu können.
Andere Elemente: Holz – wirkt reizbar und grün um die Augen. Erde – kann Mitgefühl ohne zu zögern annehmen; weder singender Beiklang in der Stimme noch gelbe Gesichtsfarbe. Wasser – scheint sich selbst beruhigen zu können; zeigt normale Zukunftsängste; keine blaue Farbe.
Therapieblockaden
- M/F: wahrscheinlich nicht
- AE: möglicherweise, testen!
- Besessenheit: unwahrscheinlich
- E/A-Blockade: Pulse, Farbe und Emotion lassen eine Blockade zwischen Holz und Metall vermuten.

Behandlungsebene
- Körper: kein Grund zur Annahme
- Geist: Andrew scheint sehr klar denken zu können.
- Seele: Psychische Ebene dürfte die wichtigste sein, da er unbewegt wirkt und nicht angemessen reagieren kann.

Körperliche Untersuchung: Oberer Brenner ist kühl.
Akabane-Test: Mi 5/16

46.1.3 Behandlung

Geplant wurde folgende Behandlungsstrategie:

Behandlungsstrategie

Behandlungsprinzipien (nach Priorität):
- auf aggressive Energie testen
- Metall-KF auf psychischer Ebene stärken und wärmen
- bei Bedarf: Feuer-Element behandeln
- Leber-/Lungen-Meridian-Blockade beseitigen (klären)

Geeignete Punkte:
- Ausleiten von aggressiver Energie: Bl 13, Bl 14, Bl 18, Bl 20 und Bl 23
- Ausgleich im Akabane-Test: Mi 4
- Metall-KF-Behandlung: z.B. Lu 9, Di 4, Lu 8, Di 1, Di 11, Bl 13, Bl 25
- Feuer-KF-Behandlung: z.B. 3E 4, Pe 7, Dü 4, He 7 (und andere)

Geeignete Anzahl: Kleine Anzahl von Punkten reicht vermutlich, da psychische Ebene behandelt wird.
Moxibustion: erscheint angebracht, da Andrew leicht kalt wird und sich der Obere Brenner kühl anfühlt.
Änderung bestimmter Lebensweisen: Vor dem Zubettgehen eine Zeit lang entspannen, da Andrew oft noch lange am Computer sitzt. Möglichst früher zu Abend essen, da es häufiger spät wird.
Anzeichen von Besserung: sollte weniger unberührt wirken und seine Gefühle ausdrücken können; vielleicht mehr Austausch mit Kollegen und Aufbau eines Privatlebens mit sozialen Kontakten. Schlafverhalten, Asthma und Magenbeschwerden sollten besser werden. Stärkere und harmonischere Pulse.

Erste Behandlung

In der ersten Behandlungssitzung führte die Therapeutin mit Bl 13, Bl 14, Bl 18, Bl 20 und Bl 23 einen Test auf aggressive Energie durch. Er fiel negativ aus, da sich keine Rötung an den Punktionsstellen zeigte und die Pulsbefunde unverändert blieben.

Als Nächstes beschloss sie, durch Behandlung von Mi 4 (Durchgangs-*Luo*-Punkt) auf der rechten Seite die Dysbalance im Akabane-Test auszugleichen. Das bewirkte eine Besserung der Milz-, nicht aber der anderen Pulse.

Zum Testen des KF behandelte sie Lu 9 und Di 4, die Ursprungs-*Yuan-Qi*-Punkte des Metall-Elements, in tonisierender Technik (sofortiges Herausziehen der Nadeln). Daraufhin kam es zu einer deutlichen Besserung der Pulse. Die Lungen- und Dickdarm-Pulse blieben zwar nahezu unverändert, doch die anderen Pulse wurden harmonischer und erreichten eine annähernd ähnliche Stärke wie sie. Nur die hinteren Positionen blieben schwächer. An denselben Punkten wurde anschließend eine Moxibustion durchgeführt, die eine leichte Stärkung sämtlicher Pulse bewirkte. Normalerweise werden Moxakegel vor den Nadeln appliziert, doch in diesem Fall sollten sie die Wirkung der Akupunktur verstärken und wurden deshalb hinterher angewandt.

Zweite Behandlung

Andrew berichtete, er habe ein paar Tage lang einen Energieschub erlebt, sich danach aber wieder genauso „schlapp" wie vorher gefühlt. Die Pulsdiagnose ergab dasselbe Bild wie zu Beginn. Daher vermutete die Therapeutin eine Ein-/Ausgangsblockade zwischen Leber- und Lungen-Meridian. Ihre Vermutung stützte sich auf die Pulsdifferenz der beiden Organe, den grünen Farbton, Andrews Reizbarkeit und sein Asthma – ein Symptom, das zwischen dem Ende des Leber- und dem Anfang des Lungen-Meridians angesiedelt sein kann.

Da beide Organe geschwächt waren, wurden Le 14 und Lu 1 tonisiert. Die Änderung des Pulsbefunds war frappant:

Links		Rechts	
Dü −1	He −1	Lu −1	Di −1
Gb −1	Le −1	Mi −1	Ma −1
Bl −1	Ni −1	Pe −1	3E −1

Alle Pulse hatten sich in Bezug auf ihre Stärke und Qualität harmonisch angeglichen. Trotz der Tonisierung waren die Holz-Pulse schwächer geworden, so dass sie jetzt besser mit den anderen Pulsen übereinstimmten und ein harmonisches Bild ergaben.

Eine nochmalige Tonisierung der Ursprungs-*Yuan-Qi*-Punkte von Metall bewirkte eine leichte Stärkung sämtlicher Pulse.

Dritte Behandlung

Andrew wusste von einer substanziellen Besserung seines Schlafverhaltens zu berichten. Abends könne er jetzt meist gut einschlafen. Er habe sich die ganze Woche „gut in Form, fröhlich und voller Energie" gefühlt, auch sein Asthma und die Magenbeschwerden seien besser geworden. Der grüne Farbton war aus seinem Gesicht verschwunden. Obwohl die Pulse wieder etwas schwächer als am Ende der letzten Behandlungssitzung waren, bestand ihre Ausgeglichenheit weiterhin.

Nach Moxibustion und Tonisierung von Lu 9 und Di 11 (Metall-Tonisierungspunkte) waren alle Pulse am Ende der Sitzung wieder stärker zu tasten.

Vierte Behandlung

Andrew erzählte, dass seine Zustandsbesserung andauerte. Er schlief besser und stellte erstaunt fest, dass er sein Asthmaspray seltener benötigte (Dosisreduktion von zwei- auf einmal täglich). Auch sein Antazida-Bedarf war zurückgegangen. Er fühle sich „wirklich wohl". In dieser Woche sah die Therapeutin von seiner Behandlung ab.

Fünfte Behandlung

Andrew hatte in der Arbeit eine starke Kränkung erlitten, weil sein Vorgesetzter offensichtlich doch nicht so große Stücke auf ihn hielt, wie er gedacht bzw. seiner Meinung nach verdient hätte. Daraufhin verschlechterten sich seine Schlafstörungen und Asthmasymptome wie auch seine Laune. Auf den Magen war es ihm nicht geschlagen. Die Pulsdiagnose ergab folgende Befunde:

Links		Rechts	
Dü −1	He −1	Lu −2	Di −2
Gb −1	Le −1	Mi −1	Ma −1
Bl −1	Ni −1	Pe −1	3E −1

Die Therapeutin fand, dass eine Stärkung der Pulse nötig wäre, und behandelte daher die Rücken-*Shu*-Punkte von Lunge und Dickdarm (Bl 13 und Bl 25) mit tonisierender Nadeltechnik und Moxibustion. Nach dieser Behandlung waren die Pulse deutlich kräftiger. Wäre die Veränderung schwächer ausgefallen, hätte sie zudem noch die Ursprungs-*Yuan-Qi*-Punkte behandelt; doch in diesem Fall erwies sich die ergänzende Maßnahme als unnötig.

Sechste Behandlung

Zwei Wochen waren vergangen, weil die Therapeutin Urlaub machte. Andrew hatte sich nach der letzten Behandlung viel besser gefühlt, nachdem er in den ersten 24 Stunden zunächst ziemlich „fertig“ war (➤ Anhang E zu Reaktionen auf die Behandlung). Er konnte wieder besser schlafen und hatte allgemein mehr Energie, seitdem er die Empfehlung zu einem früheren Abendessen befolgte.

Nach der Tonisierung und Moxibustion von Lu 7 und Di 6 (Durchgangs-*Luo*-Punkte) waren alle Pulse besser tastbar.

Weitere Behandlungen

Andrew wollte die Behandlung fortsetzen und weitere Fortschritte machen. Im Mittelpunkt stand sein Metall-Element. Als neue Kombinationen wurden die Himmelsfenster-Punkte (Lu 3 und Di 18), Bl 42 mit den Tonisierungspunkten sowie Du 12 mit den Ursprungs-*Yuan-Qi*-Punkten behandelt.

Nach der sechsten Sitzung konnten die Behandlungsintervalle auf zwei Wochen verlängert werden, und schon bald reichte eine monatliche Behandlung aus. Selbst als sich seine somatischen Symptome gebessert hatten, kam Andrew weiter zur Behandlung, weil sie sich so positiv auf sein Befinden auswirkte. Er fühlte sich jetzt auch zu einer engeren Bindung bereit und sprach davon, mit seiner Arbeitskollegin zusammenzuziehen. Bei einer Sitzung musste sein Holz-Element sediert werden, weil er wütend auf seine Freundin war und sehr volle Pulse hatte. Seit Auflösung der Ein-/Ausgangsblockade befand sich sein Holz-Element jedoch allgemein in einem stabileren Zustand. Andrews Magenbeschwerden traten nie wieder auf. Er war seltener gereizt und hatte auch weniger Probleme mit seinem Asthma; das Spray musste er nur noch gelegentlich benutzen. Obwohl er hin und wieder noch an Insomnie leidet, dauern die Phasen nicht mehr so lange wie früher. Innerlich fühlte er sich wärmer.

Die Therapeutin führte sporadisch eine Tonisierung von Perikard und Dreifachem Erwärmer durch. Da seine Pulse weiterhin zu Schwäche/Leere neigten, obwohl er insgesamt fröhlicher wirkte, glaubte sie, dass auf dem Gebiet noch weitere Behandlungsfortschritte möglich wären. Doch die Behandlung erbrachte nur so geringe Pulsänderungen, dass die Therapeutin davon absah.

46.2 Fallbeispiel Bernice

Bernice war 56 Jahre alt, verheiratet und hatte ein erwachsenes Kind (28 Jahre) aus einer früheren Ehe. Sie sah jünger aus und war gut gekleidet, wirkte aber blass und unentschieden.

46.2.1 Anamnese und Untersuchung

Hauptbeschwerden

Bernice erzählte, sie sei ängstlich und deprimiert, seitdem ihr Mann sie vor neun Monaten verlassen habe. „Wir sehen uns noch und versuchen eine Lösung zu finden, doch es war ein totaler Schock für mich, als er Schluss machen wollte.“ Obwohl sie schon immer ängstlich war, hatte sie seit der Trennung völlig ihre emotionale Stabilität verloren. Sie litt unter Stimmungsschwankungen und fühlte sich nicht mehr wie sie selbst. Er sei schon immer „eheuntauglich“ gewesen, doch sie liebe ihn und könne nur noch an ihn denken. Vom Arzt hatte sie Antidepressiva verschrieben bekommen, wollte sie aber nicht einnehmen. *(Bernice sprach mit flacher, freudloser Stimme und weinte auch. Das Mitgefühl der Therapeutin konnte sie annehmen und schien es auch zu genießen. Der Therapeutin fiel ihr stumpfer und lebloser Blick auf.)*

Nebenbefund

Seitdem ihr Mann sie verlassen hatte, fühlte sich Bernice matt und leblos. Nachts konnte sie schlecht schlafen, und immer wenn sie aufwachte, kreisten ihre Gedanken wieder um ihren Mann und ihre Situation, so dass es ihr schwer fiel, wieder einzuschlafen. Sie klagte auch über Schmerzen in der linken Schulter, die seit sechs Monaten bestanden und sich bei Müdigkeit verschlimmerten. Die Gelenkbeweglichkeit war nicht eingeschränkt.

Aktuelle Lebenssituation

Bernice arbeitete in leitender Position in der Verwaltung einer großen Firma in ihrer Heimatstadt. Die

Arbeit gefiel ihr, weil sie gern organisierte und ihr sechsköpfiges Team beaufsichtigte. Wenn sie darüber sprach, blühte sie auf und wirkte viel lebhafter. Seit der Trennung hatte sie jedoch häufig gefehlt und geriet nun trotz allen Wohlwollens seitens der Firma zusehends unter Druck, wieder regelmäßig zu erscheinen. Sie war frustriert, fand es aber auch verständlich, dass die Firma darauf drängte. *(Der Therapeutin erschien diese Antwort angemessen.)* Auf die Frage, ob sie möglicherweise ihre Stelle verlieren könne, meinte sie nach kurzem Zögern, das Problem bestehe wohl nicht. *(Das sah die Therapeutin nicht als ausreichende Begründung an und beschloss, Bernice später noch einmal auf ihre Ängste hin zu testen.)*

Bernice lebte allein, doch an den Wochenenden kam ihr Mann gelegentlich zu Besuch. Das Haus stand zum Verkauf, weil sie die Hypothek allein nicht abzahlen konnte.

Familien- und eigene Anamnese

Bernice war ein Kriegskind. Ihre Mutter war psychisch krank und ihr Vater bei der US-Armee. Er verließ die Familie, als Bernice gerade ein paar Monate alt war. Mit sieben Jahren wurde sie der Mutter weggenommen und in ein Internat gesteckt. „Ich ging gern zur Schule, weil ich dort Stabilität und meine beste Freundin fand." Zur Mutter hatte sie noch immer Kontakt. Bernice beschrieb sich als „introvertiertes Kind", sie sei bis ins Teenageralter nie richtig aus sich herausgekommen. „Jetzt habe ich eher Probleme mit dem Verlassenwerden." *(Sie versuchte es manchmal lachend zu relativieren, bei anderer Gelegenheit klang sie wieder kläglich, fast tonlos. Als die Therapeutin ihr Respekt zollte, wie sie unter den schwierigen Umständen überleben konnte, stimmte sie zu und meinte, sie habe es wohl ganz gut geschafft. Das Kompliment, wie jung sie doch aussehe, brachte ihr ganzes Gesicht zum Strahlen.)*

Systematische Untersuchung

Seit der Trennung hatte sie kaum noch Appetit, obwohl er früher ganz gut war. Sie musste sich zum Essen zwingen und hatte massiv an Gewicht verloren. Stuhlgang und Miktion waren normal. Mit Ende vierzig war eine Hysterektomie durchgeführt worden. Davor hatte sie starke (Menstruations-)Blutungen mit Gerinnselbildung. Bernice fröstelte oft, liebte den Sommer und hasste den Winter sowie trübes Regenwetter. Nachts wachte sie manchmal schweißgebadet und mit Hitzewallungen auf.

Pulsbefunde:

Links		Rechts	
Dü −2	He −2	Lu −½	Di −½
Gb −1	Le −1	Mi −½	Ma −½
Bl −2	Ni −2	Pe −1	3E −1

46.2.2 Diagnose

Die Therapeutin vermutete aufgrund der „fehlenden Röte" und des Stimmklangs (fehlendes, zum Teil auch unangemessenes Lachen) einen Feuer-KF bei Bernice. Emotional schien sie zwischen Freude und Freudlosigkeit zu schwanken, genauso wie sich ihre düstere Stimmung plötzlich aufhellen und ihre Lebendigkeit zum Vorschein kommen konnte. Über den Geruch war sich die Therapeutin unsicher (möglicherweise ein verbrannter Geruch). Bernice schien sich zu freuen, wenn ihr Mitgefühl oder Sympathie bekundet wurde. Dass sich zwischen Therapeutin und Patientin eine tragfähige Beziehung entwickelt hatte, war wichtig, damit sich Bernice öffnen und über ihre Gefühle sprechen konnte.

Auch sekundäre diagnostische Zeichen sprachen für einen Feuer-KF. Ihre Verletzlichkeit und ihr schutzloses Herz (Perikard-Dysfunktion) waren sehr auffällige Persönlichkeitsmerkmale. Für sie waren Beziehungen wichtiger als alles andere und gleichzeitig hatte sie – aufgrund ihrer Kindheitserlebnisse – schreckliche Angst, verlassen zu werden. Auch Symptome wie Schlafstörungen und ihre Ängstlichkeit deuteten auf einen Feuer-KF. Die Therapeutin fragte sich, ob nicht die Schulterschmerzen (links!) ebenfalls auf einer Herz-/Perikard-Schwäche beruhten.

Andere Symptome lassen einen Erd-KF möglich erscheinen, z. B. Appetitmangel, die extreme Druckempfindlichkeit des Alarm-*Mu*-Punkts der Milz und der kühle Mittlere Brenner. Es könnte auch eine Mann-Frau-Dysbalance vorliegen – wofür die Pulsdifferenz zwischen linkem und rechtem Handgelenk, ihre Verwirrtheit, die obsessiven Gedanken und das Gefühl, nicht mehr „sie selbst" zu sein, seitdem ihr Mann sie verlassen hatte, sprechen würden. Die Therapeutin ist sich nicht sicher über die Diagnose.

Diagnosebogen

Name: Bernice, 56 Jahre
Hauptbeschwerden: Ängste und Depression seit der Trennung vor neun Monaten
Nebenbefund: Schlafstörungen, Schmerzen in der linken Schulter
KF: Feuer. Bernice sieht nach fehlender Röte aus, ihr Stimmklang schwankt zwischen „flach"/tonlos und übertriebener Fröhlichkeit. Ich meine einen verbrannten Geruch wahrgenommen zu haben. Freude scheint die Emotion zu sein, die sie am wenigsten angemessen zum Ausdruck bringt.
Alternativer KF: Erde; Bernice freut sich über Mitgefühl/Sympathie und ihre Gedanken kreisen nur um ihren Exmann. Sie hat kaum Appetit und einen kühlen Mittleren Brenner.
Andere Elemente: Holz – ihre Stimmungsschwankungen könnten durch unterdrückten Ärger erklärbar sein; ich glaube aber eher, dass es etwas mit Freude und Traurigkeit zu tun hat. Wasser – sie hat Ängste, vor allem davor, verlassen zu werden; ich glaube, auch das hängt eher mit dem Feuer-Element zusammen (muss ich noch einmal testen). Metall – es gibt eine Menge Probleme in ihrer Vergangenheit, über die sie trauern (bekümmert sein) könnte, doch sie scheint sie gut verarbeitet zu haben.
Therapieblockaden
- M/F: möglich, aber nicht sicher
- AE: ebenfalls möglich, testen!
- Besessenheit: möglich, ich glaube aber eher nicht
- E/A-Blockade: evtl. Blockade zwischen Milz- und Herz-Meridian.

Behandlungsebene
- Körper: nur wenig körperliche Symptome
- Geist: Zwangsgedanken (Obsession) dürften psychisch bedingt sein.
- Seele: Ihre Probleme haben vermutlich psychische Ursachen. Ihr Blick ist oft abgestumpft und leblos, ihre Haltung zusammengesunken. Es fehlt ihr die innere Kraft, wieder nach vorn zu schauen und sich emotional zu stabilisieren.

Körperliche Untersuchung: Mittlerer Brenner und linke Schulter sind kalt; tastempfindlicher Alarm-*Mu*-Punkt der Milz.

46.2.3 Behandlung

Für Bernice war folgende Behandlungsstrategie geplant:

Behandlungsstrategie für Bernice

Behandlungsprinzipien (nach Priorität):
- auf aggressive Energie testen
- Feuer-KF auf psychischer Ebene stärken und wärmen
- bei Bedarf Mann-Frau-Dysbalance ausgleichen
- bei Bedarf: Erd-Element behandeln

Geeignete Punkte:
- Ausleiten von aggressiver Energie: Bl 13, Bl 14, Bl 18, Bl 20 und Bl 23
- Feuer-KF-Behandlung: z.B. 3E 4, Pe 7, 3E 3, Pe 9, 3E 5, Pe 6, Bl 14, Bl 43, Ren 15, 3E 16, Pe 2 oder Dü 4, He 7, Dü 3, He 9, Bl 15, Bl 44, Bl 28, Ren 14 (usw.)

Geeignete Anzahl: kleine Anzahl von Punkten, da psychische Ebene behandelt wird. Zum Beseitigen der Mann-Frau-Dysbalance können mehr Punkte nötig sein.
Moxibustion: erscheint angebracht, denn Bernice fröstelt leicht und ihr Mittlerer Brenner fühlt sich kalt an. Allerdings mit Vorsicht, da sie manchmal nachts mit Hitzewallungen aufwacht.
Änderung bestimmter Lebensweisen: Trennung von ihrem Mann ist ihr Hauptproblem; ich hoffe, sie findet einen Weg, besser damit klarzukommen. Sie sollte mehr essen, um ausgeglichener zu werden.
Anzeichen von Besserung: Strahlen der Augen und aufrechtere Haltung. Sie sollte sich innerlich stärker fühlen, um ihr Leben wieder in den Griff zu bekommen und sich emotional zu stabilisieren. Schlafverhalten, Obsession und Ängste sollten sich bessern und sie sollte wieder regelmäßiger arbeiten können.

Erste Behandlung

Die erste Kontrolle auf aggressive Energie fiel negativ aus. Deshalb ging die Therapeutin dazu über, den Feuer-KF zu „testen". Durch die Tonisierung von 3E 4 und Pe 7 (Ursprungs-*Yuan-Qi*-Punkte des Feuer-Elements) kam es zu einer gewissen Veränderung der Pulse. Es waren zwar nur minimale Veränderungen, doch sie bestärkten die Therapeutin in ihrer Vermutung, dass es sich um einen Feuer-KF auf der Perikard-/Dreifachen-Erwärmer-Seite handeln könnte. Deshalb brach sie die Behandlung an der Stelle ab.

Pulsbefunde:

Vor der Behandlung

Links		Rechts	
Dü −2	He −2	Lu −½	Di −½
Gb −1	Le −1	Mi −½	Ma −½
Bl −2	Ni −2	Pe −1	3E −1

Nach der Behandlung

Links		Rechts	
Dü −1	He −1	Lu −½	Di −½
Gb −1	Le −1	Mi (√)	Ma (√)
Bl −1	Ni −1	Pe −1	3E −1

Zweite Behandlung

Bernice kam vier Tage nach der ersten Behandlung zum nächsten Termin. Sie sei völlig aufgewühlt gewesen und habe viel weinen müssen. „Es war schrecklich, weil ich mich noch viel verletzlicher als vorher gefühlt habe." Auch jetzt gehe es ihr noch nicht wieder gut. Die Therapeutin wunderte sich über die unerwartet heftige Reaktion, da sie eigentlich mit einer Symptombesserung rechnete.

Sie zog jetzt zwei Möglichkeiten in Betracht: die Dünndarm-/Herz-Seite des Feuer-Elements zu behandeln oder von einer Mann-Frau-Dysbalance auszugehen und diese auszugleichen. Bernices überraschend schlechtes Ansprechen auf die erste Behandlung ließ eher eine Mann-Frau-Dysbalance vermuten. Auch die Pulsbefunde zeigten, dass die Pulse auf der rechten (Ehefrau-)Seite noch immer deutlich kräftiger als auf der linken (Ehemann-)Seite waren. Daher entschied sie sich, durch einen Qi-Transfer von rechts nach links für eine größere Ausgewogenheit beider Seiten zu sorgen.

Zur Behandlung von Mann-Frau-Dysbalancen werden Bl 67, Ni 7, Ni 3 und Le 4 kombiniert und alle vier tonisiert (➤ Kapitel 32). Anschließend behandelte die Therapeutin die Ursprungs-*Yuan-Qi*-Punkte von Herz und Dünndarm, die üblicherweise indiziert sind, wenn das Herz Unterstützung braucht, um eine chaotische Situation unter Kontrolle zu bekommen. Doch in diesem Fall spielte auch noch die Vorstellung mit hinein, dass eine Behandlung über diese Seite des Feuer-Elements Bernice besser helfen könnte. Am Ende der Behandlung wiesen die Pulse auf beiden Seiten annähernd die gleiche Stärke auf.

Dritte Behandlung

Bernice wurde schon für drei Tage später einbestellt, weil sich die Therapeutin überzeugen wollte, dass sich nicht wieder eine Mann-Frau-Dysbalance durchgesetzt hatte. Bernice meinte, ihre Stimmung habe sich kurze Zeit aufgehellt und sie habe sich auch stabiler gefühlt, doch heute sei sie wieder ganz am Ausgangspunkt angelangt. Die Pulsdiagnose ergab eine ähnliche Situation wie zu Beginn der Behandlung.

Im Wissen, dass sich eine Mann-Frau-Dysbalance nur schwer beheben lässt, wiederholte die Therapeutin die Behandlung. Auch Bernice setzte inzwischen größeres Vertrauen in sie, seitdem es ihr eine Zeit lang besser gegangen war, und hoffte sehr, dass es diesmal „klappen" würde.

Am Ende der Sitzung wirkte Bernice verändert; ihre Augen strahlten mehr als sonst und sie wirkte insgesamt wohlgemuter. Auf beiden Seiten zeigte sich ein harmonisches Pulsbild:

Links		Rechts	
Dü −1½	He −1½	Lu −1	Di −1
Gb −1	Le −1	Mi −1	Ma −1
Bl −1	Ni −1	Pe −1	3E −1

Vierte Behandlung

Bernice erzählte, sie habe sich ganz anders gefühlt. Obwohl sie immer noch mitgenommen und ängstlich war, hatte sie kaum mehr an ihren Exmann gedacht. Wenn er ihr hin und wieder in den Sinn kam, löste es längst nicht mehr so starke körperliche oder emotionale Empfindungen aus wie früher. Ihre Obsession war verschwunden.

In dieser Sitzung wollte die Therapeutin den Feuer-KF-Test wiederholen, diesmal jedoch mit den Ursprungs-*Yuan-Qi*-Punkten He 7 und Dü 4. Das bewirkte eine sehr eindrucksvolle Harmonisierung der Pulse. Sie fühlten sich nicht mehr so dünn, sondern entspannt und geschmeidig an. Diese Veränderung schien endgültig zu bestätigen, dass bei Bernice ein Feuer-KF im Bereich von Herz und Dünndarm vorlag. Die Therapeutin war sich bewusst, dass sie weiterhin ein Auge auf die Pulse haben musste, um eine erneut aufgetretene Mann-Frau-Dysbalance rechtzeitig zu erkennen.

Fünfte Behandlung

Bernice fühlte sich inzwischen viel besser und stark genug, um ihre Situation wieder selbst kontrollieren zu können. Sie erfuhr, dass ihr Mann schon längst eine Neue gefunden hatte, sich aber jetzt erst traute, es ihr zu sagen. Obwohl es sie bis ins Mark traf, das zu hören, spürte sie trotzdem auch, dass ihr Leben weiterging und dass sie die Beziehung hinter sich lassen konnte. Sie wünschte sich, dass ihr Leben bessere Beziehungen für sie bereithielt, die sie stärker befriedigen würden als alle, die sie bisher erlebt hatte. „Ich weiß, dass noch ein langer Weg vor mir liegt."

Die Therapeutin beschloss, sich mehr auf den Geist-*Shen* zu konzentrieren und die „Geist-Punkte" von Herz und Dünndarm sowie rund um die Brust zu behandeln, um Bernice's Stimmung zu heben, sie emotional zu stabilisieren und ihre Angst zu besänftigen. In dieser Sitzung waren die Pulse nervös, dünn und gespannt. Da sie deutlich leerer als nach der letzten Behandlung waren, führte die Therapeutin eine Tonisierung von Ni 25 („Speicher des Geistes") und erneut von He 7 und Dü 4 durch. Das bewirkte eine deutliche Besserung und Beruhigung der Pulse.

Weitere Behandlungen

Bernice machte weiter Fortschritte, obwohl sie einen kleinen Rückfall erlebte, als sie ihren Mann noch einmal traf. Ihre Pulse hatten sich zu dem Zeitpunkt (achte Sitzung) jedoch nicht wieder verschlechtert, und die Therapeutin stellte erfreut fest, dass sich auch keine Mann-Frau-Dysbalance mehr entwickelte. Mit der Zeit fühlte sich Bernice so weit gestärkt, dass sie wieder regelmäßig arbeiten gehen konnte. Ihr Appetit hatte sich gebessert, und mit zunehmender Loslösung von ihrem Exmann und ihrem steigenden Selbstwertgefühl verschwanden nach und nach auch ihre anderen Symptome (Schulterschmerzen, nächtliche Schweißausbrüche und Schlafstörungen).

Die Therapeutin behandelte häufig Punkte mit psychischer Wirkung, z. B. He 1, Ren 14, Bl 44, Dü 11, Dü 16 und Dü 17 (➤ Kapitel 40) und kombinierte sie mit Kommando- und Rücken-*Shu*-Punkten wie Bl 15 und Bl 27. Nachdem die Hitzewallungen abgeklungen waren, konnte vorsichtig Moxa angewandt werden, was sich als sehr wohltuend erwies. Mit der Beruhigung der „nervösen" Pulse kam auch Bernice allmählich zur Ruhe und zu sich selbst.

Die Nieren-Brust-Punkte fanden ebenso häufig Anwendung wie Du 10, Du 11 und Du 12. Auch die Perikard- und Dreifachen-Erwärmer-Kommandopunkte zeigten eine gute Wirkung, die sich jedoch nie mit der herausragenden Wirksamkeit der Herz- und Dünndarm-Behandlung messen konnte.

Später zeigten Magen- und Milz-Kommandopunkte wie die Ursprungs-*Yuan-Qi*-, Element- und Tonisierungspunkte eine gute Wirkung und schienen Bernice zusätzlich zu stabilisieren.

Nach Beseitigung der Mann-Frau-Dysbalance fand ihr Qi wieder zu einem inneren Gleichgewicht zurück. Die Stärkung des Erd-Elements und besonders die Behandlung der psychischen Ebene taten Bernice gut. Unterstützt von der positiven Einstellung ihrer Therapeutin wuchs ihre innere Stärke, sie wurde umgänglicher und lebte innerhalb eines Jahres bereits wieder in einer neuen Beziehung.

46.3 Fallbeispiel Caroline

46.3.1 Anamnese und Diagnose

Caroline hatte sich nach zwei Monaten noch nicht wieder von einer schweren Atemwegsinfektion erholt, als sie zur Behandlung kam. Sie schilderte ihre Symptome und sämtliche Umstände ihrer persönlichen Geschichte genussvoll und in epischer Breite. Ihre diagnostischen Hauptkriterien waren Mitgefühl/Sympathie (als Emotion), blumiger Geruch und gelbe Gesichtsfarbe mit einigen grünen Nuancen. Über ihren Stimmklang war sich die Therapeutin im Unklaren.

Auch die Nebenkriterien sprachen weitgehend für einen Erd-KF. Sie bekam „Fressattacken", wenn sie Trost brauchte, und war todunglücklich, wenn sie einige Zeit von zu Hause wegmusste. Caroline wirkte unsicher, neigte zu sehr emotionalen Reaktionen und war leicht zu kränken.

Der grüne Farbton und einige andere Zeichen deuteten darauf hin, dass ihr Holz-Element „gestresst" war. Caroline hatte volle Pulse, sie musste alles im Leben genauestens planen und lag oft nachts von 1–3 Uhr, d. h. zur aktivsten (Organ-)Zeit der Leber, wach. „Ich liege im Bett und denke darüber nach, was ich alles erledigen muss." Sobald sie eine Liste erstellt habe, fühle sie sich beruhigt und könne wieder einschlafen. Das Ungleichgewicht ihres Holz-Elements wurde noch dadurch verstärkt, dass sie jeden Abend mindestens eine halbe Flasche Wein trank.

Pulsbefunde:

Links		Rechts	
Dü −½	He −½	Lu −2	Di −2
Gb +1	Le +1	Mi −2	Ma −2
Bl −1	Ni −1	Pe −1½	3E −1½

Sämtliche Pulse waren sehr dünn zu tasten und besonders die Metall-Pulse wirkten weich und leer. Bemerkenswert war die fehlende Harmonie der Pulse, da die Holz-Pulse sehr voll waren, aber auch die anderen Pulsstärken deutliche Unterschiede aufwiesen. Bei solchen Befunden werden häufiger Qi-Transfers durchgeführt, als wenn die Pulse an verschiedenen Positionen einigermaßen einheitlich wären.

46.3.2 Behandlung

Erste Behandlung

Der Test auf aggressive Energie fiel negativ aus. Nach der Tonisierung von Ma 42 und Mi 3 (Ursprungs-*Yuan-Qi*-Punkte von Erde) sah das Pulsbild folgendermaßen aus:

Links		Rechts	
Dü −½	He −½	Lu −2	Di −2
Gb +1	Le +1	Mi −1½	Ma −1½
Bl −1	Ni −1	Pe −1	3E −1

Dass sich mit der Behandlung des Erd-Elements nur ein paar der Pulse geändert hatten, war ein enttäuschendes Ergebnis. Die Therapeutin überkamen erste Zweifel über die Richtigkeit der KF-Diagnose.

Da die Leber-Pulse voll und die Lungen-Pulse schwach waren, vermutete die Therapeutin eine Ein-/Ausgangsblockade zwischen beiden Meridianen und versuchte sie über Le 14 und Lu 1 aufzulösen. Die Blockade hätte zwar die schwache Änderung der Pulse im ersten Versuch erklären können, doch auch diesmal zeigte sich keine weitere Verbesserung. An dem Punkt brach die Therapeutin die Behandlung ab, um die Anamnese noch einmal genauer durchzugehen und die KF-Diagnose zu revidieren.

Zweite Behandlung

Zur großen Überraschung der Therapeutin erzählte Caroline, sie habe sich die Woche hindurch besser gefühlt. Die geringfügige Veränderung der Pulse hatte weiterhin Bestand. Da es gerade 10 Uhr morgens war, wurden Ma 36 und Mi 3 als Organzeit-/Chronopunkte von Erde behandelt und eine Moxibustion ergänzt, weil es Caroline kalt war.

Dies bewirkte eine deutlichere Besserung der Pulse, und die Therapeutin beschloss, es dabei zu belassen und keine weitere Behandlungsmaßnahme zu ergreifen.

Dritte Behandlung

Die Patientin spürte, dass sie wieder mehr Energie entwickelte und auch weniger essen musste. Ihre Schlaflosigkeit bestand unverändert weiter.

Durch die sichtbaren Veränderungen der Pulse nach der vorhergehenden Behandlung und in Carolines Befinden fühlte sich die Therapeutin in ihrer KF-Diagnose bestärkt und behandelte folgende Punkte:

- Mi 1 tonisierend, um über den *Ke*-Zyklus einen Qi-Transfer von der Leber zur Milz zu induzieren.
- Ma 40 („Üppige Pracht") und Mi 4 („Enkel des Fürsten"), die Durchgangs-*Luo*-Punkte, zur Stärkung des Erd-Elements; Moxibustion.

Carolines Pulse wurden allmählich stärker und kraftvoller. Besonders auffällig war, wie sich durch die Behandlung von Erde das Metall-Element veränderte. Da Metall im *Sheng*-Zyklus auf Erde folgt, begann das Mutter-Element Erde offensichtlich sein „Kind" zu nähren. Etwas Sorgen bereitete noch die Fülle der Holz-Pulse, die weit von einer Harmonisierung mit den anderen Pulsen entfernt waren.

Vierte Behandlung

Caroline fühlte sich inzwischen noch besser und war selbst überrascht, dass sie sich nicht mehr so oft aufregte, wie sie eigentlich erwartet hätte. Doch ihre Reizbarkeit und Insomnie hatten sich bisher kaum verändert. Um Holz- und Erd-Element gemeinsam zu behandeln, entschied sich die Therapeutin dafür:

- Le 3 und Gb 40, die Ursprungs-*Yuan-Qi*-Punkte von Holz, zu sedieren und so für eine größere Harmonie zwischen den Pulsen zu sorgen. Sie sprach auch eindringlich mit Caroline über die Probleme, die durch das Holz-Element verursacht würden, und dass ihr Alkoholkonsum die Sache noch schlimmer machte. Nach 20 Minuten waren die Holz-Pulse nicht mehr so voll.
- Ma 41 und Mi 2, die Tonisierungspunkte, wurden tonisiert und auch mit Moxa behandelt.

Nach dieser Behandlung zeigte sich folgendes Bild:

Links		Rechts	
Dü −½	He −½	Lu −1	Di −1
Gb (√)	Le (√)	Mi −1½	Ma −1½
Bl −1	Ni −1	Pe −1	3E −1

Fünfte Behandlung

Caroline konnte über eine deutliche Besserung ihrer Gereiztheit und Insomnie berichten. Sie fühlte sich voller Tatendrang und es ging ihr gut. Sie sei in der Woche ein paar Mal aus der Fassung geraten und habe mit sich gekämpft, weniger zu trinken. Als die Therapeutin erfreut feststellte, dass sich die Pulse des Holz-Elements gebessert hatten, sah sie es an der Zeit, die Behandlung jetzt mehr auf psychische Indikationen zu richten. Es ging prinzipiell darum, das Holz-Element auch auf psychischer Ebene zu sedieren und Erde zu tonisieren. Dazu verwendete sie folgende Punkte:

- Le 2 und Gb 38, die als Sedierungspunkte eine beruhigende Wirkung auf das Holz-Element entfalten und über den *Sheng*-Zyklus einen sanften Qi-Transfer zum Feuer-Element bewirken können.
- Ma 25 und Mi 15, die als „Himmlischer Angelpunkt" und „Große Horizontale" die Stabilität des Erd-Elements auf psychischer Ebene stärken können.
- Ma 42 und Mi 3, die sich als Ursprungs-*Yuan-Qi*-Punkte zur Tonisierung eignen, um die Wirkung von Ma 25 und Mi 15 zu verstärken.

Weitere Behandlungen

Nach zwei weiteren wöchentlichen Terminen konnten die Intervalle auf 14 Tage verlängert werden. Es wurden weiterhin dieselben Behandlungsprinzipien befolgt: das Holz-Element zu sedieren und das Erd-Element zu tonisieren.

Die Sedierung von Holz erwies sich als sehr wirksam und wurde mit Punkten wie Ursprungs-*Yuan-Qi*-, Sedierungs-, Durchgangs-*Luo*-, Rücken-*Shu*- und anderen Punkten fortgesetzt, die entsprechend ihren alten Bezeichnungen angewandt wurden (z. B. Gb 9, Gb 16, Gb 24, Le 13 und Le 14).

Im Mittelpunkt von Carolines Behandlung stand jedoch die Tonisierung des Erd-Elements. Nach der fünften Behandlungssitzung fühlte sie sich selbstsicherer und konnte ihren Alkoholkonsum schrittweise reduzieren. Obwohl gelegentlich auch Körperpunkte zur Anwendung kamen, erfolgte die Behandlung der psychischen Ebene doch vor allem mit Kommando- oder Rücken-*Shu*-Punkten.

Caroline ist ein gutes Beispiel dafür, dass Patienten oft viel stärker von der Behandlung profitieren können als ursprünglich gedacht.

46.4 Fallbeispiel David

David war besessen. Er nahm fast nie Blickkontakt auf und gab wirre, negative Ansichten über alle möglichen Menschen von sich – z. B. über seine Eltern, Frauen, Schwarze und Arbeitskollegen. Dessen war sich die Therapeutin vollkommen sicher, nur die KF-Diagnose schien äußerst fraglich zu sein. Andere diagnostische Kriterien (z. B. Emotion) ließen sich schwer entschlüsseln, da sie keinen Zugang zu seinem Innenleben fand und sich außerstande sah, Empathie zu empfinden. Davids Gesichtsfarbe tendierte zu Grün oder Gelb, und seine Emotion war vermutlich Ärger oder Wut.

Nach der Behandlung seiner Besessenheit mit den „Inneren Drachen" wurde David zugänglicher. Die Therapeutin beschloss, zunächst sein Erd-Element zu behandeln, da sie meinte, einen süßlichen Geruch wahrgenommen zu haben. Als Emotion käme auch die Zurückweisung von Mitgefühl/Sympathie statt

Ärger in Frage. Farbe und Stimmklang blieben ihr ein Rätsel.

Durch die eindrucksvolle Veränderung der Pulse nach Behandlung der Ursprungs-*Yuan-Qi*-Punkte des Erd-Elements wurden ihre Restzweifel über die KF-Diagnose hinweggefegt.

46.5 Fallbeispiel Elisabeth

Elisabeth hatte einen Metall- oder Holz-KF. Ihre Hauptbeschwerden waren Kopfschmerzen, die durch Alkohol oder grelles Licht ausgelöst wurden und sich beim Hinlegen besserten. Es lag vermutlich ein gestörtes Gleichgewicht der Leber zugrunde. Als Emotion kam Kummer oder fehlender Ärger in Frage, als Farbe Weiß oder auch Grün; ihrer Stimme fehlte die Fähigkeit zu schreien und ihr Geruch imponierte als verrottet.

Die Nebenkriterien waren ebenfalls unklar. Sie plante z. B. gern und viel. Wegen ihrer guten Vaterbeziehung dürften mangelnde Selbstwertgefühle kein Problem bei ihr sein.

Als die Therapeutin mit einem Test auf aggressive Energie begann, zeigten sich sowohl an Metall- wie an Holz-Punkten ausgeprägte Erytheme. Das lässt auf eine primäre Störung im Metall-Element schließen, da sich aggressive Energie über den *Ke*-Zyklus ausbreitet.

Nachdem die aggressive Energie ausgeleitet war, wurden die diagnostischen Kriterien (Farbe, Klang, Emotion und Geruch) eindeutiger. Anzeichen wie fehlender Ärger und grüne Farbe rückten in den Hintergrund, so dass das Pendel in Richtung Metall-KF ausschlug, auch wenn noch „fehlendes Schreien" mitschwang. Die Behandlung bestätigte diese KF-Diagnose.

46.6 Fallbeispiel Felicity

46.6.1 Anamnese und Diagnose

Felicitys Hauptbeschwerden waren Müdigkeit und leichte Depression. Farbe, Klang, Emotion und Geruch deuteten auf einen Feuer-KF, obwohl sie auch oft gereizt reagierte und sich besonders vor der Menstruation (mittelstarke Schmerzen) „wie ausgekotzt" fühlte.

46.6.2 Behandlung

Aufgrund von sekundären Anzeichen entschied sich die Therapeutin, die Behandlung eher mit dem Herz-/Dünndarm- als mit dem Perikard-/Dreifacher-Erwärmer-Meridianpaar des Feuer-Elements zu beginnen. Dies geschah unter dem Eindruck von Felicitys vagen und verschwommenen Antworten. Sie schien auf der geistig-seelischen Ebene nicht richtig „Reines von Unreinem" trennen zu können. Mit Beziehungen hatte sie keine Probleme, so dass der Perikard-Meridian offensichtlich nicht betroffen war. Zwischen Herz-/Dünndarm- auf der einen und Perikard-Dreifacher-Erwärmer-Pulsen auf der anderen Seite bestanden quantitativ nur geringe Unterschiede.

Erste Behandlung

Ausgangs-Pulsbefund:

Links		Rechts	
Dü −2	He −2	Lu −1½	Di −1½
Gb (√)	Le (√)	Mi −1	Ma −1
Bl −1½	Ni −1½	Pe −2	3E −2

Behandlungsprinzipien:

- Test auf AE – negativ
- Behandlung des Feuer-Elements über He 7 und Dü 4, die Ursprungs-*Yuan-Qi*-Punkte

Veränderung des Pulsbilds:

Links		Rechts	
Dü −2	He −2	Lu −½	Di −½
Gb (√)	Le (√)	Mi −½	Ma −½
Bl −2	Ni −2	Pe −1	3E −1

Die Veränderung des Pulsbilds zeigte, dass der Feuer-KF im Herz-/Dünndarm-Meridian vorliegen musste, da sich beide Pulse im Unterschied zu den anderen nicht verändert hatten. Bemerkenswert war jedoch, dass sich die Holz-Pulse ebenfalls unverändert zeigten. Obwohl sie mit (√) gekennzeichnet waren, hieß es in dem Fall nicht, dass auch ein gesundes Gleichgewicht in dem betreffenden Organ bestünde. Felicitys Reizbarkeit sprach eindeutig für eine Störung im Holz-Element. Gestützt wurde die Vermutung von der fehlenden Angleichung (in Bezug auf Pulsstärke und -qualität) zwischen den Holz- und allen anderen Punkten.

Zweite Behandlung

Seit der letzten Behandlung hatten sich die Pulse nur geringfügig verschlechtert. Felicity ging die ganze Woche besser. Den großen Unterschied zwischen den Holz- und KF-Pulsen versuchte die Therapeutin durch die Tonisierung von He 9 und Dü 3 auszugleichen. Über die Tonisierungspunkte ist ein Qi-Transfer vom Holz- zum Feuer-Element möglich. Nach der Behandlung sah das Pulsbild so aus:

Links		Rechts	
Dü −1½	He −1½	Lu −½	Di −½
Gb (√)	Le (√)	Mi −½	Ma −½
Bl −1	Ni −1	Pe −1	3E −1

Somit war eine gute Veränderung erreicht. Durch Verwendung der Tonisierungspunkte hatte sich die Therapeutin an das Prinzip der minimalen Intervention gehalten und gleichzeitig Felicity Gelegenheit zu einer Besserung geboten. In dieser Sitzung wurden keine weiteren Behandlungsmaßnahmen durchgeführt.

Dritte Behandlung

Nachdem sie sich die Woche über gut gefühlte hatte, kam Felicity missmutig und gereizt zur Behandlung, da sich ihre Menstruation ankündigte. Ihre Pulse waren insgesamt kräftiger als vor der ersten Behandlung. Doch die Holz-Pulse erschienen wieder sehr hart/straff und voller als die anderen.

Die Therapeutin sedierte Gb 40 und Le 3, die Ursprungs-*Yuan-Qi*-Punkte. Stattdessen hätte sie auch die Leber- und Gallenblasen-Sedierungspunkte behandeln können, die für eine größere Harmonie zwischen den Pulsen des Holz-Elements und den Herz-/Dünndarm-Pulsen sorgen. Da das Holz-Element zum ersten Mal behandelt wurde, entschied sie sich jedoch für die Ursprungs-*Yuan-Qi*-Punkte, die einen deutlicheren Eindruck vermitteln, welche Wirkung die Behandlung eines Elements erzielt. Nach der Behandlung von Leber und Gallenblase konzentrierte sich die Therapeutin gegen Ende der Situation noch auf den KF, indem sie Bl 15 und Bl 27, die Rücken-*Shu*-Punkte von Herz und Dünndarm, tonisierte.

Am Ende der Behandlung waren die Pulse spürbar harmonischer geworden. Im Unterschied zu den anderen Pulsen, die sich kräftiger anfühlten, waren die Holz-Pulse weicher und weniger stark als vorher.

Vierte Behandlung

Felicity war es gut ergangen und sie hatte diesmal auch keinerlei Periodenschmerzen gespürt. Pulsstärke und -qualität (besonders der Holz- zu den anderen Pulsen) wiesen eine deutlich geringere Diskrepanz als früher auf. Der Therapeutin ging es nun hauptsächlich darum, Felicitys Feuer-Element zu beleben und sie psychisch zu stärken

Pulsbild vor der Behandlung:

Links		Rechts	
Dü −1½	He −1½	Lu −½	Di −½
Gb −½	Le −½	Mi −1	Ma −1
Bl −1	Ni −1	Pe −1	3E −1

Zur psychischen Stärkung tonisierte die Therapeutin He 1 („Höchste Quelle") und Dü 11 („Himmlische Ahnen") sowie zur Wirkungsverstärkung der beiden Punkte noch He 7 und Dü 4.

Pulsbild nach der Behandlung:

Links		Rechts	
Dü −1	He −1	Lu −½	Di −½
Gb −½	Le −½	Mi (√)	Ma (√)
Bl −1	Ni −1	Pe −½	3E −½

Weitere Behandlungen

Der Schwerpunkt lag auf der Tonisierung von Herz und Dünndarm, wobei bevorzugt Punkte mit psychischer Wirkung angewandt wurden. In den folgenden sechs Monaten kamen bei unterschiedlichen Gelegenheiten He 2, He 4, He 5, He 6, He 7, He 8, He 9; Dü 3, Dü 4, Dü 5, Dü 6, Dü 7, Dü 12, Dü 16, Dü 17; Bl 15, Bl 27, Bl 44; Ren 14, Du 10, Du 11, Ni 24, Ni 25 und Ni 26 zum Einsatz. Auch nachdem sich ihre Energie und ihr Allgemeinbefinden deutlich gebessert hatten, wollte Felicity die Behandlung fortsetzen, „weil ich mich so gut wie nie zuvor in meinem Leben fühle".

Vor jeder Menstruation sowie einmal auch bei starkem beruflichem Stress sedierte die Therapeutin Felicitys Holz-Element. Mit der Zeit nahmen die prämenstruellen Beschwerden kontinuierlich ab. Obwohl sie prämenstruell noch immer voller waren, wurden die Pulse nie mehr so voll wie vor der Behandlung.

Nachdem sie bei einigen Gelegenheiten auch Perikard und Dreifachen Erwärmer behandelt hatte, verzichtete die Therapeutin im weiteren Verlauf darauf, weil dies keinen großen Einfluss auf die Pulse hatte.

46.7 Fallbeispiel Gordon

Gordon war sieben Jahre alt und kam wegen Ausschlag (Ekzem, als Hauptbeschwerde) und Bettnässen (Nebenbefund) zur Behandlung. Seine vorherrschende Emotion ließ sich schwer diagnostizieren. Das kann bei jüngeren Kindern häufiger der Fall sein, weil sie noch keine lange persönliche Vorgeschichte haben, über die sich meist pathologische emotionale Muster bei Erwachsenen enthüllen. Gordons Farbe war Blau, der Geruch faulig und der Tonfall stöhnend (oder: „nicht-lachend“).

Für einen Wasser-KF sprachen das Bettnässen, sein starkes Verlangen nach Salzigem und seine Vorliebe für aufregende, gefährliche Aktionen – allerdings können solche Hinweise die KF-Diagnose nur schwach unterstützen. Bestätigt wurde der Wasser-KF im Nachhinein durch die Behandlung. Unter der Behandlung besserten sich Gordons Bettnässen und das Ekzem. Einen sehr günstigen Einfluss auf seinen Ausschlag hatte auch eine Diät bzw. Nahrungsumstellung.

46.8 Fallbeispiel Holly

46.8.1 Anamnese und Diagnose

Holly meinte, sie sei am Rande eines Nervenzusammenbruchs. Sie war in hohem Maße erregt und konnte nicht mehr schlafen – aus Angst, dass ihr gewalttätiger Partner, von dem sie sich kürzlich getrennt hatte, sie ausfindig machen und aggressiv werden könnte. Sie hatte eine lange Vorgeschichte mit unglücklichen Beziehungen. „Ich falle eben immer auf die falschen Typen herein.“ Schon in der Kindheit erlebte sie durch ihren Vater, einen starken Alkoholiker, einen ständigen Wechsel zwischen liebevoller Zuwendung und Gewalttätigkeit. Sie schien kaum imstande zu sein, ihr Herz ausreichend zu schützen, und neigte zu sehr unberechenbarer, sprunghafter Freude. Ihre Gesichtsfarbe wies neben fehlender Röte auch einen blauen Farbton auf und ihr Tonfall schwankte zwischen überdrehtem und fehlendem Lachen. Der Geruch war nicht auszumachen. Die Therapeutin diagnostizierte einen Feuer-KF sowie eine gewisse Schwäche der Nieren.

46.8.2 Behandlung

Erste Behandlung

Die erste Pulsdiagnose ergab folgenden Befund:

Links		Rechts	
Dü −1½	He −1½	Lu −2	Di −2
Gb −1	Le −1	Mi −	Ma −2
Bl −2½	Ni −2½	Pe −3	3E −3

Bei der Untersuchung auf aggressive Energie trat eine leichte Rötung um die Nieren- und Perikard-Punkte auf. Deshalb testete der Therapeut noch die Rücken-*Shu*-Punkte des Herzens. Bis auf eine leichte Beruhigung zeigten sich jedoch keinerlei Pulsänderungen, woraus er schloss, dass keine aggressive Energie vorlag.

Um die „richtige Seite“ des Feuer-KF herauszufinden, tonisierte er zunächst Pe 7 und 3E 4. Als sich keine signifikante Änderung zeigte, tonisierte er He 7 und Dü 4. Doch auch das rief nur minimale Veränderungen hervor. Der Therapeut war alles andere als zufrieden mit dem Ergebnis, entschied sich aber, es dabei bewenden zu lassen und das Ansprechen der Patientin abzuwarten.

Zweite Behandlung

Der Zustand der Patientin war unverändert, wenn sie nicht sogar noch mehr in Panik geraten war als sonst. Dass ihr Expartner sie am Telefon belästigt hatte, könnte der Grund gewesen sein, deshalb ließ sich ihr „Feedback" nicht richtig einschätzen. Die Pulsbefunde waren weitgehend unverändert.

Da Herz- und Dünndarm-Punkte bei der letzten Sitzung einen günstigeren Einfluss auf Hollys Pulse ausgeübt hatten als Perikard- und Dreifacher-Erwärmer-Punkte, wollte sich der Therapeut auf sie beschränken und behandelte deshalb He 9 und Dü 3. Es zeigte sich jedoch kaum eine Änderung. Als er doch wieder zur Tonisierung von Pe 6 und 3E 5 (Durchgangs-*Luo*-Punkte) überging, blieb der Erfolg ebenfalls aus.

Daraufhin brach er es ab, um sich noch einmal genauer mit der Anamnese zu befassen. Weshalb hatte die Behandlung zu keiner stärkeren Veränderung geführt? Möglicherweise war die KF-Diagnose falsch. Hatte er da nicht einen fauligen Geruch wahrgenommen? Obwohl er nicht glaubte, dass Besessenheit oder eine Mann-Frau-Dysbalance vorlag, war ihm klar, dass es nicht auszuschließen wäre. Holly stand nach allem unter schwerem psychischem Stress. In der nächsten Sitzung wollte der Therapeut sie auf eine Ein-/Ausgangsblockade testen und Herz oder Perikard näher untersuchen.

Dritte Behandlung

Hollys Zustand blieb weiterhin unverändert. Auch die Behandlung von Mi 21 und He 1 (wegen des Verdachts auf eine Ein-/Ausgangsblockade zwischen Milz- und Herz-Meridian) erbrachte keine nennenswerte Änderung der Pulse. Als er sich Nieren und Perikard zuwandte, ließ sich über Ni 22 und Pe 1 zwar eine leichte allgemeine Besserung der Pulse erzielen, die insgesamt aber doch unerheblich war. Selbst durch die Behandlung von Rücken-*Shu*-Punkten wie Bl 14 und Bl 15, die eine starke Wirkung auf Herz und Perikard entfalten, veränderten sich die Pulsbefunde nur minimal.

Vierte Behandlung

Holly ging es etwas besser, was aber sicherlich auch damit zusammenhing, dass ihr Exfreund sie jetzt in Ruhe ließ.

Ihr Therapeut beschloss, sie auf einen Wasser-KF hin zu testen. Für den Fall, dass sich auch durch Behandlung des Wasser-Elements keine Änderung der Pulse ergäbe, plante er eine Tonisierung von Feuer-Punkten, die ihre Wirkung direkt auf psychischer Ebene entfalten.

Die Tonisierung von Bl 64 und Ni 3 (Ursprungs-*Yuan-Qi*-Punkte von Blase und Nieren) brachte die Wende mit einer deutlichen Besserung der Pulsbefunde:

Links		Rechts	
Dü −1	He −1	Lu −½	Di −½
Gb −½	Le −½	Mi −1½	Ma −1½
Bl −2	Ni −2	Pe −2	3E −2

Holly fühlte sich sofort besser und wirkte viel ruhiger. Deshalb verzichtete der Therapeut auf weitere Behandlungsmaßnahmen, um die Wirkung der Wasser-KF-Behandlung besser beurteilen zu können.

Fünfte Behandlung

Als Holly zur fünften Sitzung kam, fühlte sie sich besser. Sie konnte wieder besser schlafen und meinte, ihre Gefühle würden sie „nicht mehr so überwältigen", obwohl sie immer noch Angst habe.

Der Therapeut beschloss, weiterhin von einem Wasser-KF auszugehen und Holly durch die Tonisierung von Ni 24 („Grabstätte des Geistes") psychisch zu stärken und zu beruhigen. Zur Wirkungsverstärkung behandelte er außerdem die Tonisierungspunkte Bl 67 und Ni 7.

Weitere Behandlungen

Langsam, aber sicher erholte sich Holly unter der Behandlung ihres Wasser-Elements.

Im Idealfall sollten Therapeuten immer die richtige KF-Diagnose stellen, doch das klappt offensichtlich nicht immer, wie Hollys Beispiel zeigt. Der Schlüssel zur richtigen Diagnose sind möglichst einfache Behandlungsmaßnahmen, um den KF zu testen. Dass der Therapeut relativ schnell merkte, dass bei Holly kein Feuer-KF vorlag, war nur möglich, weil er einfache Behandlungsmaßnahmen durchführte. Hätte er mehr Therapieprinzipien befolgt und mehr Punkte behandelt, um wenigstens eine gewisse Besserung zu erzielen, wäre das „Feedback" weniger aufschlussreich gewesen. Bis zu dem Zeitpunkt, als er den Wasser-KF diagnostizierte, hatte er sich ausreichend Zeit genommen, um seine ursprüngliche Diagnose eines Feuer-KF zu überprüfen und sicher zu sein, dass sie falsch war.

Die Behandlung richtete sich nahezu ausschließlich auf Hollys Wasser-Element. Behandelt wurden unter anderem: Bl 67, Bl 66, Bl 64, Bl 63, Bl 60, Bl 58,Bl 10, Bl 1, Ni 1, Ni 2, Ni 3, Ni 4, Ni 5, Ni 6, Ni 7, Ni 9, Ni 10, Ni 16, Ni 23, Ni 24, Ni 25, Ni 27, die Rücken-*Shu*-Punkte und Bl 52, Ren 4, Ren 6, Ren 8, Du 4 und Du 16.

46.9 Schlussfolgerungen

In der Akupunktur gilt, dass vor jeder Behandlung zuerst die Diagnose steht. Therapeuten müssen jedoch überprüfen, ob die Diagnose auch richtig ist. Das Behandlungsprinzip der minimalen Intervention bietet hier den Vorteil, dass sich umgehend die Richtigkeit der Diagnose herausstellt. Patienten erhalten durch minimale Interventionen die Gelegenheit, selbst zu genesen, weil sich mit größerer Harmonie ihres Qi Selbstheilungskräfte entfalten können. In der Fünf-Elemente-Konstitutionsakupunktur machen viele Therapeuten die Erfahrung, dass besonders tief gehende Veränderungen oft durch eine Behandlung erzielt werden, die sich nur auf ein oder höchstens zwei Behandlungsprinzipien stützt.

Therapeuten müssen herausfinden, was die Genesung von Patienten im Einzelnen besonders fördert. Ist es z.B. eine Behandlung:

- mit einfachen Kommandopunkten?
- mit Punkten, deren Wirkung sich primär auf psychischer Ebene entfaltet?
- mit „Geist-Punkten" zur Unterstützung von Kommandopunkten?
- mit Moxibustion?
- mit Einbeziehung anderer Elemente neben dem KF?
- mit Qi-Transfers zur Harmonisierung der Elemente untereinander?

Nach Bestätigung der Diagnose geht es um die individuell bestgeeignete Form der Behandlung, weil dies enormen Einfluss auf den Behandlungserfolg hat.

Am allerwichtigsten ist vermutlich, dass die diagnostische Untersuchung mit dem Abschluss der Anamnese noch lange nicht zu Ende ist. In jeder Behandlungssitzung ist auf die Ausgewogenheit der Elemente und eventuelle Therapieblockaden zu achten. Therapeuten benötigen außerdem eine Langzeitstrategie im Hinblick auf chronische Dysbalancen. Sie müssen auch darauf vorbereitet sein, ein Element oder Organ umgehend zu behandeln, wenn es z. B. ein akutes körperliches oder emotionales Problem des Patienten erforderlich macht.

Es hängt immer von der Qualität der diagnostischen Informationen ab, wie vertieft eine Diagnosestellung sein kann. Im Idealfall sollten bereits in einem frühen Stadium der Diagnose Farbe, Klang, Emotion und Geruch entdeckt werden und alle auf dasselbe KF-Element hindeuten. Noch besser wäre es, wenn die Diagnose auch durch Nebenkriterien oder -befunde gestützt würde. Dass es nicht immer der Fall ist, zeigen einige der oben geschilderten Fallbeispiele.

Da Therapeuten ihre Diagnose nur auf die Informationen stützen können, die ihnen zur Verfügung stehen, müssen sie in den darauf folgenden Behandlungssitzungen versuchen, verbliebene Lücken nach und nach zu füllen. Wenn z. B. anfangs kein Geruch wahrnehmbar war, sollten sie sich im Laufe der Behandlung bemühen, ihn nach Möglichkeit doch noch zu erkennen.

Eine Diagnose kann immer nur eine Arbeitshypothese darstellen. Auch wenn Therapeuten noch so sehr von einer KF-Diagnose überzeugt sein mögen, wird sie erst durch das Ansprechen des Patienten auf die Behandlung bestätigt. Gewissheit, dass die KF-Diagnose richtig war, bekommen Therapeuten erst, wenn sich das Befinden, die Pulse sowie die Symptome des Patienten durch die Behandlung umfassend gebessert haben. Um Francis Bacon zu zitieren:

Wenn der Mensch mit Gewissheiten beginnen will, wird er in Zweifeln enden; doch wenn er sich zu Beginn mit Zweifeln begnügt, wird er am Ende Gewissheit erlangen. (Fortschritt des Lernens, 1605)

Teil VIII Integrierte Behandlung

VIII

KAPITEL

47 Fünf-Elemente-Akupunktur und TCM zusammenführen – eine Übersicht

Dieses Kapitel wendet sich in erster Linie an Schüler und TCM-Therapeuten, die sich für eine integrierte Behandlung mit TCM und Fünf-Elemente-Konstitutionsakupunktur interessieren. Gedacht ist es auch für Therapeuten, die beide Behandlungsmethoden kennen, sie jedoch noch nicht gemeinsam angewandt haben.

Manche ziehen es vor, ihre Patienten nur mit der Fünf-Elemente-Konstitutionsakupunktur zu behandeln. (Falls sie nicht doch ein bisschen neugierig sein sollten, brauchen sie dieses Kapitel nicht zu lesen!) Wir selbst haben sie jahrelang als ausschließliche Therapieform praktiziert und kennen ihre Stärken. Seitdem wir sie zusammen mit der TCM angewandt haben, sind wir überzeugt, dass diese integrierte Behandlung erhebliche Vorteile bietet.

Die Integration unterschiedlicher therapeutischer Ansätze ist keineswegs neu in der Geschichte. In der TCM liefen schon immer verschiedene Linien zusammen. Wie sich aus östlichen und westlichen (Akupunktur-)Methoden die Fünf-Elemente-Konstitutionsakupunktur entwickelte, ist „In den ‚Fußstapfen' des Gelben Kaisers" beschrieben (Eckman 1996). Was derzeit als TCM firmiert, geht auf die klassischen Schriften der chinesischen Medizin zurück und kann auf mehrere Jahrtausende klinischer Praxis zurückblicken. Ihre Grundlagen wurden nach 1950 in weiten Teilen neu formuliert und sind heute noch im Wandel begriffen (Fruehauf 1999, Scheid 2002). Jede medizinische Richtung muss sich an die Umgebung, die Kultur und die Bedürfnisse der Menschen anpassen, in deren Diensten sie steht.

47.1 Vorteile der Integration

Durch die Kombination beider Therapierichtungen ergeben sich folgende Vorteile:

- Therapeuten bietet sich eine größere Bandbreite an diagnostischen Methoden und Paradigmen (Mustern). Dadurch lässt sich das Wesen einer Erkrankung besser erhellen und letztlich auch ein breiteres Spektrum von Krankheitsbildern behandeln.
- Beide Therapieansätze bilden eine Einheit, da sie sich auf dieselbe Theorie berufen, sich überschneiden und sich in keinem Bereich widersprechen.
- Die kombinierten (Krankheits-)Muster sind für typische westliche Patienten relevant.

Die Integration beider Therapieansätze ermöglicht es, Patienten mit einer größeren Vielfalt von Krankheitsbildern zu behandeln, die auf unterschiedlichen Krankheitsursachen beruhen – z. B. akute und chronische Zustände, Störungen von Meridianen und/oder Organfunktionen sowie somatische und psychische Probleme.

Da sich die Behandlung in der Fünf-Elemente-Konstitutionsakupunktur auf die „Wurzel" konzentriert, kann sie für Menschen, die keine Symptome haben, sondern nur ihr Befinden bessern möchten, ebenso hilfreich sein wie für Patienten, in deren „Durcheinander" von Symptomen kaum ein Muster erkennbar ist. Beide Therapieansätze leisten auf ihre Weise einen besonderen Beitrag zum Wohlergehen der Patienten.

In diesem Kapitel möchten wir auf einige wichtige Aspekte für die Integration der beiden Methoden hinweisen. Die Fallbeispiele im Schlusskapitel (➤ Kapitel 48) verdeutlichen, wie eine integrierte Diagnostik und Therapie aussehen könnte.

47.2 Gemeinsamkeiten und Unterschiede

Beide Behandlungsansätze vereinen sich unter dem Dach der Akupunktur und haben natürlich in Theorie und Praxis in weiten Teilen Gemeinsamkeiten. Auch wenn vielen Akupunkteuren klar sein dürfte, wo sie sich überlappen, halten wir es für wichtig, sie im Einzelnen zu benennen. Danach gehen wir genauer auf die Unterschiede der beiden Ansätze ein. Auf dieser Grundlage werden die Vorteile jeder Methode und die Art und Weise ihrer Integration diskutiert.

Wo liegen die Gemeinsamkeiten von Fünf-Elemente-Konstitutionsakupunktur und TCM? In ➤ Tab. 47.1 werden Gemeinsamkeiten in Bezug auf Diagnose und Therapie betont.

Worin bestehen die Unterschiede? In ➤ Tab. 47.2 sind die unterschiedlichen Schwerpunkte, die Therapeuten bei Diagnose und Therapie setzen, zusammengestellt.

47.3 Stärken der beiden Methoden

47.3.1 Vorteile durch ihre Integration

Bei jeder Behandlung steht das Wohlergehen des Patienten im Mittelpunkt. Durch die Integration von Fünf-Elemente-Konstitutionsakupunktur und TCM bieten sich mehr Wahlmöglichkeiten hinsichtlich der Behandlungsform. So wie die chinesische Medizin Schwächen der westlichen Medizin ausgleichen kann, bilden auch diese beiden Akupunkturmethoden eine nahezu perfekte Ergänzung. Eine integrierte Behandlung gibt der Patientenversorgung eine größere Breite und Tiefe. Durch die Integration erweitern sich die Behandlungsoptionen von Therapeuten, indem sie eine flexibel und pragmatisch einsetzbare Therapieform an die Hand bekommen. Auf einige Stärken der beiden Methoden wird nachfolgend näher eingegangen. Daran können sich Therapeuten im Hinblick auf besonders wünschenswerte Eigenschaften dieser integrierten Behandlungsform orientieren.

Tab. 47.1 Gemeinsamkeiten von Fünf-Elemente-Konstitutionsakupunktur und TCM in Bezug auf Diagnose und Behandlung

Schwerpunkt	Überschneidungen der beiden Ansätze
Traditionelle Diagnose	Bei beiden beruht die Diagnose auf „Sehen" (Inspektion), „Fühlen" (Palpation), „Fragen" und „Zuhören" (Anamnesegespräch).[a] Die Therapeuten stellen ihren Patienten auch ähnliche Fragen (Zehn-Fragen-Komplex), z. B. zu Ernährung (Essen und Trinken), Stuhlgang und Harnausscheidung oder zum Schlafverhalten – alle Bereiche sind heute noch genauso wichtig wie vor 400 Jahren.
Beobachtung	Therapeuten beider Richtungen achten auf Zeichen wie Haltung, Gesten, Gesichtsfarbe und Stimmklang, nur mit leicht unterschiedlicher Betonung.
Theorie der Organe/ Beamten	Die TCM spricht von „Organ-Funktionen", die Fünf-Elemente-Konstitutionsakupunktur von „Funktionen der Beamten". Beide Begriffe sollen verdeutlichen, dass „Organe" der chinesischen Medizin nicht identisch mit den Körperorganen der westlichen Medizin sind.
Pulstastung	Für beide sind Pulsbefunde ein Bestandteil des diagnostischen Prozesses. Alle Therapeuten tasten die Pulse an sechs verschiedenen Positionen am Handgelenk sowie in unterschiedlicher Tiefe und verwenden die mittleren drei Finger zum Palpieren. Manche Schulen der chinesischen Medizin lokalisieren Pulse an leicht abweichenden Positionen, doch in Bezug auf die meisten herrscht allgemeiner Konsens.[b]
Punktlokalisationen	Die Grundpositionen der Punkte und Meridiane stimmen überein.

[a] Diese vier traditionellen Diagnosemethoden sind zum ersten Mal in den „Annalen" des Su Ma Qian (aus der Zeit der Han-Dynastie, 206–220 v. Chr.) erwähnt (Eckman 1996, p. 144).
[b] Maciocia (1989, p. 162)

Tab. 47.2 Unterschiede von Fünf-Elemente-Konstitutionsakupunktur und TCM in Bezug auf Diagnose und Behandlung

Schwerpunkt	Fünf-Elemente-Konstitutionsakupunktur	TCM
Grundlagen/Theorie	Fünf-Elemente-Theorie	Yin/Yang-Theorie
Vitale Substanzen	In der Praxis spielen nur Qi und *Shen* (Geist) eine Rolle, nicht aber *Jing*, Körperflüssigkeiten oder Blut(-Energie).	In der Praxis werden alle (*Jing*, Körperflüssigkeiten, Qi, Blut und *Shen*) verwendet; ebenso zur Diagnose und funktionellen Beurteilung der Punkte.
Ätiologie	Betonung von inneren oder emotionalen Krankheitsursachen	Betonung von äußeren, klimatischen und gemischten (Lebensstil) pathogenen Faktoren als Krankheitsursache
Äußere Einflüsse	Betonung auf Jahreszeiten	Betonung auf klimatischen Einflüssen
Verhältnis zur Natur	Naturbeobachtung als wichtiger Weg zum Verständnis von Menschen und Krankheiten	Kein Nachdruck auf der Beobachtung von Yin/Yang und Fünf Elementen in der Natur
Ben (Wurzel) oder *Biao* (Erscheinungsform, Symptom)	Stärkere Betonung auf *Ben* (Wurzel) durch Behandlung des KF oder der Konstitution und „Beamten"-Funktion. Der KF gilt als zugrunde liegendes Ungleichgewicht.	Gleich starke Betonung von *Ben* (Wurzel) und *Biao* (Erscheinungsform, Symptom). Behandlung von pathogenen Faktoren, Yin/Yang, vitalen Substanzen und Organen, „Syndromen" oder „Mustern" richtet sich je nach Kontext auf *Ben* oder *Biao*.
Behandlung von akuten oder chronischen Störungen	Betonung auf der Behandlung chronischer Störungen, besonders wenn sie auf Konstitution oder Emotionen gründen. Auch Vorbeugung/Prävention wird durchgeführt.	Gleich starke Betonung auf chronischen und akuten Erkrankungen. In den meisten Fällen werden Meridianprobleme und Gelenkbeschwerden behandelt, aber auch diverse andere Störungen.
Behandlungsebene	Betonung auf der geistig-seelischen (psychischen) Ebene	Betonung auf pathologischen Mustern, unabhängig von der Ebene. Das „Nähren von Blut" kann z.B. auch die geistige oder seelische Ebene beeinflussen.
Diagnostische Zeichen oder Symptome	Da KF-Muster vorwiegend anhand von Zeichen (Farbe, Klang, Emotion und Geruch) diagnostiziert werden, liegt starke Betonung auf Zeichen und Sinneseindrücken des Therapeuten.	Betonung auf Zeichen und Symptomen, wobei Symptome oft als zuverlässiger gelten.
Pulsdiagnose	Betonung liegt auf Pulsstärke und Harmonie sowie Veränderungen im gesamten Behandlungsverlauf.	Betonung auf 28 Pulsqualitäten und Kombinationen aus Tiefe, Breite, Stärke, Form, Rhythmus, Frequenz und Länge. Nach der Behandlung meist keine Pulsmessung mehr.
Anamnesemethode	Therapeutische Beziehung und Beobachtung von Emotionen stehen im Vordergrund. Betonung auf Zuhören und Erfassen der Störung in eigenen Worten der Patienten. Systematische Abfrage erst im Laufe der Behandlung.	Betonung liegt stärker auf objektiven bzw. messbaren Angaben. Davon ausgehend wird das Gesamtstörungsmuster diagnostiziert.
Zusammenhänge	Betonung liegt auf der Beziehung der Fünf Elemente im *Sheng*- und *Ke*-Zyklus.	Betonung auf der Beziehung zwischen Syndromen und wie sie auseinander hervorgehen können.
Qi-Ausgleich	Betonung liegt auf der Harmonisierung der Fünf Elemente.	Yin nähren und Yang wärmen stehen im Vordergrund.

47

Tab. 47.2 Unterschiede von Fünf-Elemente-Konstitutionsakupunktur und TCM in Bezug auf Diagnose und Behandlung *(Fortsetzung)*

Schwerpunkt	Fünf-Elemente-Konstitutionsakupunktur	TCM
Therapieblockaden	Aggressive Energie, Mann-Frau-Dysbalance, Besessenheit, Ein-/Ausgangsblockaden	Pathogene Faktoren (Wind, Kälte, Feuchtigkeit/Nässe, Trockenheit, Hitze, Feuer, Schleim, Blut- und Qi-Stagnation)
Anzahl der Punkte	Kleine Zahl, ca. 2–6 pro Behandlung	Größere Zahl, ca. 4–12 pro Behandlung
Nadeltechnik	Sanfte Nadeltechnik. Nach Tonisierung (Qi-Stärkung) Nadel sofort rausziehen. Auch sanfte Sedierung (entspricht am ehesten der ausgleichenden Technik).	Kräftigere Nadeltechnik zum Klären von pathogenen Faktoren. Nadel bleibt nach Qi-Stärkung (Tonisierung) stecken. Ausgleichende Technik zur Reduzierung bei zugrunde liegendem Qi-Mangel.
Nadelstärke	Dünne Nadeln wegen Betonung der psychischen Ebene	Dickere Nadeln, besonders zur Klärung pathogener Faktoren
Moxibustion	Moxakegelchen werden oft direkt auf der Haut appliziert.	Oft indirekte Anwendung (Moxastäbchen oder über eine eingestochene Nadel)
Auswahl der Punkte	Betonung liegt auf der Kategorie oder dem Geist-/sonstigen Namen des Punktes; bevorzugt Kommandopunkte.	Betonung auf „Funktion" oder Wirkung der Punkte
Behandlungsziel oder -erfolg	Betonung liegt eher auf Stärkung des Qi, um die Hauptbeschwerden darüber zu beeinflussen oder auch präventiv (zur Vorbeugung).	Aktuelles Krankheitsbild steht im Mittelpunkt der Behandlung.
Sonstige spezifische Diagnose- und Behandlungsaspekte	• Verwendung von Organzeit-/Chronopunkten und des Mittags-Mitternachts-Gesetzes • Qi-Transfers, um Qi zwischen den Organen hin und her zu bewegen	• „Acht Außerordentliche Gefäße" zur Behandlung tieferer Störungen • Empfehlungen zur Lebensführung (z.B. Ernährung, Schutz vor Klimafaktoren), um Patientengesundheit zu fördern • Zungendiagnose • „Acht Prinzipien" zur Einteilung von Krankheiten

47.3.2 Hauptstärken

Fünf-Elemente-Konstitutionsakupunktur

- Konzentration der Behandlung auf den konstitutionellen Faktor (KF), die zugrunde liegende Schwäche/Schwachstelle des Patienten.
- Betonung der „Beziehungsfähigkeit": Nur wenn sich eine vertrauensvolle Beziehung zwischen Therapeut und Patient aufbaut, sind beide engagiert bei der Sache. Das vertieft den diagnostischen Zugang zum Innenleben und das Verständnis für den Patienten.
- „Beamte" und Organfunktionen auf körperlicher, geistiger und seelischer Ebene: Organe werden als „Beamte" mit bestimmten Funktionen aufgefasst. Der Dünndarm z. B. „trennt Reines von Unreinem" – im Körper, im Verstand und in der Psyche. Patienten, die keinen seelischen Ballast abwerfen (Unnützes aussortieren) können, fühlen sich unkonzentriert, sind unfähig zu einem klaren Gedanken und haben in vielen Lebensbereichen Abgrenzungsschwierigkeiten, z. B. in Beziehungen, mit Arbeitskollegen und Freunden.
- Konzentration auf eine bestimmte Behandlungsebene: Diese Eingrenzung wird durch die Auswahl der Punkte und die Behandlungsintention möglich.
- Emotionstest: Da Emotionen als wichtige Anzeichen oder Ursachen von Krankheit gelten, wird getestet, welche am wenigsten „fließend" (natürlich, spontan) und am wenigsten angemessen zum Ausdruck gebracht wird.
- Symptomlinderung und Prävention: Durch Qi-Stärkung kann die Grundstörung (zugrunde lie-

gende Dysbalance) ausgeglichen und Krankheiten vorgebeugt werden.

- Auflösung von Therapieblockaden: Aggressive Energie, Mann-Frau-Dysbalance, Besessenheit und Ein-/Ausgangsblockaden gelten als wichtige Hindernisse, die ausgeräumt werden müssen, damit die Therapie Erfolg hat.
- Pulsdiagnose: Die Pulstastung ist wichtig, um Veränderungen während und nach der Behandlung beurteilen zu können. Dabei spielt ein harmonisches Gleichgewicht der Pulse die wichtigste Rolle.
- Prinzip der minimalen Intervention: Elemente werden nicht direkt behandelt, sondern über *Sheng-* und *Ke-*Zyklus beeinflusst.

TCM

- Yin/Yang-Gleichgewicht wird bei Diagnose und Therapie im Mittelpunkt gesehen.
- Theorie der vitalen Substanzen (Qi, Blut, *Jing*, Körperflüssigkeiten und *Shen*): Sie bietet eine diagnostische Hilfestellung, um klinische Zeichen und Symptome einem Disharmonie-Muster zuzuordnen. Bei Patienten mit einem Herz-Blut-Mangel treten z. B. Symptome wie Ängstlichkeit, Schreckhaftigkeit, Schlafstörungen, Konzentrationsschwäche und haltungsabhängige Benommenheit (orthostatische Hypotonie) auf.
- Pathogene Faktoren: Sie gelten als wichtige Therapieblockaden, die „geklärt" (beseitigt) und deren Entstehungsursachen verstanden werden müssen. Daraus leitet sich die Behandlung akuter Störungen (samt Diagnose, Nadeltechnik, Behandlungshäufigkeit) ab.
- Syndrome: Aus der Auffassung, dass Störungen von Yin/Yang, Organe, vitale Substanzen und pathogene Faktoren bei der Entstehung von pathologischen Zuständen (Syndromen) zusammenspielen, wird verständlicher, weshalb sich die Krankheit eines Patienten mit bestimmten Symptomen und Befunden manifestiert.
- Lebensführung und Ernährung: Auf der Grundlage, dass sie zu Krankheitsursachen werden (und mit Syndromen verbunden sein) können, werden Patienten entsprechend beraten.
- „Meridianprobleme": Es gilt als sicher, dass die Ursache von Störungen manchmal eher in einem Meridian als in einem Organ zu suchen ist. Bei Gelenkbeschwerden oder auch akuten Infektionen besteht oft ein Meridianproblem.
- Pulsdiagnose: Bei der Pulstastung spielen 28 Pulsqualitäten eine wichtige Rolle, die sich dazu eignen, ein Yin/Yang-Ungleichgewicht zu erkennen oder Organfunktionen, vitale Substanzen und pathogene Faktoren zu beurteilen.
- Zungendiagnose: Auch sie dient zur Erkennung eines Yin/Yang-Ungleichgewichts bzw. zur Beurteilung von Organfunktionen, vitalen Substanzen und pathogenen Faktoren.

47.3.3 Krankheitsmuster im integrierten Ansatz

In einem integrierten Diagnose- und Behandlungsansatz ergibt sich aus KF-Mustern und TCM-Syndromen eine Hierarchie mit vier Ebenen.

Auf der Grundebene sind die fünf KF-Muster angesiedelt, die hauptsächlich anhand der vier Hauptkriterien Farbe, Klang, Emotion und Geruch diagnostiziert werden. Der KF beeinflusst Grundwerte und Überzeugungen des Patienten, die sich ihrerseits auf Gefühle und Verhaltensweisen auswirken.

Auf der nächsten Ebene folgen die mit den einzelnen Organen verbundenen Grundmuster von Qi-Mangel und -Stagnation. Sie entwickeln sich oft direkt aus einem konstitutionellen Ungleichgewicht bzw. dem KF, gelegentlich aber auch in überlasteten Organen. Beispiele sind unter anderem Milz-Yang-, Nieren-Ying-, Herz-Blut-Mangel oder Leber-Qi-Stagnation. Zur Diagnose dieser Basis- oder primären Syndrome können Gesichtsfarbe, Puls- und Zungenbefunde sowie diverse körperliche Symptome herangezogen werden.

Die dritte Ebene der Neben- oder sekundären Syndrome schließt die pathogenen Faktoren mit ein. Beispiele sind unter anderem Feuchte-Hitze im Dickdarm oder eine Kälteinvasion des Magens. Die Diagnose wird hauptsächlich anhand der Symptome und bis zu einem gewissen Grad auch der Zungen- und Pulsbefunde gestellt.

Die vierte Ebene bilden Meridianprobleme. Dabei handelt es sich um eine Blockade in oberflächlichen

Tab. 47.3 Krankheitsmuster im Rahmen eines integrierten Ansatzes (aus Fünf-Elemente-Konstitutionsakupunktur und TCM)

Muster	Theoretische Grundlage	Diagnostische Zeichen, Symptome	Ebene
KF (Holz, Feuer, Erde, Metall oder Wasser)	Fünf Elemente und „Beamte"	Farbe, Klang, Emotion und Geruch	Persönlichkeit Auswirkung auf Identität, Grundwerte, Überzeugungen, die ihrerseits Psyche, Denken, Gefühle und Verhalten beeinflussen; darüber entstehen Syndrome
Grund-/primäre Syndrome (Qi-, Yin- oder Yang-Mangel, Qi-Stagnation)	Organ-Funktion in Bezug auf vitale Substanzen und Yin/Yang	Puls-, Zungenbefunde, Farbe, Symptome	Persönlichkeit und physiologische (Körper-)Funktionen
Neben-/sekundäre Syndrome (Wind, Kälte, Nässe/Feuchtigkeit, Hitze, Trockenheit, Schleim oder Blut-Stagnation)	Organ-Funktion und pathogene Faktoren	Symptome, Pulsbefunde, Farbe, Zungenbefunde	Körperfunktionen
Meridianprobleme (akute oder chronische Störungen in einem Meridian, aber noch nicht im Organ selbst)	Kenntnis der Meridiane (Leitbahnen) und möglicher Symptome	Diverse Symptome	Körper/Meridiane

Ästen der Meridiane, die keine Auswirkung auf das Organ selbst hat. Leitsymptome sind Muskel-/Gelenkbeschwerden und einige akute Infektionen, die noch nicht tiefer in den Körper eingedrungen sind.

➤ Tab. 47.3 zeigt die Hierarchie der KF-Muster und Syndrome. Im nächsten Kapitel (➤ Kapitel 48) soll die integrierte Anwendung der Methoden anhand einiger Fallbeispiele geschildert werden.

ZUSAMMENFASSUNG

- Die Fünf-Elemente-Konstitutionsakupunktur kann als eigenständige Methode auch allein angewandt werden.
- TCM und Fünf-Elemente-Konstitutionsakupunktur weisen zahlreiche Gemeinsamkeiten auf, da sie in der gleichen Tradition verwurzelt sind. Es gibt jedoch auch grundlegende Unterschiede.
- Durch Integration der beiden Ansätze kommen mit Yin/Yang und den Fünf Elementen zwei wichtige theoretische Modelle (Paradigmen) gemeinsam zur Anwendung.
- Durch diese Integration eröffnet sich ein breites Spektrum an Therapiemöglichkeiten, um akute wie chronische Störungen zu behandeln oder das Allgemeinbefinden zu verbessern.

KAPITEL

48 Fallbeispiele einer integrierten Behandlung

Im vorhergehenden Kapitel wurden Gemeinsamkeiten und Unterschiede sowie die Stärken und Schwächen von Fünf-Elemente-Konstitutionsakupunktur und TCM beschrieben. In diesem Kapitel möchten wir die wichtigen Schritte einer integrierten Diagnostik und Therapie vorstellen. Durch die integrierte Behandlung eröffnet sich dem Patienten eine Chance auf Heilung bei gleichzeitig minimaler Intervention. Therapeuten, die beide Methoden in ihre Behandlung integrieren möchten, sollten einige allgemeine Grundsätze beachten:

- Zuerst den KF bestätigen. Die KF-Diagnose bleibt eine Arbeitshypothese, solange sie nicht durch das Ansprechen auf die Behandlung gesichert ist. Da viele andere Therapieprinzipien von der KF-Behandlung berührt werden, konzentrieren sich Therapeuten in den ersten Sitzungen darauf, sich Gewissheit über den KF zu verschaffen. In der ersten Phase werden pathologische Zustände wie ein Blut-, Yin- oder Qi-Mangel eher selten behandelt werden.
- Therapieblockaden auflösen. Da gravierende Hindernisse wie aggressive Energie, Besessenheit, Mann-Frau-Dysbalancen und Ein-/Ausgangsblockaden einen Behandlungsfortschritt verhindern würden, müssen sie vorab beseitigt („geklärt") werden.
- Fülle-Syndrome durch pathogene Faktoren, Schleim oder Blut-Stagnation „klären". Denn in schweren Fällen könnten sie eine erfolgreiche KF-Behandlung behindern oder unter Umständen (z. B. bei akuten Infektionen) so überhandnehmen, dass überhaupt keine KF-Behandlung möglich ist. Bei Mischformen, d.h. Fülle-Syndromen mit zugrunde liegendem Mangel, muss ein ausgewogenes Verhältnis zwischen Ausleiten und Stärken (Tonisieren) gefunden werden. Da sich pathogene Faktoren oft leichter als der KF und andere Mangel-Zustände diagnostizieren lassen, neigen einige Therapeuten dazu, sich vorrangig auf das „Klären" der Pathogene zu konzentrieren und die Tonisierung darüber zu vernachlässigen.
- Erweiterte Behandlungsprinzipien, falls die KF-Behandlung allein keine ausreichende Symptombesserung bewirkt. Das Prinzip der minimalen Intervention gilt trotzdem weiter als Richtschnur.
- Im Bedarfsfall differenzierte Behandlungsprinzipien, die stärker unterscheiden, ob es sich bei einem KF um eine Yin- oder Yang-betonte Schwäche handelt oder ob pathologische Befunde vitaler Substanzen (wie Qi-/Blut-Mangel oder -Stagnation) eine Rolle spielen.

Diese Grundsätze eines integrierten Modells möchten wir am Beispiel einiger Patienten aufzeigen, die erfolgreich behandelt werden konnten.

In einem integrierten Modell laufen folgende Diagnose- und Therapieschritte ab:

- Anamnese und Untersuchung – therapeutische Beziehung aufbauen, gezielte Fragen stellen, Emotionen beurteilen
- Diagnose stellen und in Form eines Diagramms aufzeichnen
- Behandlungsprinzipien formulieren, vereinfachen und Priorität festlegen
- Behandlungsstrategie planen
- Punkte auswählen
- Behandlung durchführen.

48.1 Fallbeispiel Howard

48.1.1 Anamnese und Untersuchung

ANAMNESE

Howard war 58 Jahre alt, verheiratet und Vater von zwei erwachsenen Kindern. Die ältere Tochter stammte aus einer früheren Ehe. Auf den ersten Blick wirkte er freundlich und umgänglich auf die Therapeutin. Er war mittelgroß und hatte leichtes

Übergewicht. Noch kurzatmig vom Treppensteigen, betrat er das Behandlungszimmer und meinte, er habe immer noch Herzklopfen. Seine Hauptbeschwerde war Asthma.
Um ihn kennen zu lernen und eine Beziehung aufzubauen, bat ihn die Therapeutin, doch ein bisschen von sich zu erzählen. Howard war seit 25 Jahren Hausmeister einer Schule und seine Tätigkeit gefiel ihm.

Er wirkte gesprächig, warmherzig, lachte viel und machte gern Witze – auch über sich selbst. *(Der Therapeutin fiel auf, dass er eher lachte, als Kummer, Ärger oder andere emotionale Reaktionen zu zeigen, wenn sie ihm Respekt bekundete oder die mangelhafte Behandlung seines Asthmas ansprach. Wenn sie nicht mit ihm plauderte oder sich kurz Notizen machte, fiel alle Freude von ihm ab. In solchen Momenten sah er traurig und verletzlich aus. Sobald das Gespräch weiterging, kehrte auch seine Freude zurück.)*

Hauptbeschwerden

Die nächsten Fragen der Therapeutin galten Howards Beschwerden. Sein Asthma begann vor 20 Jahren. Nach einer Bronchitis mit starken Hustenanfällen beschloss er damals, das Rauchen aufzugeben. Ein paar Tage später entwickelte sich sein Asthma bronchiale, das ihn seitdem nicht mehr losließ. „Vielleicht sollte ich lieber wieder rauchen", witzelte er.

Er beschrieb das Gefühl, als laste ein Ziegelstein auf seiner Brust und seine Lunge sei so voll und angeschwollen, dass keine Atemluft mehr hineinpasse. Manchmal warf er zähen, dickflüssigen weißen Schleim aus. Die Brustbeschwerden wurden im Liegen schlimmer, so dass er die meiste Zeit auf mindestens drei Kopfkissen schlief.

Das Asthma ließ sich durch Dosieraerosole unter Kontrolle halten, doch jede Erkältung oder Grippe schlug auf die Bronchien und er bekam dann einen richtigen Asthmaanfall. Beim letzten (vor zwei Monaten) wurde Howard ins Krankenhaus eingewiesen und mit Steroiden „voll gepumpt", wie er meinte. Aus Angst, dass es wieder passieren könne, habe er sich jetzt auch zu dieser Behandlung entschlossen. *(Angesichts der Schwere seines Krankheitsbildes hielt die Therapeutin es für eine angemessene Form von Angstäußerung.)*

Systematische Untersuchung

Howard beschrieb sein Schlafverhalten als „schrecklich". Bei jeder Kleinigkeit schrecke er aus seinem leichten Schlaf hoch, selbst von Vogelgesang. Er schlafe problemlos ein, wache aber häufig gegen 2–3 Uhr nachts auf und könne dann erst nach „ewig langer Zeit" wieder einschlafen. Danach wache er benommen auf. *(Das Mitgefühl der Therapeutin wegen seines schlechten Schlafs konnte Howard annehmen.)*

Howards Appetit war gut („zu gut", gestand er) und er aß für sein Leben gern, besonders viel Molkereiprodukte; abends gönnte er sich eine heiße Milch als Schlummertrunk. Nach dem Essen fühlte er sich oft gebläht und hatte weichen Stuhlgang ohne starken Geruch.

Howard hatte kaum Energie und fühlte sich „völlig erschöpft". Seine Arbeit hatte ihm früher viel Freude gemacht, doch jetzt war alles anstrengend für ihn und er fragte sich, ob es nicht an der Zeit sei, in Rente zu gehen.

Die Therapeutin stellte noch weitere Fragen zu spezifischen Körperfunktionen (wie Durst, Miktion und Schwitzen) und notierte sich Howards Antworten, wobei sie gleichzeitig darauf achtete, wie er emotional reagierte.

Vorgeschichte

Zu Howards medizinischer, persönlicher und Familienanamnese gehörten Fragen nach seiner Kindheit, emotionalen Belastungen, schwierigen Lebensabschnitten und Beziehungen sowie Lebensaspekten, die er als problematisch erlebte. Sie waren alle wichtig, um ihn als Person besser kennen zu lernen, aber auch um Einblick in seine emotionale Verfassung zu gewinnen. Emotionen zeigen sich eher, wenn Schwierigkeiten zur Sprache kommen, als wenn Menschen über unverfängliche Themen wie Schweißbildung, Harnausscheidung usw. reden.

Howard erinnerte sich an seine glückliche Kindheit. „Ich hatte jede Menge Freunde und konnte sie immer zum Lachen bringen." Er sei im Großen und Ganzen zufrieden mit seinem Leben, würde aber jetzt an einer „saisonalen affektiven Störung" leiden und im Winter stark depressiv werden. „Im Winter geht's nach Italien." Im Alter sei es schlimmer geworden. Auf die Bitte der Therapeutin, noch mehr darüber zu sagen, meinte er, es sei eigentlich alles in Ordnung und er wolle nicht „auf seinen Schwierigkeiten herumreiten". In einem Nebensatz erwähnte er jedoch, dass ihn die Heroinabhängigkeit seiner älteren Tochter aus erster Ehe sehr schmerze und ihm großen Kummer bereite. Er hätte alles versucht, um ihr zu helfen, aber sie wolle sich nicht helfen lassen. *(In dem Moment sah er tieftraurig aus. Die Therapeutin notierte sich, dass sie das Thema später noch einmal anschneiden müsse.)* Auf Fragen zu seiner jetzigen Ehefrau lachte er („alles prima"), doch sein Augen- und Gesichtsausdruck straften ihn Lügen.

Pulsdiagnose

Howards Pulse waren alle schwach zu tasten. Die Therapeutin registrierte folgenden Befund:

Links		Rechts	
Dü –1	He –1 (oberfl.)	Lu –½	Di –½ (oberfl., *Fumai*)
Gb –½	Le –½	Mi –½	Ma –½ (schlüpfrig)
Bl –½	Ni –1½ (tief)	Pe –1½	3E –1½ (tief)

Zungendiagnose

Howards Zunge war blass und geschwollen mit einer tiefen Mittelfurche, die bis zur Spitze reichte, und einem zähen weißen Belag im hinteren Teil. Die Zungenspitze war röter als der Zungenkörper.

Körperliche Untersuchung

Nach Pulsdiagnose und Zungeninspektion schloss die Therapeutin die diagnostische Untersuchung mit Palpation des *San Jiao* (Drei Brenner), der Alarm-*Mu*- und Rücken-*Shu*-Punkte, Akabane-Test sowie der Beurteilung von Gesichtsfarbe, Klang und Geruch ab. Als Howard gegangen war, sah sie ihre schriftlichen Anmerkungen gründlich durch, um eine Diagnose formulieren und ein diagnostisches Schema zeichnen zu können.

48.1.2 Diagnose

Diagnose formulieren

Die Therapeutin wusste, dass ihre Diagnose Howards Gesamtzustand erfassen musste, um die Ursache (Wurzel) seines Problems und die Symptome behandeln zu können. Das hieß alle pathologischen Muster (einschließlich KF und anderer Syndrome) zu erkennen.

Sie trug alle Informationen in ein diagnostisches Diagramm ein, um sich einen besseren Überblick über die Diagnose zu verschaffen. In der Schemazeichnung konnte sie Howards „Muster" ätiologisch zuordnen und mit bestimmten (inneren, äußeren und vermischten) Krankheitsursachen verbinden. Die Ergänzung von Zeichen und Symptomen würde ihr im Laufe der Behandlung helfen, die Fortschritte zu überwachen.

KF-Diagnose

Die Therapeutin tippte bei Howard auf einen Feuer-KF, da sein Lachen unangemessen war und er, selbst wenn er ärgerlich oder von Kummer erfüllt sein müsste, sich nach außen noch übertrieben fröhlich gab. Seine Angst äußerte er in angemessener Form und konnte auch Mitgefühl/Sympathie entgegennehmen. Doch sobald die Therapeutin nichts mehr sagte, wurde er traurig und wirkte sehr verletzlich und verunsichert.

Howard wollte nicht eingehender über seine Schwierigkeiten sprechen. Er hatte zwar seine Winterdepression erwähnt, wollte sich aber ebenso wenig darüber auslassen wie über die Heroinabhängigkeit seiner Tochter. Er wollte lieber lachen, plaudern und lustig sein. Optimistisches, positives Denken („das Glas ist halbvoll") schien seine Art zu sein, mit Schwierigkeiten klarzukommen – nur dass es ihm den Blick auf seine Gesamtsituation verwehrte und vermutlich zu seiner latenten Depression beitrug. Howards Gesichtsfarbe („fehlendes Rot" im Augenbereich) und ein verbrannter Geruch stützten die KF-Diagnose.

Die Therapeutin war überzeugt, dass sich Howards Behandlung zum Teil auch auf die psychische Ebene richten müsste. Sie hoffte, dass er sich öffnen und mehr über sich sprechen könnte, sobald er sich innerlich gestärkt fühlte und größeres Vertrauen zu ihr hätte.

Sie zog auch in Betracht, dass eine Besessenheit, Mann-Frau-Dysbalance oder Ein-/Ausgangsblockade bei Howard vorliegen könnte, hielt aber Therapieblockaden eher für unwahrscheinlich.

Diagnose-Diagramm

➤ Abb. 48.1 zeigt das Diagnose-Diagramm bzw. diagnostische Schema, das die Therapeutin erstellte. Rechteckige Kästchen stehen für die Hauptstörungsmuster und die ovalen Kästchen geben mögliche Ursachen (Ätiologie) an. Neben den Kästchen sind wichtige Zeichen und Symptome angeführt. Die Pfeile zeigen, in welcher Richtung sich die Muster beeinflusst haben könnten – manchmal weisen sie in beide Richtungen und deuten damit eine Wechselwirkung an.

In diesem diagnostischen Schema sind alle pathologischen Muster eingetragen. Auch Howards KF gehört dazu und steht oben an der Spitze, weil auf seiner Grundlage alle anderen Störungsmuster entstehen. In den meisten Fällen (nicht immer!) betreffen KF und sonstige Störungsmuster die gleichen Organe – in Howards Fall hat das konstitutionelle Ungleichgewicht im Feuer-Element zum Herz-Qi- und Herz-Yin-Mangel geführt. Das Schema erklärt

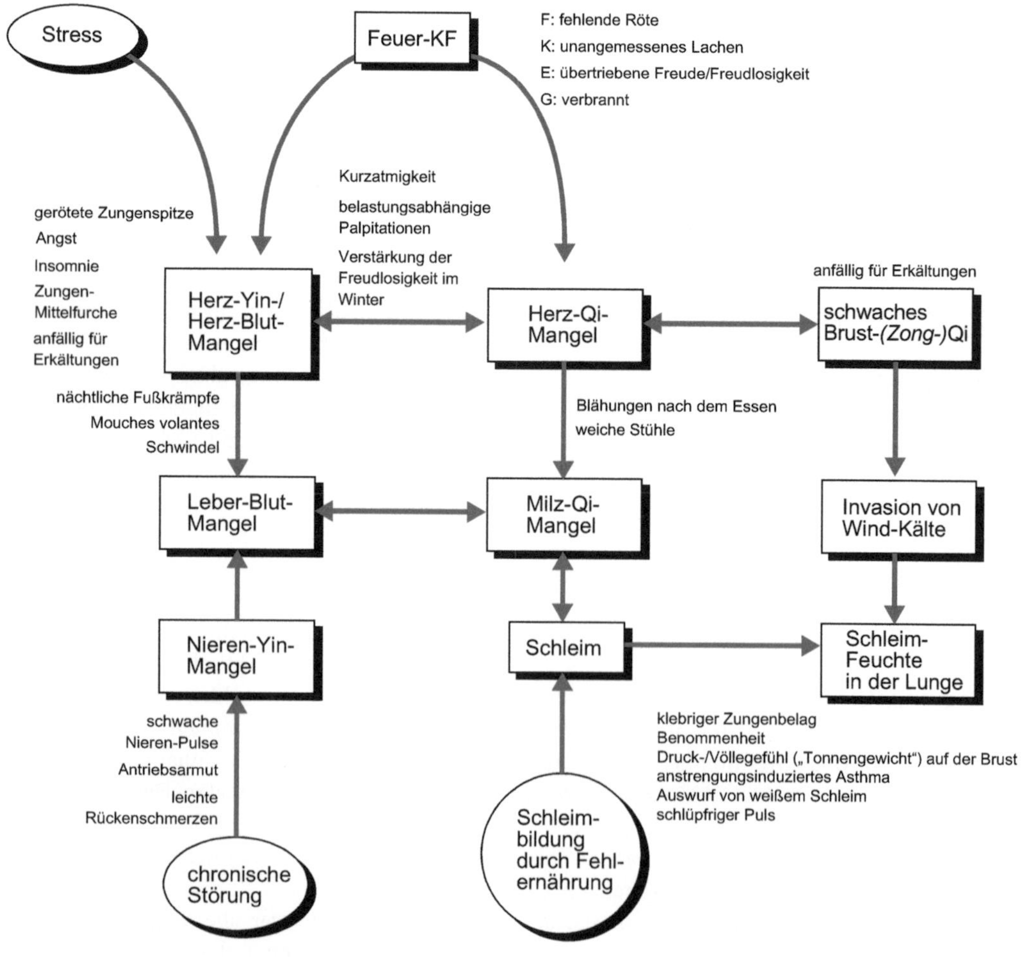

Abb. 48.1 Diagnose-Diagramm für Howard

zudem, wodurch sich Schleim-Feuchte gebildet haben könnte. Beteiligt waren vermutlich mehrere Faktoren:

- schwaches Brust-*Zong*-Qi (wegen des konstitutionell gestörten Gleichgewichts im Feuer-Element)
- unausgewogene Ernährung (zu viele „Schleimbildende" Lebensmittel)
- Erkältungsanfälligkeit (Invasion von Wind-Kälte im Bronchial-/Lungenbereich).

48.1.3 Behandlungsplanung

Therapieprinzipien

Im nächsten Schritt müssen die Behandlungsprinzipien festgelegt werden, weil von ihnen die Wahl der Punkte abhängt. Wenn eine Störung im Feuer-Element diagnostiziert wurde, wäre z. B. „Behandlung des Feuer-KF" oder die Beseitigung von Therapieblockaden (aggressive Energie, Besessenheit, Mann-Frau-Dysbalance oder Ein-/Ausgangsblockade) das richtige Behandlungsprinzip.

TCM-Therapeuten richten sich danach, ob Mangel-/Leere-Muster eine Tonisierung oder Überschuss-/Fülle-Zustände eine Ausleitung erforderlich machen.

Durch eine integrierte Diagnose sehen Therapeuten auf einen Blick, was alles behandelt werden muss. Daher besteht der erste Schritt darin, alle Behandlungsprinzipien für die geplante Behandlung aufzulisten:

- Feuer-KF behandeln
- Herz-Qi tonisieren
- Herz-Yin nähren
- Brust-*Zong*-Qi tonisieren
- Wind-Kälte (falls vorhanden) klären
- Leber-Blut nähren
- Milz-Qi tonisieren
- Schleimansammlungen klären
- Schleim-Feuchte aus der Lunge entfernen („klären").

Wenn sämtliche Störungsmuster berücksichtigt würden, wären es viel zu viele Behandlungsprinzipien, die nur Verwirrung stiften könnten. Daher besteht der nächste Schritt in der Vereinfachung und Hierarchisierung der Behandlungsgrundsätze.

Therapieprinzipien vereinfachen

Um die Sache zu vereinfachen, sollten Therapeuten alle Behandlungsprinzipien streichen, die sie für unnötig halten. Dabei handelt es sich in den meisten Fällen um die Behandlung von Störungen, die schon durch die Anwendung anderer Prinzipien zu beheben sind.

Manche Behandlungsprinzipien lassen sich ohne weiteres vereinfachen. Auf die Überlegung, Leber-Blut zu nähren, kann gut verzichtet werden, weil der Leber-Blut-Mangel (gerade wenn ein Feuer-KF vorliegt) vermutlich auf einem kombinierten Herz-Blut-/Milz-Qi-Mangel beruht. Da eine Wind-Kälte-Invasion nur gelegentlich auftritt, gehört ihre Behandlung nicht zu den obersten Therapieprinzipien. Auch die Behandlung von Feuer-KF und Herz-Syndromen kann zu einem Therapieprinzip zusammengefasst werden. Da Syndrome häufig dasselbe Organ wie der KF betreffen, finden sich oft Punkte, deren Wirkung sich auf beides erstreckt.

Mit dieser überschaubaren Anzahl fallen Therapieplanung und Auswahl der Punkte leichter. Übrig geblieben sind folgende Behandlungsprinzipien:

- Behandlung des Feuer-KF (durch Tonisierung von Herz-Qi und Herz-Yin)
- Tonisierung des Milz-Qi
- Ausleiten der Schleim-Feuchte aus der Lunge
- Tonisierung des *Zong*-Qi.

Prioritäten festlegen

Im nächsten Schritt musste die Therapeutin die Reihenfolge festlegen. Um die verbliebenen Behandlungsprinzipien nach Priorität zu ordnen, konzentrierte sie sich auf die beabsichtigte Wirkung und setzte zwei oben auf die Liste. In Klammern stehen Behandlungsprinzipien, die nicht gleich am Anfang, sondern erst im späteren Verlauf angewandt werden müssen. Die Liste sah jetzt so aus:

- Feuer-KF (durch Tonisierung des Herz-Qi und Nähren des Herz-Yin) behandeln
- Schleim-Feuchte „klären"
- (*Zong*-Qi tonisieren)
- (Milz-Qi tonisieren)

und ergänzend:

- (bei Bedarf Wind-Kälte „klären").

Behandlungsstrategie

Die Therapeutin hat damit eine Behandlungsstrategie entworfen. Von den endgültigen Behandlungsprinzipien sind zwei am wichtigsten: Tonisieren des Feuer-KF und Ausleiten von Schleim-Feuchte aus der Lunge. Die Schleim-Feuchtigkeits-Ansammlung in Howards Lunge sollte wegen der starken Stauung, die sie verursachte, ihrer Meinung nach gleich zu Beginn der Behandlung „geklärt" werden. Die Therapeutin sah auch die Notwendigkeit, Howards Feuer-Element primär auf psychischer Ebene zu behandeln.

Sie war sich allerdings noch nicht im Klaren, mit welcher der vier Feuer-Organfunktionen („Beamten") Howards – mutmaßlicher – Feuer-KF verbunden war. Es konnten genauso gut Perikard/Dreifacher Erwärmer wie Herz/Dünndarm sein. Die Therapeutin beschloss, es zuerst mit Perikard und Dreifachem Erwärmer zu probieren und die Wirkung abzuwarten. Falls sie nicht zufrieden stellend ausfiel, würde sie Herz und Dünndarm behandeln. Obwohl der Feuer-KF in Howards Fall mit Herz-Syndromen assoziiert war, muss nicht unbedingt die Herz-Funktion, sondern es kann genauso gut die Perikard-Funktion betroffen sein.

Als weiteres Behandlungsprinzip wollte die Therapeutin noch einen Test auf aggressive Energie ergänzen und ihn routinemäßig vor der ersten Behandlung durchführen. Da Howard Medikamente gegen Asthma einnahm, könnte sich durchaus aggressive Energie gebildet haben. Verdächtig war auch seine gerötete Zungenspitze, die darauf hindeutete, dass sich offenbar Hitze in den Organen angestaut hatte (➤ Kapitel 30). Auf Moxibustion sollte wegen der vielen Hitzesymptome lieber verzichtet werden.

Mit Howard hatte sie vereinbart, dass er bei den ersten Anzeichen einer Erkältung sofort einen Notfalltermin mit ihr ausmachen sollte, damit sie die äußeren pathogenen Faktoren (Wind-Kälte-Invasion) ausleiten konnte, bevor sie in Lunge/Bronchien eindrangen und sein Asthma verschlimmerten.

48.1.4 Behandlung

Behandlungsstadien

Für die erste Behandlungssitzung blieben drei Therapieprinzipien übrig:

- Test auf aggressive Energie
- Behandlung des Feuer-KF
- Ausleiten von Schleim-Feuchte.

Falls keine aggressive Energie vorläge, wollte die Therapeutin prüfen, ob ihre Vermutung eines KF im Feuer-Element stimmte. Sie entschied sich gegen die Ausleitung von Schleim-Feuchte gleich in der ersten Sitzung. Je einfacher sie Howards Behandlung hielt, desto klarer würde sich die Wirkung einzelner Punkte abzeichnen.

Punkte

Test auf aggressive Energie

Verwendet wurden Bl 13 (Lunge), Bl 14 (Perikard), Bl 18 (Leber), Bl 20 (Milz) und Bl 23 (Nieren) sowie ein Placebo-(„Nicht"-)Punkt in jedem der Drei Brenner *(San Jiao)*. Die Nadeln blieben sehr oberflächlich eingestochen, um zu sehen, ob sich um sie herum ein Erythem bildete.

KF-Test

3E 4 und Pe 7 sollten in tonisierender Technik behandelt werden (d. h. ohne Belassen der Nadeln). Wenn sich nur eine schwache Pulsveränderung zeigte, wollte die Therapeutin He 7 und Dü 4 tonisieren, um auch noch Herz/Dünndarm zu testen. Andere Punkte auf den KF-Meridianen wollte sie späteren Behandlungen vorbehalten.

Ausleiten von Schleim-Feuchte

Lu 5 und Ma 40 kamen dazu in Frage und sollten in einer „ausgleichenden" Nadeltechnik behandelt werden, weil der Therapeutin eine reduzierende Technik bei Howards zugrunde liegendem Mangel-Zustand ungeeignet erschien.

Erste Behandlung

Aggressive Energie war nicht nachweisbar. Daraufhin tonisierte die Therapeutin 3E 4, was zu einer minimalen Veränderung der Pulsbefunde führte (etwas weniger schwache Pulse).

Nach der anschließenden Tonisierung von Pe 7 waren die ersten Pulspositionen weniger „oberflächlich" („floating", *Fumai*). Obwohl sie über Magen/Milz noch immer leicht schlüpfrig blieben, erschienen die Pulse insgesamt kräftiger und harmonischer. Hocherfreut über das Behandlungsergebnis beschloss die Therapeutin, dass es vorerst genug sei.

Links		Rechts	
Dü –1	He –1	Lu –1	Di –1
Gb –½	Le –½	Mi –½	Ma –½ (schlüpfrig)
Bl –1	Ni –1 (tief)	Pe –1	3E –1 (tief)

Zweite Behandlung

Howard fühlte sich nach der ersten Behandlung deutlich besser und hatte mehr Energie, besonders gegen Ende des Tages. Drei Nächte lang hatte er besser geschlafen, auch nach Anstrengungen erholte er sich rascher wieder. Nur seine Lungenbeschwerden hatten sich kaum gebessert. Noch immer lastete ein Gewicht auf seiner Brust und musste er gelegentlich Schleim abhusten.

Da die Symptome im Brustbereich noch nicht auf die Behandlung angesprochen hatten, wollte die Therapeutin ein weiteres Therapieprinzip hinzunehmen und in der zweiten Sitzung:

- Schleim-Feuchte im Brustbereich auflösen sowie den
- KF-Test weiterführen.

Zuerst wurden Lu 5 und Ma 40 in „ausgleichender" Technik behandelt. Das führte zu einer leichten Beruhigung der Pulse und einer weniger schlüpfrigen Pulsqualität über Magen/Milz. Als Nächstes tonisierte die Therapeutin Pe 9 und 3E 3, da sie sich als Tonisierungspunkte zum Abziehen von Energie aus dem etwas volleren Holz- zum Feuer-Element eignen. Nach dieser Behandlung waren Howards Pulse deutlich harmonischer zu tasten:

Links		Rechts	
Dü –½	He –½	Lu –½	Di –½
Gb –½	Le –½	Mi –½	Ma –½
Bl –1	Ni –1 (tief)	Pe –1	3E –1 (tief)

Weitere Behandlungen

In den darauf folgenden Monaten machte Howard gute Fortschritte. Während der Zeit leitete die Therapeutin noch fünfmal Schleim-Feuchte aus, indem sie neben Lu 5 und Ma 40 auch Punkte wie Ren 17 und Lu 1 behandelte (alle in „ausgleichender" Technik). Howard hielt auch seinen Arzt über seine Fortschritte auf dem Laufenden, da sich sein Bedarf an Dosieraerosolen allmählich reduzierte. Nach elf Behandlungen benötigte er nur noch 1 statt der früheren 3 Hübe/Tag (Becloforte® und Atrovent®) und Ventolin® hatte er „seit Wochen" nicht mehr gebraucht. Dass Howard weniger Milchprodukte und Fette verzehrte, d.h. weitgehend auf „Schleim-bildende" Nahrungsmittel verzichtete, unterstützte seine Zustandsbesserung. Die anfangs wöchentliche Behandlung konnte allmählich auf längere Intervalle umgestellt werden (zwei-, drei- und schließlich vierwöchentlich).

Als Howard mit ersten Erkältungszeichen (Halsentzündung, laufende Nase und leichte Kopfschmerzen) zur sechsten Behandlung kam, stülpte die Therapeutin Gläschen über Bl 12 und Bl 13 auf Howards Rücken und behandelte Lu 7 und Di 4 in leicht reduzierender Technik, um „das Äußere frei zu machen" und „Wind-Kälte zu klären". Dass die Erkältung nicht auf Bronchien und Lunge übergriff, zeigte, dass Howard schon kräftiger geworden war.

Mit der Besserung seines Asthmas vollzogen sich noch andere tief greifende Veränderungen bei Howard. Seit der achten Behandlung schlief er sehr viel besser und erlebte nur noch selten eine „schlechte" Nacht. Er hatte wieder mehr Schwung und konnte müheloser Treppen steigen. Nach dem Essen fühlte er sich zwar immer noch leicht gebläht, doch sein Durchfall hatte sich deutlich gebessert. Trotz dieser (Milz-)Qi-Mangelsymptome musste die Milz nicht selbst tonisiert werden, weil sie als „Kind" bereits auf die Behandlung der „Mutter" (Perikard) ansprach.

Nach 10 Behandlungssitzungen fühlte sich Howard nach eigenem Bekunden viel glücklicher als vorher. Er hätte gar nicht gewusst, wie depressiv und ängstlich er in Wirklichkeit war. Mit seiner optimistischen Art überspielte er, dass er unter der Oberfläche tief unglücklich war. Jetzt musste er sich nicht mehr selbst zwingen, positiv zu denken. Der

Therapeutin war aufgefallen, dass Howard ausgeglichener und ruhiger wirkte, seitdem er sich nicht mehr die ganze Zeit „aufgedreht" gab.

Als sich Howards „Herzschutz"-(Perikard-)Funktion im Laufe der Zeit verbesserte, konnte er leichter über persönliche Dinge reden. Er fasste sich ein Herz und sprach offen mit seiner Frau über seine Traurigkeit wegen der Sucht seiner älteren Tochter. „Geteiltes Leid ist halbes Leid", berichtete er danach. Auch wenn er nichts tun konnte, um die Situation zu ändern, half es ihm, dass sich jemand seine Sorgen und Nöte anhörte. „Ich hatte immer das Gefühl, ich dürfte nicht über Probleme sprechen. Jetzt weiß ich aber, dass ich so wie ich bin gemocht werde und nicht, weil ich glücklich oder unglücklich bin."

Im weiteren Verlauf überprüfte die Therapeutin auch die Wirkung von Herz- und Dünndarm-Punkten, aber die besseren Ergebnisse ließen sich eindeutig über Perikard und Dreifachen Erwärmer erzielen. Daher konzentrierte sie sich bei der Behandlung im Wesentlichen auf dieses Feuer-Meridianpaar.

Auf der Liste der Behandlungsprinzipien hatte ursprünglich auch „Stärkung des *Zong*-Qi" gestanden. Doch die Therapeutin sah sich nicht mehr zur Behandlung von Lungen-Punkten veranlasst, da Howard ohnedies schon gute Fortschritte durch die Behandlung von Perikard und Dreifachem Erwärmer machte und sein *Zong*-Qi allein dadurch stärker wurde.

Zur Behandlung von Howards (Feuer-)KF dienten unter anderem folgende Punkte:

- Pe 7 und 3E 4 (Ursprungs-*Yuan*-Qi-Punkte)
- Pe 9 und 3E 3 (Tonisierungspunkte)
- Bl 14 und Bl 22 (Rücken-*Shu*-Punkte)
- Pe 6 und 3E 5 („Innere Grenze" und „Äußere Grenze")
- Ren 15 (psychische Indikation)
- Pe 2 („Himmelsteich", psychische Indikation)
- Bl 43 (zur Stärkung und mit psychischer Indikation.

Hier einige Punktkombinationen, mit denen Howard behandelt wurde:

- Lu 5, Ren 17, Ma 40 (ausgleichend); Pe 6 und 3E 5 (tonisierend)
- Lu 5, Ma 40, Lu 1 (ausgleichend); Ren 15, Ren 4, Pe 7 und 3E 4 (tonisierend)
- Ren 17 und Lu 1 (ausgleichend); Bl 43 und Bl 22 (tonisierend)
- Ma 40 und Lu 5 (ausgleichend); Pe 9, 3E 3 und Pe 2 (tonisierend).

Integrierte Behandlung

Eine integrierte Behandlung richtet sich sowohl auf den KF als auch auf die Syndrome der Patienten. Wäre lediglich Howards KF behandelt worden, hätte sich zwar sein „Selbstgefühl" bessern können, doch seine Beschwerden hätten weiter bestanden, da sich pathogene Faktoren (wie seine Schleim-Feuchte) nur selten ohne direkte Behandlung ausleiten lassen. Wäre dagegen nur sein Schleim-Feuchte-Syndrom samt zugrunde liegendem Milz- oder Lungen-Qi-Mangel, nicht aber sein KF behandelt worden, hätten sich die Asthmasymptome, nicht aber Howards Wohlbefinden gebessert (zumindest nicht in dem Maße).

Es folgen zwei Fallbeispiele und Diagnose-Diagramme, die den Vorteil einer integrierten Behandlung aufzeigen, aber nicht so ausführlich wie Howards Fall beschrieben werden.

48.2 Fallbeispiel Patricia

48.2.1 Anamnese und Untersuchung

ANAMNESE

Patricia kam auf Empfehlung einer Freundin zur Behandlung. Sie war 43 Jahre alt, hatte zwei erwachsene Kinder und arbeitete als Lehrerin auf einer Halbtagsstelle. Als die Therapeutin ihre Adresse falsch notierte (es aber rechtzeitig bemerkte), „flippte" Patricia aus: „Wenn Sie die schon falsch aufschreiben, was wird dann erst bei meiner Behandlung alles schief gehen?" Die Therapeutin beschloss, es nicht persönlich, sondern als diagnostischen Hinweis zu nehmen – dass Patricia panische Angst hatte. Da sie sehr heftig reagierte, hätte es Ärger sein können, aber ihre Augen und hektischen Körperbewegungen verrieten, dass Angst dahinter steckte. Der Therapeutin war auch klar, dass sie erst Patricias Vertrauen gewinnen musste, bevor sich ihre Patientin beruhigt behandeln lassen würde.

Über die gesamte Dauer der Untersuchung blieb Patricia skeptisch und reserviert. Auch als sie das anfängliche Problem mit der Adresse langsam zu überwinden schien, fiel es ihr schwer, sich zu beruhigen.

Bei persönlichen Fragen huschten ihre Augen nervös hin und her, während sie im nächsten Moment wieder angespannt und unbehaglich schaute. Die Therapeutin bemerkte ein Stöhnen in der Stimme und einen blau-schwarzen Farbton neben Patricias Augen.

Hauptbeschwerden

Patricia litt unter Migräne und Panikattacken. Die Panikattacken hatten vor drei Jahren angefangen und kündigten sich dadurch an, dass ihr kurz vorher schwindelig (fast bis zur Ohnmacht) und heiß wurde. Dann begann ihr Herz laut zu pochen, sie hörte nur noch gedämpfte Stimmen und verspürte einen unbezwingbaren Drang, hinauszugehen und frische Luft zu schnappen. Zum ersten Mal waren sie während ihrer Scheidung aufgetreten, hielten aber weiterhin an. Sie konnte sich nicht erklären, wodurch sie ausgelöst wurden. „Ich kann mich gut fühlen und im nächsten Augenblick plötzlich Panik bekommen, ohne zu wissen, warum." Wenn sie im Anfall ein Beruhigungsmittel (Indovel) nehme, gehe er schneller vorüber.

Patricia klagte auch über Migräne und Kopfschmerzen. Die Kopfschmerzen seien „nicht sehr stark", aber ständig latent vorhanden und auf den Augenbrauen-/Stirnbereich konzentriert. Wenn Müdigkeit oder Stress hinzukomme, entwickele sich eine Migräne. Bei Migräne seien ihre Augen lichtempfindlich, die Sicht verschwommen und der Kopf ein einziges Hämmern und Dröhnen. Sie reagiere gereizt, manchmal auch mit Übelkeit, fühle sich erhitzt und müsse sich einen kalten Waschlappen auf die Augen legen.

Pulsdiagnose

Vor der ersten Behandlung sah Patricias Pulsbild folgendermaßen aus:

Links		Rechts	
Dü –1	He –1	Lu –1	Di –1 (alle Pulse rechts dünn und oberflächlich)
Gb –1	Le –1 (drahtig)	Mi –1	Ma –1
Bl –2	Ni –2	Pe –2	3E –2

Zungendiagnose

Patricias Zunge war blass und leicht geschwollen, mit einem dünnen weißen Belag und roten Flecken an der Spitze.

48.2.2 Diagnose

Nach Abschluss der Voruntersuchungen vermutete die Therapeutin bei Patricia einen Wasser-KF, der bei der Behandlung im Mittelpunkt stehen müsste, um ihr Problem an der „Wurzel" zu packen. Auf den anderen Gebieten (Freude, Mitgefühl/Sympathie, Ärger und Kummer) schien Patricia angemessene bzw. unauffällige emotionale Reaktionen zu zeigen, da nach den Beobachtungen der Therapeutin keine mit Veränderungen von Stimme, Augenausdruck, Körpersprache usw. einherging. Nur die Angst war die ganze Zeit vorhanden und fast zum Greifen spürbar. Wenn Patricia besonders erschreckt war, ließen sich die disharmonischen Qi-Bewegungen schon am Gesichtsausdruck, am Blick oder an der Haltung ablesen. Die Therapeutin spürte, dass sie Patricia mit ruhiger Zuversicht und entschieden behandeln musste, damit sie sich sicher fühlte.

In ➤ Abb. 48.2 sind Patricias KF-Diagnose und sonstigen Symptome in einem integrierten Schema zusammengefasst.

Aus der Diagnose lassen sich Behandlungsprinzipien ableiten, die nach Priorität geordnet werden müssen, um die Behandlung so einfach wie möglich zu gestalten (vgl. Howards Fallbeispiel). Das Ziel ist immer eine minimale Intervention. Patricias Therapeutin legte folgende Behandlungsgrundsätze fest:

- Behandlung des Wasser-KF (durch Nähren des Nieren-Yin)
- Besänftigen des Leber-Yang.

48.2.3 Behandlung

Erste Behandlung

Gleich zu Beginn beschloss die Therapeutin, die Behandlung ganz auf den Wasser-KF zu konzentrieren. Bestärkt fühlte sie sich in ihrer Entscheidung auch dadurch, dass Patricias Hauptbeschwerden beide

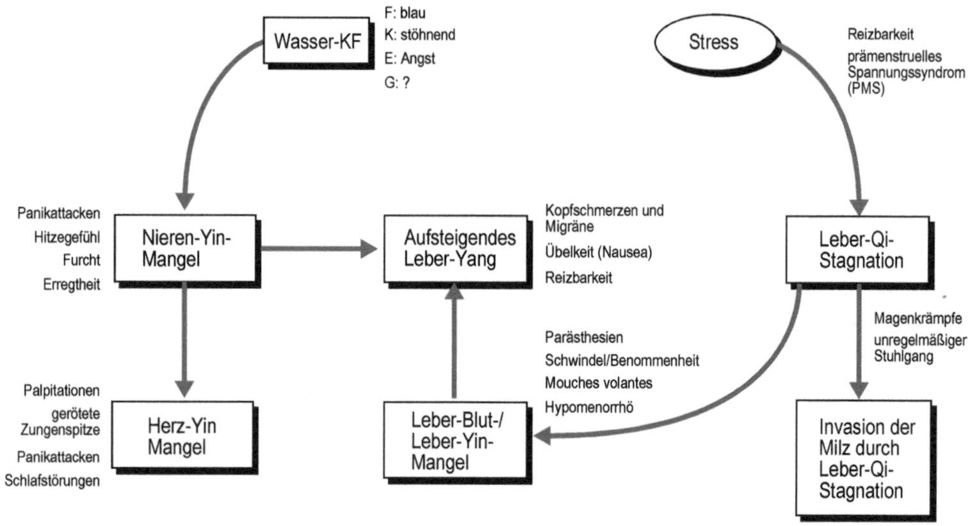

Abb. 48.2 Diagnose-Diagramm für Patricia

ihren Ursprung im Wasser-Element hatten, selbst wenn vielleicht noch andere Elemente mit beteiligt wären. Die Panikattacken beruhten vermutlich auf einem Nieren- und Herz-Yin-Mangel und die Migräne auf einem Leber-Yin-Mangel (Folge des Nieren-Yin-Mangels) und Aufsteigendem Leber-Yang.

Nach einem Test auf aggressive Energie (fiel negativ aus) bestand der nächste Schritt in der Behandlung des Wasser-KF. Dazu tonisierte die Therapeutin Bl 64 und Ni 3, die Ursprungs-*Yuan-Qi*-Punkte. Dadurch erreichte sie, dass die Pulse weniger oberflächlich („floating") wurden und auch der Leber-Puls etwas von seiner drahtigen Qualität verlor.

Links		Rechts	
Dü –1	He –1	Lu –1	Di –1 (etwas ruhiger)
Gb –1	Le –1 (weniger drahtig)	Mi –1	Ma –1
Bl –2	Ni –2	Pe –1½	3E –1½

Zweite Behandlung

Zum zweiten Behandlungstermin kam Patricia mit einem breiten Lächeln im Gesicht. Sie wirkte viel entspannter und weniger nervös. Seit ihrer letzten Periode hatte sie keine Kopfschmerzen mehr gehabt. Auch ihre Paniksymptome waren viel schwächer geworden, wenn auch noch nicht ganz verschwunden. Obwohl ihr vorher nie bewusst war, wie müde und erschöpft sie sich fühlte, spürte sie jetzt wieder neue Energie. Mit der Tonisierung von Bl 23 und Bl 28 (Rücken-*Shu*-Punkte) sowie Bl 67 und Ni 7 (Tonisierungspunkte) setzte die Therapeutin die Behandlung des Wasser-KF fort.

Dritte Behandlung

Patricia ging es kontinuierlich besser. Diesmal wollte die Therapeutin die Behandlung des Wasser-KF mit Punkten durchführen, die gezielter die psychische Ebene beeinflussen. Aus dem Grund wählte sie Ni 25 („Speicher des Geistes"). Obwohl sich Patricia selbst besser fühlte, konnte sie auf einer tieferen Ebene noch immer Unterstützung für ihre Psyche und Energiereserven gebrauchen. Ohne diese Unterstützung würde der Behandlungserfolg vermutlich nicht lange anhalten. Da es schon Nachmittag war, konnte die Therapeutin auch noch Bl 66 und Ni 10 als Organzeit-/Chronopunkte hinzuziehen, um den Nieren-Yin-Mangel zu behandeln.

Vierte Behandlung

Patricias Periode war fällig und sie wachte gleich um 6 Uhr morgens mit Migräne auf. Hinzu kamen Übelkeit und Würgreiz. Daher entschied sich die Therapeutin, Leber und Gallenblase direkt zu behandeln und das Leber-Yang mithilfe von Le 2 und Gb 38 zu besänftigen. Im Anschluss daran behandelte sie Patricia durch Tonisierung von Bl 23, Bl 52, Bl 64 und Ni 3 Wasser-KF.

Weitere Behandlungen

Patricia machte weiterhin gute Fortschritte und verlor zunehmend ihre Skepsis, als sie spürte, wie gut ihr die Behandlung tat. Im Mittelpunkt der Behandlung standen noch immer Patricias KF und die psychische Ebene. Bei jeder Menstruation versuchte die Therapeutin wieder das Leber-Yang zu beruhigen. Das Leber-Blut zu nähren war nicht erforderlich, weil die Leber im Zuge der Nieren-Behandlung schon über den *Sheng*-Zyklus mit versorgt wurde.

Ab der fünften Behandlung konnte Patricia ihr Beruhigungsmittel (Indoval) absetzen. Bis auf leichte Schwindelanfälle, die gelegentlich auftraten und von selbst wieder verschwanden, hatte sie seitdem auch keine (größeren) Panikattacken mehr. Sie war deutlich entspannter und kam bei einer Gelegenheit sogar lachend auf ihre Überreaktion bei der ersten Begegnung zu sprechen. Patricia fühlte sich allgemein stärker und ausgeglichener, was sich auch positiv auf ihre Beziehung auswirkte.

In der Woche nach der zehnten Behandlung verlief ihre Menstruation ohne Kopfschmerzen; prämenstruell bekam sie noch leichte Beschwerden, aber keine Migräne mehr. Die Behandlungsintervalle konnten langsam verlängert werden (zweiwöchentlich, monatlich).

Patricia kommt noch regelmäßig zur Behandlung. Ihre Symptome haben sich merklich gebessert und sie selbst fühlt sich wohler und weniger gestresst.

48.3 Fallbeispiel Ellena

48.3.1 Anamnese und Untersuchung

ANAMNESE

Ellena war 60 Jahre alt und unverheiratet. Sie lebte allein, aber ganz in der Nähe ihrer Schwester und ihres Neffen. Auf den Therapeuten wirkte sie bei der ersten Begegnung sanft und freundlich, aber etwas „sonderlich". Sie führte Selbstgespräche und ließ die Tür einen Spalt aufstehen, als sie später zur Toilette ging. Im Anamnesegespräch stellte sich heraus, dass sie mit 19 Jahren gerade eine Ausbildung zur Krankenschwester machte, als eine Schizophrenie bei ihr diagnostiziert wurde. Sie nahm keine Medikamente und schien mit einer gewissen Klarheit darüber sprechen zu können, doch ein echter Kontakt zum Therapeuten kam nicht zustande.

Hauptbeschwerden

Ellena litt nach einem Autounfall vor dreißig Jahren an Stirnkopfschmerzen. Dabei war sie auf der linken Kopfseite verletzt worden (sie deutete auf den Gallenblasen-Meridian), die Schmerzen hatten sich aber allmählich von der Schläfe zur Stirn verlagert. Die alle zwei bis drei Wochen wiederkehrenden Kopfschmerzen empfand sie als „ärgerliche Beschwerden und Unbehagen". Durch warmes Wetter und Frischkäse würden sie schlimmer. Ob sie sich bei Bewegung möglicherweise besserten, war nicht ganz klar. Später meinte sie noch: „Ich kann mich dann nicht konzentrieren und auch nicht richtig denken. Wenn ich länger als eine halbe Stunde fernsehe, werde ich schläfrig und interessiere mich für nichts mehr."

Pulsdiagnose

Links		Rechts	
Dü –1	He –1	Lu –1	Di –1 (allgemein drahtig)
Gb +1	Le +1 (drahtig)	Mi –1	Ma –1 (drahtig/schlüpfrig)
Bl –1½	Ni –1½	Pe –1	3E –1

Bis auf die mittlere Pulsposition am linken Handgelenk waren alle Pulse schwach, während sie an der rechten Mittelposition schlüpfrig und sonst allgemein von drahtiger Pulsqualität waren.

Zungendiagnose

Die Zunge war vorn rotviolett und hinten hellrot. Von hinten bis zur Mitte war sie von einem dicken weißen Belag überzogen und an den geschwollenen Zungenrändern hatten die Zähne Abdrücke hinterlassen.

48.3.2 Diagnose

Der Therapeut vermutete bei Ellena einen Erd-KF, da sie einen gelblichen Hauch im Gesicht und einen süßlich duftenden Geruch wahrnehmen konnte. Ellena verschluckte allerdings Silben beim Sprechen. Sie redete ununterbrochen vom Essen und sorgte sich um ihre Gesundheit – wie auch um die Gesundheit ihres Vaters, ihrer Schwester und ihres Bruders. Sie klagte viel und kam immer wieder auf ihre Probleme zu sprechen, als müsste sie ständig Sympathie/Mitgefühl und Zuwendung erheischen. Sie genoss es, wenn der Therapeut sein Mitgefühl bekundete, nahm es aber gleich zum Anlass, ihre Probleme noch ausführlicher auszubreiten. Ellena sprach abgehackt und hatte schon viel Frustration erleben müssen.

Der Therapeut überlegte kurz, ob Ellena nicht doch einen Holz-KF haben könnte. Denn ihre Holz-Pulse waren voll und drahtig; sie ärgerte sich auch – besonders über ihre Schwester, die ein Auge auf sie hielt und sie dauernd von dem abzubringen versuchte, was sie selbst wollte. Im integrierten Diagnoseschema (➤ Abb. 48.3) sind auch Ellenas sonstige Symptome enthalten, die im Laufe der Untersuchung angesprochen wurden.

Aus seiner integrierten Diagnose leitete der Therapeut in zwei Schritten (Vereinfachung und Reihenfolge nach Priorität) die Behandlungsprinzipien für Ellena ab. Er legte folgende Behandlungsschritte fest:

- Besessenheit (durch Innere Drachen) „klären“
- Schleim auflösen („klären“)
- Erd-KF behandeln
- Leber-Qi mobilisieren.

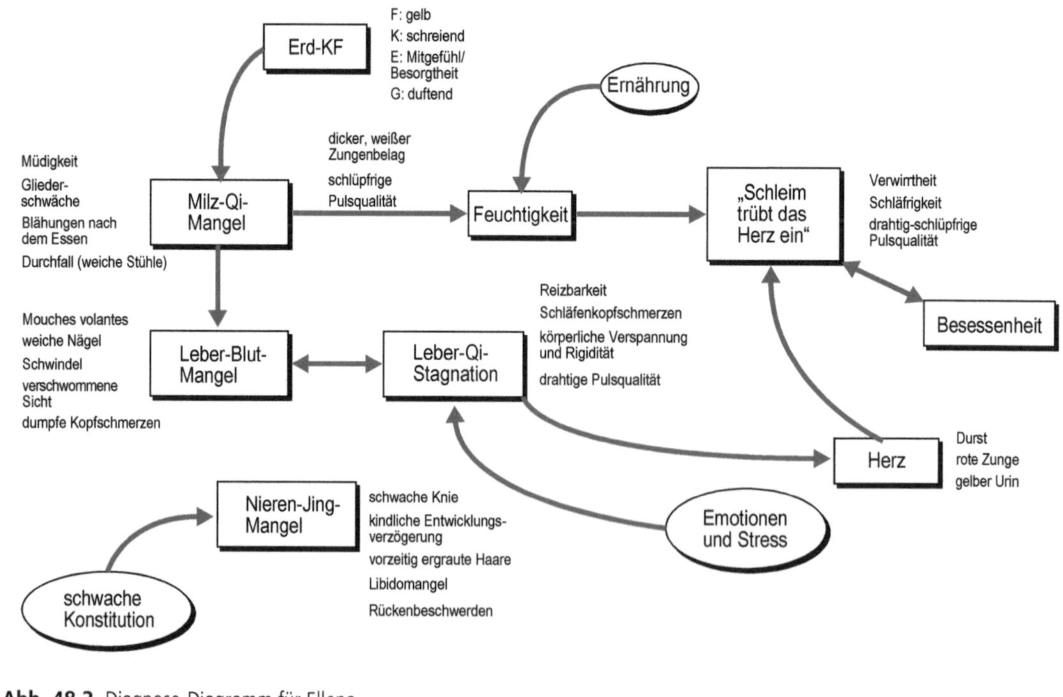

Abb. 48.3 Diagnose-Diagramm für Ellena

48.3.3 Behandlung

Erste Behandlung

In der ersten Behandlung wollte der Therapeut mithilfe der Inneren-Drachen-Kombination Ellenas Besessenheit „klären". Auf Besessenheit deutete ihre Selbstbezogenheit hin, da sie nur über ihre Symptome sprach und ihre Umgebung nicht bewusst wahrnahm. Ein Blick in ihre Augen zeigte, dass „das Licht an, aber niemand zu Hause war".

Zweite Behandlung

Nach der ersten Behandlung fühlte sich Ellena ein bisschen besser und meinte, sie habe am nächsten Morgen mehr Energie gehabt. Auch andere Leute hätten ihr versichert, dass es ihr offensichtlich besser ginge. Für diese Sitzung standen folgende Behandlungsprinzipien an:

- auf aggressive Energie testen
- Schleim auflösen
- Erd-KF überprüfen.

Der Test auf aggressive Energie fiel negativ aus. Um den Schleim zu „klären", behandelte der Therapeut Pe 5 und Ma 40 in „ausgleichender" Technik. Der dritte Schritt bestand in einer Tonisierung der Ursprungs-*Yuan-Qi*-Punkte Ma 42 und Mi 3 zur Überprüfung des Erd-KF. Nach der Behandlung fühlten sich die Pulse weicher und weniger drahtig an, wobei die eindrucksvollste Veränderung durch die KF-Behandlung zustande kam. Aus dem positiven Ansprechen der Holz-Pulse auf die Erd-(KF-)Behandlung ließ sich schlussfolgern, dass die primäre Störung tatsächlich das Erd-Element betraf (und nicht umgekehrt zuerst das Holz-Element).

Links		Rechts	
Dü –1	He –1	Lu –1	Di –1 (alle Pulse weicher und harmonischer)
Gb (√)	Le (√)	Mi –1	Ma –1
Bl –1	Ni –1	Pe –1	3E –1

Dritte Behandlung

Ellena erzählte ihrem Therapeuten, sie habe nach der letzten Behandlung wirklich gut schlafen und Energie tanken können. Am Morgen darauf hätte sie aber eine leichte Magenverstimmung bekommen und den ganzen Tag lang Kopfschmerzen gehabt, die kamen und gingen. Sie seien allerdings weniger stark als sonst gewesen.

Auch in dieser Sitzung blieben die Behandlungsprinzipien unverändert:

- Schleim klären und
- Erd-KF behandeln.

Der Therapeut entschied sich wiederum für Pe 5 und Ma 40 und behandelte anschließend noch den Erd-KF durch Tonisierung von Ma 36 und Mi 6.

Nach dieser Behandlung hatte Ellena mehr Appetit und mochte auch mehr Gerichte als früher. Ihre Energie nahm weiter zu. In der ganzen Woche traten keine Kopfschmerzen auf. Dem Therapeuten fiel auf, dass Ellena ihn zum ersten Mal mit Namen ansprach und ihn offensichtlich langsam als Person wahrnahm.

Weitere Behandlungen

Bei den nächsten fünf Terminen standen drei Behandlungsprinzipien im Vordergrund:

- Schleim klären
- Leber-Qi bewegen
- Erd-KF behandeln.

„Leber-Qi bewegen" war als neues Behandlungsprinzip hinzugenommen worden, weil Ellena ihre Situation als sehr frustrierend erlebte. Es würde aber auch dazu beitragen, den Schleim abzutransportieren. Ellena ging es zunehmend besser und sie fing sogar an, sich nach einer Arbeitsstelle umzusehen. Als ihre Schwester merkte, dass es ihr besser ging, lockerte sie ihre Aufsicht; daraufhin konnte sich Ellena allmählich entspannen. Die besten Ergebnisse zeigten sich immer nach der KF-Behandlung. Im späteren Verlauf integrierte der Therapeut noch einige Punkte mit psychischer Indikation in die Behandlung:

- Ma 25 („Himmlischer Angelpunkt")
- Bl 49 („Haus der Gedanken") – der äußere Rücken-*Shu*-Punkt der Milz
- Mi 20 („Eingefasste Pracht/Überall Erblühen")
- Mi 18 („Himmlischer Strom/Himmelsschlucht")
- Ma 9 („Menschen willkommen") – ein Himmelsfenster-Punkt.

Ellena brach die Behandlung nach zwölf Sitzungen ab, weil sie in einen anderen Landesteil umzog. Zu der Zeit fühlte sie sich stark genug, um es ohne weitere Behandlung zu schaffen. Der Therapeut empfahl ihr trotzdem einen Kollegen in der Nähe ihres neuen Wohnortes, weil er meinte, ihr Zustand könnte sich durch weitere Behandlungen noch bessern. Ob sie die Anregung aufgegriffen hat, ist nicht bekannt.

48.4 Schlussfolgerung

Dass sich beide Behandlungsansätze in vielfältiger Weise ergänzen, ist ein Argument, das für ihre integrierte Anwendung spricht. Durch ihre Integration eröffnen sich dem Therapeuten neue Möglichkeiten einer vertieften und breiter angelegten Untersuchung und Behandlung von Patienten. Das gilt sowohl für praktische Anwendungen wie Nadeltechnik, Pulstastung und Inspektion als auch für theoretische Aspekte wie Therapieblockaden oder Indikationen einzelner Punkte. Das integrierte Modell ermöglicht die Behandlung von Körper, Seele und Geist, von akuten und chronischen Problemen sowie von Erkrankungen mit äußeren, inneren oder gemischten Ursachen (pathogenen Faktoren).

Da die TCM den Schwerpunkt auf pathologische Veränderungen mit Auswirkungen auf das Qi im Körper legt, hat sie Vertretern der Fünf-Elemente-Konstitutionsakupunktur viel zu bieten. Howards Asthma konnte z. B. anhand der Puls- und Zungenbefunde als eine starke pathologische Schleimansammlung diagnostiziert werden. Durch alleinige KF-Behandlung („Nähren der Wurzel") wäre es am Ende vermutlich ebenfalls abgeklungen, doch die an den Grundsätzen der TCM orientierte Vorgehensweise („Schleim klären") hat die Besserung sicherlich beschleunigt. Andererseits können Diagnose und Behandlung des konstitutionellen Ungleichgewichts (KF) auf einer tiefen Persönlichkeitsebene ihre Wirkung entfalten und das Selbstgefühl der Patienten stark beeinflussen. Allein schon durch die KF-Behandlung entfällt eine Vielzahl an Behandlungsprinzipien, so dass sich die Anzahl der Punkte verringern lässt.

Eine große Stärke der TCM ist ihr analytisches Verständnis von Erkrankungen. Im Vergleich zur TCM ist die Fünf-Elemente-Konstitutionsakupunktur eine viel intuitivere Methode, die sich stärker für die Persönlichkeit oder das Wesen eines Menschen als für die Art der Erkrankung interessiert. Durch die Integration beider Methoden wird ein interdisziplinärer Ansatz möglich, der immer die Grundlage von medizinischer Praxis, Wissenschaft und Heilkunst bilden sollte. Um es mit dem großen Arzt Xu Dachun zu sagen:

Krankheiten mögen gleich sein, doch die Menschen, die daran leiden, sind alle anders. (Unschuld 1990, p. 17)

ZUSAMMENFASSUNG

- Das Ziel einer integrierten Behandlung besteht darin, Patienten mit minimaler Intervention zur Genesung zu verhelfen.
- Die ersten Behandlungen dienen zur Bestätigung der KF-Diagnose.
- Da Therapieblockaden den Behandlungserfolg verhindern könnten, müssen sie beseitigt werden.
- Wenn Fülle-Syndrome durch pathogene Faktoren, Schleim- oder Blut-Stagnation so massiv sind, dass sie einen Erfolg der KF-Behandlung verhindern würden, müssen sie „geklärt" werden.
- Falls sich einzelne Befunde und Symptome durch die KF-Behandlung nicht ausreichend bessern, können noch weitere Therapieprinzipien ergänzt werden.
- Das integrierte Modell ermöglicht die Behandlung von Körper, Seele und Geist, von akuten und chronischen Problemen sowie von Erkrankungen mit äußeren, inneren oder gemischten Ursachen (pathogenen Faktoren).

Anhang

Anhang A

Verschiedene Begriffe für Geist

Es ist sinnvoll, einige der Bezeichnungen für Geist oder Seele aus der chinesischen Medizin einmal näher zu betrachten. Am häufigsten wird *Shen* verwendet; damit kann je nach Kontext der Geist-Shen oder das geistige Potenzial, das im Herzen seinen Sitz hat, oder im weiteren Sinn auch der Geist bzw. die Psyche eines Menschen gemeint sein. *Shen, Po, Hun, Yi* und *Zhi* sind jeweils die „Seele“ oder das geistige Potenzial eines der fünf Yin-Organe. Darüber hinaus sind noch zwei andere Begriffe gebräuchlich – *Jing-Shen* und *Ling.*

Jing-Shen

Als Begriff der chinesischen Medizin kommt *Jing-Shen* wohl am nächsten an das heran, was in der Fünf-Elemente-Konstitutionsakupunktur unter Geist/Psyche verstanden wird. In einem Text aus der Frühzeit ist das *Jing-Shen* wie folgt beschrieben:

Jing-Shen ist im Körper lebendig wie die Flamme einer brennenden Kerze. (Loewe 1993, pp. 154–155)

Wie Shen kann auch *Jing-Shen* in unterschiedlichen Zusammenhängen unterschiedliche Bedeutung haben. Alle Begriffe mit der Vorsilbe „Psych-“ beginnen im modernen Chinesisch mit jing-shen. Psychische Störungen werden z. B. mit *jing-shen bing* übersetzt, Psychiatrie mit *jing-shen bing xue.* Mit *Jing-Shen* kann auch die Kraft oder Lebendigkeit (Vitalität) gemeint sein, die physisch und psychisch gesunde Menschen ausstrahlen.

Früher wurde unter *Jing-Shen* eine Kombination aus angeborenem Temperament und Individualität verstanden, die den Geist bzw. das Wesen eines Menschen ergibt.

Die Kombination aus Blut und Qi in Verbindung mit Essenz und Geist (Jing-Shen) ist das, was das Leben ausmacht, indem sich die natürliche Bestimmung (xing ming), jedes Einzelnen perfekt erfüllt. (Ling Shu, Kap. 47; Lu 1972)

In einem wichtigen Artikel zu den frühtaoistischen Geist-Vorstellungen wurde *Jing-Shen* als „veredelte Form von Jing und Manifestation des transzendenten *Shen* im physiologischen [Körper-]System“ definiert (Roth 1986).

Darwinisten schreiben einen Großteil des menschlichen Verhaltens dem inhärenten Trieb zu, der das Überleben der Gattung sichert (z. B. Richard Dawkins in seinem Buch *The Selfish Gene*). Im Jing und in der Nierenenergie ist das angelegt, was viele für die stärkste Triebkraft bei Tieren und Menschen halten: der Überlebenstrieb in Gefahrensituationen. Mit der Nierenenergie wird auch Angst, die Urform aller Emotionen, in Verbindung gebracht.

Das *Jing-Shen*-Konzept vermittelt uns einen Eindruck von der Dualität des Menschen, die seinem Wesen nach animalisch (Instinkte) und geistig (Bewusstsein) ist. Tiere haben Jing, aber kein *Shen.* Das menschliche Bewusstsein, das den Menschen zur Krone der Schöpfung macht, beruht auf dem *Shen.* Nur Menschen besitzen *Jing-Shen,* weil sie zwischen Himmel und Erde stehen (Jarret 1998, p. 83).

Jing verkörpert eine Substanz, die voller Leben steckt, während Shen die Inspiration des Himmels in jedem Menschen repräsentiert. Im Jing-Shen des Menschen kommen sein Ursprung und die Entfaltung von Himmel und Erde zum Ausdruck. (Unschuld 1989, p. 70)

Ling

In der Akupunktur spielt *Ling* eine große Rolle. Ihm verdankt das klassische Werk der Akupunktur, *Ling Shu,* seinen Namen, der üblicherweise mit „Spiritueller Wende- oder Angelpunkt" übersetzt wird. Als Namensteil von fünf Akupunkturpunkten (He 2, He 4, Ni 24, Gb 18 und Du 10) wird *Ling* auch mit „Geist" übersetzt. *Shen* taucht in den Bezeichnungen von sechs Akupunkturpunkten auf (He 7, Du 11, Ren 8, Bl 44, Ni 23 und Ni 25).

靈

Das chinesische Schriftzeichen zeigt, wie Regen vom Himmel herunter auf drei Münder fällt, während im unteren Teil zwei Schamaninnen tanzen. Schamanen hatten ihr *Ling* zu pflegen, um die Wohltaten des Himmels für die Gemeinschaft herunterholen zu können.

Ling steht für eine ruhige innere Aufnahmefähigkeit, die Menschen brauchen, wenn sie in Harmonie mit dem Himmel leben wollen. So bildet Ling gewissermaßen den Yin-Gegenpol zum Yang-Pol des *Shen.* Während *Shen* aus den Augen eines Menschen strahlt, lässt sich Yin-betontes Ling nicht so leicht von außen erkennen. Doch genauso wie Yang immer von Yin abhängig ist, wird die *Shen*-Ausstrahlung eines Menschen vom Zustand seines Ling beeinflusst (Jarret 1998, pp. 51–56, Yang 1997, p. 28). Im *Ta Tai Li* (ca. 200 v. Chr.) heißt es:

> *Das Jing-Qi des Yang wird Shen genannt und das Jing-Qi des Yin ist Ling. Shen und Ling sind die Wurzel [der Ursprung] aller Lebewesen.* (Needham 1956, p. 269)

Ling kommt wie *Shen* nur bei Menschen und nicht bei niederen Tieren vor.

Dass es in neueren Lehrbüchern der chinesischen Medizin mit keinem Wort erwähnt wird, dürfte mit den schamanischen Anklängen zusammenhängen, die das Ling-Konzept sehr unwissenschaftlich (abergläubisch) erscheinen lassen.

Anhang B

Krankheitsursachen

Äußere Ursachen

Unter „äußeren" Krankheitsursachen (äußerliche pathogene Faktoren) werden klimatische Faktoren wie Wind, Kälte, Feuchtigkeit, Trockenheit, (Sommer-)Hitze und Feuer verstanden. Sie können einzeln und als Kombination aus zwei oder mehr pathogenen Faktoren in den Körper eindringen. Unter normalen Bedingungen sind die meisten Menschen in Lage, den „Elementen zu trotzen", ohne gesundheitliche Folgen davonzutragen. Es gibt jedoch zwei Situationen, in denen Klimafaktoren eine schädliche Wirkung entfalten können. Zum einen erhöht sich die Anfälligkeit für Pathogene bei Qi-Schwäche. Zum anderen können extreme oder anhaltende Belastungen die Widerstandsfähigkeit zusammenbrechen lassen. Viele Menschen leiden genau an den pathogenen Klimafaktoren, für die sie anfällig sind. Wer leicht friert, neigt z. B. zu Kälte-Syndromen, während eine „wärmere" Konstitution eher zu Hitze-Syndromen prädisponiert. Manche Menschen vertragen keine Feuchtigkeit, andere keinen Wind oder keine Trockenheit.

Wind

Die chinesische Vorstellung von „Wind" *(feng)* im Körper hängt mit Naturbeobachtungen zusammen. Wind kann plötzlich aufleben und sich rasch verändern. Wind bleibt oft an der Körperoberfläche und bewegt sich aufwärts, nach oben. Wind kann durchschütteln und den Körper zittern lassen. Solche Erscheinungen werden als Wind-Symptome bezeichnet. Ein gutes Beispiel für „Wind"-Eigenschaften sind die Gelenkbeschwerden bei Erkältung oder Grippe, die sich ständig verlagern. Windiges Wetter, Luftzug und Ventilator/Klimaanlage können – ebenso wie ein plötzlicher Temperaturwechsel (aus einem warmen Zimmer in die Kälte raus) – pathologische Wind-Zustände verursachen. Wenn eine Dauerbelastung zu einem Wind-Syndrom geführt hat, stützt sich die Diagnose eher auf die Symptome als auf die genaue Ursachenidentifizierung.

Kälte

Kälte *(han)* setzt der normalen (Muskel-)Bewegung und Wärme ein Ende und führt zu schmerzhaften Kontraktionen. „Beißende" Kälte löst intensive Schmerzen aus, die sich durch Wärmeanwendung lindern lassen. Sichtbarste Zeichen sind Frostbeulen und Erfrierungen. Kälte kann tief in die Glieder (Sehnen) fahren und eine schmerzhafte Gelenksteife mit Hautblässe bewirken, aber auch Bauchbeschwerden (kolikartige Menstruationsschmerzen, Diarrhö, Seitenstechen, Verdauungsstörungen) verursachen. Für vorgeschädigte Organe (besonders bei älteren und gebrechlichen Personen) stellt Kälte eine zusätzliche Belastung dar. Wie bei Wind- ist es auch bei Kälte-Syndromen wichtiger, die Symptome zu richtig zu diagnostizieren, statt die genaue Ätiologie zu klären.

Feuchtigkeit

Feuchtigkeit oder Nässe ist eine häufige Krankheitsursache bei Menschen, die in Ländern mit nassfeuchtem Klima leben (wie z. B. die Briten). Für pathologische Feuchte-Zustände sind besonders Leute anfällig, die in feuchten Wohnungen leben, sich lange am oder im Wasser aufhalten, feuchte Kleidung anbehalten oder sich ins feuchte Gras setzen. Nässe hat etwas Schweres an sich und verursacht ein Gefühl von Trägheit und klammer Steifheit. Sie zieht nach unten und manifestiert sich daher meist in der unteren Körperhälfte. Anders als Wind-Symptome, die rasch kommen und gehen, entwickeln sich Feuchte-Symptome zäh und schleichend und lassen sich entsprechend schwer behandeln („klären"). Beispiele sind Brustenge, aufgetriebenes Abdomen, Schweregefühl im Kopf und Konzentrationsschwäche oder (als Zeichen in der unteren Körperhälfte) Darmprobleme, Flüssigkeits-/Harnretention, Ausfluss und Schweregefühl in den Beinen. Pathologische Feuchte-Zustände können mit einem starken Bedürfnis, sich hinzulegen, einhergehen. Wie Wind- und Kälte-Syndrome werden sie anhand der Symptome diagnostiziert.

Trockenheit

Trockenheit wird in trockenen, heißen Regionen (wie Arizona) häufiger zum pathogenen Faktor. Sie kann zwar auch durch Zentralheizung oder Flugreisen verursacht werden, ist aber in feuchten Klimaregionen (wie Großbritannien) eher eine Seltenheit. Typische Symptome sind Austrocknung der Nasen-, Hals- und Bronchialschleimhaut oder trockene Haut. Sie reichen aus, um die Diagnose stellen zu können. Manche Patienten wissen gar nicht, ob sie sich vorher in einer trockenen Umgebung aufgehalten hatten.

(Sommer-)Hitze und Feuer

(Sommer-)Hitze und Feuer sind ähnliche, aber nicht ganz identische pathologische Zustände. Während sich Hitze eher durch äußere Einflüsse (z. B. längerer Aufenthalt in der Sonne, Dampf- oder Waschküche) entwickelt, kann Feuer im Körperinneren entstehen und beständiger (solider) als Hitze sein. Pathologisches Feuer kann auch durch die Invasion anderer pathogener Klimafaktoren (Wind, Kälte, Feuchtigkeit oder Trockenheit) verursacht werden; wenn sie länger im Körper „gefangen" sind, verstärken sie sich gegenseitig und können Hitze erzeugen. Aus dem Grund fassen wir Sommerhitze und Feuer hier unter „Hitze" zusammen.

Hitze strebt nach oben (aufwärts) und kann zu Ruhelosigkeit und innerer Unruhe führen, aus der dann Angst und Agitiertheit entspringen. Lokalisiert zeigt sie sich nur an einer Stelle – mit roten, heißen, schmerzenden Gelenken. Manchmal verteilt sich das Hitzegefühl über den ganzen Körper. Sichtbarstes Zeichen ist ein Hitzschlag, neben vielen anderen Symptomen. Hitze in Kombination mit Feuchtigkeit kann z. B. Entzündungen oder in Kombination mit Wind hochfieberhafte Infektionen verursachen.

Vermischte Ursachen

„Vermischte" Krankheitsursachen werden hier unter den Aspekten Ernährung, Überarbeitung sowie sportliche und sexuelle Aktivität behandelt (auch Konstitution und Jing gehören dazu; Näheres zu *Jing* ➤ Kap. 3). Die meisten haben etwas mit dem westlichen Lebensstil zu tun. Keine Generation lebte weniger in Einklang mit der Natur und dem Zyklus der Jahreszeiten als die Menschen des 21. Jahrhunderts. Sie müssen länger und schwerer arbeiten, stärker verpestete Luft einatmen und sich oft mit schlechteren Ernährungsgewohnheiten begnügen. Aus dem Grund sind für die Morbidität in der westlichen Welt zum Großteil „vermischte" Ursachen (sog. Zivilisationskrankheiten) verantwortlich zu machen.

Ernährung

In schlechter Ernährung, die sich besonders nachteilig auf Magen und Milz auswirke, sahen Chinesen eine der Hauptursachen von Krankheiten. Aus der Erkenntnis heraus entwickelten sie „Ernährungsregeln", die sich über zahllose Generationen überlieferten. Es waren flexible Regeln, da sich der individuelle Nahrungsbedarf immer etwas unterschiedlich gestaltet. Durch ausgewogene Ernährung lässt sich die Verdauungsfunktion im Allgemeinen wirksam unterstützen. Wichtig sind abwechslungsreiche Kost, regelmäßige Essenszeiten, nicht zu späte letzte (abendliche) Mahlzeit, warme Speisen und die Schnelligkeit, aber auch die Umgebung oder Atmosphäre, in der gegessen wird. Heute ist es vielfach gängige Praxis, sich in der Mittagspause kurz etwas „auf die Hand" zu holen, ohne sich Zeit zur Verdauung zu gönnen, die nötig wäre, um sich wirklich gesättigt zu fühlen. Schlechte Ernährung kann die Abwehrkräfte gegen Krankheiten schwächen und zu

Müdigkeit und Depression führen. Eine ausgewogene Ernährung sollte zu rund 40–45% aus Gemüse und zu 40–45% aus Getreide bestehen. Fleisch und Milchprodukte sollten höchstens einen Anteil von 10–15% ausmachen, da sie nahrhafter und kalorienreicher sind.

Arbeit und Ruhe

Die chinesische Medizin legt großen Wert auf ein ausgewogenes Verhältnis zwischen Aktivität und Ruhe. Die meisten Chinesen legen sich nach dem Mittagessen hin, bevor sie weiterarbeiten. In westlichen Ländern wird unter Umständen über Mittag und bis zum Nachmittag durchgearbeitet – wobei sich das „Mittagessen" oft auf ein Sandwich oder andere kalte Gerichte beschränkt. Überarbeitung kann die Nieren(-Energie) angreifen, während kalte Gerichte abträglich für Magen und Milz sind. Unter dem Diktat der „modernen Zeiten" haben die Menschen schwerer und länger zu arbeiten als je zuvor und oft nicht die Zeit, ihr Qi wieder aufzufüllen. Daher kann ihnen eine ernste Abwehrschwäche drohen, zumal auch die nötige Erholungszeit nach einer Infektion oft nicht eingehalten wird. Dass der Körper schließlich zu schwach ist, um Infektionen zu bekämpfen, ist einer der Gründe für die Zunahme postinfektiöser Syndrome. Enormen Wert für die Gesundheit/Gesunderhaltung haben psychische Faktoren wie Erfüllung oder persönliche Befriedigung durch die Arbeit oder ausreichend Zeit zur Entspannung.

Bewegung

Die richtige Balance zwischen zu viel und zu wenig Bewegung oder sportlicher Betätigung kann individuell schwanken, ist aber wichtig, um die Bedürfnisse des eigenen Körpers wahrzunehmen. Manche Menschen haben sich – aus zwanghaftem Streben nach Fitness – schon bis zum Umkippen angetrieben und verausgabt. Das führt zu einer allgemeinen Qi-Schwäche und belastet besonders die Nieren- und Milz-Energie. Zu wenig Bewegung ist genauso schlecht. Untersuchungen zufolge treiben Kinder um ein Drittel weniger Sport als in den 1930er Jahren. Heutzutage bewegen sich Kinder fast überhaupt nicht mehr, weil sie oft im Auto herumgefahren werden, vor dem Fernseher hocken oder am Computer spielen.

Sexualität

Als potenzielle Krankheitsursache sahen Chinesen auch zu viel Sex an. Die Warnung richtete sich jedoch eher an Männer als an Frauen. Bei Männern könne sich durch zu häufige Ejakulationen das Nieren-Jing erschöpfen, was zu Rückenschmerzen, Müdigkeit und vorzeitiger Alterung prädisponiere. Was genau unter einem Zuviel an Sexualität zu verstehen wäre, führte im Laufe der Geschichte zu lebhaften Diskussionen in der chinesischen Literatur. Am besten ist natürlich der Mittelweg zwischen zu viel und zu wenig. Denn zu wenig sexuelle Aktivität kann frustrierend und ärgerlich sein und somit ebenfalls krank machen. Allgemein lässt sich wohl sagen: Die „richtige Menge" ist so viel Sexualität, wie es jedes einzelne Paar mag, um eine für beide befriedigende und erfüllende Beziehung zu leben.

Ständig schweben drohende Krankheiten über uns und fliegen Keime durch die Luft, doch sie setzen sich erst fest, wenn der Boden für sie bereitet ist. (Claude Bernard)

Bernard hat Recht; das Pathogen ist nichts, der Nährboden ist alles. (Louis Pasteur, der Entdecker von Bakterien, auf seinem Totenbett)

Anhang C

Viernadeltechnik

Die Viernadeltechnik wird in der Fünf-Elemente-Konstitutionsakupunktur für Qi-Transfers zwischen Organen verwendet, kommt aber eher selten zum Einsatz. Im 17. Jahrhundert von dem koreanischen Mönch Sa Am entwickelt, dient sie heute (auch in modifizierter Form) vor allem koreanischen und japanischen Therapeuten zur „Wurzel"- bzw. kausalen Behandlung von Krankheiten. So herausragende Therapeuten wie Kuon Dowon in Korea oder Nanagiya in Japan setzen z. B. auf die Viernadeltechnik (Eckman 1996), und als einer unserer Kollegen eine Zeit lang in einer Hongkonger Klinik arbeitete, konnte er ebenfalls beobachten, dass sie dort die bevorzugte Therapiemethode war.

Die Viernadeltechnik beruht auf der Fünf-Elemente-Theorie, der zufolge sich über den *Sheng*- und den *Ke*-Zyklus zwischen zwei Elementen Qi verschieben lässt. Das ist mit folgendem Grundsatz im fünften Kapitel des *Su Wen* vereinbar:

Bei einem Qi-Mangel in einer bestimmten Lage oder Leitbahn kann aus anderen Leitbahnen Qi abgezogen oder umgeleitet werden, um die Schwachstelle aufzufüllen. (Ni 1995)

In der Viernadeltechnik werden „Kommandopunkte" verwendet und zur Unterstützung des Qi-Transfers darüber hinaus noch das „Kontroll-Element" des zuerst behandelten Elements behandelt. In der Fünf-Elemente-Konstitutionsakupunktur kommt die Viernadeltechnik nur zur Anwendung, wenn es anders nicht gelingt, das Qi zweier Elemente über den *Sheng*-Zyklus zu harmonisieren. Das ist besonders bei einer Mann-Frau-Dysbalance der Fall (➤ Kap. 32).

Obwohl sie weitaus häufiger zur Tonisierung eingesetzt wird, kann die Viernadeltechnik auch eine sedierende Wirkung entfalten.

Tonisierung

Das Grundprinzip der Tonisierung besteht darin, dem „Mutter-Organ" über den Organzeit-/Chronopunkt eine Boosterung zu verabreichen, um dann über den Tonisierungspunkt des unterversorgten Organs einen Qi-Transfer von der „Mutter" durchzuführen. Gleichzeitig muss neben dem Elementpunkt des kontrollierenden Elements auf dem geschwächten Organ noch der Chrono- oder Elementpunkt des kontrollierenden Organs sediert werden, um durch Einschränkung der Kontrollfunktion einen wirksameren Qi-Transfer zu ermöglichen.

Im Fall der Nieren müssten demnach folgende Punkte tonisiert werden:

- Lu 8 – der Chrono-/Organzeit- oder Elementpunkt
- Ni 7 – der Tonisierungspunkt

und gleichzeitig folgende Punkte sediert werden:

- Ni 3 – der Erdpunkt (weil Erde Wasser kontrolliert)
- Mi 3 – der Chrono-/Organzeit- oder Elementpunkt.

Therapeuten, die nicht allzu häufig mit der Viernadeltechnik arbeiten, können die in Tab. C.1 zusammengestellten Punktkombinationen eine praktische Hilfestellung geben.

Sedierung

Mit der Viernadeltechnik lässt sich auch eine Sedierung von Organen durchführen, obwohl diese Indikation weniger gebräuchlich als eine Tonisierung ist. Hier geht es im Prinzip darum, neben dem Sedierungspunkt des betroffenen Organs auch den Chrono- oder Elementpunkt des „Kind-Organs" zu sedieren, während gleichzeitig der Elementpunkt des kontrollierenden Elements und der Chrono- oder

Elementpunkt des kontrollierenden Organs tonisiert werden.

Tab. C.2 zeigt eine Übersicht über die Punktkombinationen.

Tab. C.1 Viernadeltechnik – zur Tonisierung von Organen verwendete Punkte

Organ	Tonisieren	Tonisieren	Sedieren	Sedieren
Lunge	Lu 9	Mi 3	Lu 10	He 8
Dickdarm	Di 11	Ma 36	Di 5	Dü 5
Magen	Ma 41	Dü 5	Ma 43	Gb 41
Milz	Mi 2	He 8	Mi 1	Le 1
Herz	He 9	Le 1	He 3	Ni 10
Dünndarm	Dü 3	Gb 41	Dü 2	Bl 66
Blase	Bl 67	Di 1	Bl 40	Ma 36
Nieren	Ni 7	Lu 8	Ni 3	Mi 3
Perikard	Pe 9	Le 1	Pe 3	Ni 10
Dreifacher Erwärmer	3E 3	Gb 41	3E 2	Bl 66
Gallenblase	Gb 43	Bl 66	Gb 44	Di 1
Leber	Le 8	Ni 10	Le 4	Lu 8

Tab. C.2 Viernadeltechnik – zur Sedierung von Organen verwendete Punkte

Organ	Sedieren	Sedieren	Tonisieren	Tonisieren
Lunge	Lu 5	Ni 10	Lu 10	He 8
Dickdarm	Di 2	Bl 66	Di 5	Dü 5
Magen	Ma 45	Di 1	Ma 43	Gb 41
Milz	Mi 5	Lu 8	Mi 1	Le 1
Herz	He 7	Mi 3	He 3	Ni 10
Dünndarm	Dü 8	Ma 36	Dü 2	Bl 66
Blase	Bl 65	Gb 41	Bl 40	Ma 36
Nieren	Ni 1	Le 1	Ni 3	Mi 3
Perikard	Pe 7	Mi 3	Pe 3	Ni 10
Dreifacher Erwärmer	3E 10	Ma 36	3E 2	Bl 66
Gallenblase	Gb 38	Dü 5	Gb 44	Di 1
Leber	Le 2	He 8	Le 4	Lu 8

Anhang D

Narbenbedingte Blockaden

Gelegentlich behindert eine quer oder längs auf einem Meridian verlaufende Narbe den Qi-Fluss. Dabei kann es sich um eine Operations- oder verletzungsbedingte Narbe handeln. Wenn sich die Einschränkung des Qi-Flusses im Zuge des normalen Heilungsprozesses allmählich auflöst, bleiben vom auslösenden Trauma keine Nachwirkungen zurück.

Symptome

Narben, die eine Qi-Blockade bewirken, können, selbst nachdem sie oberflächlich verheilt sind, noch lokale Beschwerden oder Schmerzen verursachen. Manchmal berichten die Patienten auch über eine verzögerte Heilung nach einem Trauma. Unter Umständen, aber nicht immer könnte eine Wund- oder Narbeninfektion der Grund sein. Bei einer narbenbedingten Blockade machen Patienten wider Erwarten keine guten Fortschritte unter der Therapie.

Behandlung

Um eine Narbenblockade zu beseitigen, werden zu beiden Seiten des Meridians Nadeln eingestochen.

Narben von Bauchoperationen verlaufen z. B. häufig auf dem *Ren Mai* (Konzeptionsgefäß). In dem Fall werden ober- und unterhalb der Narbe Punkte – wie Ren 2 und Ren 7 – tonisiert und die Nadeln mindestens 5–10 Minuten belassen, damit sich der Qi-Kreislauf wieder schließen kann. Ziehen sich Narben über mehrere Meridiane, müssen bei jedem einzelnen Meridian jeweils über und unter der Narbe befindliche Punkte behandelt werden. Manchmal erfordert es wiederholte Behandlungen, bis sich der Qi-Fluss wieder regeneriert.

Anhang E

Reaktionen auf die Behandlung

Hering-Regel des Heilungsverlaufs

Die Hering-Regel stammt von Constantin Hering (1800–1880), einem Schüler Samuel Hahnemanns (Begründer der Homöopathie), und beschreibt den Heilungsverlauf. Obwohl ihr Ursprung nicht in der chinesischen Medizin liegt, kann sie ein nützliches Instrument sein, wenn Therapeuten besser verstehen wollen, was die Behandlung bewirken kann.

Die Hering-Regel besagt, dass Patienten im Laufe der Behandlung möglicherweise eine Symptomverlagerung erleben werden, und zwar

- **von innen nach außen:** Ein Patient könnte z. B. nach „Klären" eines Organsystems Schleim abhusten. Oft fühlen sich Patienten bereits besser, bevor die Symptome abklingen.
- **von oben nach unten absteigend:** Schmerzen in den Armen oder Beinen können z. B. erst nach unten (distal) wandern, ehe sie ganz verschwinden.
- **Flashback in umgekehrter Reihenfolge:** Bei manchen Patienten können z. B. die mit einem Trauma verbundenen Emotionen oder Symptome noch einmal kurz (!) wieder aufflackern. Dieser „Rückfall" vor der endgültigen Besserung darf aber nicht länger als 24–48 Stunden dauern. Danach sollte es ihnen definitiv besser gehen als vor der Behandlung.

Heilkrise

Auch wenn die Theorie nicht in der chinesischen Medizin gründet, können die meisten Therapeuten nachvollziehen, dass es bei manchen Patienten zu einer „Heilkrise" kommt. Darunter ist etwas Ähnliches zu verstehen, wie Punkt drei der Hering-Regel besagt. Das heißt, dass eine vorübergehende Verschlechterung (höchstens 12–48 Stunden) nicht schlimm sein muss, solange sich Patienten danach deutlich besser als vor der Behandlung fühlen. Heilkrisen können einen wichtigen Schritt im Genesungsprozess markieren. Typisch für eine Heilkrise sind:

- ihr (üblicherweise) rasches Auftreten und
- ein stabiles Grundgefühl, so dass sich die Patienten trotz möglicher Schwere der Symptome nicht „unterkriegen" lassen.

Man sollte die Patienten darauf hinweisen, dass sehr selten mit dieser Art von „positiver" Behandlungsreaktion zu rechnen ist. Falls sie eintritt, ist es am wichtigsten, die Patienten zu beruhigen.

Verschlimmerung (Aggravation)

Wenn es zu einer Behandlungsreaktion kommt, ohne dass die Symptome beseitigt werden konnten, spricht man nicht von Heilkrise, sondern von Verschlimmerung (Aggravation). In dem Fall spüren Patienten auch 48 Stunden nach der Behandlung noch keinerlei Besserung oder haben sogar wieder dieselben Symptome wie vorher. Unter den Umständen muss die Behandlungsstrategie von Grund auf neu überdacht werden, bevor die Behandlung wieder aufgenommen wird. Manche Therapeuten mögen versucht sein, sich die Verschlimmerung mit der Hering-Regel oder als Heilkrise „schönzureden". Um den Behandlungserfolg wirklich beurteilen zu können, ist es aber unabdingbar, den Unterschied zwischen beiden Reaktionen zu kennen.

Anhang F

Traditionelle Diagnose-Checkliste

Allgemeine Angaben

Name; Alter; Adresse; Telefon; E-Mail; Status; Kinder; Beruf.

Hauptbeschwerden

Welche? Wann fingen sie an und was geschah um diese Zeit? Wo sind sie lokalisiert? Art und Intensität der Beschwerden? Bestehen sie dauernd oder mit Unterbrechung: falls sie intermittierend auftreten – mit welcher Häufigkeit? Wodurch verschlimmern oder bessern sie sich? Auswirkungen des Problems: was kann der Patient noch tun oder nicht mehr tun? Begleitsymptome? Welche anderen Behandlungen hat der Patient versucht? Werden Medikamente eingenommen?

Nebenbeschwerden

Wie oben.

Anamnese

Gesundheitsstatus

Geburt: Frühgeburt, Gesundheitszustand bei Geburt

Frühe Kindheit: Gestillt – ja/nein, Exantheme, Verdauung, Krankheiten (Mumps, Scharlach, rheumatisches Fieber, Keuchhusten etc.)

Frühere Erkrankungen, Unfälle, Verletzungen oder Krankenhausaufenthalte

Medikamente oder Freizeitdrogen, einschl. Alkohol, Rauchen

Familienanamnese: Gesundheit/Krankheiten von Eltern und Geschwistern

Persönliche Vorgeschichte

Beziehung zu Eltern, Geschwistern und anderen wichtigen Verwandten. Schulfreunde. Wichtige Freunde. Wichtige Lehrer, Ratgeber oder Autoritätspersonen. Ehe/Partnerschafts- und sexuelle Beziehungen. Kinder. Schwierige Lebensphasen. Karriere. Religion. Zukunftserwartungen.

Aktuelle Situation

Zusammenleben mit Ehe- oder Lebenspartner. Private Wohnsituation. Arbeit/Kollegen, Freundschaften, Kinder. Religiöse oder spirituelle Überzeugungen. Hobbys und Interessen. Zukunftserwartungen.

Systematische Befragung

- Schlafverhalten
- Appetit, Ernährung und Geschmack
- Durst und Trinkverhalten
- Stuhlgang und Miktion
- Körpertemperatur und Schwitzen
- weibliche Physiologie: Menstruation; Ausfluss; Schwangerschaft und Geburt; Menopause
- Kopf und Körper
- Augen und Ohren
- Thorax und Abdomen
- Schmerzen
- Einfluss von Klima(faktoren) und Jahreszeiten.

Palpation

Pulsdiagnose. Dreifacher Erwärmer *(San Jiao)*. Alarm-*Mu*- und/oder Rücken-*Shu*-Punkte. Abdominaldiagnose. Palpation der Leitbahnen/Meridiane und der Bewegungszonen (muskuloskelettale Zonen). Strukturelle Gelenkdiagnose. Haut: Temperatur, Feuchtigkeit, Beschaffenheit. Nägel: Dicke, Falz. Akabane-Test. Voruntersuchung für die Moxibustion.

Anhang G

Behandlungsergebnisse

Ob eine Behandlung „klappt" oder nicht, ist oft eine gefühlsmäßige Einschätzung, die von den Beurteilungskriterien abhängt. Es lohnt die Mühe und den Zeitaufwand, sich diese Kriterien zu erarbeiten, doch zunächst einmal sollten Therapeuten wissen, dass es zwei verschiedene Standpunkte gibt.

Unterschiedliche Sichtweisen

Patienten und Therapeuten werden unterschiedliche Auffassungen von „Besserung" haben. Für Patienten steht „ihr Problem" an erster Stelle, an dem sie natürlich merken, ob es ihnen besser geht. Therapeuten haben dagegen schon viele Behandlungen durchgeführt und die Erfahrung gemacht, dass „sich besser fühlen" unterschiedlich aussehen kann; davon ist ihre Sichtweise geprägt.

Hinzu kommt, dass sich die Fünf-Elemente-Konstitutionsakupunktur nicht mit einer Tablette vergleichen lässt. Wer gegen Kopfschmerzen ein Aspirin einnimmt, spürt gleich, ob es wirkt (und die Kopfschmerzen verschwinden). Mehr ist nicht nötig. Im Unterschied dazu soll die Fünf-Elemente-Konstitutionsakupunktur bei Therapieblockaden und konstitutionellem Faktor „angreifen". Es geht also nicht um die Behandlung spezifischer Symptome (Kopfschmerzen), sondern um eine kausale Behandlung, durch die sich im Endeffekt auch die Kopfschmerzen bessern können.

Die unterschiedlichen Positionen sollen nachfolgend erläutert werden.

Sichtweise des Patienten

Patienten beurteilen die Behandlung verständlicherweise nach der Wirkung auf ihre anfänglichen Symptome oder Beschwerden. In den meisten Fällen möchten sie etwas Bestimmtes „loswerden", z. B. Schmerzen oder Gebrechen, eine Verletzung oder eine Funktionsschwäche. Sie wollen jedoch nicht immer völlig symptomfrei werden, sondern begnügen sich oft mit dem, was üblicherweise von einem Arzt zu erwarten ist.

Doch wenn sie sich im Laufe der Behandlung allmählich besser fühlen, begreifen sie oft, dass sie mehr als das haben könnten, z. B. weil sie sich fast wieder so vital wie in ihrer Jugend fühlen. Deshalb ändern sich ihre Ansprüche an die Behandlungsergebnisse oft. Vielleicht bekommt ihre persönliche Entwicklung Vorrang vor der Symptombesserung, weil sie sich seit der Behandlung besser fühlen und sich stärker auf ihr inneres Wachstum konzentrieren. In dem Fall verlagert sich ihr Schwerpunkt – von den Symptomen hin zu besserem Wohlbefinden. Es ist wichtig, auf solche Veränderungen zu achten, damit Patienten den größtmöglichen Nutzen aus der Behandlung ziehen.

Verhandelbarer Standpunkt

Gegen Ende des Anamnesegesprächs könnten Therapeuten z. B. fragen, woran Patienten eigentlich merken, ob es ihnen besser geht oder dass sich die Behandlung lohnt. Damit fragen sie indirekt, nach welchen Kriterien „Besserung" und „Nutzen oder Therapieerfolg" von den Patienten beurteilt würden. Die Antworten stellen „Meilensteine" auf dem Weg zur Gesundung des Patienten dar. Jeder „Meilenstein", der im weiteren Verlauf passiert wird, bestätigt die Diagnose und bestärkt das Vertrauen (von Patienten wie Therapeuten) in die Behandlung.

Manchmal stehen die Antworten eindeutig mit dem Beschwerdebild in Verbindung. Doch manche Antworten sind ziemlich überraschend. Wie auch immer sie ausfallen, es ist der Maßstab, den Patienten zur Bewertung der Therapieergebnisse vorschlagen. Daher ist es nützlich, wenn sich Therapeuten, nachdem sie die Patientenantworten kennen, selbst folgende Fragen stellen.

- *Hat dieser Patient überhaupt Vorstellungen von Besserung?* Manche Patienten wollen z. B. „einfach mal ausprobieren, was Akupunktur bringt". In dem Stadium sollten Therapeuten sie ermutigen, ernsthaft über eine Behandlung nachzudenken und sich wünschenswerte gesundheitliche Ziele zu überlegen.
- *Denkt der Patient nur in negativen Kriterien, d. h. dahingehend, was die Behandlung „ausräumen" soll?* Wenn das der Fall ist, sollten Therapeuten sie ermutigen, auch positive Erwartungen zu formulieren, z. B. statt „Ich möchte nicht mehr so müde und schlapp sein" lieber zu sagen: „Ich möchte mich wieder so wie mit zwanzig fühlen und morgens beim Aufwachen schon planen, was ich alles vorhabe." Das hat den Grund, dass Patienten einfach in ihrem alten Trott weitermachen, wenn sie nur Negatives ändern wollen, und dass solche Zielvorgaben Therapeuten und Patienten „runterziehen" können. Positive Erwartungen wirken dagegen „beflügelnd" und richtungweisend, so dass sie mit höherer Wahrscheinlichkeit auch in Erfüllung gehen.
- *Sind einzelne Erwartungen des Patienten unrealistisch?* Falls ja, ist es besser, das gleich zu Beginn der Behandlung klarzustellen. Wenn z. B. Patienten mit einer degenerativen Erkrankung glauben, die Behandlung könne sie heilen, müssen in einem gemeinsamen Gespräch realistischere Behandlungsziele festgelegt werden. Das könnte eine bessere Krankheitsbewältigung, eine gewisse Symptomlinderung (keine Heilung!) oder ein Versuch, die weitere Zustandsverschlechterung aufzuhalten, sein.
- *Sind die Ansprüche des Patienten hoch genug?* Manche Patienten möchten lediglich ihr Schultergelenk wieder freier bewegen können. Falls ihre Therapeuten meinen, es täte ihnen darüber hinaus gut, mehr Energie zu bekommen, besser zu atmen und sich insgesamt besser zu fühlen, sollten sie den Patienten auch diese Möglichkeiten aufzeigen. Sonst könnte es sein, dass sich Besserungen von selbst einstellen, die Patienten aber nicht merken, dass sie es der Akupunkturbehandlung verdanken. In dem Fall leisten Therapeuten Aufklärungsarbeit über den gesundheitlichen Nutzen der Akupunktur, was sich am Ende für beide auszahlt – für Therapeuten und Patienten.

Es lohnt sich, wenn sich Therapeuten und Patienten über die Behandlungsziele verständigen. Das hilft, Enttäuschungen zu vermeiden, die Behandlung für beide angenehmer zu gestalten und das Wissen der Patienten über Akupunktur (und ihre therapeutischen Möglichkeiten) zu erweitern. Umgekehrt werden sich Patienten zu längeren Behandlungen bereit erklären und entsprechend größeren Nutzen daraus ziehen.

Glossar

Acht außerordentliche Gefäße dienen als Qi-Reservoir für die Haupt-Meridiane; jedes erfüllt eine besondere Funktion (vgl. Maciocia 1989, pp. 355–365).

Aggressive Energie kann als eine Art „schlechtes" oder „kontaminiertes" *(Xie-)*Qi in Yin-Organen auftreten.

„Beamte" Synonym für die Organfunktionen im *Su Wen* (Kapitel 8).

Besessenheit (obsoleter) Begriff zur Beschreibung von Persönlichkeitsstörungen mit Kontrollverlust.

Blut(-Energie) wird in der Fünf-Elemente-Konstitutionsakupunktur selten erwähnt; befeuchtet und nährt den Körper und ist Wohnsitz des Geistes-*Shen*.

Cun Maßeinheit zum Lokalisieren der Punkte; der Abstand zwischen Handgelenk und Ellenbeuge(falte) beträgt z. B. 12 cun.

Dantian drei Qi-Zentren im Körper, wobei der (direkt unterhalb des Nabels/Zwerchfells gelegene) untere *Dantian* gewöhnlich als das wichtigste gilt.

Dong-Qi „aufrührendes" Qi, praktisch synonym mit Ursprungs-*Yuan*-Qi.

„Drachen" Punktkombination zur Behandlung von „Besessenheit".

Du Mai Lenkergefäß, eines der Acht Außerordentlichen Gefäße, zieht an der Wirbelsäule hoch zum Kopf und endet im Mund.

Fünf Elemente/Wandlungsphasen fünf verschiedene Qi-Qualitäten, die aus der Teilung des *Tao* hervorgehen; ein anschauliches Beispiel ist der Zyklus der Jahreszeiten.

Huang kleineres Qi-Zentrum im Körper, wird oft als „die Vitalen" übersetzt.

Hun ätherische (Wander-)Seele bzw. geistiges Potenzial der Leber.

Jing einer von drei „Schätzen" des Menschen; wird als Essenz oder genetisches Erbe in den Nieren gespeichert.

Jing-Shen menschlicher Geist, vereinigt genetisches Erbe und (vom Himmel verliehene) Talente.

Jingyan meist mit „Erfahrung" übersetzt; schließt aber ein gewisses Können (fachliche Kompetenz) ein, das sich erst mit zunehmender Erfahrenheit einstellt.

Ke-Zyklus „kontrollierender" Zyklus der Fünf Elemente.

KF (konstitutioneller Faktor) das konstitutionell schwächste der Fünf Elemente eines Menschen; auf den KF konzentrieren sich die therapeutischen Bemühungen in der Fünf-Elemente-Konstitutionsakupunktur.

Leitbahnen, Meridiane „Gefäße", in denen Qi fließt. Es gibt 12 Haupt-Meridiane, die jeweils mit einem Organ verbunden sind, sowie als Außerordentliche Gefäße noch *Ren Mai* und *Du Mai*, die auf Vorder- und Rückseite des Körpers verlaufen. Die restlichen der Acht Außerordentlichen Gefäße sowie *Luo*-, Muskel- oder Haut-Extrapunkte sind in der Fünf-Elemente-Konstitutionsakupunktur weniger gebräuchlich.

Ling Yin-Aspekt des Herz-*Shen* (geistiges Potenzial); aus der chinesischen Medizin inzwischen weitgehend verbannt.

Mingmen zwischen den Nieren gelegenes Energiezentrum, in dem die Körperwärme erzeugt wird.

Organ komplexes System, bei dem die Organfunktionen stärker im Mittelpunkt stehen als die anatomische Struktur.

Pathogene Faktoren äußere Krankheitsursachen im Sinne von Klimafaktoren, die in den Körper bzw. ins Qi eindringen können (Invasion).

Po die Körper-Seele bzw. das geistige Potenzial der Lunge.

Pulsdiagnose traditionelle Diagnosemethode der Pulstastung an verschiedenen Stellen des Handgelenks, um den Zustand von Organen/Organfunktionen, Qi und Blut(-Energie) beurteilen zu können.

Punkte Stellen im Meridianverlauf, an denen sich das Körper-Qi am leichtesten beeinflussen lässt.

Qi üblicherweise mit „Energie" übersetzt, obwohl der chinesische Begriff auch Materie mit einschließt. Qi ist in allen Erscheinungsformen (Phänomenen) vorhanden.

Qigong Bewegungsübungen zur Qi-Harmonisierung.

Ren Mai Konzeptionsgefäß, eines der Acht Außerordentlichen Gefäße; steigt in der Mittellinie der Körpervorderseite hoch.

Ren Wohlwollen, Migefühl

Resonanzen „Assoziationen", Zuordnungen oder Entsprechungen der Fünf Elemente (Jahreszeit, Emotion, Geruch, Klima usw.).

Rücken-Shu-Punkte liegen auf dem Blasen-Meridian dicht neben der Wirbelsäule; jedem Organ ist ein Punkt zugeordnet, über den es sich sehr stark direkt beeinflussen lässt.

Schleim Schleim entsteht üblicherweise durch Kondensation von Körperflüssigkeiten. Die Bedeutung ist weiter erfasst als in der westlichen Medizin. Schleim kann z. B., wenn er den Herz-Meridian verlegt (Obstruktion), zu psychischen Problemen führen, das Bewusstsein trüben und auch Knötchen oder Knochensporne (Osteophyten) verursachen.

Shen je nach Kontext geistiges Potenzial des Herzens (Herz-*Shen*) oder Geist-*Shen* der Gesamtpersönlichkeit.

Sheng-Zyklus „erzeugender" oder „gebärender" Zyklus der Fünf Elemente.

Substanzen unterschiedlich „verdichtete" Erscheinungsformen des Qi (Körperflüssigkeiten, Blut, *Jing*, Qi und *Shen*).

Syndrom Störungsmuster in einem Organsystem durch pathologische Veränderung des Yin/Yang-Gleichgewichts, der Substanzen oder durch pathogene Faktoren.

Tai-Chi/Taiji Bewegungsübungen zur Qi-Harmonisierung.

Tao/Dao wörtlich der „Weg"; Organisationsprinzip, das jeder Schöpfung zugrunde liegt.

Verbundenheit von Vertrauen geprägte Beziehung bzw. enge Bindung.

Wei-Qi Abwehr- oder schützendes Qi, das von der Lunge reguliert wird.

Xie-Qi schlechtes, kontaminiertes oder ungesundes Qi.

Yi Denken und Intention; geistiges Potenzial der Milz.

Yin/Yang nach Aufteilung des *Tao* erkennbares duales Prinzip (passiv/Yin, aktiv/Yang).

Yuan-Qi *Jing* in Qi-Form.

Zheng-Qi aufrechtes, wahres oder gesundes Qi.

Zhi Wille, Willenskraft; geistiges Potenzial der Nieren.

Zong-Qi Brust-Qi.

Literatur

Academy of Traditional Chinese Medicine 1975 An outline of Chinese acupuncture. Beijing: Foreign Languages Press

Allan S 1997 The Way of Water and Sprouts of Virtue. Albany: State University of New York Press

Anonymous 1979a Discussions of Kidney Diseases. Hebei: People's Publishing House

Anonymous 1979b Chinese medical classics (Nei Ching and Nan Ching). Miami, FL: Occidental Institute of Chinese Studies Alumni Association

Anonymous 1980 The essentials of Chinese acupuncture. Beijing: Foreign Languages Press

Auden WH, Kronenberger L 1962 The Faber book of aphorisms. London: Faber & Faber, p. 47

Austin M 1972 Acupuncture therapy. New York: ASI

Auteroche B, Gervais G, Auteroche M, Navailalh P, Toui-Kan E 1992 Acupuncture and moxibustion: a guide to clinical practice. Edinburgh: Churchill Livingstone

Becker E 1975 The denial of death. New York: The Free Press

Beinfield H, Korngold E 1991 Between Heaven and Earth. New York: Ballantine Books

Bensky D, Barolet R 1991 Formulas and strategies. Washington: Eastland Press

Bergson H 1988 Creative evolution. London: Dover

Bertschinger R 1991 The golden needle. Edinburgh: Churchill Livingstone

Birch S 1992 Naming the unnameable: a historical study of radial pulse six position diagnosis. Journal of the Traditional Acupuncture Society 12: 2–13

Birch S 2003 What is the Sanjiao, Triple Burner? An exploration. European Journal of Oriental Medicine 4(2): 49–57

Birch S, Felt R 1998 Understanding acupuncture. Edinburgh: Churchill Livingstone

Brooks M 1989 Instant rapport. New York: Warner Books

Bynner W 1962 The way of life according to Lao Tzu. New York: Capricorn Books

Carrithers M 1985 The category of the person. Cambridge: Cambridge University Press

Chan W 1960 Sources of Chinese tradition. New York: Columbia University Press

Chan W 1963 A source book in Chinese philosophy. Princeton: Princeton University Press

Chen EM 1989 Tao te Ching. New York: Paragon House

Cheng X (ed) 1987 Chinese acupuncture and moxibustion. Beijing: Foreign Languages Press

Chia M 1985 Transform stress into vitality. Huntington, NY: Healing Tao Books

Chuang YM 1991 The historical development of acupuncture. Los Angeles, CA: Oriental Healing Arts Institute

Chung IK 1982 Shen Nung Ben Tsao (Shen Nong Ben Cao). Beijing: Chih Chu Ban She

Cialdini RB 2001 Influence – science and practice. Boston, MA: Allyn & Bacon

Cleary T 1986a The Taoist I Ching. Boston, MA: Shambhala

Cleary T 1986b The inner teachings of Daoism. Boston, MA: Shambhala

Clearly T (trans) 1991 Sun Tzu: The art of war. Boston, MA: Shambhala.

Cleary T 1992 The essential Confucius. Edison, NJ: Castle Books

Cleary T 1996 The human element. Boston, MA: Shambhala

Cleary T 1998 The spirit of Tao. Boston, MA: Shambhala

College of Traditional Acupuncture 2000 Acupuncture point compendium. Leamington Spa: College of Traditional Acupuncture

Connelly D 1975 Traditional acupuncture: the law of the Five Elements. Columbia, MD: The Centre for Traditional Acupuncture

Dale J 1996 Diversity amidst unity? Responses to a survey of acupuncture practitioners. European Journal of Oriental Medicine 2(1): 48–54

Davis S 1996 The cosmobiological balance of the emotional and spiritual worlds: phenomenological structuralism in traditional Chinese medicine, thought, culture. Medicine and Psychiatry 20: 83–123

Dawkins R 1989 The selfish gene. Oxford: Oxford Paperbacks

De Bary WT, Watson B, Chan WT 1960 Sources of Chinese tradition. New York: Columbia University Press

Deadman P, Al-Khafaji M, Baker K 1998 A manual of acupuncture. Hove: Journal of Chinese Medicine Publications

Denmei S 1990 Introduction to meridian therapy. Seattle, WA: Eastland Press

Dey T 1999 Soothing the troubled mind. Brookline, MA: Paradigm Publications

Eckman P 1996 In the footsteps of the Yellow Emperor. San Francisco, CA: Cypress Book Company

Ekman P 2003 Emotions revealed. New York: Times Books

Ekman P, Friesen WV 1975 Unmasking the face. Englewood Cliffs, NJ: Prentice-Hall

Ellis A, Wiseman N, Boss K 1988 The fundamentals of Chinese acupuncture. Brookline, MA: Paradigm Publications

Ellis A, Wiseman N, Boss K 1989 Grasping the wind. Brookline, MA: Paradigm Publications

Evans D 2001 Emotion, the science of sentiment. Oxford: Oxford University Press

Felt R, Zmiewski P 1989 Acumoxa therapy. Brookline, MA: Paradigm Publications, vol 1

Flaws B 1989 Four LA blocks to treatment. Traditional Acupuncture Society Journal 6: 5–8

Flaws B 1991 Keeping up with the Jones's. Journal of Chinese Medicine 35: 27–29

Flaws B, Lake J 2000 Chinese medical psychiatry. Boulder, CO: Blue Poppy Press
Frantzis BK 1993 Opening the energy gates of your body. Berkeley, CA: North Atlantic Books
Fruehauf H 1998 The Five Organ networks of Chinese medicine. Portland, OR: Institute for Traditional Medicine
Fruehauf H 1999 Chinese medicine in crisis. Journal of Chinese Medicine 61: 6–14
Gascoigne S 1993 The manual of conventional medicine for alternative practitioners. Richmond, VA: Jigme Press
Gauquelin M 1971 How atmospheric conditions affect your health. New York: ASI
Goleman D 1996 Emotional intelligence. London: Bloomsbury
Hammer L 2001 Chinese pulse diagnosis. Seattle, WA: Eastland Press
Harlow H, Harlow M 1962 Social deprivation in monkeys. Scientific American 207(5): 136–146
Hicks A 2001 Five secrets of health and happiness. London: Thorsons
Hicks A, Hicks J 1999 Healing your emotions. London: Thorsons
Hicks S 1999 Acupuncture point names. Privately published. Available from info@cicm.org.uk
Hill S 1997 Reclaiming the wisdom of the body. London: Constable
Holford P 2003 Optimum Nutrition for the Mind. London: Piatkus
Housheng L, Peiyu L 1994 Three hundred questions on qigong exercises. Guanzhai China: Guangdong Science and Technology Press
Hsu E 1999 The transmission of Chinese medicine. Cambridge: Cambridge University Press
Hsu E (ed) 2001 Innovation in Chinese medicine. Cambridge: Cambridge University Press
Jarret L 1998 Nourishing destiny. Stockport, MA: Spirit Path Press
Kaptchuk T 2000 The web that has no weaver. Chicago: Contemporary Publishing Group
Kornfield J 1994 A path with heart. London: Rider
Lade A 1989 Acupuncture points: images and functions. Seattle, WA: Eastland Press
Larre C 1996 The way of heaven. Cambridge: Monkey Press
Larre C, Rochat de la Vallée E 1990 Spleen and stomach. Cambridge: Monkey Press
Larre C, Rochat de la Vallée E 1992a Heart Master and Triple Burner. Cambridge: Monkey Press
Larre C, Rochat de la Vallée E 1992b The secret treatise of the spiritual orchid. Cambridge: Monkey Press
Larre C, Rochat de la Vallée E 1994 The Liver. Cambridge: Monkey Press
Larre C, Rochat de la Vallée E 1995 Rooted in spirit. New York: Station Hill Press
Larre C, Rochat de la Vallée E 1996 The seven emotions. Cambridge: Monkey Press
Larre C, Rochat de la Vallée E 2001 The Lung. Cambridge: Monkey Press
Larre C, Schatz J, Rochat de la Vallée E 1986 Survey of traditional Chinese medicine. Paris: Institut Ricci
Lavier J 1966 Histoire, doctrine et practique de l'acupuncture chinoise. Paris: Tchou
Lawson-Wood D, Lawson-Wood J 1965 Five Elements of acupuncture and Chinese massage. Bradford: Health Science Press
Liu Y 1988 The essential book of traditional Chinese medicine. Beijing and San Francisco: People's Medical Publishing House and the United States–China Educational Institute
Lo V 2000 Crossing the Neiguan, 'inner pass': a nei/wai 'inner/outer' distinction in early Chinese medicine. International Society for the History of East Asian Science, Technology and Medicine 17: 15–65
Lo V 2001 The influence of nurturing life culture on the develoment of Western Han acumoxa therapy. In: Hsu E (ed) 2001 Innovation in Chinese medicine. Cambridge: Cambridge University Press, pp. 19–51
Lo V 2003 Translation of Yinshu given at a seminar at University College, London, 25 February 2003
Loewe M (ed) 1993 Early Chinese texts: a bibliographical guide. Berkeley, CA: SSEC and Institute of East Asian Studies, University of California
Lu GD, Needham J 1980 Celestial lancets: a history and rationale of acupuncture and moxibustion. Cambridge: Cambridge University Press
Lu H 1972 A complete translation of the Yellow Emperor's classic of internal medicine (Nei Jing and Nan Jing). Vancouver: Academy of Oriental Heritage
McDonald J 1992 Curtains for the Windows of the Sky. Pacific Journal of Oriental Medicine 14: 11-18
Maciocia G 1989 The foundations of Chinese medicine. Edinburgh: Churchill Livingstone
Maciocia G 1993 The psyche in Chinese medicine. The European Journal 1(1): 10–18
Maciocia G 1994 The practice of Chinese medicine. Edinburgh: Churchill Livingstone
MacPherson H, Kaptchuk T 1997 Acupuncture in practice. Edinburgh: Churchill Livingstone
Major J 1993 Heaven and Earth in early Han thought. New York: State University of New York
Manaka Y, Itaya K, Birch S 1995 Chasing the dragon's tail. Brookline MA: Paradigm Publications
Mann F 1963 The treatment of disease by acupuncture. London: Heinemann
Mann F 1971 Acupuncture: The ancient Chinese art of healing. London: Heinemann
Martin P 1997 The sickening mind. London: Harper Collins
Matsumoto K, Birch S 1983 Five Elements and ten stems. Brookline, MA: Paradigm Publications
Matsumoto K, Birch S 1988 Hara diagnosis, reflections on the sea. Brookline, MA: Paradigm Publications.
Merton T (trans) 1970 The way of Chuang Tzu. London: George Allen & Unwin
Mole P 1994 The Triple Burner. European Journal of Oriental Medicine 1(3): 42–46

Mole P 1998 Give me that old time religion. European Journal of Oriental Medicine 2(5): 27–33
Moody R 1973 Life after life. Covington, GA: Bantam Books
Morgan LH 1877 Ancient society, or researches in the lines of human progress from savagery through barbarism to civilisation. New York: Holt
Needham J 1956 Science and civilisation in China. Cambridge: Cambridge University Press, vol 2
Ni M 1995 The Yellow Emperor's classic of medicine. Boston, MA: Shambhala
O'Connor J, Seymour J 1990 Introducing neuro-linguistic programming. London: Thorsons
Patel A, Knapp M 1998 The cost of mental health in England. Mental Health Research Review 5, Centre for the Economics of Mental Health
Pert C 1997 The molecules of emotion. Why we feel what we feel. New York: Scribner
Porkert M 1982 The theoretical foundations of Chinese medicine. Cambridge, MA: MIT Press
Reber A, Reber E 1985 The Penguin dictionary of psychology. London: Penguin
Requena Y 1989 Character and health. The relationship of acupuncture and psychology. Brookline, MA: Paradigm Publications
Richardson J 1987 The magic of rapport. Capitola, CA: Meta Publications
Ronan C, Needham J 1993 The shorter science and civilisation in China. Cambridge: Cambridge University Press, vol 1
Rose K, Zhang YH 2001 A brief history of qi. Brookline, MA: Paradigm Publications
Roth H 1986 The Early Taoist concept of shen: a ghost in the machine. In: Sagehood and systematizing thought in warring states and Han China. Asian Studies Programme, Bowdoin College, pp. 47–56
Scheid V 1988 Yin/yang and the five phases. Traditional Acupuncture Society Journal no. 3
Scheid V 2002 Chinese medicine in contemporary China. Durham, NC: Duke University Press
Scheid V, Bensky D 1998 Medicine as signification – moving towards healing power in the Chinese medical tradition. European Journal of Oriental Medicine 2(6): 32–41
Schipper K 1993 The Taoist body. Berkeley, CA: University of California Press
Schmidt H 1990 Constitutional acupuncture therapy. Traditional Acupuncture Society Journal 8: 10–16
Scott J 1984 Pulse diagnosis. Journal of Chinese Medicine 14: 2–14
Sivin N 1987 Traditional medicine in contemporary China. University of Michigan: Center for Chinese Studies
Soulié de Morant G 1994 Chinese acupuncture. Brookline, MA: Paradigm Publications
Stationery Office 1996 Department of Health statistics of prescriptions dispensed in FHSA's England 1985–1996. London: Stationery Office
Sun SM 1982 Supplemental wings to the thousand ducat prescriptions, Qian Jin Fang. Beijing: People's Press
Sunu K 1985 The canon of acupuncture. Los Angeles, CA: Yuin University Press
Thibodeau G, Patton K 1992 The human body in health and disease. London: Mosby
Tzu S 1991 The Art of War. Boston, MA: Shambhala
Unschuld P 1985 Medicine in China. A history of ideas. Berkeley, CA: University of California Press
Unschuld P 1986 Nan Ching. Berkeley, CA: University of California Press
Unschuld P 1988 Introductory readings in Chinese medicine. Dordrecht: Kluwer Academic
Unschuld P 1989 Approaches to Chinese medical literature. Dordrecht: Kluwer
Unschuld P 1990 Forgotten traditions of ancient Chinese medicine. Brookline, MA: Paradigm Publications
Veith I 1972 The Yellow Emperor's classic of internal medicine. Berkeley, CA: University of California Press
Waley A 1965 The way and its power. London: George Allen & Unwin
Wang W (trans) 1990 I Hsien. Shanghai: Shanghai san lien shen tien.
Watson B 1964 Chuang Tzu basic writings. New York: Columbia University Press
Weiger L 1965 Chinese characters. New York: Dover
Wilhelm R 1951 I Ching or book of changes. London: Routledge & Kegan Paul
Willmont D 2001 Energetic Physiology of Acupuncture Point Names. Roslindale: WillMountain Press
Wiseman N 1990 Glossary of Chinese medical terms and acupuncture points. Brookline, MA: Paradigm Publications
Wiseman N, Ellis A, Zmienski P 1985 The fundamentals of Chinese medicine. Brookline, MA: Paradigm Publications
Worsley J 1987 Professor J. R. Worsley. A profile. Traditional Acupuncture Society Journal 1: 1–2
Worsley JR 1982 Traditional Chinese acupuncture. Tisbury: Element Books, vol 1, Meridians and points
Worsley JR 1990 Traditional acupuncture. Leamington Spa: College of Traditional Acupuncture, vol II, Traditional diagnosis
Worsley JR 1998 The Five Elements and the Officials. JR & JB Worsley, vol III
Wu JN 1993 Ling Shu or the spiritual pivot. Washington, DC: Taoist Center
Xinghua B, Baron RB 2001 Flood control and the origins of acupuncture in ancient China. Journal of Chinese Medicine no. 67
Yang JM 1997 The root of Chinese Chi Kung. Roslindale: Yang's Martial Arts Association Publication Centre, p. 263
Yang S, Chace C (trans) 1994 Huang Fu Mi: The systematic classic of acupuncture and moxibustion. Boulder, CO: Blue Poppy Press
Young P 2001 Understanding NLP. Carmarthen: Crown House Publishing
Zhang YH, Rose K 1995 Who can ride the dragon? Brookline, MA: Paradigm Publications
Zhen J 1996 Da Cheng. Hong Kong: Guang Publishing Company
Zhou Y 1983 Discussions on the character of medicine by famous physicians of past dynasties. Changsha: People's Publishing Company

Sachregister

C

D

E

I

P

Q